Peter Lehmann Antipsychiatrieverlag Berlin

Peter Lehmann

DER CHEMISCHE KNEBEL

Warum Psychiater Neuroleptika verabreichen

Mit über 150 Abbildungen und wertvollen Tips zum Absetzen

Geleitwort von Jeffrey M. Masson

2., verbesserte und aktualisierte Auflage

Peter Lehmann Antipsychiatrieverlag Berlin

Über den Autor:
Peter Lehmann, geb. 1950 in Calw/Schwarzwald, heute Diplom-Pädagoge, Autor und Verleger, wurde 1977 gewaltsam in eine Psychiatrische Anstalt gebracht. Dort wurde ihm — wie allen anderen Betroffenen auch — mittels Neuroleptika ein chemischer Knebel verpaßt, der die Äußerung der ursprünglichsten und tiefsten Lebensbedürfnisse unmöglich macht. Nach Freilassung und eigenmächtigem Absetzen der 'Medikamente' arbeitete er u.a. an der TU Berlin als Lehrbeauftragter für Antipsychiatrie. In der Öffentlichkeit wurde Peter Lehmann bekannt, als er 1979 begann, für das Recht auf Einsicht in die eigenen psychiatrischen Akten zu kämpfen. Trotz großer Unterstützung, allen voran die inzwischen verstorbenen Psychiater Franco Basaglia, Heinar Kipphardt und David Cooper, entschieden 1983 der Bundesgerichtshof sowie 1986 das Bundesverfassungsgericht, daß die umstrittenen 'Kranken'-Akten gleichsam als Geheimakten unter Verschluß gehalten werden dürfen.

CIP-Kurztitelaufnahme der Deutschen Bibliothek

Lehmann, Peter:
Der chemische Knebel: warum Psychiater Neuroleptika
verabreichen; mit über 150 Abbildungen und wertvollen Tips
zum Absetzen / Peter Lehmann.
M. e. Geleitw. von Jeffrey M. Masson. — 2. verb. u. aktualisierte
Aufl. — Berlin : Lehmann, Antipsychiatrieverl., 1990
ISBN 3-925931-03-1

Satz: Satzwerkstatt München
Umschlaggestaltung: markus lau, berlin
Druck: Fuldaer Verlagsanstalt GmbH, Fulda

Peter Lehmann Antipsychiatrieverlag Berlin 1990

ISBN 3-925931-03-1

Inhaltsverzeichnis

Für Vera

Dieses Buch ist Vera Kruse gewidmet. Sie starb am 8. Februar 1984 im Alter von 42 Jahren. Vera war langjähriges Mitglied der Irren-Offensive, einer autonomen Selbsthilfe-Organisation von Psychiatrie-Überlebenden.

Vera war im Herbst 1983 aus der Psychiatrischen Sonderabteilung des Berliner Urban-Krankenhauses entlassen und anschließend — gegen unseren Rat — vom dem ihr als Freund ihres geschiedenen Ehemannes bekannten Psychiater Michael Klein gemeindenah weiter-'versorgt' worden, und zwar gleichzeitig mit dem atropinhaltigen Stechapfel, der denselben Wirkstoff wie die giftige Tollkirsche enthält, mit dem — alleine gegeben — entspannend wirkenden Johanniskrautextrakt Hyperforat, mit dem Neuroleptikum Laevomepromazin (Neurocil) und mit dem 'Antidepressivum' Mianserin (Tolvin). Als sie am 6. Februar 1984, schwer gezeichnet von den Auswirkungen der verordneten 'Medikamente', ihrem Lebenspartner gegenüber ankündigte, ihrem Dahinvegetieren ein gewaltsames Ende zu bereiten, brachte sie dieser am darauffolgenden Tag ausgerechnet zum Psychiater Klein. Dieser 'Fach'-Mann erhöhte — nach Recherchen der Irren-Offensive — die 'Medikation'. Veras Partner, der entgegen unseren Warnungen dem Psychiater vertraute und gleichzeitig versuchte, Vera von uns fernzuhalten, fand wiederum einen Tag später, am 8. Februar 1984, Vera in seiner Wohnung — erhängt. Zehn Mitglieder der Irren-Offensive stellten gegen den Psychiater Strafanzeige mit der Begründung, es bestehe der Verdacht der fahrlässigen Tötung. Hiermit wählten sie eine zurückhaltende Ausdrucksweise. Einer Verleumdungsklage wollten sie sich nicht aussetzen: »Soweit wir den Zustand von Frau Vera Kruse im Oktober 1983, als sie aus der psychiatrischen Abteilung des Urban-Krankenhauses entlassen worden war, mitbekommen haben, war er erstaunlich stabil — ganz im Gegensatz zu der Tatsache, daß ansonsten die Menschen aus den Psychiatrischen Anstalten als körperliche und seelische Wracks entlassen werden.

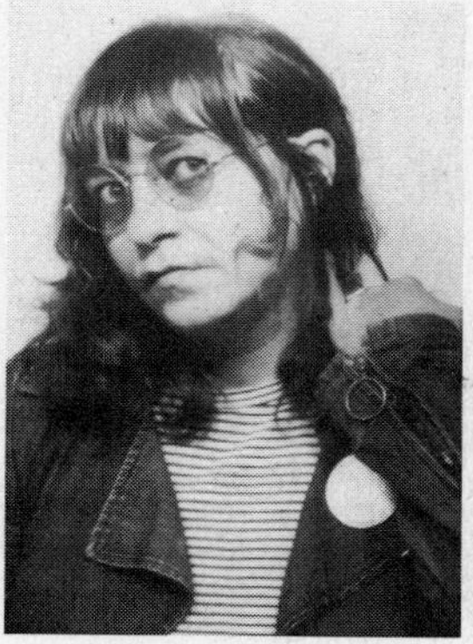

Vera Kruse
* 15. Mai 1941
† 8. Februar 1984

Unter welchen Umständen Frau Kruse nach ihrer Entlassung dem Psychiater Klein ins Behandlungszimmer geriet, ist uns nicht bekannt geworden. Tatsache ist jedoch, daß sich Frau Kruses körperlicher Zustand bis Weihnachten (und danach auch noch) rapide verschlechterte:

Frau Kruse litt sichtbar und hörbar unter Atemschwierigkeiten, was sich durch einen pfeifenden Ton beim Einatmen zeigte. Sie zitterte am ganzen Körper, ihr Gesicht hatte ein salbenartiges Aussehen — typisches Zeichen eines 'Medikamenten'-bedingten Parkinsonismus, den wir aufgrund unserer eigenen Erfahrungen besonders sicher feststellen konnten. Dem von uns wahrgenommenen körperlichen Niedergang entsprach — nach Augenschein — eine Hoffnungslosigkeit, die sich — Frau Kruse war unter natürlichen Lebensbedingungen, d.h. nicht unter Einfluß psychiatrischer Drogen eine kämpferische und optimistische Frau — in der für Neuroleptika so typischen Apathie niederschlug.

Wir gehen davon aus, daß es auch einem Psychiater nicht unbekannt sein dürfte, daß Neuroleptika sowie gleichgerichtet wirkende 'Natur'-Mittel wie Stechapfel auf die Betroffenen — gerade angesichts schwieriger sozialer Probleme — einen starken Drang ausüben, mit dem Leiden, das in einer solchen physischen und psychischen Verfassung nicht aushaltbar ist, durch vollendete 'Selbsttötung' Schluß zu machen. Unter Vorgabe der Richtigkeit der von der 'Tageszeitung' genannten Behandlungskombination (Neuroleptika, Antidepressiva, Stechapfel usw. usf.) fordern wir zur Vermeidung weiterer Katastrophen einen raschen Prozeß sowie eine empfindliche Bestrafung des verantwortlichen Psychiaters.« Am 24. Juli 1984 stellte die Staatsanwaltschaft am Landgericht Berlin das Verfahren (57 Js 367/84) mit folgender aufschlußreichen Begründung ein: es stehe fest, »... daß der beschuldigte Arzt Arzneimittel verordnet hat, die auch im klinischen Bereich — erfolgreich — angewendet werden.« Mit welchem 'Erfolg' diese psychiatrischen 'Medikamente' in den Anstalten angewendet werden, können wir in diesem Buch sehen. Und tatsächlich hätte die Staatsanwaltschaft dem Psychiater Klein unrecht getan, wenn sie behauptet hätte, es gäbe einen Unterschied zwischen dem normalen psychiatrischen und seinem speziellen 'Behandlungserfolg'.

Vorwort

Die eigene 'Schizophrenie' erklären — Einsicht in 'Kranken'-Akten — Umgang mit 'Schizophrenie' — Fragestellung: Verständnis des Wesens der 'Schizophrenie' und der Normalität durch das Wesen der psychiatrischen Psychopharmaka — Sozialpädagogen in der Psychiatrie — Krankhafter Psychiaterhaß? — Das Schicksal von John Aleksiuk

Unter der Fragestellung, ob ich aus dem Wesen der psychiatrischen Psychopharmaka Hinweise für die Erklärung meiner eigenen 'Schizophrenie' gewinnen kann, begann ich ca. 1977, lange Zeit allerdings nur sporadisch, psychiatrische 'Fach'-Zeitschriften auf Hinweise auf die Wirkungsweise und die Auswirkungen von Psychopharmaka zu studieren.

Ich selbst wurde 1977 in einer Psychiatrischen Anstalt über Wochen gegen meinen Willen mit allen möglichen 'Medikamenten' abgespritzt und abgefüttert, so daß ich damals kaum zu überleben glaubte; ohne jegliches Gerichtsverfahren war ich unter Anwendung von Gewalt in die Anstalt verschleppt und gegen meinen Willen dort wochenlang festgehalten worden. Zweifellos hatte ich mich zu diesem Zeitpunkt aufgrund aller möglichen Umstände aufgeregt; ich handelte auch für die Umwelt unverständlich, so daß sich meine Angehörigen und der von ihnen in (ihrer) Not herbeigerufene Hausarzt nicht mehr mit mir verständigen konnten. Gemäß psychiatrischer 'Theorie' wurde in mir logischerweise ein 'Schizophrener'erkannt, und mit derselben Logik erhielt ich gegen meine 'Krankheitssymptome' die entsprechenden 'Medikamente', speziell Neuroleptika: Damit gehörte ich zu den 95% der 'Schizophrenen', die allesamt mit diesen Mitteln 'behandelt' werden [934:35].

Menschenrechtsverletzungen hin, Menschenrechtsverletzungen her — wenigstens wollte ich von den 'in meinem wohlverstandenen Interesse' handelnden Psychiatern wissen, worin denn nun meine 'Krankheit' bestand und woher sie kam. Da sie nur Nichtssagendes sagen konnten, versuchte ich es mit einem Blick in die über mich angelegten 'Kranken'-Akten. Doch in diesen befanden sich zum einen nur Beschreibungen meines damaligen 'Verhaltens': »redete viel, lachte, weinte, war aufgeregt« usw. usf.; zum anderen waren dort Schuldzuweisungen meiner Angehörigen und Bekannten festgehalten, die sich gegenseitig und darüberhinaus noch meinen Wohnort Berlin und Schwierigkeiten bei Vorbereitungen zur Hauptdiplomprüfung (zum Erziehungswissenschaftler) als Ursache meiner 'Schizophrenie' angaben. Psychiater einer zweiten Anstalt, in die ich in apathischem Zustand direkt aus der ersten 'übergeführt' worden war, wollten dann, als ich auch deren Akten einsehen wollte, gar nicht erst mit mir reden, sondern mich gleich weiterspritzen. Eine Klage auf Akteneinsichtnahme begann recht erfolgversprechend, aber kurz vor 'Zieleinlauf' machte mir der Bundesgerichtshof 1983 einen Strich durch die Rechnung und beugte sich der Forderung der Psychiater, 'Kranken'-Akten als Geheimakten anzuerkennen. Da das Bundesverfassungsgericht derzeit (Februar 1986) noch nicht über die Zulassung meiner Verfassungsbeschwerde gegen das mittelalterlich-finstere BGH-Urteil (VI ZR 177/81) entschied, bin ich in meinen Bemühungen um ein Verständnis meiner eigenen 'Schizophrenie' anscheinend noch nicht weitergekommen, außer daß ich nun auch noch eine hohe Gerichtskostenrechnung erwarten darf — selbstverständlich ebenfalls 'in meinem wohlverstandenen Interesse'.*

So begann ich nun erneut die psychiatrische 'Fach'-Literatur zu studieren; dieses Mal machte ich mich auf die Suche nach von Psychiatern vorgegebenen 'Krankheits'-Ursachen. Doch was fand ich: Schon im letzten Jahrhundert versprachen Psychiater den baldigen Nachweis organischer 'Krankheits'-Ursachen, mit dem Erfolg, daß diese Versprechungen nun immer optimistischer klingen, und jedes Jahr auch neue 'Entdeckungen' gemacht werden. Tatsache ist jedoch, daß die Versprechungen ausgingen und ausgehen wie das 'Hornberger Schießen' — ohne jegliches Ergebnis. Da sich auch die 'Beweise' der Erbbedingtheit von 'Psychosen', zu denen die 'Schizophrenie' ja zählt, als allzu läppisch erwiesen, schaute ich mir an, was Soziologen und Psychologen an Erklärungsmustern zu bieten haben. Aber außer sogenannten 'Besonderheiten' wie z.B. Stress, Familienprobleme usw. — 'Ursachen', die teilweise als 'Symptome' bereits in meiner 'Kranken'-Akte erwähnt, jedoch allgemeine Tatbestände des normalen Lebens sind — war auch hier Fehlanzeige.

So entfernte ich mich von den 'Theorien' und schaute mir an, wie die Psychiater ganz konkret mit mir und meiner 'Schizophrenie' umgegangen waren: nämlich mit verschiedenen Psychopharmaka, genauer gesagt: Neuroleptika. Meine Hauptfragestellung ist nun also: Kann mir das Verständnis des Wesens der psychiatrischen Psychopharmaka in meinen Bemühungen weiterhelfen, das Wesen meiner — und möglicherweise überhaupt *der* — 'Schizophrenie' wie auch das Wesen der — der 'Schizophrenie' theoretisch entgegengesetzten — Normalität zu verstehen, wenigstens ein Stück (1)?

Selbstverständlich — obwohl das für normale Akademiker und Wissenschaftler sicherlich nicht so einfach zu akzeptieren ist — bin ich nur in der Lage, meine eigenen Kriterien der Normalität und mein eigenes Verständnis vom Verrücktsein darzustellen. Diese beiden Überzeugungen entwickelte ich im Laufe meines Lebens aufgrund der von mir gemachten Lebenserfahrungen. Die Grundlage meines Normalitätsverständnisses legte ich in Band 1 (2) meines vierbändigen Gesamtwerkes. Ohne diese

---

* Am 5. Februar 1986 wies das Bundesverfassungsgericht (BVG) die Verfassungsbeschwerde wegen angeblich fehlender Aussicht auf Erfolg zurück. Das BVG »... könne grundsätzlich einer zivilgerichtlichen Entscheidung nicht schon dann entgegentreten, wenn es selbst bei der Beurteilung widerstrebender Grundrechtspositionen die Akzente anders gesetzt und daher anders entschieden hätte« (1 BvR 147/83); die schutzwürdigen Belange des 'behandelnden Arztes', dessen persönliche Eindrücke und Wertungen über die 'Patienten' ***und*** die Auskunftspersonen in die Akten Eingang gefunden hätten, seien höher zu bewerten als das Selbstbestimmungsrecht und die personale Würde des Klägers — wird beschlossen. Ohne es direkt auszusprechen, werden die jeweiligen Angehörigen darauf aufmerksam gemacht, daß auch sie psychiatrisch beurteilt, 'diagnostiziert' werden, wenn sie Psychiatern Auskünfte über Dritte (Verwandte, Freunde, Freundinnen, Kollegen, Kolleginnen, Nachbarn, Nachbarinnen usw.) geben. Gegen diese neuerliche propsychiatrische Juristenentscheidung legte ich beim Europäischen Gerichtshof für Menschenrechte in Straßburg Beschwerde ein; Anfang 1990 erreichte mich die Nachricht, daß sie abgewiesen wurde.

(1) Davon, daß die psychiatrischen Behandlungen in einem engen Kontakt mit dem Wesen der Normalen stehen, und daß die psychiatrisch-psychopharmakologische Behandlung eine kausale, also an der Ursache der 'Schizophrenie' orientierte sei, sind Psychiater überzeugt. So schreibt Manfred Bleuler, der Sohn des 'großen' Eugen Bleuler: »Es sind dieselben Einflüsse, die wir in der Behandlung Schizophrener benutzen, die das Wesen des Gesunden, das Wesen von uns allen prägen. (...) Sowohl aufgrund unseres Verständnisses über das Wesen der Schizophrenien wie aufgrund unserer Erfahrung mit der Behandlung dürfen wir daran glauben, daß wir mit dieser Behandlung keine Pfuscherei treiben, daß sie einer kausalen Behandlung — nach der sich Generationen von Ärzten sehnten — mindestens nahekommt.« [114:7]

(2) Zum Zeitpunkt der Erstveröffentlichung dieses Buches noch nicht erschienen.

rational erklären zu können bzw. zu wollen, entwickelte ich meine sechs Kriterien zur Bestimmung der von mir mitgetragenen bzw. mitzu(er)tragenden Normalität aus folgenden Spannungsverhältnissen heraus: 1. Anpassung/Freiheit, 2. Intoleranz/Toleranz, 3. Gewalt/Friedfertigkeit, 4. Fremdbestimmung und Selbstentfremdung/Selbstbestimmung und Selbstverantwortung, 5. Unterdrückung positiver Gefühle und Leben bzw. Erleben negativer Gefühle (Mißachtung, Verständnislosigkeit, Haß und Mißtrauen)/Leben bzw. Erleben positiver Gefühle (Anerkennung, Verständnis, Liebe und Vertrauen) und 6. Inkonsequenz und Widersprüchlichkeit/Echtheit und Ganzheit. Wenn ich auch für mich diese sechs jeweils als Spannungsverhältnis zu verstehenden Kriterien entwickelte, und diese Kriterien in diesem Buch über die 'chemischen Knebel' und insbesondere in dem Kapitel über den Umgang mit Neuroleptika (Teil 7) verwende, so stelle ich jedem Leser und jeder Leserin frei, mir zu folgen. Selbstverständlich sind noch unbegrenzt weitere Kriterien denkbar. Ich entschied mich jedoch für eben diese sechs.

Was mein Verständnis von Wahnsinn, Verrücktheit, 'Schizophrenie', 'Psychose' usw. betrifft, so entwickelte ich in Band 2 (3) meiner Gesamtarbeit meine Kriterien zur Erfassung dieser Erscheinungen, die von 'den Normalen', wie ich sie tendenziell und abstrakt (manchmal auch sehr konkret) sehe, als der Normalität entgegengesetzt begriffen werden. Verrücktheit wird demzufolge verstanden als das Ausleben störender Gefühle (Lust, Liebe, Ärger, Wut, Zorn, Stärke und Selbstwert, Euphorie und Ekstase, Wirklichkeitsgefühle, Begeisterungsfähigkeit, Inspiration, Klarsicht und Phantasie, Unwohlsein und Unzufriedenheit, Ratlosigkeit, Trauer und Verzweiflung, Angst und Mißtrauen, Leidenschaft) und als unbequeme Lebensweise (Anpassungsunfähigkeit, Stören, Querulanz, Obrigkeitswidrigkeit und individuelle Eigenart). Wenn auch nach meinem Verständnis Normalität und Verrücktheit keinen Widerspruch an sich darstellen, Verrücktheit vielmehr auf der Basis mehr oder weniger notwendigerweise vorher- oder miteinhergehender Normalität die Chance zur Weiterentwicklung des jeweiligen Menschen oder zum Leben seiner Identität darstellt, so verwende ich dennoch auf dieser Stufe der Darstellung, also in dem hier vorliegenden Buch den an sich abstrakten Begriff von 'der theoretisch der Normalität entgegengesetzten Schizophrenie'. Dieses Verständnis und diesen Sprachgebrauch wähle ich für mich, und es steht auch hier jedem Leser und jeder Leserin frei, mir zu folgen, evtl. mit kritischer Distanz. Auch hier bilden meine eigenen Lebenserfahrungen und deren Verarbeitung die Grundlage meiner Anschauungen, und nichts liegt mir ferner, als irgendjemandem meine (derzeitige) Überzeugung als 'die Wahrheit' oder 'die Wissenschaft' einreden oder aufzwingen zu wollen.

Im vierten und letzten Teilband, wo ich meine eigene Ver-rücktheit (im Sinne des Wortes) als Chance zur angemessenen Verarbeitung normaler Wirklichkeit abschließend und zusammenfassend zu erklären beabsichtige, wünsche ich eine Seinsweise jenseits von Normalität und Verrücktheit darzustellen. Ob mir dies gelingen wird, wird sicher damit zusammenhängen, inwieweit ich in meinem eigenen Leben diesen Schritt zu vollbringen imstande sein werde.

In der Annahme, daß sich 'Normale' bruchlos mit ihrer Psychiatrie — so uneinheitlich diese scheinen mag — und deren Normalitätsbegriff identifizieren, ist ein — in diesem Buch nicht lösbares — Problem enthalten: Ohne Nachweis der Identität von gewöhnlicher Normalität und vornehmlich psychiatrisch geprägter Normalität scheint die vorschnelle Verallgemeinerung der in der psychiatrischen Praxis gefundenen Normalitäts-Kriterien zu gewagt, wie auch die Vorstellung absurd wäre, aus diesem speziellen Teilbereich normalen Lebens allgemeingültige, nicht weiter zu

(3) Zum Zeitpunkt der Erstveröffentlichung dieses Buches noch nicht erschienen.

überprüfende Aussagen über die Gesamtheit normalen Lebens ableiten zu können. Zur Eingrenzung der Arbeitsergebnisse dieses Buches trenne ich deshalb den Teil der Normalität, auf den sich das Buch beziehen wird, von der Gesamtheit der Normalität ab; unter der untersuchten Praxis der Normalen ist konkret die Praxis derjenigen Normalen gemeint, die den von der Psychiatrie ausgehenden Zwang rechtfertigen, so daß es angemessen wäre, in diesem Buch jeweils anstelle des pauschalierenden Begriffes der 'Normalen' den der 'Zwanghaft-Normalen' zu verwenden. Diese Eingrenzung, auf die im weiteren nicht mehr explizit Bezug genommen werden wird, möge der Leser bzw. die Leserin bitte bedenken.

Für die gespannten Psychiatrie-Betroffenen muß ich zwecks Vermeidung von Mißverständnissen einen wichtigen Hinweis vorausschicken: Da ich bei der Durchsicht der jeweiligen psychiatrischen Literatur zu den mir aufgezwungenen und verschriebenen Neuroleptika (Haldol, Imap, Orap, Semap, Taxilan, Triperidol und Truxal) mit der Zeit erkannte, daß sich deren Wirkungsweise und Auswirkungen im Prinzip nicht unterscheiden, verzichtete ich auf mein ursprüngliches Vorhaben, mich auf ***einzelne*** Neuroleptika zu konzentrieren. Wenn ich im Hauptteil dieses Buches von speziellen Neuroleptika berichte, so dienen diese Einzeldarstellungen, soweit nicht anders begründet, jeweils einzig der beispielhaften Veranschaulichung besonderer Wirkungsweisen oder Auswirkungen ***der*** Neuroleptika. Die Leser und Leserinnen, die den Text einzig auf Informationen lesen wollen, die ausschließlich auf besondere 'Medikamente' zutreffen, muß ich enttäuschen — und wiederum auch nicht: Alles Dargestellte bezieht sich fast ausnahmslos auf ***alle*** Neuroleptika.

Leserinnen und Leser, die sich dennoch weiterhin für 'Neben'-Wirkungen spezieller 'Medikamente' interessieren, kann ich drei psychiatrische 'Fach'-Schriften empfehlen, bei deren Lektüre sie die Antworten auf ihre Fragen finden werden: Jules Angst und Thilde Dinkelkamp, »Die somatische Therapie der Schizophrenie«, S. 25 — 67; Heinrich Gross / Elfriede Kaltenbäck, »Psychopharmaka«, S. 66 — 87; Frédéric Cornu, »Psychopharmakotherapie«, S. 537 — 573. Genaue Literaturangaben hierzu finden sich im Quellenverzeichnis.

Den Versuch, 'Schizophrenie' (und Normalität) zu verstehen, betreibe ich in Form einer Dissertation am Sozialpädagogischen Fachbereich der Technischen Universität Berlin unter dem Titel »'Schizophrenie' als angemessene Verarbeitung normaler Wirklichkeit«. Die Arbeit über psychiatrische Psychopharmaka (Neuroleptika) ist 'nur' ein Unterkapitel in meinem recht umfassenden Gesamtwerk. Aufgrund der anscheinend fast umfassenden gesellschaftlichen Verständnislosigkeit über die tatsächliche Wirkungsweise und die Auswirkungen der Neuroleptika — abgesehen natürlich von Psychiatern, auf deren 'Fach'-Veröffentlichungen ich ja meine Erkenntnisse stütze — ... also aufgrund des bestehenden gesellschaftlichen Bedarfs an Aufklärung sehe ich mich (als Nicht-Mediziner) nun gezwungen, diese Aufgabe zu übernehmen. Wie wichtig die Kenntnis der Wirkungsweise und der Auswirkungen von modernen psychiatrischen 'Medikamenten' für Sozialwissenschaftler und hier auch und insbesondere für diejenige Berufsgruppe, der ich durch meinen Diplomschein angehöre, nämlich die Sozialpädagogen und Sozialarbeiter ist, zeigt exemplarisch die Erwartungshaltung des Berliner FU-Psychiaters Helmchen und seines Kollegen Müller-Oerlinghausen, die beide in einem Artikel der Zeitschrift 'Arzneimittel-Forschung' meiner Berufsgruppe die Aufgabe zudiktieren wollen, 'Patienten zur Einnahme eines Medikamentes zu überreden' [484:979]. Nun wäre es — so denke ich — von Sozialpädagogen und Sozialarbeitern, die wegen der Arbeitsplatzproblematik und des fehlenden Durchsetzungsvermögens in anderen Lebensbereichen immer verstärkter nach Arbeitsplätzen in Psychiatrischen Anstalten oder deren Sozialpsychiatrischen Außenstellen schielen, wirklich nicht zuviel verlangt, wenn sie sich Gedanken machen darüber, worin Sinn und Zweck einer solchen Kooperation mit Psychiatern bestünde.

In öffentlichen Diskussionen habe ich es schon oft erlebt, daß sich manche Mitdiskutierende an meiner scheinbar pauschalen und zumeist abwertenden Verwendung des Begriffes 'Psychiater' stören. Deshalb möchte ich an dieser Stelle kurz darauf hinweisen, daß ich durchaus einige, wenn auch ausgesprochen wenige angenehme Kontakte zu Angehörigen dieser Berufsgruppe pflegte und pflege. Um nur ein paar zu nennen:

- Franco Basaglia war — kurz vor seinem Tod im Jahre 1980 — der erste, der, ohne zu zögern, seine Unterschrift unter meine Resolution zum Recht auf freie Akteneinsicht für Psychiatriebetroffene setzte.
- Ebenfalls in einer Resolution zu meinem Prozeß um das Recht auf Akteneinsicht solidarisierte sich Heinar Kipphardt, Psychiater und Autor von Romanen wie »In Sachen J.R. Oppenheimer« und »März«, mit der Forderung, endlich Konsequenzen aus der Mitwirkung von Psychiatern an den Massentötungen während des Faschismus zu ziehen, damit sich solches Unrecht nie wiederholen könne.
- David Cooper versuchte, so weit es ihm möglich war, mich bei der Suche nach einem Verlag zu unterstützen.
- Gemeinsam mit anderen Mitgliedern der Irren-Offensive übersetzte ich in freundschaftlichem Kontakt mit Thomas S. Szasz dessen Artikel »Das Psychiatrische Testament«, das inzwischen die 'Grünen'als Gesetzesantrag in den Bundestag einzubringen versprochen haben.
- Jürgen Götte, Psychiater in Berlin, unterstützte mich in meiner Arbeit, indem er mir wesentliche medizinische Zusammenhänge und Fachbegriffe erklärte und mir psychiatrische Literatur besorgte, wann immer ich ihn darum bat.

Seltsamerweise hat sich noch nie einer dieser Männer —soweit sie noch leben — über meinen Sprachgebrauch in Hinsicht auf den Begriff 'des Psychiaters' aufgeregt, wobei diese doch am meisten Grund dazu hätten, sich dagegen zu verwahren, mit ihrer Kollegenschaft in einen Topf geworfen zu werden. Aber sind es nicht sogar einige dieser Psychiater selbst, die die schärfsten Kritiker ihres Standes sind? Ist es nicht Thomas S. Szasz, der seine Kollegen, soweit sie Zwang anwenden, als 'durch und durch Kriminelle' und die Psychiatrie insgesamt als 'Verbrechen gegen die Menschlichkeit' brandmarkt? Und war es nicht Franco Basaglia (der es durchaus wissen konnte), der — ohne 'wenn und aber' — die Ausbildung zum Psychiaterberuf als 'Ausbildung zum Folterer' kennzeichnete und seine Kollegenschaft sowie alle mit Psychiatern kooperierenden und die Wünsche der Psychiatriebetroffenen mißachtenden Intellektuellen als 'Befriedungsverbrecher' erkannte?

Nicht ohne Grund möchte ich an dieser Stelle an das Schicksal des U.S.Amerikaners John Aleksiuk erinnern. John, Mitglied der 'Mental Patient's Liberation Front', einer Selbsthilfe-Organisation von Psychiatrie-Überlebenden in Boston/Massachusetts, arbeitete in den letzten Jahren seines Lebens über die Gefahren der Psychopharmaka; so stieß er auf medizinische Studien über den Zusammenhang von Herzattacken und Neuroleptika wie z.B. Chlorpromazin (Thorazine, Megaphen). John schrieb, daß es für die Betroffenen lebenswichtig sei, die Wahrheit über psychiatrische Psychopharmaka zu veröffentlichen. Am 7. April 1980 wurde John von der Polizei in die Glenside-Anstalt von Jamaica Plain/Boston gebracht. 'Madness Network News', eine weltweit gelesene Zeitschrift von Psychiatrie-Überlebenden, berichtete im Herbst 1980, was nach Johns Zwangseinweisung in die Psychiatrische 'Klinik' passierte: »Die Institution bezeichnete ihn als sehr unkooperativ. Schließlich erhielt er eine Dosis Thorazine. Am frühen Morgen des nächsten Tages, wirklich nur Stunden nach seiner Einweisung, wurde er in einer Isolationszelle, einem 'abgesonderten Raum', tot aufgefunden. An seinem Kopf und an der Wand neben der auf dem Fußboden gelegenen Matratze wurden Blutspritzer entdeckt.« [280]

P.L.

O Ihr Gebornen eines Weibes
Seid ihr nicht Glieder eines Leibes?
Kann auch ein Glied dem Weh verfallen,
Daß es nicht wird gefühlt von allen?
Du, den nicht Menschenleiden rühren,
Kannst auch den Namen Mensch nicht
führen.

Moslicheddin Sa'di (1181 — 1292), Verse aus dem Rosengarten

Einleitung

Anwendungsbereich von Neuroleptika — Bisheriger Erkenntnisstand — Mißtrauen gegen Neuroleptika — Fehlende Aufklärung der Betroffenen — Psychiatrisches Interesse an 'Neben'-Wirkungen — Der Gang der Darstellung — Wichtige technische Hinweise zum Lesen dieses Buches — Erarbeitung eines eigenen Verständnisses — Befürworter der neuroleptischen Behandlung — Psychiatrie und Antipsychiatrie

An angemessenen, aussagekräftigen Veröffentlichungen über die Wirkungsweise und die Auswirkungen von Neuroleptika, den sogenannten 'Medikamenten gegen Schizophrenie', herrscht weltweit ein großer Mangel. Dies ist einigermaßen verwunderlich angesichts des riesigen Verwendungsbereichs (Indikationsbreite), in dem Neuroleptika eingesetzt werden. Wie aus der umseitigen, unsystematischen und nur zu Illustrationszwecken dienenden Aufstellung im Kästchen hervorgeht, gibt es — angefangen von Schwachsinn über Schlafstörungen, Schwangerschaftserbrechen, kindliche Nervosität bis hin zu Psychopathie und Stottern — kaum eine Diagnose oder ein diagnoseähnliches Etikett, die bzw. das den Einsatz von Neuroleptika nicht rechtfertigt.

Dafür, daß von seiten der Herstellerfirmen Neuroleptika geradezu als Wundermittel angepriesen werden, soll die Abbildung 2 als Beleg dienen: in sechs aufeinanderfolgenden Bildern zeigt die u.s.amerikanische Firma Wyeth vorbildlich, wie ihr 'Medikament' Sparine (Protactyl) aus einem offenbar wütenden und aufgeregten Mann einen freundlichen Patienten macht, der zudem den Psychiater dankbar anlächelt. In der gleichen Weise preist dieselbe Firma die Schnelligkeit und Unbedenklichkeit an, mit der durch einfachste Betätigung der Fingerspitzen, d.h. durch Verabreichung von Neuroleptika-Spritzen der Zustand von 'Patienten' und 'Patientinnen' beeinflußt werden kann (s. Abb. 125). Texte ähnlicher Art von anderen Herstellerfirmen und von Psychiatern, die sich wieder und wieder 'kraft ihrer Autorität' die angebliche Unbedenklichkeit ihrer 'Behandlungs'-Mittel bestätigen, gibt es in unüberschaubarer Zahl. An angemessenen Veröffentlichungen, in denen die Auswirkungen der psychiatrischen Psychopharmaka zu den — eigentlich — unverletzbaren Menschen- und Verfassungsrechten (Unverletzlichkeit des Körpers, Würde des Menschen usw. usf.) in Beziehung gesetzt werden, mangelt es jedoch ausgesprochen.

Genaugenommen lassen sich letztgenannte — zumeist recht knappe — Darstellungen an den Fingern einer Hand abzählen: In den U.S.A. mit einer längeren (modernen) antipsychiatrischen Tradition sind es vorwiegend Autoren der 'Madness Net-

Offizielle Indikationen (Anzeigen) für den Einsatz von Neuroleptika, zusammengestellt nach Angaben in Medikamenten- und Psychopharmaka-Verzeichnissen

Wechseljahrbedingte Beschwerden,
Keuchhusten,
Schizophrenie,
Bettnässen,
Endogene, exogene, schizophrene, akut-produktive, symptomatische, akute, chronische, posttraumatische, Alters-, Misch-, Alkohol-Psychose,
Asthma bronchiale,
Übermäßiges Schwangerschaftserbrechen,
Allergien,
Chronische Schmerzzustände,
Angst-, Spannungs-, Verstimmungs-, Erregungszustände,
Schwachsinn,
Neurosen,
Stottern,
Angina pectoris,
Verwirrtheitszustand im Delirium tremens,
Prämenstruelle Spannung,
Alkoholentzugssyndrom,
Querulatorische Reizbarkeit,
Juckreiz,
Magenschleimhautentzündung,
Milieureaktive Verhaltensstörungen,
Antriebslosigkeit,
Manie,
Depression,
Stressbedingte Erschöpfungszustände,
Epilepsie,
Schlafstörungen,
Verhaltensstörungen bei Kindern, Jugendlichen und im Alter,
Tic nerveux,
Psychosomatische Erkrankungen,
Hirnorganische Verwirrtheitszustände,
Konzentrationsstörungen bei Kindern,
Innere Unruhe,
Abnorme Reaktionen,
Phobien,
Frühkindlicher Autismus,
Schwindelsyndrome,
Nervosität im Kindesalter, in den Wechseljahren und im Alter,
Aggressivität,
Erkrankungen der Atemwege,
Psychische Versagenszustände,
Zwölffingerdarm- und Magengeschwür,
Hirnschlag,
Erbrechen bei Krebsgeschwulst, bei Strahlenkater, bei Harnvergiftung und nach Operationen,
Akuter und chronischer Husten,
Paranoid-halluzinatorisches Syndrom,
Psychopathie,
Zur Unterstützung psychotherapeutischer Verfahren, zur Narkosevorbereitung und zur Vorbeugung gegen manisch-depressive Erkrankungen

work News' wie David Oaks und 'Dr. Caligari' (Pseudonym), die in der Lage sind, psychiatrisches Wissen über Neuroleptika kritisch zu erfassen und allgemeinverständlich zu veröffentlichen. An deutschsprachigen Artikeln zu diesem Thema sind gerade vier bekannt: Unter dem Titel »Der sanfte Mord« brachte der 'Spiegel' am 17. März 1980 einen verhältnismäßig kritischen Bericht über psychiatrische 'Medikamente', wobei allerdings die Auswirkungen dieser Mittel als 'Neben'-Wirkungen mißverstanden und zusätzlich Psychiater zur Interpretation der kritischen Äußerungen herangezogen wurden [755]. Den zweiten Artikel zum Thema schrieb der Autor dieses Buches: »Was Sie schon immer über Psychopharmaka wissen wollten — aber Ihnen kein Psychiater zu sagen wagte. Wirkungen und 'Neben'-Wirkungen der Psychopharmaka«. Dieser Artikel wurde im August 1981 in der 'Irren-Offensive' veröffentlicht [681]. Einen dritten Artikel schrieb Wolfram Pfreundschuh mit seinem lesenswerten »Psychopharmaka — Unkrautvertilgung«, der Ende 1981 in der Münchner Antipsychiatriezeitung 'Türspalt' erschien [815]. Schließlich druckte 1982 die Psychologenzeitschrift 'Psychologie & Gesellschaftskritik' Hans Schilffarths fundierten Artikel »Psychopharmaka sind keine Arzneien« ab [930].

Mißtrauische Äußerungen gegen psychiatrische 'Medikamente' sind schon seit Jahren zu hören; ein stichwortartiger Überblick soll ausreichen, um die Tiefe der Vorwürfe wiederzugeben:

- Bruno Bettelheim, Psychoanalytiker und ehemaliger KZ-Insasse, spricht von einer ausgesprochenen Mißhandlung psychiatrischer 'Patienten', die sich als Therapie tarne [97:9].
- Rolf Schwendter, Professor für Devianz (gesellschaftliche Abweichung), ordnet psychiatrische Psychopharmaka neben hirnchirurgischen Eingriffen und Elektro-

schocks in die Reihe von 'Therapie'-Methoden ein, die »... an die Grenze der Barbarei gelangt ist ...« [950:54]

- Der Journalist Ernst Klee stützt sich in seinen Berichten u.a. auf Aussagen von 'Patienten', nach denen Männer wie Frauen in Psychiatrischen Anstalten mit 'Medikamenten' derart vollgestopft werden, »... daß man also buchstäblich auf dem Zahnfleisch geht, daß man auf allen Vieren kriecht, weil man sich nicht aufrichten kann, weil der Kreislauf zu schwach ist ...« [zit.609:39]
- Jeanne Lindsay, ehemalige 'Patientin' des psychiatrischen 'Institute of Living' in Hartford/Connecticut, zitiert in Übereinstimmung mit ihren eigenen 'Medikamenten'-Erfahrungen Marie, die Ehefrau eines Überlebenden des KZs Bergen-Belsen, die seit ihrem eigenen Psychiatrieaufenthalt nur noch von 'Cremation Pills', d.h. von Krematorium-Pillen redet [695:12].
- In einem psychiatriekritischen Buch wirft der Franzose Gérard Hof psychiatrischen 'Medikamenten' vor, daß die betroffenen 'Patienten' nach ihrer Einnahme 'Augen wie ein toter Fisch' bekämen [520:124].
- Die beiden Heidelberger Juristen und als echte 'Patienten'-Anwälte bekanntgewordenen Jürgen Schifferer und Hans-Joachim Klein, offenbar die Verfasser eines Antrages auf Einsetzung eines Untersuchungsausschusses zu einer Serie von gefährlichen Körperverletzungen in der Psychiatrischen Anstalt Wiesloch, nennen die Psychopharmaka-'Behandlung' in Hinsicht auf deren Auswirkungen wie bleibende Hirnschädigungen, Schüttellähmung und Hormonstörungen eine schwere und gefährliche Körperverletzung mit gelegentlicher unmittelbarer Todesfolge; ein Gesetz, das Psychiatern das Recht auf Zwangs-'Behandlung' einräume, ermögliche, so der Wortlaut des Antrages, den 'legalisierten Mord' [34:3].
- Thomas S. Szasz, Psychiater und weltweit bekannter Psychiatriekritiker, spricht von 'medizinischem Schwindel' [1027] sowie von 'viehischen Torturen' (Folterungen), die lediglich als medizinische Behandlungsverfahren beschönigt seien [1028:241]; er hegt »... keinen Zweifel, daß in den nächsten zehn Jahren Hunderttausende Menschen auf der Straße liegen werden, deren Hirn mit Psychopharmaka vergiftet und zerstört ist. Eine große Epidemie von — von der Medizin verursachten — neurologischen Krankheiten wird die Menschen heimsuchen. Dann erst werden sie damit aufhören, den Psychiatern zu folgen.« [zit.1070:18]

Die überzeugende Antwort auf die Frage, wodurch die psychiatrischen 'Medikamente' die beschriebenen 'Schädigungen' hervorrufen sollen, bleiben die Autoren und Autorinnen letztlich schuldig — ebenso wie einen glaubhaften Nachweis über das tatsächliche Eintreten dieser Schädigungen (4).

»Frieda L. aus München verläßt ohne Schlüssel ihre Wohnung. Sie regt sich darüber stark auf. Nachbarn alarmieren eine Funkstreife. Die Polizei weist die alte Frau wegen 'Selbstgefährdung' in die psychiatrische Klinik Haar ein. Sie darf nichts mitnehmen, niemanden verständigen. Sie wird entmündigt. Der Vormund bleibt unbekannt. Nach einigen Wochen stirbt Frieda L. an einer Lungenentzündung. Erst dann erfahren ihre Angehörigen, daß sie in Haar war.« [335] So oder ähnlich sehen im allgemeinen kritische Berichte über psychiatrische 'Therapie' aus. Angeprangert werden Rechtsverletzungen und moralisches Fehlverhalten der Psychiater; die 'Behand-

---

(4) Kurz vor Redaktionsschluß zu diesem Buch erreichten mich drei soeben in den U.S.A. bzw. in Schweden erschienene Schriften zu eben dieser Problematik, die die von mir gefundenen Antworten voll und ganz bestätigen.
Die erste Schrift ist die Broschüre »Dr. Caligari's Psychiatric Drugs«, die vom in Berkeley/Kalifornien ansässigen 'Network Against Psychiatric Assault' (NAPA; Netzwerk gegen psychiatrische Bedrohung) herausgegeben und vom Mediziner David L. Richman verfaßt wurde. Ihr entstammen zum größten Teil die Gedanken zu dem Thema 'Absetzen von Neuroleptika' (Anhang A).

lung' als solche, im Regelfall eine 'medikamentöse', bleibt unangetastet. Auch wer di-

Peter R. Breggin, Psychiater mit Privatpraxis in Betheseda/Maryland, der sich bereits durch sein Buch gegen den Elektroschock (»Elektroschock ist keine Therapie«) einen Namen machte, veröffentlichte 1984 unter Mithilfe von Leonard Roy Frank sein neuestes Buch »Psychiatric Drugs: Hazards to the Brain« (»Psychiatrische Medikamente: Gefahren für das Gehirn«), in dem der Autor auch ausführlich auf 'Antidepressiva' und Lithium eingeht. Fünf Arbeitsergebnisse Breggins sollen an dieser Stelle kurz genannt sein, die auch im hier vorliegenden Buch eine Rolle spielen werden:

1. »In den letzten paar Jahren wurden durch die Entdeckung kortikaler (*die Hirnrinde betreffender*) und cerebraler (*das Gehirn betreffender*) Atrophie (*Organschwund*) bei Patienten, die mit Neuroleptika behandelt wurden, die Bedenken hinsichtlich bei Patienten auftretender Demenz (*Verblödung*) unterstützt.« [129:127]
2. »Die Psychiatrie entfesselte weltweit eine Epidemie neurologischer Leiden. Selbst wenn tardive Dyskinesie (*bleibende Dauerbewegungsstörung von der Art des Parkinsonismus oder des Veitstanzes; s. S. 129ff.*) die einzige bleibende Körperschädigung wäre, die von diesen Medikamenten produziert würde, würde sich diese unter den schlimmsten durch Medikamente verursachten Katastrophen in der Geschichte befinden.« [129:109]
3. »Ungeachtet der Indifferenz (*Gleichgültigkeit*), die durch die Neuroleptika hergestellt wird, erleben viele Patienten nichtsdestotrotz verschiedene Grade physischen und geistigen Schmerzes als Reaktion auf diese Medikamente.« [129:33]
4. »Nunmehr sollte es einleuchtend sein, daß die Verabreichung dieser Neurotoxine (*Nervengifte; gemeint: Neuroleptika*) innerliche Qual produziert, und daß diese Qual nahezu jede Form annehmen kann. Es überrascht nicht, daß Depression eine der häufigeren Reaktionen zu sein pflegt. Depression ist eine wohlbekannte psychologische Reaktion auf Hilflosigkeit und Einbuße geistiger Tätigkeit. Manchmal signalisiert sie klinisch den Beginn einer schweren neurologischen Störung wie z.B. Gehirntumor. Ebenfalls wird eine nahe Verwandtschaft zwischen Parkinsonismus und Depression ersichtlich. Dies ist wichtig, da bei einem hohen Prozentsatz von Patienten, die mit Neuroleptika behandelt werden, Parkinsonismus hervorgerufen wird.« [129:39]
5. »Eine Dekade (*Zeitraum von zehn Jahren*) verfolgte ich die Aufgabe, die Auswirkungen der psychiatrischen Technologien einer wissenschaftlichen und ethischen Prüfung zu unterziehen. Selten fühlte ich mich betrübter und entsetzter als angesichts der Mißachtung, mit der Psychiater der Offensichtlichkeit gegenübertreten, daß irreversible (*bleibende*) Lobotomie-Auswirkungen, Geistesstörung und Demenz (*Verblödung*) bei Millionen von Patienten als Ergebnis der Behandlung mit Neuroleptika hergestellt werden.« [129:46]

Von dem Mediziner Lars Martensson aus Falkenberg/Schweden stammt der dritte und aktuellste Nachtrag, nämlich die Schrift »Should Neuroleptic Drugs be Banned?« (»Sollen Neuroleptika verboten werden?«). Auf dem Weg zur Beantwortung dieser programmatischen Fragestellung macht Martensson folgende Aussagen über Neuroleptika:
»Im allgemeinen werden sie für eine große Hilfe für die Opfer der Schizophrenie gehalten. Aber in Wirklichkeit haben sie nicht geholfen, sondern eher all den Menschen mit dieser Diagnose unermeßliches Leid zugefügt. (...) Der Gehirnschaden ist schwerwiegend und mit Sicherheit vorhanden.« [1121:31]
Martenssons Ausführungen konzentrieren sich insbesondere auf zwei Aspekte, nämlich die Nervenzellveränderungen, die durch Neuroleptika hervorgerufen werden, und die mit vermeintlich 'nur' kurzfristiger Einnahme dieser chemischen Mittel verbundenen Folgewirkungen. Zum ersten Punkt führt er aus: »Wenn die Dopamin-Rezeptoren (*s. S. 88f.*) durch die Medikamente blockiert werden, ergibt sich als Resultat, daß die Nervenimpuls-Übertragung, die über Nervenknotenpunkte (Synapsen) mittels Dopamin stattfinden soll, lahmgelegt ist. Aber die Nervenzellen schlagen zurück und bilden als Ausgleich für die blockierten jetzt neue Rezeptoren. Die natürlichen Original-Rezeptoren vertreten Information (Sinn, Impuls, Ordnung). Die neuen Rezeptoren führen ein erhöhtes Verhältnis von Unsinn, Lärm und Störung in das System ein. (...) Die Medikamente rufen bei vielen Patienten als akute Wirkung Halluzinationen und Täuschungen hervor oder verstärken diese.« [1121:35/38]
Den zweiten Schwerpunkt seiner Kritik legt Martensson — wie bereits angesprochen — auf die sogenannte 'Kurzzeitbehandlung', wozu er schreibt: »Der zeitweise Gebrauch neuroleptischer Medikamente ist eine Falle. (...) Die Erfahrung zeigt, daß, wenn ein neuroleptisches Medikament einem jungen Menschen in einer schizophrenen Krise zum ersten Mal gegeben wird, er fast immer fortfahren wird, das Medikament für lange Zeiträume oder das ganze Leben zu erhalten. Wenn das Medikament zunächst einmal nicht gegeben worden wäre, hätte das Schicksal einer andauernden Medikamentenabhängigkeit vermieden werden können, wie wir unten sehen werden. Deshalb ***sollte die wahrscheinliche totale Medikamentenschädigung*** des Patienten vor den anfänglichen Entscheidungen, neuroleptische Medikamente in einer schizophrenen Krise zu verabreichen, ***in Erwägung gezogen werden***. (...) Die Unterscheidung zwischen Schädigungen infolge Medikamenten-Dauerbehandlung und Medikamentenschädigungen, die abflauen können, wenn die Medikamente abgesetzt werden, ist unwichtig, wenn das Medikament in Wirklichkeit niemals abgesetzt wird.« [1121:31f.] Und: »Wenn die Psychose ohne Medika-

Abb.2: Neuroleptisches Renormalisierungs-'Medikament', am Beispiel der Werbeanzeige des Promazin (Sparine, Protactyl): Renormalisierung eines 'Psychotikers' in sechs Bildern — ein Wunder? Mit offiziellem Werbetext (in deutscher Übersetzung)

1.: Manisch. Montag, 16 Uhr 30: Aufgeregt, streitlustig, halluzinierend.

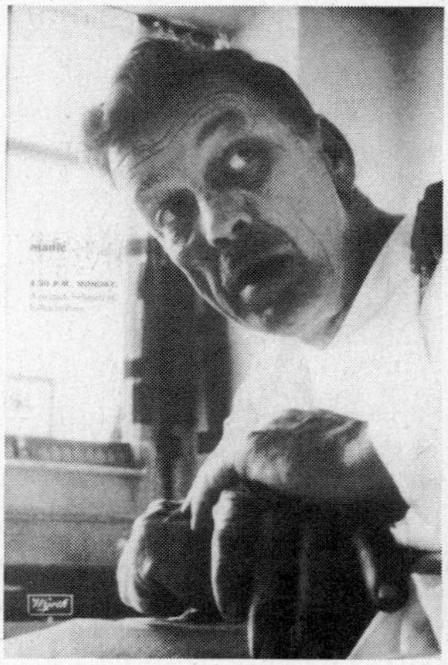

rekt als Betroffene/r oder indirekt als Angehörige/r Kontakt mit Psychiatern hat, wird lange auf eine angemessene Aufklärung darüber warten dürfen, was es denn nun mit der unmittelbarsten Einwirkung, nämlich der 'medikamentösen' Einwirkung auf den menschlichen Körper auf sich hat.

Psychiater wie z.B. der national und international äußerst einflußreiche Hanfried Helmchen aus der Psychiatrischen Lehr- und Versuchsanstalt Berlin, den als 'Arzt' wie auch als Prozeßgegner der Autor dieses Buches die 'Ehre' hatte, persönlich kennenzulernen, warnen mit größtem Nachdruck vor einer 'Medikamenten'-Aufklärung gegenüber den 'Patienten' und 'Patientinnen' — wen wundert's, selbstverständlich 'in deren wohlverstandenem Interesse'. Nicht nur bei Forschungen mit neuen chemischen Mitteln erscheint es solchen Psychiatern »unethisch, die Angst von Patienten durch detaillierte Information über mögliche Unannehmlichkeiten oder Komplikationen zu vermehren« [455:380]. Auch in der ganz normalen 'Behandlung' sollen die Betroffenen vor einer Aufklärung über zum Teil tödliche Gefahren neuroleptischer 'Therapie' 'verschont' werden (5). Beim Auftreten bleibender Schäden diskutieren Psychiater allerdings noch den 'Kompromißvorschlag', die Betroffenen gegebenenfalls dann über die Möglich-

mente besiegt wird, wird der Glaube des Patienten an sich selbst und den Mitmenschen (der ihn unterstützte, P.L.) angewachsen sein. Diese Dinge — Selbstvertrauen, Selbstwertgefühl und Glaube an Mitmenschen — sind genau das, was er braucht, um mit der Zeit seine Schizophrenie endgültig zu überwinden. Wenn Medikamente benutzt werden, wird er die entgegengesetzte Lehre ziehen und sich auf dem Weg steigender Medikamentenabhängigkeit befinden. Auch aus pharmakologischen Gründen wird der Patient sich auf dem sehr gefährlichen Weg steigender Medikamentenabhängigkeit befinden. Die neuroleptischen Medikamente führen spezifische Veränderungen im Limbischen System (*s. S. 85*) herbei, die einen Menschen anfälliger für Psychosen machen. Dies ist, wie wenn dieser einen Psychoseverursachenden Wirkstoff ins Gehirn eingebaut hätte. Diese Wirkung der neuroleptischen Medikamente mag mit der Zeit mehr oder weniger nachlassen, wenn das Medikament abgesetzt wird. Aber dann kann es zu spät sein. Wegen der psychotischen Symptome, die Nachwirkungen der Medikamente sind, wurde die Schlußfolgerung bereits gezogen: 'Er braucht das Medikament.' Die Falle ist zugeschnappt.« [1121:32f.]

Obwohl Mediziner, kommt Martensson zu einer eindeutigen Beantwortung seiner als Arbeitstitel rhetorisch gemeinten Frage, wie wir jetzt sehen werden, wenn er ausführt: »Solange das Neuroleptika-Regime andauert, verdienen diese Institutionen (gemeint: Psychiatrische Anstalten, Heime für 'geistesschwache', alte Menschen und für 'geistig Behinderte', P.L.) die Inschrift: 'Alle, die ihr hier eintretet, gebt die Hoffnung auf.' Die Nazis ermordeten ihre nutzlosen Leute. Wir lassen die Körper leben, während wir die Seelen töten. (...) Das Phänomen der neuroleptischen Medikamente enthüllt ein ***rassistisches und faschistisches Element*** in unserer Gesellschaft. Es ist christlichen Werten entgegengesetzt (... und, P.L.) läuft gleichfalls ***humanistischen und demokratischen Werten zuwider***, die Autonomie, Integrität, Verantwortlichkeit und Wert des Individuums nachdrücklich betonen. (...) Ein Verbot von Neuroleptika ist die unmittelbarste und einleuchtendste Schlußfolgerung von allem, was hier gesagt wurde.« [1121:39f.]
Zum Schluß appelliert Martensson an die Masse der bislang schweigenden Akademiker: »Die Instrumente der Psychopharmakologie bedrohen die Seele ebensosehr, wie die Instrumente des Krieges den (äußeren) Menschen bedrohen. Wissenschaftler und Ärzte sollten in sich gehen und ihre Verantwortlichkeit für dieses Übel begreifen.« [1121:42]

(5) In einem ausgerechnet mit »Aufklärung und Einwilligung bei psychisch Kranken« überschriebenen

keit bleibender Schädigungen zu informieren, wenn diese bleibenden Schäden offenbar geworden sind [442:83].

Zu Beginn der 1952 einsetzenden Formveränderung psychiatrischer 'Therapie' schienen — wie Psychiater schreiben — die 'Schizophrenen', »... die wie alle anderen die Tabletten ausnahmslos nahmen ...« [792:151], in ihrem 'Krankheits'-uneinsichtigen Widerstand gegen psychiatrische Maßnahmen endlich befriedet zu sein. Neuere Informationen von seiten inzwischen organisierter Betroffener zeigen jedoch, was speziell durch die Öffentlichkeitsarbeit rund um die Wieslocher Anstalt bekannt wurde, daß Betroffene in Wirklichkeit (hinter Anstaltsmauern) mit Faustschlägen, Fußtritten, nassen Handtüchern bearbeitet, getreten und gewürgt werden, um sie 'medikamentöser Therapie' zugänglich zu machen [34:5-8] — nicht zu vergessen die normale psychiatrische 'Erarbeitung der Zustimmung zur Behandlung'. Nicht nur ein vermehrter Widerstand gegen psychiatrische 'Behandlungen', sondern auch die um sich greifende Praxis von Psychiatern und ihnen nahestehenden Politikern von rechts bis links, Psychiater grundsätzlich zur Zwangs-'Behandlung' zu ermächtigen bzw. die psychiatrischen 'Behandlungs'-Möglichkeiten auf die gesamte Gesellschaft — in Form der Gemeindepsychiatrie — auszudehnen, läßt diese Veröffentlichung als überfällig erscheinen.

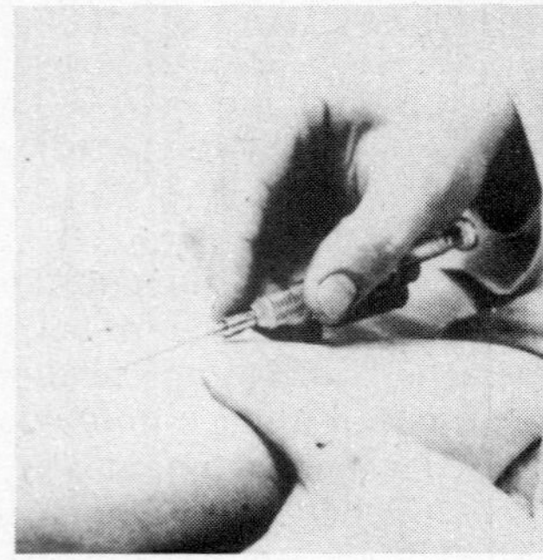

2.: Montag, 16 Uhr 40: Sparine i.v. (*intravenös*).

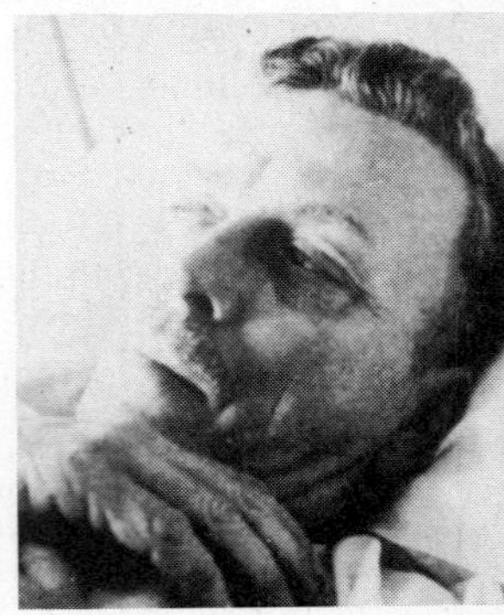

3.: Montag, 17 Uhr: Ruhiger, weniger feindselig. Antwortet hilfsbereit auf Fragen.

Daß soviel (internes) Material über die Auswirkungen psychiatrischer 'Medikamente' existiert, verdanken wir der Tatsache, daß Psychiater bemüht sind, diese Auswirkungen genauestens zu analysieren, um diese 'Medikamente' um so gezielter einsetzen zu können. Vornehmlich den aus der Psychiatrie-Schule der Berliner 'Freien Universität' hervorgegangenen 'Experten', speziell dem Kollegenkreis um Hanfried Helmchen sowie seinem Vorgänger Helmut Selbach ist es zu verdanken, daß eine Vielzahl deutschsprachiger 'Fach'-Veröffentlichungen mit präzisen Beschreibungen von Neuroleptika-Auswirkungen in entsprechenden 'Fach'-Bibliotheken vorhanden ist. Auf das genauere Interesse, aufgrund dessen solche Auswirkungen dokumentiert werden, kommen wir an geeigneter Stelle noch zurück; an dieser Stelle beschränken wir uns auf einige Fragestellungen, unter denen Psychiater an ihre Dokumentations- und Forschungsarbeit heran-

Aufsatz, in dem es darum geht, die Nicht-Aufklärung der Psychiatrie-Betroffenen zu rechtfertigen, gelingt es Helmchen — vermeintlich — wiederum, öffentlich die Rolle als deren Interessen-Sachverwalter einzunehmen: »Es ist allgemein anerkannt, daß Schwere, Irreversibilität und Wahrscheinlichkeit von Nebenwirkungen therapeutischer Maßnahmen entscheidende Kriterien für die Verpflichtung zur Information des Patienten sind. Aber sie müssen in Beziehung zu weiteren Kriterien beurteilt werden, unter denen neben Einsichts- und Einwilligungsfähigkeit die Belastbarkeit des Kranken nicht das geringste ist. Das letztgenannte Kriterium hängt mit dem sogenannten 'therapeutischen Privileg' zusammen. Dies ist in der Tat kein Privileg des Arztes, sondern ein Privileg des Patienten, gegen antitherapeutische Einflüsse geschützt zu werden.« [442:81]

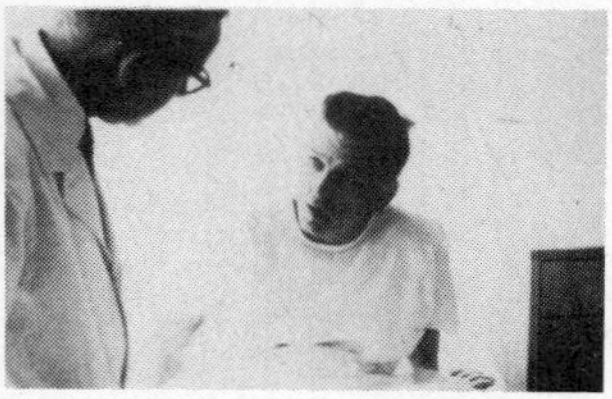

4.: Dienstag, 7 Uhr 30: Erfrischt, aber etwas Unruhe ist noch vorhanden. Sparine i.v..

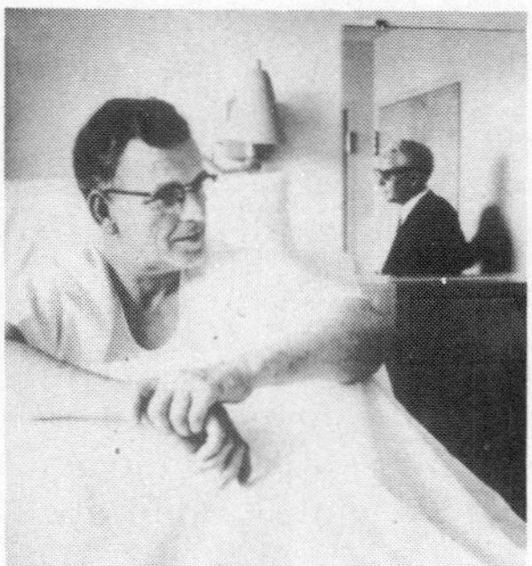

5.: Dienstag, 11 Uhr 10: Entspannt, nicht halluzinierend, wachsam. Sparine oral (*zum Schlucken*) als Erhaltungsdosis.

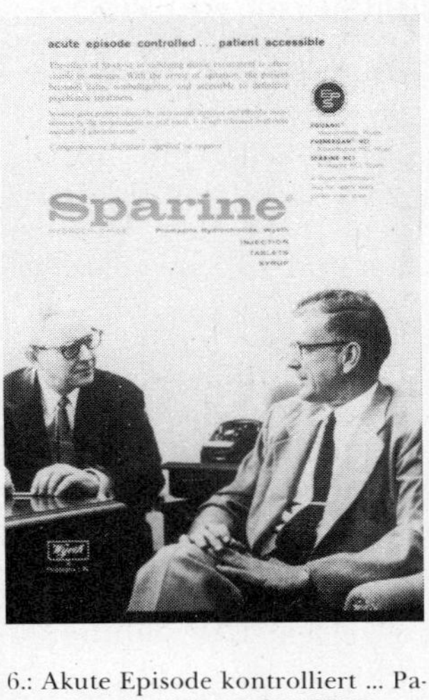

6.: Akute Episode kontrolliert ... Patient umgänglich (...) SPARINE.

treten. Hier einige Beispiele: »Die Beschäftigung mit diesen Begleitwirkungen ist klinisch wichtig und theoretisch interessant.« [447:160] »Die Vielzahl der auf dem Markt befindlichen Neuroleptika weckt den Wunsch, jedes Pharmakon möglichst gezielt einsetzen zu können ...« [87:9] »Ihre genaue Kenntnis ist (...) eine wesentliche Voraussetzung dafür, daß wir die große Wirksamkeit dieser differenzierten Therapie bei jedem Kranken angemessen zur Entfaltung bringen können.« [451:564] »So sehr wir in der akuten Therapie Fortschritte erzielt haben, bezüglich der Kriterien, nach welchen wir dieses oder jenes Präparat verordnen, mit einem inzwischen geschärften Bewußtsein für das Problem: 'Which drug for which patient (*'Welches Medikament für welchen Patienten'*)?', so sehr ist doch für die langfristige Differentialtherapie (*'Behandlung' der unterschiedlichen 'Krankheitsbilder'*) alles sehr unklar.« [484:976] Da also die Psychiater dabei sind, die Auswirkungen ihrer 'Medikamente' mit dem Vorsatz zu studieren, diese ***gezielter*** und ***umfassend*** einzusetzen, und zwar für oder gegen — je nachdem auf welcher Seite der Leser oder die Leserin steht — ***alle*** sogenannten 'psychisch Kranken', versteht sich das besondere Erkenntnisinteresse eines jeden Menschen, der bei Entscheidungen im psychiatrischen Bereich ernsthaft mitsprechen will, an den tatsächlichen Auswirkungen und der Wirkungsweise der psychiatrischen' Medikamente' von selbst.

Bevor wir jedoch auf die psychiatrische Psychopharmaka-'Behandlung' und hier speziell auf die 'Behandlung' mit Neuroleptika zu sprechen kommen, da diese bei der 'Behandlung' von 'Schizophrenen', so auch Helmchen und dessen Kollege Hanns Hippius, »am häufigsten, am berechtigtsten und auch am intensivsten angewandt werden« [463:63], werden wir einen kurzen Blick auf die traditionellen psychiatrischen 'Therapie'-Mittel werfen und dann diejenigen Epochen erhellen, die der Einführung der modernen Psychopharmaka in die psychiatrische 'Therapie' im Jahre 1952 unmittelbar vorangingen. Wir werden uns also nacheinander mit der traditionellen, der Sozial- und der klassischen Psychiatrie und deren jeweiligen Behandlungsmethoden befassen; ihre Kenntnis stellt eine wesentliche Voraussetzung zu einem angemessenen Verständnis der heutigen modernen psychopharmakologischen, speziell der Neuroleptika-'Behandlung' dar. Als Grundlage für dieses Verständnis betrachten wir daran anschließend die recht aussagekräftige spezielle Entwicklungsgeschichte dieser Mittel sowie die psychiatrischen Lobesreden über die Überlegenheit dieser Mittel gegenüber den diesen vorhergehenden, als klassische 'Behandlungs'-Methoden in die Menschheitsgeschichte eingegangenen Schockverfahren und gehirnchirurgischen Eingriffen.

Dem nächsten Kapitel ist die Wirkungsweise der Neuroleptika gewidmet, und im übernächsten beschäftigen wir uns mit ihren Auswirkungen. Um diese in ihren vielfältigen Formen überhaupt erfassen zu können, ist die Darstellung in verschiedene Körper-Organsysteme aufgeteilt, auch wenn diese konkret im menschlichen Körper untrennbar miteinander verwoben sind: 1. das zentrale Nervensystem und der Bereich der geistigen Fähigkeiten, 2. das Bewegungssystem und 3. das vegetative, d.h. unbewußt funktionierende Organsystem, wozu z.B. der Kreislauf, das Herz und die Hormone gehören. Einer zusammenfassenden Betrachtung der körperlichen und geistigen Neuroleptika-Auswirkungen, der eine Diskussion der Fragen der Verallgemeinbarkeit und der Dosierung sowie der Problematik von 'Haupt'- und 'Neben'-Wirkungen angeschlossen ist, folgt schließlich eine Darstellung der Neuroleptika-Auswirkungen auf die Psyche.

Gegen Ende, wenn wir zu einer zusammenfassenden Wertung des bis dahin Untersuchten kommen, werden wir uns Gedanken machen müssen darüber, welche Aussagen das Wesen dieser psychiatrischen 'Medikamente' zur Bestimmung der Natur der 'Schizophrenie' und des Wesens der Normalität zulassen. Der Frage nach dem Wesen der Normalität ist ein eigener, großer Schlußteil gewidmet, wo wir die gefundenen Erkenntnisse in Beziehung setzen zu fundamentalen Kriterien individueller Emanzipation: In welchem Verhältnis stehen Neuroleptika-Behandler, die anerkannten und tolerierten Experten für Normalität und Re-Normalisierung, zu Echtheit und Ganzheit, zu positiver Emotionalität, Liebe, zu Selbstbestimmung, Toleranz und Freiheit der persönlichen Entwicklung?

Jetzt folgen einige technische Hinweise zum besseren Verstehen und Lesen dieses Buches, insbesondere zu den Quellenhinweisen, zur Zitierform, zur Schreibweise sowie zu einigen Abbildungen.

Als Kompromiß zwischen Textschönheit, kostengünstiger Buchherstellung und praktischer Nachschlagemöglichkeit wurde das in Vorwort und Einleitung bereits mehrfach angewandte Zitierverfahren gewählt; dabei bezieht sich die erste Ziffer des etwas höher gesetzten Literaturhinweises — Beispiel: [484:796] — auf die im Quellenverzeichnis aufgelistete soundsovielte, hier 484. Quellenangabe, und die zweite Ziffer — im angeführten Beispiel 796 —weist auf die betreffende Seitenzahl. Literaturhinweise ohne konkrete Seitenangabe beziehen sich auf die komplette Quelle. Quellenangaben im Text, die nicht an ein direktes Zitat anschließen, sind als Literaturhinweise aufzufassen. Wenige Quellen, insbesondere aus dem letzten Jahrhundert, konnten nicht mehr vollständig rekonstruiert werden; in diesen Fällen sind die Sekundärquellen mit angegeben.

Sämtliche Hervorhebungen in Zitaten sind, soweit nicht anders vermerkt, direkt aus dem Original übernommen. Die Übersetzung von Zitaten aus fremdsprachiger Literatur stammt mit einer — extra vermerkten — Ausnahme sämtlich vom Autor. Was Zitate mit medizinischen Sprachbegriffen betrifft, so hätte der Autor aus Gründen der Allgemeinverständlichkeit die Medizinersprache gerne als Fremdsprache aufgefaßt und unmittelbar wörtlich, d.h. die Originaltreue widerspiegelnd ins Umgangsdeutsche übersetzt. Aus formalwissenschaftlichen Gründen müssen diese medizinischen Begriffe in Zitaten jedoch original wiedergegeben werden; dafür ist jetzt in den Zitaten hinter das jeweilige medizinische Fremdwort die eigene Übersetzung angefügt, in Klammer und hervorgehoben durch Schrägschrift.

Ein kurzes Wort zu einem Aspekt der Schreibweise: Der geneigte Leser bzw. die geneigte Leserin wird längst erkannt haben, daß viel mit Anführungsstrichen gearbeitet wird; damit werden Eigennamen und bestimmte Begrifflichkeiten hervorgehoben; gleichfalls wird dieses Stilmittel benutzt, um eine Distanzierung zum Inhalt bestimmter Begrifflichkeiten zum Ausdruck zu bringen, in derselben Weise, wie z.B. die Bonner Bundesregierung die DDR lange Zeit bloß 'DDR' nannte. Wenn jedoch ab sofort das Wort 'Behandlung' ohne Anführungsstriche geschrieben ist, so soll dies nicht heißen, daß die psychiatrische Behandung als eine medizinische anerkannt wird, sondern es soll lediglich auf den in diesem Begriff steckenden Objektcharakter hingewiesen werden: Ein Mensch kann ein Ding, ein Tier oder einen anderen Menschen gut oder schlecht behandeln, wieso nicht auch ein Psychiater?

Aus Gründen des Persönlichkeitsschutzes — für Psychiater offenbar kein Thema — sah ich mich gezwungen, bei einer Reihe von Abbildungen (Nr. 33, 39, 69, 76, 95, 105, 106, 109, 110, 112, 125, 130, 137) die dargestellten Personen durch Schwärzung der Augenpartie unkenntlich zu machen. Dadurch ging sicherlich das Eindrucksvollste dieser Abbildungen verloren, nämlich die (durch den Neuroleptika-Einfluß bewirkten) gebrochenen Augen; wer die Abbildungen unzensiert sehen möchte, möge sich die Originalliteratur besorgen. Hilfsweise kann auch ein Blick in die Augen des in Abbildung 85 dargestellten Wesens einen gewissen Eindruck vermitteln.

Und noch eine wichtige Bemerkung: Bei aller Unglaublichkeit der folgenden Ausführungen sind die Leser und Leserinnen gebeten, nicht zu vergessen, daß sich durchgängig alle Angaben, soweit im Ausnahmefall nicht besonders erwähnt, auf Artikel aus 'seriösen' psychiatrischen 'Fach'-Zeitschriften und -Büchern beziehen, die von akademisch ranghohen Psychiatern herausgegeben und verfaßt wurden und werden. Mit eigenen Beiträgen bemühte sich der Autor, so sparsam wie möglich umzugehen. Grundsätzlich ist angegeben, auf welche Literatur sich die gemachten Aussagen stützen: Einerseits soll es interessierten Lesern und Leserinnen möglich sein, die dargestellten Ausführungen in den jeweiligen Originalen nachzulesen, und andererseits sollen Psychiater wie andere Angeschuldigte auch das Recht auf Beweisvorlagen haben.

Was die Lesbarkeit des Buches betrifft, so ist sich der Autor durchaus im klaren über die Anstrengungen, die der Leser bzw. die Leserin aufbieten muß, um sich durch den Text durchzubeißen. Ein aufmerksames Lesen dürfte jedoch sämtliche Verständnisprobleme lösen. Mit dieser Bitte um Aufmerksamkeit stützt sich der Autor ausnahmsweise auf eine Autorität, und zwar auf einen (nordamerikanischen) Schamanen der Neuen Indianerbewegung, nämlich Rolling Thunder, der gewiß kein zwanghafter Akademiker ist; dieser klagt: »Heutzutage wollen die Leute alles möglichst schnell und ohne Anstrengung erreichen. Aus diesem Grund verstehen sie auch viele Zusammenhänge nicht, weil sie nichts dafür tun wollen. Sie wollen alle Antworten schnell und griffbereit serviert bekommen.« [zit.123:74] Daß das Buch nicht nur relativ schwer, sondern auch unangenehm zu lesen ist, hat mit der abstoßenden Wirklichkeit der psychiatrischen Behandlung zu tun. Ängstliche Leserinnen und Leser sind gebeten, sich ihren Standpunkt, von dem aus sie in diesem Buch lesen, vor Augen zu halten: Das Lesen mag unerquicklich sein; ist es aber nicht tausendmal weniger unangenehm, von psychiatrischer Praxis zu lesen, als dieser persönlich ausgesetzt zu sein? Menschen mit hochgradiger Empfindsamkeit und Phantasiegabe wird geraten, das Buch gemeinsam mit Freund oder Freundin zu lesen, sich darüber auszutauschen oder — beim Alleine-Lesen — wenigstens einen Brechkübel neben das Buch zu stellen.

Nicht verschwiegen soll sein, daß es eine Vielzahl von Befürwortern psychiatrischer Psychopharmaka gibt; diese sind — derzeit — sogar in der fast erdrückenden

Mehrheit. Drei Beispiele mögen genügen, um die noch bestehende positive Besetztheit moderner psychiatrischer 'Medikamente' widerzuspiegeln: Helmchen spricht von der »segensreichen Pharmakotherapie« [459:605], sein Kollege Frédéric Cornu aus der Universitätsanstalt Basel vom »Arzneimittelschatz des Psychiaters« [177:540]. Beispiel 3: Mancherlei Interessensvertreter wie z.B. Amnesty international gibt es, die — so der Generalsekretär der deutschen Sektion, Bischof Helmut Lenz, in einem Artikel der 'BZ' vom 16. November 1984 — von 'Sonderkliniken', 'mit Spritzen und Medikamenten bewaffneten Folterknechten im weißen Kittel' und 'Folterverfahren zur Brechung der Persönlichkeit' [734] reden: Damit meint diese Art von Kritikern allerdings diejenige Behandlung mit psychiatrischen 'Medikamenten', der Menschen in Psychiarischen Anstalten ausgesetzt sind, die in Staaten abweichender Gesellschaftsordnung gelegen sind. Und die Menschen, deren psychiatrische Behandlung in der dargestellten Form kritisiert wird, werden, ausgehend von der eigenen politischen Überzeugung, als 'Dissidenten' bezeichnet. Von der Kritik ausgenommen ist somit grundsätzlich die Behandlung mit (denselben) psychiatrischen 'Medikamenten', der Menschen — im eigenen Staat — ausgesetzt sind, die, wiederum ausgehend von der persönlichen Haltung der Kritiker, (noch) nicht als Dissidenten anerkannt sind.

Mit einer allerletzten Bemerkung soll diese Einleitung beschlossen und — unter Vorwegnahme der zu erwartenden Kritik von seiten der Psychiatrie — gleichzeitig mit Nachdruck der Bogen gespannt werden, innerhalb dessen Spannbreite nach meiner Überzeugung die Diskussion über Neuroleptika, 'Schizophrenie' und Normalität zu führen ist: Der Schweizer Psychiater Roland Kuhn, 'Entdecker' der 'Antidepressiva', befaßt sich innerhalb seiner Memoiren u.a. mit dem Begriff der 'Antipsychiatrie' — einer psychiatriepolitischen Einstellung, der vermutlich auch der Autor zugeordnet wird, wenn nicht das Prädikat 'geisteskrank', 'schizophren' oder 'paranoid' überwiegen sollte. Die Antipsychiatrie — so also Roland Kuhn — »... trägt im Gegensatz zu andern Wissenschaften in sich selbst Zersetzungskräfte, insofern es zum Wesen ihres Gegenstandes, nämlich des gemüts- und geisteskranken Menschen gehört, in seinen Beziehungen zum andern Menschen und damit auch zu seinem Arzt gestört zu sein. Mißtrauen und Kritik gegenüber dem Arzt sind deshalb häufig, der Kranke mischt sich selbst in die Behandlung und stützt sich auf allgemein verbreitete Vorurteile. Das Medikament, dessen Hilfe er erfährt, verweigert er, weil er von dem Gedanken an den Tod fasziniert wird und einem dunklen Drang, sich selbst und die Welt zu zerstören, nicht widerstehen kann.« [650:247f.] Im vorliegenden Buch soll es nun eben um diese existentielle Frage gehen: Leben und Tod. Wer konkret ist es, der dem Drang nicht widerstehen kann (und nicht widerstehen will), sich selbst, andere und die ganze Welt zu zerstören? Wie sind die Energien beschaffen, die von Neuroleptika, den psychiatrischen 'Medikamenten' gegen 'Schizophrenie' und andere solcherart psychische 'Krankheiten', freigesetzt werden? Spenden sie ein Mehr an Leben, oder treffen die Vorwürfe von Kritikern zu?

Teil 1: Die traditionelle Psychiatrie

Kapitel 1: Psychiatrische Hingabe

Mittelalterliche Rezepte — 'Patient' und Unterordnung — Die 'Saite' des Schmerzes — Lustvolle psychiatrische Methoden: Beischlaf, Haschisch, Rummelplatzbesuch — Die Frage der Freiwilligkeit

Psychiatrische 'Hilfe' hat eine lange Tradition; die Formen wechseln je nach Stand der Technik. Wie sehr sich die Formen der Behandlung gewandelt haben, zeigt ein typisches mittelalterliches Rezept, das freilich von den damals in Sachen Behandlung tätigen Geistlichen entwickelt worden war: »Nimm die Hode eines Ziegenbocks, der in einer Dienstagnacht beim ersten Viertel des Mondes getötet worden ist, dazu das Herz eines Hundes; vermische beides mit dem Exkrement eines neugeborenen Kindes, zerreibe es zu Pulver, und nimm dann zweimal täglich die Menge, die einer halben Olive entspricht.« [886:164] Selbstverständlich kann nicht ohne weiteres gesagt werden, daß die 'therapeutischen' Behandlungsmaßnahmen früher durchgängig gegen 'Schizophrene' eingesetzt wurden, entdeckte doch der Schweizer Psychiater Eugen Bleuler den Begriff 'Schizophrenie' erst in diesem Jahrhundert. Andererseits entsprechen die 'Krankheits'-Symptome, gegen die die im folgenden dargestellten 'Therapie'-Mittel verwendet wurden, im weitesten den heute von psychiatrischer Seite allgemein zur 'Schizophrenie' zugerechneten 'Symptomen' wie störende und unbequeme Sinnesweise (Intensität und Veränderung von Gefühlen, Lust, Liebe, Wut, Ärger, Zorn, Euphorie, Phantasie, Unzufriedenheit usw.) bzw. störende und unbequeme Lebensweise (Anpassungsunfähigkeit, Querulanz, Obrigkeitswidrigkeit, Eigenart usw.), so daß die Tradition der psychiatrischen Behandlung der 'Schizophrenen' durchaus als gesichert bezeichnet werden kann. Die modernsten 'Therapie'-Mittel sind die psychiatrischen Psychopharmaka, speziell Neuroleptika, auf die wir im Anschluß an ihre historischen Vorgänger eingehen werden.

Ausgangspunkt psychiatrischer 'Hilfe' ist seit jeher der 'Krankheits'-Status des 'Patienten', der spezielle Folgen hat, wie Bleulers Landsmann Theodor Spoerri ausführt: »Der Status des Kranken verpflichtet ihn, sich den ärztlichen Anforderungen zu fügen und Genesungswillen zu haben.« [991:41] Unter dem Schutz abgerichteter Wärter [437.I:86] kann der Psychiater seine Tätigkeit, nämlich »Journalisieren, Beaufsichtigung, Execution der medizinischen und chirurgischen Verordnungen« [5:91] vollziehen, zugeschnitten — nach der Lehre des altgriechischen Arztes Hippokrates — auf die jeweiligen 'Bedürfnisse' des einzelnen 'Patienten': »Psychisch muß man Jeden nach seiner Weise behandeln; Schüchterne ermuthigen; Wilde bändigen, allenfalls sogar mit Schlägen. Gegen unziemliches Lachen: Schelten und Drohungen.« [437.I:80f.]

Als Grundlage dient Psychiatern — wenn sie dies schon einmal aussprechen wie vor ca. 150 Jahren der Franzose Francois Leuret — die Schmerzempfindlichkeit des menschlichen Körpers: »Wendet keinen Trost an, denn er ist unnütz. Greift nicht zu Überlegungen, sie überzeugen nicht. Seid nicht mit den Melancholikern traurig, eure Traurigkeit würde die ihre unterstützen. Versucht nicht, mit ihnen fröhlich zu sein, es würde sie verletzen. Viel Kaltblütigkeit und, wenn es notwendig ist, Strenge. Eure Vernunft soll ihr Verhaltensmaßstab werden. Eine einzige Saite vibriert noch bei ihnen: die des Schmerzes. Seid mutig genug, sie anzurühren.« [zit.302:331] Wie überall gibt es scheinbar auch in der Psychiatrie Ausnahmen; in diesen Fällen ist nicht auf den ersten Blick ersichtlich, daß es Psychiatern bei der Anwendung solcher 'Therapie'-Mittel darum geht, bei den Betroffenen 'die Saite des Schmerzes vibrieren zu lassen'. Gemeint sind hier insbesondere diejenigen Verrichtungen, die im Normalzustand als Lustbarkeiten, Vergnügungen oder Annehmlichkeiten bezeichnet werden, und die — hier stichpunkthaft vorgestellt — von Psychiatern und ihren Helfershelfern zu 'Therapie'-Zwecken vorgeschlagen und angewandt wurden (und werden): Äolsharfen (nach dem griechischen Windgott Äolos benannte Harfen, deren Saiten durch den Wind zum Klingen gebracht werden) [633:232]; amüsante Lektüre [302:323], autogenes Training [947:262ff.]; Beischlaf [866:185]; Beten [604:82]; Billardspiel [633:232]; Farbwischereien [255:7]; Freiübungen [302:323]; Gesang [302:327]; Glücksspiel [122:9]; Haschisch (Cannabis; Cannabinum purum, Cannabinon) [878;879]; helle Räume [864,1:55]; Holzschnitzen [604:82]; Instrumentalkonzerte [302:327]; Karussellfahren [633:232]; Kegeln [604:82]; Kitzeln [866:184]; Klavier- und Orgelmusik, die ganze Nacht über [604:125]; Krocket-Spiel [122:9]; Massage [634:588]; Musizieren [864,1:55]; Psychoanalyse und Psychotherapie [932]; Reisen, eventuell zur See [604:82]; religiöse Erbauung [302:323]; Rummelplatzbesuch [122:9]; sanft gespielte Flötenweisen [302:328]; Schaukeln und Stelzengehen [604:82]; Schauspiel [302:323]; Schlafförderung durch Geplätscher eines Springbrunnens oder durch Hin- und Herbewegen eines schwebenden Bettes [156:140]; Singen [122:9]; Spazierfahrten und Spazierritte [302:322]; Spaziergänge im Anstaltsgarten [604:82]; Streicheln [866:184] und Auf-den-Schoß-nehmen [354:61]; Tanz [302:323]; Unterricht in Drechseln, Geographie, Malen, Musizieren, Tischlern, Zeichnen [604:82] und Mosaiktäfelei [5:109]; Vergnügungen und Spiel, eventuell im Garten, z.B. Dame, Domino, Lotterie, Schach [604:82]; Vorlesen [604:82] und Weihnachtskrippenbau [122:9].

Ein Ziel psychiatrischer Behandlung besteht darin, die 'Kranken' von ihrer 'Krankheit' abzulenken, und, wie dies der französische Psychiater Antoine Le Camus im 18. Jahrhundert ausdrückte, die 'Kranken' Beschäftigungen zu unterziehen, »... die die liebgewonnene Idee vergessen machen können.« [zit.302:323] Nun hängt es sicher vom Einzel-'Fall' ab, ob ein solches, scheinbar angenehmes 'Therapie'-Mittel auch wirklich völlig schmerzfrei ist. In Ausnahmefällen ist es durchaus theoretisch denkbar, daß ein Mensch in der Psychiatrischen Anstalt tatsächlich echten Spaß an irgendeiner vorgesetzten Tätigkeit, ob aktiv oder passiv ausgeübt, findet. Allerdings würde es recht seltsam anmuten, wenn beispielsweise ein Wanderfreund ausgerechnet in die Anstalt ginge, um im Anstaltsgarten lustvoll spazieren zu gehen. Da im Regelfall die Tätigkeiten unter direktem oder indirektem Zwang ausgeübt werden (müssen), bewirken sie ebenso zwangsläufig einen wenn auch nicht direkt-physischen, so doch einen 'nur' direkt-psychischen Schmerz.

In der normalen psychiatrischen Arbeit spielen diese 'Therapien' nur eine drittrangige, wenn auch nicht zu unterschätzende Rolle. Vorherrschend sind diejenigen 'Therapien', die unmittelbar auf den Körper der 'Schizophrenen' einwirken und die von Psychiatern selbst als traditionelle, sozialpsychiatrische, klassische oder als moderne psychopharmakologische Behandlung bezeichnet werden. Machen wir uns nun also, wie dies auch früher schon der 'große' deutsche Psychiater Emil Kraepelin so treffend formulierte, »... ein vielfach rührendes, ja ergreifendes Bild von dem opferfreudigen Kampfe, den die alten Irrenärzte mit den unzulänglichsten Hilfsmitteln in ihrem menschenfreundlichen Wirken zu führen hatten« [Gw.604]: Welche, zwar 'streng methodisch' angewandten [604:102], dennoch 'unzulänglichen' Mittel durften die genannten Opfer 'genießen'?

Kapitel 2: Der opferfreudige psychiatrische Kampf

Anketten — Schaukeln — Getöse — 'Katzenklavier' — Siegellackbetropfung — Kaltwassereinspritzung in Scheide und Darm — Stromschläge von Aalen — Ätzmittel — Alkohol — Chloroform — Brechmittel — Eisenfeilspäne — Kaminruß — Tabakrauchklistier — Verbreitung von Angst und Furcht — Entkleidung — Haareausreißen — Hirschkäfer — Stockschläge — Klitoris-Entfernung — Penisnerv-Durchtrennung

Um einen Überblick über die vielfältigen Formen traditioneller psychiatrischer Behandlung zu gewinnen, ist es unerläßlich, diese in einzelne Gebiete aufzutrennen.

Aus dem Gebiet der Mechanik, Bereich Statik, nahmen und nehmen Psychiater folgende Behandlungsmittel zu Hilfe, um 'Schizophrenen' und anderen solcherart psychisch 'Kranken' den Rückweg zur Normalität aufzuzeigen:

Einsperren in die Psychiatrische Anstalt [991:183] und dort wiederum in Gitterbetten [664:91] (s. Abb. 68), Tröge [633:216], 'Toren'-Kisten [7:29], Zwangsschränke [428:350-354;938:285f.], sargähnliche Verschläge [796:444], Särge [7:40;938:286] (s. Abb. 99), Beruhigungszellen ('Bärenzwinger') [850], unterirdische Kellerzellen und Verliese [664:65] (s. Abb. 73), Blockhäuser, Käfige und Palisaden-Zellen [633:257;49:212-217;938:306-315], in Gefängnisse [302:72], 'Narren'-Häuser und 'Narren'-Türme [347:348] (s. Abb. 35, 108) sowie 'Narren'-Schiffe [664:69]; Fesselung und Fixierung mit Leinenstreifen wie Wickelkinder [437,II:110] (s. Abb. 70, 77), mit Schuhleder-Masken [49:223f.] (s. Abb. 35, 108), ledernen Kopfriemen (s. Abb. 104), Handtüchern [634:598], Zwangshandschuhen (s. Abb. 90), Zwangsmuffs (s. Abb. 34), Zwangsgurten (s. Abb. 78), Zwangskamisol (Zwangswams), Zwangsärmeln [604:125], Zwangsjacken [347:348] (s. Abb. 82), Beinkorb [664:94] (s. Abb. 31), Beinschlössern [1028:185Fn.], Fußschellen [7:33], 'Toll'-Riemen (s. Abb. 67), Zwangsanzügen mit Drahtmasken [664:95] (s. Abb. 55), Zwangsriemen (Bettgurten) [664:92], unzerreißbaren Bettüchern [543:92], Zwangshängematten [5:110f.]; Zwangssitzen im Zwangsstuhl (s. Abb. 18, 62, 110) und Zwangsaufrechtstehen in Kreuzstellung (s. Abb. 49) [604:81;565:272;938:296-299]; Ankettung an Mauern [302:141] (s. Abb. 103), Eisenschienen, Eisenkugeln, Klötzen und Fußböden [633:216] (s. Abb. 111), Zellwänden, Betten, Bäumen, Parkbänken und in Bädern [664:93] (s. Abb. 3, 51, 63, 87, 144); Isolierung wie z.B. Zwangsisolierung im Leinensack [604:81;938:283-285] (s. Abb. 74), zehntägige Totalisolierung, verbunden mit Nahrungsentzug [1106] oder wochenlange totale Isolation [797:11].

Aus dem Gebiet der Mechanik, Bereich Dynamik, griffen Psychiater folgende Behandlungsmethoden heraus:

Zwangswiegen [938:299-302] und Schaukelbewegungen [437,I:138], so z.B. stundenlanges Schwingen und Auf- und Niederziehen in Hängematten [633:221]; Kreiselbewegungen (Rotieren) auf einem Brett, auf das der 'Patient' geschnallt wird, und das sich dreht, so daß ihm das Blut in den Kopf schießt [1028:215]; Kreiselbewegungen auf dem nach seinem Erfinder benannten 'Darwinschen Stuhl', auf dem die 'Patienten' so lange herumgewirbelt werden, bis ihnen das Blut aus Mund, Nase und Ohren läuft [3:38] (s. Abb. 42, 54, 57); Kreiselbewegungen auf einem Bett, mittels dessen die psychisch

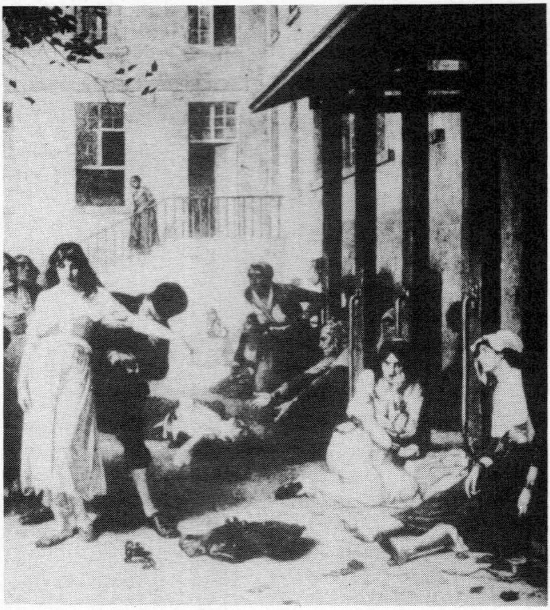
Abb. 3: Traditionelle psychiatrische Behandlung: Ketten aus Eisen

'Kranken' in horizontaler Lage und mit nach außen gerichtetem Kopf etwa 40 bis 60 Umdrehungen pro Minute zu erdulden haben 604:80 (s. Abb. 56); Kreiselbewegungen in einem beweglichen Käfig, der um so schneller gedreht wird, je unruhiger der eingesperrte 'Kranke' wird 301:111 (s. Abb. 59, 72, 101); Zwangsbewegungen einer Rotationsmaschine, genannt das 'Hohle Rad' 866:384, zum Teil 36 bis 48 Stunden ohne Unterbrechung 428 (Daß das 'Hohle Rad' sogar heute noch existiert, belegt Abb. 38.); Zwangsbewegungen in einer hohlen Kugel 866:384; Überraschen durch abruptes Abstoppen der Rotationsmaschinen 302:326, unvermutetes Stürzen in ein Wasserbassin 267:139, plötzliches Untertauchen 3:16, unerwartetes Hineinstürzen in einen Fluß oder ins Meer 664:78, von Kähnen, Schiffen oder Fähren — genannt: 'Überraschungsboote' 758:373;328 — aus oder mittels Falltüren 866:384f. (s. Abb. 50) oder Fallbrücken (s. Abb. 26), zum Teil an Armen und Beinen gefesselt 664:79; Überraschen durch über einen See gebaute Spezialhäuser, die in dem Augenblick, in dem die 'Kranken' eintreten, in sich zusammenfallen und diese in die Tiefe versenken 866:193.

Zum Gebiet der Akustik sind folgende Behandlungsmethoden zu rechnen:
plötzliche Schießpulverexplosionen 568:49; Musikstücke aus Getön von Becken und Getöse 156:139; Chaos von Trommeln, Glocken, Schalmeien, Menschenstimmen und Tiergeheul 866:204; Pistolenschüsse, Schwärmer, Kanonendonner, gellender Ton des Blasinstruments, anhaltendes Brummen der 32füßigen Orgelpfeife, Schläge auf der türkischen Trommel — alles dies in einem einsamen, hohen, sonoren und finsteren Gewölbe 866:203f.; 'Katzenklavier' (6).

Zu den Behandlungsmethoden aus dem Gebiet der Optik zählen:
unangenehmes Licht 866:200, Dunkelheit 864,I:55, insbesondere dunkle Zimmer mit schwarzem Wandanstrich 664:72, sogenannte 'Dunkelzimmer' 797:11, und Einsperren in

(6) Wie er einen 'Therapieerfolg' zu erzwingen beabsichtigt, indem er Tiere quasi als Geiseln nehmen und quälen will, beschreibt der Psychiater Johann Christian Reil (1759 — 1813) in seinen »Rhapsodien über die Anwendung der psychischen Curmethode auf Geisteszerrüttungen« wie folgt: »Ich erinnere mich, irgendwo von einem ***Katzenclavier*** gelesen zu haben. Die Thiere waren nach der Tonleiter ausgesucht, in eine Reihe mit rückwärts gekehrten Schwänzen geordnet, auf dieselben fiel eine mit scharfen Nägeln versehene Tastatur. Die getroffene Katze gab ihren Ton. Eine Fuge auf diesem Instrumente, zumal wenn der Kranke so gestellt wird, dass er die Physiognomie und das Geberden-Spiel dieser Thiere nicht verliert, müsste selbst Loths Weib von ihrer Starrsucht zur Besonnenheit gebracht haben. Noch herzzerbrechender ist die Stimme des Langohrs.« 866:205

dunkle Zellen [3:25].

Die thermischen Behandlungsmethoden können aufgeteilt werden in solche, die durch eine besondere Kälte, und solche, die durch eine besondere Hitze charakterisiert sind. Zu den letzteren zählen:

Dampfbäder (s. Abb. 47) unter Zusatz von Schwefel-, Kali- und Kräuterdämpfen [604:125]; Dampf- und Gasheizungsanlagen [604:138]; Zusammenpferchen von vier Menschen in ein einziges 'Kranken'-Bett [302:101]; Anschnallen an ein 'animalisch warmes' Pferd [752]; Einsperren und Festschnallen in Hitzeboxen, verbunden mit geringer Frischluftzufuhr und Steigerung des Durstes durch Salzeinspritzungen in den Körper [300:1]; Träufeln von brennendem Siegellack auf die Hände sowie Verbrennen des Nackens oder Kopfwirbels mit einem glühenden Eisen [866:189]; Anwendung von Moxen [866:189] oder Moxibustien, worunter kleine zylindrische oder kegelförmige Gebilde aus brennbarem Material (meist aus Baumwolle) zu verstehen sind, welche den 'Kranken' auf die Haut gebunden, angezündet und abgebrannt werden [664:76].

Zu den kältespezifischen thermischen Behandlungsmethoden sind folgende Maßnahmen zu rechnen:

Entziehung von Wärme zur Erregung von Frostgefühlen [866:189]; Werfen in kaltes Wasser [3:25]; Eingießen von kaltem Wasser in die Rockärmel [633:201]; Verabreichen einer eiskalten Dusche auf den Kopf [302:111], z.B. Übergießen mit 200 Eimern kalten Wassers pro 'Therapie'-Einheit [302:61] (s. Abb. 61); kalte Kopfbegießungen, Aufsetzen von kalten Lehmkappen oder Eismützen [664:80;160:123]; stunden- oder gar tagelanges Tropfenlassen von kaltem Wasser auf den Kopf [796:470]; Zufügen von Erfrierungen mittels Verdunsten von Äther auf dem kahlgeschorenen Schädel [437,II:92]; Überschütten des Körpers mit Eiswasser aus möglichst großer Höhe [302:278]; Abkühlung der 'Geburtsteile' (Geschlechtsorgane) [866:346]; kalte Abreibungen, kalte Sitzbäder, Eiswasserklistiere (Eiswasser-Darmeinläufe) oder Kaltwassereinspritzungen in die Scheide[664:79]; Einsperren in kalte Zellen, auch im Winter, zum Teil ohne Heizung, ohne warme Decken, zum Teil ohne jegliche Kleidungsstücke [664:81].

Die traditionellen psychiatrischen Behandlungsmethoden aus den Gebieten des Magnetismus und der Elektrizität bestehen vornehmlich aus:

Magnetisierung [3:38]; Berührung von mit magnetischer Kraft geladenen Gegenständen [3:83;938:405-408]; Benutzung des galvanischen Stroms oder des induzierten Stroms (Faradisation, Faradayisierung) im Rahmen elektrischer Bäder [938:387-405;604:125] oder direkter elektrischer Reizung von Hand, Rücken, Brust, Armen, Oberschenkeln, Nacken, Kopf, Hals [38;39;938:380-387], des Rückenmarks [634:587] oder — im Rahmen öffentlicher Behandlungsaufführungen — der Brustwarzen und Geschlechtsteile [797:11]; elektrischem Wind, Funkenziehen und elektrischem Luftbad [633:206]; Stromschlägen elektrischer Aale [416:933]; im Finstern verabreichten Stromschlägen aus galvanischen Batterien [437,II:141].

In den Gebieten der Chemie und der Biologie fanden und finden Psychiater eine kaum begrenzbare Zahl verschiedenster Behandlungsmöglichkeiten. Traditionell orientierte Psychiater spritzen, füttern, flößen, führen und reiben ein bzw. beatmen mit:

Abführmittel wie Aloe [94:144;758:373], Calomel (Quecksilbersalz) [7:50], Glaubersalz, Gratiola (Gnadenkraut) [633:215], Rizinusöl [801:26] und Salze in Zichorienabsud [437,I:118]; abszesserregende Mittel [154:93]; Ätzmittel [302:313]; Amomum oder ausgeschwitztes Gummi des Maulbeerbaumes [156:140]; Ammoniak (Wasch- und Fleckmittel) [633:199]; Beruhigungsmittel wie Alkohol in nicht zu kleinen Mengen [634:569], alkoholische Getränke [634:615;779:331], z.B. Wein [990:253],

Weingeist [633:199], außerdem (blausäurehaltiges) Aqua laurocerasi [634:572], Baldrian [633:209], Bromalin (Bromäthylformalin), Bromglidine (Bromeiweißpräparat), Bromipin (Bromsesamöl) [634:572], Bromsalze (Bromkalium, -natrium, -ammonium, -rubidium, -strontium) [634:570], die morphiumverwandten Codein, Dionin und Peronin [634:562], außerdem Sabronin [634:572]; Betäubungsmittel wie Bilsenkraut (Hühnertodkraut; Giftpflanze) [3:25], Chloroform [634:570], Kohlenstoffgas [727], Mohnsaft [990:253], Morphium [991:183;634:560f.], Opium [634:560f.;3:70;938:315-318]; Bézoardstein (feste Konkretionen in den Eingeweiden von Wiederkäuern [860:340]; Bittermittel wie z.B. bittere Kräuter [437,I:80], Bittermandel [7:50], bittere Fieberrinde, bitterer Kaffee [302:313] oder Kirschlorbeer [633:199]; Blausäure [3:70]; Brechmittel (Emetica) [864,I:73] wie z.B. Brechweinsteinsalbe (Tartarus stibiatus; ansonsten in Färbereien verwendet) [3:138], Nux vomica (Brechnuß; Substanz des strychninhaltigen Baumes in Ostindien [633:209]; Oleum cephalicum (Ipecacuanha) [633:209;302:312]; Desinfektionsmittel (Fumigation) [3:25]; Eisenfeilspäne [302:310]; ekzemerregende Mittel [302:312]; Essig [302:314f.], vor die Nase zu halten [156:139]; fiebererzeugende Mittel , wie z.B. Pyramidon [144:141]; Giftpflanzen aller Art, so z.B. Belladonna (Toll-, Teufelskirsche) [3:38], Datura (Tollkraut, Stechapfel; s. Abb. 24), Digitalis (Fingerhut) [3:70], Eisenhut (Aconitum) [633:199], Gottesgnadenkraut [7:50], Mandragora (Alraunpflanze) [3:25], Nieswurz (Helleborus) [633:215;154:93], Solanum (Nachtschattengewächs) [93:235]; hautreizende Mittel [3:102]; Iris- und Safransalbengemisch [156:139f.]; Jod [886:294]; Kali tartaricum (weinsaures Kalium) [437,I:131]; Kaminruß [860:340]; Kampfer (Krampfgift) [866:346]; Kampfermixtur (Kampfer [brennend schmeckendes Mittel, verwendbar in der Feuerwerkerei oder zur Insekten-, speziell Mottenbekämpfung] plus Salpeter [Kaliumnitrat, bei der Schießpulverherstellung notwendig] sowie kamphorisierte Opiumtinctur) [437,I:131;758:373]; Meerwasser-Einspritzung [634:578]; Muralis (Mauerkraut) [93:235]; Niesmittel wie Gummi Gaujack oder Euphorbium [866:189]; Oleum arcani (Gemisch aus Kampfer, geschabtem Schädel, Einhorn, Kräutern und Wurzeln) [3:25]; orientalischer Safran (Gewürz, auch zum Gelbfärben von Konfitüre verwendbar) [860:340]; Phosphor [633:209]; Pustelsalbe [633:200]; Quecksilber [866:294]; Schlafmittel wie z.B. Brom [119:592;1016:289], Bromdiäthylacetamid (Bromural, Amylenhydrat, Neuronal), Chloralformamid [634:565], Chloralhydrat [83:240;985:13], Dormiol [634:566], Duboisinum sulfuricum [634:563], Hedonal [634:567], Hyoscin [634:562], Malonal [634:568], Paraldehyd [864,I:494;128], Proponal [634:568], Sulfonal [634:566], Tetronal, Trional, Urethan [634:567], Veronal [634:568]; Seife[860:339]; Setaceum (Haarseil; Mittel zum Hervorrufen starker Eiterung) [604:138]; Spanisches Fliegenpulver (Reizmittel für offene Wunden) [7:50]; Speichelfluß erzeugende Mittel (Speichelfluß-'Kuren') [604:80], z.B. mit Quecksilber [633:199]; Staubregen-Bäder [604:125]; stinkende Mittel [3:31]; Tabakrauchklistiere [633:199]; Terpentilöl-Einspritzungen [634:574]; Vitriol (Schwefelsäuresalz eines Metalls) [3:25]; Weberdistelblätter (Mittel zum Rauhen von Tüchern) [302:315]; Zyan (Kohlenstoff-Stickstoff-Verbindung) [758:373].

Psychologie und Pädagogik können folgende psychiatrische Behandlungsmethoden zugeordnet werden:

Drohungen [3:16], so z.B. zehn Schläge mit dem Ochsenziemer ankündigen [1028:407] oder den 'Patienten' vorhersagen, sie zu verbrennen, wenn sie ihre Sünden nicht beichten [3:26]; anzudrohen, das Fleisch mit einem glühenden Eisen bis zum Knochen herunterzubrennen [1092:296] oder aber, die psychisch 'Kranken' zu ertränken [610:67]; Verbreiten von Angst und Furcht [156:142;866:384], so z.B. durch Einlegen in Sägespankisten [904:523], in Fässer voll lebender Aale, und zwar im Dunkeln, um die Betroffenen glauben zu machen, es seien Schlangen [44:70]; Angsteinflößen durch nachgemachten Blitz und Donner [866:200]; Glaubenmachen der Betroffenen mittels Attrappen, sie würden ins Gefängnis oder in die Löwengrube geworfen bzw. auf den Richtplatz oder in einen Operationssaal geführt [866:210]; Hochziehen über Feuersbrünsten oder über der tobenden

See [866:211]; Hervorrufen grausiger Eindrücke durch ein Szenarium von Eissäulen, Pelzmännern und 'Totenhänden', die dem psychisch 'Kranken' unvermutet an den Bart fassen [866:203]; Beeinflussen mittels Ablenkung auf gleichgültige Gegenstände [633:223]; Hypnose (tierischer Magnetismus, Mesmerismus, Magnetotherapie) [633:206]; Suggestion [3:83f.]; Suggestion in Hypnose [797:5]; Imponieren mit der (vermeintlich) als Droge wirkenden Suggestivkraft der Äußerung als 'Arzt' [991:42]; Beschämen durch Ausstellen am Pranger [302:72] oder durch Vorführen gegen Eintrittsbillets [633:172]; Demütigen, Verachten, In-Verlegenheit-bringen [633:210]; Anwendung eines psychischen Schocks, hervorzurufen durch Isolierung in entkleidetem Zustand [296:459]; Beschimpfungen [866:198]; absolutes Schweigen [664:213]; Schlafentzug [866:189;1099]; strengster Befehl, sich zu ändern [1028:407]; Überwachung ('moralische Führung') [72:27f.]; unbezahlt oder nahezu unbezahlt zu verrichtende Arbeit als Handwerker, Gärtner, Küchen- oder Putzhilfe [45]; gesundheitsschädliche oder Arbeiten von nicht zu überbietender Langeweile wie z.B. Löcher-Graben und Sofort-wieder-zuschütten oder Auswendiglernen irgendwelcher Namen [568:49;664:112] oder gar ganzer Formblätter [606] oder Repetiertätigkeiten wie Schriftabschreiben [255:7]; Erlernen von Disziplin durch Ziehen und Fahren eines Wagens nach bestimmter Ordnung (im Anstaltsgarten; s. Abb. 88), durch militärische Exerzierübungen und Märsche 'nach allen Regeln der Kunst' [604:125] oder durch Soldatenspiele mit Holzflinten, Uniformen und Mützen [5:110] (s. Abb. 52); 'einfache' Behandlung einzelner Körperteile in Form von Bürsten der Fußsohlen [866:190], Kahlscheeren des Kopfes bis auf die Haut und anschließende Bähung (Anlegen nasser Umschläge) [156:139;437.I:80], Haarausreißen [604:10], Aufsetzen eines Eisen- [437.I:100] oder Bleihutes [437.I:90]; 'einfache' Ganzheitsbehandlung in Form von Anlegen eines kratzenden Jutehemdes mit Bleibeschwerung ('Pettycoat') [1080:74], Abreiben des Körpers mit einer Fleischbürste [866:184], Bädern in Haferschleim oder Fleischbrühe [633:205], Eintauchen des Körpers in Wasser und Öl [156:142], Einlegen in Gips, Gummi oder Leder [172:95], Aufziehen an Strängen und Stricken [866:210;633:216]; 'einfache' Naturbehandlung in Form von Anwendung von Bibergeil (stark riechende Drüsenflüssigkeit des Bibers) oder Moschus (bitterlich schmeckende Substanz aus dem Moschusbeutel des Moschustieres) [633:199], Einhornpulver [3:25], Krebsfußpulver, Kellerasseln [860:340], Hirschkäfern, Mäusen oder Ziegen (7); Darreichung von Kuheierstöcken [634:573]; Einspritzen von Hirnemulsion (Kalb, Schwein) [634:578]; Einlegen in Wanzen, Ameisen, Raupen des Prozessionsspinners (Schmetterlingsraupen, die brennenden Juckreiz und Entzündungen verursachen) und in andere Insekten [866:190;7:50]; Wasser-Anwendung, z.B. Duschen [302:313], insbesondere Herabstürzen von 50 Eimern Wasser aus einer Höhe von drei bis vier Metern [604:138]; Bäder [302:313], z.B. Sturz-, Tropf-, Regenbäder [604:125] (s. Abb. 4, 29); feuchte Packungen für den ganzen Körper [864.I:64]; Beschießen der Geschlechtsteile [610:67] oder des Gesichtes [5:11] (s. Abb. 120) mit Wasser; Hinabstürzen des 'Patienten' in reißendes Wasser [610:67]; Einflößen großer Wassermengen [816:41], z.B. 2,7 Liter durch den Darmausgang

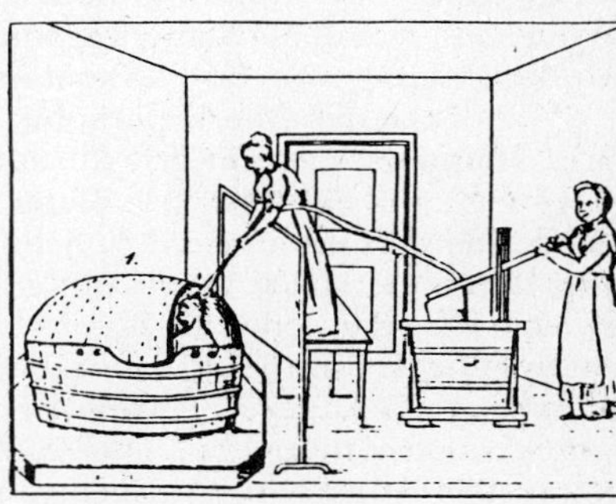

Abb. 4: Traditionelle psychiatrische Behandlung: Spritzbad

(7) In seinem Psychiatrie-Lehrbuch von 1803 versucht der bereits erwähnte Reil, seiner Kollegenschaft auch noch ältere Behandlungsmethoden wieder schmackhaft zu machen, und beschreibt in nachvollziehbarer Weise deren Anwendung, z.B. so: »Man nahm Feuerschröter (*Hirschkäfer*) oder Mäuse, setzte sie auf den blossen Leib und stürzte ein Glas über dieselben, oder bestrich empfindliche Theile des Körpers, z.B. die Fussohlen, mit einer Salzlake und liess dieselbe nachher von Ziegen ablecken.« [866:192Fn.]

[1015:724ff.]; Einsatz des 'therapeutischen' Faktors Zeit (nach dem Motto des 'Großen Psychiatriereformers' Philippe Pinel: »Was die Kunst nicht vermag, vermag die Zeit« [zit.437,I:118]), z.B. bei dem Anlegen einer Holzbirne (s. Abb. 79) oder dem Hochziehen an Seilen oder Flaschenzügen und stundenlangem Hängenlassen [866:384;633:221] (s. Abb. 44), bei Dauerbädern (s. Abb. 75, 84), zum Teil über viele Monate ohne jede Unterbrechung [634:579], zum Teil festgehalten mittels einer über die Schultern gebogenen Eisenstange [796:217] oder festgekettet im Brunnen mit bis zum Kinn stehendem Wasser oder untergetaucht bis zur Ohnmacht [664:79] oder mit einem Gewicht an den Füssen im Wasser versenkt, und zwar solange, als zur Hersagung des Psalms 'Miserere' Zeit erfordert wird [866:193] oder bis eine Asphyxie (drohender Erstickungszustand mit Pulslosigkeit) eintritt [866:385]; Dauerbetropfung aus sechs Meter Höhe [610:67]; Dauerduschbäder mit an der Dusche festgebundenem Kopf [796:264] (s. Abb. 27); nachdrückliche Behandlung einzelner Körperteile oder nachdrückliche Ganzheitsbehandlung in Form von Terror [1028:408], Schrecken [437,I:82] und Folter [3:16]; Zwangsfütterung (s. Abb. 60) oder aber Verringerung der Nahrungsmenge bis zu halber Kost, Hungerleiden [906]; Entzug von Essen und Trinken (Hunger- und Durst- 'Kuren') [437,II:111;758:373;623:204;866:189;128:17;938:555-560] (s. Abb. 58); Zudrücken der Halsschlagader [633:200]; Ätzungen und Verbrennungen am ganzen Körper [302:312]; Backenstreiche [633:210]; Schläge [156:139] mit Stöcken [302:113] oder der Hand [1028:213]; abwechselnd Belohnung und Stockschläge auf die Finger [866:197]; Fußtritte in den Bauch [809:309]; Prügel [758:373], Auspeitschen [702:104] und Durchpeitschen [864,I:55], zum Teil öffentlich mit Ochsenziemern [437,II:205;866:197], mit Brennesseln und Ruten auf Rücken, Arme und Schenkel [437,II:126;866:190,192], mit Lederpeitschen [7:33] und Rhus-Arten (Anacardiaceen, Schmack; Pflanzen, die ansonsten zum Gerben von Leder dienen) [866:190]; Stechen und Schießen mit Bajonetten oder Kanonen (gegen die 'neue Wahnsinnsform Demokratische Krankheit' im 19. Jahrhundert) [369;vgl.809:61]; Aufknüpfen an den irrenhauseigenen Galgen [302:72]; Erschlagen und Verscharren am Ort der 'Untat' ohne große Worte wie bei tollwütigen Hunden (bei psychisch 'Kranken' wie z.B. Königsmördern oder Mitgliedern der Pariser Kommune [809:91]).

Aus dem Gebiet der für Psychiater besonders naheliegenden Medizin stammen folgende traditionelle Behandlungsmethoden:

Adrenalektomie (Durchtrennung von Nervenfasern des Sympathikus, eines 'Lebensnerves', so daß die Steuerung und Ausschüttung von Adrenalin, einem Hormon zur Bewältigung von Stress-Situationen, unterbunden wird) [864,II:709]; Amputationen [864,I:58]; Anbohren der Oberkieferhöhle [634:577]; Anbringen von Flechten und Friesel (Miliaria; Hautausschlag mit grieskorngroßen Bläschen) an den Füssen [866:191]; Ausbrennungen [154:92], z.B. der Nase [634:577]; Blutentziehung in Form von Aderlaß, verbunden mit Brech- und Abführmitteln [753:67], Schröpfung (Schropfkopf [Glashut zur Blutentziehung durch die Haut]; Scarifikation) [633:200], Blutegeln [437,I:86], z.B. an Stirn, Nacken, After oder Unterleib oder als Blutegelkranz um den Kopf [633:200]; Bluttransfusion (Blutübertragung; s. Fn. 163); Eierstockentfernung [1028:416;634:575] oder Eierstockspaltung (Ovariotomie) [992]; Eierstock-Kompressor (s. Abb. 65); Einschnitte in die Haut [633:200]; Entfernung kariöser Zähne [634:577]; Fieberrinde (chininhaltige Chinarinde; Fiebermittel) [302:313]; Fontanellen (künstliches Anlegen von Eiterwunden) [437,I:131]; Kastration (operative Ausschaltung der Hoden bzw. Eierstöcke) [3:38;296:467]; Kauterisation (Zerstörung von Gewebe durch Brenn- oder Ätzmittel) des Rückgrats und der Geschlechtsteile [1028:418], insbesondere der Klitoris [1028:416;634:575]; Klistierspritzen [156:142;990:252]; Klitorisentfernung (Klitoridektomie) [271;992;414:11]; Kolibakterien-Behandlung [634:574]; Kolonresektion (operative Entfernung von Dickdarm-Gewebsstücken) [1028:268Fn.]; Krätzmilben-Einpfropfung [866:190f.;633:200;7:53;990:253]; Kurzwellen-Bestrahlung [909:515]; Lumbalpunktionen (Einstiche ins Rückenmark)

[797:5]; Malaria-Ansteckung [349:325;909:515]; Ohrenoperationen [634:577]; Penisnerv-Durchtrennung [992;1028:268]; Placentarblut- oder Pyrifer-Behandlung (Behandlung mit Blut aus dem Mutterkuchen oder mit Präparaten aus der Fiebertherapie) [909:515]; Pockenerreger-Einspritzung [866:191]; Röntgenbestrahlung [797:5]; Schädelöffnungen [3:25]; Scheinoperationen [797:5] wie z.B. Scheinkastrationen [296:457]; Schilddrüsenverkleinerung [634:577]; Schilddrüsenwirkstoff-Behandlung [126:331]; Schlafnarkosen mittels Scopolamin, Morphium, Somnifen [457:460], Trional und Phenobarbiton [758:374]; Schwangerschaftsabbrüche [634:576]; Senfteig (Senfpflaster) [633:199]; Speiseröhrenbehandlung [3:16]; Sterilisation [813:88;245:1]; Tuberkulin-Behandlung (Einspritzung von gelösten Giften der Tuberkelbakterien) [634:574;866:294]; Typhusbakterien-Einspritzung [634:574] unter Hinzufügung von Quecksilber und Jod [866:294]; Wurmmittel [3:25]; Zug-(Blei-, Blasen-)Pflaster (Vesicatorien; Gemisch aus gekochtem Öl und Schmalz mit Bleioxyd, Wasser, Wachs, Terpentin und Gummiharzen) [302:101].

Kapitel 3: Die Essenz der traditionellen Psychiatrie

Zusammenfassung — Die 'indirekt-psychische Kurmethode' — Kombinierte Behandlung — Der Gipfel der Psychiatrie?

Traditionelle psychiatrische Behandlung zielt, wie wir nun gesehen haben, auf eine 'Heilung' der 'Patienten' und 'Patientinnen', die primär durch das Hervorrufen von Schmerzempfindungen und Ekelgefühlen sowie durch Ausschaltung des Willens eingeleitet und vollbracht werden soll, so z.B. durch

- mechanische 'Therapien' wie Wasserbeschießungen, Zwangsschaukelmaschinen, Wassereinflößungen, Hitzeboxen, Rotationsmaschinen, Anketten;
- akustische und optische 'Therapien' wie Donnerschläge, unangenehmes Licht, Dunkelheit;
- thermische oder magnetisch-elektrische 'Therapien' wie Siegellack- oder Eiswasserbehandlungen, Stromschläge;
- chemische 'Therapien' wie Ätzmittel, Giftkräuter, Brechmittel oder Schlafmittel;
- psychologische und pädagogische 'Therapien' wie Furchteinflößen, Auspeitschen, Überwachen, Einlegen in Insekten oder Gips;
- medizinische Mittel wie Organamputationen, Ausbrennungen, Krankheits-Infizierungen, Blutentnahmen.

Sämtliche menschlichen Empfindungsbereiche auf der körperlichen, geistigen und psychischen Ebene werden systematisch in Mitleidenschaft gezogen. Die Gedankenverbindung zur Folter des Mittelalters liegt so nahe, daß selbst Psychiater den Zusammenhang zwischen Psychiatrie und sogenannter 'Kriminalrechtspflege' erkannten, wie z.B. Peter Joseph Schneider in seinem »Entwurf zu einer Heilmittellehre gegen psychische Krankheiten« aus dem Jahre 1824; beispielsweise sei die Kaltwasserbeschießung des Kopfes, durch die binnen weniger Minuten die Oberhaut des Kopfes zerrissen und blutig abgelöst wird, nach Schneiders Worten »... oft für den Kranken unausstehlich, welches dadurch erhellt, daß die Kriminalrechtspflege dieses schmerzliche Mittel in früheren Zeiten als einen gelinden Grad der Tortur gebrauchte.« [938;zit.633:204]

Als Mittel der traditionellen psychiatrischen Behandlung dienen also neben allen erdenkbaren und verwendbaren Mitteln vorwiegend die fachspezifischen Methoden der beteiligten Experten aus dem Gebiet der Sozialwissenschaften (Pädagogik, Psychologie) und selbstverständlich der Humanwissenschaften (Medizin), wobei die Kollegen aus dem Gebiet der technischen Wissenschaften mit Rat und Tat sowie die Obrigkeit und deren Juristen mit der Gewähr eines rechtsfreien Raums (8) zu Hilfe kommen.

Psychiater üben ihr traditionelles Handwerk nicht unbedingt als Selbstzweck aus;

(8) Schon beim Entstehen der Psychiatrie in Frankreich wurde den Irrenhäusern im Edikt von 1656 ein rechtsfreier Raum zugestanden: »Dazu erhalten die Direktoren Galgen, Pranger, Gefängnisse und Verliese (...), ohne daß gegen die Anordnungen, die sie innerhalb des Hospitals erlassen, Einspruch erhoben werden kann.« [zit.302:72] Das Irrenhaus »... soll gänzlich frei sein von der Aufsicht, dem Besuch und der Rechtssprechung der Beamten ...« [zit.302:73] Ca. 150 Jahre später meinte Philippe Pinel, daß »... der

sie wollen damit in wohldurchdachter Weise auf ihre Behandlungs-Objekte einwirken. Einer der einflußreichsten Psychiater in der langen Reihe von Behandlungs-Experten ist zweifellos der deutsche Psychiater Ernst Horn (1774 — 1848) mit seiner 'indirekt-psychischen Kurmethode': Zwangs-, Straf- und Drohmittel sollen den psychisch 'Kranken' Haltung, Folgsamkeit und Ordnung beibringen sowie »... durch imponierenden Einfluß und erschreckendes Gefühl des Zwangs beruhigend und abschreckend wirken und so zugleich für andere derartige Heilmittel weiter empfänglich machen ...« [604:81] Ekel-'Kuren', d.h. der fortdauernde Gebrauch ekelerregender Mittel mit ihren »nicht selten herrlichen Folgen« [zit.604:80] sollen auf das Gemeingefühl der 'Kranken' Einfluß nehmen und auf ihren Geisteszustand rückwirken [604:80]. Mittels (vermeintlicher) Autorität und (vermeintlicher) Überlegenheit und List (9) wollen Psychiater für die Herstellung psychischer 'Gesundheit' die 'Schizophrenen' und die anderen solcherart psychisch 'Kranken' hörig (10) und völlig abhängig (11) machen. Die Erarbeitung der 'Krankheits'-Einsicht ist unverzichtbarer Teil der psychiatrischen Behandlung; raffiniertes Arrangement und Kombination einzelner Behandlungsarten sowie zeitliche Ausdehnung der Behandlung sollen Psychiatern dabei schneller zum gewünschten Ziel verhelfen. Der bereits erwähnte Francois Leuret verabreichte den psychisch 'Kranken' beispielsweise »... die eiskalte Dusche auf den Kopf, beginnt im gleichen Augenblick ein Gespräch mit ihnen und zwingt ihnen das Geständnis ab, daß ihr Glaube nur ein Wahn sei.« [301:111] Wie phantasievoll Psychiater

Arzt auf Grund seiner Studien, der Weite seiner Einsichten und seinem starken Interesse am Erfolg der Behandlung zum natürlichen Richter für alles, was in einem Irrenhaus vorgeht, werden muß.« [zit.154:106] Sein Nachfolger Jean Etienne Dominique Esquirol bekräftigte den Allmachtsanspruch: »Der Arzt muß mit einer Autorität versehen sein, der sich niemand entziehen kann.« [zit.154:169] Mitte des 19. Jahrhunderts stellte der Psychiater Pierre Berthier fest: »Ein Irrenhaus ist ein kleines Staatswesen, das seine eigene Welt, seine Gesetze, Bräuche, Sitten und Sprache hat. Es ist im wesentlichen eine Monarchie und kann keine Gewaltenteilung dulden, die nur eine Quelle schädlicher Konflikte darstellen würde.« [zit.154:269]

(9) Pinel fordert eine psychiatrische Behandlung, die sich auf Autorität, Überlegenheit und List stützen müsse [3:45]. Das wirksamste Behandlungsmittel sei es, den psychisch 'Kranken' »... sozusagen zu unterjochen und zu bändigen, indem man ihn in eine strenge Abhängigkeit von einem Manne versetzt, der durch seine moralischen und physischen Eigenschaften dazu geeignet ist, eine unwiderstehbare Herrschaft über ihn auszuüben und seine irrigen Ideenverkettungen zu ändern.« [822;zit.633:210] Auf dem Weg zur Re-Normalisierung müsse der Psychiater den 'Kranken' imponieren, was Pinel mit folgenden Hoffnungen verknüpft: »Sie lernen bald einsehen, daß sie unausbleiblich dem, was man von ihnen verlangt, sich unterwerfen müssen, daß der Wille des Arztes für sie ein festes und unabänderliches Gesetz sei. Nachdem man ihnen durch verschiedene Mittel diese Idee tief und oft eingeprägt hat, so fällt es ihnen ebensowenig ein, sich diesem Willen zu widersetzen, als gegen die Gesetze der Natur zu kämpfen.« [822;zit.633:210] Bei der psychiatrischen 'Therapie' handele es sich »... um die Zerstörung bis hin zu den primitivsten Spuren der närrischen Ideen der Geisteskranken, was nur so geschehen kann, daß man sozusagen diese Ideen in einem dem Tode ähnlichen Zustand verschüttet.« [zit.302:321]

(10) Begeistert äußert sich der Psychiater Heinroth über seinen britischen Kollegen W. Pargeter, welcher laut eigenen Aussagen aus dem Jahre 1792 »... das Hauptverfahren gegen Seelengestörte in die psychische Behandlung derselben setzt, die er management, oder auch government nennt, und worunter er gleichsam einen psychischen Rapport, ein persönliches Übergewicht des Arztes über den Kranken versteht (...). Er hofft mehr von diesen: 'die Kranken sich aneignen', als von Anwendung der Arzneymittel ...« [437,I:129], wobei er mal Strenge, mal Milde anwendet. Und weiter: »Seine Art, den Blick der Kranken, beym Eintritt zu ihnen, aufzufangen (to catch the eye) und fest zu halten, und so sie gleichsam magnetisch an sich zu ziehen, ist höchst merkwürdig und verdient Nachahmung, setzt aber große Energie des Arztes voraus. Nach einer solchen, 'Ansichkettung der Kranken durch den Blick', konnte er auch die Hartnäckigsten und Widerspenstigsten dazu bringen, alles zu thun, was er ärztlicherweise von ihnen verlangte. Doch setzt er dabei die Arzneymittel nicht hintenan, sondern geht sogar die verschiedenen Arten derselben, wie Brech- und Purgiermittel, Aderlassen, Fontanelle, Blasenpflaster, Baden u.s.w. der Erfahrung gemäß durch, und bestimmt die Bedingungen ihrer Anwendung.« [437,I:129f.]

(11) Der Psychiater Heinrich Laehr schreibt Mitte des 19. Jahrhunderts: »Dem Kranken gegenüber muß der Irrenarzt die Befähigung haben, ihn ganz von sich abhängig zu machen und deren mangelhafte Vernunftthätigkeit zu ersetzen.« [659:118]

verschiedene Behandlungsformen miteinander kombinieren können, geht aus einer Behandlungsanweisung des Psychiaters Karl Georg Neumann hervor, der zur Beruhigung eines sich aufregenden Menschen folgendes empfiehlt: »Man bringt den Kranken in den Zwangsstuhl, läßt ihn zu Ader, legt 10 — 12 Blutigel an den Kopf, belegt ihn mit nassen, eiskalten Tüchern, gießt ihm nachher gegen 30 Eimer kaltes Wasser über den Kopf, läßt ihn Wassersuppe essen, Wasser trinken und Glaubersalz einnehmen.« [780:284] Den Einfluß des Zeit-Momentes, das seit dem Wirken des 'Reformers' Pinel in den Vordergrund des psychiatrischen Blickfeldes trat, erklärt der bereits erwähnte Schneider wie folgt: »Je länger daher der Eckel anhält, desto stärker wird die Aufmerksamkeit der Psyche auf diesen neuen, vorher nicht vorhanden gewesenen Prozeß, desto mehr wird sie von ihrem transcendentalen Gebiete abgehalten, und desto klarer und deutlicher das Bewußtseyn der wiederkehrenden Persönlichkeit; denn der anhaltende Eckel hindert den Irren durchaus, seiner Idee nachzuhängen ...« [938:54] Durch solcherlei Einwirkungen auf den Körper der Betroffenen können nach den Worten des Schweizer Psychiaters Jakob Klaesi, eines Fach-Mannes für Schlaf-'Therapie', die »Wirkungen des während der Bettlägerigkeit und Pflegebedürftigkeit wiedergewonnenen besseren Rapportes (*Zusammenwirkens*) des Kranken mit dem Arzt« [zit.457:460] und die »damit gegebenen psychotherapeutischen Einwirkungsmöglichkeiten« [zit.457:460] zum Tragen kommen.

Die Erfolgsträchtigkeit solcher, von Horn abgeleiteter 'indirekt-psychischen Kurmethoden' belegte dessen Landsmann und Kollege Johann Christian Friedrich August Heinroth; dieser führte »... die indirect-psychische oder ableitende, antagonistische, schmerzerregende, als diejenige ('Kur'-Methode, P.L.) auf, welche in allen Fällen, zu allen Zeiten, unter allen Umständen, mit großem Vortheil angewendet werden kann.« [437,1:163] Heinroth brachte 1818 in seiner »Kritischen Geschichte der psychisch-ärztlichen Theorie und Technik« das Wesen ***der*** psychiatrischen Behandlung auf den Punkt: »... so ist sie theils negativ, theils positiv. Die negative entzieht Dinge, die der Kranke gewohnt war: Nahrungsmittel, Luft, Licht, freye Bewegung u.s.w. Die positive enthält alle Körperreize, wodurch das Gemeingefühl schmerzhaft afficirt wird. Sie ist von doppelter Art: innerliche und äußerliche. Zu den innerlichen antagonistischen Mitteln gehören: Ekel und Brechen erregende, Purgiermittel, Speichelfluß erregende Mittel; zu den äußerlichen: alle, die Haut heftig reizenden, und überhaupt die peripherische Thätigkeit erweckenden Mittel, als: heftiger Kitzel, Nießmittel, Nesselpeitschen, künstliche Hautkrankheiten, Aetz- und Brennmittel, Bäder, vorzüglich kalte Begießungen, Spritzbad, Untertauchen. Hierher gehört auch das Aufhängen in Stricken, das Drehen im Kreise u.s.w. — Alle diese, sowohl negativen als positiven, Bemühungen, und, unter den letztern, die innern, wie die äußern, die mechanischen, wie die chirurgischen, haben doch nur Ein Ziel und Einen Erfolg: Zurückrufen der im Centralorgan geschwächten, oder widernatürlich gesteigerten Thätigkeit, nach den außerhalb des Centrums gelegenen Organen, und überhaupt nach der Peripherie, dadurch aber die Wiederherstellung der gestörten Gleichförmigkeit der unterbrochenen Harmonie der organischen Thätigkeiten; mit Einem Worte: die Zurückführung des psychisch-organischen Lebens zur Normalität.« [437,1:164] Treffend erfaßte Heinroth die Bedeutung des Hornschen indirekt-psychischen Behandlungs-Grundsatzes: »Er ist die letzte, reifste Frucht der bisherigen Geschichte der psychischen Medizin, er ist das Ziel, wonach Jahrtausende lang die mannichfaltigen glücklicheren oder unglücklicheren Versuche rangen, und mit ihm ist unbestritten die Palme der Empirie in diesem Gebiete errungen. Hier endigt sich die Geschichte der psychischen Medizin, so weit dieselbe durch Empirie erstrebt werden kann. Was nun im Laufe der Jahre noch folgen mag, kann nichts als fortgesetzte Anwendung jenes obersten Grundsatzes, und genauere Bestimmung der Art und des Grades seiner Anwendung seyn. Der Gipfel des Berges ist erstiegen ...« [437,I:169]

Ob mit diesen 'Errungenschaften' nun tatsächlich der Gipfel der Psychiatrie erreicht war, ob und wie sich die historisch folgenden sozialpsychiatrischen, klassischen und die modernen psychopharmakologischen Behandlungsmethoden von den traditionellen in Fragen des Inhaltes, des Maßes und der Form unterscheiden, werden wir im folgenden ansehen können.

Teil 2: Die Sozialpsychiatrie

Kapitel 1: Theorie und Praxis der Sozialpsychiatrie

Der Kern der Sozialpsychiatrie — Novemberrevolution 1918 — Völkische 'Entartung' und Entwurzelung — Vor-Beugung — Rücksichtslosigkeit — Fritz Lenz, Adolf Hitler und Eugen Bleuler — Psychiatrie und Rassenpflege — Sterilisation der 'Entarteten' — Ausmerze — 'Gesetz zur Verhütung erbkranken Nachwuchses' — 'Vernichtung lebensunwerten Lebens' — Mord als 'Wohltat' — Ankündigung für die Nachkriegszeit — Psychiatrie-Enquête und Zwangssterilisation

Kernelement der Sozialpsychiatrie ist nicht eine absolut neue Art der Behandlung, sondern das In-Vordergrund-treten der Vorbeugung (Prävention, Prophylaxe, Verhütung, Hygiene), das in sich gemäß dem Motto 'Nachsorge ist die beste Vorsorge' die Dauerbehandlung, ambulant oder stationär, birgt. Da die 'Lehre' von der Entstehung der psychischen 'Krankheiten' im wesentlichen auf die Vorstellung der Vererbung gegründet ist, kommt somit eine wesentliche Bedeutung der vorbeugenden Sterilisations-'Therapie' zu, die in sich wiederum die Notwendigkeit der Früherfassung und Registration der 'Patientinnen' und 'Patienten' einschließlich ihrer Blutsverwandtschaft und ihres möglicherweise 'infizierten' (angesteckten) Umfeldes einbezieht.

Die Notwendigkeit der Entwicklung einer Sozialpsychiatrie, die sich zuvor schon in den U.S.A. — so der Psychiater Robert Sommer aus Gießen — »mit erstaunlicher Wucht Bahn gebrochen« [988:392] hatte, trat in Deutschland den Psychiatern im Anschluß an den 1. Weltkrieg deutlich vor Augen: Psychisch 'kranke' Soldaten (Kriegsunwillige, Disziplinlose) hatten die militärische Niederlage und den sogenannten 'Elendsfrieden' von Versailles zu verantworten [1019;581], psychisch 'kranke' Politiker (Erich Mühsam, Ernst Toller usw.) [581], die zudem oft genug dem 'entarteten' jüdischen Volk mit dessen 'zersetzenden Kräften des Internationalismus' (Marxismus) zuzuordnen waren, hatten den 'diagnostizierenden' Psychiatern mit der Novemberrevolution und der Münchner Räterepublik 1918/19 die Gefahr einer 'Seuchen'-artigen Ausweitung solcherart psychischer 'Krankheiten' deutlich aufgezeigt [635]. Ein beachtenswerter zersetzender Einfluß auf die psychische 'Gesundheit' wurde auch — im nationalen Maßstab — Eheschließungen mit Angehörigen fremder Völker sowie dem Verfall familialer deutscher Bande zuerkannt [631:5f.]. Auf das Prinzip der 'Entwurzelung' führte der noch heute unter seinen Kollegen und Kolleginnen weltweit hochgeschätzte Psychiater Emil Kraepelin (s. Abb. 5) diese die 'Gesundheit' des Volkes gefährdenden 'Krankheits'-Tatbestände zurück.

Auf den Namen Kraepelins, eines Schülers des bei dem bürgerlich-psychiatrischen Staatsstreich gegen König Ludwig II. von Bayern mitertrunkenen Psychiaters Bernhard Gudden, werden wir an späterer Stelle, wenn von der heutigen 'Kraepelianischen Renaissance' die Rede sein wird, erneut stoßen. In seinem Aufsatz »Über Entwurzelung« schrieb Kraepelin im Jahre 1921, daß Einzelnen, Familien und schließlich großen Teilen des Volkes der Rückhalt fehle, so daß 'besonders schwachen Naturen' die einheitliche, bestimmte Richtung in ihrem Fühlen, Denken und Handeln abhanden komme [631:1]. In einem Vortrag vor der 'Deutschen Forschungsanstalt für Psychiatrie' enthüllte Kraepelin am 9. November 1920 seine richtungweisenden Vorstellungen über vorbeugende 'therapeutische' Möglichkeiten: »Sollte sich, was ich erwarte, zeigen, daß in der Tat der Entwurzelung eine gewisse Rolle für die ungünstige Entwicklung der seelischen Persönlichkeit zukommt, so wäre es unsere Aufgabe, nach Mitteln zu suchen, die dieser Schädigung entgegenzuwirken geeignet sind. Vor allem dürften hier Maßnahmen der inneren Kolonisation in Betracht kommen, die den Zusammenhalt der Familien festigen, die Möglichkeit der Siedelung auf eigenem Grund und Boden, ferner die Förderung der Familienforschung, der Familienstiftungen, die Begünstigung der Frühehe, die Erleichterung der Kinderaufzucht, um der Zersprengung der Familien entgegenzuwirken, das Verbot der Kinderarbeit, die Eindämmung des Kneipenwesens, endlich alle Mittel, die den zersetzenden Einflüssen des Internationalismus Einhalt gebieten und der Kräftigung des inneren Zusammenhaltes der Volksgenossen dienen. (...) Wenn alle diese Aufgaben auch weit, weit über das Gebiet der psychiatrischen Fachwissenschaft hinausreichen, so sollten doch psychiatrische Gesichtspunkte dabei nicht außer acht gelassen werden. Gerade die Frage der Entwurzelung ist daher neben so manchen anderen geeignet, uns Ausblicke auf die zukünftige Entwicklung einer Wissenschaft zu gewähren, die wir heute mehr ahnen als kennen, auf eine ***soziale Psychiatrie***«. [631:7f.] Bereits am 22. August 1919 hatte Kraepelins Anstaltskollege Eugen Kahn, dem es wie Kraepelin vergönnt war, die selbstverständlich 'Krankheits'-uneinsichtigen Führungspersönlichkeiten der politisch-sozialen Umwälzungen zu untersuchen und zu 'diagnostizieren', die Frage aufgeworfen, wie sich die 'Allgemeinheit' vor dem 'schädlichen Wirken der Psychopathen' ('Geisteskranken') schützen könne; dazu führte Kahn aus: »Der Beantwortung dieser Frage ist das Eingeständnis vorauszuschicken, dass die Psychiatrie bis jetzt so gut wie gar nicht in der Lage ist, die psychopathische Veranlagung therapeutisch zu beeinflussen. Es lässt sich wohl denken, dass späterhin eine Ertüchtigung der Psychopathen bis zu einem gewissen Grade, eine Sozialisierung in dem Sinne, dass gute Fähigkeiten entwickelt, antisoziale Eigenschaften unterdrückt werden, durch frühzeitiges Einsetzen einer Heilerziehung in besonderen Anstalten erstrebt werden kann. Einrichtungen für diesen Zweck sind eine unabweisbare Notwendigkeit.« [581:969]

Gefordert war also die vorbeugende Psychiatrie, die die psychisch 'kranke Veranlagung' 'therapeutisch' so weit wie möglich beeinflußt und, soweit diese Beeinflussung an der Schwere der psychischen 'Krankheit' scheitert, die Weitergabe und das Ausleben der 'kranken Veranlagung' ('Entartung') verhindert. Auf Lösungsstrategien der sozialpsychiatrischen Zielvorstellungen kam Kraepelin angesichts des soldatischen Wirkens während des 1. Weltkrieges; in seinem richtungweisenden Aufsatz »100 Jahre Psychiatrie« schrieb er 1918, im letzten Kriegsjahr: »Auf das eindringlichste hat uns der gewaltige Krieg, den wir durchleben, gelehrt, welche siegreichen Waffen gegen eine Welt von Feinden uns die Wissenschaft zu schmieden vermochte — sollte es anders sein, wo es den Kampf gegen einen inneren Feind gilt, der die Grundlagen unseres Daseins zu zerstören trachtet?« [633:270f.] Wie die Umsetzung dieser gewaltigen sozialpsychiatrischen Pläne in die 'therapeutische' Wirklichkeit vonstatten gehen sollte, sah Kraepelin im selben Aufsatz treffend voraus: »Ein unumschränkter Herrscher, der, geleitet von unserem heutigen Wissen, rücksichtslos in die Lebensgewohnheiten der Menschen einzugreifen vermöchte, würde im Laufe weniger Jahrzehnte bestimmt eine entsprechende Abnahme des Irreseins erreichen können.« [633:270]

Als sich im Verlauf der Weimarer Republik die Möglichkeit der Übergabe der Macht an die Faschisten abzeichnete, prüften deutsche Psychiater, allen voran Fritz Lenz von dem in München angesiedelten 'Deutschen Verein für Rassenhygiene', ob sie sich von der Umsetzung des nationalsozialistischen Parteiprogramms Vorteile für die eigenen sozialpsychiatrischen Pläne ausrechnen konnten. Schließlich hatte Adolf Hitler schon in seinem Buch »Mein Kampf« seine Forderungen an den Mediziner- und Psychiaterstand formuliert: »Er hat, was irgendwie ersichtlich krank oder erblich belastet und damit weiter belastend ist, zeugungsunfähig zu erklären und dies praktisch auch durchzusetzen.« [519:447] Lenz kam nun bei der Prüfung der von Hitler angeführten Partei zum Ergebnis: »Über das Programm der Partei liegt eine Schrift des Reichstagsabgeordneten Feder (Das Programm der N.S.D.A.P. München 1930. F. Eher) vor, die zwar nur eine Privatarbeit darstellt, aber doch von Hitler, dem Führer der nationalsozialistischen Bewegung, durchgesehen worden ist und daher bis zu einem gewissen Grade als maßgebend angesehen werden kann. Darin heißt es: 'Unser Ziel ist die Erneuerung unseres Volkes in rassischer, politischer, wirtschaftlicher und kultureller Beziehung' (S. 7). Die rassische Erneuerung ist also an erster Stelle genannt. Das ist gewiß zum Teil im Sinne einer Ausschaltung des jüdischen Einflusses gedacht; aber eine Maßnahme wie die auf S. 31 geforderte 'Unterbindung der Zuwanderung von Ostjuden' erscheint auch rassenhygienisch gerechtfertigt. Auf S. 32 des Programms heißt es weiter: 'Über diese rein antisemitische Nutzanwendung hinaus muß die Rassenhygiene gepflegt und das hohe Ziel — das höchste Ziel der ***Aufnordung unseres Volkes*** im Sinne des nordischen Gedankens gepflegt werden.' Die Rassenhygiene ist also ausdrücklich als Ziel genannt; und was die 'Aufnordung' betrifft, so darf man wohl hoffen, daß diese nicht im Sinne einer Züchtung auf blondes Haar, blaue Augen und andere äußerliche Merkmale gemeint ist. Wenn die nordische Rasse der vollkommenste Typus des Menschen ist, wie die Vertreter der Aufnordung lehren, so muß eine Förderung der Fortpflanzung nach Maßgabe der sozialen und kulturellen Leistung, wie die Rassenhygiene sie vertritt, auch ohne Bevorzugung äußerer Rassenmerkmale der nordischen Rasse zugutekommen. Hier sollte also eine Einigung möglich sein. (...) Daß der Nationalsozialismus ehrlich eine Gesundung der Rasse anstrebt, ist nicht zu bezweifeln.« [66:416f.] Eugen Bleuler (s. Abb. 7), von dem bereits die Rede war, urteilte zu diesen Aussagen des Fritz Lenz, wie aus dem seinem Buch beigelegten Werbezettel des betreffenden J.F. Lehmanns Verlages hervorgeht:

Prof. E. Bleuler in der Münchener medizinischen Wochenschrift:
„Die Bedeutung des Buches liegt noch mehr als in der eingehenden, verständnisvollen und objektiven, wissenschaftlichen Bearbeitung des Themas, in dem ganzen, tiefernsten Ziel. Klaren Auges und mutigen Herzens sucht Lenz alle die Gefahren auf, die den Kulturvölkern drohen, nicht um zu verzweifeln, sondern um die Mittel zu suchen, wie in letzter Stunde das Verhängnis abgewehrt werden kann.“ [683(Faks.)] Sechs Jahre später — in der nächstfolgenden Auf-
age seines Werkes — durfte Lenz über die Durchsetzung des nationalsozialistischen 'arteiprogramms mit der darin enthaltenen Förderung einer 'organisch-gesunden' 'sychiatriepolitik frohlocken: »Seit ich diese Sätze in der vorigen Auflage dieses Buhes geschrieben habe, ist mit dem Nationalsozialismus eine solche organische Weltnschauung bei uns zum Siege gekommen. Der nationalsozialistische Staat hat nach :inem Begründer ***Adolf Hitler*** die Rasse in den Mittelpunkt des allgemeinen Lebens ı setzen. Die nationalsozialistische Weltanschauung wurzelt im Glauben an die Ras-. (...) Die Bedeutung der rassenbiologischen Erkenntnis liegt darin, daß sie die Mitl und Wege zur Erhaltung, Gesundung und Vervollkommnung der Rasse an die

Hand gibt.« 65:769

Ein anderer tatkräftiger Psychiater namens Ernst Rüdin, ein Schüler August Forels (von dem in Kürze die Rede sein wird), hob auf der 5. Jahresversammlung der 'Gesellschaft Deutscher Neurologen und Psychiater' (GDNP) im März 1939 in Wiesbaden die besonderen Verdienste der Psychiater und deren Leistungsfähigkeit hervor: »Zunächst ist festzustellen, daß es ***vor allem der Psychiater*** war, welcher Staat und Partei auf die ungeheueren Erbgefahren aufmerksam gemacht hat, welche gewisse psychisch und neurologisch Kranke für die Zukunft unseres Volkes bedeuten, und es ist eine Großtat des deutschen Staates und Volkes, daß es sich dieser Einsicht nicht verschlossen hat, sondern tatkräftig zur Bekämpfung dieser Gefahr übergegangen ist. (...) Je-

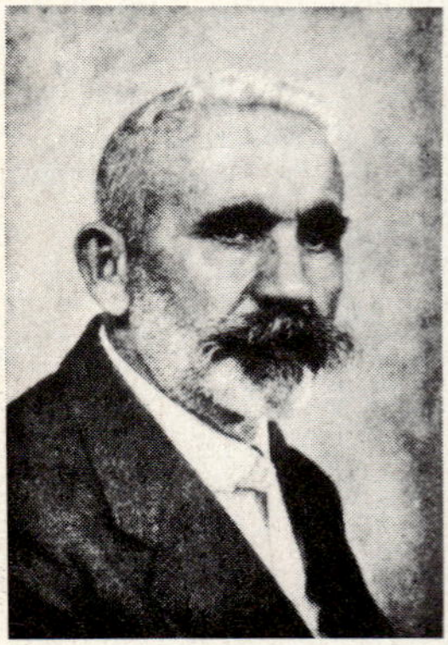

Abb. 5: Emil Kraepelin (1856 — 1926)

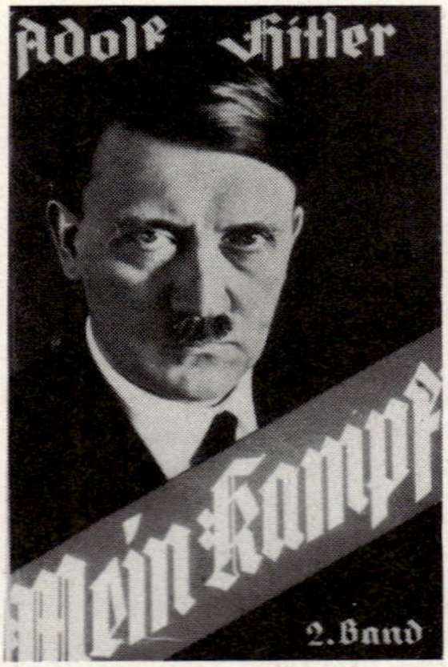

Abb. 6: Adolf Hitler (1889 — 1945), Sozialpsychiatrischer Gesinnungsgenosse

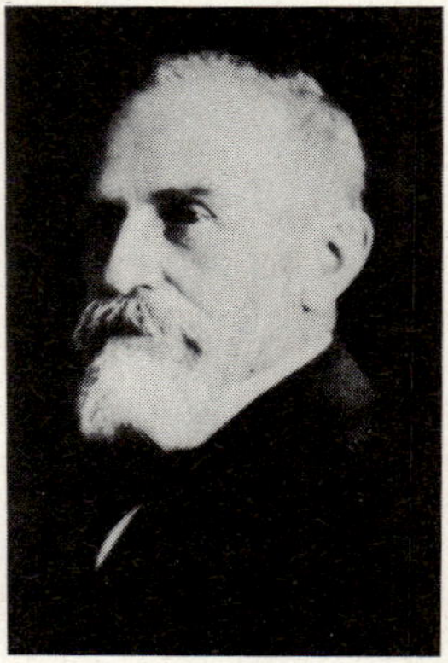

Abb. 7: Eugen Bleuler (1857 — 1939), Erfinder des Begriffs 'Schizophrenie'

dem Kundigen ist bekannt, welche gewaltige therapeutische Anstrengungen, von vielen, erfolgreichen psychotherapeutischen Bemühungen ganz abgesehen, jetzt durch die Psychiater gemacht werden, und wie wir bestrebt sind, dadurch im wohlverstandenen finanziellen Interesse aller Beteiligten die Krankheitsdauer auch vieler Erbkranker abzukürzen. (...) In der heutigen Psychiatrie ist ein starker Zug, das Krankheitsübel an der Wurzel anzupacken, sei es an der Vererbung als Ursache, sei es an äußeren Ursachen wie Syphilis, Alkohol usw.. Wir sind, vielleicht in etwas höherem Maße als unsere anderen Berufskollegen, darauf eingestellt, Ursachenforschung und Ursachenbekämpfung zu treiben, daher auch unsere von Anbeginn an positive Einstellung zu den rassenhygienischen Richtlinien des Führers und zur Erb- und Rassenpflege des Reichsinnenministeriums und der Partei. Wenn wir also gegen die Untergrabung des Ansehens unseres Standes Protest erheben, so tun wir es im wohlverstandenen Interesse der Gesundheit unseres Volkes und der kommenden Generationen, in ernster Mitarbeit an dem rassenhygienischen Werke unseres Führers und seiner Mitarbeiter.« 903:166f. Rüdin konnte beruhigt feststellen: »Die Psychiatrie selbst ist in ihren Bestrebungen nicht bloß therapeutischer und individualprophylaktischer Art, sondern namentlich auch in ihren rassenhygienischen Bemühungen durchaus gesund, zeitgemäß und fortschrittlich.« 903:165

Als »Soldaten einer bestimmten Weltanschauung« [582:304] beschränkten sich die Psychiater nunmehr nicht nur darauf, dem Politiker ihrer Wahl, Adolf Hitler, Erfolg bei seiner 'großen Aufgabe zum Segen des deutschen Volkes' zu wünschen und Grußtelegramme anläßlich ihrer jährlichen Zusammenkünfte zu senden (12). Tatkräftig packten sie auch die Gelegenheit beim Schopf, mit den gesetzlichen Freiräumen gegen die 'Erbkrankheit Schizophrenie' (»Schizophrenie ist die Erbkrankheit Schizophrenie und nichts anderes« [889:358]) und durch »Unterbrechung der Fortpflanzung« [388:215] gegen den »Uranfang des Übels der Durchseuchung der Rasse mit krankhaften Erbanlagen« [346:42] vorzugehen und somit für die »Aufartung unseres Volkes« [748:373] zu sorgen (s. Abb. 8, 9, 43, 64, 66, 121). Lenz schätzte — noch während der Weimarer Republik — »... für das Deutsche Reich mit seinen 65 Millionen Einwohnern etwa 1 Million Schwachsinnige, 170.000 Idioten, 1 Million Geisteskranke, 100.000 Epileptiker, mehrere Millionen Psychopathen, 6 Millionen körperlich Schwache und Sieche. Zusammen sind dies über 12 Millionen Minderwertige, also ⅕ der Bevölkerung. (... Er, P.L.) tritt dafür ein, daß etwa ein Drittel aller Lebenden in jedem Menschenalter fortpflanzungsunfähig gemacht werden müsse ...« [388:216] Unter Berufung auf solche Zahlen sahen sich die Psychiater vor gewaltigen 'Krankheits'-Problemen stehen: das deutsche Volk gleiche »... einem Wildgarten, in dem sich manches Unkraut weit entfaltet und edlen Pflanzen Luft, Sonne und die Nährstoffe des Bodens nimmt, die zur Keimung und Entwicklung notwendig sind.« [388:216]

Schauen wir uns nun an, wie die im psychiatrischen Bemühen um 'Gesund'-Erhaltung bzw. Wieder-'Genesung' eingeschlagenen 'therapeutischen' Wege aussehen und wohin diese führ(t)en. 'Fach'-Männer und -Frauen »mit bestem wissenschaftlichen Rüstzeug« [833:105] gingen den 'therapeutischen' Weg der »Lenkung und Steuerung, Ausmerze oder züchterischen Sonderkombinationen auf dem Umweg über Eheberatung, oder auch der Verwahrung und Isolierung — sei es, was es wolle« [882:221]. Da die Psychiater von der Erblichkeit der 'Schizophrenie' überzeugt waren, wollten sie die somatische (körperbezogene) Behandlung und 'Betreuung' der 'Psychosen' in ihren verschiedenen Formen, der 'eugenischen Prophylaxe' und der individuell wie gemeinschaftsgerichteten 'Therapien' nicht vernachlässigen [909:520f.]. Internierung in Psychiatrische Anstalten sowie die vom (am 1. Januar 1934 in Kraft getretenen) 'Gesetz zur Verhütung erbkranken Nachwuchses' geforderten Sterilisationen durch Verlegung, Undurchgängigmachung und Durchtrennung von Samen- und Eileitern [1066:63] waren die bevorzugten 'Therapie'-Formen der Psychiater. Insbesondere bei weiblichen 'Patienten' kam es — soweit die 'Therapeuten' nicht den vaginalen Operationsweg bzw. die Zerstörung der Eileiterkanalmündungen mittels elektrischer Reizströme bevorzugten — zur Anwendung aufwendigerer Operationen wie dem Bauchdeckenschnitt, die gelegentlich schon einmal tödlich enden konnten, besonders wenn die 'Patientinnen' erbitterten Widerstand gegen den Vollzug der 'Therapie' leisteten [745:1001]. Dieser Hinweis stammt übrigens aus einer Aufzeichnung des exponierten Massensterilisators Felix von Mikulicz-Radecki, der es außer zu einer Viel-

(12) Auf dem Psychiatertreffen am 20./21. April 1933 in Würzburg, das zufällig mit Hitlers Geburtstag zusammenfällt, führt Karl Bonhoeffer als Vorsitzender des 'Deutschen Vereins für Psychiatrie' hoffnungsvoll aus: »Es hat sich so gefügt, daß der Eröffnungstag unserer Jahresversammlung mit dem ersten Geburtstag zusammenfällt, den Adolf Hitler begeht, nachdem ihm der Herr Reichspräsident das Amt des Reichskanzlers verliehen hat. Der Herr Reichskanzler hat sich besondere Feiern verbeten. Wir dürfen aber doch an die Spitze unserer Verhandlungen den Wunsch stellen, daß es ihm vergönnt sein möge, seine große Aufgabe zum Segen des deutschen Volkes durchzuführen.« [zit.91:2] Fünf Jahre später melden Deutschlands Psychiater, inzwischen mit den Neurologen (Nervenärzten) in einem Verein zusammengeschlossen, von ihrer Zusammenkunft in Köln: »Die zum ersten Male in Groß-Deutschland tagende Gesellschaft Deutscher Neurologen und Psychiater grüßt in tiefer Verehrung den Führer und Reichskanzler und gelobt weiter treue Mitarbeit im Dienst am deutschen Volk.« [zit.654:181]

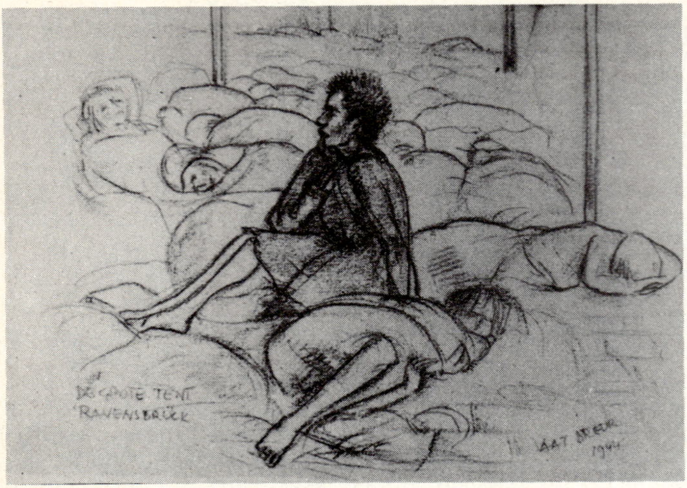

Abb. 8: Sozialpsychiatrische Behandlung: Vernichtung im Konzentrationslager unter Trägerschaft der 'Gemeinnützigen Stiftung für Anstaltspflege'

zahl von 'Therapieerfolgen' auch zur Vermittlung seines 'Könnens' an Schüler brachte, die vor und nach 1945 viel von sich reden machten und machen: Einer dieser Schüler beispielsweise war Claus Clauberg, der sich bei Mikulicz-Radecki noch in Königsberg habilitiert hatte und anschließend sein Wissen durch bestialische Sterilisierungspraktiken an Sintifrauen und -mädchen praktizierte [1031]. Ein anderer Schüler aus Mikulicz-Radeckis Zeit als Leiter der Frauenklinik der 'Freien Universität Berlin' — nach 1945 — ist der 1933, im Jahre Null des Hitlerschen 'Tausendjährigen Reichs' als Sohn eines Berliner Arztes geborene Hanfried Helmchen, von dem besonders bei der Besprechung der körperlichen, geistigen und psychischen Auswirkungen der Neuroleptika und dort wiederum beim Thema 'Langzeitmedikation' mit ihrer speziellen, noch genauer zu erörternden Wirkung auf die Keimdrüsen die Rede sein wird. Um auf das damalige 'Gesetz zur Verhütung erbkranken Nachwuchses' zurückzukommen: Zwar schloß es die 'Therapie' mittels Röntgenbestrahlung der Geschlechtsdrüsen oder mittels chemischer Beeinflussung ihrer Hormonfunktion aufgrund des damals wissenschaftlich ungesicherten 'Therapie'-Erfolges ausdrücklich aus; an bestimmten 'Patienten'-Gruppen, deren Arbeitskraft außerhalb geschlossener Anstalten dringend benötigt wurde, wurden dennoch allerhand chemische Methoden der Sterilisation und der röntgenologischen Zerstrahlung der Geschlechtsdrüsen erprobt und durchgeführt [726:242], wenn auch auf Wunsch Heinrich Himmlers, des Anführers der SS, über diese Fragen keine Veröffentlichungen mehr stattfanden, um die 'Patientinnen' und 'Patienten' vor 'krankhafter' Erregung zu bewahren [726:240].

Die erste Unfruchtbarmachung aus sozialpsychiatrischen Erwägungen heraus, d.h. zwecks Verhinderung der Weitergabe der 'Geisteskrankheit' an die Nachkommenschaft mittels Samen oder Ei hatte der bereits erwähnte Schweizer Psychiater August Forel 1892 in Zürich vornehmen lassen [776]. Um die Jahrhundertwende war die sozialpsychiatrische 'Theorie' und Praxis nach Übersee in die U.S.A. vorgedrungen: An 176 (Straf-)Anstaltsinsassen nahm der Gefängnisarzt Harry Sharp Sterilisationen vor, und zwar im Bundesstaat Indiana, der dann auch 1907 das erste Sterilisierungsgesetz erließ (13), gefolgt von anderen Bundesstaaten der U.S.A. [777:14f.] Im Laufe der Jahr-

(13) In ihrem Buch »Psychiatrisierung des Alltags«, in dem sie sich speziell mit der bereits weitgehend vollzogenen Sozialpsychiatrie in den U.S.A. auseinandersetzen, sprechen Francoise und Robert Castel so-

zehnte wurden Zehntausende von 'Patienten' ('Geisteskranke', Hühnerdiebe, Autodiebe usw.) auf diese Art sozialpsychiatrisch 'therapiert' [153:61f.]. In Europa waren es zuerst einige Kantone der Schweiz, die den Sozialpsychiatern die juristischen Freiräume für die gewünschten Sterilisationen zur Verfügung stellten [777:14f.]. Als 1933 in Deutschland den Faschisten unter Hitler die politische Macht übergeben wurde, lag bereits der Entwurf eines Sterilisierungsgesetzes vor, den das Preußische Landesgesundheitsamt 1932 in den Deutschen Reichstag eingebracht hatte [776], wobei es selbstverständlich Psychiater gab, die sich in ihrem 'therapeutischen' Drang nach Sterilisierungen schon Jahre vor diesem Zeitpunkt weder durch eine ihnen zu langwierige Gesetzesprozedur noch überhaupt von der Gesetzwidrigkeit ihres 'therapeutischen' Handelns hatten abhalten lassen (14).

1933, im Jahr der relativen Vergrößerung des 'Therapie'-Spielraumes der Sozialpsychiater, war eine Entwicklung verwandter Natur ebenfalls weit gediehen: In Schriften mit Titeln wie »Die Freigabe der Vernichtung lebensunwerten Lebens« oder »Erlösung der Menschheit vom Elend« hatten Mediziner, Psychiater und Juristen bei Psychiatertreffen gefordert, rechtliche Möglichkeiten zur offenen Tötung von in ihren Augen 'zwecklos', 'wertlos', 'nutzlos', 'lebensunwert', 'kostspielig' usw. scheinender 'Geisteskranker' zu schaffen [102;290;405;439]. Als 1939 die deutschen Faschisten den 2. Weltkrieg begannen, fiel in den Augen der Psychiater — oft genug auch in den Augen der Angehörigen (15) — der Wert der psychisch 'Kranken', deren Preis

---

wie Anne Lovell dem U.S.Staat Michigan das 'historische Verdienst' zu, als erster Bundesstaat ein Zwangssterilisierungsgesetz erlassen zu haben [153:61].

(14) Der Magdeburger Psychiater Ernst Peust bekennt sich in einer Lobrede auf sein großes Vorbild Ernst Rüdin, den Begründer und Leiter der Geneaologischen (*die Familienforschung betreffenden*) Abteilung der Deutschen Forschungsanstalt für Psychiatrie, offen zu dieser Praxis: »Ihn auf dem ersten Internationalen Kongreß für Rassenhygiene am 5. und 6. August 1911 auf der ersten Hygiene-Ausstellung in Dresden kennengelernt und im Jahre 1924 unter seiner Leitung in München gearbeitet zu haben, ist mir eine besondere Freude. Als Folgerung habe ich in Magdeburg in einer Reihe geeigneter Fälle auf Grund nervenärztlicher Gutachten die notwendige Sterilisierung schwerst Erbkranker nicht erst mit der Durchführung des Gesetzes zur Verhütung erbkranken Nachwuchses, sondern ***bereits*** in den Jahren 1929 — 1933, das heißt vier Jahre vor Einführung des Gesetzes, durchsetzen können.« [813:88]
Fritz Lenz hielt ein besonderes Sterilisierungsgesetz nicht einmal mehr für notwendig, da die Gerichte oder Strafverfolgungsbehörden auch vor der Übergabe der politischen Macht an die Faschisten in der zwangsweisen Sterilisierung 'Schizophrener' und anderer solcherart psychisch 'Kranker' nichts Ungesetzliches erblicken wollten. So schreibt Lenz in der Zeitschrift 'Eugenik' im April 1933: »Die Sterilisierung ist eines der wichtigsten Mittel praktischer Rassenhygiene. Trotzdem habe ich jahrelang davon abgeraten, die Einführung eines Sterilisierungsgesetzes zu betreiben, weil ich fürchtete, daß in Anbetracht der weltanschaulichen Einstellung großer Parteien des Deutschen Reichstags ein solches Gesetz zu eng ausfallen würde, so daß eher eine Hemmung als eine Förderung der rassenhygienischen Sterilisierung dabei herauskommen würde.« [685:73] Und nachdem Hitler mit seinen den psychiatrischen Anschauungen völlig entsprechenden Vorstellungen zur Sterilisierung 'Geisteskranker' Reichskanzler geworden war, hielt Lenz ein besonderes Sterilisierungsgesetz für überhaupt völlig überflüssig: »Gegenwärtig ist nämlich die Sterilisierung im Deutschen Reich nicht verboten. Rassenhygienische Sterilisierungen sind bereits in einer größeren Zahl von Fällen ausgeführt worden, ohne daß ein Staatsanwalt dagegen eingeschritten wäre oder ein Gericht sich damit zu beschäftigen gehabt hätte. Und selbst wenn einmal Anklage erhoben werden sollte, so würde sich das Reichsgericht sicher überzeugen lassen, daß keine strafbare Körperverletzung vorliege. (...) Die Befürchtung, daß ohne ein solches Gesetz ein Arzt, der rassenhygienisch indizierte (*angezeigte*) Sterilisierungen ausführt, der Gefahr einer Anklage oder gar Bestrafung ausgesetzt sei, ist in einem völkischen Staate völlig unbegründet, zumal da Hitler sich für die rassenhygienische Sterilisierung ausgesprochen hat. (...) Um die rassenhygienische Sterilisierung großzügig in Gang zu bringen, dazu bedarf es keines besonderen Gesetzes, sondern nur einer Verordnung auf dem Verwaltungswege.« [685:73/76]

(15) Schon bei der Diskussion über die Berechtigung der Vernichtung 'lebensunwerten Lebens' hatte sich anhand von Befragungsaktionen der Angehörigen gezeigt, daß diese in großer Mehrheit der Tötung der 'Patienten' und 'Patientinnen' zustimmen würden; so erklärten sich beispielsweise bei einer Fragebogen-Untersuchung 119 Eltern (73%) von Kindern der Anstalt Katharinenhof mit möglichen

zudem Hitler vom 'kritischen' Bewußtsein der Psychiater abhängig gemacht hatte (16). Die Zerstörung deutscher Wohngebiete durch Bombenangriffe und aus den Nähten platzende Anstaltslager (KZs) führten zur Forderung nach radikalen 'therapeutischen' Schritten [899:41f.]. Die 'Reichsarbeitsgemeinschaft Heil- und Pflegeanstalten' entwickelte die Durchführung großer 'therapeutischer' Operationen, wobei es arischen 'Patientinnen' und 'Patienten' in einem Modellprogramm [608:66] (17) 'vergönnt' war, bevorzugt eine tödliche Gas-Dosis [726:188] zu 'genießen'. Andere Formen der ab diesem Zeitpunkt verstärkt praktizierten 'therapeutischen' Tötungen — tatsächlich waren diese schon kurz nach der Machtübergabe an Hitler in einzelnen 'Kliniken' eingeführt worden, ohne irgendwelches Aufsehen zu erregen [608:47] — waren: Totspritzen durch die 'Medikamente' Veronal, Luminal, Trional, Morphium-Skopolamin [726:188;608:440] oder durch Benzin [18:134], Hungertod durch Nahrungsentzug [826:68], Genickschuß [224:258;608:97], tödliche Prügel-Dosis [321:30], Erschießen mit dem Maschinengewehr, In-die-Luft-sprengen, Vergiften mit Autoabgasen, Tötung mit Luftinjektionen oder durch Verabreichung von tödlichen Stromschlägen [608:114,369,409,437f.] — selbstverständlich unter ärztlicher Aufsicht [240:35] (18). Wurden die 'Patienten' und 'Patientinnen' ver-

'Euthanasie'-Vorhaben einverstanden, während lediglich 43 Eltern (27%) diesen Plänen widersprachen [290:44f.]. (Und selbst bis ins Jahr 1984 zeigen viele Familien keinerlei Interesse an der Klärung des Schicksals ihrer der sozialpsychiatrischen 'Euthanasie'-Aktion zum Opfer gefallenen Angehörigen; Normale fürchten die 'Schande', wenn ruchbar würde, daß sich in ihrer Blutsverwandtschaft ein nach Meinung der Sozialpsychiater 'psychisch krankes oder behindertes' Mitglied befindet [867].)
Über das Verhalten eines Vaters aus dem Schwäbischen, dem dann später, im Jahre 1944, die 'Therapie' seines 'schwachsinnigen' Kindes Heinz Frank nicht schnell genug voranging, berichtet der Direktor der Psychiatrischen Anstalt Schussenried, Otto Götz, wie folgt: »Dieses schwachsinnige Kind sollte auf Veranlassung seines Vaters durch Euthanasie beseitigt werden und ist zu diesem Zwecke aus der Heilanstalt Winnenthal am 7.3.1944 in die hiesige Anstalt verlegt worden. Da ich dieses Ansinnen, das im Auftrag des Vaters durch das Innenministerium an mich gestellt wurde, rundweg ablehnte, wurde dieser Kranke am 3.5.1944 in die Heilanstalt Eichberg/Rheingau verlegt. Der Kranke mußte dem dortigen Direktor, der vom Ministerium eingeweiht und einverstanden war, persönlich übergeben werden. Der Vater wandte sich unter dem 15.5.1944 beschwerdeführend an Prof. Stähle und fragte bei ihm an, warum dessen Anordnungen — nämlich die Euthanasie betreffend — noch nicht durchgeführt worden seien, und ob noch irgendwelche Hindernisse im Wege stehen.« [zit.826:41]

(16) Ende Oktober 1939 unterzeichnete Hitler einen auf den 1. September rückdatierten Erlaß folgenden Inhalts: »Reichsleiter Bouhler und Dr. med. Brandt sind unter Verantwortung beauftragt, die Befugnisse namentlich zu bestimmender Ärzte so zu erweitern, daß nach menschlichem Ermessen unheilbaren Kranken bei kritischster Beurteilung ihres Krankheitszustandes der Gnadentod gewährt werden kann.« [zit.439:1431]

(17) Lenny Lapon, amerikanischer Jude und ehemaliger Irrenhausinsasse, der der Ansicht ist, deutsche Psychiater seien lediglich 'Werkzeuge' des Massenmords am jüdischen Bevölkerungsteil Deutschlands und der eroberten Gebiete gewesen, schreibt: »Im Gegensatz zur herrschenden Meinung wurden die ersten Gaskammern nicht gegen Juden verwendet wie z.B. die Todeslager von Auschwitz. Die ersten, die von Psychiatern installiert wurden, waren 1939 in Brandenburg, einer von sechs 'Euthanasie'-Einrichtungen in Nazideutschland, wo 'Geisteskranke' ermordet wurden. Dann, zwei Jahre später, riefen erfahrene Mord-Psychiater auf, sich nach Auschwitz zu begeben und dort die Gaskammern anzuwenden. Im September 1941 fand das erste Vergasen in diesem Lager statt; die Opfer waren 250 'Geisteskranke', 600 russische Kriegsgefangene und Juden.« [666:2]

(18) Alleine mit der 'therapeutischen' Aktion T4 (T4 = Tiergartenstraße 4 in Berlin-Tiergarten, Sitz der Sektion 'Gnadentod') wurden ab Kriegsbeginn (1. September 1939) 275.000 psychisch 'Kranke' von ihrer 'Krankheit' erlöst [10:2], bis am 24. August 1941 Hitler diese Aktion offiziell gestoppt haben soll [240:26]. Die daran anschließende Aktion 14f13 (14f13 = Aktenzeichen des 'Inspekteurs der Konzentrationslager beim Reichsführer SS' [240:37]), die von ca. März 1941 bis April 1943 vollzogen wurde, kostete ungefähr zwei Millionen Menschen das Leben [10:2;608]. In den Psychiatrischen Anstalten, selbstverständlich auch in den Anstalten der besetzten Länder, wurde das 'Euthanasie'-Programm mit vollster Unterstützung des 'therapeutischen' Personals fortgeführt und intensiviert [608:417ff.]. Nachdem die Entscheidungen über die 'Behandlung' anfänglich noch zentral von der Berliner Tiergartenstraße 4 aus in umständlichen Einzelentscheidungen gesteuert worden war, durften nunmehr die Psychiater selbst und frei über das Schicksal 'ihrer Patienten und Patientinnen' entscheiden [608:440f.], was auch als 'wilde Euthanasie'

giftet, so wurden ihnen die Gifte zum Teil offen, zwangsweise und unter Schlägen, manchmal sogar vor den Augen der übrigen Anstaltsinsassen und -insassinnen eingegeben, zum Teil jedoch heimlich in das Essen, den Brei, die Suppe, in Wasser, Kaffee, Frucht- oder Hustensaft gemischt [608:409f.,436]. In seinem faktenreichen Buch »'Euthanasie' und NS-Staat« gibt Ernst Klee noch weitere 'therapeutisch' durchdachte und bezeichnende Verabreichungsformen wieder: Manchmal wurde das Gift als 'Medikament', z.B. als Husten- oder Beruhigungsmittel ausgegeben, manchmal zog sich der behandelnde Amtsarzt extra eine Rot-Kreuz-Uniform an [608:436,450]; es konnte aber auch passieren, daß die 'Pfleger' und 'Pflegerinnen' die Betroffenen 'liebevoll' am Arm nahmen und zuredeten: »Sie müssen trinken, wenn Sie gesund werden wollen.« [zit.608:409]

Die psychiatrische 'Hilfe' an sich wie z.B. die Sterilisation betrachteten und bezeichneten Psychiater und ihre Mitläufer als »Forderung klarster Vernunft« [346:5], deren planmäßige Durchführung als »die humanste Tat der Menschheit« [346:5], eine »Tat der Nächstenliebe« [1066:60]. Wenn die 'Hilfe' — so Hitler noch vor seiner Wahl — auch barbarisch für die davon Betroffenen sei, sei sie jedoch »ein Segen für die Mit- und Nachwelt« [519:280], es sei außerdem geradezu »... eine Versündigung am Willen des ewigen Schöpfers (...), wenn man Hunderttausende und Hunderttausende seiner begabtesten Wesen im heutigen proletarischen Sumpf verkommen läßt, während man Hottentotten und Zulukaffern zu geistigen Berufen hinaufdressiert.« [519:479]

Wenn die psychiatrische 'Therapie' ihrem Höhepunkt entgegenging, wurden die psychisch 'Kranken' in 'Rotkreuzwagen' der 'Gemeinnützigen Kranken-Transport-GmbH' [54:99] in 'Beobachtungskliniken' [355:141Fn.] genannte Tötungsanstalten gefahren, die von der 'Gemeinnützigen Stiftung für Anstaltspflege' [223:168] geleitet wurden; zu diesen 'gemeinnützigen' Stiftungen gehörten u.a. auch die Todesfabriken von Auschwitz, Maidanek und Treblinka. Hier wurde den psychisch 'Kranken' die 'notwendige Hilfe' [726:206] erteilt — so Prof. Dr.med. Karl Brandt, Reichskommissar für das Gesundheitswesen: Erging der 'Therapiebefehl', wurden die 'Kranken' laut einer späteren Aussage des Psychiaters Hermann Pfannmüller »entsprechend behandelt« [zit.826:46], d.h. durch die »Wohltat der Euthanasie« [826:60], nämlich die »Spendung des Gnadentodes« [zit.224:258] 'von ihren Leiden erlöst' [826:63]. Andere Begriffe für den Tatbestand der 'therapeutischen' Tötung waren: 'Behandlung', 'Sonderbehandlung', 'Therapie', 'Dämmerschlafkur', 'Giftkur', 'Desinfektion' [608:89,303,368,418,426,444]. Wie angenehm Psychiater und ihre Helfer die sozialpsychiatrische 'Therapie' empfanden, zeigt die Aussage des Psychiaters Horst Schumann: Als dieser in der Anstalt Grafeneck/Württemberg den durch das von ihm verabreichte Kohlenmonoxydgas verursachten Todeskampf sei-

---

bezeichnet wird [240:38]. Zum Teil war von der Zentrale auch nur die Anzahl der zu behandelnden 'Patienten' festgesetzt worden, wobei es dann den zentral Entscheidenden völlig gleichgültig war, wer konkret den 'Therapie'-Maßnahmen unterzogen wurde [608:440]. Wie zufrieden die Psychiater und ihre Helfer mit ihrer Tätigkeit waren, zeigt sich beispielhaft an einer Feier anläßlich der zehntausendsten Behandlung, die am 10. August 1941 in der Psychiatrischen Anstalt Hadamar begangen wurde: Vor dem gesamten 'Klinik'-Personal wurde feierlich eine nackte Leiche in den Verbrennungsofen geschoben; anschließend ehrte sich das Personal selbst mit Musik, Trinkgelage und einem Umzug durch das 'Klinik'-Gelände [608:336].
Wie hingebungsvoll die 'Therapie'-Maßnahmen durchgeführt wurden, wird schließlich aus dem Umstand ersichtlich, daß sich die Behandler auch nicht vom Kriegsende und von der Zerschlagung des Faschismus beeindrucken ließen; mehr oder weniger durch Zufall entdeckten u.s.amerikanische Besatzungssoldaten, daß es unter der deutschen Bevölkerung, selbst bei Kindern, bekannt war, daß in speziellen Anstalten auch nach Kriegsende weiter-'behandelt' wurde [131:188;608:452f.].
Die genaue Zahl der 'Geheilten' ist der interessierten Öffentlichkeit bislang unbekannt, da die 'Kranken'-Akten — angeblich — kurz vor Zusammenbruch des Faschismus gemäß der gesetzlich vorgeschriebenen Schweigepflicht [345:59] den Blicken der Öffentlichkeit und der Überlebenden entzogen und verbrannt wurden [826:51].

ner psychisch 'Kranken' beobachtete, empfand er dies 'besonders human', und noch 30 Jahre danach schwärmte er von dieser 'einfachen, ruhigen Sache': »Die Leute schliefen ein, das war der ganze Vorgang.« [zit.269] Soweit der Antrag zur sozialpsychiatrischen Behandlung nicht von den Angehörigen ausgegangen war, hatten die Psychiater großen Wert darauf zu legen, daß die Angehörigen nicht über die tatsächlichen Vorgänge informiert und aufgeklärt wurden; es sollte den Angehörigen jegliche Beunruhigung erspart werden [1014:317f.].

Die richtungweisende Überlegtheit der sozialpsychiatrischen Vorgehensweise zeigt sich schon in der Begründung des 'Gesetzes zur Verhütung erbkranken Nachwuchses', worin betont wurde, daß dieses Gesetz »nur ein beachtlicher ***Anfang*** auf dem Wege der Vorsorge für das kommende Geschlecht« [1066:61] sei und beim Fortschreiten der wissenschaftlichen Erkenntnisse stets die Möglichkeit der Ergänzung bleibe. Für die 'therapeutischen' Tötungen ('Euthanasie'; wörtlich übersetzt: 'Schöner Tod') sollte nach Meinung des bereits erwähnten Karl Brandt »... auch für die Zukunft ein Weg für die Durchführung zu finden sein« [zit.726:206]; das 'Therapie'-Programm sollte nach dem Ende des Krieges »... in anderer Form fortgesetzt werden« [zit.726:287], und zwar »in großem Stil« [zit.788:71] (19) — ein Gesetzentwurf zur weiteren 'Vernichtung lebensunwerten Lebens', dessen Hauptkriterien offenbar die Unfähigkeit bzw. Fähigkeit zu produktiver Arbeit war, lag bereits seit Sommer 1940 in der 'Schublade' bereit [240:33f.;608:177]. Selbstverständlich konnten die (deutschen) Sozialpsychiater auch nach 1945 unbehelligt weiterarbeiten, stellten doch Mediziner wie Juristen eindeutig fest, daß die kritisierten psychiatrischen Behandlungsmethoden bereits vor der Machtübergabe an Hitler 'theoretisch' begründet und somit nicht als NS-Verbrechen zu bestrafen, sondern als 'Wissenschaft' zu respektieren waren und sind (20).

Mißverständlicherweise wird seit 1945 das Gesetz, das die sozialpsychiatrischen Zwangssterilisationen rechtfertigte, als NS-Gesetz verkannt, worüber sich verständli-

---

(19) Ausgehend von den heute verfügbaren Quellen des Archiv- und Publikationswesens kommt der Hamburger Mediziner Karl-Heinz Roth zu dem Schluß, daß für die Nachkriegszeit eine weitere 'Behandlung' von sechs bis acht Millionen 'Gemeinschaftsfremder'geplant war [898:162]. In seinem 'Gemeinschaftsfremden'-Gesetzentwurf hatte der Mediziner Heinrich W. Kranz, Gauamtsleiter in Hessen-Nassau und Direktor des Gießener 'Universitäts-Instituts für Erb- und Rassenpflege' gefordert, das Problem der 'erbkranken', 'psychopathischen' Gemeinsschaftsunfähigen und -untüchtigen, worunter er vornehmlich Korbflechter, Straßenmusikanten, Hof- und Treppenhaussänger, Schausteller, Bettler, Arbeitsscheue, Meckerer, Saboteure usw. verstand [637:11,15f.], »... einer praktischen Lösung entgegenzuführen.« [637:76]

(20) In einem Urteil entschied der Bundesgerichtshof Karlsruhe am 6. Dezember 1960, daß eine Mitwirkung bei der Tötung von 'Geisteskranken' zwar eine vorsätzlich geleistete Beihilfe zum Mord darstelle, daß jedoch die Frage aufgeworfen werden müsse, ob es sich hierbei nicht um einen 'strafbefreienden Verbotsirrtum' gehandelt habe: Wenn nämlich der Angeklagte »... der Meinung gewesen ist, die Tötungsaktion Hitlers beziehe sich nur auf unheilbar Geisteskranke, denen jeder natürliche Lebenswille fehle, ... hätte er sich im Einklang mit den Auffassungen von Wissenschaftlern befunden, denen man schwerlich den Vorwurf verbrecherischer Absichten machen kann und die sich in den gekennzeichneten engen Grenzen bereits vor dem Aufkommen des Nationalsozialismus für die Vernichtung lebensunwerten Lebens ausgesprochen hatten.« [zit.933:49] Bei den Nürnberger Ärzteprozessen waren einige der Beklagten tatsächlich verurteilt worden, wobei es hier allerdings um Menschenversuche ging, deren Umfang, Grad der Mißachtung der Versuchspersonen sowie der Willkür ihrer Auswahl von den üblichen Versuchsbedingungen abgewichen sei [726:263]. Die an den sozialpsychiatrischen Sterilisations- und 'Euthanasie'-Programmen Beteiligten durften nach 1945 selbstverständlich faktisch uneingeschränkt weiterarbeiten; nur wenige Prozesse hatten stattgefunden, die jedoch meist mit Einstellung der Ermittlungen oder Freispruch endeten [383:428], sofern sie nicht bis in unsere Tage verschleppt werden [1109].
Aufgrund von Stellungnahmen der Ärztekammern wurden auch den an Kindertötungen Beteiligten die Approbation (staatliche Zulassung als Arzt) belassen, denn, so z.B. die Ärztekammer Hamburg, das zugrundeliegende Problem der 'Euthanasie' sei noch »... keineswegs im rechtlichen oder berufsethischen Sinne geklärt. Bekanntlich haben sich hervorragende Wissenschaftler und hochangesehene Persönlichkeiten wie z.B. Hoche, Binding usw. im Sinne einer ethischen Berechtigung der Euthanasie ausgesprochen. Die Frage läuft daher letzten Endes mehr auf eine weltanschauliche hinaus ...« [753] Eben-

cherweise diejenigen Psychiater und deren Mitläufer erregen, die Wert auf die Anknüpfung an das 'Gesetz zur Verhütung erbkranken Nachwuchses' legen (21). Jedoch hatte schon die Alliierte Kontrollratsbehörde erkannt, daß dieses Gesetz nicht zu den typischen NS-Gesetzen zu rechnen ist, als sie es unterließ, es wie eine Vielzahl anderer Gesetze auch im Kontrollratsgesetz Nr. 1 vom 20. September 1945 für ungültig zu erklären [343]. Dafür legte schon vier Jahre später der Gesundheitsausschuß der US-Zone (Länderrat Stuttgart) ein neues Sterilisierungsgesetz vor, das allerdings nicht zur Verabschiedung gelangte [776]. Selbstverständlich bemühen sich seither Psychiater und ihre Mitläufer mit wachsender Kraft, für gesetzliche Grundlagen zu sorgen, die Praxis auch chirurgischer Sterilisationen wieder aufblühen zu lassen. Darüber, daß

falls auf die Moral- und weltanschaulichen Vorstellungen Normaler berief sich das Hamburger Landgericht, als es die Hauptverhandlung absetzte mit der Begründung, daß »... die Frage der Verkürzung lebensunwerten Lebens zwar ein höchst umstrittenes Problem (sei, P.L.), daß ihre Durchführung aber keineswegs eine Maßnahme genannt werden kann, welche dem allgemeinen Sittengesetz widerstrebe.« [754] Im Rahmen eines zwölf Jahre später, nämlich 1961 erneut aufgerollten Prozesses in derselben 'Sache' sind die Gesundheitsbehörden und die Hamburger Ärztekammer »... zu dem Ergebnis gekommen, daß keine rechtliche Möglichkeit und auch keine Veranlassung besteht, gegen die beteiligten Ärzte behördliche oder berufsgerichtliche Maßnahmen einzuleiten.« [zit.36:324] Ein anderer anstehender Prozeß gegen den wegen Verbrechen gegen die Menschlichkeit mit Lichtbild im Fahndungsbuch ausgeschriebenen Psychiater Werner Heyde, der bei der Organisation der 'Therapie'-Programme an vorderster Front im Kampf gegen die 'Geisteskrankheiten' stand und nach 1945 noch bis 1959 mit Wissen zahlreicher Psychiatrie- und Medizin-Professoren sowie Bundesrichter [608:414] unter falschem Namen in Flensburg als Gerichtspsychiater tätig war, wurde dadurch umgangen, daß Heyde in der Untersuchungshaft »durch mehr geförderten als verhinderten Selbstmord endete« [802:5]. Der zuständige hessische Generalstaatsanwalt Fritz Bauer gestand hierbei ein, es habe eine »... stillschweigende Übereinkunft bestanden, diesen Prozeß nicht stattfinden zu lassen ...« [590:219] Wie der Psychiater Helmut E. Ehrhardt berichtet, starb der in demselben Prozeßverfahren angeklagte Tillmann 'ebenfalls durch Suizid oder Unglücksfall', der Angeklagte Bohne 'entfloh' nach Südamerika, während dem verbliebenen Angeklagten Hefelmann schließlich 'Verhandlungsunfähigkeit' zugebilligt wurde, so daß der Prozeß auf unbestimmte Zeit vertagt werden konnte [240:27], und die Prozeßakten, die eine Unzahl von Psychiatern belasten, somit nach wie vor unausgewertet im Keller des Landgerichts Limburg liegen, sofern sie in der Zwischenzeit nicht vernichtet oder den Ratten preisgegeben wurden.
Als die Bamberger Medizinerin Alice Platen-Hallermund nach 1945 Dokumente tödlicher sozialpsychiatrischer 'Therapie' veröffentlichte, zeigte sie sich erschrocken über die weiterbestehende Sympathie der Obrigkeit und ihrer Psychiater für die kurz zuvor noch verwirklichten 'Euthanasie'-Vorstellungen: »Solange das biologistische Denken, das für die Euthanasie in der Form, wie sie in Deutschland betrieben wurde, verantwortlich ist, noch in der Medizin vorherrscht, wird die Idee der Euthanasie noch heimlich fortleben. In den heutigen Notzeiten vertreten erschreckend viele jüngere Ärzte und Rechtsanwälte unter vier Augen die Euthanasie, wenn sie unter Aufsicht des Staates und unter anderen Bedingungen als im Dritten Reich durchgeführt würde; und sie bedauern nur, daß diese Lösung der psychiatrischen Probleme im Augenblick nicht erwogen werden kann.« [826:16]

(21) Der Mediziner Hans Nachtsheim, zu Lebzeiten Leiter des Instituts für Erbpathologie der Max-Planck-Gesellschaft in Berlin-Dahlem und Mitglied des Bundesgesundheitsamtes, hält Sterilisierung nach wie vor für ein notwendiges sozialpsychiatrisches Behandlungsmittel; er schreibt: »Ich glaube heute sagen zu können, daß das Gesetz zur Verhütung erbkranken Nachwuchses weder ein nationalsozialistisches Unrechtsgesetz war, noch zu rassen- und parteipolitischen Zwecken mißbraucht wurde, noch auch irgend etwas mit den Verbrechen des Nationalsozialismus zu tun hatte. Das Gesetz ist hervorgegangen aus einem Entwurf eines Sterilisierungsgesetzes aus dem Jahre 1932, der von dem Preußischen Landesgesundheitsamt stammte . Wenn auch das Gesetz naturgemäß 1933 einen nationalsozialistischen Mantel erhalten hat, so ist doch sein Kern frei von nationalsozialistischer Ideologie, das Gesetz diente der Erbgesundheitspflege durch die medizinische Maßnahme der Unfruchtbarmachung Erbkranker. Ähnliche Gesetze bestehen, wie schon gesagt, seit Jahrzehnten in vielen Kulturstaaten. Infolge dessen sahen auch die Besatzungsbehörden 1945 keine Veranlassung, das Gesetz aufzuheben, im Gegensatz zu den durchaus sittenwidrigen Nürnberger Rassegesetzen.« [773:712] Statt einer Verbindung zu Rassegesetzen möchte Nachtsheim die Sterilisationspraxis, wie er sie fordert, eher mit der Impfverpflichtung auf eine Stufe gestellt sehen [775:1375], weshalb er hinsichtlich des während der NS-Herrschaft erlassenen 'Gesetzes zur Verhütung erbkranken Nachwuchses' die Meinung vertritt, »... man solle seinen gesunden, von Nazi-Ideologie freien Kern benutzen, um in einem neuen Zeitalter die Zukunft unseres Volkes neu zu gestalten.« [775:1378] Das NS-Sterilisationsgesetz sei nun einmal kein verbrecherisches Nazigesetz, sondern ein Erbgesundheitsgesetz gewesen [774:1644].

es in der Bundesrepublik Deutschland und Westberlin immer noch nicht zu einem neuen direkten Sterilisationsgesetz gekommen ist, beklagte sich auf dem Wiesbadener Kongreß des 'Gesamtverbandes Deutscher Nervenärzte' vom 12. bis 15. Oktober 1968 der Tübinger Psychiater Werner Mende in einem Vortrag, den er seinem Kollegen Helmut Selbach, dem ehemaligen Oberarzt unter dem berüchtigten Max de Crinis, dem Organisator der T4-Aktion [1080:77], 'in Verehrung' anläßlich Selbachs 60. Geburtstag widmete [733:463Fn.]. Beim Nachdenken über zeitgemäße Sterilisationsmaßnahmen seien Reminiszenzen (Erinnerungen) an frühere Zwangssterilisationen kaum vermeidbar, und da der Bundesgerichtshof in einem Urteil vom 19. Februar 1962 [733:464] Entschädigungsansprüche dieser 'aus eugenischer Indikation' zwangsweise Sterilisierten verneinte und somit keinerlei Beitrag zur Vergangenheitsbewältigung der Psychiatrie leistete, stelle dieses Urteil »einen großen psychologischen Hemmschuh für ein neues Sterilisationsgesetz« [733:464] dar. Dieser Hemmschuh behindert die Psychiater in ihren sozialpsychiatrischen Bemühungen um so mehr, als die 'Theorie' der Erblichkeit der 'Schizophrenie' und anderer solcherart 'Krankheiten' in den maßgeblichen psychiatrischen Kreisen nach wie vor ungebrochen gilt (22). Der führende Sozialpsychiater der Bundesrepublik Deutschland, Klaus Dörner, Sohn eines oberschlesischen Ärztehepaares, führt z.B. in einem Interview aus: »Und es gibt etliche Störungen in der Psychiatrie, was so Depressionen angeht, und was so schizophrene Störungen angeht, kann man ruhig sagen, daß in einem gewissen Umfang Erbfaktoren beteiligt sind (...). Deshalb finde ich es gerade gut, daß es heutzutage da vorne in der Baracke (in der Hamburger Psychiatrischen Anstalt Eppendorf, P.L.) eine genetische Beratungsstelle gibt.« [zit.545:19] Auf freiwillige Unfruchtbarmachung legt G. Gerhard Wendt, der Direktor des Instituts für Humangenetik der Universität Marburg, großen Wert, wenn er in einer Studie innerhalb der sogenannten Psychiatrie-Enquête, in der Deutschlands Psychiater 1975 ihre gesammelten Wünsche niedergeschrieben haben, ausführt: »Bei der Beratung erkrankter Personen sollte man im allgemeinen den Verzicht auf Kinder befürworten. Sterilisierung und Schwangerschaftsabbruch können angebracht sein. (...) Die freiwillige Unfruchtbarmachung und der (von Psychiatern, P.L.) gewünschte Schwangerschaftsabbruch sind neben den Methoden der Empfängnisverhütung im Bereich psychischer Krankheiten ein besonders wichtiges Instrument genetischer Vorbeugung.« [1087:792] Über die freiwillige Sterilisation hinaus sind sich die modernen Psychiater in der genannten Psychiatrie-Enquête einig in der Forderung nach zwangsweiser Sterilisation 'psychisch Kranker und Behinderter', soweit diese aufgrund ihrer 'Krankheits'-uneinsichtigen Haltung nicht in der Lage sind, den sozialpsychiatrischen Erfordernissen gerecht zu werden; ohne eine einzige kritische Gegenstimme aller am Erstellen der Psychiatrie-Enquête beteiligten speziellen Berufsverbände [147:242-327] verlangen die Psychiater (im Kapitel »Rechtliche Probleme bei der Versorgung psychisch Kranker und Behinderter«): »Eine gesetzliche Regelung, die auch die Sterilisation solcher geistig behinderter Personen zuläßt, die einwilligungsunfähig sind und bei denen der Eingriff in ihrem eigenen wohlverstandenen Interesse angezeigt ist, wäre anzustreben.« [92:34] Einzig eine Kritik kam von den Psychiaterverbänden und ihren ebenfalls verbandsmäßig zusammengeschlossenen Mitläufern zu den Forderungen nach sozialpsychiatrischer Vorbeugung, wie sie von

(22) Ein Beispiel von vielen: Nicht einmal seinem fortschrittlichen Image bei weiten Teilen sich (ebenfalls) fortschrittlich verstehender Bevölkerungsgruppen tut es einen Abbruch, wenn der von Selbach ausgebildete und derzeit an der traditionsreichen Universität Gießen arbeitende Psychiater Horst-Eberhard Richter 'Fall'-Beispiele seiner Bücher regelmäßig mit 'Kurzdiagnosen' des blutsverwandtschaftlichen Umfeldes 'seiner Patienten und Patientinnen' beginnt, so z.B. die »Krankengeschichte Udo K., 1949 geb.. Vorgeschichte: Der Großvater väterlicherseits hat eine Zeitlang stärker getrunken. Sonst sind keine psychiatrischen Störungen in der näheren Aszendenz (*Ahnenreihe*) bekannt.« [881:175]

der 'Sachverständigen'-Kommission, die die Psychiatrie-Enquête zusammenstellte, gefordert worden war: »Die Verbände bedauern, daß die Sachverständigenkommission keine Vorschläge für deren organisatorische Verwirklichung formulierte.« [147:50]

Weshalb jedoch die Organisation der chirurgischen Sterilisation — in größerem Umfang — derzeit nicht an vorderster Stelle sozialpsychiatrischer Planungen steht, werden wir verstehen, wenn wir Näheres über die Wirkungsweise und die Auswirkungen moderner psychopharmakologisch-psychiatrischer 'Therapie' erfahren haben.

Niels Pörksen, ein Führer der Deutschen Gesellschaft für Sozialpsychiatrie e.V. (DGSP), im DGSP-Rundbrief 21/22 (April 1983), S. 14:

»Vieles, was in der Psychiatrie-Enquête noch als menschenunwürdige Zustände bezeichnet wurde, änderte sich nach und nach. Bauprogramme und Renovierungsprogramme sorgten dafür, daß betonierte Krankenabteilungen im Krankenhausstil auf dem noch freien Parkgelände in Großkrankenhäusern gebaut wurden und alte Bausubstanz erneuert wurde.«

Kapitel 2: Die Organisation der Sozialpsychiatrie

Abschnitt 1: Sozialpsychiatrische Registrierung

Hilfstruppen — Gemeindenahe Sammelstellen — Elektronische Datenverarbeitung — Totalregistrierung in Mannheim

Voraussetzung einer funktionierenden 'Therapie'-Kette ist die Erfassung psychisch 'kranker' Menschen, wozu Psychiater eine Hilfstruppe benötigen. Als »Soldaten des Arztes« [583:1] waren vor 1945 Kreisfürsorgerinnen »... mit all den Waffen vertraut zu machen, die heute im Kampfe für die Volksgesundheit unerläßliche Mittel sind, um die Stellungen volkszerstörender Leiden aller Art reif zu machen für den Sturm.« [583:1] Diese Soldatinnen, sogenannte 'Volkspflegerinnen', mußten »mit ihrer reichen soziologischen Erfahrung« [537:318] und »... durch kunstgerechte Erfassung, Erkennung und aktenmäßige Vorbereitung psychiatrischer und neurologischer Erbkranker dem Arzt das notwendigste Material an die Hand geben.« [537:319] Als 'Pflege'-Kräfte operierten sie von psychiatrischen Außenstellen aus und leiteten gemeinsam mit den »Revierärzten« [582:312] das Material über psychisch 'Kranke' an gemeindenahe Sammelstellen zwecks Vollzug von 'Therapie'-Maßnahmen: »Organisatorisch haben sich Sammelstellen, die alles psychiatrisch wertvolle Material eines regional abgrenzbaren größeren Bezirkes erfassen, aufs beste bewährt.« [833:105] Die in den Beratungs- und Sammelstellen im Laufe der Zeit auf Grundlage der »Vereinheitlichung des Gesundheitswesens« [260:38] gemachten Erfahrungen wurden systematisch gesammelt und zwischen den einzelnen Ämtern und den zuständigen Stellen ausgetauscht; für jede Person, über die Material vorlag, sollte eine Karteikarte angelegt werden, damit es mit der Zeit gelänge, »... die Kartei nach und nach zu einem lückenlosen Nachschlagewerk über die im Bereiche des Gesundheitsamtes wohnenden erbkranken Sippen auszugestalten.« [381:5]

Sammeln, Sondern und Ordnen waren seit jeher die drei Stützen sozialpsychiatrischer Registrierungstätigkeit [298]. Bereits 1919, im Jahre der Münchner Räterepublik, machte Kraepelin seine heute noch [30:399] als richtungweisend anerkannten Vorschläge für ein Dokumentationssystem in der Psychiatrie [632]. Knapp zwei Jahrzehnte nach seinen Vorschlägen dienten dann Personalkarteikarten, Sippentafeln, Sammelmappen, archivmäßige Verwahrung, Anstaltkarteien, 'Kranken'-Akten mit Durchschlägen für die Anstalt selbst, das Gesundheitsamt und die erbbiologische Landeszentrale als Grundlage der psychiatrischen Bestandsaufnahme. Da die 'Geisteskranken', die anderen 'Abwegigen' und die Angehörigen beider Gruppen jeweils nahe beisammen aufzufinden seien, ließe sich die sozialpsychiatrische Erfassung unter Mitwirkung der Psychiatrischen Anstalten mit Hilfe der Außendienste am einfachsten und zuverlässigsten vollziehen [891:112].

Sozialpsychiater können, auch was Registrierung betrifft, die selbstverständlich nicht auf Deutschland beschränkt ist [z.B.291:230], inzwischen auf eine große Tradition zurückblicken. Die ebenso großen Erfahrungen, die gesammelt wurden, werden genutzt, um die moderne sozialpsychiatrische Registrierung zu perfektionieren. Helmchen, der schließlich nicht nur von dem in Massensterilisationen erfahrenen und bereits genannten Mikulicz-Radecki, sondern auch von dem ebenfalls in gewissen Zusammenhängen erwähnten Selbach ausgebildet wurde [452:175], legt beispielsweise großen Wert auf standardisierte, mit EDV (elektronischer Datenverarbeitung) verwertbare Datenerfassung [490:597], wobei er allerdings bereits hoffnungsvoll in die sozialpsychiatrische Zukunft schaut: »Die Ausweitung der Dokumentation in den ambulanten Bereich psychiatrischer Versorgung zeichnet sich jedoch bereits jetzt als Zukunftsaufgabe deutlich ab.« [490:597] Globalziele solch totaler Dokumentation, die — zeitgemäß — in Form von 'Kranken'-Aktenarchiven, Lochkartendateien oder Datenbanken auf Computer-Magnetbändern oder -Magnetplatten durchgeführt werden [490:598], seien, so Helmchen weiter, sowohl die Erfassung der psychisch 'Kranken' in ihren Erscheinungsbildern, ihren biologischen und psychologisch-psychodynamischen Strukturen als auch die Erfassung ihrer biologischen, psychischen und sozialen Umgebung sowie die Erfassung der komplexen Interaktionsstrukturen zwischen den 'Patienten' und deren Umwelt [490:600]. Neben der normalen sozialpsychiatrischen Erfassung, wie sie von den behandelnden Psychiatern und deren Institutionen vollzogen werden, sind mehrfach Sonder-Erfassungssysteme verschiedener Art ruchbar geworden. Relativ bekannt ist die Datenbank der Freiburger Universitätsanstalt, wo seit 1968 mehr als 100.000 'Patienten' und 'Patientinnen' aus den neun baden-württembergischen Landesanstalten mit vollem Namen und umfangreichen persönlichen Angaben karteimäßig erfaßt sind [806:39f.]. Ebenso seit 1968 — allerdings weniger bekannt — sammelt die Gesundheitsverwaltung des Berliner Senats zentral sogenannte Basisdaten aus vier Berliner Psychiatrischen Anstalten [469]. Auch in Berlin, und zwar an der Universitätsanstalt werden Spezial-Dokumentationen über 'Psychotiker' geführt, die sich einer Dauerbehandlung unterziehen sollen [490:606]. Die umfassendste sozialpsychiatrische Registrierungsaktion läuft allerdings seit fast zwanzig Jahren in einem Modellversuch in Mannheim, wo von einem sogenannten 'Zentralinstitut für seelische Gesundheit' alle Kontakte mit Psychiatrischen Anstalten als auch mit (nicht-psychiatrischen) Krankenhäusern sowie allen Psychiater-Praxen, darüberhinaus allen kirchlichen, städtischen, freien und privaten Einrichtungen der Wohlfahrtspflege wie Altersheime, Kinder- und Jugendheime, Erziehungs-, Familien- und Eheberatungsdienste, Heime für sogenannte 'Alkoholiker' und Süchtige, Schwererziehbare usw. registriert werden. In einem ersten großen, im Jahre 1969 in der Zeitschrift 'Sozialpsychiatrie' veröffentlichten Bericht [404] meldet die Forschungsgruppe, zu der selbst der Bürgermeister der Stadt Mannheim zählt, eine außerordentliche Hilfsbereitschaft und bereitwillige Unterstützung aller an der Registrierung beteiligten Behörden und Psychiater, die sich als »außerordentlich fruchtbar« [404:126Fn.] erwiesen habe.

Abschnitt 2: Die Ausweitung der Psychiatrie

Millionenfache Behandlung — die 'tütelige alte Oma' — Die ganze Welt

Mit der derzeitigen, durch Anstaltsmauern, 'Angebote' von niedergelassenen Psychiatern und sozialpsychiatrischen 'Diensten' (noch) gegebenen verhältnismäßigen Begrenztheit ihres Betätigungsfeldes wollen sich die Sozialpsychiater selbstverständlich nicht abfinden. Hatte doch beispielsweise der später Hitler als 'Halbgott' verehrende Schweizer Psychiater Carl Gustav Jung bereits zu Beginn dieses Jahrhunderts errechnet, daß auf jede (den Psychiatern) sichtbar gewordene 'Psychose' noch zehn weitere 'latente' (verborgene) 'Psychosen' zu rechnen sind [573:83], die aufgrund ihrer Verborgenheit der psychiatrischen Behandlung nicht zugänglich sind. Als 1970 namentlich die CDU-Mitglieder Picard, Prinz Sayn-Wittgenstein-Hohenstein und von Thadden gemeinsam mit anderen CDU/CSU-Mitgliedern den Bonner Bundestag mit der Erstellung der Psychiatrie-Enquête beauftragten, sprachen die Psychiater von sechs bis sieben Millionen psychiatrisch Behandlungs-'Bedürftigen'; in jeder modernen Gesellschaft sei es notwendig, 10 bis 12% der Gesamtbevölkerung psychiatrisch zu behandeln [33:4]. Die aktuellsten Zahlen, wie sie jüngst wieder vom Berliner Senator für Gesundheitswesen und Psychiatrie im Rahmen der offiziellen Psychiatrieplanung genannt wurden, spiegeln dieselben sozialpsychiatrischen Hoffnungen wider: So geht der Berliner Senat in Anlehnung an die Psychiatrie-Enquête von 4 bis 8 Millionen psychiatrisch zu behandelnden Bundesbürgern (einschließlich Westberliner) aus [747:10].

Die Notwendigkeit der Ausdehnung des sozialpsychiatrischen Aufgabenfeldes ist also vorgezeichnet. In einer Ansprache an Gleichgesinnte am 19. Oktober 1980 räumte Dörner in seiner Eigenschaft als Führer der 'Deutschen Gesellschaft für Sozialpsychiatrie' (DGSP) die letzten Zweifel am psychiatrischen Führer-Anspruch aus: »Es soll bloß niemand sagen, wir sprächen im Namen einer kleinen, unterdrückten und verfolgten Minderheit. So ist es nicht. Wir sprechen vielmehr im Namen der ganzen Bevölkerung der Bundesrepublik, denn praktisch jede Familie hat in irgendeiner Weise mit psychischer Störung, Krankheit und Behinderung zu tun.« [214:26] Ähnliches über eine solche ausgeweitete psychiatrische 'Verantwortung', allerdings unter Einschluß auch der älteren Bürger, trug dieser Führer der Sozialpsychiater im selben Jahr an anderer Stelle vor: »In jeder Familie gibt es mindestens einen, der unter die Rubrik 'psychisch krank' fällt. Der mal Selbstmordversuche gemacht hat oder sich plötzlich umgebracht hat, oder öfter depressiv gewesen ist, oder es gibt jemanden, der säuft. In jeder Familie gibt es eine alte Oma, die tütelich ist, die Stimmen hört.« [zit.545:21]

So sind Psychiater im Rahmen ihrer sozialpsychiatrischen Tätigkeit inzwischen bereits tätig innerhalb von Schulen und Universitäten, im industriellen Bereich, in seltenen Fällen sogar innerhalb der Gewerkschaften. Sie üben gezielten Einfluß auf Kindererziehung aus; sie 'therapieren' im Militärbereich, 'beraten' Mitarbeiter des öffentlichen Gesundheitsdienstes und vieles mehr [864,II:1134-1142]. Der ehemalige Präsident der u.s.amerikanischen Psychiatervereinigung, Howard P. Rome, für den die gesamte Gesellschaft 'in einem sehr bedeutsamen Sinne' krank ist [895:727], nennt die wahre Größe des sozialpsychiatrischen 'Therapie'-Feldes beim Namen, wenn er mitteilt: »Heute kann die Psychiatrie im Grunde die ganze Welt als ihr geeignetes Tätigkeitsfeld betrachten und braucht vor der Größenordnung dieser Aufgabe keineswegs zu erschrecken.« [895:729;zit.1028:430] Um sich diese Wünsche erfüllen zu können, benötigen die Sozialpsychiater eine zeitgemäße Organisation sowie eine übersichtliche Aufteilung des 'Therapie'-Feldes, noch mehr Einfluß auf öffentliche Entscheidungsträger, ein größeres Heer von Kollaborateuren und Mitläufern sowie verfeinerte Methoden der Früherkennung der 'Schizophrenie' und anderer solcherart 'Krankheiten'.

Abschnitt 3: Sektorpsychiatrie

Gemeindenähe — Außendienst — Sozialpsychiatrisches Netz — Eine Stilfrage — Massenbedarf an Psychiatern

Bereits in den Zwanziger Jahren dieses Jahrhunderts begannen die (deutschen) Psychiater mit dem sozialpsychiatrisch motivierten gemeindenahen Vollzug der 'Therapie', wie dies der Eickelborner Psychiater Ferdinand Hürten in seinem »Tätigkeitsbericht des Außendienstes der Provinzialanstalt Eickelborn/Westfalen für das Jahr 1934« rückblickend mitteilt [537:314f.]. Zur selben Zeit fordert sein Anstaltskollege Walther Kaldewey, später 'Gutachter' bei der T4-Aktion [608:228], die Einteilung der Gemeinden »nach den Gesichtspunkten einer Klinik, d.h. über einen bestimmt abgegrenzten Bezirk von meinetwegen einigen tausend Einwohnern wird ein leitender Arzt gesetzt ...« [582:312], der die 'Patienten' untersucht, berät und ihren 'Gesundheits'-Zustand überwacht; Kaldewey weiter: »Auf diese Weise muß es gelingen, ein dichtes Netz gesundheitlicher Betreuung über Deutschland zu ziehen und ein Netz zu spannen, durch das kaum jemand wird hindurchschlüpfen können.« [582:312] Aufgabe solcher in Gemeindesektoren tätigen und unter Aufsicht der Gesundheitsämter arbeitenden 'Revierärzte' (einschließlich ihrer Helfer) sollte in bezug auf Fragen psychischer 'Krankheit' sein, diese 'Fälle' zu sammeln und sie dem sozialpsychiatrischen Außendienstpsychiater zuzuführen [582:312].

Vier Jahrzehnte nach Hürtens und Kaldeweys Berichten und Plänen bildete sich nun innerhalb der Mitarbeiter der Psychiatrie-Enquête eine Arbeitsgruppe mit dem bezeichnenden Namen 'Extramurale (*außerhalb der Anstaltsmauern zu vollziehende*) Dienste' und machte sich Gedanken über die Voraussetzung für den Vollzug einer nach Gemeindesektoren gegliederten sozialpsychiatrischen 'Therapie'. Voraussetzung sei, so die genannte Arbeitsgruppe unter Mitarbeit Niels Pörksens, des derzeitigen Führers der 'Deutschen Gesellschaft für Sozialpsychiatrie' (DGSP), »... die auf lange Sicht anzustrebende volle Sektorisierung der Patientenversorgung (... und damit, P.L.) die Einrichtung stationärer psychiatrischer Behandlungszentren im Standardversorgungsgebiet selbst.« [46:13] Denn nach Meinung der 'Sach'-verständigen Psychiater könne die psychiatrische 'Therapie' »... nur dort befriedigend stattfinden, wo ihre Teilbereiche nahtlos ineinander greifen und zwischen der vollstationären Unterbringung auf der einen, der ambulanten Behandlung, Beratung und Betreuung auf der anderen Seite Übergänge möglich sind.« [46:9] Mit dem traditionellen Stil der 'Hilfe von oben herab' könne eine solche 'moderne Hilfe' jedoch nicht verabreicht werden: Ohne gemeindenahe Herangehensweise ließen sich, so die Psychiater in ihrem Bericht, »... ausreichende Bindungen zu sich nicht als Kranke verstehenden Klienten nicht herstellen, ihre Motivation für eine freiwillige Einfügung in institutionelle und methodische Behandlungs- und Rehabilitationsgefüge nicht wecken, die grundsätzlich offenen komplementären (*ergänzenden*) Einrichtungen nicht betreiben. Dies gelingt selbst dann nicht, wenn aus einer stationären Behandlung weitergeleitete Patienten unvermittelt übernommen werden sollen, ohne daß auch die zuweisende Institution den unverzichtbaren Voraussetzungen eines ***zeitgemäßen therapeutischen Stils*** entspricht.« [46:17]

Für die Psychiatrie-Enquête schlägt Luc Ciompi aus der Schweizer Universitätsanstalt Lausanne die Schaffung eines Netzes ambulanter sozialpsychiatrischer Zentren vor; deren Aufgaben wie 'Krisen'-Intervention, Erfassung von 'Risiko'-Gruppen, beratende und 'aufklärende' Aktivitäten bei Behörden und allen möglichen Organisationen seien allerdings so weitreichend, daß sich zwecks Beratung und Koordination eine multidisziplinäre Kommission auf Bundesebene bilden solle [166:782]. Da sich die in der Psychiatrischen Anstalt vollzogene Praxis von der außerhalb der Anstaltsmauern nur durch die Frage des Stils, d.h. durch äußerliche Fragen unterscheidet, ist es für einen Sozialpsychiater zweitrangig, ob die psychiatrische 'Therapie' von großen institutionellen oder von 'alternativen Diensten' vollzogen wird (23). Wesentlich alleine ist die sozialpsychiatrische Grundaussage, das Programm, nämlich die vorbeugende Behandlung, die Registration, die gemeindenahe Ausdehnung der Psychiatrie. In seinen eigenen, scheinbar gefühlvollen Worten erläutert Dörner, wie er sich die zeitgemäße 'Hilfe' für die 'altersverwirrten, siechen, verwahrlosten, eigenartigen, häßlichen, leidenden oder störenden' Menschen, also die psychisch 'Kranken' (24) vorstellt: »Gemeindepsychiatrie als Programm — das bedeutet: Jede Region, jede Stadt, jeder Kreis schafft sich selbst die Betten, Tagesklinik-Plätze, ambulante Dienste, Clubs, Wohn- und Arbeitsmöglichkeiten, die notwendig sind, um den Bedürfnissen der seelisch leidenden oder störenden Gemeindemitglieder zu entsprechen.« [215:17] Netzartige Ausweitung der Psychiatrie innerhalb sektorisierter Bereiche der Städte und Gemeinden erfordert sowohl Geld als auch eine Vielzahl 'qualifizierten' Personals [858:77], selbstverständlich vor allem Psychiater. Wie das Berufswahlmagazin 'Uni' im Jahre 1981 mitteilt, können Gesundheitsämter und andere Behörden ihren Bedarf an Psychiatern nur noch selten decken [37:33]. In der Stadt Mannheim, die den aufmerksamen Leserinnen und Lesern bereits durch ihre 'vorbildliche' sozialpsychiatrische Registrierungsarbeit bekannt ist, hat sich unter der damaligen Mitarbeit Pörksens auch die Gemeindepsychiatrie (als über die Anstalt hinausgehende psychiatrische Praxis) in ihrer 'Freiheit' voll entfaltet [831:198f.]. Die Sozialpsychiater, so Pörksen, sind zu einem Machtfaktor geworden und erhalten inzwischen direkten Zugang zu allen möglichen Dienststellen (25); einziger Nachteil dieser Machtposition sei, daß sogar bereits Vertreter anderer Behörden die Sozialpsychiater um eben diese Macht beneiden, so daß es zu einer Gefährdung der partnerschaftlichen Zusammenarbeit komme (26). »In der Sozialpsychiatrie kommt es mehr auf das Wie als auf das Was an« [645:15], bekräftigt der Psychiater Peter Kruckenberg in seiner programmatischen Rede vor einer nach dem eben erwähnten Pionierprojekt benannten Psychiatergrup-

---

(23) Pörksen bei der Jahrestagung der 'Deutschen Gesellschaft für Sozialpsychiatrie' (DGSP) im Jahre 1981: »Die Frage, ob die Arbeit in großen staatlichen oder in sogenannten alternativen Diensten und Projekten sinnvoll und notwendig ist, was besser oder schlechter ist, das ist nicht die Alternative. In jeder Institution, in jeder täglichen Einzelentscheidung stellt sich die Frage, wie sich die Einrichtung und die Praxis des Tuns in dieser Einrichtung an unseren Grundaussagen orientiert.« [832:19]

(24) Dörner: »Sicher hat sich die Bundesrepublik mit dieser Wiedereingemeindung der psychisch kranken oder behinderten Mitbürger ein schweres Programm vorgenommen. Denn wer hat schon gern freiwillig einen altersverwirrten, siechen, verwahrlosten, eigenartigen, häßlichen, leidenden oder störenden Menschen in seiner Familie, in seiner Nachbarschaft oder in der Öffentlichkeit seiner Gemeinde?« [215:17]

(25) Pörksen: »Die Tatsache, daß sie zu einem Machtfaktor im sozialen Geschehen der Stadt geworden ist, hat mehrere Gründe. Die Gemeindepsychiatrie ist die einzige Organisation, zu deren Konzept es gehört, mit zahlreichen sozialen Diensten einen unmittelbaren Arbeitskontakt zu pflegen. Dadurch kann sie ihre Interessen an vielen Stellen gleichzeitig vertreten. Durch vielfältige Kontakte hat sie direkten Zugang zu Vorgesetzten und Dezernaten ...« [831:195]

(26) Pörksen: »Die Machtposition bringt der Gemeindepsychiatrie Vor- und Nachteile. Die Vorteile liegen darin, daß es nicht schwerfällt, einem Anliegen Gehör zu verschaffen. (...) Nachteile liegen in erster Linie in der Gefährdung der Arbeitsbeziehungen zu Mitarbeitern anderer Einrichtungen. Die partnerschaftliche Rolle der Zusammenarbeit ist in ständiger Gefahr, da die Gemeindepsychiatrie als ein Machtfaktor wahrgenommen wird.« [831:195]

pe ('Mannheimer Kreis'). Und in einem Nachrichtenblatt der Weltgesundheitsorganisation (WHO) sind auch anhand der Leitlinien für eine vor-beugende ('primäre') Psychiatrie die wesentlichen Grundsätze niedergeschrieben, wie sie innerhalb der WHO-Arbeitsgruppe 'Erstkontakte in der psychiatrischen Betreuung' im finnischen Tampere im April 1983 erneut festgeschrieben wurden: Dezentralisierung der psychiatrischen 'Dienste', um den Betroffenen innerhalb der Gemeinden, d.h. ihrem Wohnort möglichst nahe zu kommen, sowie Führungsanpruch psychiatrischer 'Fach'-Leute innerhalb multidisziplinärer, d.h. aus unterschiedlichen Berufsgruppen zusammengesetzter 'Gesundheitsdienste' (27).

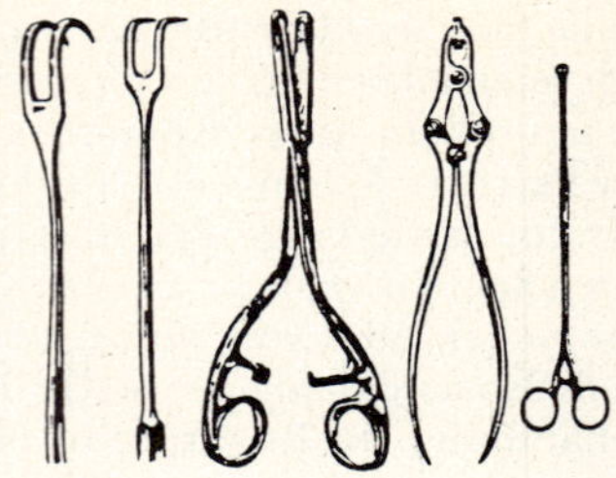

Abb. 9: Sozialpsychiatrische Behandlung: 'Therapeutische' Hilfsmittel; von links nach rechts: 2 Kletterhaken zur Durchführung der vaginalen Sterilisierung, 2 Eileiterkanal-Quetschen und 1 Eileiterkanal-Faßzange

Abschnitt 4: Sozialpsychiatrische Öffentlichkeitsarbeit

'Gemeingefährlichkeit' — Meuchelmörder und wilde Bären — Verminderung der Zahl der 'Geisteskranken' — Agitatoren — Todesfilm mit Gemütsbewegung — Karel Charva — Stabilisierung von Vorurteilen — 'Schizophrenie': Umweltverschmutzung?

Entsprechend der Größe des sozialpsychiatrischen Aufgabengebietes versteht sich von alleine, daß Sozialpsychiater Öffentlichkeitsarbeit machen müssen, sowohl um sich der Unterstützung durch Normale zu versichern, als auch um Bündnispartner unter normalen Politikern wie auch andere Helfer für die ausgeweitete sozialpsychiatrische Praxis zu gewinnen.

Sozialpsychiatrische 'Aufklärungs'-Arbeit gilt neben der Errichtung eines 'Hauses für psychisch Kranke' ('Casa de Orates') als das große Werk des neuerdings von einigen Psychiatern als historisch ersten sozialpsychiatrisch orientierten 'Fach'-Mann angesehenen Juan Gilabert Jofré, eines Paters aus dem Orden 'Unserer lieb Frau der Barmherzigkeit'. Dieser Mann, so wird in der Psychiaterzeitschrift 'Nervenarzt' in Anlehnung an alte Chroniken berichtet, stieß zu Beginn des 15. Jahrhunderts auf dem Weg zu seiner Kirche in Valencia (Spanien) auf eine Gruppe von Normalen, die auf einen 'Wahnkranken' einschlug und diesen schwer verletzte. Sofort hielt Pater Jofré, so der Bericht weiter, eine glühende Predigt und bat seine Mitmenschen ausgerechnet unter Hinweis auf eine Gefährlichkeit der 'Geisteskranken' um mehr Nächstenlie-

(27) Die WHO-Vertreter berichten über ihre Tagung zur sozialpsychiatrischen 'Region Europa' wie folgt: »In der Diskussion zeichneten sich verschiedene Grundprinzipien ab: 1) Die Förderung und Integrierung der psychiatrischen Versorgung mit anderen Gesundheitsdiensten ist eine entscheidende Komponente der Primärversorgung, doch dürfen die praktische Ausübung der individuellen fachlichen Fähigkeiten und die Führungsaufgaben von den psychiatrischen Fachkräften nicht aufgegeben werden. 2) Eine Dezentralisierung der psychiatrischen Dienste ist eine unerlässliche Voraussetzung für eine möglichst gemeindenahe Betreuung.« [348]

be (28).

In der Folgezeit 'enthüllten' Psychiater der normalen Öffentlichkeit immer wieder die 'Gefährlichkeit' der 'Schizophrenen' und anderer solcherart psychisch 'Kranken', so auch beispielsweise im Jahre 1790 der international tätige Johann Peter Frank, als er in seiner mit »System einer vollständigen medicinischen Polizey« betitelten Schrift warnte, ebenso wie vor Erdbeben, wilden Bären, tollwütigen Hunden, Meuchelmördern, Zauberern und Teufeleien auch vor rasenden, gemeingefährlichen und selbst die eigenen Kinder mordenden 'Wahnwitzigen' sehr 'auf der Huth' zu sein [305:128f.,132,214,249,352,463]. Diese Reihe gefürchteter Gefahren wird 1914 vom u.s.amerikanischen Psychiater Carlos MacDonald vervollständigt durch Pocken; so wie diese seuchenartige Krankheit durch vorbeugendes Impfen ausgerottet würde, so könnte auch durch die Verhinderung der Fortpflanzung der psychisch 'Defekten' die Gesellschaft von allen möglichen Übelständen radikal 'geheilt' werden (29). Wie seine historischen Vorgänger pocht auch Kraepelin sowohl auf die 'Großtaten menschlichen Mitleids' [630:1] als auch auf eine nach seiner Meinung vom 'Geisteskranken' für sich selbst und seine Umgebung ausgehenden Gefahr, die sich zwar nicht konkretisieren lasse, jedoch den Psychiatrie-Betroffenen in eine Reihe mit Verbrechern und ansteckend Kranken stelle (30). Mit dieser zu Papier gebrachten Gefahr sowie mit Kostengründen untermauert Kraepelin seine Forderung, unter allen Umständen und unbedingt die Zahl der 'Geisteskranken' zu vermindern (31). Um die allseitige Unterstützung von Normalen

---

(28) Der Psychiater Klemens Dieckhöfer aus der Bonner Universitätsanstalt schildert, wie Pater Jofré durch das 'gefährliche' Erlebnis mit einem 'Wahnkranken' auf die Idee zur Gründung eines 'Manicomio' (Irrenhauses) kam: »Die Idee zur Gründung eines 'Manicomio' kam dem Prediger auf dem Wege zur Kathedrale von Valencia, als eine Gruppe Neugieriger auf einen Wahnkranken einschlug und ihn übel zurichtete. Dieses Erlebnis vor Augen, so berichtet die Chronik des Becerro (Archiv des Provinzhospitals Valencia), hielt P. Jofré eine glühende Predigt und legte seinen Mitbürgern ans Herz, die Praxis der Nächstenliebe auszuüben, auch gegenüber jenen von der Umwelt Ausgestoßenen. (...) Die Wirkung der Predigt bleibt nicht aus; Mitbürger und Freunde P. Jofrés fanden sich bald zur Stiftung der Einrichtung bereit, um die Geisteskranken aufzunehmen. Hatte doch P. Jofré am Schluß seiner Predigt gleichsam nochmals in knapper Zusammenfassung das Los dieser Menschen aufgezeigt und die Dringlichkeit einer derartigen Institution dargestellt. Hierbei faßte er die Charakteristika der Geisteskrankheiten mit allen ihren Konsequenzen erstmalig in der Geschichte in typisch medizinischem Sinne in folgende Worte: Unschuldigkeit, Unverantwortlichkeit, Gefährlichkeit sowie Notwendigkeit einer besonderen Behandlung.« [204:666]

(29) In seiner Eigenschaft als Präsident des (damaligen) u.s.amerikanischen Psychiatervereins 'American Medico-Psychological Association' führt MacDonald wörtlich aus: »Daß eine radikale Heilung von den Übelständen, welche die Existenz einer Klasse von unterhaltsbedürftigen Schwachsinnigen mit sich bringt, erreicht würde, wenn alle Geistesschwachen, alle unheilbar Geisteskranken und alle Epileptiker, alle Imbezilen (*'Haltlosen'; geringer Grad von 'Schwachsinn'*), alle rückfälligen Verbrecher, all diejenigen, die offensichtlich an einem Mangel an Willen leiden, und alle unverbesserlichen Trunkenbolde sterilisiert würden, ist ein Vorschlag, der von selbst einleuchtet. Durch diese Maßnahmen könnten wir in ein oder zwei Jahrzehnten die Fortpflanzung der psychisch Defekten nahezu, wenn nicht gar vollständig, zum Erliegen bringen, und zwar genauso sicher, wie wir die Pocken vollständig eliminieren (*ausmerzen*) könnten, wenn jedermann erfolgreich geimpft würde.« [710;zit.153:61]

(30) Bereits im Jahre 1900 bedeuten die 'Geisteskranken' in Kraepelins programmatisch mit »Die psychiatrischen Aufgaben des Staates« überschriebenen Aufsatz »... für sich selbst wie für ihre Umgebung nach den verschiedensten Richtungen hin eine Gefahr, deren Grösse sich im einzelnen Fall schwer abschätzen lässt. Allgemeine Massregeln zur Verhütung dieser Gefahr sind demnach gegen Geisteskranke in entsprechender Weise nötig wie gegen Verbrecher oder, wenn man lieber will, wie gegen ansteckende Kranke.« [630:1]

(31) Unter Verweis auf die von den 'Geisteskranken' ausgehende Staatsgefährdung schreibt Kraepelin im Jahre 1900: »Wenn die Geisteskranken für den Staat eine Gefahr und eine Last bedeuten, so wird er unter allen Umständen auf eine Verminderung ihrer Zahl oder doch auf eine Verlangsamung ihrer Zunahme hinzuwirken haben.« [630:2] 1918, kurz vor Kriegsende, stellt Kraepelin die Kostenfrage in den Vordergrund, um freie Hand für seine sozialpsychiatrischen Absichten zu fordern: »Die Kosten, die unsere heutige Irrenfürsorge verschlingt, sind so ungemein hohe, daß alle Bestrebungen, die deren

für die sozialpsychiatrischen Bestrebungen zu gewinnen, gilt demzufolge die Öffentlichkeitsarbeit als Gebot der modernen Sozialpsychiatrie. In einem 1920 vor deutschen Psychiatern gehaltenen Vortrag fordert der Wiener Psychiater Erwin Stransky eine direkte Einflußnahme auf die Agitatoren der großen Volksparteien (32), um sie für eine breite sozialpsychiatrische 'Aufklärungs'-Arbeit zu gewinnen: »Wie es planvoller Agitationsarbeit gelungen ist, in breiten Schichten des Volkes starke Unlustbetonungen gewisser Vorstellungen vorzubilden und sofort wach und wirksam werden zu lassen, sobald etwa in Wort und Schrift von 'Reaktion' oder von 'Bolschewismus' die Rede ist, so darf man sich vorstellen, könnte es geschickter und methodischer Aufklärungsarbeit gelingen, die breiten Massen zur inneren und äußeren Abwehr alles als psychopathisch (*'geisteskrank'*) sich Kennzeichnenden zu erziehen und dazu zu erziehen, daß sie in dem wie immer gefärbten Fanatiker den Entarteten erkenne, der ihr entsprechend vorzubildendes Gefühlsleben nicht anziehen, sondern abstoßen müßte.« [1019:275] Nachdem (in Deutschland) diejenige Volkspartei die politische Macht erhalten hatte, deren Führer und deren Agitatoren schon von vornherein dieses Gespür für alles 'Geisteskranke' und 'Entartete' besaßen, konnten die Gesundheits- und sonstigen Behörden angemessen ihrer Pflicht nachkommen, »... den Gesundheitsoffizieren die Waffen zu liefern und zu schärfen« [582:292]; die Reichspropagandaleitung lieferte Aufklärungsfilme über 'Geisteskranke', denen durch Sterilisation 'geholfen' werden sollte [826:33]. SS-Zeitschriften wie z.B. 'Das schwarze Korps' berichteten über deren 'Gemeingefährlichkeit' [54:97]. Über die 'aufklärende' Wirkung des Films »Dasein ohne Leben«, der mit den 'schönsten' Krüppeln und Gehirnkranken in der Psychiatrischen Anstalt Grafeneck gedreht wurde und der mit stimmungsvoller Musik die sozialpsychiatrische 'Therapie' der 'Patientinnen' und 'Patienten' von ihrem Auskleiden im 'Baderaum' über das Aufdrehen des Gashahns, den Todeskampf der Betroffenen und ihre Verbrennung bis hin zum Urnenversand zeigte, urteilte Carl Schneider, Professor der Psychiatrischen Universitäts-'Klinik' Heidelberg und T4-'Gutachter', nach einer Vorführung des Films für einen speziellen 'Experten'-Kreis: »Zumal in der Untermalung durch Musik hielt ich den Film in seiner jetzigen Form für außerordentlich glücklich. Wenn die Schlußpunkte nicht mehr zu elegisch (*wehmutsvoll*) gesprochen werden, sondern dem Worte 'Erlösung' der Charakter einer erhebenden Verpflichtung gegeben wird, kann der Schluß ... nach meinem Empfinden unverändert gelassen werden ... Der Film hat auch auf die psychiatrische Zuhörer- und Zuschauerschaft eine tiefe Gemütsbewegung ausgeübt.« [zit.608:344]

Derzeit wollen Psychiater, wie sie in der Psychiatrie-Enquête angekündigt haben, die 'Aufklärung' der Bevölkerung über psychische 'Krankheit' weiter intensivieren [92:16]; die öffentliche Meinung soll beeinflußt werden, um sich der Unterstützung durch die Bevölkerung weiterhin zu versichern (33). Seine Bemühungen, 'den Weg des Arztes zum Kranken auszubauen', verfolgt der Mediziner Michael Lukas Moeller, von dem noch näher die Rede sein wird, mittels Medieneinsatz aller Art; im 'Nerven-

---

Verminderung möglich erscheinen lassen, unbedingt allseitige Unterstützung finden müssen.« [633:272]

(32) In seinem Vortrag »Der seelische Wiederaufbau des deutschen Volkes und die Aufgaben der Psychiatrie' führt Stransky im Mai 1920 in Hamburg aus: »Uns Psychiatern obliegt eine gewaltige prophylaktische (*vorbeugende*) Aufgabe; wir müßten die Apostel einer besseren Zukunft unseres Volkes werden, wir müßten aber, um es zu werden, heraus aus unserem Turm, heraus aus dem Banne der alten, soliden, aber nicht zum Ohre noch zum Herzen des Volkes dringenden Methoden der Propaganda, wir müßten praktische Seelengewinnung lernen, besonders von den Agitatoren der großen Volksparteien (...). Sollte es so sehr undenkbar sein, daß sich Männer in unserer Mitte finden, die solcher Forderung gerecht werden könnten? Mit deren Hilfe über ganz Deutschland ein Netz redegewandter, temperamentvoller Lehrer und Agitatoren geworfen werden könnte?« [1019:274]

(33) Die Psychiatrie-Enquête im Wortlaut: »Man kann ausgehen von der individuellen Prävention, bezogen

arzt' schreibt er: »Die Öffentlichkeitsarbeit ist als Therapie des Krankenverhaltens zu verstehen. Die gering geschätzte sogenannte Populärwissenschaft ist potentiell eine therapeutische Maßnahme ersten Ranges. Der Hauptzugang zu den Laien ist durch die Massenmedien gegeben.« [749:356f.] Beispiel einer solchen Einwirkung auf die Öffentlichkeit ist die 'Diagnose Psychose', mit der posthum ein — zuvor unangezweifelter — Normaler namens Karel Charva versehen wurde, der im Juni 1983 mit einer Maschinenpistole in einer Schule in Eppstein/Hessen ein Blutbad anrichtete; den anschließenden Polizeieinsatz überlebte er nicht. Charva, der seine Tat zielbewußt geplant und sich zu ihrer Durchführung Mut angetrunken hatte, und dessen Leichnam noch bei der Obduktion nach Alkohol roch, sei, so der Obduktionsbefund von Joachim Gerchow, dem Leiter des Frankfurter Instituts für Rechtsmedizin, prompt von 'paranoid-halluzinatorischen' Vorstellungen, also einer akuten 'Psychose' befallen gewesen [9].

Nachdem im Jahre 1970 eine von u.s.amerikanischen Sozialwissenschaftlern durchgeführte Untersuchung bekannt wurde, nach deren Ergebnis Aufklärungskampagnen zum Abbau von Vorurteilen gegenüber psychisch 'Kranken' alleine durch diese Bezeichnung ('psychisch krank') entscheidend zur Stabilisierung negativer Stereotypen (erstarrter Vorstellungen) beitragen [918;919;599:132], fordern Sozialpsychiater verstärkt solcherart 'Aufklärungs'-Arbeit. In einem für die Psychiatrie-Enquête angefertigten 'Gutachten' zum Abbau von Vorurteilen gegenüber 'psychisch Kranken und Behinderten' schlägt Asmus Finzen, späterer Führer der 'Deutschen Gesellschaft für Sozialpsychiatrie' (DGSP), alle möglichen Formen sozialpsychiatrischer 'Aufklärung' vor: Erfassung von Schlüsselpersonen in Gemeinden und Politik; lokale Vortrags- und Diskussionsveranstaltungen mit dem Ziel, Laienarbeitsgruppen und psychiatrische Hilfsvereinigungen zu gründen; 'Aufklärung' von Angehörigen, Freunden und Nachbarn; Bildung von durch Laien gesteuerten 'Patienten'-Clubs außerhalb der Anstalten; überregionale Kampagnen; Berichte in Rundfunk, Fernsehen, Broschüren; Pressemeldungen; Öffentlichkeitsarbeit wie 'Tag der offenen Tür'; Werbung für 'Beratungs'-Stellen; Anheuern 'qualifizierter' Journalisten, journalistische Schulung 'qualifizierter' Psychiater und Förderung spezieller Pressedienste; Beeinflussung der 'Fach'-Öffentlichkeit usw. usf. [283:1138] (34). Ein besonders treffendes Beispiel sozialpsychiatrischer Öffentlichkeitsarbeit und 'Abbaus' von Vorurteilen gegenüber 'Schizophrenen' und anderen solcherart psychisch 'Kranken' stellt schon der Titel eines Buches dar, das Dörner 1979 gemeinsam mit Gleichgesinnten schrieb und das psychische 'Krankheit' ausgerechnet auf eine Stufe stellt mit Umweltverschmutzung; der Buchtitel, mit dem dieser Abschnitt abgeschlossen werden soll, lautet in der Tat: »Gemeindepsychiatrie — Gemeindegesundheit zwischen Psychiatrie und Umweltschutz« [219].

---

auf verschiedene Lebensphasen, wobei den präventiven Maßnahmen in der Kindheit die größte Bedeutung zukommt. Weitere Maßnahmen sind erforderlich im Bereich der Wohngemeinde, im überörtlichen Bereich und schließlich in der gesamten Gesellschaft. Voraussetzung ist die Beeinflussung der öffentlichen Meinung, so daß die Notwendigkeit psychohygienischer Maßnahmen allgemein anerkannt wird.« [92:395]

(34) Ein solcherart 'qualifizierter' Journalist ist der bei der linken 'Tageszeitung' in Berlin beschäftigte Psychologe Klaus Hartung, der in psychiatriekritischen Kreisen aufgrund seiner freundschaftlichen Beziehungen zu Sozialpsychiatern als 'Hofberichterstatter der DGSP' gilt und der keine Gelegenheit ausläßt, die Psychiatrie-Enquête als positive Reform und die DGSP als sozialreformerische Organisation anzupreisen. So schreibt Hartung beispielsweise im Rahmen eines Berichtes über die DGSP-Jahrestagung in Berlin im November 1984: »Die DGSP ist (...) sicherlich eine unverzichtbare Einrichtung, weil sie immer verläßlich ist für Leute in Not, die sonst keine Fürsprecher haben.« [425]

Abschnitt 5: Helfer der Psychiatrie

Laien-Hilfe — Club 'Zwitscherstube' — Sensibilisierung der Öffentlichkeit

Seit Bestehen sozialpsychiatrischen Gedanken-'Guts' gibt es eine Vielzahl normaler Hilfswilliger, die gerne bereit sind, Psychiater bei der Erledigung ihrer umfangreichen Behandlungsprogramme zu unterstützen [92:61]. Im bereits erwähnten Psychiatrieplan des Berliner Senats beispielsweise, der sich eng an die Vorgaben der Psychiatrie-Enquête hält, ist noch einmal klargestellt, worin Psychiater den besonderen Wert der psychiatrischen Helfer sehen: »Laienhelfer in ehrenamtlichem Dienst ist besser als jedes andere Mittel geeignet, noch bestehende Schranken gegenüber psychisch Kranken abzubauen.« [747:9] Solche Hilfswilligen-Unterstützung sieht der bereits erwähnte Asmus Finzen aus denselben Motiven heraus als zusätzliche und langfristig wirksame Form sozialpsychiatrischer Öffentlichkeitsarbeit an, besonders wenn diese Unterstützungsangebote von angehenden Akademikern angedient werden: solcherart Laien, oft Studenten, die später einflußreiche Posten als Lehrer, Richter oder Betriebsleiter erhalten, könnten dann mit ihrem in der Laien-Arbeit erworbenen Wissen psychisch 'Kranke' schnell erkennen und — scheinbar unvoreingenommen — psychiatrischer 'Therapie' zuführen (35). Als Partner der Psychiater haben sich die (deutschen) Laien-Helfergruppen — vom 'Hannoveraner Lebensdienst e.V.' über den 'Sozialpsychiatrischen Freundeskreis Wunstorf e.V.' und die 'Freunde und Helfer für psychisch Kranke Andernach e.V.' bis hin zum Stuttgarter 'Club Zwitscherstube' — bundesweit organisiert [1039;805:64f.]. Den Mitglieder-Gruppen dieses 'Dachverbandes psychosozialer Hilfsvereinigungen e.V.', der sich nach eigenen Worten in untrennbarem thematischen Zusammenhang mit der Psychiatrischen Anstalt verwoben sieht (36), geht es um die »Entwicklung von Vertrauen bei den Patienten« [12]. Der 'Miteinander-Füreinander e.V.' in Remscheid beispielsweise schlägt den psychisch 'Kranken' vor: »Wenn Sie das Gefühl haben, einsam und verlassen zu sein, dann sind Sie bei uns gut aufgehoben.« [zit.805:75] Ansonsten haben die hilfswilligen Laien-Gruppen ebenfalls dieselben Ziele wie Psychiater: Entwicklung einer sozialpsychiatrischen 'Therapie'-Kette mit Vorbeugung, Früherkennung und Nach-'Sorge' [805:65-78]; dafür zu sorgen, daß in den einzelnen Städten und Gemeinden 'Gemeindenahe Psychiatrie' kein Fremdwort bleibt [542]. Selbstverständlich betreiben diese Helfergruppen auch eine wirksame 'Aufklärung' der Öffentlichkeit: »Wir möchten die Bevölkerung für den psychisch Kranken sensibilisieren (*empfindlich machen*).« [168]

---

(35) In einem 'Gutachten' für die Psychiatrie-Enquête schreibt Finzen: »Der Student, der bei uns Laienarbeit geleistet hat, kann die Erfahrungen, die er in der Begegnung mit psychisch Kranken gesammelt hat, später in seinem Beruf anwenden und weiterverbreiten. Er ist schlechthin der ideale Experte: Er weiß, wie es ist, denn er hat es gesehen und ist, anders als der Psychiater, nicht Partei. Zudem hat seine Fähigkeit zugenommen, Symptome psychisch Kranker von anderem abweichenden Sozialverhalten zu unterscheiden. Die Wahrscheinlichkeit ist größer geworden, daß er in seinem Beruf als Lehrer, Richter oder Betriebsleiter psychisch Kranke erkennen und zum Arzt schicken wird, statt sie sozialen Sanktionen auszusetzen. Mit anderen Worten: das studentische Engagement in der Psychiatrie ist also eine langfristig wirksame Form der psychiatrischen Öffentlichkeitsarbeit.« [283:1133]

(36) Inge Schöck stellt als Vorsitzende des 'Dachverbandes psychosozialer Hilfsvereinigungen e.V.' klar: »Laienhilfe steht in einem untrennbaren thematischen Zusammenhang mit der Institution psychiatrisches Krankenhaus.« [Gw.805:3]

Abschnitt 6: Sozialpsychiatrische Früherkennung

'Drohende' Geschlechtsreife — Psychiatrischer Sturm — Sozialpsychiatrische 'Beratung' — Psychiatriekontakt und Behandlungswahrscheinlichkeit — 'Treffpunkt Waldstraße' — Ausforschung eines Stadtteils — Gefühlskontrolle

Eine sozialpsychiatrische Hauptaufgabe ist seit jeher die sogenannte 'Frühdiagnose' [1020:42,73-75]. Diese kann durch Anstalten selbst, durch sogenannte 'Beratungs'-Stellen des psychiatrischen Außendienstes oder aber von dort aus durch gemeindepsychologisch ausgebildete sozialpsychiatrische Forscher betrieben werden.

Eine für Sozialpsychiater zentrale Begründung für eine möglichst frühe Erfassung psychisch 'Kranker' lieferte der Psychiater Hans Bürger-Prinz, späterer Ausbilder Dörners (wie Abb. 10 belegt), in seinem Vortrag »Der Beginn der Erbpsychosen«, den er auf der 1. Jahresversammlung der 'Gesellschaft Deutscher Neurologen und Psychiater' (GDNP) Anfang September 1935 in Dresden hielt: »Zweifellos muß die Forschung ihr Augenmerk mehr als bisher den Jugendlichen zuwenden. Die Ausführung des Gesetzes zur Unfruchtbarmachung Erbkranker läßt zwangsläufig den Gesichtspunkt in den Vordergrund treten, der eine gründliche Kenntnis der bei Jugendlichen möglichen Psychosen, Entwicklungen, Reaktionen usw. zur Voraussetzung hat, nämlich die Erfassung des Erbkranken vor der Fruchtbarkeitsperiode. Die letzten Arbeiten aus dem Rüdinschen Institut über die Fruchtbarkeit psychotischer Erwachsener haben gezeigt, wie wichtig es ist, die Diagnose schon vor der Periode zu sichern, in der Menschen im allgemeinen fruchtbar werden. (...) Die so sehr betonten und wichtigen Prinzipien der Auslese in Erziehung, Erziehungsberatung, staatlich übernommener Erziehung usw. verlangen eine ausgedehnte Kenntnis derjenigen Jugendlichen, an deren Förderung und Unterstützung die Allgemeinheit ein Interesse haben kann, verlangen damit die Kenntnis unabänderlicher Anlagekomplexe, die einer sozialen Verwertbarkeit des Einzelfalles entgegenstehen und fordern hiermit zugleich die Maßnahmen für ihre Ausschaltung. (...) Bezüglich der Handhabung des Erbgesundheitsgesetzes ist darauf hinzuarbeiten, daß jeder gröber auffällige Jugendliche eingehend im Auge behalten werden muß. Nur längere Verfolgung und eingehende Fallkenntnis lassen diagnostische Sicherheit erreichen. Dazu ist ja auch Zeit, denn Fruchtbarkeit in oder kurz nach der Pubertät ist nur in den allerseltensten Fällen zu erwarten. Bei gründlicher Überwachung der in Frage

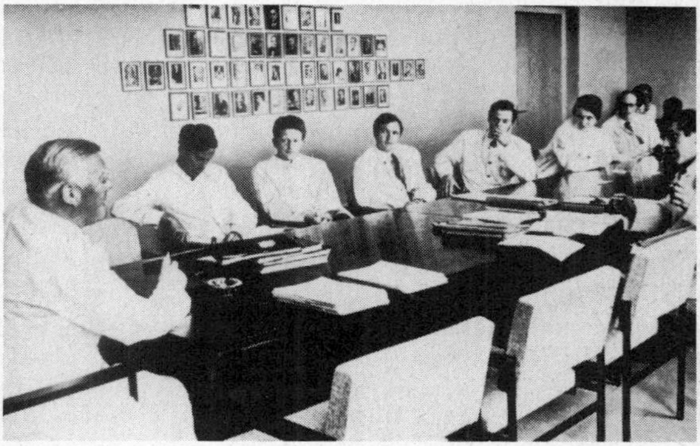

Abb. 10: Psychiatrische Ausbildung: Lehrer und Schüler (links: Hans Bürger-Prinz [1898 —1976]; 3. von links: Klaus Dörner [geb. 1943])

kommenden Jugendlichen lassen sich aber vor der Fruchtbarkeitsperiode mit Sicherheit diejenigen herauslesen, die wegen der psychotischen Natur ihrer seelischen Erscheinungen dem Erbgesundheitsgesetz nach von der Fortpflanzung ausgeschlossen werden müssen.« [143:77/83] Der bereits erwähnte Walther Kaldewey schlug im selben Jahr vor, in psychiatrischen Kursen spezielle 'Kreisfürsorgerinnen' ausbilden zu lassen, die psychisch 'kranke' Menschen und deren Familien und insbesondere deren 'krankhaft' verändertes Gefühlsleben bis ins kleinste Detail erfassen sollen (37), um dadurch »... die Stellungen volkszerstörender Leiden aller Art reif zu machen zum Sturm.« [583:1] Denn, so Kaldewey weiter: »Wenn man einen Feind angreifen will, so muß man ihn kennen. Man muß wissen, mit welchen Mitteln er arbeitet, wie und wo man ihn fassen kann.« [583:1] Auf die Möglichkeit, über sogenannte 'Beratungsstellen' zu Informationen über die Bevölkerung zu kommen, wies Kaldeweys Anstaltskollege Hürten im selben Jahr hin: 'Beratungs'-Stellen sollten (vorläufig freiwillige) 'Beratung' anbieten, damit die Sozialpsychiatrischen 'Dienste' an den Gesundheitsämtern ihre 'Patienten'-Dokumentation vervollständigen konnten (38). Eine bessere Durchschlagskraft der angebotenen 'Hilfe' sollte die Umbenennung der Außenstellen der Psychiatrischen Anstalten in 'Beratungsstellen' bringen. Die Bedeutung der Umbenennung liegt darin, wie Hürten treffend ausführte, »... daß die Bezeichnung 'Beratungsstunde für Nerven- und Gemütsleidende' beim Publikum einen besseren Anklang findet als der Titel 'Heilanstalt', welcher niemals frei von einem gewissen Odium ist. Durch die Verselbständigung des Außendienstes wird im allgemeinen das Vertrauen des Publikums gefördert und den psychiatrischen Belangen besser erschlossen.« [537:317]

Psychiatrische Beratung wird von Psychiatern als Technik erkannt, vor-beugend die sogenannte 'Ziel-Mittel-Diskrepanz' zu senken — so Alf Trojan, Schüler Dörners und Psychiater in der Universitätsanstalt Hamburg-Eppendorf [1050:145]. Die Entfernung zwischen psychiatrischen 'Therapie'-Mitteln und deren Zielen, den 'Patientinnen' und 'Patienten', könne so entscheidend verkürzt werden. Trojan bestätigt seiner Kollegenschaft anhand von international zusammengetragener 'Fach'-Literatur, daß beispielsweise ein (altersmäßig) frühzeitiger Behandlungskontakt für die Betroffenen mit einem hohen Risiko einhergeht, öfters in die Anstalt eingewiesen zu werden [896]. Ebenso steigt durch die Anzahl von Kontakten mit Sozial- und Gesundheits-Institutionen, insbesondere wenn dort Psychiater mitarbeiten, die Wahrscheinlichkeit, unter Zwang in die Anstalt gebracht zu werden [412].

Schon im Jahre 1936 erkannte Kaldewey, daß die auf die Früherkennung psychischer 'Krankheiten' abgerichtete sozialpsychiatrische Persönlichkeitsforschung an die 'Forderungen der Zeit und der Zukunft' angepaßt werden muß [582:302]. Im modernen Berliner Psychiatrieplan wird diese sozialpsychiatrische Forderung beispielswei-

---

(37) Kaldewey: »Ohne daß wir nun den Fürsorgerinnen einen tiefgründigen Unterricht geben über die Probleme biologischen Geschehens, muß ihre Aufmerksamkeit so erzogen werden, daß sie sich gespannt auf alle Dinge richtet, die beobachtet werden können. (...) Die Fürsorgerin muß wissen, daß nichts unwesentlich ist. (...) Ausgehend von dem Gesichtspunkt, daß der Mensch auf seine Krankheit in seiner Weise reagiert und infolge der Lockerung des Persönlichkeitsgefüges durch den seelischen oder geistigen Krankheitsprozeß Einzelzüge als solche sichtbar werden, muß die Fürsorgerin sich Kenntnisse erwerben über einige Bausteine des Charakters und Temperaments, als da sind: Phantasie, Geltungsstreben, Gemüt, Gefühl, Stimmung, Verstimmung, Triebe und Antriebe, geschlechtliche Anlagen usw.« [583:3]

(38) »Die Inanspruchnahme der Beratungsstellen für Erb- und Rassenpflege solle zunächst eine freiwillige sein, so daß man es bei diesen Abteilungen der Gesundheitsämter mit Menschen zu tun haben werde, die bei der Beschaffung der Unterlagen bereitwillig mitwirken werden. Dadurch würde insbesondere erreicht, daß die Gesundheitsämter Erfahrungen sammeln und die erbbiologische Kartei vervollständigen können, um gerüstet zu sein ...« [537:324]

se berücksichtigt, wenn es um die Errichtung von psychiatrischen Kontakt- und Anlaufstellen geht: Ohne Schwellenangst sollen diese in Anspruch genommen werden, damit das in solchen Institutionen wartende, 'fachlich' qualifizierte Personal angemessen 'beraten' und weitervermitteln kann [747:16].

Wie eine solche sozialpsychiatrische Ausforschung und Früherkennung konkret aussieht und vonstatten gehen kann, läßt sich an den Forschungsmethoden nachvollziehen, die derzeit von der (in das von der Bundesregierung Bonn in Auftrag gegebene und finanzierte 'Modellprogramm Psychiatrie' integrierten) 'Beratungs'-Stelle 'Treffpunkt Waldstraße' in Berlin-Moabit betrieben wird — einem Stadtteil, der dem durch große sozialpsychiatrische Traditionen gekennzeichneten Bezirk Berlin-Tiergarten angehört. Diese moderne sozialpsychiatrische Forschungsstelle soll exemplarisch und verknüpft mit den bestehenden psychiatrischen 'Diensten' [839:4;840:1f.] dazu beitragen, so eine Ankündigung im Schaufenster des 'Treff'-Punktes, »... die seelische Gesundheit von einzelnen Menschen, von Gruppen, von Umwelten im Stadtteil zu erhöhen.« [zit.671:3] Dazu arbeiten die Mitarbeiter dieser Institution, wie aus internen Berichten hervorgeht, mit der Polizei und dem behördlichen 'Sozialpsychiatrischen Dienst' zusammen [230:8]; Aufgabe der mitarbeitenden Psychologin Christiane Adam, die mittlerweile zur Führerin der 'Berliner Gesellschaft für Sozialpsychiatrie' (BGSP) aufstieg, war beispielsweise die Sammlung und Archivierung von Literatur und Informationen über den Stadtteil [6:3]. Über Bürgerinitiativen und andere freie Gruppen wurde ein Dossier angefertigt; seit dem Zeitpunkt, als der damit beauftragte Mitarbeiter anscheinend eigene Gedanken entwickelte und deshalb dieses Dossier nicht formell abschließen, sondern zurückbehalten wollte, gilt es (diesem möglicherweise unzuverlässig gewordenen Mitarbeiter gegenüber) als 'spurlos verschwunden' [231:1f.]. Kontaktaufnahme zwecks Ausforschung der Bewohner und Bewohnerinnen des Stadtteils wird darüberhinaus noch gleichzeitig genutzt als Öffentlichkeitsarbeit, um der Psychiatrie mißtrauisch gegenüberstehenden Menschen wie Kommunisten, Linken, Skeptikern usw. — so die Psychologin Bärbel Kretschmer in ihrer Diplomarbeit über Ausforschungsergebnisse im Gebiet um den sozialpsychiatrischen Treffpunkt — eben die möglicherweise vorhandene Skepsis zu nehmen [640:48f.].

Da die 'Krankheits'-uneinsichtigen Moabiter Bürger, die der 'Hilfe' besonders dringend 'bedürfen', die angebotenen 'Beratungen' nicht wahrnehmen wollen ('können') [671:5], sah sich der Leiter der wissenschaftlichen Begleitforschung, der psychiatrisch erfahrene Psychologe und Mediziner Heiner Legewie, Spezialist für Psychodiagnostik, gezwungen, auf der gezielten Suche nach für sein gemeindepsychologisches Erkenntnisinteresse bedeutsamen Menschen eine Wohnung mitten unter seinen Forschungsobjekten zu beziehen [671:10f.], und zwar im Moabiter Stephanviertel, einem Sanierungsgebiet mit einer sehr agilen Mieterinitiative (39). Dort spielte Legewie gezielt die Rolle eines privaten Buchautors, wie er in einem für Kollegen geschriebenen Artikel frohlockt: »Ich trat als jemand auf, der im Viertel wohnte, um Material für ein Buch über das 'Leben im Stephanviertel' zu sammeln. Diese Rolle erlaubte mir, meine Informanten bei Bedarf um formelle Interviews zu bitten.« [672:224] Sein wirkliches Forschungsziel 'Erhebungen zum Vorkommen psychosozialer Probleme und Störungen in Moabit' [672:224] verschwieg er, denn bei seiner Datensammlung ging es schließlich um die »Fähigkeit zum Herstellen von Vertrauen als Voraussetzung für Wahrhaf-

(39) Wie Legewie auf dem '2. Kongreß für Klinische Psychologie und Psychotherapie' in Berlin im Jahre 1982 vortrug, besitzt das Stephanviertel als 'Problemgebiet von Moabit' [671:6] immer noch eine lebendige und gewachsene städtische Lebensqualität [671:9]; allerdings ist in solchen von Arbeitern, Studenten und vermögenslosen alten Menschen bewohnten Stadtgebieten bei Stadtsanierungsmaßnahmen aufgrund der 'Anpassungsunfähigkeit' der Bewohner eben deshalb verstärkt mit dem Auftreten psychischer 'Störungen' zu rechnen, wie die Psychiater in der Psychiatrie-Enquête vermerkten [92:391].

tigkeit und Tiefgang im Interview« [671:13] — zumindest auf seiten der Befragten.

Mittels solch tiefgehender Interviews befragte Legewie polizeiliche Kontaktbereichsbeamte (KOBs), Richter, Ärzte, Hauswartsleute, Sozialarbeiter, Nachbarn usw., um am 'Fall' einer in die Psychiatrische Anstalt gesperrten, sozial unangepaßten Frau herauszufinden, inwieweit diese Frau vor ihrer Einweisung von ihrer normalen Umwelt toleriert worden war, inwieweit die Beteiligten die Zwangseinweisung guthießen [671:3]; wesentlich ist dabei für Legewie die Frage, ob den Beteiligten die Typisierung der eingesperrten Frau als 'nicht normal' mildernde Umstände in der emotionalen Bewertung ihrer Lebens- und Sinnesweise (verschmutzte Fenster, Aufsammeln kranker Tiere usw.) eintrug [671:24] (40). Dazu Legewie: »Wenn ich die Handelnden im Geschehen beobachte, erhalte ich meine Deutungen ihres Handelns, wenn ich mit ihnen über das Geschehen rede, erhalte ich ihre eigenen Deutungen.« [671:17] Durch die von den an psychiatrischen Aktionen Beteiligten gemachten Aussagen, die Legewie, Sohn eines Apothekers, hinterher am Schreibtisch interpretiert (41), erhofft er sich zuletzt, deren Lebensproblem-Wahrnehmung konkret nachvollziehen, deren Lebensprobleme aus deren eigener Sicht beschreiben zu können [671:28f.] — ***die*** Voraussetzung, um möglichen Störungen des normalen Lebens-Vollzuges mit psychiatrischen Mitteln optimal vorbeugen zu können (42).

---

(40) Seine Interessenschwerpunkte nennt Legewie wie folgt: »Glück, Zufriedenheit, seelische Gesundheit, Normalität. Was erleben die Bewohner des Viertels als positiv, gesund, normal? Wodurch geben sie ihrem Leben einen Sinn? Lebensprobleme. Wie sehen die Bewohner ihre Probleme und wie gehen sie damit um? Soziales Netzwerk. Wer kennt wen, spricht mit wem, wieweit sind die sozialen Kontakte hilfreich oder belastend? Institutionen. Wie erleben die Bewohner die Eingriffe von Ämtern und Experten? Welche Art von institutioneller Hilfe wünschen sie sich? Ausgrenzung. Unter welchen Bedingungen und durch welche Handlungen kommt es zur Isolierung und Ausgrenzung einzelner Bewohner?« [672:224]

(41) Legewie geht es, wie er selbst ausführt, »... nicht nur um die Deutungsmuster und Regeln des sozialen Handelns — ebenso wichtig sind die mit diesem Handeln verbundenen Gefühle. Zu ihrer Entschlüsselung bin ich angewiesen auf die Wahrnehmung meiner eigenen Betroffenheit, meiner gefühlsmäßigen Beteiligung im Geschehen, sei es bei der teilnehmenden Beobachtung, beim narrativen (*erzählerischen*) Interview oder bei der Schreibtischarbeit der Interpretation.« [671:8]

(42) Die Chancen zur Früherkennung und somit vorbeugenden Behandlung abweichender, psychisch 'kranker' Einstellungen und Lebensäußerungen, wie sie von dem genannten Projekt 'Treffpunkt Waldstraße' und Legewie betrieben werden, sind groß, da selbstverständlich auch sich alternativ gebende Mediziner wie in diesem Fall der über die Alternative Liste Tiergarten ins Amt gelangte Gesundheitsstadtrat Christoph Trautner solchen sozialpsychiatrischen Forschungsprojekten einen verstärkten alternativ-unbürokratischen Anstrich verleihen (wollen). In einem Interview mit der linken Mediziner- und Psychiater-Zeitschrift 'Dr.med. Mabuse' äußert der 'grüne Teufel' Trautner — wie er meint, gesehen zu werden — seine Vorstellungen, wie der sozialpsychiatrische 'Treffpunkt' noch 'erfolgreicher' arbeiten könne: »Ich habe meine Vorstellung zu einer kommunalen Gesundheitspolitik in Tiergarten, wo ich denke, daß einiges weitergeführt werden soll, das jetzt begonnen wurde. Das Krankenhaus Moabit soll als mittleres Krankenhaus mit den wesentlichen Disziplinen erhalten bleiben. In der Psychiatrie halte ich es für wichtig, den ambulanten Bereich zu konsolidieren (*festigen*), die sinnvollen Einrichtungen zu belassen und weiter auszubauen. In dem Neubauviertel Tiergarten-Süd wünsche ich mir eine gemeinsame Einrichtung und Zusammenarbeit zwischen Gesundheits- und Sozialamt, vor allem auch eine Zusammenarbeit zwischen dem Sozialpsychiatrischen Dienst und z.B. dem 'Treffpunkt Waldstraße' in Form einer gemeinsamen Außenstelle, um die verfestigten bürokratischen Strukturen aufzulockern.« [zit.1038:27]

Kapitel 3: Alte und 'neue' Sozialpsychiatrie

Auswechslung von Buchstaben — Versagte die Psychiatrie? — Vergangenheitsbewältigung — Beschränktes Recht auf den eigenen Körper

Diese Ausführungen, die bei den 'therapeutischen' Sterilisationen der sozialpsychiatrischen Entwicklungsphase der Psychiatrie begannen, scheinen mit der modernen psychopharmakologischen Praxis und Entwicklung wenig zu tun zu haben, sind doch auch — von Ausnahmen abgesehen — derzeit von seiten der Psychiater keine Klagen über blockierte Möglichkeiten der Sterilisation und 'Euthanasie' zu hören — im modernen Zeitalter der Psychopharmaka-Behandlung. Selbstverständlich ist auch die 'Gesellschaft Deutscher Neurologen und Psychiater' (GDNP), aus deren Reihen die Sozialpsychiater kamen, längst aufgelöst; nachdem die Psychiater ihren Verein nach 1945 wegen ungeklärter formaler vereinsrechtlicher Probleme nur mit einem Notvorstand weiterbetreiben konnten, lösten sie ihn 1955 endgültig auf, jedoch nicht ohne vorher (1954) eine 'Deutsche Gesellschaft für Psychiatrie und Nervenheilkunde' (DGPN) zu gründen [241:16-24]. Die Ähnlichkeit des Vereinsnamens der DGPN sowie der 1970, dem Jahr der In-Auftrag-Gebung der Psychiatrie-Enquête für die konzentrierte Betreibung sozialpsychiatrischer Interessen, ins Leben gerufenen 'Deutschen Gesellschaft für Sozialpsychiatrie' (DGSP) beruht lediglich auf der Benutzung identischer bzw. nahezu identischer Buchstaben (s. Abb. 11) und ist somit rein zufällig. Während es die 'neue' DGPN in das traditionsreiche München zog, wählte die DGSP als Sitz ihrer Organisa-

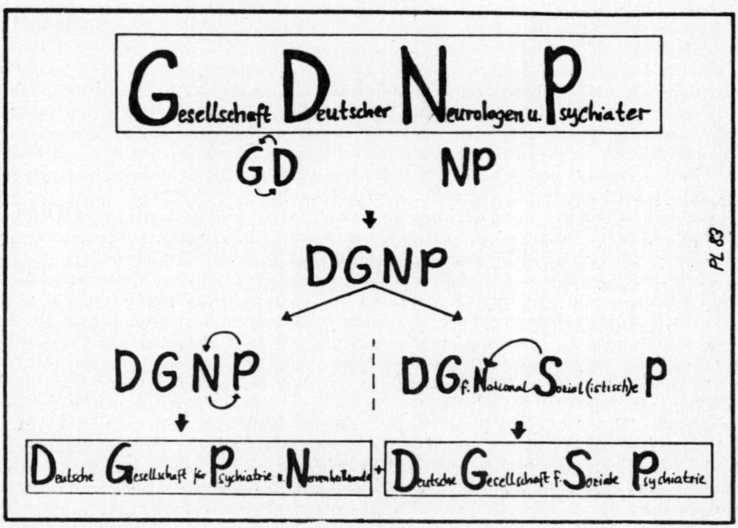

Abb. 11: Die Entwicklung der neueren Organisierung der Psychiater

tion das nicht minder traditionsreiche Wunstorf; die dortige Psychiatrische Anstalt hatte drei Jahrzehnte zuvor als sogenannte 'Zwischenanstalt' gedient: In solchen Anstalten wurden die 'Patientinnen' und 'Patienten' gesammelt, bevor sie in die speziell eingerichteten Tötungsanstalten weiterverlegt wurden [608:261,320]. Derselbe Zufall spricht aus der Tatsache, daß eine Reihe ehemaliger T4-'Gutachter' aufgrund ihrer psychiatrischen Erfahrungen in den Vorstand oder als Vorsitzende der 'neuen' DGPN gewählt wurden, so z.B. Friedrich Mauz, Friedrich Panse und Werner Villinger [608:228;241:16ff.]. Ebensowenig Anlaß zum Wundern dürfen die nach 1945 von allerlei Psychiatern verfaßten 'Distanzierungen' von den sozialpsychiatrischen 'Therapie'-Praktiken unter faschistischen Arbeitsbedingungen geben: Von der psychiatrischen 'Beteiligung in Einzelfällen' ist ebenso die Rede wie vom »Versagen der Psychiatrie in der NS-Zeit« [111:154] — so der der DGSP nahestehende Historiker Dirk Blasius — oder der 'Entartung der Heilkunst' (43).

---

(43) Am Qualitätsunterschied der folgenden 'Distanzierungen' lassen sich auch die 'Gegensätze' der verschiedenen psychiatrischen Strömungen mit normalem, reformistischem und alternativem Anspruch äußerst präzise erkennen. Für die gewöhnlichen Psychiater 'wundert' sich der Vorsitzende der DGPN aus den Jahren 1969 bis 1971, Helmut E. Ehrhardt, über die Tatsache, daß Hitler damals zwar eine völlig unbürokratische Lösung in bezug auf die Tötungsaktionen gewollt habe, jedoch innerhalb weniger Monate ein perfektionistisch aufgeblähter Apparat geschaffen wurde [240:36]. Die Kosten-Nutzen-Berechnungen des 'Lebenswertes' von 'Geisteskranken' seien erstmals in den Jahren 1935/36 unverkennbar tendenziös angestellt worden [240:27]. Und angesichts der Tatsache, daß im gesamten Deutschen Reich immerhin 1 Psychiater, nämlich der Göttinger Gottfried Ewald der Anwerbung als T4-'Gutachter' widerstanden hatte (und sich stattdessen neben Sterilisationsmaßnahmen mit der zu diesem Zeitpunkt bereits entwickelten klassischen 'Therapie'-Methode des Insulinschocks zufrieden geben wollte [608:224ff.]), wehrt sich Ehrhardt gegen den Vorwurf, die Vernichtungsaktionen seien Angelegenheit 'der' deutschen Psychiatrie gewesen; Adolf Hitler sei in Wirklichkeit schuld gewesen, da er auf einem Vollzug der Tötungen durch Ärzte bestanden habe, und außerdem gäbe es auch bei anderen Berufsgruppen gewissenlose Mitglieder, so auch bei Theologen oder Lehrern [240:36,41].
Nachdem Dörner in der von ihm selbst und Gleichgesinnten anläßlich des 40. Jahrestages des Beginns der T4-Aktion herausgegebenen Dokumentation »Der Krieg gegen die psychisch Kranken« nicht verhindert hatte, daß der ebenfalls in der DGSP organisierte ehemalige Anstaltsinsasse Erwin Pape in dieser Dokumentation einen Artikel ausgerechnet mit dem Titel »Es war psychiatrischer Massenmord« unterbrachte [800], rief er (Dörner) seine Kollegen auf, sich mit der faschistischen Vergangenheit 'auseinanderzusetzen'. In ihrem Mitgliederrundbrief vom Dezember 1982 veröffentlicht daraufhin die DGSP 'als nachahmenswertes Beispiel' die 'Vergangenheitsbewältigung' des Fritz Plaum aus der Psychiatrischen Anstalt Gießen; Plaum berichtet dort, daß die damals beteiligten und zum Teil heute noch arbeitenden 'Pfleger' allesamt ein reines Gewissen hätten: »Im Namen des Hauses teile ich Ihnen mit, daß wir die von Ihnen angeregte Anregung der Bewältigung der NS-Vergangenheit auch für unsere Einrichtung dankbar aufgegriffen haben. Wir sind Ihnen für Ihre Initiative dankbar (...). Die folgenden Angaben zu den von Ihnen gestellten Fragen haben sich (ergeben, P.L.) aus der Anhörung von ehemaligen Mitarbeitern, in erster Linie aus dem Pflegebereich, die die damalige Zeit als Bedienstete der Einrichtung miterlebt haben. Etwa ein Drittel der noch lebenden ehemaligen Bediensteten aus der Nazi-Zeit sind unserer Einladung zu einem Gespräch gefolgt. (...) Auf Betreiben von SS-Ärzten, die von außen kamen, habe man die nicht mehr arbeitsfähigen Patienten melden müssen. Zu den jeweiligen Transporten habe man dann die Utensilien zurecht machen und den Patienten auf der Rückseite seines Kittels namentlich kennzeichnen müssen. Aufgrund von Gerüchten sowie dem auffälligen Verhalten der Abholer der Transporte sei vielen klar geworden, daß die obigen Angaben nicht stichhaltig sein konnten. So hätten die Abholer zwar alle weiße Kittel getragen und sich als solche ausgegeben, doch darunter seien die SS-Stiefel zu sehen gewesen. Auch die Bemerkung, man könne die Utensilien ruhig da lassen, diese seien überflüssig, habe auf den wahren Sachverhalt schließen lassen. Aber man habe ja nichts sagen dürfen. (...) Einige Bedienstete haben sich nach der Machtübernahme der Nazis deren Ansinnen widersetzt, in die Partei einzutreten, ein jüdischer Arzt sei weggezogen, ein anderer Arzt, ein Pfleger und ein Heizer seien deshalb entlassen worden. Ein namentlich bekannter Pfleger habe sich in diesem Zusammenhang das Leben genommen. (...) Immer wieder wird von den Gesprächsteilnehmern betont, daß sie sich ebenso als Opfer der Ereignisse gefühlt haben wie die Patienten selber, mit denen sie sich verbunden wußten. Nur bruchstückweise hätten sie die Dinge durchschauen können. Daher hätten sie auch sich nichts vorzuwerfen. Sie hätten auch keine unehrenhaften Dinge getan, die ihr Gewissen belasteten.« [828:9f.] Hintergrund sozialpsychiatrischer 'Vergangenheitsbewältigung' ist auch

Wenn wir nun die — gelegentlich sehr subtilen (feinfühligen) — Methoden der Sozialpsychiatrie hinter uns lassen, so beschäftigen wir uns im folgenden mit der letzten Entwicklungsepoche der Psychiatrie vor der modernen Psychopharmakologie, d. h. mit den Methoden der klassischen Psychiatrie (Elektroschock usw.), die für 'Patienten' und 'Patientinnen' entwickelt wurden, für deren 'Heilung' in den Augen der Psychiater die sozialpsychiatrisch sterilisierende 'Therapie' einschließlich der traditionellen psychiatrischen Behandlungsmittel immer noch nicht ausreichend ist. Und bevor wir schließlich die zeitgemäßen Worte des Psychiaters Manfred Bauer aus der Universitätsanstalt Hannover angemessen verstehen können, nämlich daß durch die moderne Sektorisierung der Psychiatrie das 'Recht auf den eigenen Körper', eines der letzten Reservate bürgerlicher Freiheit, beschränkender Planung unterliege, und daß dieser Tatbestand ein großer 'Vorteil' sei [62:3], wird es notwendig sein, uns mit der Wirkungsweise und den Auswirkungen der modernen psychopharmakologischen 'Therapie'-Mittel auseinanderzusetzen.

---

die Motivation, die sozialpsychiatrische Praxis unter NS-Arbeitsbedingungen als einen Teil der eigenen Berufsgeschichte anzuerkennen, um sie — eben ein vergangener, historischer Akt — zu 'verarbeiten' und, wie Dörner 1981 in Leipzig Kollegen vorschlägt, nach dieser 'Verarbeitung', deren Form wir in den vorangegangenen Ausführungen des Fritz Plaum begreifen konnten, irgendwelchen Historikern als Arbeitsgebiet zu überlassen [217:1000:112-114]. Die psychiatrische 'Vergangenheitsbewältigung' wird vervollständigt durch Till Bastian, seines Zeichens 'alternativer' Psychiater, der — ungeachtet historischer Tatsachen — die Legende aufzustellen bzw. zu bekräftigen versucht, die deutschen Psychiater hätten sich dem 'Dritten Reich' angepaßt [59:105ff].

Teil 3: Die klassische Psychiatrie

Kapitel 1: Psychiatrischer Klassizismus

Wenn Psychiater schmunzeln — Kühnheit — 'Bereicherung'

Auf die Behandlungstechniken der traditionellen Psychiatrie — von Ausnahmen wie Anschnallen, Hitzekammern, Schlafentzug, feuchte Packungen usw. abgesehen — schauen die historischen Nachfolger voller Mitleid herab. Beispielsweise der derzeit noch aktive österreichische Psychiater Florian Langenegger macht sich lustig über den bereits erwähnten, im 18. Jahrhundert geborenen Johann Christian Reil, der als 'Therapie' unter anderem die Methode des Aufhängens und Aufziehens empfohlen hatte (Reil: »Der Eindruck wird um desto grausender seyn, je höher der Kranke, oder wenn er über Feuerbrände, über eine tobende See aufgezogen wird« [vgl. S. 16f]); dazu Langenegger: »Solches zu lesen, läßt uns heute schmunzeln.« [664:102] Voreingenommenheit von Psychiatern für ihre althergebrachten (traditionellen) Behandlungsmaßnahmen wie Aderlaß und Abführmittel zeigen dem Behandlungsexperten Abraham A. Roback »den niedrigen Stand der medizinischen Wissenschaft« [886:221] auf. Bis in die 30er Jahre dieses Jahrhunderts hätten der Psychiatrie für die Behandlung der 'endogenen Psychosen' nur »palliative Sedierungsmaßnahmen (*lindernde Maßnahmen zur Ruhigstellung*)« [946:333] zur Verfügung gestanden; auch der in der Kunst der Behandlung fortgeschrittene Sozialpsychiater Klaus Dörner — mit Nebenausbildung zum Diplom-Chemiker — hält die 'Therapien' mit Hunger, Durst, Kälte, Ekel, Brechmitteln, glühendem Eisen, Peitschen usw. als »die niederen Grade der Tortur« [216:266] für ausgesprochen unzureichend.

Mit wenigen Ausnahmen, die sich dann auch nicht durchgesetzt haben, wandten sich die Psychiater dieses Jahrhunderts »mit einer aktiveren therapeutischen Einstellung« [431:661] — so ihre eigenen Worte — »kühneren Methoden« [886:293] als den von ihnen so mitleidig betrachteten traditionellen zu, wenn auch an dieser Stelle angemerkt sein soll, daß alle diese neuen klassischen Methoden, die die Psychiater im folgenden erfanden, im Prinzip — wenn auch in etwas primitiveren Formen — jeweils schon bereits viel früher angewendet wurden. Von seiten der Psychiater werden zu diesen klassischen Methoden die einzelnen Schockverfahren, die zur Verursachung eines 'therapeutischen' epileptischen Anfalls oder eines Komazustandes (Zustand tiefster Bewußtlosigkeit) führen, und die Lobotomie (Leukotomie), d.h. die moderne gehirnchirurgische Behandlung gezählt, auf die wir im folgenden deshalb ein wenig genauer eingehen werden, weil deren Auswirkungen den modernen, mit 'Medikamenten' arbeitenden Psychiatern als Maßstab für Fortschritte in der Psychiatrie gelten.

Von modernen Psychiatern wie z.B. Dörner wird die Einführung der klassischen Behandlungsmethoden in die Psychiatrie als »die erste einigermaßen erfolgreiche Therapie für die bisher als schicksalhaft hingenommenen, als endogen bezeichneten Psychosen« [218:439] gefeiert; Dörners Kollege Hans-Hermann Meyer spricht von einer 'nicht mehr wegzudenkenden Bereicherung der therapeutischen Möglichkeiten' [740:2]. Welcher Art diese psychiatrischen 'Erfolge' und 'Bereicherungen' sind, werden wir sofort sehen.

Die Schockverfahren basieren auf dem Einsatz von verschiedenen Krampfgiften, vom Bauchspeicheldrüsenhormon Insulin und von elektrischem Strom.

Kapitel 2: Die Insulinschock-Behandlung

Manfred Sakel — Koma — Künstliche Epilepsie I

Nachdem im Jahre 1921 zwei kanadischen Wissenschaftlern erstmals die Isolierung des Hormons Insulin aus tierischen Bauchspeicheldrüsen gelungen war, machte sich der aus Österreich stammende Psychiater Manfred J. Sakel wenige Jahre später (1927) in Berlin-Lichterfelde daran, dieses Mittel, das eigentlich zur Behandlung zuckerkranker Menschen gedacht war, an 'Schizophrenen' auszuprobieren (s. Abb. 12). In einem modernen Psychiatrielexikon erklärt Hanfried Helmchen das 'Geheimnis' der Behandlung mit Insulin: »Das Behandlungsprinzip besteht darin, daß täglich steigende Insulin-Dosen allmählich zunehmende Hypoglykämien (*verminderte Blutzuckerwerte, wie sie eigentlich bei Erkrankungen der Bauchspeicheldrüse vorkommen*) hervorrufen, bis schließlich ein Koma eintritt.« [450:267] Dieses Koma, ein Zustand todesähnlicher, tiefer Bewußtlosigkeit, kann »... sich zu einem gelegentlich sogar wochenlangen 'irreversiblen (*bleibenden*) Koma' mit Übergang in schwere hirnorganische Defektzustände oder sogar tödlichem Ausgang entwickeln. (...) Spontane Nachschwankungen der Blutzuckerregulation führen zum 'Nachschock', der nach erfolgreich beendetem Koma auftritt und sich zu einem gefährlichen Koma ausweiten kann (...). In rd. 15 - 30% aller Kuren werden spontane epileptische Anfälle beobachtet. Sie sind nicht als Komplikationen anzusehen, werden sie doch bei ungenügender therapeutischer Wirkung der ISB (*Insulinschock-Behandlung*) sogar systematisch durch Cardiazol- oder Elektroschock hervorgerufen ...« [450:267] Als weitere mögliche Auswirkungen nennt Helmchen Herz-Kreislauf-Störungen, in erster Linie Kollapszustände, Lungenödeme (krankhafte Ansammlung von Flüssigkeit in den Lungen) und die Abnahme der Widerstandsfähigkeit gegen Ansteckungen durch Krankheitserreger. Insulinschock-bedingte Hirnveränderungen — bei Tieren — können in den Obduktionsbefunden nachgelesen werden, die George E. Perret und Helmut Selbach aus der Abteilung für Tumorforschung und experimentelle Pathologie des Gehirns am Kaiser-Wilhelm-Institut für Hirnforschung Berlin-Buch bzw. der Psychiatrischen Anstalt der Charité Berlin 1941 veröffentlichten [811:460f.]; Mitteilungen über Insulinschock-bedingte Todesfälle — bei Menschen — finden sich im Bericht des Joseph Wortis aus dem Jahre 1936 [1100:498].

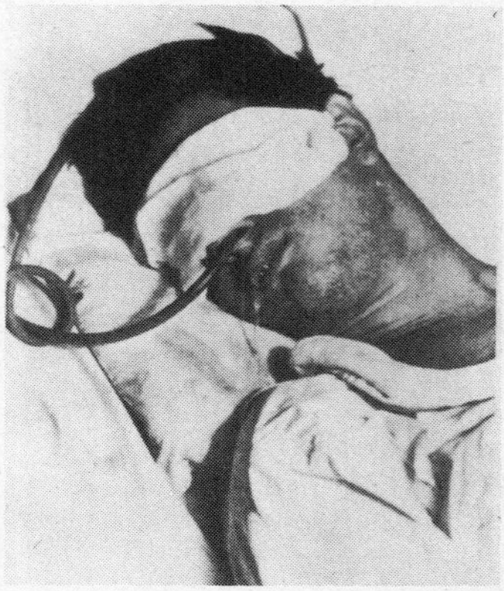

Abb. 12: Klassische psychiatrische Behandlung: Insulinschock; Mann, 5 Stunden nach Beginn der Behandlung in tiefem Koma

Der Insulinschock ist historisch die erste klassische psychiatrische Behandlungsmethode und zeichnet den Weg auf für die nachfolgenden 'Klasse'-Methoden.

Kapitel 3: Die Krampfgift-Behandlung

Ladislas von Meduna — Kampfer und Cardiazol — 'Schrotschuß' ins Hirn — Künstliche Epilepsie II

Die Krampfgift-Behandlungen beruhen auf einem Verfahren des Ungarn Ladislas von Meduna, der 1933, nur wenige Jahre nach Sakel, im faschistischen Italien auf die Idee kam, durch eine in die Blutadern eingespritzte Mischung aus Olivenöl und Kampfer einen epileptischen Anfall zu erzeugen (s. Abb. 13, 122); ein fast identisches Verfahren hatte bereits im 16. Jahrhundert der Arzt Theophrast von Hohenheim alias Paracelsus verwendet, als er zum selben Zweck 'Geisteskranken' Kampfer durch den Mund eingab. Sakel kam die künstliche Herstellung des mit Kampfer chemisch eng verwandten Cardiazol im Jahre 1929 gerade recht, um auf dieses moderne Mittel umzusteigen, und folgerichtig gilt Sakel seinen Psychiaterkollegen als Schöpfer der klassischen Cardiazolschock-Behandlung [729:235;758:375].

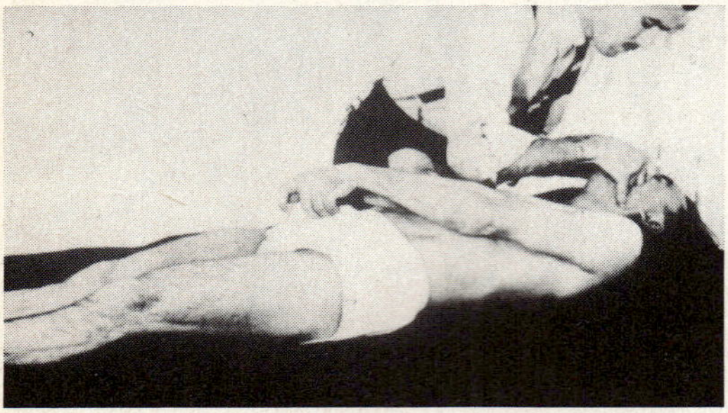

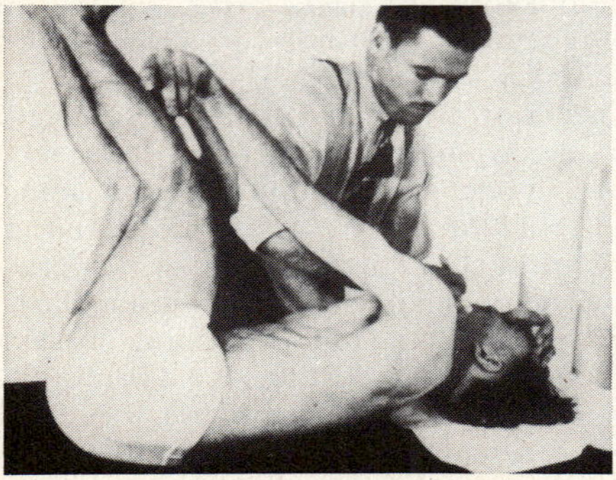

Abb. 13: Klassische psychiatrische Krampfgift-Behandlung mit Cardiazol (mit und ohne Curare-Zusatz)

An sich verbirgt sich hinter dem Cardiazol, das die Psychiater am passendsten für ihre Zwecke fanden, ein Anregungsmittel für das zentrale Nervensystem, von Biochemikern Pentamethylentetrazol genannt [349:130]. Auch andere Namen für solche Krampfgifte, hinter denen sich zum Teil dieselbe Substanz, zum Teil verwandte Mittel verbergen, werden hier und da von Psychiatern genannt: Azoman [329:363], Pentretazol und Metrazol [3:138;1028:421], Deumakard [985:14], Indiklon [946:352] usw.. Cardiazol, das bekannteste, wirkt, so z.B. die Jenaer Neurologin Helma Sommer, wie ein 'Schrotschuß' ins Hirngrau; als Folge der durch das Krampfgift bewirkten funktionellen Kreislaufstörung mit Blutleere einzelner Organteile und dadurch hervorgerufener mangelnder Blut- und somit mangelnder Sauerstoffzufuhr kommt es zu krankhaften Nervenzellveränderungen im Gehirn wie auch zu

Schädigungen des Herzmuskels [985:98,101f.] und letztendlich zu tödlichen Blutungen und Flüssigkeitsansammlungen (Ödemen) im Gehirn [498:129].

Wie ein solcher Cardiazolschock konkret verläuft, beschrieb 1939 der bereits erwähnte Helmut Selbach am 'Fall'-Beispiel eines behandelten Tieres: »Sogleich nach Injektion hinreichender Mengen des Mittels tritt eine am Augenhintergrund sowie an den Ohrgefäßen beobachtete blitzartige Vasokonstriktion (*Zusammenziehung der die Blutgefäße umgebenden Ringmuskulatur*) auf, dabei wird unter kurzer Lautgabe das Tier bewußtlos, verfällt dann in eine tonische (*angespannte*) Starre, die anfangs durch wenige ruckartige Inspirationen (*Einatmungen*) durchbrochen wird, aber schließlich in eine langanhaltende Apnoe (*Atemstillstand*) ausklingt. Während dieses Stadiums sind die Pupillen weit und reaktionslos, tritt Speichelfluß und Kotabgang auf, dazu Trismus (*Kieferklemme*) oder schnappende Bißbewegungen. Langsam löst sich dann die Starre, durchbrochen von einzelnen und schließlich regelmäßigen Atemzügen, gefolgt von starker Erweiterung der Gefäße und gleichzeitigen heftigen klonischen (*schüttelnden*) Entladungen.« [956:585] Nachfolgend verfällt das Schock-Opfer in einen schweren Dämmerzustand [956:586]. Besonders 'therapeutisch' dürfte der Cardiazolschock sein, wenn er, wie dies Gottfried Ewald praktizierte, in Kombination mit dem Insulinschock eingesetzt wird [270:168].

Kapitel 4:
Die operative psychiatrische Gehirnbehandlung

Gottlieb Burckhardt, ein Pionier — Künstliche Verletzungen — Egas Moniz — Willenlosigkeit — 'Günstige' Resultate — Hanswurstereien — Wie stirbt ein Nobelpreisträger?

Bereits im 19. Jahrhundert waren Messer-chirurgische Behandlungen für psychisch 'Kranke' eingeführt worden, so die bereits erwähnten Kastrationen, Penisnerv-Durchtrennung, Klitoris- und Eierstockentfernungen u.v.m.. Auch das Gehirn der 'Patienten' und 'Patientinnen' vergaßen die Psychiater nicht als diesbezüglichen Behandlungsort. Unter anderem war es im Jahre 1888 der Schweizer Gottlieb Burckhardt, der 'halluzinierenden Schizophrenen' 'helfen' wollte, indem er deren 'Halluzinationen' mittels chirurgischer Abtragung von Rindenschichten des Gehirns zu entfernen versuchte, so daß eigentlich Pionieren wie diesem 'Helden' das 'Verdienst' mitgehörte, den Weg ins klassische Zeitalter der Psychiatrie eingeweiht zu haben (44).

(44) Äußerst präzise beschreibt Burckhardt in der 'Allgemeinen Zeitschrift für Psychiatrie' sowohl den Ablauf der operativen Gehirn-Verstümmelungen als auch die Folgezustände bei den Betroffenen, von denen von sechs 'Patienten' einer unmittelbar während der Behandlung und einer einen Monat danach stirbt [148]. Erstes 'Fall-'Beispiel des Berichtes, den empfindsame Menschen nur mit äußerster Behutsamkeit und in einer verständnisvollen Umgebung lesen sollten, ist eine 1837 geborene Bauersfrau namens Borel, die wegen 'Halluzinationen' im Jahre 1872 in eine Anstalt interniert wird. Da sie sich noch im Jahre 1888 heftig gegen die Freiheitsberaubung wehrt und auf jeden Wärter, wenn möglich, einschlägt, bringt sie Burckhardt am 29. Dezember desselben Jahres auf den Operationstisch, öffnet ihre Schädeldecke und entnimmt fünf Gramm Gehirnsubstanz aus dem Kopf der 'Patientin'. Da Frau Borel in der Folgezeit immer noch gelegentliche, kurzandauernde und kleinere 'Zornanwandlungen' hat, muß sie am 2. März 1889 wiederholt auf den Operationstisch, wo ihr Burckhardt erneut den Schädel öffnet, 'nach dem Rechten schaut' und wiederum Gehirnsubstanz entfernt, diesmal zweieinhalb Gramm. Nachdem sie sich von dieser zweiten Operation erholt hat, ist — so Burckhardt — die 'Patientin' nun harmloser geworden, sie lacht und plaudert vor sich hin, droht jedoch, als dieser Mann sie schamlos im Badezimmer aufsucht, mit dem nassen Badeschwamm nach ihm zu werfen. So ist die dritte Operation 'unvermeidlich', und am 29. Mai 1889 entnimmt Burckhardt der Frau etwas mehr Gehirn, diesmal fünfeinhalb Gramm. Burckhardt schildert die 'Patientin' nun als gelegentlich deprimiert, mit Phasen der Bewußtlosigkeit oder Kreislaufschwäche, manchmal weinend, ab der zweiten Julihälfte desselben Jahres mit kurzen zornigen Aufregungen, zeitweise schlechter Laune, vom Tode und wiederum Drohworte sprechend. Ergebnis dieses für Burckhardt ungenügenden Zustands ist eine vierte Schädelöffnung am 12. Februar 1890. Dauer der Operation: zweieinhalb Stunden; Chloroformverbrauch: 50 Gramm; Gewicht der entfernten Hirnrinde: 1,5 Gramm. Endlich kann Burckhardt zufrieden sein: »Die Kranke ist ruhig und gelehrig. (...) Pat. ist ruhig; bleibt von jetzt an ganz frei in ihrem Bette, sagt keine Schimpfwörter (...). Pat. verlässt manchmal das Bett und kauert neben dem Ofen nieder, läßt sich aber jeweilen ohne Schwierigkeiten ins Bett zurückführen (...). Seit vielen Wochen ist auch nicht die leiseste Störung vorgekommen. Man hört absolut nichts mehr von Frau Borel. (...) Oft verfolgt sie mich nur mit den Augen, wenn ich bei ihr vorbeigehe; oft streckt sie mir die Hand hin, oder murmelt einige Worte. Selten spricht sie halblaut. — Sie wird weder von den anderen Kranken noch von den Wärterinnen mehr gefürchtet, sie wird im Gegentheil verhätschelt (...). — Es kommt schon noch vor, daß sie mit ärgerlichem Ausdrucke umherblickt oder, wenn man sie zu intensiv zu etwas nöthigte, z.B. auf den Abtritt zu gehen, einige lebhafte Worte sagt und mit der Hand droht. — Aber dabei ist es seit langem geblieben, und gewöhnlich hält sie gleich darauf die Backe hin, dass man sie küssen und mit ihr Frieden machen soll. Frau Borel ist also aus einer gefährlichen und aufgeregten Dementen (*Irren*) eine ruhige Demente geworden. — Der beständig fliessende Redefluss ist unterbrochen. Pat. ist stille geworden.« [148:491-493]

Jedoch erst als mit den 'Errungenschaften' der Sozialpsychiatrie gleichzeitig die Notwendigkeit zur Durchführung radikalpsychiatrischer Behandlungsmethoden offenbar geworden war, wurden solcherart klassische Verfahren allgemein anerkannt. Laut Aussage des französischen Psychiaters Henri Baruk hatte dessen Landsmann, der Wissenschaftler Thierry de Martel, festgestellt, »... daß Patienten mit Hirntumoren durch Erkrankungen oder Veränderungen der Stirnlappen (*eines speziellen Bereiches des Gehirns*) gleichgültig wurden und keine Angst mehr zu empfinden schienen, sondern im Gegenteil in eine Art Euphorie verfielen. Daraus zog er den Schluß, man müsse künstlich Verletzungen in diesem Gebiet schaffen, die aus einem melancholischen Kranken einen glücklichen und vertrauensvollen Menschen machen. Das war der Beginn der Lobotomie.« [58:268] Der Portugiese Antonio Caetano de Abreu Freire alias Egas Moniz ließ diese Idee prompt in die Tat umsetzen, und zwar am Gehirn einer schwermütigen Prostituierten, worauf er das 'Glück' hatte, daß ihm die Erfindung der Leukotomie (Lobotomie), d.h. der Messer-chirurgischen Durchtrennung von Nerven-Faserverbindungen im Stirnhirn zugesprochen wurde [456:396] (45). Mit der Leukotomie fügen Psychiater den 'Schizophrenen' und den anderen solcherart psychisch 'Kranken' eine — wie dies auch der Schweizer Psychiater John Eugen Staehelin bestätigt — irreversible (bleibende) Hirnverletzung zu [998:291] (s. Abb. 94).

Inzwischen hat sich ein breites Spektrum möglicher Ansatzpunkte für das Messer in der Hand des Psychiaters entwickelt, so daß an dieser Stelle eine ganze Reihe von entsprechenden 'Fach'-Begriffen zu nennen ist, z.B. die Frontonomie (Durchschneidung des Stirnhirnmarkes) oder die Topektomie (Unterschneidungen oder Abtragungen von Rindenbereichen des Stirnhirnes) [456:397].

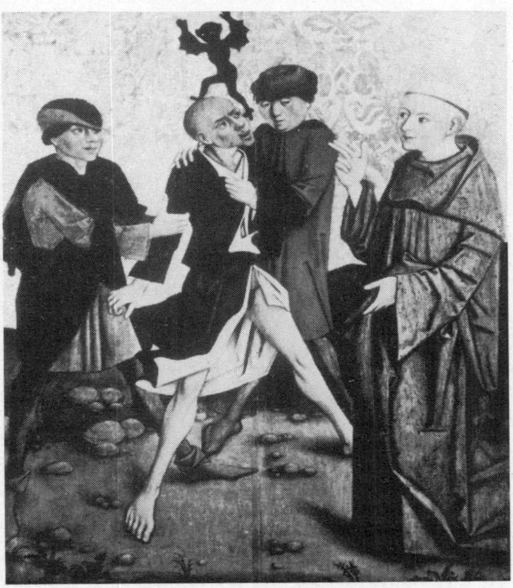

Abb. 14: Traditionelle Teufelsaustreibung: Der heilige St. Leonhard heilt einen Besessenen

Diese Methoden, zu denen nach Worten des kritischen (Anti-)Psychiaters David Cooper speziell in Frankreich noch die Thalamotomie (Ausschaltung des Thalamus; s. S. 85) und die Cingulektomie (Teilentfernung von Nervenfasersträngen, die dem Balken [Verbindung der beiden Großhirnhälften] aufliegen) hinzukamen [175:17], wurden darüber hinaus noch verfeinert durch die stereotaktischen Eingriffe: hierunter verstehen Psychiater die Ausschaltung von bestimmten Teilen des Gehirns wie etwa des Thalamus (s. S. 85) durch Elektrokoagulation (Zerstörung von Gehirnteilen durch Hochfrequenzströme mittels Nadel oder Knopf) oder durch Einspritzung von Alkohol, Eigenblut, Procain (Anaesthetikum; Schmerzbetäubungsmittel) u.v.m., und zwar in die weiße Masse des Gehirn-Vorderlappens [456].

(45) Einzig die Regierungen der UdSSR und der anderen Staaten mit sozialistischen Verfassungen untersagten 1950 diese Art der Behandlung [175:16;58:272].

Durch solcherlei Eingriffe verändert sich die Lebens- und Sinnesweise der 'Geisteskranken' in Richtung Willenlosigkeit und Antriebsschwäche [702:109f]. Diese Veränderung wird von Psychiatern als 'Leukotomie-Syndrom' bezeichnet [456:397], eine Beschreibung, auf die wir bei der Durchsicht der psychischen Auswirkungen der modernen psychiatrischen Psychopharmaka noch zu sprechen kommen werden. Laut Helmchen können Hauptbetreiber dieser Behandlungsmethode wie die U.S.Amerikaner James W. Watts und Walter J. Freeman »über günstige Resultate an Tausenden von Patienten« [456:396] berichten, denn, so Freeman, »die Gesellschaft kann sich an den unbedarftesten Arbeiter anpassen, aber sie mißtraut zurecht dem verrückten Denker ... Lobotomisierte Patienten werden ziemlich gute Bürger.« [zit.851:9] In ihrem Buch »Psychochirurgie« berichten Freeman und Watts ausführlich über die körperlichen und psychischen Veränderungen der Behandelten: Unmittelbar nach dem Gehirneingriff leiden diese unter Somnolenz (stärkere Benommenheit), Maskengesicht, Plateausprache (Betonungslosigkeit in der Aussprache), Antriebslosigkeit und Verwirrtheit [315:244]. »Die Patienten lachen laut und zudem häufiger und neigen unter gewissen Umständen dazu, schnell in Tränen auszubrechen. Dies geschieht meist unter dem Einfluß äußerer Umstände, selten oder gar nicht auf Grund innerer Spannung. Mangelndes Taktgefühl, kindisches Benehmen, vorlaute Bemerkungen, Witzelsucht, spielerische Haltung und Singen werden gelegentlich beobachtet.« [315:248] Mit der Zeit wird dann der von Psychiatern als günstig beurteilte psychische Dauerzustand offenbar: Emotionelle Reaktionen sind oberflächlich geworden, das Mißtrauen der 'Patientinnen' und 'Patienten' ist verschwunden; Freeman und Watts haben die 'Kranken' von 'quälendem Selbstbewußtsein' befreit [315:243]. »Durch kleine Plattheiten, die dem Normalen entgehen, sind sie leicht zu amüsieren.« [315:243] Mit zunehmender Erholung, so Freeman und Watts zum Abschluß, bekämen sich die 'Kranken' einigermaßen 'in die Hand': »Die Patienten benehmen sich in Gegenwart von Fremden ordentlich, während sie im Familienkreis gutmütige Hanswurstereien und Kindereien treiben. Wahrscheinlich wissen sie von ihrer Auffälligkeit, bereuen ihr Benehmen jedoch nicht. Es macht ihnen Freude, ihren spielerischen Launen überall ungestraft nachgehen zu können. Frei von quälenden Selbstvorwürfen, frei von früheren Konflikten, Hemmungen, Unzulänglichkeiten, dazu frohgestimmt, freuen sich die Kranken ihres Lebens von ganzem Herzen.« [315:248] (s. Abb. 95)

Wie sich ein Lobotomie-Betroffener zum Ergebnis der an ihm vollzogenen Behandlung äußert, schildert der bereits erwähnte Psychiater Henri Baruk, der in seinen Memoiren die Worte eines lobotomisierten jungen Mannes festhielt: »Wahrheit ist, daß man mich lobotomisiert hat. Ich ahne, daß ich seither ein Monstrum bin. Ich habe den Eindruck, in ein Schwein, einen Dreckskerl, in ein verabscheuungswürdiges Ekel verwandelt worden zu sein. (...) Damit ich aus der Sackgasse herauskomme, gibt es nur eine einzige Lösung. Man muß eine noch weitergehende Lobotomie an mir vornehmen. Dann werde ich ein vollständiger Idiot sein, wie ein Tier, dann werde ich mich für nichts mehr schuldig fühlen.« [58:270] Etwas später, so Baruk, bedrohte der junge Mann den Psychiater, der ihn operiert hatte, brachte aber schließlich nicht diesen, sondern sich selbst um [58:270]. Daß nicht immer die 'Patientinnen' und 'Patienten' die alleinigen Opfer psychiatrischer Behandlung sein müssen, zeigen Moniz' Erfahrungen zum Ende seines Lebens hin: Während dieser Psychiater von seiten der Normalen für seine 'therapeutischen Verdienste' im Jahre 1949 mit dem Nobelpreis ausgezeichnet wurde [313:769], erhielt er auch schon bald, und zwar 40 Monate nach Ausführung seiner ersten Lobotomie die Quittung von seiten der Betroffenen: Ein 'Patient' versuchte, ihn zu erschießen, konnte ihn jedoch nur lebensgefährlich verwunden. 6½ Jahre später, im Dezember 1955, ereilte Moniz dann sein Schicksal — ein

Schicksal, das im Jahrhundert davor noch viele Psychiater eingeholt hatte. Mit 81 Jahren hatte der Nobelpreisträger Moniz den Entschluß gefaßt, sich zur Ruhe zu setzen, wollte jedoch an einem Mann seine allerletzte Lobotomie ausführen. In der Tat war dieser 'Patient' sein letzter 'Fall': Der 'Patient' prügelte ihn, solange sein Gehirn noch voll funktionsfähig war, zu Tode [717].

Kapitel 5: Die Elektroschock-Behandlung

Zitteraale und Teufelsaustreibung — Ugo Cerletti — Ein Psychiater im Schlachthaus — Künstliche Epilepsie III — Hampelmänner — Indianisches Pfeilgift — Ein psychiatrisches 'Wunder' — 'Den Leib umdrehen' — Hirndeformationen — 355 Elektroschocks, und dann? — Katzen und Elektroschocks

Der Einführung der als Elektroschock bekannten Stromschlag-Behandlung des Gehirns von 'Schizophrenen' und anderen solcherart psychisch 'Kranken', deren erklärtes Ziel die Ausmerzung mutmaßlich erkrankter Nervenzellen [498:129] ist , geht — ähnlich den anderen klassischen Behandlungsmethoden — ebenfalls eine längere Reihe traditioneller Behandlungsverfahren voraus. Sogar schon vor Entstehen der Psychiatrie wurden Menschen, damit ihnen 'geholfen' werden konnte, mit Stromschlägen behandelt, so z.B. im Ägypten des 16. Jahrhunderts, wo mit Zitteraalen Teufel ausgetrieben werden sollten [250:33]. Traditionelle Stromschläge wirkten jedoch entweder organunspezifisch, d.h. auf den gesamten Körper oder 'nur' auf Genitalien usw., aber nicht auf das Gehirn. Die ersten modernen Anwendungen von Elektroschocks fallen in die Zeit des 1. Weltkrieges, als Psychiater Gehirne von 'Patienten' mit der 'Diagnose Kriegszitterer' mit Gleich- und Wechselstrom behandelten; eine Verordnung des Kriegsministeriums Berlin vom 22. Dezember 1917, die nach einer Reihe von Todesfällen erlassen wurde, stoppte jedoch vorerst den Siegeszug dieser Behandlungsart [59:62f.]. Wie schon bei der Krampfgift-Behandlung mit Cardiazol bedurfte es auch bei der elektrotechnischen Behandlung mit Stromschlägen der sozialpsychiatrischen Erkenntnisse über die 'Notwendigkeit' eines radikaleren und nachhaltigeren Behandlungsvollzuges, um die Obrigkeit zu deren Duldung zu bewegen. Dem Italiener Ugo Cerletti (s. Abb. 117), einem Schüler Kraepelins [886:298], blieb es vorbehalten, die 'therapeutischen' Elektroden unter der Regierung des faschistischen Diktators Mussolini erneut an die Schläfen eines wehrlosen Menschen zu setzen, um dadurch offiziell als 'Entdecker' dieser klassischen Behandlungsmethode gefeiert zu werden. Mit dieser gelang es Cerletti, bei den Betroffenen anstelle auf chemischem nunmehr auf elektrischem Weg einen eminent 'therapeutischen' epileptischen Anfall auszulösen [858:25].

Seine klassische Behandlungsmethode hatte Cerletti — so Helmchen — »... seit 1936 in Hundeversuchen nach Beobachtungen in einem römischen Schlachthaus entwickelt, wo Schweine mittels Strom betäubt wurden.« [448:158] Konkret besteht Cerlettis historisches 'Verdienst' darin, daß er diese Technik, die ursprünglich dazu diente, die Schweine ruhiger und ordentlicher abschlachten zu können, nunmehr (ab 1938) bei 'Schizophrenen' zu 'Heil'-Behandlungszwecken verwandte (46).

Die Stromstöße, die mit einer Spannung zwischen 70 und 150 Volt, einer Stromstärke zwischen 200 und 1600 Milliampère und einer Dauer zwischen 0,1 und 1 Se-

(46) Einen unbedingt lesenswerten Aufsatz zu den näheren Umständen, unter denen Cerletti erstmalig die elektrische Stromstoßbehandlung am Gehirn eines 'Schizophrenen' vollzog, schrieb Thomas S. Szasz mit seinem »Wem dient die Psychiatrie? Vom Schlachthaus zum Irrenhaus« [1030:237-243] (siehe auch Fn.

kunde durch das Gehirn gejagt werden, rufen dort einen epileptischen Anfall vom Typ des 'Grand Mal' hervor: dies bedeutet Bewußtlosigkeit, Krämpfe, Zungenbiß und Einnässen [864,I:498]. Diese Technik, inzwischen auch 'Elektrokonvulsions'-, 'Heilkrampf'-, 'Durchflutungs'- oder 'Elektrostimulierungs'-'Therapie' genannt, wird zum Teil drei- bis viermal pro Tag, zum Teil in 'Kuren' von 10 bis 25 Stromstößen mit jeweils 2 bis 3 Tagen Abstand, entweder über Elektroden an beiden Schläfenseiten (s. Abb. 15, 16, 123) oder an nur einer Kopfseite und am Hinterkopf oder über eine Elektrode am Kopf und eine am Körper (Rumpf) vollzogen [448:158].

Beim Elektroschock geht es wie bei den anderen klassischen Behandlungsformen auch um die sogenannte Umstimmung des Organismus, die eine veränderte Stimmungslage nach sich ziehen soll. Der durch die Stromschläge ausgelöste Schock soll eine zentrale Anstoßfunktion für eine solche Umstimmung gewährleisten [958:67]. Die tiefere Wirkungsweise erklärt Helmchen recht verständlich: »Die Elektrostimulation löst die höchstmögliche Aktivität sämtlicher Hirnteile auf einmal aus ...« [858:25]; dieser Hirnkrampf sei das »eigentlich therapeutisch Wirksame« [zit.136]. Da die Bewegungssteuerung beim Menschen auch über Nervenbahnen vom und zum Gehirn geregelt wird, macht sich der Stromstoß durchs Gehirn am gesamten Körper bemerkbar: Es kommt zu einer von den Psychiatern so treffend bezeichneten Hampelmannbewegung [709]. Wie sich diese — und die gesamte Prozedur überhaupt — für einen Betroffenen darstellt, schildert recht anschaulich der bereits erwähnte Erwin Pape, Leutnant zur See a.D., an dem während der 50er Jahre über 100mal diese Behandlung vollzogen wurde; danach geht die Behandlung des 'schizophrenen Patienten' folgendermaßen vonstatten: »Auf die Gummimatratze gezerrt, den Gummiknebel zwischen den Zähnen, erhält er vom Arzt die beiden Elektroden an die Schläfen gelegt, die mit gemeinsamem Kabel in einem elektrischen Kasten enden. Manchmal mit langgezogenem Schrei, immer begleitet von schwerem Röcheln erfolgen dann die Krämpfe, die so heftig sind, daß sie mitunter Kiefer-, Arm-, Schenkel- und Wirbelbrüche zur Folge haben. Bald liegt dann ein halbes Dutzend bewußtloser Patienten in den Betten, und die anderen — mit Schrecken in den Gliedern — sind froh, daß sie nicht drangekommen sind.« [802:15]

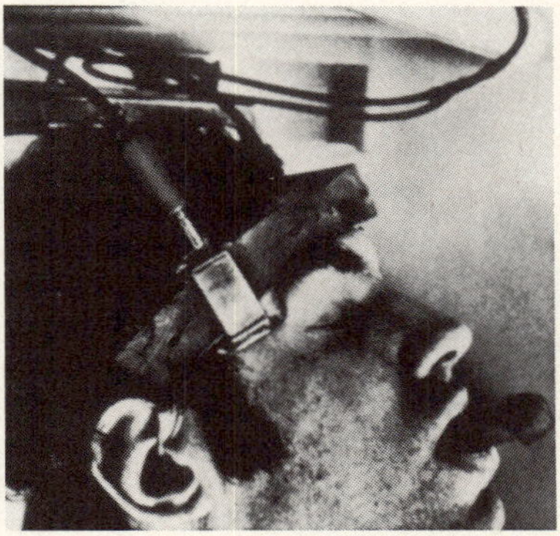

Abb. 15: Klassische psychiatrische Behandlung: Elektroschock, gegen den Menschen gerichtet

Aufgrund dieser Knochenbrüche, die bei Elektroschocks an der Tagesordnung waren und die es immer wieder in für Psychiater unangenehmer Weise erforderlich machten, medizinische Hilfe herbeizurufen, setzen Psychiater inzwischen zusätzlich das indianische Pfeilgift Curare, das eine Lähmung der Muskeln hervorruft, oder das zur Atemlähmung führende Succinyl ein [448:158]; dadurch sollen solche 'Komplikationen' verhindert werden. Ergebnis einer solchen zusätzlichen Giftbehandlung ist jedoch, wie eine 1972 in den U.S.A. erschienene Untersuchung zeigt, daß diese »unzweifel-

60). Darüber, daß die Verwandtschaft der Behandlungsmethoden in Schlachthäusern und in Psychiatrischen Anstalten nichts einmaliges ist, belehrt uns der schottische Psychiater Robert Mowbray; danach berichtete der Krampfgift-Behandler Meduna 1958 in einer Ansprache, daß ihm »... ein dänisches Schlachthaus in einem Schreiben die Frage gestellt hatte, ob seine jüngst ersonnene physikalische Therapie, die Technik der Inhalation von Karbondioxyd (*Einatmen eines Gemisches von 30% Kohlendioxyd [CO_2] und 70% Sauerstoff [O_2] bis zur Bewußtlosigkeit*) wertvoll für das humane Töten von Schweinen sei!« [728;vgl.758:376Fn.]

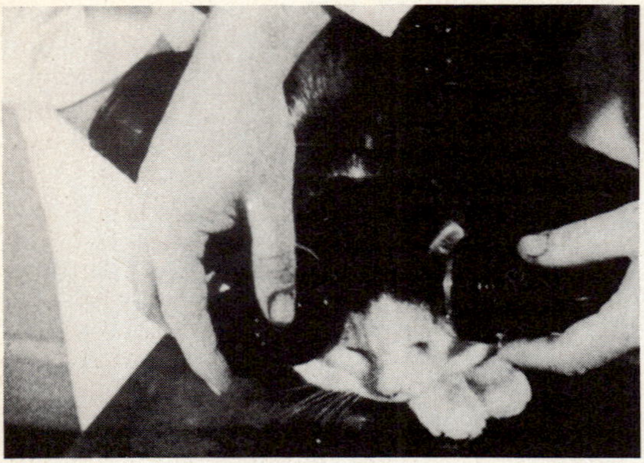

Abb. 16: Klassische psychiatrische Behandlung: Elektroschock, gegen das Tier gerichtet

haft das Risiko eines tödlichen Zwischenfalls steigert« [1060;zit.310:9].

Psychiater wie Helmchen nennen die Elektroschock-Behandlung »besonders human« [443] — inzwischen wurde z.B. auch der Elektroschock-Raum seiner Anstalt lärmschutzisoliert. Helmchens u.s.amerikanischer Kollege Leon Epstein bezeichnet den Elektroschock »sicherer als Aspirin« [zit.321:31], während dessen Landsmann Robert E. Peck gar vom 'Wunder der Schockbehandlung' schwärmt [807]. Tatsächlich ist noch kein Zwischenfall bekanntgeworden, wo ein Psychiater verletzt worden wäre; ebenso garantiert sicher ist die Wirksamkeit des Elektroschocks: dieser könne, so der Psychiater Detlev Ploog vom Münchner Max-Planck-Institut für Psychiatrie, »...in nicht so seltenen Fällen das einzig verbleibende Mittel sein, mit dem eine Normalisierung der Gemütsverfassung zu erreichen sei.« [829] Andere Psychiater berichten über sichere Behandlungserfolge bei widerspenstigen Soldaten (auf Kriegsschiffen), bei denen die 'Therapie' mit Stromstössen 'wahre Wunder' gewirkt hätte: »Sie verwandelte tobende Patienten in ruhige, fügsame, kooperationsbereite Individuen. Die Hafenbehörden waren meist erstaunt, eine Schiffsladung fügsamer und kontrollierbarer Patienten in Empfang zu nehmen ...« [zit.607:64] (47)

Daß die Elektroschock-Behandlung von den 'Patienten' und 'Patientinnen' nicht mit Begeisterung aufgenommen wird, ist Psychiatern durchaus bewußt; so führen französische Psychiater in einem mit »Betrachtungen zur Dauerbehandlung — Der Standpunkt der Patienten und des Pflegepersonals« überschriebenen Artikel aus: »Die Elektroschocktherapie führte in vielen Fällen zu den allgemein befürchteten hartnäckigen Gedächtnisstörungen oder auch zu weniger leicht deutbaren Verwirrungen ('sie haben mir das Herz geschwächt', 'sie haben mir den ganzen Leib umgedreht', usw.). Eine der Patientinnen empfand die in gewissen Zeitabständen vorgenommenen Elektroschockbehandlungen als eine in regelmäßigem Zyklus wiederkehrende Folter: jedesmal, wenn der Allgemeinzustand durch Leberextrakt-, Gold- oder Kalziumsalzinjektionen ausreichend gebessert war, hatte die Elektroschockbehandlung eine geradezu vernichtende Wirkung.« [139:320f.] Aber nicht nur die emotionalen und die intellektuellen Trübungen [709] sowie der Verlust des Frisch- und Langzeit-

(47) Nach den Worten Erwin Papes, die sich mit den psychiatrischen Ausführungen voll decken, war es speziell der ein Jahr nach Cerlettis 'Pioniertat' einsetzende 2. Weltkrieg, der den Elektroschock zur Ausreifung brachte: »Bärenstarke Tobende, die früher mehrere Pfleger zusammengeschlagen und dicke Riemen zerrissen hatten, wurden blitzartig zu Schlafenden. 'Friedensapostel' (Kriegsdienstverweigerer), für die der Erfinder der Schizophrenie, Eugen Bleuler, als Unterform der Schizophrenie noch eine spezielle Station hatte einrichten lassen, wurden schlagartig geheilt. Und Simulanten, die früher trotz reichlicher Gaben an Rizinus auf den Stationen verharrt hatten, lernten schnell, dass es angenehmer sei, gegen feindliche Feuer anzulaufen als weitere E-Schocks zu erdulden.« [799] Frantz Fanon, von Beruf Psychiater, beschreibt den Einsatz des Elektroschocks im algerischen Befreiungskrieg von seiten der Kolonialherren; gefangenen Widerstandskämpfern wurden Elektroschocks verabreicht, um sie in der durch Verwirrung, verminderten Widerstandskraft und Ausschaltung individueller Schutzmechanismen gekennzeichneten Aufwachphase besser ausfragen zu können [170].

gedächtnisses [235:1;996;595] sind es, die den Elektroschock zu einer klassischen Behandlungsart werden ließen: In Einzel-'Fall'-Untersuchungen an Gehirnen solcherart klassisch behandelter 'Schizophrener' fanden Psychiater und Neurologen vorwiegend anläßlich von Autopsien (Leichenöffnungen) immer wieder die unterschiedlichsten Hirndeformationen, so z.B. Erweichung von ganzen Hirnhälften, Zerstörung des Ammonshornes (s. S. 85), Blutungen und Thrombosen (Blutpfröpfe) an Hirngefäßen, Nervenzellveränderugen in der Hirnrinde, im Thalamus (s. S. 85), im Ammonshorn, im Stirnhirn, in den Schläfenlappen usw. usf. [498:128-130;15] (48). Die Zahl von 'Patienten' und 'Patientinnen', die für diese Behandlung — ob mit oder ohne Curare [498:130] — eine Überempfindlichkeit zeigten und sie demzufolge nicht überlebten, ist kaum überschaubar (49). Der Psychiater Hartwig Heyck, der nach der Untersuchung des Gehirnes eines 'Schizophrenen', dessen Herz den 355. (in Worten: dreihundertfünfundfünfzigsten) Elektroschock nicht überstand und das Weiterschlagen verweigerte, zu dem lapidaren (knappen) Schluß kam, »das Ergebnis erlaubt nicht, Unschädlichkeit der Elektroschockbehandlung anzunehmen« [498:136], wundert sich, »... wie wenig histologische (*das Organgewebe betreffende*) Befunde speziell zur Frage der EKB-(*Elektro-Krampf-Behandlungs-*)Schädigung überhaupt vorliegen.« [498:130]

Diesen Mangel an systematischen Untersuchungen elektrisch behandelter Gehirne nahm 1971 Helma Sommer zum Anlaß, Katzen einer unterschiedlichen Zahl von Elektroschocks auszusetzen, um anschließend deren Gehirne aufzuschneiden und zu untersuchen; dabei kam sie zum Ergebnis, daß mit wachsender Zahl von Elektroschocks schließlich die Nervenzellen unwiderruflich völlig zerstört werden (50).

---

(48) Die Erkenntnis darüber, wie sich der Elektroschock bei Tieren, speziell bei den in ihrer Empfindsamkeit — eigentlich — mit Menschen am meisten verwandten Tieren, nämlich den Katzen auswirkt, haben wir der bemerkenswerten Neurologin Helma Sommer zu 'verdanken': Ab dem dritten Elektroschock beobachtet sie bei ihren speziellen 'Patienten' eine wesentliche Wesensänderung, ein stark angegriffenes Orientierungsvermögen, was sich darin zeigt, daß die behandelten Tiere schnell das schützende Dunkel aufsuchen; des weiteren beobachtet sie eine Abnahme der Geschlechtslust (Libido) wie auch der Freßlust. Mit steigender Zahl der Schocks verstärken sich diese Auswirkungen, und Monate später erweisen sie sich als bleibende Schäden; nach den Worten Helma Sommers besteht ein exogenes, d.h. ein von außen verursachtes cerebrales Defektsyndrom (Gehirnschaden) [985:100]

(49) In dem von ihm selbst herausgegebenen Buch »The History of Shock Treatment« (»Die Geschichte der Schock-Behandlung«) wie auch in nachfolgenden Artikeln in der u.s.amerikanischen antipsychiatrischen Zeitschrift 'Madness Network News' versucht Leonard Roy Frank, selbst Opfer 'therapeutischer' Stromschläge durch das Gehirn, möglichst viele psychiatrische 'Fach'-Veröffentlichungen über Todesopfer der klassischen, speziell der elektrischen Behandlungsmethoden öffentlich zu machen [518].

(50) Helma Sommer untersuchte vor allem die mit wachsender Anzahl von Elektroschocks fortschreitende Zerstörung der Hirnzellen, wobei sie sich auch über die nähere Entstehung der Hirnschäden Gedanken machte. Sie führt als Ergebnis ihrer Untersuchungen aus: »Da bekanntlich die marklosen Nerven im Gegensatz zu den markhaltigen Fasern einen höheren Stoffwechsel haben, kann durch mehrfaches Einwirken des elektrischen Stroms in der von uns angewandten Stromstärke eine allmähliche Blockierung der intrazellulären Fermentsysteme (*der Stoffwechselvorgänge zwischen den Hirnzellen*) bewirkt werden, wodurch der Stoffwechsel zunächst verlangsamt wird. Schließlich ist die irreversible (*unaufhebbare*) intrazelluläre Funktionsstörung unausbleiblich ...« [985:56] Helma Sommer bezeichnet dies als akute Zellerkrankung: »Wie wir an unseren histologischen (*Gewebe-*)Präparaten erkennen können, beginnt der Untergang der Nervenzelle mit der Auflösung bzw. Zerstäubung der Nissl-Substanz (*Anhäufung von Nukleinsäuren, die als Grundsubstanzen der Zellen sämtliche Informationen über Aufbau und Funktion der Körperorgane usw. haben*), auch die Zellmembran (*Zellhäutchen*) löst sich auf (...). Der weitere Zerfall greift schließlich auch auf den Zellkern über, so daß am Ende des progressiven (*fortschreitenden*) Verlaufes die Zelle der völligen Nekrose (*Absterben*) verfällt ...« [985:56f.]

Teil 4: Die moderne psychopharmakologische 'Therapie'

Kapitel 1: Die psychopharmakologische Revolution

Die chemische Revolution — Trost- und Sterbegebete — 'Antidepressiva', Neuroleptika, Lithium usw. — Neuroleptikagruppen — Nervenlähmungs-Mittel

Psychopharmaka sind heutzutage das »Kernstück der psychiatrischen Therapie« [289:1]; sie lösten die traditionellen psychiatrischen Methoden der Schmerz- und Ekelproduktion, der Herstellung von Irrsinn und der Auslöschung des Gedächtnisses ab. Psychiater sprechen von der chemischen Revolution in der Psychiatrie, die in den

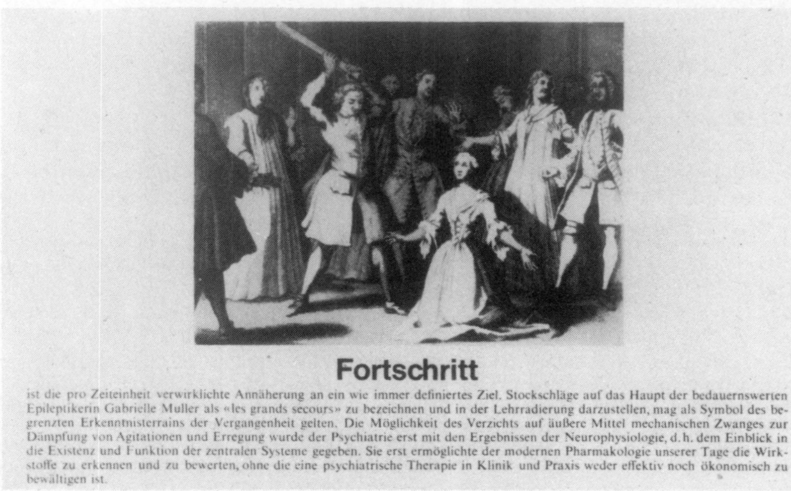

Abb. 17: Moderne psychopharmakologische 'Therapie': Werbeanzeige für Psychopharmaka, die moderne Form der 'grands secours', d.h. der 'großen Hilfen'

frühen 50er Jahren dieses Jahrhunderts begann [327:7]. In der im 'Nervenarzt', der 'Fach'-Zeitschrift für Psychiater und Neurologen, abgedruckten Werbeanzeige für das Psychopharmakon Diazepam (Valium), einen Tranquilizer, wird der historische Fortschritt der Form der psychiatrischen Behandlung anschaulich dargestellt; mechanische Zwangsmittel werden durch psychopharmakologische 'Medikamente' abgelöst (s. Abb. 17).

Psychopharmaka sind chemische Substanzen, die im (menschlichen) Organismus ihre Wirkung entfalten und über die beabsichtigte körperliche Wirkungsweise auch

Veränderungen an der Lebens- und Sinnesweise hervorrufen (sollen). Da im Grunde jede chemische Substanz in den menschlichen Körper einverleibbar ist und dort spezifische Wirkungen erzielt, sind der Entwicklung neuer Psychopharmaka theoretisch keine Grenzen gesetzt, wie dies schon die Palette der traditionellen biologisch-chemischen Behandlungsmittel andeutete.

Nicht uninteressant an der Geschichte der psychiatrischen Psychopharmaka ist bereits die Herkunft des Begriffes 'Psychopharmakon' selbst. Im Jahre 1548 veröffentlichte Reinhardus Lorichius aus dem hessischen Hadamar eine Sammlung von Trost- und Sterbegebeten unter dem Titel »Psychopharmakon, das ist: Medizin für die Seele; nicht nur für die Kranken oder mit dem Tode Ringenden, sondern auch für die, die mit günstiger Gesundheit versehen sind — äußerst nützlich und notwendig« (51). Diesen auf das Sterben gerichteten Fingerzeig wollen wir im Hinterkopf behalten, wenn wir ungeachtet aller folgenden Aussagen den an sich beruhigenden und Vertrauen einflößenden Begriff 'Psychopharmakon' weiterverwenden werden.

Entsprechend der Vielfalt der Psychopharmaka ist deren detaillierte Differenzierung schwierig; selbst Psychiater sind in bezug auf diese Frage zerstritten. Grob lassen sich die herkömmlichen Psychopharmaka jedoch auf Grundlage ihrer chemischen Strukturen (52) unterscheiden in:

I. 'Antidepressiva' (z.B. Anafranil, Tofranil, Tavor) (53) und Lithium-Salze (54)
II. Neuroleptika (z.B. Chlorpromazin, Truxal, Haloperidol, Imap)
III. Tranquilizer (z.B. Valium, Librium)
IV. Nicht-klassifizierbare Psychopharmaka (z.B. Distraneurin, Antabus)
V. Psychostimulantien (z.B. Cocain, Amphetamin, Captagon)
VI. Psychotomimetika (z.B. LSD, Mescalin)
VII. Anti-Parkinsonmittel (z.B. Akineton)
VIII. Hypnotika (z.B. Baldrian, Luminal, Barbiturate).

Das Auftauchen der als Rauschdrogen und Aufputschmittel in bestimmten Kulturkreisen geschätzten Psychostimulantien und Psychotomimetika in der Liste der Psy-

---

(51) Das Titelblatt mit dem Originaltitel »Psychopharmakon, hoc est: medicina animae, non aegrotis solum, aut cum morte conflictantibus, sed etiam iis, qui prospera valetudine praediti sunt, admodum utilis ac necessaria« dient der Illustration für einen Artikel des Psychiaters Gottfried Roth [897:180].

(52) Zu diesem Problem lassen sich die Psychiater Otto Benkert und Hanns Hippius relativ leicht verständlich aus; meine Klassifikation übernehme ich von diesen beiden Männern [83:4-6,85].

(53) Bei den 'Antidepressiva', die sich im Prinzip nur durch die Molekülstruktur von den Neuroleptika unterscheiden, seien die vegetativen Wirkungen sogar noch massiver als bei den Neuroleptika — schreiben Benkert und Hippius [83:97f.]; die Einbeziehung der 'Antidepressiva' in dieses Buch würde jedoch zu weit führen. Es sei an dieser Stelle lediglich auf sehr frühe und daher sehr ausführliche Wirkungsbeschreibungen in der 'Wiener Medizinischen Wochenschrift', 110. Jg. (1960), Nr. 11, S. 235 — 269 hingewiesen, sowie auf Berichte über Atem-, Kreislauf- und neurologische Schädigungen von Kleinkindern, deren Mütter während der Schwangerschaft mit 'Antidepressiva' behandelt wurden [238].

(54) Schwere Körperschäden sowie psychische und geistige Störungen melden Psychiater vom Einsatz des Alkalimetalls Lithium, das, wie der Lithium-Protagonist Mogens Schou aus der Psychiatrischen Anstalt Aarhus/Dänemark voller Stolz schreibt, außer für die Behandlung der sogenannten 'Manisch-depressiven Erkrankung' auch für die Herstellung von Wasserstoffbomben benötigt wird [943:16]. Da auch 'Schizophrene' von der Behandlung mit Lithium betroffen sein können, sollen einige Lithium-Auswirkungen stichpunkthaft genannt sein; Zentralnervensystem / geistige Fähigkeiten: Hirnschädigungen [419:576], EEG-Veränderungen [472], Krampfanfälle [668], Kopfschmerz, Schlaflosigkeit, Schädigung der Hirnanhangdrüse, Müdigkeit [679] und Verblödung [201]; Bewegungsapparat: Parkinsonismus aller Art [701], speziell Tremor (Muskelzittern) und Muskelschwäche [195:84]; Vegetatives System: EKG-Veränderungen [471], Nierenschädigungen [704:18;201:585], Diabetes [767], Hormonstörungen wie Gewichtszunahme [769:251], Libido- und Potenzverlust [668], Kropfbildung (Struma) [976], Chromosomenschädigungen [323], Schwangerschaftsmißbildungen (Kinder von Müttern, die während der Schwangerschaft mit Lithium behandelt wurden, werden beispielsweise 6mal häufiger mit Herz und Gefäße betreffenden [kardiovaskulären] Mißbildungen und 150mal häufiger mit der Ebstein-Anomalie, einem Herzklappenfehler, geboren als

chopharmaka sollte auf keinen Fall zu der verhängnisvollen Annahme verführen, daß diese Substanzen in der Psychiatrie eine Verwendung fänden. Soweit es Psychiatern nicht gerade um die Ersetzung der Alkohol-Abhängigkeit durch Psychopharmaka-Abhängigkeit wie z.B. von Distraneurin oder Antabus geht, liegt das Schwergewicht des psychiatrischen Psychopharmakagebrauchs bei den 'Antidepressiva' und den Neuroleptika; nur gelegentlich kommen Tranquilizer und Hypnotika zur Anwendung. Richtiger wäre es deshalb, bei im psychiatrischen Bereich benutzten Psychopharmaka von psychiatrischen Psychopharmaka zu sprechen. Wenn nun im folgenden von Psychopharmaka die Rede ist, sind also primär die (chemisch sehr eng miteinander verwandten) 'Antidepressiva' und Neuroleptika gemeint (55). Gegen 'Schizophrenie' setzen Psychiater hauptsächlich Psychopharmaka aus der Gruppe der Neuroleptika ein, was selbstverständlich nicht ausschließt, daß sie ununterbrochen nach noch 'besseren' Mitteln Ausschau halten.

Die Unterscheidung der Neuroleptika hört sich anfangs recht fremdartig und geheimnisvoll an. Für ein Neuroleptikum gibt es mindestens drei verschiedene Begriffe: den chemisch-technologischen Strukturbegriff, seine Kurzbezeichnung (internationaler Freiname) und den Handelsnamen. Zur Veranschaulichung seien die Namen eines beliebig ausgewählten Neuroleptikums kurz vorgestellt: Sein Strukturbegriff 10-[3'-(4"Methyl-piperazinyl-1")-propyl-1']-phenothiazindimalonat, der sofort wieder vergessen werden darf, hat die davon abgeleitete Kurzbezeichnung Perazin; als Handelsname wählten in diesem Fall die Herstellerfirma und/oder Psychiater den (Phantasie-)Namen 'Taxilan' — möglicherweise in Huldigung des gegen Ende des 19. Jahrhunderts relativ bekanntgewordenen Jesuiten Leo Taxil (56).

Bei der folgenden Aufgliederung der Neuroleptika stehen die Handelsnamen noch in Klammern; später verwenden wir vorwiegend die Handelsnamen, da sie bekannter sind. Die Gesamtheit der Neuroleptika kann eingeteilt werden in vier Gruppen, nämlich

---

Kinder unbehandelter Mütter [1044:308]); Psychisches System: Mangel und Verlust an Schwung und Kreativität sowie an allgemeiner affektiver Modulationsfähigkeit (gemütsmäßiger Schwingungsfähigkeit) [944:83;484:977].

Alle diese Störungen treten allgemein und bei sogenannten 'therapeutischen' Dosen auf; sie können irreversibel (bleibend), ja sogar tödlich sein. Weitere Literaturangaben speziell über Schädigungen durch Lithium-Langzeitbehandlung nennen Rudolf Degkwitz und Kollegen in ihrem Aufsatz im 'Nervenarzt' [195:87].

(55) Die derzeit in der Psychiatrie verwendeten Psychopharmaka sind laut Erklärungen von Psychiatern »... immer potentielle Neuroleptika und Antidepressiva zugleich. Von bestimmten chemischen Strukturmerkmalen hängt es ab, ob der Wirkungsschwerpunkt des einzelnen Pharmakons entweder mehr im neuroleptischen Bereich unter Einbusse antidepressiver Wirksamkeit oder umgekehrt mehr im antidepressiven Bereich liegt.« [86:977] Die Erklärung dieser chemischen Strukturmerkmale werden allerdings wohl nur Chemie- und Biochemieexperten verstehen (und soll uns deshalb im weiteren nicht mehr beschäftigen), wenn die Psychiater wie folgt fortfahren: »So kommt es bei den bisher klinisch näher untersuchten tricyclischen Psychopharmaka zu einer Akzentuierung der antidepressiven Wirksamkeit dann, wenn 1. die Ringebenen des tricyclischen Grundmoleküls verwinkelt und verdreht sind, 2. in der Seitenkette N-Methyl-Gruppen vorhanden sind, so dass im Organismus eine N-Demethylierung des Pharmakons möglich ist.« [86:977]

(56) Leo Taxil, vormals ein anscheinend recht mittelmäßiger Schriftsteller, hatte zuerst versucht, sich bei den italienischen Jesuiten, denen er sich angeschlossen hatte, dadurch hervorzutun, daß er Kenntnis von einer Teufelserscheinung bei der von seinen Jesuitenkollegen bekämpften römischen Freimaurerloge erhalten habe. Nachdem die deutsche Presse seine Behauptung als Blödsinn zurückgewiesen hatte, gab Taxil vor, er habe die Öffentlichkeit lediglich 'am Narrenseile herumführen' wollen [809:291].

A. Trizyklische Neuroleptika (57)
1. Phenothiazine (58) wie z.B. Chlorpromazin (= Megaphen, Largactil) oder Perazin (= Taxilan),
2. Thioxanthene wie z.B. Chlorprothixen (= Taractan, Truxal),
3. Andere trizyklische Neuroleptika wie z.B. Clozapin (= Leponex);

B. Butyrophenone (einschließlich Diphenylbutylamine) wie z.B. Haloperidol (= Haldol), Trifluoperidol (= Triperidol), Fluspirilen (= Imap), Penfluridol (= Semap) oder Pimozid (= Orap);

C. Rauwolfia-Alkaloide wie z.B. Reserpin;

D. Nicht klassifizierbare Neuroleptika wie z.B. Sulpirid (= Dogmatil).

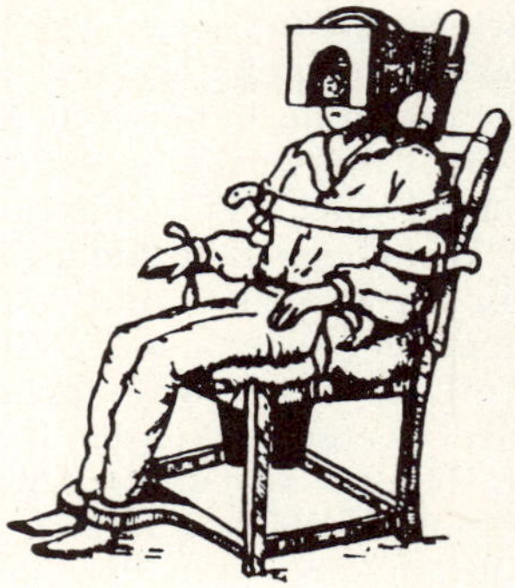

Abb. 18: Traditionelle psychiatrische Behandlung: Der sogenannte 'Tranquilizer-Stuhl'

Im Grunde genommen ist diese Unterscheidung nicht wesentlich, haben die verschiedenen Neuroleptika mehr oder weniger identische Wirkungen; da Psychiater jedoch in ihren Abhandlungen, auf die wir uns im folgenden beziehen, mal über einzelne Neuroleptika wie z.B. Haldol, mal über ganze Gruppen wie z.B. Butyrophenone, mal über Neuroleptika im allgemeinen schreiben, ist es sinnvoll, wenn die Fachbegriffe geläufig sind und so ihre abstoßend fremdartige Wirkung verlieren.

Neuroleptika werden von Psychiatern gelegentlich auch Neuroplegika, Psycholeptika, Neuropsychopharmaka, Neuropharmaka, Major Tranquilizer (59), antipsychotische oder psychotrope Medikamente genannt. Ursprünglich hatten Psychiater von Neuroplegika, d.h. nervenlähmenden Mitteln gesprochen. Da ihnen diese eindeutige, schon aus dem Wortsinn hervorgehende Aussage mißfiel, verabredeten sie 1957 auf dem 'II. Internationalen Kongreß für Psychiatrie' in Zürich, ihre psychiatrischen 'Medikamente' ab sofort nur noch Neuroleptika zu nennen, d.h. Mittel, die eine Neurolepsie (Verringerung des natürlichen Spannungsgrades des zentralen Nervensystems und der Psyche) hervorrufen [177:501;985:62]. Um einen Begriffswirrwarr zu vermeiden, behalten wir auch diesen Begriff der Neuroleptika bei, wenn auch mit dem Wissen, daß es sich um einen ideologisch geprägten Ersatzbegriff handelt. Die Betrachtung der konkreten Wirkungsweise und der Auswirkungen der Neuroleptika wird keinen Zweifel an ihrem tatsächlichen Charakter offenlassen.

(57) Der Begriff 'trizyklisch' bezieht sich auf die chemische Struktur dieser Neuroleptika.

(58) Streng genommen müßte hier — und auch jeweils im folgenden — statt 'Phenothiazin' der Begriff 'Phenothiazin-Derivat' (Phenothiazin-Abkömmling) verwendet werden. Die psychiatrischen Phenothiazine sind (chemische) Abkömmlinge, d.h. Weiterentwicklungen des eigentlichen Phenothiazin (an sich). Aus Gründen der Einfachheit verzichte ich auf den die chemische Verbindung charakterisierenden Zusatzbegriff 'Derivat' und benutze — wie Psychiater auch — den Überbegriff 'Phenothiazin'. Dies gilt ebenso für die in diesem Überblick erwähnten Diphenylbutylamine (Imap, Semap, Orap), die ich als Butyrophenon-Abkömmlinge unter den Überbegriff 'Butyrophenone' fasse.

(59) Zufällig hieß ein berühmter Teufelsaustreiber des Mittelalters 'Tranquilius' [809:298].

Kapitel 2: Die Geschichte der Neuroleptika

Methylenblau und Pantoffeltierchen — Rattenversuche — Eine verwirrende Geschichte — Künstlicher Winterschlaf — Der erste psychiatrische Selbstversuch — Sterbegefühle — Die psychiatrische Begeisterung — Donnergott Thor — Freuds Hoffnung — Neuroleptika in Hülle und Fülle — Die unermüdlichen Psychiater

Zahlreiche ursprüngliche Phenothiazine, eine Untergruppe der trizyklischen Neuroleptika, sind schon seit langem bekannt, so z.B. auch das ähnlich Arsen in winziger Menge im natürlichen menschlichen Blut vorkommende Methylenblau (Methylthioniniumchlorid). 1876 gelang dessen künstliche chemische Herstellung; unter anderem wurde es daraufhin zur Blaufärbung von Baumwolle verwendet [742,II:636]. Der Wirkungstest von Methylenblau an Tieren ergab, daß dieses Phenothiazin nicht nur für Warmblütler, wozu die Säugetiere einschließlich der Menschen sowie die Vögel gehören, sondern auch für die äußerst einfachen Pantoffeltierchen eine giftige Wirkung hat [76:450]. Nach den Forschungen des Pharmakologen Harald Lundberg während der 20er Jahre dieses Jahrhunderts muß das Phenothiazin Methylenblau als relativ starkes Gift vor allem für das Atemzentrum und das Herz bezeichnet werden; nur leichte Methylenblau-Vergiftungen sind reversibel (rückbildungsfähig), stärkere jedoch nicht. Methylenblau übt einen starken Reiz auf das Atemzentrum aus, größere Mengen ergeben rasch einen völligen Atemstillstand [707]. Nicht-tödliche Mengen führen, was auch Lundbergs Kollegen im selben Zeitraum erforschten, zu Blutdrucksteigerung und Beschleunigung der Herztätigkeit [707;501], zu Verringerung oder Verstärkung der Pulsfrequenz und Hemmung der Darmmuskulatur [707], zu vermehrter Gallenabsonderung (was Verdauungsstörungen und Gelbsucht zur Folge haben kann) [183;184], zu fiebriger Temperatursteigerung [501] und zu Verminderung der weißen Blutkörperchen [326]. (Auf die geschilderten Auswirkungen des Phenothiazins Methylenblau werden wir noch bei der Zusammenfassung der Auswirkungen der Neuroleptika zu sprechen kommen.)

Nur als Mittel gegen Maden- und Spulwürmer sowie zur Abtötung von Infektionserregern war das eigentliche Phenothiazin seit ca. Beginn dieses Jahrhunderts bei Menschen eingesetzt worden [684:21]. Lange Zeit galten die Vertreter dieser chemischen Substanzgruppe, der das Phenothiazin angehört, als zu giftig, um in der Psychiatrie angewendet zu werden [83:84].

Grundlage der Einführung künstlich hergestellter chemischer Mittel in die Psychiatrie waren zum einen die chemischen Forschungsarbeiten ab ca. 1800, die zur Entwicklung von Morphium, Heroin, Kokain, den Aufputschmitteln (Amphetaminen), den Schlafmitteln (Barbituraten) und den mit Curare verwandten Nervenlähmungsmitteln geführt hatten. Zum anderen bedurfte es der psychologisch-chemischen Grundlagenforschungen über die Einwirkung dieser Substanzen auf das Zentralnervensystem, speziell die Auswirkungen auf die Lebens- und Sinnesweise betreffend. Als Maß der Einwirkung der Chemikalien auf das Zentralnervensystem galt

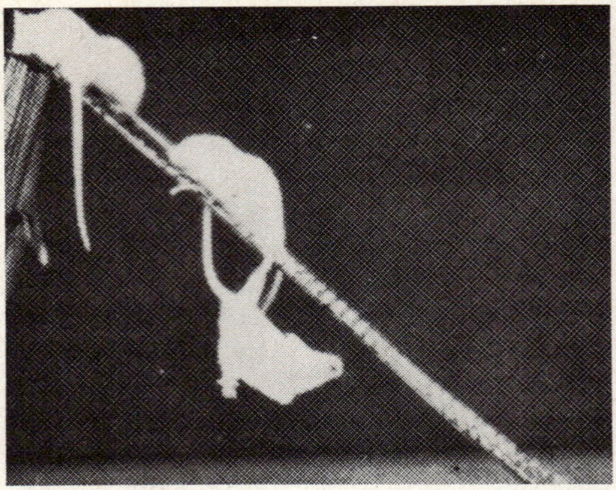

Abb. 19: Auf dem Weg zur modernen psychopharmakologischen 'Therapie': Tierexperimente mit bewegungshemmenden chemischen Substanzen

Wissenschaftlern das Abnehmen bzw. das Verstärken der Bewegungsaktivität (Motorik) von Versuchstieren. Ein solcher brauchbarer Tierverhaltenstest wurde 1943 entwickelt: Ratten wurden trainiert, einen Strick hochzuklettern, um an Futter heranzukommen. Daran, ob nun und wie die Ratten diesen Strick hochkletterten, konnte die Wirksamkeit der Psychopharmaka leicht gemessen und beurteilt werden; in Grundlagenforschungen wurden nun alle möglichen chemischen Stoffe auf ihre Wirkungseigenschaften geprüft [817:232-234].

Um auf die Phenothiazine zurückzukommen: Diese galten vor diesem Zeitpunkt als zu giftig für einen Einsatz in der Psychiatrie. Erst während der Zeit der durch den Zweiten Weltkrieg ausgelösten Wirren änderten die Psychiater ihre Haltung. Die Geschichte der Einführung der Phenothiazine scheint auf den ersten und zweiten Blick recht verwirrend:

Während der Mediziner Klaus Kuschinsky Berichte erwähnt, nach denen bereits in den 30er Jahren dieses Jahrhunderts die ruhigstellende Wirkung des Phenothiazins Chlorpromazin beschrieben wurde [655:1405], wurde die 'therapeutische' Wirksamkeit dieses Mittels offiziell erst 1952 entdeckt [946:333]. (Ein anderes Phenothiazin, nämlich Antergan, wurde von den beiden französischen Psychiatern Daumezon und Cassan 1943 gegen 'Manisch-Depressive' eingesetzt, jedoch ohne direkte Nachahmer zu finden [503:82].)

1945, das Jahr der militärischen Niederschlagung des deutschen Faschismus, hat für die Entwicklung der Psychopharmaka ebenfalls eine wichtige, wenn auch andersgerichtete Bedeutung. In diesem Jahr verglichen in einer Forschungsreihe französische Wissenschaftler verschiedene Antihistamine (auf der Basis der Herabsetzung des Stoffwechsels wirkende Mittel gegen allergische Körperreaktionen bei Operationen) in bezug auf ihre unerwünschten Nebenwirkungen wie z.B. allzustarke Schläfrigkeit; sie hofften durch diese Versuche, Antihistamine mit möglichst wenig — wenn überhaupt — solchen Nebenwirkungen zu finden, die als Ersatz für Morphium und für Barbiturate, zwei bis dahin als Antihistamine verwendete Stoffe, dienen sollten. Diese Forscher benutzten dazu den eben genannten Rattentest und stellten dabei fest, daß die Ratten bei bestimmten Antihistaminen verwirrt wurden und sich nicht mehr entscheiden konnten, ob sie klettern sollten oder nicht.

Ungefähr zur selben Zeit suchten andere Chirurgen ebenfalls nach besseren antihistaminischen Mitteln. Interessanterweise stellte sich hierbei heraus, daß die wirksamsten Antihistamine, die diese zweitgenannten Chirurgen fanden, genau diejenigen Substanzen waren, die bei den zuvorgenannten Rattenversuchen der ersten Chirurgengruppe die Tiere in den Zustand größter Verwirrtheit versetzt hatten: Diethazin sowie das Phenothiazin Promethazin (Atosil).

Diese Erkenntnis blieb nicht ohne Folgen. Die Chemiefirma (Rhône-Poulenc Laboratories, Frankreich), die bislang nach Antihistaminen mit möglichst wenig Nebenwirkungen geforscht hatte, entschied sich nun, wie berichtet wird, eine chemische Substanz zu entwickeln, die gerade solche Auswirkungen besitzt, egal ob diese Verbindung antihistaminisch wirkt oder nicht. Forscher prüften im Herbst 1950 alle möglichen chemischen Mittel systematisch, ob sie eine größtmögliche Verwirrtheit — in fachspezifischen Worten: eine größtmögliche Spaltung des Verhaltens ('maximum behavioral disruption') — herbeiführen. Als erfolgreich erwies sich bei diesen Tests ein weiteres Phenothiazin, eben das Chlorpromazin, das dann am 2. Mai 1951 zu Versuchszwecken im medizinisch-psychiatrischen Bereich zugelassen wurde [817:234;650:237f.; 115:XXXIII].

Als Ergebnis dieser weiteren Untersuchungen entwickelten der französische Militärarzt Henri Laborit aus dem Pariser Militärhospital 'Val-de-Grâce' und sein Medizinerkollege Pierre Huguénard die für bestimmte Operationen notwendige Betäubungsmethode des 'Künstlichen Winterschlafs' mittels des 'Lytischen Cocktails', einer Mischung aus verschiedenen chemischen Substanzen in Verbindung mit Unterkühlung; Hauptbestandteil des 'Cocktails' war das Chlorpromazin [1003:50ff.].

Den letzten Schritt zur 'Entdeckung' der Neuroleptika bereitete der ebengenannte Laborit vor, indem er monatelang auf befreundete Psychiater einredete, Chlorpromazin (erneut) auf die Möglichkeit seines Einsatzes in der Psychiatrie zu überprüfen, denn die Psychiater hegten zu dieser Zeit einiges Mißtrauen gegen chemische Substanzen, da sie ihnen prinzipiell nur eine vorübergehende Wirkung zutrauten. Schließlich stellte sich am 9. November 1951 um 11 Uhr die 32jährige Psychiaterin Cornelia Quarti für einen Selbstversuch zur Verfügung. In Anschluß an das Experiment schrieb sie: »Bis 12 Uhr fühlte ich keine subjektive Änderung, dann hatte ich den Eindruck, schwächer zu werden und zu sterben. Es war sehr angsterregend und quälend.« [zit.790:11] Anhand von Tonbandaufnahmen zeigte sich, daß ihre Stimme ab 12 Uhr 10 immer undeutlicher und matter geworden war. Um 13 Uhr berichtete die Psychiaterin: »Ich fühlte mich unfähig, mich über irgend etwas aufzuregen.« [zit.790:11] Der Test galt als erfolgreich, und Chlorpromazin wurde aufgrund des geschilderten Testergebnisses, das die Psychiater völlig überzeugt hatte, sofort am 19. Januar 1952 von zwei französischen Psychiatern, dem Lobotomie-Anhänger Jean Delay [58:200] und seinem Kollegen Pierre Deniker, als neues 'Medikament' gegen 'Schizophrenie' eingesetzt (60). Die Geburt der »bisher humansten Epoche der Psychiatrie« [693:30] — so der deutsche Pharmakologe Otfried Linde — war vollzogen. Das Hemmnis »theoretischer Bedenken gegen die Möglichkeit, den Menschen mit einer Droge in einen Winterschlaf legen zu können« [692:70], zählte laut Aussage des Psychiaters Heinz Lieser aus der Anstalt München-Haar nicht. Liesers Kollege Staehelin aus der Universitätsanstalt Basel hatte schon seit Jahren mit der Wahrscheinlichkeit gerechnet, daß eine Chemikalie wie Chlorpromazin gefunden würde, und hatte bereits vorsorglich seine Anstalt mit Ein- und Zweibettzimmern ausrüsten lassen, um optimale Bedingungen für die erwartete 'Aktivierung des therapeutischen Geistes' bereitzustellen [998:290]. Stolz berichtet Staehelin im Jahre 1953: »Es ist kein Zufall, daß unser Personal von der neuen Kur außerodentlich befriedigt, ja begeistert ist und sich selbst übertraf bei

(60) Unter ähnlichen Vorzeichen war bereits 1938 der Elektroschock aus dem Schlachthaus, wo durch den elektrischen Stromschlag Schweine zum geruhsameren Abschlachten betäubt wurden, in die psychiatrische 'Klinik' eingeführt worden: Ugo Cerletti hatte von dieser Betäubungsmethode gehört und probierte sie daraufhin sofort an dem 39jährigen Mailänder Arbeiter S.E. aus, der ihm, weil er auf dem Bahnhof scheinbar ziellos und noch dazu ohne Fahrkarte in Zügen kurz vor deren Abfahrt umhergelaufen war, von der Polizei zur Beobachtung überstellt worden war. Cerletti beschreibt die Wirkung des ersten Elektroschocks an einem Menschen: »Sobald der Stromstoß ausgelöst wurde, reagierte der Patient mit einem Zucken, und seine Muskulatur erstarrte; dann fiel er, ohne daß er das Bewußtsein verloren hatte, auf das Bett zurück. Er begann abrupt, in den höchsten Tonlagen zu singen, und wurde dann ruhig. (...) Es wurde vorgeschlagen, dem Patienten ein wenig Ruhe zu gönnen und dann das Experiment am folgenden Tag zu wiederholen. Plötzlich sagte der Patient, der unserer Unterhaltung offensichtlich gefolgt war (...): 'Nicht noch einmal! Es ist tödlich!'« [zit.1030:239f.]

der Behandlung der teilweise völlig a- oder antisozial gewordenen Patienten.« [998:290] Die Psychiatrie war in die vierte Epoche ihrer Entwicklung eingetreten (61).

Die chemische Substanz des Chlorpromazins selbst, das offiziell als Prototyp (Urbild) der in der Psychiatrie verwendeten Phenothiazine gilt und auf das sich alle seither neu entwickelten Neuroleptika beziehen, wurde von Laborit aufgrund der bei den Narkotisierungsverfahren deutlich zutagetretenden ausgeprägten Wirkung Potentialisateur [1078:16] genannt; als Verkaufsnamen erhielt es neben dem 'Megaphen' noch den Namen 'Largactil' als Hinweis auf die 'large activity' ('große Wirkung') auf den Organismus. In den U.S.A. wird das Chlorpromazin unter dem Verkaufsnamen 'Thorazine' vertrieben; (unfreiwilliger) Namensgeber des Thorazine ist der nordische Gott Thor [790:11], der — so der Archivar Franz Ludwig Baumann in einem Geschichtsbuch des vorigen Jahrhunderts — »... über Wolken und Regen gebietende, in Blitz und Donner sich ankündigende Gott, dessen Donnerkeile thurmtief in die Erde fahren« [64:80] und der die Wasserströme in das regelnde Bett zwingt [64:81]. Die Chemiefirma Scrip, Inc. in Peoria/Illinois bietet das von ihr hergestellte Chlorpromazin gar unter dem lapidaren Handelsnamen 'Thor' an.

»Es war« — so Dirk Blasius — »ein langer Weg bis zum Chlorpromazin, das die heute noch nicht abgeschlossene Zeit der Psychopharmaka eröffnete.« [111:43] Diese hohe Meinung über Psychopharmaka teilt auch Erwin Heinz Ackerknecht in seiner »Geschichte der Psychiatrie«: »Alle diese Methoden scheinen nun zu einem gewissen Grade bereits überholt durch die neuesten Errungenschaften der sogenannten 'Seelenpharmakologie'« [3:103]. Endlich ist auch die große Hoffnung des Psychiaters Sigmund Freud aus dem Jahre 1930, »... mit besonderen chemischen Stoffen die Energiemengen und deren Verteilungen im seelischen Apparat direkt zu beeinflussen« [317:40], in Erfüllung gegangen. Wie schnell dieser psychiatrische Wunschtraum eingelöst wurde, wird unter anderem auch dadurch sichtbar, daß im Jahre 1933 (unter dem 'Gesetz zur Verhütung erbkranken Nachwuchses') eine chemische Behandlung aufgrund deren (damaliger) ungesicherter Wirkungsfähigkeit ausgeschlossen war (62). Krampfgifte, Insulin, Elektroschock-Apparate sowie Lobotomie wurden nun in die zweite Reihe des psychiatrischen Behandlungsarsenals verbannt [90:16], was allerdings nicht dahingehend mißverstanden werden darf, daß diese 'Therapie'-Methoden etwa nicht mehr angewendet würden. Der Elektroschock, der wie die anderen klassischen Methoden ebenfalls einen relativen Aufwand (Anästhesisten usw.) benötigt, wird etwas weniger, nasse Packungen werden sogar nur noch ausnahmsweise verwendet [541:682]. Endlich wurde, wie z.B. Felix Labhardt frohlockt, durch den Einsatz der psychiatrischen Psychopharmaka »der kritische Moment der Hospitalisierung elegant überbrückt« [zit.503:90].

---

(61) Meine Zählweise entspricht nicht der offiziellen Zählweise der Psychiater, die zum Teil — wie z.B. Helmchen — die hauptsächlich von Kraepelin eingeläutete Entwicklungsstufe der Sozialpsychiatrie schlichtweg 'vergessen' und deshalb bei der Zählung der bisherigen psychiatrischen Entwicklungsstufen erst bei Nummer 3 angelangt sind [445:6]. Zum Teil geht Psychiatern — scheinbar — jegliches Geschichtsbewußtsein ab, was sie dazu veranlaßt, in der modernen psychopharmakologischen Psychiatrie die 'erste psychiatrische Revolution', in den seit ca. 1966 eingesetzten Depot-(Langzeit-)Psychopharmaka dafür bereits die 'zweite psychiatrische Revolution' auszumachen, wie dies z.B. Linde vorführt [693:68]. Aus den U.S.A. stammt eine Zählweise, die wie Lindes die klassische und die Sozialpsychiatrie übersieht, dafür in Sigmund Freuds Psychoanalyse die zweite, in der modernen psychopharmakologischen Psychiatrie die dritte und in der Langzeitbehandlung mit Depotneuroleptika die vierte Stufe der Entwicklung erblickt [376:97].

(62) In den Erläuterungen zum 'Gesetz zur Verhütung erbkranken Nachwuchses' hatte es noch geheißen: »Die Unfruchtbarmachung darf nicht durch Röntgenbestrahlung der Keimdrüsen oder durch eine Beeinflussung der hormonalen Ausscheidungen der Geschlechtsdrüsen mit chemischen Mitteln versucht oder bewirkt werden.« [263:85]

Da Psychiater einen starken Drang nach immer neuen Neuroleptika verspürten, und Versuchspersonen unbegrenzt zur Verfügung standen und stehen, veranlaßten sie die Veränderung jeweils kleinster Bestandteile des Chlorpromazins, bis nach und nach eine Reihe neuer Phenothiazine und 1958 schließlich die ähnliche pharmakologische Eigenschaften aufweisenden Butyrophenone (z.B. Glianimon, Haldol) und daraus wiederum die Butyrophenon-Abkömmlinge von der Art der Diphenylbutylamine (Imap, Semap, Orap) entwickelt wurden [83:86]. Nach und nach entstanden auch neue Verabreichungsformen, angefangen von Tabletten über Tropfen, die das heimliche Aufbewahren der 'Medikamente' in der Mundhöhle erschweren sollen [373:59;693:11], einspritzbare Lösungen bis hin zu durch langkettigen Molekülaufbau charakterisierten und damit nur sehr langsam vom Körper abbaubaren Depot-Neuroleptika [390:1192]. Für das Depotmittel Fluphenazin-Decanoat (Lyogen-Depot) wird beispielsweise eine Halbwertzeit von zehn Tagen genannt [182], und andere Depot-Neuroleptika besitzen eine noch weitaus längere Wirkdauer.

Nur der Vollständigkeit halber soll an dieser Stelle erwähnt sein, daß besonders tatendurstige Psychiater selbstverständlich immer neue, nicht zur Gruppe der Neuroleptika gehörende Substanzen als 'Medikamente' erproben und empfehlen. So regt z.B. Hans Büssow an, gelegentlich, wenn die verordnete neuroleptische Behandlung nicht den gewünschten Erfolg bringt, die in Nachtschattengewächsen wie dem Stechapfel, dem Bilsenkraut oder der Tollkirsche vorhandene hochgiftige Substanz Atropin hinzuzufügen [146] (63). Oder etwa der Italiener Adamo Mario Fiamberti praktiziert die intravenöse Injektion des Nervenimpuls-Überträgerstoffs Azetylcholin (s. S. 94); der Psychiater Frédéric Cornu aus der Universitätsanstalt Waldau/Bern beschreibt dessen 'therapeutische' Wirkung wie folgt: »Der am meisten in die Augen springende Effekt ist ein Herzstillstand von 30 — 50 sec..« [177:627] (64)

Im folgenden werden wir uns jedoch auf die Darstellung der Wirkungsweise der Neuroleptika beschränken. Zu deren besserem Verständnis, gleichsam als Einstimmung, sollen nun Psychiater zu Wort kommen, die die verbesserte 'therapeutische' Schlagkraft der Neuroleptika gegenüber den Schockverfahren der vorhergehenden klassischen Psychiatrie veranschaulichen.

(63) Atropin gehört der pharmakologischen Substanzgruppe der Alkaloide an; ein anderer Vertreter dieser Gruppe ist beispielsweise das sehr giftige Strychnin.

(64) Verwendung finden in der Psychiatrie auch Tranquilizer wie Diazepam (Valium); so berichtet der Psychiater Steffen Haas gemeinsam mit Kollegen aus dem 'Zentralinstitut für Seelische Gesundheit' in Mannheim von einem Massiveinsatz von Valium gegen 'Schizophrene' [389]. Andere derzeit verwendete oder erprobte psychopharmakologische Mittel listet Cornu auf; so 'therapieren' Psychiater 'Schizophrene' und andere solcherart psychisch 'Kranke' u.a. mit dem Brech- und Hustenmittel Apomorphin; mit dem blutdrucksenkenden Histamin; mit Inhalation (Einatmung) des — beim Menschen in der Ausatmungsluft vorhandenen — Kohlendioxyds (CO_2) bis zur Bewußtlosigkeit; mit Inhalation von Stickstoff bis zum Eintritt von Krampfanfällen; mit dem von der Chemieindustrie her als giftig bekannten Lösungsmittel Trichloräthylen; mit Hormonen aller Art, so z.B. mit den die Ausbildung männlicher Geschlechtsorgane fördernden Androgenen, den brustbildenden Östrogenen oder den Schockzustände und Bewußtseinstrübung bewirkenden Parathyroeida-Präparaten (Nebenschilddrüsen-Hormonen) u.v.m. [177:628f.]. In welcher Richtung Psychiater nach neuen 'Medikamenten' suchen, geht anschaulich aus einem Versuchsbericht Helmchens und seiner Kollegen aus dem Jahre 1967 mit dem Penicillin-Mittel D-Penicillamin (Metalcaptase) hervor, das normalerweise zur Therapie von Schwermetallvergiftungen benutzt wird. In ihrem Bericht bedanken sich die Psychiater eingangs für die großzügige Überlassung von Versuchsmengen von seiten der Herstellerfirma [492:218]; im Anschluß beschreiben sie u.a. das Experiment an der damals 24 Jahre alten Ragna M.: Nachdem diese durch die normale Neuroleptika-Behandlung völlig stumpfsinnig gemacht worden ist, wird an ihr das für die Psychiater 'theoretisch interessante' D-Penicillamin ausprobiert. Die Folge: Am sechsten Versuchstag näßt die Frau im Sitzen ein, am siebten ißt sie Seife und Zahnpasta. Am achten Versuchstag beginnt die 'Patientin' (Pat.), sich zu wehren, worauf sie nun zusätzlich mit dem Neuroleptikum Perazin (Taxilan) behandelt wird, mit dem Ergebnis, daß sie sich noch gequälter fühlt und verstärkt aufregt [492:219]: »Schließlich ißt die Pat. in einem Zustand maximaler Erregung und schwerster Verhaltensstörungen die auf der Sta-

Kapitel 3: Neuroleptika im Vergleich mit klassischer Psychiatrie

Kritik an Elektroschock und Lobotomie — Ernest Hemingway — Wenn Psychiater optimistisch sind — Dem E-Schock überlegen — Vertrauen zum 'Arzt' — Chemoschock

Die Bedeutsamkeit der Entwicklung der psychiatrischen Psychopharmaka läßt sich erst voll würdigen im Vergleich mit deren unmittelbaren historischen Vorgängern, nämlich den Methoden der klassischen Psychiatrie. Aufgrund von deren augenscheinlicher Brutalität und deren unübersehbarer, unaufhebbarer körperlicher Folgeschäden einschließlich nicht mehr zu vertuschender Todesfälle sind diese klassischen 'Therapien' sogar unter Medizinern nicht unumstritten (65); am Beispiel von Hirnzellzerstörungen bei elektrogeschockten Katzen, über die von Helma Sommer berichtet worden war, hatten sich die Vorwürfe der Elektroschock-Gegner als nur allzusehr berechtigt erwiesen. Darüber hinaus wurde der Elektroschock von der liberalen Öffentlichkeit verbal attackiert, so z.B. als sich ein Prominenter, nämlich der Schriftsteller Ernest Hemingway erschoß, nachdem zwei Elektroschockserien sein Gehirn geschädigt und sein Gedächtnis zerstört hatten (66). Inzwischen fand sogar bereits die erste Volksabstimmung (1982 in der kalifornischen Stadt Berkeley) statt, die zu einem zumindest vorübergehenden Verbot des Elektroschocks führte[251]. In der Absicht, die 'therapeutische' Wirkung der psychiatrischen Behandlung noch zu stei-

---

tion herumstehenden Blumen einschließlich Kakteen.« [492:219] Erst jetzt können sich die Psychiater entschließen, das Experiment an Ragna M. abzubrechen, um letztlich zu folgendem Versuchsergebnis zu kommen: »Es erscheint somit wünschenswert und begründet, nun systematische Untersuchungen der psychopathologischen Wirkungen des D-Penicillamin durchzuführen.« [492:220]

(65) Kampfgift-, Insulinschock- und Elektroschock-Behandlungen werden von manchen Psychiatern — nach ihren eigenen Worten — bekämpft [58:267]. Behandlungen durch Hirneingriffe werden als umstritten und veraltet bezeichnet. Die Physiologen Stefan Silbernagl und Agamemnon Despopoulos schreiben in ihrem »Taschenatlas der Physiologie«: »Die (umstrittene) chirurgische Durchtrennung der Thalamus-Stirnhirn-Verbindung (Leukotomie) zur Therapie psychisch-neurologischer Erkrankungen gilt heute als veraltet.« [966:270] Der Elektroschock gilt vielen Menschen als barbarisch [702:108]. Die u.s.amerikanische Krankenschwester Susanne Christou, die mitbekommen hatte, wie ein 'Patient' trotz verzweifelter Gegenwehr mit einem Stromschlag behandelt worden und daran auch gestorben war, macht dieses Erlebnis in einem Artikel mit der Überschrift »Some of Us Called it Murder« (»Einige von uns nannten es Mord«) öffentlich [165]. Der Mediziner John Friedberg prangert die durch die Stromstöße verursachten Hirnschädigungen, den schweren und oft dauerhaften Gedächtnisverlust, die Lernunfähigkeit und Desorientiertheit an: den Leichtgläubigen, Unglücklichen und Machtlosen werde mit dieser psychiatrischen Behandlung das Gehirn ausgebrannt [321]. Die wortgewaltigsten Vorwürfe erhebt der Mediziner Alfred Schroedter von der u.s.amerikanischen Harvard-Universität: »Psychiater, die bei ihren Patienten Elektroschocks anwenden, begehen vorsätzlich schwere Körperverletzung und sind Verbrechern gleichzusetzen. (...) Durch die Elektroschocks wird der Mensch zu einem dahinvegetierenden, willenlosen Geschöpf. Er wird zu einem lebenden Leichnam befördert.«

(66) Tragisch ist das Schicksal Hemingways, der von seinen 'Ärzten' annahm, sie hätten nicht gewußt, was sie mit ihrer Behandlung anrichteten; John Friedberg schreibt in 'Psychologie heute': »Karriere ruiniert. Hemingway bekam im Dezember 1960 elf Schockbehandlungen in der Mayo-Clinic in Rochester, Minnesota. Drei Monate später erhielt er eine weitere Serie von Schocks. Dazu schrieb sein Freund und Biograph, A.E. Hotchener: »Ernest war über diese zweite Serie noch wütender als über die erste und

gern, trat nun also die psychopharmakologische Psychiatrie in die Fußstapfen ihrer Vorgänger. Zwar hatten immer wieder die auf Vorbeugung ausgerichteten Vertreter der Sozialpsychiatrie die Problematik speziell einer vorbeugenden Krampfgift-, Insulinschock- oder Elektroschock-Behandlung hervorgehoben; dennoch wäre die Annahme, daß diese Entwicklungsphase der Psychiatrie zu einer historischen, d.h. vergangenen Epoche geworden wäre, sehr irreführend, ist es doch gerade der Elektroschock, der, so der bereits mehrfach erwähnte Sozialpsychiater Dörner, »... als Alternative notwendigerweise wieder aktuell werden muß.« [Vw.130] (67) Weshalb Dörner dies propagiert, werden wir bei der Behandlung der psychischen Auswirkungen der psychiatrischen Psychopharmaka sehen.

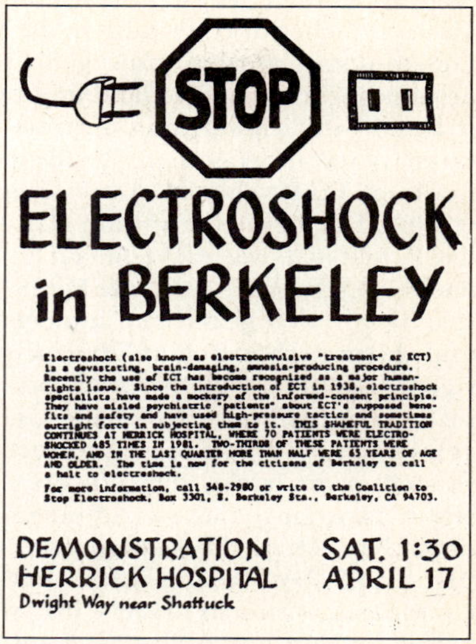

Abb. 20: Flugblatt von Elektroschock-Gegnern in Berkeley/Kalifornien

Über diese psychopharmakologischen Behandlungsmöglichkeiten äußern sich Psychiater mit viel Begeisterung: »Diese Behandlungsmethoden schufen eine Atmosphäre von therapeutischem Optimismus und regten die medizinische und psychiatrische Forschung an.« [864,1:496] Neuroleptika engten nun den Anwendungsbereich der klassischen Behandlungsarten erheblich ein und verdrängten die Leukotomie (Lobotomie) fast völlig [511:453]; Neuroleptika wurden — so z.B. vom Psychiater Heinz E. Lehmann aus Verdun/Quebec (Kanada) — als »pharmakologischer Ersatz für Lobotomie« [zit.308:9] gefeiert, und auch einen Vergleich mit der 'therapeutischen' Wirkung von Elektroschocks bräuchten Neuroleptika nicht zu scheuen, wie dieser Psychiater im Januar 1955 mitteilt: »Seit wir mit dem Einsatz von Chlorpromazin begonnen haben, ist es in nicht einem einzigen Fall notwendig gewesen, auf Elektroschockbehandlung als Notmaßnahme zur Kontrolle akuter Erregung zurückzugreifen.« [675:92] Neuroleptika-Behand-

---

er schimpfte noch erbitterter, daß sein Gedächtnis vernichtet und seine Karriere als Schriftsteller ruiniert sei ...« Zitat von Hemingway: 'Diese Schock-Ärzte wissen nichts über Schriftsteller, wissen nichts von Gewissensbissen und Reue, sie wissen nicht, was sie ihnen antun... Welchen Sinn hat es denn, meinen Kopf kaputtzumachen und mein Gedächtnis auszuradieren, das doch mein ganzes Kapital ausmacht? Die Operation ist blendend gelungen, doch der Patient ist tot.' Einen Monat nach der zweiten Schockserie nahm sich Hemingway das Leben.« [321:37]

(67) In Wirklichkeit wurden Elektroschocks von Psychiatern nie aufgegeben. Eine im 'Nervenarzt' veröffentlichte Umfrage aus dem Jahre 1981, an der sich 227 Psychiatrische Anstalten und andere Behandlungsorte beteiligt hatten, ergibt, daß psychiatrische 'Patienten' und 'Patientinnen' an 43,2% aller solcher Behandlungsorte Elektroschocks ausgesetzt werden. Allein in Westberlin, wo es 20 psychiatrische Einrichtungen gibt, geben von den 13 Behandlungsorten, die sich an der Umfrage beteiligten, sieben, darunter zwei kinder- und jugendpsychiatrische Behandlungsorte, die Anwendung von Elektroschocks offen zu [869]. Wie eine Untersuchung des britischen 'Royal College of Psychiatrists' im Jahre 1981 ergibt, erfreut sich der Elektroschock auch unter der Masse der britischen Psychiater nach wie vor größter Beliebtheit: So wurden im Jahre 1979 ca. 200.000 Menschen (in Worten: zweihunderttausend Menschen) elektrogeschockt; sieben Jahre zuvor waren es gar 400.000 Menschen jährlich [174:1412]: »97% der in der allgemeinen Erwachsenenpsychiatrie oder mit älteren Patienten arbeitenden klinischen Spezialisten betrachteten die Behandlung als gelegentlich zumindest nützlich, und nur 1% lehnten ihre Anwendung völlig ab.« [174:1412] Zum Teil geben die Psychiater zu, Elektroschocks sogar ohne jede vorhergehende Narkose zu verabreichen [174:1412].

lung, so Heinz E. Lehmanns Kollegen, wirke »mindestens ebenso gut« [946:354], sei technisch einfacher durchzuführen; die Wirkung sei meist breiter, d.h. mehr 'Schizophreniesymptome' würden 'günstig' beeinflußt, sie setze rascher ein, und außerdem sei eine ununterbrochene Behandlung möglich [946:202], wenn auch der 'therapeutische Elektroanfall' an sich abrupter eintrete [957:516]. Da der Elektroschock meist »nur zu temporären (*vorübergehenden*) Besserungen« [819:520] führe, seien Neuroleptika — so der Berliner FU-Psychiater Adolf Pietzcker — dem Elektroschock sogar überlegen [819:520;329:363]. Der bereits erwähnte Hanns Hippius erläutert: »... die Außenseiterstellung der Psychiatrie war nicht zuletzt auch darin begründet, daß die Behandlungsmethodik bei Psychosen — also die Methodik der Krampf- und Schocktherapie — so offenkundig von den geläufigen internistischen (*leibesinnere Krankheiten betreffenden*) und chirurgischen Behandlungsprinzipien abstach. Die Kranken selbst, ihre Angehörigen, aber auch viele psychiatrisch ungeschulte Ärzte begegneten der Krampftherapie stets mit Mißtrauen; sie sahen in ihr etwas Unheimliches und Gewaltsames. Vergegenwärtigt man sich diese weitverbreitete Ansicht über die Krampfbehandlung, so versteht man leicht, daß ein Fortschritt der modernen psychiatrischen Therapie schon darin liegt, daß sie auf einem internistischen Behandlungsprinzip beruht. Dadurch hat sich das Mißtrauen unserer Kranken und ihrer Angehörigen gegen unsere therapeutischen Maßnahmen merkbar verringert. Dem psychotischen Patienten kann das Erlebnis des Überwältigtwerdens durch die Therapie erspart werden. Ihm bleibt die Kontinuität des Erlebens seiner Krankheit, seiner Behandlung und seiner Besserung erhalten. Es erübrigt sich fast, darauf hinzuweisen, wie wichtig diese Faktoren für die Bildung eines Vertrauensverhältnisses zwischen Patient und Arzt sind, auf das gerade die Psychiatrie in allen Bereichen der Therapie in besonderem Maße angewiesen ist.« [510:524f.] Auch Hippius' Kollege Klaus Hartmann kann sich freuen: »Durch die Angleichung der Psychosen-Therapie an internistische Behandlungsweisen hat die Psychosen-Therapie das Odium der Gewaltsamkeit verloren, das mit den sogenannten 'Schockverfahren' der klassischen Psychosen-Therapie verbunden ist.« [420:529] Selbstverständlich können Psychiater Neuroleptika auch schockartig einsetzen, und zwar dann, wenn sie unter der Bezeichnung 'Chemoschock' besonders hohe Neuroleptika-Mengen verabreichen [373:61]. Im englischen Sprachraum als 'Snow Phenomenon' ('Einschnei-Phänomen') bekannt, sollen sie die Betroffenen unter sofortige Kontrolle bringen, kraftlos und 'groggy' ('angeschlagen') machen und in den Schlafzustand befördern [35]. Von Megadosen sprechen Psychiater, wenn sie die 60- bis 90fache Menge der normalerweise als höchstzulässig angegebenen Dosis anwenden. Den Zweck definieren sie wie folgt: »Das Ziel der hochdosierten Neuroleptikatherapie ist, die akute Symptomatik rascher zu beherrschen und — vor allem bei chronischen schizophrenen Psychosen — eine Therapieresistenz (*Widerstand der Betroffenen gegen die Behandlung*) zu überwinden.« [827:142] Daß Psychiater zur Charakterisierung der Neuroleptika-Auswirkungen neben den Schockverfahren auch auf die Lobotomie zurückgreifen müssen, werden wir an geeigneter Stelle noch erfahren, speziell wenn es im Kapitel über die psychischen Auswirkungen der Neuroleptika um den Begriff des 'Stammhirnsyndroms' bzw. des 'hirnlokalen Psychosyndroms' gehen wird (s. S. 273ff.).

Der Fortschritt in der psychiatrischen Behandlungs-'Kunst' bezieht sich also bislang, wie wir gesehen haben, auf die vereinfachte Technik, die 'bessere' Wirkung und die Verringerung des Mißtrauens der Behandlungsobjekte durch die scheinbare Harmlosigkeit der modernen psychopharmakologischen 'Therapie' und auf die Beseitigung des Odiums, d.h. des Hasses gegen die vollzogene Behandlung. Doch schauen wir uns nun die so 'liebenswerte' Wirkungsweise der Neuroleptika an.

Kapitel 4: Die Wirkungsweise der Neuroleptika

Unwissenheit von Körpervorgängen — Wissen von der Neuroleptika-Wirkung — Hirnzentren — Hauptangriffspunkte — Steuerzentrale der Emotionalität — Atmungshemmung — Nervenimpuls-Übertragung — Blockade — Lokalanästhesie — Das vegetative Nervensystem — Hormone und Enzyme — Ausschaltung der Steuerung — Sparstoffwechsel — Zusammenfassung — Narkose — Vita minima — Verwandlung in hirnorganisch Kranke — Unterdrückung der Emotionalität — Wirkung auf 'Psychosen'? — Anpassung oder Abwehrkampf des Organismus

Das Verständnis der Wirkungsweise der Neuroleptika setzt gewisse Grundkenntnisse vom Aufbau und Innenleben des menschlichen Körpers voraus. Ebensowenig wie die Funktionsweise der Atombomben läßt sich die Wirkungsweise der Neuroleptika im menschlichen Organismus auf einer Seite darstellen. Die Schwierigkeit des Textes auf den nachfolgenden Seiten spiegelt den in dieser Gesellschaft normalen Entfremdungsprozeß vom eigenen Körper und von der Kenntnis seiner Funktionsweise wider — eine Entfremdung, an deren Entstehung das Halbwissen der Mediziner und die von diesen vorsätzlich geschaffene, meistenteils unverständliche Begrifflichkeit nicht unwesentlich beteiligt sind. Wer — zumindest an dieser Stelle — die Mühe scheut, sich in dieses Thema kurz einzuarbeiten, der bzw. die lese bitte auf Seite 93 weiter, wo der jetzt folgende Text leichtverständlich zusammengefaßt wird.

Wir wollen nun einen ersten, wenn auch äußerst oberflächlichen Überblick über den Aufbau von drei für die Wirkung von Neuroleptika wichtigen Teilen des Organismus geben (68). Wesentlich für ein grobes Verständnis ist eine Vorstellung von der Aufgliederung der einzelnen Gehirnzentren, der Funktionsweise der Nervenimpuls-Übertragung sowie der Funktionsweise der unbewußt verlaufenden (vegetativen) einschließlich der über die Hormondrüsen gesteuerten Prozesse des Organismus.

Darüber, wie Neuroleptika im lebendigen Organismus letztendlich wirken, besteht unter Psychiatern offenbar noch keine Einigkeit. Dies hat mit Sicherheit zum einen damit zu tun, daß bereits Mediziner die Funktionsweise des menschlichen Körpers nicht ausreichend und erschöpfend erklären können. Zum zweiten ist es fraglich, ob Psychiater überhaupt ein großes Interesse an der Klärung der Frage nach der genauen Wirkungsweise der Neuroleptika angesichts deren für sie entscheidenden nachgewiesenen Wirksamkeit [935:2] haben: denn es sei, so die 'Weisheit' der beiden u.s.amerikanischen Psychiater Frederick C. Redlich und Daniel X. Freedman, »... für den Psychiater nur wichtig zu wissen, daß es biochemische Regelmechanismen für übermäßig gehemmtes und übermäßig erregtes Verhalten gibt, und daß die Wirkungen der

(68) Soweit nicht anders angegeben, stütze ich mich auf den »Taschenatlas der Anatomie« von Silbernagl und Despopoulos, den »Körper des Menschen« von Adolf Faller, den »Gesundheitsbrockhaus« sowie das von Günter Tiele herausgegebene »Handlexikon der Medizin« (nähere Angaben siehe Quellenverzeichnis).

Psychopharmaka zum Teil über diese Mechanismen vermittelt werden.« [864,I:471] Und zum dritten ist einer psychiatrischen Erkenntnis zuzustimmen, wie sie beispielsweise der Psychiater Kurt Heinrich auf dem sogenannten 'Therapiekongreß' im Jahre 1968 in Karlsruhe in seinem Vortrag über nicht nachweisbares 'Wissen' seiner Kollegen und Kolleginnen von körperlichen Vorgängen bei 'Psychosen' äußert, nämlich daß »unser Wissen um unsere Therapie und um die pathophysiologischen (*krankhaften körperlichen*) Vorgänge bei den Psychosen in jeder Hinsicht auf Empirie (*äußerer Erfahrung*) beruht, und außerdem sei das Wenige, was wir wissen, wahrscheinlich zum Teil noch falsch« [zit.985:97]. Allerdings fragt sich, ob die Unwissenheit der Psychiater in bezug auf die Wirkungsweise ihrer 'Therapie' mit Neuroleptika wirklich so groß wie von Heinrich vorgegeben ist. Zwar gibt es eine große Anzahl verschiedener psychiatrischer Theorien zur Wirkungsweise der Neuroleptika [864,I:467-472]; gewisse Tendenzen ihrer Erklärung zeichnen sich jedoch einigermaßen deutlich ab.

Die nebenstehende Abbildung 21 zeigt den Aufbau des Gehirns, soweit er für das Verständnis der Wirkungsweise der Neuroleptika wichtig ist, und den Ansatz des an den Hirnstamm anschließenden Rückenmarks; Gehirn und Rückenmark bilden zusammen das Zentralnervensystem. Die einzelnen Teile des Zentralnervensystems, insbesondere die Teile des Gehirns üben, wie dies Mediziner erkannten oder zumindest vermuten, folgende Funktionen aus:

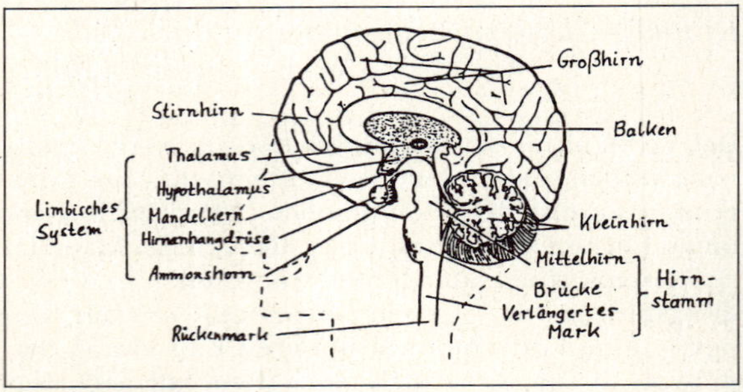

Abb. 21: Aufbau des Gehirns (Längsschnitt; vereinfacht dargestellt)

Verlängertes Mark (Medulla oblongata; Myelencephalon): Durchleitung sensibler und motorischer Bahnen; Atemzentrum (Aus- und Einatmung), 'Brechzentrum', Speichel- und Tränenabsonderung.

Brücke (Pons): Schaltstationen der Bahnen, welche die Großhirn- mit der Kleinhirnrinde verbinden. Eine Störung der Brücke führt zu Empfindungsstörungen.

Mittelhirn (Mesencephalon): Mit zum Mittelhirn gehören die Bewegungszentren Roter Kern (Nucleus ruber) und Schwarzer Kern (**Substantia nigra**). Bei Ausfall des Schwarzen Kerns kommt es zu Muskelstarre, zu ruckweise ablaufenden 'Zahnradbewegungen', zu Schüttelbewegungen der Hände und zu psychischen Störungen (Antriebsmangel). Weitere Funktionen des Mittelhirns: Anpassung des Auges an unterschiedliche Entfernungen, Pupillenverengung, Steuerung der Stimmungslage. Bei Unterfunktion des Mittelhirns treten Erschöpfung und Depressionen auf.

Hirnstamm (Stammhirn): Zentrum für Atmung und Kreislauf, beteiligt an der Steuerung der Motorik, insbesondere beteiligt an der Atemsteuerung zur Bewältigung psychischer Erregung (z.B. Angst, Schmerz, Reflexe wie Niesen, Husten, Gähnen, Schlucken, Sprechen, Singen).

Kleinhirn (Cerebellum): Kontrollzentrum der Motorik, Meldestelle für Tastsinn und Tiefensensibilität, Überprüfungsstelle für die motorischen Funktionen wie Muskelspannung, Muskelkraft und Muskelkoordination; Schaltstelle zum Großhirn. Eine Erkrankung des Kleinhirns führt zur Störung der Muskelkoordination, beispielsweise

zu 'überschießenden', unsicheren, Bewegungen, zu krankhaften Augenbewegungen, zu Sprachstörungen, zur Veränderung der Körperstellung usw..
Großhirn (Kortex): Ursprung aller bewußten und vieler unbewußter Handlungen, Sammelstation aller bewußten Sinneseindrücke, Sitz des Gedächtnisses usw.. Der rechten Gehirnhälfte wird speziell der Sitz des Unbewußten, der linken Großhirnhälfte der Sitz des Bewußten, der Handlungsebene und des Sprachvermögens zugeschrieben [814:3].
Stirnhirn (Frontalhirn): Aufgabe des Stirnhirns ist es u.a., das Handeln bestimmten Absichten und Plänen unterzuordnen und bestimmte Verhaltensweisen zu kontrollieren. Bei Verletzungen des Stirnhirns kommt es zum Beharren auf einer einmal begonnenen Tätigkeit, zu erhöhter Ablenkbarkeit, zu Änderungen des Zeitgefühls, zu Antriebslosigkeit usw..
Thalamus (Sehhügel): Umschaltstation fast aller von Haut, Ohren, Augen und von anderen Hirnteilen ankommenden Nervenbahnen, mit Umschaltung zum Großhirn ('Tor zum Bewußtsein'); wichtig z.B. für emotionale und Triebregungen, für die Sensibilität von Extremitäten und vom Rumpf, Gesichtssensibilität; mitbeteiligt an der Steuerung der Motorik. Tastempfindung, Tiefensensibilität, Temperatur- und Schmerzempfindung, Seh- und Riechfunktion, Gesichtsausdruck (Mimik), Gebärden.
Hypothalamus: oberste Befehlsstelle des vegetativen (autonomen) Nervensystems; Zentrum des Wasserhaushalts, Steuerung der Körperwärme, des Kreislaufs, der Nahrungsaufnahme (durch Appetit), des Stoffwechsels; Wach- und Schlafzentrum. Der Hypothalamus spielt über die anhängende Hirnanhangdrüse eine beherrschende Rolle im Hormonsystem.
Mandelkern (Corpus amygdaloideum): Zwischenschaltstation.
Hirnanhangdrüse (Hypophyse): produziert ca. 20 verschiedene Hormone; Zentralstelle der hormonalen Regelung, Beeinflussung und Steuerung aller anderen hormonausschüttenden Organe, Empfang der Rückmeldungen von den kontrollierten Organen.
Ammonshorn (Hippocampus): Sitz des Riechzentrums; beteiligt an langfristiger Speicherung von Gedächtnisinhalten (Langzeitgedächtnis); Vermittlerrolle zwischen Denken und Fühlen [665].

Von den nicht in der Skizze erwähnten Gehirnteilen ist zuerst das **Limbische System** zu nennen. Es ist, was die Entwicklungsgeschichte der Menschheit betrifft, ein sehr altes und ursprüngliches System. Anatomisch besteht es aus dem Mandelkern, dem Ammonshorn, den hier nicht weiter interessierenden Scheidewand-Kernen, der Gürtelfurche und einer Reihe weiterer Gehirnteile. Über die Funktion des Limbischen System im einzelnen ist unter den Medizinern wenig bekannt; allgemein nehmen sie jedoch an, »... daß es die 'Programmauswahl' des Hypothalamus (s.o.) an die Bedürfnisse des Körpers anpaßt, daß es das Wach-Schlaf-Verhalten beeinflußt, daß es eng mit Lernprozessen verknüpft ist und daß es für die Vorgänge eine wichtige Rolle spielt, die mit den Begriffen Emotion, Motivation, Trieb usw. verbunden sind. So wird vom limbischen System wahrscheinlich auch das Ausdrücken von Emotionen (Wut, Zorn, Unlust, Freude, Glück usw.) gesteuert ...« [966:270] Zentrale Aufgabe des Limbischen Systems ist die Selbsterhaltung (Ernährung, Verteidigung, Angriff) und die Arterhaltung (Sexualität im engeren und weiteren Sinn). Rückmeldungssignale aus dem Körperinnern und Reize von der Umwelt werden im Limbischen System verarbeitet [787:200f.].

Andere wichtige Teile des Gehirns sind die **Stammganglien** (Basalganglien), d.h. die an der Unterseite des Großhirns sitzenden Ganglien (aus einer Anhäufung von Nervenzellen bestehenden Nervenknoten); die wichtigsten sind der **Schwanzkern**

(Schweifkern; Nucleus caudatus) und die **Schale** (Putamen). Der Schwanzkern umfaßt den Thalamus seitlich und vorn, empfängt dessen sensible Impulse und leitet sie an andere Stellen weiter. Schwanzkern und Schale bilden gemeinsam (einschließlich der sie verbindenden grauen Substanz) den **Streifenkörper** (Corpus striatum). Dieser regelt die Muskelspannung (Muskeltonus). Seine Erkrankung führt zu Veitstanz oder zu Parkinsonismus, d.h. Fehlen der Mitbewegungen, übersteigerte Muskelspannung, Maskengesicht usw.. Die **Formatio reticularis** ist ein Maschenwerk von Nerven, das sich durch den gesamten Hirnstamm hinzieht. Sie vereinigt motorische Teilfunktionen zu komplizierten Gesamtleistungen und beeinflußt Kleinhirn, Thalamus und Großhirn. Durch ihre Weckwirkung auf das Großhirn bestimmt sie den Grad der Bewußtseinshelligkeit; die Sinneswahrnehmung wird beeinflußt, ebenso die Körperhaltung und die Bewegungen, die zentralen Kreislauf- und Atmungsregulationen, die vegetativ-hormonausschüttenden Funktionen im Hypothalamus, die vegetativ skelettmotorischen Reflexe usw.. Ein anderes wichtiges Zentrum des zentralen Nervensystems ist das **Extrapyramidale System**. Es beeinflußt u.a. maßgeblich die unwillkürliche Körperhaltung, die unwillkürlichen Mitbewegungen der Gliedmaßen bei Körperbewegungen und vor allem die Muskelspannung. Das Extrapyramidale System besteht aus Nervenfasern, die vom Großhirn über den Streifenkörper und den Hirnstamm, dort speziell die Formatio reticularis, bis zu den für die Bewegungssteuerung zuständigen Nervenzellen des Rückenmarks verlaufen (69).

Sehen wir uns nun an, welche Teile des Zentralnervensystems Psychiater als die Ziele des neuroleptischen Angriffs ('Angriffspunkte') ausgemacht haben. Sie nennen — wobei es völlig gleichgültig ist, ob der betroffene Mensch normal oder 'schizophren' ist (70) — das gesamte Nervensystem [426:493] sowie die einzelnen Hirnzellen, auf die die Neuroleptika direkt einwirken [955:145]. Als Hauptangriffspunkte gelten Psychiatern der Hirnstamm [218:364;420:531;254:66] und seine Zentren [864,I:475], u.a. das Verlängerte Mark [1085:276]; die Formatio reticularis des Hirnstamms werde durch die Neuroleptika blockiert und gegen 'Reizüberflutung' abgeschirmt [684:27;991:202;737:52;177:508f.]. Aufgrund von Versuchen mit Chlorpromazin kamen Forscher zum Ergebnis, daß der »... Hypothalamus als Relaisstation (*Schaltstation*) zwischen retikulären Zentren (*Formatio reticularis*) und dem limbischen System einer der Hauptangriffspunkte des Chlorpromazin ist, d.h. die Steuerzentrale des emotionellen Verhaltens wird in ihrer Stoffwechselak-

(69) Der Begriff des 'Extrapyramidalen Systems' stammt von der anatomisch (den Körper- und Organaufbau betreffend) unterschiedlichen Lage dieser Nervenstränge zur Pyramidenbahn, die ebenfalls vom Großhirn zum Rückenmark verläuft und sowohl erregend als auch beruhigend auf die Beuge- und Streckmuskulatur wirkt. Die Annahme, daß das Extrapyramidale System (im Gegensatz zur Pyramidenbahn) speziell und mehr oder weniger ausschließlich für die unwillkürlichen und unbewußten Bewegungen zuständig ist, wird in jüngster Zeit von führenden Medizinern nicht mehr geteilt. Da sich die psychiatrische Literatur , was die Motorik betrifft, speziell auf die Wirkung der Neuroleptika auf das Extrapyramidale System beschränkt, und dieses seine Funktion ja nicht dadurch ändert, daß der seine Funktion betreffende Unterschied zur Pyramidenbahn von Medizinern als nicht mehr wesentlich betrachtet wird, werde auch ich mich im weiteren auf das Extrapyramidale System als (zwar nicht das wesentliche, aber immerhin) ***ein*** wesentliches Organ für die Kontrolle von Bewegung und Haltung beziehen.

(70) Mit Bezug auf Forschungsergebnisse der beiden u.s.amerikanischen Pharmakologen **Seymour S. Kety** und Carl F. Schmidt [597] schreibt der bereits erwähnte Hartwig Heyck: »Untersuchungen von Kety und Schmidt sowie zahlreicher anderer Autoren haben übereinstimmend ergeben, daß bei endogenen Psychosen (Schizophrenien und manisch-depressiven Psychosen) die Hirndurchblutung und der Hirnstoffwechsel, jedenfalls hinsichtlich des Sauerstoff- und Glucoseverbrauchs (*Verbrauchs von Traubenzucker*), keine Abweichung von den Befunden bei gesunden Personen zeigen. Bei der Fragestellung des Einflusses von Medikamenten auf diese Funktionsgrößen dürfte somit kein Unterschied bestehen, ob es sich bei den Probanden (*Prüflingen*) um Geisteskranke oder hirnorganisch gesunde Patienten anderer Art handelte ...« [497:67]

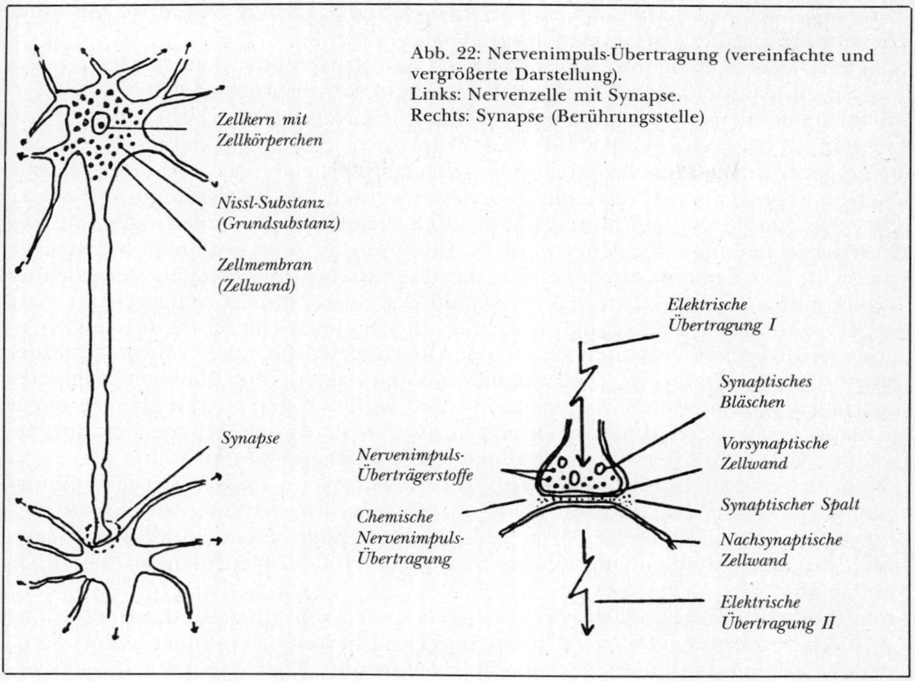

Abb. 22: Nervenimpuls-Übertragung (vereinfachte und vergrößerte Darstellung).
Links: Nervenzelle mit Synapse.
Rechts: Synapse (Berührungsstelle)

tivität gehemmt.« [986:469] (71) Auch die Stammganglien [509:141] werden betroffen, so daß die ganglionäre Reizübertragung gehemmt wird [684:25]; Psychiater sprechen hierbei von einer ganglioplegischen, d.h. die Ganglien lähmenden Wirkung der Neuroleptika [940:174]. Somit sind die vegetativen Regulationszentren gestört [958:53;957:514], was zur Hemmung der vegetativen (und bedingten) Reflexe führt [684:26]. Die Atmung wird gehemmt [958:54], die Hirndurchblutung vermindert, der Sauerstoffverbrauch im Gehirn gedrosselt [958:56], der zentral-nervöse Biotonus als Spannungsgrad im lebendigen Kräftegleichgewicht des Organismus ebenso [958:54;693:5]. Der Pharmakologe Hans-Herbert Wellhörner weist hin auf den Einfluß der Neuroleptika auf die Absonderung von Hormonen der Hirnanhangdrüse [1085:275]. (Bei Tierexperimenten [am Hund] beipielsweise mit Pimozid [Orap] wurde dessen höchste Konzentration — das Orap war zuvor zu Meßzwecken radioaktiv bestrahlt worden — in der Hirnanhangdrüse und im Schwanzkern gefunden [562:20].) Aufgrund der Einwirkung der Neuroleptika auf die Funktion der Hirnanhangdrüse (Hypophyse) werten Psychiater gelegentlich die Wir-

(71) In ihrem grundlegenden Werk über die Auswirkungen von Neuroleptika im Körper von Tieren verweist Helma Sommer weiterhin auf neuroleptisch bedingte Funktionsminderungen des Hirnstamms [502], der Ganglien [792], der Formatio reticularis [385] und des Thalamus [985:60] hin. Wenn es auch so aussieht, als würde sich die Wirkungsweise der Neuroleptika bei tierischen und bei menschlichen Säugetieren nicht grundsätzlich unterscheiden, so will ich mich doch im folgenden zwecks Vermeidung zusätzlichen Konfliktstoffes im wesentlichen auf den Menschen konzentrieren und Ergebnisse von Tierversuchen nicht mehr als erforderlich erwähnen.

kungsweise der Neuroleptika als Hypophysektomie [40], d.h. sie setzen sie mit einer Totalentfernung der Hirnanhangdrüse gleich (72).

Welche weitere Bedeutung diese Wirkung der Neuroleptika hat, werden wir bei der Funktionsweise der unbewußten (vegetativen) Körperprozesse sehen. Doch vorher schauen wir uns noch die Funktionsweise der Nervenimpuls-Übertragung und den Einfluß der Neuroleptika auf diese Prozesse an.

Nervenreizungen an sich sind mechanisch, chemisch, elektrisch und durch Wärme möglich. Signale, die in Nervenfasern geleitet werden, die Nervenimpulse (Nervenreize), werden übertragen mittels physikalisch-chemischer Veränderungen, die von elektrischen Ladungen begleitet werden. Abbildung 22 zeigt links eine Nervenzelle und rechts eine Synapse, also eine Kontaktstelle zwischen der einen Nervenzelle und der benachbarten Zelle (Erfolgszelle), wohin der Nervenimpuls weitergeleitet wird. Die Nervenimpuls-Übertragung erfolgt hier durch chemische Stoffe, die in den synaptischen Bläschen enthalten sind. Diese Überträgerstoffe, auch Neurotransmitter genannt, werden durch elektrische Signale aus den synaptischen Bläschen freigesetzt; sie dringen dann durch die vorsynaptische Zellwand und den synaptischen Spalt zur nachsynaptischen Zellwand und bewirken dort wiederum elektrische Veränderungen, so daß sich die Nervenimpuls-Übertragung weiter fortsetzen kann.

Manche Nervenimpuls-Überträgerstoffe wirken erregend, manche beruhigend und hemmend. Es sind hormonähnliche Wirkstoffe, die ihre Wirkung sowohl auf dem Blutweg wie auch auf dem Nervenweg entfalten. Wichtige Nervenimpuls-Überträgerstoffe, die im Zusammenhang mit der Wirkungsweise der Neuroleptika wesentlich werden, sind

Azetylcholin: Die Übertragung von beruhigenden Nervenreizen auf das Herz erfolgt u.a. durch Freisetzung von Azetylcholin. Im Zentralnervensystem sind die Kernbereiche des Thalamus besonders reich an diesem Wirkstoff. Die Gesamtheit aller im Sinne bzw. mit Hilfe von Azetylcholin wirkenden bzw. ansprechbaren Nervenfasern werden unter dem Begriff 'cholinerges System' zusammengefaßt. Als Beispiel für eine Störung der Nervenimpuls-Übertragung durch Azetylcholin nennen Mediziner die Einnahme von Atropin, dem giftigen Wirkstoff der Tollkirsche. Atropin besetzt in diesem Fall die cholinergischen Empfangsstellen für die Nervenimpuls-Übertragungen (Rezeptoren), so daß das Azetylcholin, wenn es einen Nervenimpuls übertragen soll, an der Empfangsstelle verdrängt wird und nicht zur Wirkung kommen kann [273:294].

Dopamin: Ein anderer wichtiger Nervenimpuls-Überträgerstoff ist Dopamin. Er wird vor allem von den Nervenzellen des Schwarzen Kerns gebildet und gelangt in besonderen Nervenfasern zur Schale und zum Schwanzkern. Dopamin erfüllt eine wichtige Funktion im motorischen System, indem es die Muskelspannung steuert. Bei einer Störung der Nervenimpuls-Übertragung mit Dopamin, speziell im Schwarzen Kern,

(72) Auf den Zusammenhang zwischen der Neuroleptika-Verteilung innerhalb des Gesamtorganismus, d.h. zwischen dem Haupt-Angriffsort der Neuroleptika und zwischen der Einwirkungsdauer der Neuroleptika auf den Organismus machen Jean Delay und Pierre Deniker aufmerksam, wenn sie schreiben: »Autoradiographische (*auf der Lokalisierung von Strahlenbildern beruhende*) Untersuchungen mit radioaktiv markierten Medikamenten lieferten sehr nützliche Informationen über die Verteilung der Medikamente. Es ist wichtig, sich klarzumachen, daß die Verteilung im Gewebe von der Behandlungsdauer abhängt: Nach einer einzelnen Dosis Chlorpromazin ist das Medikament beschränkt auf die graue Substanz des Kortex (*Hirnrinde*) und des Subkortex (*unterhalb der Hirnrinde liegenden Marklagers*). Wird das Medikament wiederholt über mehrere Tage gegeben, so findet man, daß die Radioaktivität speziell im Gebiet des Hypothalamus konzentriert ist. Neuere Forschungsarbeiten zeigten auch, daß das gekennzeichnete Medikament in der Retina (*Netzhaut des Auges*) angehäuft ist: Außerhalb des ZNS (*Zentralnervensystems*) und in den inneren Organen wird die größte Konzentration in den Lungen, der Leber, dem Zwölffingerdarm usw. gefunden.« [197:260]

kommt es zum Krankheitsbild des Parkinsonismus, auf das wir im weiteren noch öfter zu sprechen kommen werden.

Noradrenalin: In größeren Mengen kommt das Noradrenalin in den Kernbereichen des Hypothalamus vor; es beeinflußt die Psyche im Sinne einer Hebung der Stimmungslage. Noradrenalin erhöht (ganz allgemein) die Spannung der Gefäßmuskulatur; durch ihr Zusammenziehen kommt der Blutdruck zum Anstieg.

Adrenalin: Adrenalin ist ebenso für den Blutdruck wichtig, außerdem für die Regelung des Sauerstoffverbrauchs und die gegebenenfalls notwendige Erhöhung des Blutzuckerspiegels. Die Blutdrucksteigerung erfolgt im Falle von Adrenalin durch Steigerung der Herzleistung. Im Sinne des Adrenalin wirksame bzw. auf Adrenalin ansprechbare bzw. mit Hilfe von Noradrenalin wirksame bzw. ansprechbare Nervenfasern werden unter dem Begriff 'adrenergisches System' zusammengefaßt (Gegensatz: cholinergisch).

Wie sieht nun die Einwirkung der Neuroleptika auf das System der Nervenimpuls-Übertragung nach den Erkenntnissen, Erfahrungen und Vermutungen von Psychiatern und Neurologen aus? Zwei 'Fach'-Männer schreiben wie folgt: »Psychopharmaka zeichnen sich durch ihren speziellen Angriffspunkt an neuronalen (*Nerven*-)Systemen aus, deren funktionelles Korrelat (*sich mit den organischen Tätigkeiten in Wechselwirkung befindliche Auswirkung*) psychische Leistungen sind. Die speziellen Systeme sind aber weitgehend unbekannt.« [427] Wenn auch die menschlichen Nervensysteme weitgehend unbekannt sein mögen, so sind doch Auswirkungen der Neuroleptika auf gewisse Teilsysteme des Nervensystems bekannt.

Alle bislang von Psychiatern verwendeten Neuroleptika blockieren nun — wie Psychiater mitteilen — »bei Normalen ebenso gut wie bei Schizophrenen« [81:222] die Nervenimpuls-Übertragung im Gehirn (und im vegetativen Nervensystem), zum Teil über eine Blockierung der Empfangsstellen für die Nervenimpulse, zum Teil durch eine Entspeicherung der Vorräte an Nervenimpuls-Überträgerstoffen [836:4;422:8;658:47]. Ebenso können Neuroleptika die Wiederaufnahme von Nervenimpuls-Überträgerstoffen, die ihre Funktion erfüllt haben, in die (Speicherfunktion ausübenden) synaptischen Bläschen verhindern [534:117]. Betroffen hiervon sind vor allem Adrenalin, Noradrenalin, Azetylcholin und Dopamin [534:117;693:18;1011:331]; insbesondere das Dopamin steht im Blickpunkt des psychiatrischen Interesses [693:10]. Auch die Einwirkung der Neuroleptika auf die Nervenzellwand wird als Möglichkeit genannt [1085:275;655:1406]. (Bei Chlorpromazin-Versuchen mit Katzen wurde jedenfalls eine Verminderung der Entladungsfrequenz der Nervenzellen gemessen [1115:352].) Durch Steigerung des Dopaminabbaus im Streifenkörper wird der Dopamin-Gehalt verringert [145:984]. Die Neuroleptika blockieren außerdem sowohl im Streifenkörper [924:1] wie auch im Limbischen System [218:364] die dort gelegenen Dopamin-Empfangsstellen, also eben die beiden Bereiche, wo diese mit größter Dichte liegen [764:421] . Ergebnis ist, daß das nach einem physiologischen Reiz freigesetzte Dopamin — wenn es überhaupt noch freizusetzendes Dopamin gibt — nicht mehr an der Empfangsstelle wirken kann [82:17;1085:275]; der Transport der den Nervenimpuls übertragenden Elektronen ist gehemmt [864,1:467]. Psychiater nennen dieses Ergebnis der neuroleptischen Attacke auf die Nervenimpuls-Übertragung ein funktionelles Dopamindefizit [721:1180;534:115] oder auch Dopaminmangelsyndrom [693:10].

Verbunden mit der sogenannten apomorphin-antagonistischen Wirkung der Neuroleptika [145:983], einer Wirkung, die dem schmerzstillenden und euphorisierenden Effekt des Apomorphin, einer morphinverwandten Substanz, entgegenarbeitet, besitzen die Neuroleptika somit eine »lokalanästhetische (*örtlich-betäubende*) Wirkung« [684:26] an den sensiblen (Sinnes-)Nerven. Aus diesem Grund war denn auch, wie bereits erwähnt, vor dem Jahr der offiziellen Umbenennung der Neuroplegika in Neuroleptika deren Wirkungsweise als pharmakologische Neurolepsie, d.h. Nervenlähmung bezeichnet worden [177:510].

Wir kommen nun zum vegetativen Nervensystem. Dieses besorgt die gewöhnlich unbewußt verlaufende Regelung der Organfunktionen im Körper, paßt diese den jeweiligen Bedürfnissen an und kontrolliert das innere Milieu des Körpers. (Im Gegensatz dazu steht das somatische Nervensystem mit den Nerven der Skelettmuskeln, der zum Körperaußen hin gelegenen Körperteile und der Sinnesorgane; das somatische Nervensystem reagiert auf Reize zumeist mit nach außen gerichteten Antworten [z.B. Fluchtreflex], außerdem handelt es häufig willkürlich und bewußt.)

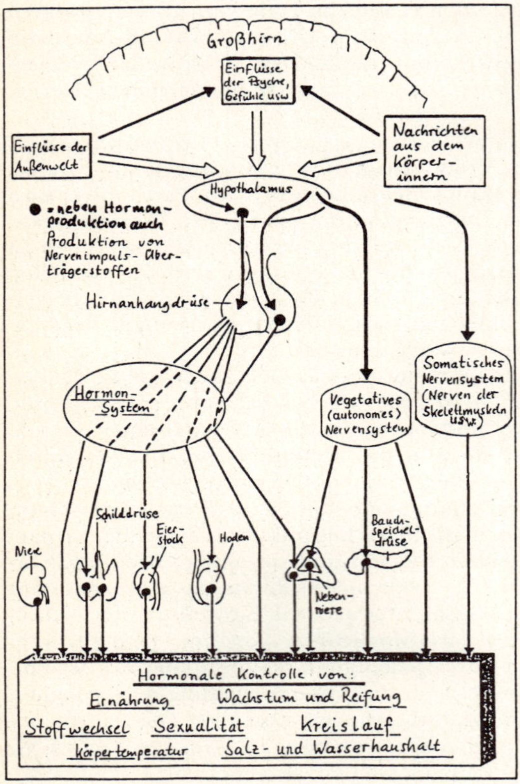

Abb. 23: Vegetatives Nervensystem: Steuerung des vegetativen Systems (einschließlich des Hormonsystems)

Das oberste Integrationszentrum des vegetativen Nervensystems ist der Hypothalamus; er bezieht es in die Ausführung seiner Programme mit ein. Die meisten Organe werden von beiden Nerventeilsystemen des vegetativen Nervensystems, nämlich sowohl dem Sympathikus als auch dem Parasympathikus mit Nervenimpulsen gesteuert. Manchmal wirken die beiden Systeme gegensätzlich wie z.B. am Herzen, manchmal gleich wie z.B. an den Speicheldrüsen.

Der **Sympathikus** wie auch der Parasympathikus hat sein Zentrum, wovon die Nervenstränge ausgehen, im Rückenmark. Mit den Nervenimpuls-Überträgerstoffen Azetylcholin und Noradrenalin beschleunigt der Sympathikus Herzschlag und Atmung; er sorgt für den Blutdruckanstieg, gleichzeitig hemmt er die Darmbewegung und die Tätigkeit der Drüsen (mit Ausnahme der Schweißdrüsen). Außerdem steuert er den Samenausstoß (Ejakulation); am Auge kommt es durch seinen Einfluß zur Pupillenerweiterung. Die Wirkung des Sympathikus nennen Mediziner **ergotrop** (im Sinne der Richtung einer Leistungssteigerung des Organismus zur Selbsterhaltung gegenüber der Umwelt).

Der **Parasympathikus** verlangsamt den Rhythmus des Herzschlages und der Atmung; Drüsentätigkeit und Darmbewegung werden in Gang gebracht. Unter dem Einfluß des Parasympathikus kommt es zur Erektion (Aufrichtung) des Penis, zur Verengung der Pupille usw.. Die Parasympathikuswirkung wird von Medizinern **tro-**

photrop genannt (im Sinne einer auf eine körperliche Anstrengung folgende Erholungsphase). Der Parasympathikus arbeitet ebenfalls mit dem Nervenimpuls-Überträgerstoff Azetylcholin.

Im Gegensatz zu den Nervenimpuls-Überträgerstoffen, die Nervenimpulse meist nur über eine kurze Strecke an die nächste Zelle weiterleiten, wird die Steuerung des Stoffwechsels, des Wachstums und der Sexualität von **Hormonen** ausgeübt. Hormone sind körpereigene Wirkstoffe, die von Drüsen mit innerer Sekretion (Absonderung) gebildet werden; ihre Funktion besteht in der Anregung von bestimmten Lebensvorgängen. Die Zentralstelle der hormonalen Regelung ist, wie bereits erwähnt, die **Hirnanhangdrüse**; ihre Stellung wird aus Abbildung 23 ersichtlich. Mit eigenen Hormonen wirkt die Hirnanhangdrüse auf das Wachstum, die Geschlechtsdrüsen (Hoden; Eierstöcke, Menstruation, Eisprung), auf andere Drüsen wie z.B. Schilddrüse oder Nebennieren. Gleichzeitig empfängt die Hirnanhangdrüse zu Integrationszwecken Rückmeldungen aus den kontrollierten Organen. Eine Unterfunktion der Hirnanhangdrüse führt beispielsweise zur Fettsucht, zur Unterentwicklung der Sexualität, zu erniedrigtem Blutdruck oder zur Wasserharnruhr (Diabetes insipidus).

Die **Schilddrüse** reguliert die Stoffwechselvorgänge, indem sie die Sauerstoffaufnahme der Zellen steigert. Eine Unterfunktion der Schilddrüse ergibt z.B. eine teigige Anschwellung der Haut und eine Einschränkung der geistigen Fähigkeiten. Die **Nebennieren** bestehen aus einerseits der Nebennierenrinde, die den Mineral- und Zuckerstoffwechsel steuert, und andererseits dem Nebennierenmark, das Noradrenalin und Adrenalin bildet. Eine Unterfunktion der Nebennierenrinde führt zur Senkung der Körpertemperatur, zu Muskelschwäche, Appetitverlust, Erbrechen, Durchfall und Sinken des Blutzuckerspiegels sowie zum Cushing-Syndrom, das durch Fettsucht und geschwächte Sexualfunktion gekennzeichnet ist. Auf diese Störungen wie auch die weiteren Störungsbilder der Hormondrüsen und der anderen genannten Organe werden wir im Teil 5 bei den Auswirkungen der Neuroleptika noch ausführlich zu sprechen kommen. Die Unterfunktion des Nebennierenmarks senkt sowohl den Blutzuckerspiegel als auch den Blutdruck, während seine Überfunktion eine Steigerung des Blutdrucks zur Folge hat. Die Hormone des **Eierstocks** wirken u.a. auf Gebärmutter, Menstruation, Förderung der Eireifung, Regelung des Scheiden- und Gebärmutterhals-Schleims, was beispielsweise für die Überlebenszeit der männlichen Samen wichtig ist, auf die sexuelle Aktivität usw.. Die Hormone der **Hoden** regeln ebenso die sexuelle Lust, außerdem die Potenz, die Talgdrüsenaktivität usw.; sie fördern die Blutbildung, wirken wiederum auf die Vorsteherdrüse usw.. Die **Bauchspeicheldrüse** regelt die Speicherung und Mobilisierung der beim Essen aufgenommenen Nahrungsenergie; durch Insulinausschüttung sorgt sie für einen gleichmäßigen Blutzuckerspiegel.

Für das Verständnis der Funktionsweise des vegetativen Nervensystems sind außerdem noch die **Enzyme** (Fermente) wichtig. Enzyme, von denen es im menschlichen Körper etwa 1.000 verschiedene gibt, sind Eiweißstoffe, die die chemische Umwandlung von Stoffen fördern oder hindern, ohne selbst eine Veränderung zu erfahren. Insbesondere beim Auf- und Umbau der Körperorgane und beim Abbau und bei der Verwertung der Nährstoffe spielen Enzyme eine große Rolle. Erwähnenswerte, da im weiteren noch genannte Enzyme sind:

Pepsin, ein eiweißabbauendes Enzym der Magenschleimhaut.

Trypsin, Hauptenzym der Eiweißverdauung des Darmes.

Cholinesterase: dieses Enzym baut eigentlich den Nervenimpuls-Überträgerstoff Azetylcholin ab, wenn dieser gewirkt hat, so daß neues Azetylcholin seine Wirkung entfalten kann.

Aminooxydase, ein Enzym zur Abspaltung von Gewebshormonen.
Hyaluronidase: dieses Enzym wirkt vor allem in den Hoden und in Mikroorganismen. Es bewirkt eine Strukturauflockerung von Binde- und Stützgeweben und erleichtert den Flüssigkeitsaustausch zwischen dem Gewebe und dem umgebenden Gefäßsystem; dadurch können sich Fremdsubstanzen besser ausbreiten. Beispielsweise lockert Hyaluronidase den die Eizelle umgebenden Zellkranz, so daß dem Samenkörperchen das Eindringen ins Ei erleichtert wird.

Wie Psychiater nun berichten, blockieren Neuroleptika bei Mensch und Tier sowohl den Sympathikus [1074:288;639] als auch den Parasympathikus [841]; dadurch kommt es zur Dämpfung der ergotropen wie auch der trophotropen Erregungsbildung [955:145]. Die einschneidende Einwirkung der Neuroleptika auf die Hirnanhangdrüse als der zentralen Stelle der hormonalen Steuerung ist bereits erwähnt; Psychiater verglichen diese Wirkung mit einer Totalentfernung der Hirnanhangdrüse. Ursache dafür ist die ebenfalls bereits erwähnte Hemmung des Hypothalamus. Dies hat entscheidenden Einfluß auf die Steuerung des Stoffwechsels.

Neuroleptika nun, so die Psychiater, vermindern den Stoffwechsel nicht nur beim Menschen, sondern, wie sich am Beispiel des Chlorpromazin herausgestellt hat, auch bei Bakterien, Pilzen und den mikroskopisch kleinen Aufgußtierchen (Infusorien); selbst an pflanzlichen Zellen vergewisserten sich Psychiater der durchschlagenden, hemmenden Wirkung der Neuroleptika auf den Stoffwechsel [684:28]. Gehemmt werden nach Angaben der Psychiater auch verschiedene Enzymwirkungen, so z.B. die Wirkung von Pepsin, Trypsin, Cholinesterase, Aminooxydase und Hyaluronidase [684:29]. Durch die Hemmung des Enegiestoffwechsels im Gehirn ergibt sich »ein allgemeiner Hypometabolismus (*erniedrigter Stoffwechsel*) als Sparfunktion« [955:145], ein »Sparstoffwechsel« [586:118]. Bei Untersuchungen an Phenothiazin-Behandelten fand Heyck eine deutliche Verminderung des Sauerstoffwechsels im Gehirn [497:67]. Durch den zelldirekten Angriffspunkt der Neuroleptika, d.h. die unmittelbare Einwirkung auf die einzelnen Hirnzellen vermindert sich die Enzym-Tätigkeit in den tiefen Rindenschichten des Gehirns; Helmut und Constanze Selbach stellen fest: »... die O_2-(*Sauerstoff*-)Aufnahme des Hirngewebes ist um 23% verringert, sein Verbrauch gemindert.« [955:145]

Ergebnis der Wirkungsweise der Neuroleptika ist ein Ungleichgewicht im Gesamtstoffwechsel [955:145], also, so der Psychiater Rudolf Degkwitz, eine vegetative Dysregulation (Regulationsstörung) [188:138]. Die Wirkung der Neuroleptika wird von Psychiatern als anticholinerg (gegen das Wirken von Azetylcholin gerichtet) [958:61], antiadrenerg (gegen die Wirkung von Adrenalin und Noradrenalin gerichtet) [845;218:364] und antihistaminisch (stoffwechselverlangsamend) [218:364;684:25] bezeichnet. Sie erzeugt nun eine Hemmung der vegetativen Gegenregulation des Organismus (z.B. gegen Unterkühlung). Diese Funktionseinbuße des Organismus, der unter Neuroleptikawirkung steht, ist, so Fred Lembeck vom Pharmakologischen Institut der Universität Tübingen, einer der Neuroleptika-Pioniere, eine Wirkung, die »... als Hemmung vegetativreflektorischer Vorgänge aufzufassen ist, wie sie sonst auch in tiefer Narkose vorkommt.« [684:28] So ist beipielsweise auch der Brechreflex gebremst [684:29].

Zusammenfassung

Sowohl bei Normalen als auch bei 'Schizophrenen' werden durch den Einsatz von Neuroleptika der Stoffwechsel im Gehirn und insbesondere die Sauerstoffzufuhr gemindert. Die Senkung des Stoffwechsels versetzt den Organismus in einen narkoseähnlichen Zustand, bedingt vor allem durch die Betäubung der Nerven mittels der Neuroleptika-bedingten Blockade der Nervenimpuls-Übertragung. Eine wesentliche Wirkung wird dabei in der (u.a. für die Produktion der Sexualhormone zuständigen) Hirnanhangdrüse entfaltet. Aufgrund der auch atropin-, d.h. tollkirschartigen Wirkung der Neuroleptika [684:29;534:117] kann es aber auch zu heftigen Erregungszuständen kommen, die mit entsprechenden körperlichen Reaktionen verbunden sind (73); manche Psychiater sprechen (aufgrund der Hemmung der Zellfunktionen innerhalb des Organismus) von einer narkobiotischen Wirkung, was nichts anderes bedeutet als eine Betäubung oder — wie dies Psychiater auch nennen — eine Hemmung von Lebensvorgängen [684:29]. Hans-Hermann Meyer spricht vom Zustand verlangsamten Lebens, einer 'vita minima', d.h. einer zeitlupenartigen Veränderung aller biologischen Abläufe; der durch die 'Medikamente' hervorgerufene Zustand sei einem Winterschlaf gleichzusetzen (74).

Grundlage der Wirkung der Neuroleptika ist die bereits von den klassischen Behandlungsmethoden bekannte 'Umstimmung' des Organismus, wie dies der auch mit beiden Methoden arbeitende Helmut Selbach ausführt: Psychopharmaka und klassische Behandlungen, die auf der Verursachung epileptischer Anfälle beruhen, unterscheiden sich nach seinen Worten »lediglich durch den gedehnten zeitlichen Ablauf.« [958:68]

Der Körper- und speziell der Gehirnzustand entspricht dabei, so Manfred Bleuler aus der Universitätsanstalt Burghölzli/Zürich, dem hirnlokalen Psychosyndrom, einem Zustand, wie er gewöhnlich nach bestimmten Hirnverletzungen und hirnchirurgischen Eingriffen auftritt [112:152]; später werden wir uns noch eingehender mit diesem Zustand beschäftigen müssen. Helmchen vergleicht diese Neuroleptika-bedingten Symptome mit denjenigen, »... wie sie bei chronischen Hirnerkrankungen mit wenigstens anfangs vorwiegendem Befall des Stammhirns auftreten.« [479:416] In seinem Psychiatrie-Lehrbuch »Irren ist menschlich« schult Dörner gemeinsam mit der Psychologin Ursula Plog die angehenden Psychiater darin, durch Neuroleptika-Behandlung die 'Schizophrenen' 'vorübergehend' in hirnorga-

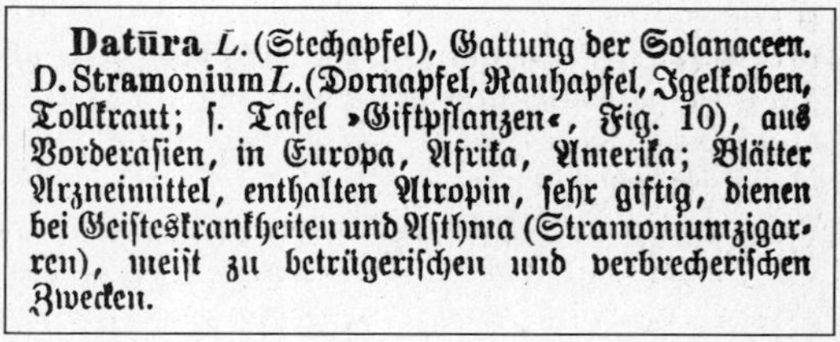
Datūra *L.* (Stechapfel), Gattung der Solanaceen. D. Stramonium *L.* (Dornapfel, Rauhapfel, Igelkolben, Tollkraut; s. Tafel »Giftpflanzen«, Fig. 10), aus Vorderasien, in Europa, Afrika, Amerika; Blätter Arzneimittel, enthalten Atropin, sehr giftig, dienen bei Geisteskrankheiten und Asthma (Stramoniumzigarren), meist zu betrügerischen und verbrecherischen Zwecken.

Abb. 24: Traditionelle psychiatrische Behandlung: Tollkirschgift

(73) Laut »Gesundheitsbrockhaus« machen Tollkirschen, in ausreichender Menge eingenommen, »... 'toll', d.h. es kommt zu heftigen Erregungszuständen mit trockener Zunge, großen weiten Pupillen, Krämpfen, zuletzt zu Bewußtlosigkeit und Herzversagen.« [349:50]

(74) Laut Meyer stellt die Neuroleptika-bedingte Blockade des vegetativen Nervensystems alles in dieser Richtung bisher Unternommene in den Schatten: »Man erzeugt durch konsequente pharmakodynamische Blockade des neurovegetativen Systems den Zustand eines 'verlangsamten Lebens', eine vita minima, eine zeitlupenartige Veränderung aller biologischen Abläufe. (...) Was wir medikamentös hervorrufen, ist einem Winterschlaf gleichzusetzen.« [740:2/8]

nisch kranke Menschen zu verwandeln. Wörtlich schreiben die beiden 'fortschrittlichen Fachleute' in ihrem typischen psychiatrischen Jargon für jeden Menschen nachlesbar: »Wir verwandeln den seelisch leidenden vorübergehend in einen hirnorganisch kranken Menschen, bei der EKT (*Elektrokrampf-'Therapie'*) nur globaler, dafür kürzer als bei der Pharmakotherapie.« [218:377] Wie vorübergehend diese künstlich und vorsätzlich erzeugte Hirnerkrankung in Wirklichkeit ist, werden wir im Abschnitt über bleibende Hirnschädigungen sehen.

An dieser Stelle seien die Leserinnen und Leser gebeten, kurz tief durchzuatmen und an die psychiatrischen Beteuerungen zu denken, 'Schizophrenie' basiere auf einer Erkrankung des Körpers und speziell des Gehirns. Jetzt eben erfahren wir, daß es bei der Behandlung der angeblichen 'Gehirnerkrankung Schizophrenie' darauf ankomme, die 'Schizophrenen' in Gehirnkranke zu verwandeln ..... Doch schauen wir uns an, was Psychiater noch zu berichten haben.

Gefühle, die als Reaktionen auf äußere (meist soziale) oder innere Reize (z.B. Vorstellung, Wahrnehmung von Reizen aus dem Körperinneren u.ä.) auftreten, benötigen zur vollen Ausprägung ein funktionierendes vegetatives Nervensystem, zusätzlich zum somatischen (s. S. 90) und zum Zentralnervensystem [99:27]. Aufgrund der beschriebenen Wirkungsweise entwickeln nun die Neuroleptika gegen eine — in den Augen von Normalen und ihren Psychiatern — 'übermäßige' gefühlsmäßige Beteiligung [113:165] eine »sedativ-(*ruhigstellend*-)hypnotische Wirkung« [1074:288]: Eine Spaltung von Motorik und Stimmung wird möglich [864,I:472]; Triebe und Affekte [693:5], Stimmung [958:54], die Psychomotorik einschließlich Spontaneität und Zuwendung [426:493], also die gesamte affektive (das Gemüt betreffende) Ansprechbarkeit [257:538] werden chemisch unterdrückt.

Die Wirkung der Neuroleptika auf die Psyche ist also von umfangreichen Wirkungen körperlicher Natur abhängig. Auf letztere werden wir zuerst eingehen, bevor wir dann zu den 'antipsychotischen', psychischen Auswirkungen kommen.

Doch zuerst noch zwei Bemerkungen: Erstens ist festzuhalten, daß es Psychiatern problematisch erscheint zu sagen, Neuroleptika würden direkt auf die 'Schizophrenie' wirken. Zwar gelten Neuroleptika offiziell als 'antipsychotische Medikamente', doch intern warnen Psychiater vor dem Mißverständnis, das in dem Begriff 'antipsychotisch' stecke (Auf die Frage nach der Berechtigung des Begriffs 'Medikamente' kommen wir noch zurück.): Es liege keine kausale, d.h. ursächliche Wirkung auf die Psyche vor [991:203]; der Begriff der 'antipsychotischen Wirkung' sei anfechtbar, da er die unwahrscheinliche Annahme nahelege, daß, wie Manfred Bleuler ausführt, die Neuroleptika »... unabhängig von ihrer Sedierungs-(*Ruhigstellungs*-) und Entspannungs-Wirkung noch irgendwie anders, unmittelbar auf die Psychose (... wirkten, P.L.). Die Wirkung der Neuroleptica ist nicht direkt davon abhängig, an welcher psychischen Grundkrankheit der Behandelte leidet. Neuroleptica sind nicht spezifische Heilmittel für bestimmte Krankheiten mit bestimmter Ätiologie (*Krankheitsursache*).« [113:164f.] Auch der Psychiater Wolfgang Thiele bekennt offen — in Mediziner- und Psychiaterzeitschriften: »Wir wissen, daß die Psychopharmaka nicht auf die Psychosen als solche wirken, sondern cerebrale (*Gehirn*-)Strukturen angreifen ...« [1042:1076] »Die Psychopharmakatherapie vermag Psychosen nicht zu heilen, sondern nur ihre Entäußerungen zu beeinflussen.« [1043:449] (75)

Zweitens soll betont werden, daß die beschriebene neuroleptische Wirkungsweise als auch die (im Text) noch folgenden Auswirkungen für alle Neuroleptika gelten, al-

(75) Ebenso Theodor Spoerri: »Bisher gibt es jedoch keine körperliche Behandlung, die kausal die Ursachen der endogenen Psychosen direkt zu beseitigen vermag, sondern die Wirkung ist nur symptomatisch oder indirekt über eine Umstimmung des Gesamtorganismus.« [991:200]

so auch für die oft mehr oder weniger nur am Rande erwähnten Thioxanthene wie z.B. Chlorprothixen (Truxal) (76) wie auch für die offiziell erstmals 1931 in der indischen Psychiatrie [655:1405], derzeit allgemein anscheinend jedoch nur noch relativ selten verwendeten Rauwolfia-Alkaloide wie z.B. Reserpin (77).

In ihren internen 'Fach'-Zeitschriften betonen Psychiater immer wieder, daß sie in der Lähmung wie auch der Dämpfung des zentralen Nervensystems eine allgemeine Erscheinung der neuroleptischen Wirkungsweise sehen [403:19;684:26]; dies wird auch von anderen Psychiatern wie z.B. Redlich und Freedman, für die die Wirkung — hier der Phenothiazine — »im großen und ganzen sehr ähnlich« [864,I:476] ist, voll bestätigt, was wenig überraschend ist. So ist es nicht verwunderlich, daß die einzelnen 'Diagnosen' und speziell deren Begründung für die konkrete psychiatrisch-psychopharmakologische Praxis keinerlei Rolle spielen [113:165]. Selbst bei 'unklaren Diagnosen' sollen die Betroffenen, wie Psychiater raten, zuerst einmal mindestens drei Monate der Neuroleptika-Behandlung ausgesetzt werden [422:9] — egal welcher, ist doch letztendlich die individuelle Reaktion völlig unabhängig von der sogenannten 'Grundkrankheit', sondern lediglich im Ausmaß unterschiedlich [503:84]: Das Wirkungsspektrum kann »... von Pharmakon zu Pharmakon variieren (*verschieden sein*) und jeweils in verschieden starker Ausprägung und wechselnder Proportionierung erscheinen ...« [85:71]

Die Auswirkungen der Neuroleptika, die Psychiatern aus ihrer tagtäglichen Praxis sehr vertraut sind [500:1159], bedeuten nach den Worten Selbachs »... eine nicht zu unterschätzende Belastung für das Vegetativum (sowohl des Tieres wie des Gesunden, aber auch) des Kranken (..., und so, P.L.) ist erfahrungsgemäß zu erwarten, daß sich der Organismus zunächst gegen eine solche Zumutung wehrt, bevor er sie beseitigt oder sich ihr anpaßt.« [958:58] Damit ist im Grunde alles im weiteren Folgende bereits vorweggenommen.

Die — ebenso wie beim Elektroschock — vollzogene unspezifische Reizbehandlung [957:517;816:39] führt zu allen möglichen körperlichen, geistigen und psychischen Folgeerscheinungen, deren Darstellung im Anschluß an die nun folgenden Vorbemerkungen zu den verschiedenen Neuroleptika-Auswirkungen in grob schematisierter Dar-

(76) Thioxanthene wie z.B. das Chlorprothixen (Truxal, Taractan), das gelegentlich auch als 'Antidepressivum' gilt [864,I:487], sind mit den Phenothiazinen chemisch eng verwandt [708:4]. Thioxanthene wurden u.a. eingesetzt, wenn die in manchen Anstalten übliche Barbiturat-Scopolamin-Morphin-Mischung nicht 'befriedigend' wirkte [127:111]; in kinderneurologischen Abteilungen löste das mit Taractan identische Truxal das aus dem Handel gezogene Thalidomid (Contergan) bei der chemischen Ruhigstellung zur für die Mediziner problemlosen Anfertigung von Elektroencephalogrammen (Aufzeichnung von Hirnströmen) ab, und zwar aufgrund seiner zentraldämpfenden Eigenschaften, der Hemmung der motorischen Aktivität, der Verzögerung von Reflexabläufen und der Herabsetzung der psychischen Reaktionen [1083:3].

(77) Rauwolfia-Alkaloide (z.B. Reserpin) haben ebenfalls eine ausgeprägte 'beruhigende' Wirkung [864,I:482]; sie vermindern die Konzentration der Nervenimpuls-Überträgerstoffe Serotonin, Dopamin und Noradrenalin [82:17] und führen dadurch zum bereits oben genannten funktionellen Dopaminmangel [693:10;188:161]. Ergebnis sind vielfältige, in großem Ausmaß auftretende und gelegentlich zum Tode führende [400:103] Schädigungen des Zentralnervensystems, des Bewegungsapparates, des vegetativen sowie des psychischen Systems. Einige Störungen sollen kurz erwähnt sein: Lähmungen [373:83], epileptische Anfälle [289:8], Parkinsonimus [373:83], Erstickung durch Ansaugen des Mageninhalts in die Luftröhre und ins Bronchialsystem (Aspiration) [1077], Mißverhältnis zwischen Blutzufuhr und Blutbedarf des Herzmuskels (Koronarinsuffizienz) [373:83], Kreislaufkollaps [289:8], Atemstillstand (Asphyxie) und Entzündung im Lungenzwischengewebe (Pneumonitis) [1077], Magen- und Zwölffingerdarmgeschwüre [188:150], Magendurchbruch und heftige krampfartige Schmerzen (Koliken) [112:154], Hormonstörungen aller Art wie z.B. Pseudoschwangerschaft mit vaginaler Schleimabsonderung bei Frauen oder Verkleinerung der Vorsteherdrüse (Prostata-Atrophie) und Schwund der Samentierchen im Sperma bei Männern [196:77], Mißbehagen [112:156], Apathie und Verlangsamung der psychischen Abläufe [1074:290], 'Selbstmord'-Drang [318] und Krebs [757:269].

stellung folgt (78).

(78) Als von einem Psychiater verfaßte, brauchbare Übersicht über die körperlichen Auswirkungen der Neuroleptika ist wegen der Materialfülle und relativen Deutlichkeit sowie der Übersichtlichkeit die Schrift von Degkwitz — wegen ihrer ideologischen Interessenshaltung allerdings nur bedingt — zu empfehlen [188:133-168].

Teil 5: Die Neuroleptika-Auswirkungen

Kapitel 1: Die Dunkelziffer

Die Unmoral der Prüfung — Psychiatrische Großzügigkeit — Wer prüft? — 'Freiheit' der Wissenschaft — Die Interessenkoalition — Medizinische 'Fähigkeiten' und 'harmlose' Klumpfüsse — Skandalvermeidung

Die Auswirkungen der Neuroleptika können grob untergliedert werden in Auswirkungen im Bereich des Zentralnervensystems und der geistigen Fähigkeiten, im Bereich der Motorik (Bewegungsapparat), im Bereich des vegetativen Systems und im Bereich der Psyche. Im allgemeinen treten die Auswirkungen nicht isoliert, sondern gemeinsam auf; ebensowenig lassen sich im Prinzip beispielsweise psychische Auswirkungen von den zugrundeliegenden oder parallel einhergehenden organischen Veränderungen trennen. Aus darstellerischen Gründen ist eine solche Trennung jedoch unumgänglich, wenn auch hin und wieder bereichsübergreifende Neuroleptika-Auswirkungen angesprochen werden. Bevor wir jetzt auf die einzelnen Bereiche konkret eingehen, sollen noch sieben Vorbemerkungen einen Eindruck von der Relativität, d.h. der Bedingtheit der folgenden Ausführungen vermitteln.

1. Vielerlei Auswirkungen der Neuroleptika sind bislang nicht untersucht worden. Dies gilt nicht nur für Neuroleptika-bedingte Organveränderungen beim (noch) lebenden 'Patienten' bzw. der 'Patientin' wie z.B. für den Einfluß der Behandlungsdauer auf Häufigkeit und Intensität von Veränderungen der Herzmuskeltätigkeit [513:142]. Unbekannt scheint Psychiatern auch die Frage zu sein, ob die Einnahme von Neuroleptika bei Frauen wie auch bei Männern vor dem Zeugungsakt und vor der Schwangerschaft Auswirkungen auf die Entwicklung des Embryos oder des Neugeborenen hat. So wie keine Untersuchungen über eine Veränderung der durchschnittlichen Lebenserwartung von Neuroleptika-Betroffenen durchgeführt werden (sollen), so fehlen auch systematische Untersuchungen der Körper und speziell der Gehirne von gestorbenen Neuroleptika-Betroffenen (79). Von Degkwitz erfahren wir sogar, »... daß ein Gutachten der Deutschen Forschungsgemeinschaft es für moralisch nicht vertretbar erklärte, Neuroleptika unter genauer ärztlicher Kontrolle abzusetzen, um zu prüfen, ob die Mittel Schäden bewirkt haben.« [187:364] Insofern stellen die folgenden Ausführungen nur den ersten Schritt auf dem Weg zu einer angemessenen 'Würdigung' der Effektivität der modernen psychiatrischen Psychopharmaka-'Therapie' dar.

2. Auch die Genauigkeit der zahlenmäßigen Angaben leidet, und zwar sowohl unter ungenauen Angaben, die von Psychiatern, ihren Mitarbeitern und Mitarbeiterin-

(79) Selbst Degkwitz und Kollegen schreiben: »Die Möglichkeit irreversibler (*unaufhebbarer*) Hirnschädigung und andauernder klinischer Krankheiten ist von erheblichem Interesse. Es wäre von größter Bedeutung, sowohl bei solchen Patienten wie auch bei eingehenden anatomischen (*den Körperaufbau betreffenden*), histopathologischen (*krankhafte Gewebsveränderungen betreffenden*) und histochemischen (*gewebschemischen*) Untersuchungen von Gehirnen nach dem Tod systematische klinische Langzeit-Auswertungen vorzunehmen.« [196:73]

nen stammen (80), als auch unter fehlenden psychiatrischen Unterscheidungen zwischen erwünschtem 'Therapie'-Effekt und registrierungswürdiger 'Neben'-Wirkung. Am Beispiel von Bewegungsstörungen hervorrufenden extrapyramidalen Störungen, auf die im folgenden noch eingegangen werden wird, zeigt der Psychiater Heinz Häfner gemeinsam mit seiner Kollegin Ingrid Kutscher die Bedingtheit prozentualer Angaben auf: »Tatsächlich vermitteln solche Zahlen nur ganz grobe Eindrücke, denn die Übergänge zwischen unerwünschter und unumgänglicher extrapyramidaler Symptomatik sind fließend.« [403:22] Gleiches schreiben Heinrich Gross und Elfriede Kaltenbäck aus Wien über möglicherweise für die Betroffenen unangenehme oder qualvolle psychische Neuroleptika-Auswirkungen: »Es muß nochmals betont werden, daß als unerwünschter Begleiteffekt naturgemäß nur das bezeichnet werden kann, was dem Behandlungsziel entgegenläuft.« [373:45] Mit anderen Worten: Liegt eine Körperreaktion von Neuroleptika-Betroffenen im 'therapeutischen' Interesse des Psychiaters, so gilt sie diesem als selbstverständlich und taucht somit schwerlich in psychiatrischen Berichten über 'Medikamentennebenwirkungen' auf.

3. Nicht unbekannt ist die Tatsache, daß es erst einer hinreichenden Anzahl bekanntgewordener Schädigungen bedarf, damit ein medizinisches Medikament oder ein psychiatrisches 'Medikament' vom Markt genommen wird; der Contergan-Fall führte dies anschaulich vor Augen. Am Beispiel der von Psychopharmaka hervorgerufenen möglichen Mißbildungen machen die beiden U.S.Amerikaner Mark J. Safra und Godfrey P. Oakley jun. deutlich, daß eine solche schädliche Wirkung eines Neuroleptikums erst faßbar wird, wenn bereits eine große Anzahl von Kindern geschädigt ist. Sie stellen zur Veranschaulichung folgende Rechnung auf: Wenn 6% aller schwangeren Frauen der nordamerikanischen Stadt Atlanta ein Mittel einnähmen, das das relative Risiko einer Lippen- oder Gaumenspalte beim Neugeborenen vervierfacht, so würde das Vorkommen dieser Mißbildung im Verhältnis 0,19 zu 1000 höher sein als ohne Einnahme. Ein solcher Unterschied wäre jedoch geringer als die normalerweise übliche Schwankung des Auftretens dieser Mißbildung [913:1044:302]. Aber nicht nur dies: Ein solcher Schaden muß von Medizinern anerkannt werden, damit ein Hersteller gezwungen werden kann, sein Produkt tatsächlich vom Markt zurückzuziehen. Doch bereits die Tatsache, daß es keine Betroffenen sind, die Verdachtsmomente der Schädlichkeit wie z.B. den von Manfred Bleuler angesprochenen Brustkrebs-Verdacht gegen das Neuroleptikum Reserpin [113:169Fn.] überprüfen, zeigt die beschränkte Gültigkeit medizinischer oder psychiatrischer Harmlosigkeitserklärungen. Ebenso bedenklich stimmt die Tatsache, daß die Gesamtzahl medizinisch-organischer Untersuchungen an Körpern von Neuroleptika-Betroffenen insgesamt recht gering ist, somit das tatsächliche Ausmaß schädlicher Neuroleptika-Auswirkungen kaum ausreichend gewürdigt werden kann. Am Beispiel der Häufigkeit Neuroleptika-bedingter Todesfälle durch plötzlichen Herzstillstand, was uns später noch eingehender beschäftigen soll, führt der u.s.amerikanische Psychiater Thomas D. Craig aus: »Ein Vergleich dieser Raten ist unmöglich angesichts des Fehlens einer 100%igen Autopsie-(*Leichenschau*-)Rate, denn bei vielen dieser Toten wurde hinsichtlich der Ursache von seiten der Klinik kein Verdacht gehegt, diese Ursache somit nur durch die Autopsie oder nach anderen Verfahren aufgedeckt.« [179:1370] Mit anderen Worten: Damit eine schädliche Auswirkung von Neuroleptika als solche anerkannt werden kann, müßte sie zuerst einmal korrekt erkannt werden. Schließlich

(80) In bezug auf Neuroleptika-bedingte Delirhäufigkeit teilen die psychiatrischen Autoren, wie Degkwitz an anderer Stelle eingesteht, entsprechend der im medizinischen Bereich vorherrschenden Praxis sehr häufig »... nur die beobachteten Fälle mit, ohne die Zahl der Gesamtbehandlungen anzugeben, so daß man sich über die Häufigkeit kein Urteil bilden kann.« [188:135]

soll an dieser Stelle noch an den sogenannten Kumulierungseffekt erinnert werden, wie dies auch Gross und Kaltenbäck tun; dies meint, daß schädliche Neuroleptika-'Neben'-Wirkungen erst zu einem späteren Zeitpunkt auftreten und somit erkennbar werden können, nämlich dann, wenn sich einzelne Auswirkungen angehäuft (kumuliert) und zu einem Symptomenkomplex vereinigt haben [373:58].

4. Nicht vergessen werden dürfen die Millionenbeträge, die die Psychopharmaka-Unternehmen in die Entwicklung neuer Psychopharmaka investieren und die sie verständlicherweise durch den Verkauf ihrer Produkte wieder zurückgewinnen und vervielfältigen wollen — den guten Willen zur Herstellung ungefährlicher Mittel vorausgesetzt [661]. Eine Untersuchung von Psychiatern, die zum Schluß kommt, ein Zusammenhang zwischen krankhaften Veränderungen der Herzmuskeltätigkeit und der Neuroleptikagabe ließe sich nicht sichern, erhält jedoch einen seltsamen Beigeschmack, wenn eben diese Psychiater im Kleingedruckten einer solchen Veröffentlichung der Neuroleptika-Herstellerfirma für ihre finanzielle Unterstützung der Untersuchung danken [237:57]. Dasselbe Unbehagen kommt auf, wenn experimentelle Arbeiten zu möglichen Schwangerschaftsschäden von Psychopharmaka gar in den eigenen wissenschaftlichen Laboratorien des Psychopharmaka-Herstellers durchgeführt werden [8:1617Fn.] — mit einem für die Chemiefirma wünschenswerten offiziellen Ergebnis, oder wenn Psychiatergruppen Hunderttausende von Mark von Chemiefirmen über deren Stiftungen geschenkt bekommen [978].

Wie es einem aufrechten Mediziner ergeht, der die Unschädlichkeit eines psychiatrischen 'Medikamentes' öffentlich anzweifelt, zeigt das in der 'Zeit' beschriebene Schicksal des Kanadiers David Horrobin. Dieser — so der Bericht — hatte als Leiter der Hormon-Abteilung des Klinischen Forschungsinstituts von Montreal den Verdacht geäußert und begründet, daß der Tranquilizer Diazepam (Valium) aufgrund seiner stoffwechselstörenden Wirkung das Auftreten von Krebs beschleunige. Daraufhin wurden ihm Gelder für weitere Untersuchungen gestrichen, er verlor seinen Arbeitsplatz, und als Berater der Valium-Herstellerfirma Hoffmann-La Roche tätige Kollegen versuchten, Horrobins wissenschaftliche Arbeit öffentlich in Mißkredit zu bringen und somit seine Weiterarbeit bzw. die öffentliche Anerkennung seiner Erkenntnisse endgültig zu verhindern. Beistand erhielt Horrobin inzwischen lediglich von der britischen Medizinerin June Marchant, die speziell eine Störung der in der Hirnanhangdrüse stattfindenden Produktion des Hormons Prolaktin, d.h. dessen Überproduktion als krebsfördernden Faktor des Valiums verdächtigt [622]. Angesichts der Anfeindungen, denen solche Mediziner und Medizinerinnen ausgesetzt sind, ist es wenig verwunderlich, daß gegen Neuroleptika im allgemeinen, die wie Valium ebenso zur Prolaktin-Überproduktion führen — worauf noch konkreter eingegangen werden wird — , ein Verdacht wegen deren krebsfördernder oder gar krebsauslösender Wirkung noch nicht einmal 'Fach'-öffentlich laut wird. In einem ähnlichen Zusammenhang war es dem u.s.amerikanischen Mediziner John Friedberg ebenso wie David Horrobin ergangen: Als er es gewagt hatte, aufgrund eigener Untersuchungen den Elektroschock infrage zu stellen, verlor er prompt seinen Arbeitsplatz [321:37]. Erklärungen von Psychiatern, daß ein Psychopharmakon deshalb keinen Anlaß zu einem Verdacht auf bestimmte schädliche Auswirkungen liefere, weil solche noch nicht veröffentlicht wurden[8:1624], erhalten dadurch einen leicht schnackischen Beigeschmack.

5. Von seiten der oft genug mit der Chemieindustrie in Interessenkoalition stehenden Mediziner oder Psychiater ist keine große Initiative zu erwarten, wenn es gilt, die Schädlichkeit von eben zuvor von ihnen selbst als harmlos oder unschädlich bezeichneten chemischen Substanzen öffentlich zu machen und somit einen eigenen Irrtum

eingestehen zu müssen. Die Behauptung, daß ein Neuroleptikum unschädlich sei, daß sich keinerlei Hinweise auf herz- oder andere organschädigende Wirkungen ergäben, wurde bislang bei allen später aus dem Verkehr gezogenen, nachgewiesen schädlichen Mitteln aufgestellt. Dies gilt auch für das Penfluridol (Semap) [698:70091B], das als erstes Neuroleptikum wegen seiner bekanntgewordenen krebsauslösenden Wirkung (bei Ratten, die eine mit 'therapeutischen' Dosierungen bei menschlichen 'Patienten' vergleichbare Semap-Menge erhalten hatten) am 1. Januar 1981 vom Markt genommen wurde. Die Begründung für den Zeitpunkt der Entfernung, nämlich man wolle nicht »... die lange Zeitspanne abwarten, die normalerweise zwischen Krebsauslösung durch ein Medikament und Tumorenbildung an Patienten verstreicht« [1065], liefert wenig Anlaß zur Beruhigung, deutet sie doch daraufhin, daß offenbar derzeit bei allen anderen Neuroleptika diese Zeitspanne abgewartet wird.

6. Die (grund- und haltlose) Annahme einer Identität der Interessen zwischen Psychiatern und 'ihren Patientinnen und Patienten' [1012:192-199] würde in der Bewertung der psychiatrischen Angaben über die Auswirkung ihrer 'Medikamente' zu schwerwiegenden Mißverständnissen führen. So steht für eine angemessene Erfassung der Neuroleptika-Auswirkungen das von dem u.s.amerikanischen Mediziner Carl S. Alexander mit optimistischer Grundstimmung angesprochene Problem fehlender Sorgfalt bei psychiatrischen Beobachtungen im Raum: »Über die gesamten medizinischen Mangelerscheinungen, die bei Anstaltspatienten vorliegen, wird leicht hinweggegangen, und es würde nicht überraschen, daß sich die toxischen (*giftigen*) Wirkungen der Pharmaka unbemerkt niederschlagen.« [14:1014] In der Tat machte der Psychiater Dieter Bente solche Erfahrungen in seiner eigenen Anstalt in Erlangen, wie er innerhalb einer Diskussion unter Psychiatern (am Beispiel von 'Antidepressiva') in bezug auf die vom psychiatrischen Personal beobachteten, durch die Psychopharmaka verursachten Delire ausführt: »An der Erlanger Nervenklinik seien die Delirien jetzt, nachdem besonders auf sie geachtet werde, besonders häufig.« [Db.464:40] Daneben hängt es selbstverständlich vor allem von der Blickschärfe (und dem Mitteilungsbedürfnis sowie den Mitteilungsmöglichkeiten) des die Neuroleptika als 'Medikamente' verschreibenden Psychiaters ab, ob hinterher bestimmte Auswirkungen überhaupt als schädliche 'Neben'-Wirkungen anerkannt werden.

Eines der dunkelsten Kapitel der Psychiatrie, nämlich die mangelhaften medizinischen Fähigkeiten der Psychiater, spricht der bereits erwähnte Bruno Müller-Oerlinghausen in seinem Artikel »Schäden nach langfristiger Behandlung mit Psychopharmaka« in selten deutlicher Weise, wenn auch immer noch etwas zurückhaltend an, wenn er zugibt: »Man muß leider in diesem Zusammenhang auch die Vermutung aussprechen, daß die internistisch-diagnostischen Fähigkeiten von Psychiatern bzw. psychiatrischen Institutionen nicht immer ausreichend sind ...« [796:248] Von daher überrascht es wenig, wenn Psychiater Publikationen vergleichen, in denen bestimmte Neuroleptika-Auswirkungen wie z.B. Parkinsonismus das eine Mal mit einer Häufigkeit von 2,2%, das andere Mal mit 40% angegeben werden [436:170]. Zwei weitere Probleme, die in der jeweiligen Person eines Psychiaters und in seiner psychiatri-

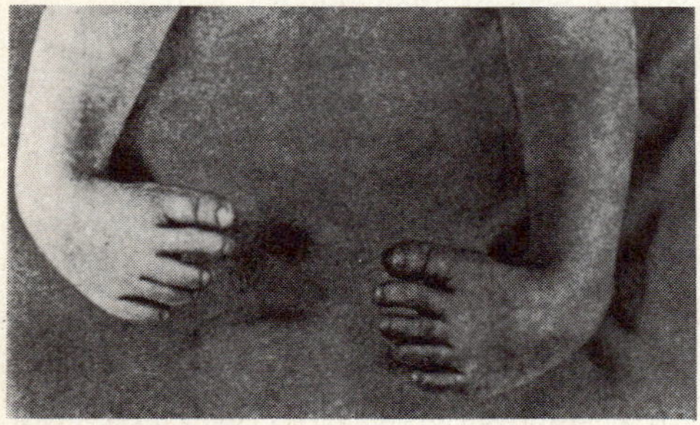

Abb. 25: Psychiatrischer Wertmaßstab: Klumpfüsse — 'geringfügige' Mißbildungen

schen 'Lehre' angesiedelt sind, beschränken die Erkenntnis der tatsächlichen Neuroleptika-Auswirkungen: Grundlage für eine angemessene Erfassung ist allgemein, daß die Leiden der Betroffenen überhaupt ernst genommen werden. Zu der Weise, wie Psychiater an die Frage: »Haben Neuroleptika schädliche Auswirkungen?« herangehen, dürfte berechtigt Kritik angemeldet werden, wenn beispielsweise Klumpfüsse (s. Abb. 25), die bei Neugeborenen durch die Einnahme von Neuroleptika während der Schwangerschaft ihrer Mütter verursacht wurden, als 'geringfügige' Mißbildungen gelten wie z.B. im »Leitfaden der Psychopharmakologie« des Rudolf Degkwitz [188:152]. Ab wann gelten Psychiatern jedoch Neuroleptika-verursachte Schädigungen bei psychisch 'Kranken' überhaupt als problematisch?

Einen Hinweis auf die Abhängigkeit der Wahrnehmung der Neuroleptika-Schädigungen vom Ausmaß des sozialen Gefälles zwischen Psychiatern und Betroffenen liefert eine vergleichende Untersuchung deutscher und u.s.amerikanischer Psychiater hinsichtlich des Auftretens verschiedener Bewegungsstörungen: Während bei 26 deutschen, aus dem kleinbürgerlichen Erlangen stammenden und dem Mittelstand zugerechneten Frauen unter relativ niedrigerer Neuroleptika-Dosierung 18 Fälle (69%) Neuroleptika-bedingten Parkinsonismus und 11 (42%) Hyperkinesien (durch übermäßige Aktivität charakterisierte Bewegungsstörungen) vorgefunden wurden, konnten die u.s.amerikanischen Beschauer bei den ungefähr gleichaltrigen und mit demselben, sogar wesentlich höher dosierten 'Medikament' (Butyrylperazin [Randolectil]) behandelten 20 Frauen aus Manhattan/New York 'nur' 8mal (40%) Parkinsonismus und in keinem 'Fall' hyperkinetische Erkrankungsformen ausmachen: Die Frauen aus Manhattan waren von den Behandlern vorwiegend der 'unteren Klasse' ('lower class') zugeordnet worden [200:274-276].

Noch einen weiteren kleinen Einblick in das psychiatrische 'Wert'-System gewährt Degkwitz, wenn er sich zu Neuroleptika-bedingten Bewegungsstörungen äußert: »Wir bezeichneten als ***leichte Fälle*** solche, die orale (*im Mundbereich auftretende*) Hyperkinesen (*abnorme, durch übermäßige Aktivität charakterisierte Bewegungsstörungen*) ***nicht grotesken Ausmaßes*** und vereinzelte choreiforme (*veitstanzförmige*) Hyperkinesen an den Händen oder Füßen zeigten.« [188:163(Herv.P.L.)] Was gilt solchen Psychiatern dann erst als mittelschwerer oder gar schwerer Fall einer Neuroleptika-bedingten Schädigung?

Auf das Problem, daß (organische) Erkrankungen für Psychiater als logische Fortsetzung des von ihnen angenommenen 'Geisteskrankheitsprozesses' gelten (können), macht Edelgard Fischer von der Universität München in ihrer Untersuchung über Todesursachen von Neuroleptika-Betroffenen aufmerksam: »Therapeutisch unerwünschte psychische Wirkungen der Psychopharmaka werden häufig nicht als medikamentöse Nebenwirkungen erkannt, sondern als Verschlechterung des psychiatrischen Grundleidens bewertet.« [289:5] Als Möglichkeiten der Verkennung nennen Psychiater die Verwechslung von beispielsweise der Sitzunruhe (Akathisie) mit 'klinischer Stimulation in therapeutischem Sinne' [29:59] oder die ebenfalls von Neuroleptika verursachte innere Getriebenheit und Beunruhigung mit einem 'psychopathologischen Symptom' ('Zeichen der Geisteskrankheit') [189:247] oder mit einem 'Wiederaufflackern der behandelten Psychose' [191:174]. Noch schlimmer: Krämpfe der Muskulatur (Dystonien) werden oft genug von den mit Psychiatern Hand in Hand zusammenarbeitenden und somit ebenfalls Material über die 'Harmlosigkeit' der psychiatrischen 'Medikamente' liefernden Medizinern noch nicht einmal als 'Medikamentennebenwirkung' erkannt [406:274]. Der Schweizer Psychiater Rudolf Loos nennt mit 'hysterisch', 'psychogen' und 'hypochondrisch' die drei häufigsten psychiatrisch-psychologischen 'Fach'-Begriffe, mit denen seine Kollegenschaft 'Neben'-Wirkungen des Neuroleptikums Chlorperphenazin (Decentan, Trilafon) abgetan hatte [705:344].

Eine letzte Einschränkung stammt von Helmchen und Müller-Oerlinghausen: Kooperationswillige 'Patienten', die durch die Erwartungshaltung der (offiziell selbst Harmlosigkeitserklärungen abgebenden) Psychiater beeinflußt sind, verzerren das Bild von sogenannten 'Längsschnittuntersuchungen' (Untersuchungen der Neuroleptika-Auswirkungen über einen längeren Zeitraum) und verfälschen somit das Bild (noch mehr) [484:979].

Nach diesen von Psychiatern oder Medizinern selbst vorgebrachten Erklärungen dürfte also mit einer Dunkelziffer schädlicher Neuroleptika-Auswirkungen zu rechnen sein, über deren Ausmaße an dieser Stelle nur spekuliert werden könnte; sie sollte jedoch stets im Auge behalten werden, wenn sich Psychiater tatsächlich einmal zu möglichen 'Neben'-Wirkungen und zu deren Ausmaß äußern sollten.

7. So sprechen Mediziner von nicht geringen Dunkelziffern — intern. Der U.S.Amerikaner Frederick T. Zugibe, von dem noch die Rede sein wird, trägt in einem Artikel über den Zusammenhang von Psychopharmaka und Todesfällen unter Verweis auf eine Studie seiner Kollegen Matthew T. Moore und Harold M. Book [754] diesem Tatbestand Rechnung: »Die Verbindung, die zwischen psychotherapeutischen Medikamenten und plötzlich eintretendem Tod sowie anderen widrigen Reaktionen besteht, besonders bei jungen psychiatrischen Patienten, ist von größtem Interesse, sowohl für das klinische Personal wie auch für die Familie des Patienten. Moore und Book wiesen darauf hin, daß die Hochrechnung ihrer Daten und der verschiedenen Berichte in der medizinischen Literatur über Todesfälle, die mit Psychopharmaka und/oder Beruhigungsmitteln in Verbindung stehen, nahelegt, daß sich in den Psychiatrischen Krankenhäusern viele Todesfälle ereignet haben, die nicht bekannt geworden sind, und über die nicht berichtet wurde.« [1114:75] In diesem Zusammenhang ist es mehr als angebracht, an die unmittelbare Vergangenheit der deutschen Psychiatrie zu erinnern, deren Vertreter nach 1945 — im In- und Ausland — ihre 'therapeutischen' und 'diagnostischen' Kenntnisse unbehelligt weitervermitteln konnten. Damit soll nun nicht gesagt sein, daß sich hinter jedem Psychiaterkittel ein Verbrecher versteckt, aber Äußerungen von Psychiatern wie z.B. Fritz Klinksiek, der auf eine Verkürzung des Anstaltsaufenthalts seit der Einführung der Psychopharmaka hinweist [614:1] und die Verkürzung des Anstaltsaufenthaltes mit einer Sterblichkeitsrate von 28,5% innerhalb der ersten zehn Tage nach Einlieferung in die von ihm untersuchte Abteilung einer Psychiatrischen Anstalt erklärt (81), sollten zu denken geben. Eine Untersuchung von Klinksieks Kollegin Brigitte Rempp kam sogar zum Ergebnis, daß — während des Untersuchungszeitraums — mehr als zwei Drittel aller in eine Psychiatrische Anstalt aufgenommenen älteren Menschen im Landkreis Tübingen innerhalb von weniger als 30 Tagen starben; nur einer überlebte 150 Tage (s. S. 202f.). Zu diesen beiden Untersuchungsergebnissen äußerte sich der 'wissenschaftliche' Gutachter der beiden angehenden Psychiatrieexperten, Asmus Finzen, unter Verwendung eines Zitates seines Kollegen Walter Schulte: »Sollte die Öffentlichkeit ... davon Kenntnis nehmen, so wäre ein Skandal unvermeidlich.« [zit.287:21]

Die beiden genannten exemplarischen Untersuchungen beziehen Stellung zu allen möglichen sozialen Faktoren, die die 'Patienten' und 'Patientinnen' betreffen und die

(81) Klinksiek macht nicht uninteressante Angaben zum 'Therapieerfolg' im Psychiatrischen Landeskrankenhaus Zwiefalten/Baden-Württemberg (PLK): »Im PLK ist die Mortalität (*Sterblichkeit*) außerordentlich hoch, sie ist damit ein wichtiger Faktor dafür, daß überhaupt so viele Patienten so kurz in Zwiefalten blieben. (...) 1971 starben im PLK Zwiefalten 172 Patienten, d.h. daß 28,5% der verstorbenen Patienten bereits 10 Tage nach der Einlieferung starben. In der Diagnosegruppe Psychogeriatrie (*'Greisenalter-Geisteskrankheiten'*) starben alle Patienten mit Ausnahme von 1 Patienten, der wieder nach Hause entlassen wurde.« [614:17]

deren Tod (mit)verursacht haben könnten; einen Aspekt klammern sie jedoch beharrlich aus: den konkreten Einfluß der 'Medikamente', die die alsbald Verstorbenen erhalten hatten. Doch dieser Einfluß soll nicht länger ein Geheimnis bleiben; wir stellen nun im folgenden die aus den Berichten der Psychiater selbst hervorgehenden Auswirkungen der psychiatrischen 'medikamentösen' Behandlung dar.

Kapitel 2: Neuroleptika-Auswirkungen im Bereich des Zentralnervensystems und der geistigen Fähigkeiten

Helma Sommers Tierversuche — Hirn- und Nervenschädigungen — Hirnrhythmusstörungen — Epilepsie IV — Wirkung auf die geistigen Fähigkeiten — Die Sinnesorgane — Schlafstörungen — Pflegeleicht — Sauerstoff-Mangelversorgung — Bleibende Hirnveränderungen — Hirnschwund — Bleibende Persönlichkeitsveränderungen — 'Ungeklärte' Todesfälle — Häufigkeitsangaben

Aus der Literatur über die Auswirkungen der Neuroleptika auf den Bereich des Zentralnervensystems (und den Bereich der damit eng verbundenen geistigen Fähigkeiten) ragt mit Abstand die umfassende Forschungsarbeit von Helma Sommer hervor. Diese hatte die Chlorpromazin-Auswirkungen zwar an Gehirnen von Kaninchen und nicht an Menschengehirnen getestet; jedoch seien diese Gehirne, so Helma Sommer, in ihrem Aufbau und in ihrer Funktionsweise durchaus relativ vergleichbar, und außerdem hätte sie ihre Experimente »... unter Bedingungen ablaufen lassen, die einen Vergleich mit der Therapie in der Psychiatrie zulassen ...« [985:97] (82) Ihre Untersuchungsergebnisse über die Auswirkungen des Chlorpromazin (Propaphenin) faßt sie in ihrem Buch »Die aktive psychiatrische Therapie unter Berücksichtigung tierexperimenteller Untersuchungen« im Jahre 1971 zusammen: »Dabei ergab sich, daß sich in den Kaninchengehirnen nach 6monatiger Propapheninfütterung zunehmend schwere Nervenzellveränderungen und Gliaaktivierungen (*Wucherungen der die Nervenzellen stützenden Gliazellen*) fanden, die in ihrem Ausmaß deutlich dosisabhängig waren, d.h. die morphologischen (*krankhaften Gewebs-*)Veränderungen nahmen von 3,3 mg/kg bis 13,3 mg/kg pro die (*3,3 bis 13,3 mg Chlorpromazin täglich pro kg Körpergewicht des Kaninchens*) deutlich zu. Ähnlich wie bei der Elektrokrampfbehandlung dominierte das Bild der schweren akuten Zellveränderung. (...) Wie beim Elektrokrampf (...) dominierten bei den mit Propaphenin gefütterten Tieren jene morphologischen (*das Gewebe betreffenden*) Kriterien, die für eine schwere toxische (*giftige*) oder enzymatische (*gestörte Abbauleistung der Enzyme aufzeigende*) Nervenzellschädigung sprachen. (...) Daß diese Veränderungen nach einem begrenzten Zwischenstadium irreversibel (*unaufhebbar*) sind, konnten wir nach einer längeren Zeitspanne des Überlebens nach der Fütterung (2 Monate) feststellen. Bereits nach 10 mg/kg Propaphenin war das Ordnungsgefüge der Nervenzellen erheblich gestört und eine Zellichtung unverkennbar.« [985:102] Als entscheidende Wirkung des Chlorpromazin sieht Helma Sommer die Blockierung des Kohlehydratstoffwechsels, die dazu führe, daß die Nervenzellen zu wenig Sauerstoff veratmen können. Mit wachsender Dosierung mache sich diese Blockade des Kohlenhydratstoffwechsels, der konkret in Form von Speicherung von Glykogen (Kohlehydrat) auftrete, immer

(82) Direkt im Anschluß an das Zitat fährt Helma Sommer fort: »... und die histologischen (*Feingewebs-*) Untersuchungen erfolgten nach Abschluß der Experimente jeweils unter Einhaltung einer längeren Überlebensspanne. Diese Zeitspanne erschien uns deshalb notwendig, weil dadurch eine Überbewertung der einzelnen Befunde vermieden werden sollte, um somit reversible (*aufhebbare*) Veränderungen nicht für irreversible zu halten.«

stärker in der Hirnrinde, im Ammonshorn und insbesondere im Limbischen System bemerkbar [985:104f.]. Die schwersten Schädigungen des Zentralnervensystems fand Helma Sommer bei Tieren, die eine relativ hohe Dosis der Neuroleptika erhalten hatten: »Bei einer höheren Dosierung, die sich auch in einer Veränderung der Vitalfunktionen des Tieres bemerkbar machte, war bereits eine schwerwiegende morphologische (*durch Gewebsveränderung gekennzeichnete*) Hirnschädigung faßbar. Bei Dosen über 13,3 mg/kg Chlorpromazin (Propaphenin) führte das spontane Absetzen des Medikamentes innerhalb von 14 Tagen zu einem plötzlichen Tod, der wahrscheinlich darauf zurückzuführen war, daß die irreversibel blockierten Stoffwechselvorgänge unter der sich normalisierenden Stoffwechsellage zusammenbrachen (ähnliche Beobachtungen am Menschen sind in der Literatur beschrieben worden; der Tod erfolgte hier nach einem kurzen Krampfstadium).« [985:105] (83)

Mit diesen Untersuchungsergebnissen bestätigt und erweitert Helma Sommer Erkenntnisse aus den 60er Jahren, als internationale Forscher bei Chlorpromazin-Versuchen mit Ratten, Meerschweinchen, Katzen, Affen und anderen Tieren verschiedene Veränderungen des Zentralnervensystems gefunden hatten, so z.B. Zellveränderungen in der Hirnrinde, Kernschwellungen und krankhafte Erhöhung oder Verminderung des Farbstoffgehaltes an roten Blutkörperchen [385:171], Anschwellen der Ganglienzellen und Schwinden der Nissl-Schollen, d.h. derjenigen Substanz (von Nukleinsäure-Anhäufungen), die als Grundsubstanzen der Zellen sämtliche Informationen über Aufbau und Funktion des jeweiligen Organs usw. haben [834]; außerdem Hirnhaut- und Hirnkammerblutungen [711], Ganglienzellveränderungen des Hirnstammes [766:348], anormale Rückbildungen an den Ganglienzellen im Bereich der Stammganglien und des Hypothalamus bis hin zum Zellzerfall [593;592;986:468;534:117f.] u.v.m.. Auch Degkwitz weiß in psychiatrischen Schriften von Neuroleptika-verursachten Hirnschäden zu berichten, die sich als reversible (wieder aufhebbare) bei kurzen, als irreversible bei länger andauernden Toxizitätsstudien (Untersuchungen auf die Giftwirkung) bei Tieren einstellten [196:73].

Über die Beschränktheit der Übertragbarkeit von Tierversuchen — von der Chemieindustrie, normalen Psychiatern und ihren Mitläufern nicht angezweifelt, wenn sie damit die Harmlosigkeit ihrer 'Medikamente' nachweisen möchten — sind sich Tierforscher wie Helma Sommer durchaus im klaren, wenn sie schreiben: »Wir verkennen dabei nicht, daß unsere Tierversuche nicht ohne Vorbehalt auf das menschliche Gehirn übertragen werden können. Andererseits liegen so zahlreiche Anhaltspunkte aus dem klinischen Alltag vor, daß nicht an ähnlichen morphologisch faßbaren (*durch Gewebsschädigung faßbaren*) Veränderungen beim Menschen zu zweifeln ist.« [986:488]

Doch schauen wir uns nun als nächstes eben diese Auswirkungen der Neuroleptika an. Derzeit dürfen offiziell (noch bzw. 'nur') Tiere zu Forschungszwecken getötet werden. Die Erkenntnisse über die das menschliche Gehirn betreffenden Auswirkungen der Neuroleptika sind von daher — abgesehen von Untersuchungen nach dem mehr oder weniger natürlichen Tod des Menschen, auf die wir noch zu sprechen kommen werden — gebunden an meßbare oder im lebendigen Zustand beobachtbare Veränderungen. Aber auch an solchen Erkenntnissen mangelt es Psychiatern nicht. So wissen sie in der normalerweise nur von ihnen selbst gelesenen 'Fach'-Literatur zu berichten von Neuroleptika-bedingten Hirnrhythmusstörungen [319:508] , Hirnschwellungen, Wasseransammlungen im Gehirn (Hirnödemen), Paresen (unvollständigen Läh-

---

(83) Menschen mit weitergehenden medizinischen Kenntnissen seien auf Helma Sommers zusammenfassende Beschreibung der histologischen, histochemischen und elektronenoptischen Befunde hingewiesen [985:86ff.].

mungen) [1042:1078;438:37]; ebenso von der zur Krallhand führenden, Ulnarislähmung genannten Nervenlähmung am Arm [112:154], von der Erkrankung des Verlängerten Rückenmarks (Bulbärsyndrom; bulbärparalytisches Syndrom) [827:144], von hartnäckigen Kopfschmerzen (Cephalea) [1007:22] oder sonstigen Kopfschmerzen aller Art [140:140] und überhaupt von allgemeinen Störungen der Nerven-Erregungsleitungen [698:70068B,70077B,70083B].

Die Funktionsstörungen des Gehirns äußern sich weiterhin in anfallsweise auftretenden Rhythmusstörungen der Hirnströme (paroxysmale Dysrhythmien) [477;479:414;473] (84). Die Form der paroxysmalen Dysrhythmie erinnert manche Psychiater an bestimmte Erscheinungen bei solchen Epileptikern, die unter Krämpfen (im Hirnbereich) der Temporallappen leiden [628:173]. Sämtliche Arten von Neuroleptika [819:524], darunter auch Perazin (Taxilan), Truxal, Haldol, Fluspirilen (Imap), Orap, Trifluperidol (Triperidol) [698:70068B,70076Bf.,70083B,70085B,70087Bf.,70094B] — in besonderem Ausmaß anscheinend Clozapin (Leponex) sowie Lithium (85) — erhöhen nicht nur, wie Psychiater dies in der ihnen eigenen Sprache ausdrücken, die 'Krampfbereitschaft' des Gehirns [864,I:478;991:204;205:200]; auch führen diese Psychopharmaka zu epileptischen Anfällen [289:4,9;946:301;83:102;1042:1078;1085:275;403:27;114:79] aller Art: Es kann zu einer Häufung kleiner Anfälle kommen, ohne daß ein generalisierter (großer) Anfall eintritt [955:149]; außerdem zum epileptischen Dämmerzustand [764:422], zum Jackson-Anfall (halbseitigen, auf Gesicht, Arm oder Bein beschränkten Anfall) [188:137] oder auch zum (bei der Darstellung des Elektroschocks beschriebenen) Grand-Mal-Anfall [819:524]. Der U.S.Amerikaner Sidney Merlis berichtet von einem 'Fall', bei dem es gelang, unmittelbar nach dem Einspritzen des Chlorpromazin Krampfanfälle hervorzurufen [739;vgl.1114:79]. Recht beiläufig erwähnt Degkwitz: »Epileptische Anfälle können zu jeder Zeit während der Behandlung mit Phenothiazinderivaten oder Reserpin auftreten.« [188:137]

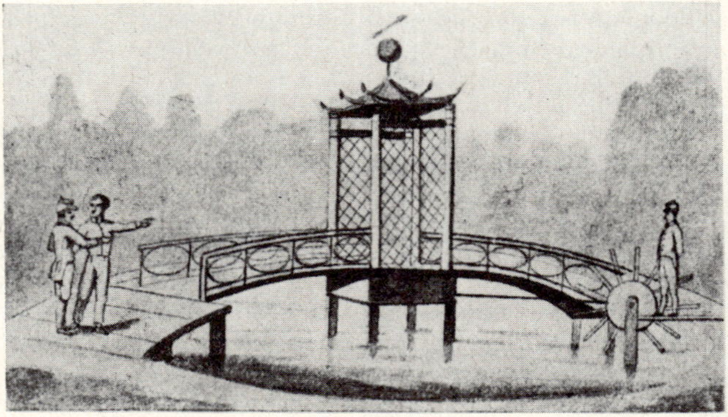

Abb. 26: Traditionelle psychiatrische Behandlung: 'Lusthäuschen' auf Brücke mit Falltür

Die Neuroleptika-bedingten Hirnveränderungen wirken sich auch auf die Verarbeitung der von den Sinnesorganen aufgenommenen Reize aus, und zwar in mit der Wirkung des Elektroschocks vergleichbarer Art und Weise, wie dies Klaus Hartmann, Joachim Hiob und Hanns Hippius in einem beachtenswerten Vergleich der Elektro-

(84) Helmchen und Künkel teilen ihre Beobachtungen mit, die sie an den Leiden 'ihrer mit Taxilan behandelten Patienten und Patientinnen' machten: »Bei der paroxysmalen Dysrhythmie handelt es sich um ein unter kurmäßiger Perazin-Behandlung häufiges, reversibles (*wieder aufhebbares*) Phänomen, das auf einer Aktivitätsänderung stammhirnnaher Strukturen beruht.« [475:407]

(85) »Krampfpotentiale (K.P.) können erstmals im Verlauf einer Therapie mit Psychopharmaka auftreten. Dies ist z.B. besonders häufig unter der Behandlung mit Clozapin oder mit Lithium zu beobachten [473:32] — so eine psychiatrische Aussage aus der 'Fach'-Zeitschrift 'Pharmakopsychiatrie' vom Januar 1974.

schock- mit Phenothiazin-Behandlungen herausgestellt haben [421]. Als Folgen dieser Hirnstörungen nennen diese sowie andere Psychiater u.a. die Hemmung der Schmerzreaktivität [95:495], gelegentlich krankhaft übermäßige Schmerzgefühle (Hyperalgesien) [177:598], Bewußtseinsstörungen [467:338;330:435], Konzentrationsschwäche [330:435;218:368;83:103;762:137], Aufmerksamkeitsstörungen [473:39], Gedächtnisstörungen [421:39], Hemmung der intellektuellen Leistungsfähigkeit [662:118ff.], Denk- und Wahrnehmungsstörungen (formaler Art) wie z.B. Schwerfälligkeit des Gedankenablaufs, intellektuelle Benommenheit und Gedankenleere [421:360] bis hin zu Einschränkungen der geistigen Fähigkeiten, die von Psychiatern mit dem Begriff der dienzephalen Hypophrenie, d.h. durch Schädigungen des Zwischenhirns bedingten 'Schwachsinns' gekennzeichnet werden [958:63]. Darüberhinaus produzieren Neuroleptika Vergeßlichkeit, Nervosität, Desorientiertheit [330:435] und die sich im Straßenverkehr besonders gefährlich auswirkende Einschränkung des Reaktionsvermögens [698:70068B,70076Bf.,70083B,70085B,70087Bf.,70094B] (86).

Störungen der Wahrnehmungsqualität erstrecken sich nach psychiatrischen 'Fach'-Berichten auch auf die Geschmacks-, Seh- und diejenigen Körpersinne, die — eigentlich — die Reize und Empfindungen innerhalb des eigenen Körpers wahrnehmen und weiterleiten sollen. So sprechen Psychiater von einer Betroffenheit der sensibel-sensorischen Funktionsbereiche [85:71], von Geschmacksverlust [540], von Beeinträchtigungen des Sehnervs (Nervus opticus) [112:155], von abnormen Kribbelempfindungen (Kribbelparästhesien) in den Extremitäten, am Hinterkopf oder am ganzen Körper [403:20], von Koenestopathien (Koenästhetopathien; 'schizophrenen' Leibesmißempfindungen) [177:598] und überhaupt von krankhaft unnatürlichen Empfindungen [177:509]. Als Grund für die Einschränkung der geistigen Fähigkeiten und der Körpersensibilität nennen Psychiater die Neuroleptika-bedingte Stumpfheit der Sinne (Dyästhesie) [421:364]. Darauf, wie sich diese Sinnesstumpfheit im psychischen Bereich einschließlich der Handlungsfähigkeit niederschlägt, werden wir später eingehen, wenn es um die Wachstörungen und überhaupt den Weg zurück zur Normalität geht.

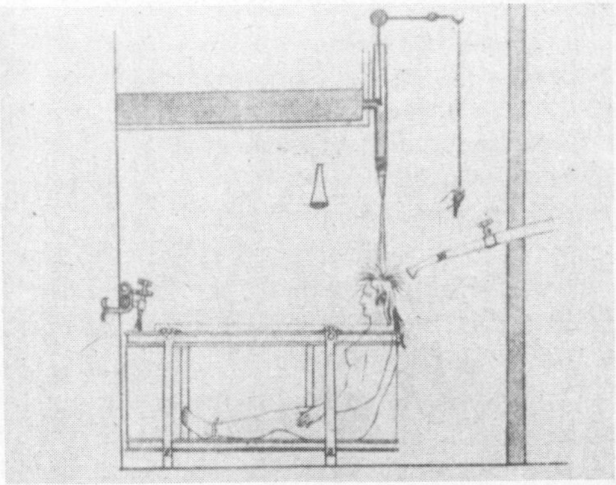

Abb. 27: Traditionelle psychiatrische Behandlung: Auf den Kopf gerichtete Strahldusche

An dieser Stelle sollen ferner die Neuroleptika-bedingten Schlafstörungen [958:56;798:8] genannt sein, in denen Redlich und Freedman eine Variante der später noch zu erörternden Bewegungsstörungen, insbesondere der Akathisie (Zwangsbewegungen, Sitzunruhe) sehen [864,I:479]. Mit Einschlaf- und Durchschlafstörungen, Verkürzung der Schlafdauer [87:11] und Schlaflosigkeit (Insomnie) [421:359;511:458;698:10087Bf.;1107:5;29:59] ist es jedoch immer noch nicht getan; hinzu kommt nach dem gestörten Schlaf noch die spezielle Aufwachataxie [1083:10], worunter sich die Störung des geordneten Zusammenwirkens der Bewegungen nach dem Aufwachen und Aufstehen verbirgt.

(86) Thiele warnt in seinem im Jahre 1968 erschienen Artikel »Über die Anwendung von Psychopharmaka außerhalb der Psychiatrie«: »Patienten, die mit Psychopharmaka behandelt werden, gehören nicht ans Steuer eines Kraftfahrzeugs, müssen überhaupt im Verkehr als gefährdet gelten. Aufmerksamkeit und Reaktionsvermögen werden durch diese Drogen herabgesetzt.« [1042:1078]

Mit dem reduzierten Zustand 'ihrer Patienten und Patientinnen' scheinen Psychiater auch aus Gründen der Pflegeleichtigkeit sehr zufrieden zu sein, wie dies Hoimar von Ditfurth ausdrückt: »Auch während der Schlafphase sind die Patienten jederzeit erweckbar und mühelos zu füttern, sie werden auch, wenn man sie regelmäßig auf die Bettschüssel setzt, niemals unrein.« [209:55]

'Fach'-intern weisen Psychiater immer wieder auf das Auftreten bleibender Schädigungen des Zentralnervensystems hin [464;39;363]. Ein Grund dafür dürfte auch die mittelbare Auswirkung andauernder Mangelversorgung des Gehirns mit Sauerstoff (O_2) sein, auf die das Gehirn besonders empfindlich reagiert (s. S. 152f.). Stefan Silbernagl und Agamemnon Despopoulos, zwei Mediziner, beschreiben das mögliche Ergebnis verminderter und unzureichender Sauerstoffversorgung (Hypoxie) des Gehirns: »Eine ausreichende Durchblutung des Gehirns wird vorrangig aufrechterhalten, da es nicht nur ein lebenswichtiges Organ ist, sondern auch auf einen O_2-Mangel (Hypoxie) besonders empfindlich reagiert, und einmal zerstörte Nervenzellen nicht mehr ersetzt werden können.« [966:140]

Bleibende Neuroleptikaschädigungen werden hauptsächlich dann entdeckt, wenn die psychiatrischen 'Patienten' und 'Patientinnen' nach ihrem Tod obduziert, d.h. wenn ihre Leichen von Medizinern geöffnet werden. Die Verletzungen, die dabei gefunden werden, sind, so Delay und Deniker, »... weitverbreitet: Durch Chlorpromazin sind Chromatolyse (*Schwinden der Nissl-Schollen; vgl. Fn. 50*) und degenerative (*abnorme Organrückbildungs-*)Verletzungen in verschiedenen kortikalen (*Hirnrinden-*) Bereichen, in den Basalganglien (*Stammganglien*), im Thalamus und sogar im Cerebellum (*Kleinhirn*) beobachtet worden. Manche Autoren fanden jedoch massive Verletzungen im Pallidum (*Stammganglion mit Verbindung zum Limbischen System usw.*): Nervenzellausfall, Satellitose (*krankhafte Veränderung der um das Stützgewebe gelegenen 'Mantelzellen'*), Pigment-(*Farbstoff-*)Ablagerungen und Corpora amylacea (*Degenerationsprodukte krankhafter Eiweißsubstanz*) wurden in mehreren Fällen gesehen.« [197:259] Diese Befunde vergleichen französische Neurologen mit normalerweise bei (anderen) hirnorganischen Erkrankungen vorkommendem fortschreitendem Schwund des ebengenannten Pallidums [835].

Bereits 1961 stellte der deutsche Psychiater Gerd Huber bei 'medikamentierten Schizophrenen' Gehirnschwund-Befunde fest [535;536]. Andere Untersuchungen erhärten diese Feststellungen: Enrique Encinas und O. Palacios, zwei südamerikanische Neurologen, fanden bei einem ebenfalls mit Chlorpromazin behandelten 'Patienten' neben Gehirnveränderungen im Vorderhirnrindenbereich, im Streifenkörper und in den grauen Zellkernen auch bedeutende Befunde an Leber, Milz, Darm, Herz, Nebennierenkapsel und Hirnanhangdrüse; dabei kommen sie zum Ergebnis, daß die von dem Neuroleptikum hervorgerufenen Veränderungen vorwiegend auf der Giftwirkung des 'Medikamentes' beruhen, die zur krankhaften und anormalen Organrückbildung führt [253]. Jes Gerlach vom Neuropathologischen Laboratorium des Kopenhagener Krankenhauses berichtet von Neuroleptika-bedingten irreversiblen Encephalopathien [339:51], worunter organische Hirnerkrankungen zu verstehen sind, wie sie normalerweise aufgrund von Geburtsschädigungen oder nach Hirnverletzungen entstehen. Nervenzellverluste wurden auch bei Toten gefunden, die über einige Zeit Neuroleptika erhalten hatten: Die Verletzungen, so der Brite Timothy J. Crow, reichten weit über die Bereiche des Extrapyramidalen und des mittleren Limbischen Systems hinaus [181;827:145]. Auch neuere Untersuchungen wie z.B. die von Eve C. Johnstone und Kollegen [572] oder von Daniel R. Weinberger [1081], die mit PEGs (Pneumenzephalogrammen; röntgenologischen Darstellungsformen der Hirnkammern durch Lufteinblasung) und Computertomographie (röntgenologischer Methode zur scharfen Darstellung gezielt einzustellender Körperschichten) durchgeführt wurden, bestätigen die genannten Ergebnisse. In einem 'Fall', der jahrelang mit Trifluopromazin (Psyquil) und Chlorpromazin behandelt worden war, wurden — so ein Bericht in der Zeitschrift 'Aggressologie' im Jahre 1963 — eine Depigmentation (Farbaufhellung) des Schwarzen Kerns, Nervenzelldegeneration (abnorme Nervenzellrückbildungen) und Neuronophagie (Aufsaugen abgestorbener Nervenzellen durch das Stützgewebe) vor allem in der Schale (Putamen) gefunden [303;163:20;534:118]. Diese Befunde zeigen laut Oleh Hornykiewicz zusammen mit den bei Tierversuchen gefundenen Erkenntnissen eindeutig, »... daß man bei der Gabe von Psychopharmaka, insbesondere von Neuroleptika, mit morphologischen (*durch Zellform- und Zellstrukturveränderungen charakterisierten*) Schädigungen im Gehirn rechnen muss.« [534:118]

Helmchen und sein Kollege Christian Gaedt berichten in einer Medizinerzeitschrift über die mit Neuroleptika erzielbaren irreversiblen Persönlichkeitsveränderungen: »In leichteren Fällen äußern sich die Störungen in nur sehr schwer erfaßbaren Symptomen wie Vergeßlichkeit, 'Nervosität', Konzentrationsschwäche u.ä. mehr. Voll ausgebildete Syndrome (*Gruppe von Krankheitserscheinungen*) sind gekennzeichnet durch schwere mnestische (*Gedächtnis-*)Störungen, durch Störungen der Affektivität (*des Gemütslebens*) (Affektlabilität [*Gemütsunsicherheit*], Affektinkontinenz [*fehlende Beherrschbarkeit des Gemüts*]) und durch eine Veränderung der Persönlichkeit, die häufig als Karikierung oder Zuspitzung der prämorbiden Persönlichkeit (*Persönlichkeit vor Entstehen dieser Krankheit*), als Entdifferenzierung und Minderung der intellektuellen Fähigkeiten oder als ein zunehmender Abbau bis zur 'Entkernung' der Persönlichkeit erscheint. Körperlich-neurologische Symptome wie unregelmäßiger, grobschlächtiger Tremor (*Zittern*), Kopfschmerzen und ataktische (*die Koordination von Bewegungen betreffende*) Störungen sind meist nachweisbar. Die psychopathologische Symptomatik (*Erscheinungsform der 'Geisteskrankheit'*) ist in der Regel eine Folge diffuser (*ausgebreiteter*) Schädigungen der Gehirnsubstanz (...). Das wichtigste Argument für die Annahme eines kausalen Zusammenhanges zwischen pharmakotherapeutischen Maßnahmen und psychopathologischem Syndrom ist die zeitliche Parallelität.» [330:435]

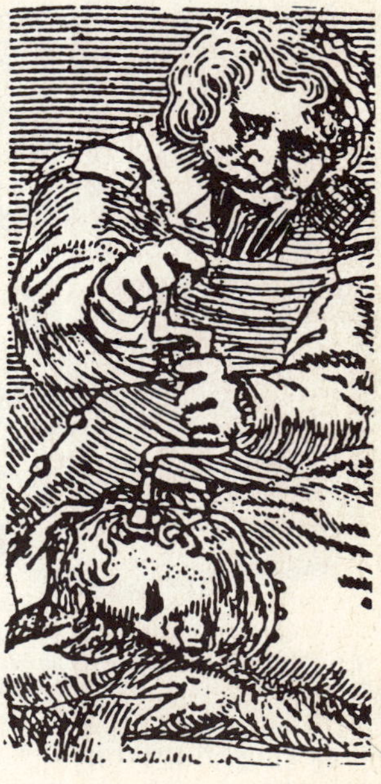

Abb. 28: Traditionelles Behandlungsmittel: Handbohrer

Auf die Tatsache, »... daß einzelne der ungeklärten, plötzlichen Todesfälle unter psycholeptischer (*neuroleptischer*) Behandlung durch einen unbemerkt gebliebenen epileptischen Anfall mit Asphyxie (*Erstickungszustand mit Pulslosigkeit*) zurückgeführt werden können« [188:137], macht Degkwitz seine Kollegen aufmerksam. Unterstützt wird Degkwitz von Hippius und dem Neurologen Jean-Pierre Malin, die in einem Artikel über die Neuroleptika-bedingte Veränderung der Herzmuskeltätigkeit und der dadurch möglicherweise ausgelösten Erstickungsanfälle ebenfalls auf Neuroleptika-bedingte epileptische Anfälle als Todesursachen hinweisen: »Häufiger und wichtiger als diese Erstickungstodesfälle sind die ebenfalls tödlich verlaufenden Therapiezwischenfälle, bei denen der Exitus letalis (*Tod*) völlig unerwartet und unvermittelt unter dem klinischen Bild eines Adam-Stokes-Anfalls eintritt (schlagartig einsetzende Blässe, Bewußtseinstrübung bzw. Bewußtlosigkeit, fehlender Puls, Herztöne nicht auskultierbar [*selbst durch gründliches Abhorchen nicht zu erfassen*]).« 51:140

Neuroleptika können, was das Zentralnervensystem betrifft, nicht nur über epileptische Anfälle zum direkten Tod führen. Auch andere Schädigungen wie z.B. Hirnödeme (Hirnschwellungen) oder Schädigungen spezieller Hirnteile sind den Psychiatern als mittelbare Todesursachen durchaus nicht unbekannt. Über einen solchen 'Fall' eines tödlichen Hirnödems berichten Häfner und Kutscher: »Die dreißigjährige sehr unruhige Schizophrene hatte in rasch steigender Dosis, zum Teil in Form von Dauertropfinfusionen (*andauerndem Eintropfenlassen in die Vene*), schließlich eine Tagesdosis von 600 mg Thioridazin (*Melleril*), 300 mg Chlorprothixen (*Truxal*) und 200 mg Promethazin (*Atosil*) erhalten. Am achten Behandlungstag trat nach kurzem Aufsetzen plötzlich der Exitus (*Tod*) ein. Eine Obduktion ergab einen allgemeinen Hirndruck infolge eines akuten Hirnödems, starke venöse Blutfülle der inneren Organe, ein schweres Lungenödem, ein schlaffes, dilatiertes (*krankhaft erweitertes*) Herz, Thrombosen (*Blutpfröpfe*) der Vena brachialis (*Oberarmvene*) links und Nekrosen (*Absterben von Gewebe*) im Bereich der Haupttubuli (*Hauptkanälchen der Niere*) (Schockniere). Es besteht wenig Zweifel, daß der Tod dieser körperlich gesunden jungen Patientin mit der massiven neuroplegischen Therapie in Zusammenhang steht.« 403:34f. Ebenfalls (u.a.) ein Hirnödem wurde von F. Bom bei 'Patienten' gefunden, die über einen Zeitraum von 17 Tagen mit 400 mg Chlorpromazin pro Tag 'medikamentiert' worden waren. Bei der Obduktion, die nach dem durch diese 'Therapie' verursachten Tod stattfand, wurde ermittelt, daß das Neuroleptikum sowohl zu einem Hirnödem wie auch zu Chromatolyse (Schwinden der Nissl-Schollen; vgl. Fn. 50) im Zwischenhirn und im Streifenkörper geführt hatte 986:468.

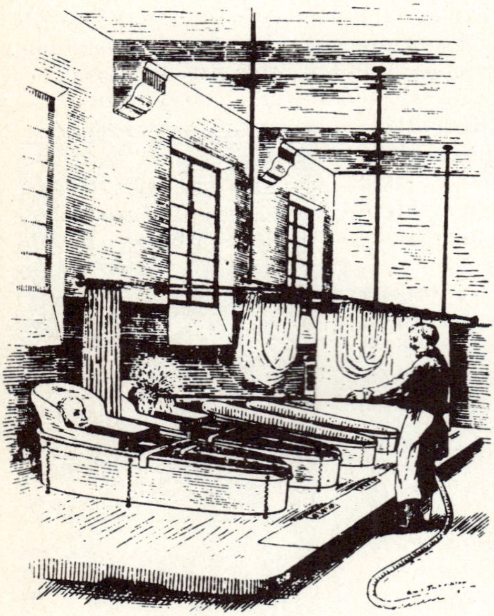

Abb. 29: Traditionelle psychiatrische Behandlung: Reihenweiser Wasserstrahlbeschuß in Deckelbädern

Auf weitere Schädigungen des Zentralnervensystems soll an dieser Stelle nicht eingegangen werden. Dieses Thema muß uns jedoch noch einmal speziell bei der im nächsten Kapitel folgenden Erörterung von Neuroleptika-bedingten Bewegungsstörungen und später noch bei der Abklärung der organischen Seite von Neuroleptika-bedingten psychischen Auswirkungen eingehend beschäftigen.

Zahlenangaben über das durchschnittliche Auftreten besonders von Schädigungen des Zentralnervensystems infolge der psychiatrischen 'Medikamente', insbesondere Zahlenangaben über bleibende Hirnschäden oder Todesfälle, die infolge der Neuroleptika eintreten, sind in der psychiatrischen 'Fach'-Literatur auffallend wenig anzufinden. Chlorpromazin-Behandlungen, die ein Kollege mit extrem hohen Chlorpromazindosen (3.000 mg/Tag) an psychiatrisierten Menschen ausübte, erwähnt Häfner in seinem Artikel »Komplikationen der Behandlung mit Neuroleptika in der Klinik«: Danach mußten 11 von 21 (52,4%) der Behandelten epileptische Anfälle erleiden [400:95]. Relativ unpräzise wirkt die Mitteilung des Psychiaters Bernhard Schulze aus der Anstalt Hamburg-Ochsenzoll, wonach epileptische Anfälle unter (durchschnittlich dosierter) Behandlung mit Neuroleptika »nicht allzu selten« [948:332] auftreten. Um so aufschlußreicher sind dafür zwei Untersuchungsberichte von Helmchen und Künkel aus dem Jahre 1961: Durch Messung von Hirnströmen (EEGs) fanden die beiden heraus, daß 60% und mehr der 'medikamentierten' Menschen von einer 'eindrucksvollen', anfallsweise auftretenden Hirnrhythmusstörung (paroxysmalen Dysrhythmie) betroffen waren [479:414]. Die zweite ihrer Untersuchungen betrifft das Pneumenzephalogramm (PEG: röntgenologische Darstellungsform der Hirnkammern durch Lufteinblasung); laut Helmchen und Künkel litten von 21 organisch zuvor vollkommen gesunden, inzwischen jedoch mit Taxilan behandelten Frauen nunmehr 19 an einem krankhaften PEG, das durch einen atrophischen Zustand, also durch eine Schrumpfung des Gehirns gekennzeichnet war [478:407f.]. Mit anderen Worten: Über 90% der Betroffenen werden durch die 'medikamentöse' psychiatrische 'Therapie' mit Neuroleptika zu Gehirnkranken gemacht. Daß diese Zahl für Psychiater immer noch um 10% zu niedrig ist, werden wir an entsprechender Stelle zur Kenntnis nehmen müssen. Den Grund dafür werden wir verstehen, wenn wir uns eingehend mit dem 'Unterschied' zwischen 'therapeutisch' erwünschten Neuroleptika-Auswirkungen (auch in bezug auf das Zentralnervensystem) und unerwünschten 'Komplikationen' und 'Neben'-Wirkungen beschäftigt haben. Weitere aussagekräftige Häufigkeitsangaben über Neuroleptika-bedingte Schädigungen des Zentralnervensystems werden wir im folgenden Kapitel über Störungen des Bewegungsapparates erhalten, gehen doch diesen Neuroleptika-Auswirkungen grundsätzlich entsprechende Schädigungen des den Bewegungsapparat steuernden Zentralnervensystems voraus.

Kapitel 3: Neuroleptika-Auswirkungen im Bereich des Bewegungsapparates

Abschnitt 1: Grundkrankheiten und Erscheinungsformen

Vier Grundkrankheiten — Drei Erscheinungsformen — Den Überblick behalten!

Bewegungsstörungen, die unter dem Einfluß von Neuroleptika auftreten, sind an sich lediglich mittelbare Auswirkungen; ihnen liegen Schädigungen verschiedener Gehirnregionen zugrunde. Aus Gründen der Überschaubarkeit der Neuroleptika-Auswirkungen und zur Vermeidung einer Überforderung von nicht neurologisch vorgebildeten Leserinnen und Lesern wollen wir uns jedoch nicht allzusehr an diesen die Bewegungsstörungen bewirkenden Hirnschädigungen aufhalten. Um die Neuroleptika-bedingten Hirnschädigungen mitsamt der aus ihnen folgenden Bewegungsstörungen zu unterscheiden, greifen Psychiater vorwiegend auf die Krankheitsbilder der Encephalitis, des Parkinsonismus, des Apallischen Syndroms sowie des Veitstanzes zurück; an entsprechender Stelle sollen diese vier Gehirnkrankheiten, die den Bewegungsapparat wesentlich in Mitleidenschaft ziehen, kurz näher erläutert werden.

Diesen Krankheiten des Gehirns können folgende sich überschneidende oder ergänzende Bewegungsstörungen zugeordnet werden:

1. Die — vorwiegend — hypokinetischen bis hin zu den akinetischen Störungen; hiermit sind Bewegungsstörungen gemeint, die durch eine Verminderung bis hin zu einem Erliegen der willkürlichen und unwillkürlichen Bewegungsfähigkeit gekennzeichnet sind. Mitunter wird für diese Art der Schädigung auch der Begriff des Parkinsonoids benutzt, um die Verwandtschaft bzw. Identität mit der Bewegungsarmut und -starre zu betonen, wie sie als Symptom der Parkinsonschen Krankheit beobachtet werden kann.
2. Bewegungsstereotypen, d.h. zwanghaft gleichförmige, mitunter rhythmische Bewegungsabläufe.
3. Die hyperkinetischen, d.h. durch eine übermäßige, abnorme Bewegungsaktivität gekennzeichneten Störungen, die — zusätzlich — mit dystonischen, d.h. ständig oder anfallsweise auftretenden krampfartigen Störungen der Muskelspannung einhergehen können.

Überbegriff dieser drei Richtungen von Bewegungsstörungen wäre die Dyskinesie, worunter nichts weiter als ein gestörter Bewegungsablauf an sich zu verstehen ist. Aus Gründen der einfacheren Lesbarkeit werden wir zu deren (allgemeiner) Bezeichnung den deutschsprachigen Begriff der Bewegungsstörung verwenden.

Da Psychiater, worauf wir noch eingehender zu sprechen kommen werden, die neuroleptische Wirkfähigkeit an den äußerlich leicht beobachtbaren Bewegungsstörungen 'ihrer Patientinnen und Patienten' überprüfen, ist es logisch, daß die Unterscheidung der verschiedenen Formen dieser Auswirkungen, wie dies auch Dörner und Plog betonen, »für alle psychiatrisch Tätigen praktisch hochwichtig« [218:367] ist. Insofern ist es wenig überraschend, wenn über diesen Bereich neuroleptischer Auswirkungen eine Vielzahl psychiatrischer (interner) Veröffentlichungen vorliegt. Im folgenden werden nun die von den Psychiatern an verschiedenen Stellen intern veröffentlichten Neuroleptika-bedingten Bewegungsstörungen anhand des dargestellten Unterteilungsschemas wiedergegeben. Anschließend, quasi als Exkurs, werden wir auf die — angeblich — zu Linderungszwecken dieser Störungen eingesetzten Anti-Parkinsonmittel eingehen, bevor wir dann zu den bleibenden (Dauer-)Bewegungsstörungen, zu deren mitunter tödlichen Auswirkungen sowie zu den Häufigkeitsangaben bezüglich der dargestellten Störungen kommen.

Abschnitt 2: Das Parkinsonoid

Normaler Parkinsonismus — Verwandelte 'Schizophrene' — Bewegungsarmut — Bewegungsunfähigkeit — Muskelzittern — Steifheit — Schmalspurschritte — Maskengesicht — Eine Schüssel voll Speichel — Stimmlosigkeit — Enthirnungsstarre

Eigentlich leiden derzeit rund 200.000 Menschen in der Bundesrepublik Deutschland unter Parkinsonismus — einer Nervenkrankheit, die auch als Schüttellähmung bekannt ist. Meist entwickeln die Opfer diese Krankheit in der zweiten Lebenshälfte wie z.B. in der Volksrepublik China Mao Tse-Tung, dessen parkinsongekennzeichnetes Bild kurz vor seinem Tod über Fernsehsendungen um die Welt ging. Als Ursachen der Parkinsonschen Krankheit gelten u.a. mit wachsendem Alter fortschreitende Zellveränderungen im Gehirn und der Ausfall des Koordinationsaufgaben bewältigenden Schwarzen Kerns der Nervenzellen aufgrund von Dopaminmangel, dem bereits erwähnten Nervenimpuls-Überträgerstoff [1113;616:5-7;103]. Auch Schädelverletzungen, Syphilis (Lues), Tumore und Vergiftungen aller Art können zu Parkinsonismus führen, so z.B. Vergiftungen mit dem Metall Mangan, mit Kohlenoxyd, mit Schwefelkohlenstoff, mit Quecksilber oder mit Blei [588:13].

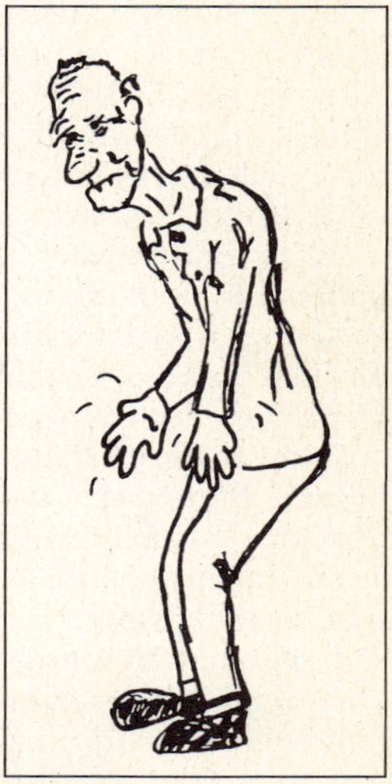

Abb. 30: Parkinsongeprägte Körperhaltung

Hervorstechendstes äußeres Merkmal des Parkinsonismus ist vor allem der vornübergebeugte Körper (s. Abb. 30); dazu ist »... der Gang schlurfend, mit kurzen Schritten. Die leicht angewinkelten Beine oder Arme hat ein schüttelndes Zittern befallen. Leise, monoton und oft heiser klingt die Stimme, der Gesichtsausdruck ist maskenhaft ...« [1113:200] Dies ist die Beschreibung eines normalen Parkinsonismus, wie sie beispielsweise von Susanne Zick im April 1982 in der Zeitschrift 'Bild der Wissenschaft' gegeben wird.

Durch den Angriff der Neuroleptika auf den natürlichen Dopamin-Stoffwechsel werden auch aus — organisch völlig gesunden [436:186f.] — Menschen mit beispielsweise der 'Diagnose Schizophrenie' Parkinson-Kranke gemacht [616:15-24;112:153-155;406;500;210;83:98f.;150:1626,1629;236;426;436:169f.;511:458f.;559;858:31;864,I:477f.;946:337;991:204;1042:1078;1074:289;534:108f.,114f.;403:18:1085:275f.;965:42;:655:1407;706:183;664:216;1053;29:59]; Neuroleptika, so Dörner und Plog in ihrem Psychiatrielehrbuch, verwandeln »... die psychiatrischen Patienten (...) gleichsam in neurologische Patienten, mit dem Aussehen und der Behinderung von Parkinson-Kranken.« [218:367] Fritz Flügel und Dieter Bente, zwei Psychiater aus der Universitätsanstalt Erlangen, beschreiben die Neuroleptika-bedingte Bewegungsstörung wie folgt: »Das motorische Bild erinnert an parkinsonistische Erscheinungen, wie sie uns als postenzephalitische Störungen (*Störungen, wie sie gewöhnlich nach der Encephalitis, einer mit Gehirnentzündung einhergehenden Viruskrankheit, auftreten*) und von der Paralysis agitans (*Schüttellähmung*) her bekannt sind.« [299:2071] Wie der Neurologe Hans-Joachim Hufschmidt im Mai 1965 auf einer Sitzung der 'Frankfurter Nervenärztlichen Gesellschaft' mitteilt, lassen sich in vergleichenden Untersuchungen der Muskel-Aktionsströme von normalen Parkinsonkranken und von Menschen mit Neuroleptika-bedingtem Parkinsonoid keinerlei Unterschiede feststellen [77:1640]. Nach den Worten des u.s.amerikanischen Psychiaters George M. Simpson ist letzteres, also das Neuroleptika-bedingte Parkinsonoid »ununterscheidbar vom klassischen Parkinsonismus« [970:38].

Die wesentlichen, auf den Bewegungsapparat bezogenen Neuroleptika-bedingten Parkinsonschen Störungen bestehen aus der Hypokines(i)e (Bewegungsarmut), dem Rigor (Muskelsteifheit), dem Tremor (Muskelzittern), der Hypersalivation (krankhaft gesteigertem Speichelfluß) und der Akines(i)e (Erliegen der Bewegungsfähigkeit). Dieser das Parkinsonoid bildende Symptomkomplex kann sowohl beim normalen wie auch beim Neuroleptika-bedingten Parkinsonismus vollständig auftreten; möglicherweise kommen nur Störungen beispielsweise von der Art des Muskelzitterns (Tremors) oder der Bewegungsarmut (Hypokinesie) vor.

Unter hypokinetischen Krankheitssymptomen verstehen Mediziner eine Bewegungsarmut der Muskulatur. Für Neuroleptika-Betroffene ist dieses Symptom laut Aussage von Selbach eine 'natürliche Sache', denn es sei eben die neuroleptische Dämpfung, die »natürlich zunächst eine Hypokinese« [958:70] bringe. Nur graduell unterschieden wird von dieser die Akinesie; mit diesem Begriff wird die Bewegungsunfähigkeit ausgedrückt (s. Abb. 105, 109).

Delay und Deniker, die die Neuroleptika in die 'Klinik' einführten, war es vorbehalten, als erste die hypokinetischen Symptome miterleben zu dürfen — bei 'ihren Patienten und Patientinnen'; die beiden Psychiater schreiben dazu: »Das Syndrom der psychomotorischen Apathie wurde in der Psychiatrie nach den ersten klinischen Versuchen mit Chlorpromazin als spezifisch für die Wirkung dieses Pharmakons beschrieben, wurde später aber mit dem 'Akinesie-Syndrom ohne Hypertonie (*ohne erhöhtem Blutdruck*)', das 1923 von Lhermitte als Folge der Encephalitis lethargica beobachtet worden war, in Zusammenhang gebracht.« [197:249] Diese Encephalitis lethargica (auch Encephalitis epidemica genannt), die wegen der im akuten Stadium auftretenden Schlafstörungen auch 'Schlafgrippe' genannt wird, ist eine heutzutage ansonsten selten auftretende, mit Gehirnentzündung einhergehende Viruskrankheit, die in kürzerem oder erst jahrelangem Abstand vom akuten Stadium zu langsam fortschreitender Bewegungsstörung und Charakterveränderung, vergleichbar dem Parkinsonismus, führen kann. Über die Erscheinungsformen informiert eine Broschüre der Firma Knoll AG, die mit dem Anti-Parkinsonmittel Biperiden (Akineton) ein vermeintliches 'Heilmittel' gegen Parkinsonismus-Symptome entwickelte: »Die medikamentös bedingte Akinesie äußert sich als Schwäche und muskuläre Ermüdung, im fortgeschrittenen Stadium in Muskel- und Gelenkschmerzen.« [616:23] Diese Schmerzen treten dann als rheumaartige Schmerzen [177:510] und Gliederreißen (Arthralgien) [140:140] auf.

Eine weitergehende Bezeichnung des hypo- bzw. akinetischen, Neuroleptika-bedingten Zustandes schufen Flügel und Bente mit dem Begriff des 'akinetisch-abulischen Syndroms' [299:2071]. Dieser Begriff, der mit dem Ausdruck 'Abulie' auf die (gleichbedeutende) Willenlosigkeit, wie wir sie als Ergebnis der Neuroleptika-Behandlung noch kennenlernen werden, verweisen will, setzte sich in der psychiatrischen 'Fach'-Sprache allerdings ebensowenig durch wie das 'Imprägnations-Syndrom' der beiden Franzosen Paul Broussolle und Y. Rosier [140:140] das — in Anlehnung an den lateinischen Wortstamm (impraegnare = schwängern, durchtränken, befruchten) die umfassenden parkinsonoiden sowie die noch folgenden weiteren Störungen des Bewegungsapparates ausdrücken soll.

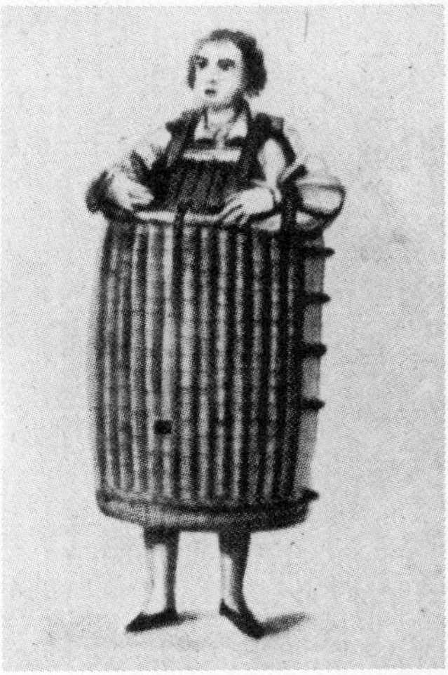

Abb. 31: Traditionelle psychiatrische Behandlung: Korbgeflecht, eine Vorrichtung gegen Widerstand durch Fußtritte

Oft wird die Neuroleptika-bedingte Bewegungsarmut von einem Tremor begleitet, worunter ein Zittern, meist der Muskeln, zu verstehen ist (s. Abb. 80). Dieser Tremor kann, wie dies Psychiater scharf beobachtet haben, fein- oder grobschlächtig [1074:289], am Kopf (Tremor capitis) [447:160], an Händen und Füßen [406:271] oder im Leibesinnern [177:509] auftreten. Auch Augenzittern (Nystagmus) als Neuroleptika-Auswirkung ist Psychiatern nicht unbekannt [657:341]. Wie die übrigen Bewegungsstörungen auch kann der Tremor Folge von (anderen) Vergiftungen sein; so nennen Wolfgang Kapp und Karl Heinz Leickert in ihrem Buch »Das Parkinson-Syndrom — Neurochemie, Klinik, Therapie« neben Senilität (Vergreisung) speziell die Quecksilbervergiftung sowie Morphinismus als weitere Ursachen für Tremor [588:18f.].

Zur Neuroleptika-bedingten Bewegungsschwäche, zum Tremor und zu den Muskel- und Gelenkschmerzen treten darüber hinaus noch Symptome hinzu, die als Rigor, d.h. Steifheit, Verspannung oder Starre (s. Abb. 32, 33) bekannt sind; gelegentlich wird diese Auswirkung der Neuroleptika als 'hypokinetische kataleptische Bewegungsstarre' [958:63] benannt. Der Rigor kann in allen möglichen Körperbereichen auftreten; Psychiater registrieren ihn im Hals [961], in der Schulter, im Ellenbogen, im Handgelenk, in der Nacken- [935:10;786:104], Rücken- [177:510], in der Bauchmuskulatur [864,I:478] (s. Abb. 137), in der quergestreiften Muskulatur [684:26;403:20] überhaupt, ja sogar in den Kaumuskeln, der Zunge und im Mundboden [173]. Folgen wiederum des Rigors sind steife Beugehaltung [112:153] bzw. gebogene Körperhaltung [705], Fehlen von Bauchdeckenreflexen [406:273], Myasthenia gravis (schwere Muskelschwäche bis Muskellähmung vor allem der Atemmuskulatur [403:273], Versteifung der Handschrift mit Einengung und Verkleinerung des Schriftbildes [958:63;395;392:1536] usw. usf.. Der Rigor in den Händen und speziell in den Beinen führt zur allgemeinen Verlangsamung von Bewegungen [991:204] und zur Bewegungsarmut [500:1159], einem Symptom, das von Psychiatern auch Bradykinesie [1059:268] (s. Abb. 137) genannt wird und Medizinern als Folge organischer Hirnerkrankungen bekannt ist. Während die Steifheit der Gesichtsmuskeln die Formen einer mehr äusserlich bleibenden ausgesprochenen Lähmung (Facialisparese) annehmen kann [657:341], birgt die Steifheit der Schlundmuskulatur infolge mangelhafter Durchatmung und Schluckstörungen gar die Gefahr einer Lungenentzündung [373:76; 177:509;319:505]; eine solche Schädigung kann dann eintreten, wenn infolge des gestörten Schluckvorgangs Essensteile in die Luftröhre und somit in die Lungen eindringen.

Ergebnis der Neuroleptika-bedingten Steifheit ist die Einschränkung der allgemeinen motorischen Beweglichkeit mit Verlust der Mitbewegungen, was sich im kurzschrittigen Gang [83:98] und in Parakinesien [177:509f.], d.h. Störungen ansonsten gleichgeschalteter Bewegungsabläufe ausdrückt. Die Gehstörungen führen des weiteren noch zur — von den Psychiatern recht vornehm benannten — démarche à petits pas [1074:289] (was auf deutsch Schmalspurschritte bedeutet), verbunden mit dem Gefühl der Gliederschwere [421:364]. Ebenso reden Psychiater vom Zahnradphänomen [864,I:477;337:102;209:56], das den ruckartigen Ablauf der Muskelbewegung bei passiver Beeinflussung charakterisiert, wie auch von der Pro- und Retropulsion: Die Betroffenen fallen beim Versuch, das Vor- oder Rückwärtsgehen plötzlich abzubrechen, vornüber bzw. nach hinten (Verlust der Fähigkeit zu raschem Ausgleich von Verlagerungen des Körperschwerpunktes) [1074:289]. Wenn der Rigor im Gesichtsbereich auftritt, so teilen sich Psychiater diese Neuroleptika-Auswirkung unter Begriffen wie mimische Starre [406:271,273], Steifigkeit der Mimik [657:341], Amimie [500:1159], Hypomimie [1037:6], Masken- [1074:289] oder Salbengesicht [436:169] mit. Von einem maskenartigen Gesicht mit einer Art von Ptosis sprechen Delay und Deniker [197:250]; unter Ptosis verstehen Mediziner das Herabhängen des Oberlides, was ansonsten bei Lidentzündungen oder aufgrund anderer Lähmungen des Oberlidhebmuskels oder dessen Nerven als Folge von Gehirnkrankheiten auftritt (s. Abb. 89).

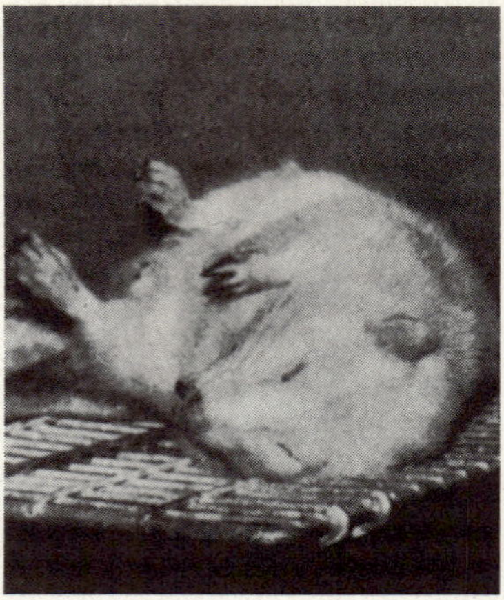

Abb. 32: Moderne psychopharmakologische 'Therapie': Ratte unter Neuroleptika-Einfluß — selbst einfachste Haltungskorrekturen werden unterlassen, obwohl das Tier nicht schläft

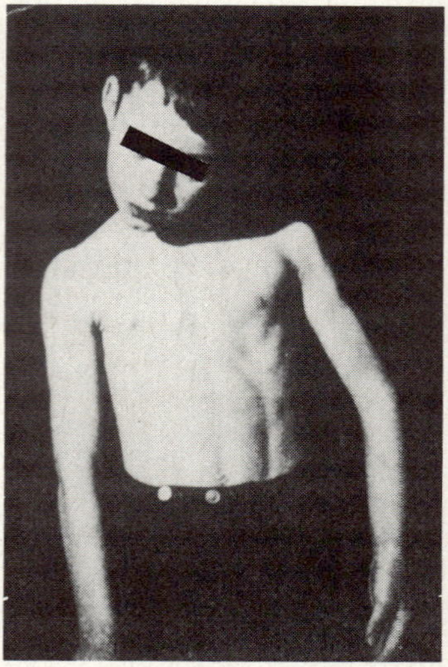

Abb. 33: Unter Zwangshaltung des Kopfes und der Arme leidendes Kind

Was den Mundbereich betrifft, so gilt Psychiatern neben der aufgrund von Drüsenstörungen eintretenden Mundtrockenheit, auf die wir an geeigneter Stelle näher eingehen werden, ein krankhaft gesteigerter Speichelfluß [406:271] als durchaus normale Auswirkung ihrer 'Medikamente'; Psychiater bezeichnen dieses Symptom gelegentlich auch als Hypersalivation [616:23;1037:6] oder Sialorrhoe [197:254]. Als Ergebnis eines Einsatzes von Orap nennen die beiden indischen Psychiater Baldev Kishore und A.K. Dhillon exzessiven Speichelfluß und Sabbern [605:317]. Besonders 'eindrucksvoll' wissen die Schweizer Psychiater Ernst Grünthal und Hans Walther-Büel von ihren 'Erfolgen' in dieser Hinsicht zu berichten: Eine 37jährige 'schizophrene Patientin', die über ca. zwei Monate Chlorperphenazin (Trilafon, Decentan) erhalten hatte, stürzte »... an einem Morgen früh neben ihrem Bett zu Boden und wurde stark benommen, in Atemnot, cyanotisch (*blau angelaufen*) vor allem mit Kieferstarre und extremem Speichelfluß vorgefunden. Gemäß Bericht einer Mitpatientin, die das Zimmer mit unserer Kranken teilte, bemerkte sie an dieser ein Röcheln und erwachte daran. Am Bettrand sitzend, suchte die Kranke wiederholt aufzustehen, sank aber stets wieder zurück. Dann stürzte sie plötzlich aus der Sitzlage kopfvoran zu Boden und schlug den Kopf auf. Neben der hochgradigen Benommenheit dominierte die Kieferstarre und ein ungewöhnlich abundanter (*übermäßiger*) Speichelfluß, der eine Schüssel füllte.« [379:255f.]

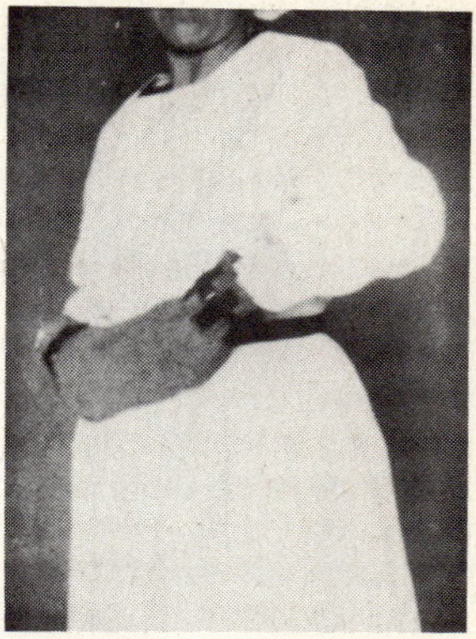

Abb. 34: Traditionelle psychiatrische Behandlung: Zwangsmuff

Der Rigor der Mundmuskulatur wirkt sich aus in Artikulationsstörungen [112:153] und Stimmveränderungen [140:140], bekannt als kloßige [1074:289] oder verwaschene [31:199] Sprache (Dysarthrie). Das Sprechen ist häufig erschwert, manchmal überhaupt nicht mehr möglich [406:271;127:114], was dann die Psychiater als Aphonie (Stimmlosigkeit) [337:102] bezeichnen. Gelegentlich kann als Auswirkung der psychiatrischen 'Medikamente' auch grobes Stottern auftreten [403:22]. Der Schweizer Psychiater Klaus Ernst, der Versuche mit Chlorpromazin an sich selbst und an seiner Frau unternahm, beschrieb äußerst anschaulich die Sprachstörung, die bei dem Chlorpromazin-Versuch bei seiner Frau auftrat: »Wir möchten diese Veränderung weniger eine 'verwaschene' als eine 'kloßige' Sprache nennen. Jedenfalls zeigte sich nicht jenes Zusammenschmieren der Silben, das die Einzelwortdauer der paralytischen (*durch Gehirnerweichung bedingten*) Spontansprache im ganzen eher verkürzt als verlängert. Vielmehr glich sie der Sprache des Skifahrers, dem während einiger Minuten ein eisiger Wind gegen das Gesicht strich und der nun infolge seiner Lippenanästhesie (*Empfindungslosigkeit der Lippen*) mühsam artikuliert. Im Gegensatz zu den choreiformen (*veitstanzartigen*) Bewegungen, die von der Vp. (*Versuchsperson*) überhaupt nicht bemerkt worden waren, hatte sie aktiv gegen diese Sprachschwierigkeit zu kämpfen, als diese bei längerem Sprechen höhere Grade erreichte.« [265:574f.]

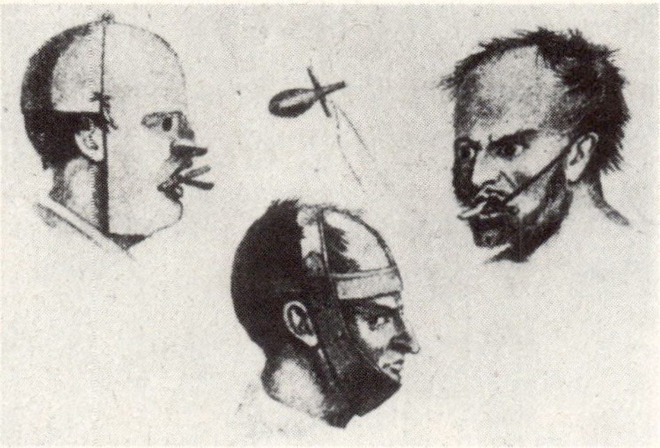

Abb. 35: Traditionelle psychiatrische Behandlung: Nach dem (gleichnamigen) Psychiater benannte Authenrieth'sche Ledermaske und -birne (gegen vorsätzliches lautes Heulen und Jammern)

Einen »Extremzustand völliger Bewegungs- und Willenlosigkeit« [218:367] als mögliche Neuroleptika-Auswirkung rechnen Dörner und Plog dem Parkinsonoid zu. Andere

Psychiater greifen hierzu auf das Apallische Syndrom zurück, was auch als 'Enthirnungsstarre' bekannt ist. Die beiden Österreicher Johann Bruck und Franz Gerstenbrand beschreiben dieses unter 'kurmäßiger' Behandlung speziell mit Thioproperazin (Majeptil) bei einem Drittel aller Betroffenen auftretende Krankheitsbild, das, so Bruck und Gerstenbrand, durch schwere Ausfälle der Motorik und der Sprache sowie durch eine spezifische Änderung der Bewußtseinsbildung gekennzeichnet ist. In ihrem Artikel mit der bezeichnenden Überschrift »Funktionelle Decerebration (*'Enthirnung'; Trennung von Hirnrinde und Hirnstamm*) unter dem Bild eines apallischen Syndroms bei hochdosierter Majeptil-Behandlung« schreiben die beiden 'Experten': »Das Syndrom kann symptomatisch als Endzustand cerebraler (*das Gehirn betreffender*) Abbauprozesse aber auch als Durchgangssyndrom in der Rückbildung einer akuten Mittelhirnläsion (*Mittelhirnschädigung*) verschiedener Ätiologie (*Ursache*) (lokale encephalitische Herde [*örtliche entzündete Herde im Gehirn*], Einklemmung durch supratentorielle Prozesse [*Mittelhirneinklemmung durch Prozesse, die von oberhalb des Kleinhirns auf das Mittelhirn drücken und hierdurch eine lebensgefährliche Mittelhirnentzündung produzieren*]), sowie nach akuten diffusen Hirnschäden z.B. Encephalitis oder CO-Intoxikation (*Kohlenoxydvergiftung*) auftreten.« [142:459] Im Jahre 1940 prägte der Marburger Psychiater Ernst Kretschmer für bestimmte Fälle mit schwerer Hirnschädigung den Begriff des Apallischen Syndroms; nach Kretschmer ist dieses durch Blockierung bzw. weitgehende Ausschaltung der Großhirnfunktionen zu erklären. Ausgebreitete Großhirnrindenerkrankungen, Ausschaltung von Großhirnbereichen nach Abklingen der anfänglichen Schockwirkung eines Gehirnschusses, Ausbreitung der Syphilis-(Lues-)Wirkung im Gehirn oder ausgebreitete Gehirnerweichungen werden von Kretschmer als mögliche Ursachen des Apallischen Syndroms genannt [641:579].

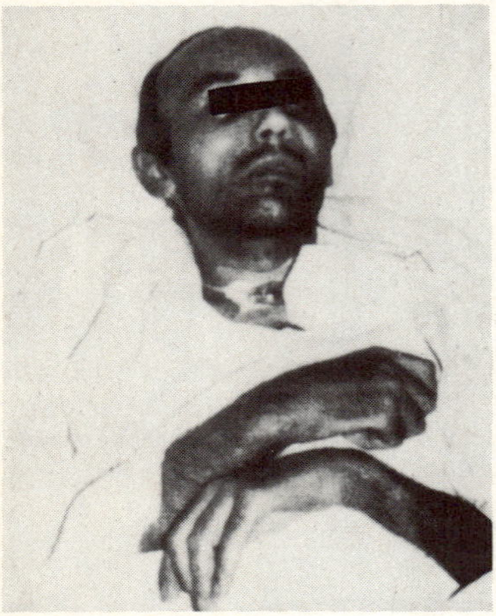

Abb. 36: Apallisches Syndrom bei 29jährigem Mann nach Trauma (Verletzung)

Den Zustand des Apallischen Syndroms bei Neuroleptika-Behandlung beschreiben Bruck und Gerstenbrand nun wie folgt: »Analog zu den organischen Fällen des apallischen Syndroms liegen die Patienten bewegungslos im

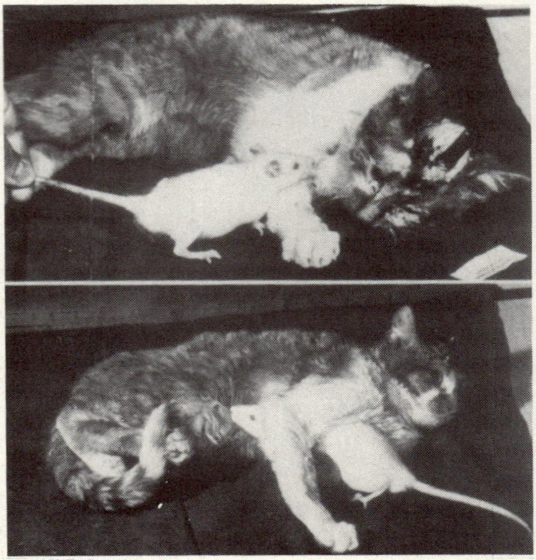

Abb. 37: Katze in Zustand vergleichbar dem Apallischen Syndrom (20 Tage nach operativer Trennung von Hirnrinde und Hirnstamm)

Bett, die Extremitäten befinden sich in Beuge-Streckstellung. Die Patienten sind nicht fähig zu sprechen, zeigen keinerlei spontane Aktivität und auch keine emotionellen Reaktionen. Es besteht eine Störung des Schlaf-Wach-Rhythmus, die dem Mischtypus der ortszeitlichen und ermüdungsbedingten Schlafsteuerung entspricht. Auf Außenreize erfolgt keine Zuwendung. Weder spontan noch auf Reizsetzung können sinnvolle Handlungen durchgeführt werden. (...) Auf Schmerzreize treten mit Latenz (*Zeitverschiebung*) ungerichtete Massenbewegungen auf, die in Zeitlupentempo ablaufen.« [142:460] Bei allen beschriebenen 'Medikamentierten' bestehen Parkinsonsymptome; außerdem treten Krankheitserscheinungen auf, die Neurologen als motorische Primitivschablonen und Rigidospastizität (Steifheit und vermehrter Spannungszustand der Muskulatur) bekannt sind [142:459f.]. Unter motorischen Primitivschablonen sind primitive Reflexe zu verstehen, wie sie bei Kleinkindern in den ersten Lebenswochen vorkommen; treten sie in späteren Jahren erneut auf, so spricht dies für das Vorliegen einer Hirnschädigung.

Daß das Apallische Syndrom mit einer schweren körperlichen und damit auch geistigen und psychischen Beeinträchtigung einhergeht, wird von Medizinern und Psychiatern immer wieder auch durch bildliche Darstellungen belegt; in diesem Buch ist der jeweilige Zustand bei Apallischem Syndrom infolge unmittelbarer Verletzung in den Abbildungen 36, 37 und 110 sowie infolge Neuroleptika-Behandlung in Abbildung 130 wiedergegeben.

Abschnitt 3: Die Bewegungsstereotypen

Sitzunruhe — Gänsemarsch — Purzelbäume und Aggressionen — Das 'Häschen-Syndrom'

Als bekannteste der durch Neuroleptika hervorrufbaren stereotypen, d.h. in der Form des Bewegungsablaufes erstarrten Bewegungsstörungen sind die Sitzunruhe (Unvermögen, eine Ruhestellung [Liegen, Sitzen oder Stehen] beizubehalten; Akathisie) anzusehen sowie der Zwang zu ständigem Umhergehen (Tasikinesie) [373:43;827:144;403:24;884:4;644:64;218:367;88:420;177:509] (s. Abb. 76). In einem Neuroleptika-Versuch mit normalen und zu-

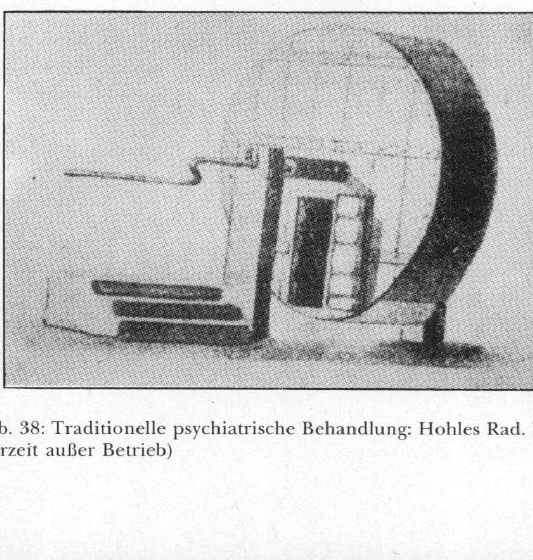

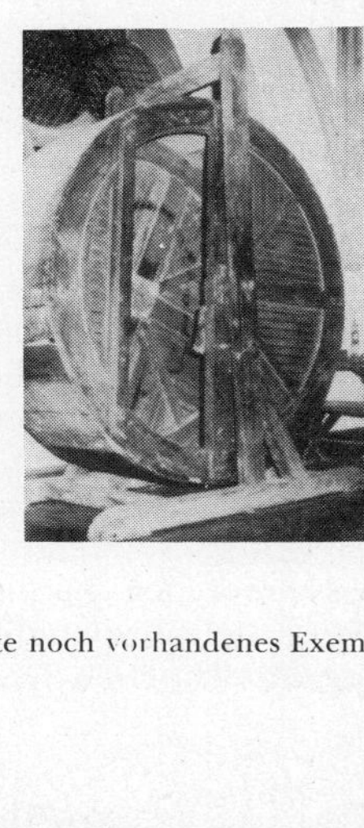

Abb. 38: Traditionelle psychiatrische Behandlung: Hohles Rad. Rechts: Heute noch vorhandenes Exemplar (derzeit außer Betrieb)

vor noch organisch völlig gesunden Menschen konnten diese nach den Worten Walther-Büels »... kaum einen Moment in der gleichen Körperhaltung verharrren, wälzten sich umher oder empfanden den Trieb zu dauerndem Herumgehen.« [1074:289] Selbst »im Sitzen bewegt er (der Neuroleptika-Betroffene, P.L.) dauernd seine Beine und trommelt mit den Füßen auf den Boden. Im Stehen stößt er seinen Körper vorwärts, rückwärts oder seitwärts ... « [616:22] und tritt von einem Fuß auf den anderen: »Der Patient ist hierdurch äußerst gequält.« [150:1629] Manfred Bleuler erläutert diese Form von Bewegungsstörung als »Zwang mit tippelnden Schritten herumzugehen« [112:153]. Aus ihrem in der Psychiatrischen Anstalt Wien gewonnenen Erfahrungs-'Schatz' berichten Gross und Kaltenbäck: »Werden auf einer Abteilung gleichzeitig viele Kranke mit Medikamenten, die zu einer Tasikinese führen, behandelt, so gehen sie im Gänsemarsch unruhig in den Tagräumen umher. Dieser Bewegungszwang kann im Laufe der Zeit auch zu einem erheblichen Gewichtsverlust führen.« [373:43]

Eng verwandt mit der Akathisie (Sitzunruhe) ist das Ameisenlaufen [1058:410], worunter sich eine krankhaft abnorme Körperempfindung von kribbelndem Charakter verbirgt, die die Betroffenen aufgrund dieser Nervenschädigung zum Aus-'Leben' ihrer Symptome zwingt; auch der Manegegang [363] als unwillkürliches kreisförmiges Laufen, wie er auch bei (anderen) Schädigungen des Thalamus oder anderer Hirnregionen auftritt, ist Psychiatern als Auswirkung ihrer 'Medikamente' nichts Unbekanntes.

Die psychiatrischen Erfahrungen hinsichtlich der durch Neuroleptika hervorgerufenen Bewegungsstereotypen beschränken sich jedoch nicht allein auf die Akathisie, von Psychiatern humorvoll auch »Gefühl der 'lustigen Beine'« [859:1353] benannt. Es kann zu rhythmisch schaukelnden Pendelbewegungen des gesamten Körpers [935:10; 534:113] oder dessen scheibenwischerartiger Hin- und Herbewegung [88:421] kommen. Broussolle und Rosier berichten, daß die Neuroleptika-bedingten Bewegungsstereotypen mit einem Gefühl der Muskelunruhe einhergehen und meist in Verbindung mit der Akathisie (Sitzunruhe) auftreten, und zwar als »stereotype Flexion-Extension (*Beugung-Streckung*) des Rumpfes oder der Glieder oder auch komplizierterer Art, fast choreographisch geregelt.« [140:140] Gross und Kaltenbäck zufolge können Neuroleptika die Betroffenen zwingen, ihren Bewegungsdrang in ungestümen (turbulenten) Bewegungen und schließlich sogar in 'Psychose'-ähnlichen Aggressionen zu entladen, was von Psychiatern als 'motorische Turbulenz' bezeichnet wird; Gross und Kaltenbäck schreiben dazu: »Manche Patienten werfen sich dabei auf den Boden, schlagen Purzelbäume, zerbeißen alles, was sie erreichen können, oder vollführen kurzschlüssig anmutende Aggressionshandlungen.« [373:43] Die Gliedmaßen, besonders die Finger, können zu athetosen, d.h. bizarren und unwillkürlich überschießenden Bewegungen gezwungen sein; gelegentlich treten solche Neuroleptika-Auswirkungen auch im Bereich des Rumpfes auf [406:271;236:349f.]. Sogenannte Pillendrehbewegungen der Hände können Psychiater ebenfalls der langen Liste der Auswirkungen ihrer 'Medikamente' einverleiben [88:420].

Am auffallendsten sind die Bewegungsstereotypen, die im Gesicht der Neuroleptika-Betroffenen auftreten. Hier kennen Psychiater grimassierende Bewegungen des Mundes und des Gesichtes [579:1201], Aufblasen der Wangen [88:421], Wogen der Mundzone [173], wurmförmige Zungenbewegungen [819:523], Wälzbewegungen der Zunge, Öffnen und Schließen des Mundes, Vorstrecken der Zunge, Schnutenbildung und Vorstülpen der Lippen, Schmatzen, Kaubewegungen, Mahlbewegungen des Unterkiefers [436:174]. Als 'Fach'-Begriff wählten die Psychiater für diese im Mundbereich auftretenden Bewegungsstereotypen im deutschen Sprachgebiet die Bezeichnung 'Mümmeln' [112:154], während sich ihre englischsprachigen Kollegen für das ebenso 'liebevolle' 'Rabbit-Syndrom' ('Häschen-Syndrom') [1068] entschieden.

Abschnitt 4: Die Hyperkinesien

Typisch für Gehirnentzündung — Veitstanz — Kiefergelenksverrenkung, Maulsperre und weiteres — Fuß-Starrkrämpfe — Wirbelsäulenüberdehnung — Schiefhals — Rotieren der Augäpfel — Polizeieskorten — 'Gegenmedizin'

Die dritte Form von Neuroleptika-bedingten Bewegungsstörungen kann, so eine Beschreibung der bereits erwähnten Knoll AG, »... als dramatische, manchmal außerordentlich schmerzhafte Symptome auftreten. Die Patienten zeigen Zungenkrämpfe, Trismus (*Kieferklemme*) ...« [616:19] und Krampfanfälle an allen möglichen weiteren Körperpartien. Bruck und Gerstenbrand zufolge kommt es möglicherweise zu »... heftigen Verkrampfungserscheinungen der Hals-Nackenmuskulatur und der Schlundmuskulatur. Gleichzeitig bestehen häufig Blickkrämpfe nach oben, Schnauzkrämpfe, Trismus, Propulsion der Zunge und unwillkürliche Schreianfälle.« [142:460] Erna Christensen, Jörn E. Möller und Arild Faurbye vom Kopenhagener Neuropathologischen Universitätslaboratorium bezeichnen solche Erscheinungen als typisch für die — bereits beim Artikel über die hypokinetischen Störungen erwähnte — Gehirnentzündung (Encephalitis lethargica, auch Encephalitis epidemica) [163:20].

Im Jahre 1936 wies der Berliner Neurologe Felix Stern im »Handbuch der Neurologie« (Band 13: Infektionen und Intoxikationen) in seinem Artikel über die Epidemische Encephalitis darauf hin, daß hyperkinetische Symptome auch als Zusatzerscheinungen des Parkinsonismus auftreten können. Als Symptome der Gehirnentzündung nannte Stern dabei u.a. Bewegungsstereotypen wie Akathisie (Sitzunruhe), Krämpfe der Atemmuskulatur, Zuckungen (Tics) aller Art, tetanusartige Krämpfe, durch anhaltende Muskelanspannung charakterisierte (tonische) Krämpfe und Krampfbewegungen vor allem im Gesicht — kurz: Krankheitserscheinungen, wie wir sie im folgenden als 'Neben'-Wirkung der modernen psychopharmakologischen 'Therapie' ebenfalls kennenlernen werden [1008:368-378].

Sein besonderes Augenmerk legt Degkwitz, eine Zeitlang Vorsitzender der 'Deutschen Gesellschaft für Psychiatrie und Nervenheilkunde' (DGPN), seit langem auf Neuroleptika-bedingte hyperkinetische Schädigungen. Aufgrund seiner Beobachtungen an den Geschädigten kommt er zum Ergebnis: »Wirksame Medikamente sind nie harmlos. Neuroleptika wirken eben auf die extrapyramidalen Zentren und erzeugen dort womöglich Schäden. Da eine gewisse Tendenz allmählicher Rückbildung der Hyperkinesen besteht, sind die Schäden zumindest zum Teil reversibel (*umkehrbar*).« [193:174] Hornykiewicz unterstützt die Ausführungen Degkwitz', indem er darauf verweist, daß z.B. bei Veitstanzkranken, die ja ebenso wie die 'medikamentierten Schizophrenen' unter hirnorganischen Störungen leiden, durch Gabe von Neuroleptika die Krankheitssymptome zunehmen [534:116].

Veitstanz wird laut »Gesundheitsbrockhaus« in die Chorea minor und in die Chorea major (Huntingtonsche Chorea) unterschieden. Aufgrund einer Erkrankung der Stammganglien des Gehirns kommt es bei der erstgenannten Veitstanzform zu ungeordneten und ausfahrenden Bewegungen und Zuckungen, verbunden mit Muskelschlaffheit, Grimassieren und bedrückter Stimmung. Die chorea major gilt an sich als Erbkrankheit; zu den erwähnten Bewegungsstörungen tritt bei Kranken dieser Art eine Abnahme der Intelligenz bis zur Verblödung hinzu [349:768] — eine Entwicklung, die wir als mögliche Auswirkung der Neuroleptika bereits kennengelernt haben.

Die Neuroleptika-bedingten hyperkinetischen Störungen werden in psychiatrischen Schriften gelegentlich auch Frühdyskinesien, initiale extrapyramidale Reizsyndrome, spastisch-tetaniforme Dyskinesien, exzitomotorische Phänomene, choreatisch-athetoide Bewegungen, paroxysmale hyperkinetische dystone oder hypertonisch-dyskinetische Syndrome, dysleptische Anfälle oder hyperkinetische Dystonien genannt. Da solcherlei Bewegungsstörungen relativ häufig auftreten und lebensgefährlich sind, sollen vor einer systematischen Übersicht der verschiedenen hyperkinetischen Formen zwecks besserer Veranschaulichung fünf Beispiele aus psychiatrischen 'Fach'-Schriften wiedergegeben werden.

Als ersten 'Fall' schildert Helmut von Domarus aus der Abteilung für Kieferchirurgie der Medizinischen Hochschule Lübeck das Schicksal eines elfjährigen Mädchens (s. Abb. 112), das zuvor wegen 'nervöser Störungen' neun Monate mit Decentan psychiatrisch behandelt worden war; Domarus berichtet: »Ein elfjähriges Mädchen wurde uns von einer anderen Klinik mit einer Kinnschleuder aus einer elastischen Binde, nach Reposition (*Zurückführung in die ursprüngliche Lage*) einer beiderseitigen Kiefergelenksluxation (*Kiefergelenksverrenkung*) überwiesen. Die Luxation war kurz zuvor aus völligem Wohlbefinden und ohne erkennbaren Anlaß entstanden. Die Patientin machte einen sehr ängstlichen Eindruck. Sie reagierte auf Fragen lediglich mit angedeuteten Gesten und war kaum zum Sprechen zu bewegen. Unmittelbar vor unserer Untersuchung wurde plötzlich der Mund extrem weit aufgerissen, und die Patientin versuchte vergeblich, mit beiden Händen den Unterkiefer in seine Ausgangslage zurückzubringen. Die Muskelgruppen des Mundbodens waren bretthart, beide Kiefergelenke schienen palpatorisch (*bei Untersuchung durch Betasten*) keine Unterkieferluxation anzudeuten. Nach zwei bis drei Minuten konnte die Patientin den Mund langsam wieder schließen. Der gleiche Vorgang wiederholte sich noch ein zweites Mal. Zwischenzeitlich traten grimassierende Gesichtsverkrampfungen mit Zukneifen der Augenlider und Hervorstrecken der Zunge auf. Mehrfach wich der Unterkiefer stark zur Seite ab, wobei die Patientin über Schmerzen im Kiefergelenksbereich der Gegenseite klagte.« [226:1086] Die 'Fälle' 2 und 3 stammen aus einem Bericht der Psychiater Caspar Kulenkampff und Gerd Tarnow aus dem 'Nervenarzt'. 'Fall' 2: Ein 31jähriger Arzt war wegen eines Selbsttötungsversuchs in die Anstalt gebracht worden, wo er am zweiten Tag der Chlorpromazin-Behandlung Schluckbeschwerden und Sprachschwierigkeiten bekommt; zum Teil im Originalwortlaut des 'Patienten' bekommen wir von den Psychiatern folgendes zu hören: »'Plötzlich ließ sich der Mund gar nicht öffnen, manchmal wieder lief ich mit weit geöffnetem Mund herum und konnte ihn nicht schließen. Es war ein Zwang, ein Krampf zum Öffnen und Schließen, dem ich nicht widerstehen konnte.' Der Zustand dauerte etwa 2 Std.; danach erhielt der Patient eine Ampulle Coffein, wonach die Beschwerden aufhörten. 'Um 19 Uhr fing es wieder an. Jetzt war es eine Art Maulsperre. Der Mund stand offen, den Kopf mußte ich weit in den Nacken zurückhalten. Ich glaubte einen Tetanus (*Wundstarrkrampf*) zu haben, rechnete mir schon aus, wann ich mich zuletzt verletzt hatte. Die Wangen waren hart und gespannt. Bei einem krampfartigen Schließen des Mundes geriet ein Teil der Wangenschleimhaut zwischen die Zähne. Ich bekam sie nicht wieder heraus, da ich den Mund nicht wieder öffnen konnte, und mußte mit dem Finger nachhelfen und die Schleimhaut zwischen den Zähnen hervorziehen.'« [651:178] 'Fall' 3: Ein 21 Jahre alter Mann wird wegen einer 'Verstimmung in einer lebensgeschichtlichen Konfliktsituation' — so die psychiatrische 'Diagnose' — mit Chlorpromazin behandelt: »Am 3. Tage der Behandlung klagte der Patient nachmittags plötzlich über Krämpfe im Hals und im Mund, die ihn zwängen, die Zunge herauszustrecken. Er lief 2 Std. aufgeregt auf der Abteilung hin und her und ließ die

Zunge weit aus dem Munde hängen. P. klagte weiter über Atembeklemmungen und konnte kaum sprechen, weil es ihm nicht gelang, die Zunge in den Mund zurückzuziehen. Er mußte den Mund dauernd offen halten ...« [651:178] Den — hier — vierten Bericht 'verdanken' wir dem bereits erwähnten Rudolf Loos, der in der Schweizer 'Fach'-Zeitschrift 'Praxis' das Behandlungsergebnis an einem 28jährigen 'Schizophrenen' nach dreitägiger 'Medikation' mit Trilafon (Decentan) schreibt: »Am dritten Tag schwere Zungenkrämpfe. Die Zunge ist dabei auffallend plump kontrahiert (*zusammengezogen*), nach oben an den Gaumen gepresst. Der Patient bemüht sich zu sprechen, kann aber nur 'lallen' und andeuten, dass er quälende Schmerzen 'in der Zunge' hat. Daneben bestehen Verspreizungen der Zehen.« [705:344] Im 'Deutschen Ärzteblatt' — Beispiel Nr. 5 — ist nachzulesen, wie es einem fünf Jahre alten Mädchen erging, das vom Hausarzt seiner Eltern Fluphenazin (Lyogen, Omca) erhalten hatte, da das schlechte Einschlafen des Mädchens als störend empfunden worden war. Wegen Neuroleptika-bedingter hyperkinetischer Störungen mußte das Kind schließlich ins Krankenhaus gebracht werden, wo sein Zustand wie folgt festgehalten wurde: »Während der Untersuchung konnte man unvermittelt auftretende schmatzende Mundbewegungen mit Züngeln und vermehrter Salivation (*Speichelfluß*) beobachten, begleitet von einem wesenlos wirkenden Blick. Der Kopf wurde langsam krampfartig nach rechts verdreht unter gleichzeitigem Rückenbeugen im Sinne eines Opisthotonus (*Starrkrampf mit Rückwärtsbeugung*). Die Bulbi (*Augäpfel*) waren nach rechts oben verdreht. Während der dyston-hyperkinetischen Verkrampfungen begann das Kind zu weinen. Es bildeten sich eine gesteigerte periorale (*den gesamten Mundbereich betreffende*) Reflexerregbarkeit und eine Pfötchenstellung der Hände aus, außerdem kam es zu abnormen Fluchtreflex bei der Prüfung des Babinskischen Zeichens (*Reflex der Großzehe nach Bestreichen des seitlichen Fußrandes; Zeichen einer Gehirn- oder Rückenmarkserkrankung*). Der erste der Anfälle dauerte etwa eine Minute lang. Die anfallsartigen Zustände häuften sich schließlich bis zu einem pausenlosen Status (*Zustand*)« [500:1160], wobei das Kind bei vollem Bewußtsein und durchaus ansprechbar war (87).

Die hyperkinetischen Symptome können bereits kurze Zeit nach Beginn der Behandlung [1007:20] als organische Gesichts- oder Körperzuckungen (Tics) [236:349] oder als anfallsweise Krämpfe auftreten, die, wenn sie die Atmung behindern, lebensgefährlich sind [1024:510;226:1085], insbesondere wenn die Krämpfe als 'große hysterische Anfälle' verkannt werden und keine medizinische Unterstützung hinzugezogen wird [112:154]. Nach Angaben von Gross und Kaltenbäck können solche Neuroleptika-bedingten hyperkinetischen Zustände stundenlang anhalten [373:44].

Die Hyperkinesien treten im gesamten Organismus auf:

- Im Bereich der Hände und Füße als Streck- und Drehkrämpfe [29:100]; als schleudernde Bewegungen; als Hand- oder Fuß-Starrkrämpfe (Karpopedalspasmen)

(87) Was die Beschreibung der hyperkinetischen Symptome betrifft, unterscheidet sich der Bericht, den Jörg von Bannsberc-Freiheit in seinem Buch »Wahrhaftige Anatomie eines normalen Wahnsinnigen« liefert, wo er die normale Behandlung wiedergibt, die ein gewöhnlicher 'Krankheits'-uneinsichtiger 'Schizophrener' nach seiner Einweisung in die Anstalt 'genießen darf', in nichts von psychiatrischen 'Fach'-Berichten: »Endlich erschienen zwei kräftige Männer und führten mich in einen großen Bettensaal. Ich mußte mich ausziehen und auf ein Bett legen. Plötzlich sah ich die Spritze in der Hand eines der Männer. Ich schrie verzweifelt 'keine Spritze, bitte keine Spritze', aber ich sah ein, daß Widerstand sinnlos wäre. Sie drohten mir, mich festzuschnallen, wenn ich nicht freiwillig die Spritze annähme. Ein kurzer Schmerz durchzuckte mein Gesäß, ich hatte die Spritze bekommen, vor der ich mich so sehr fürchtete. Eine halbe Stunde mochte vergangen sein. Meine Arme und Beine begannen zu zittern. Erst langsam, dann immer schneller zuckten meine Glieder hin und her. Mein Körper wurde hochgerissen, prallte aufs Bett zurück. Ich hatte keine Gewalt mehr über meinen Körper. Ich war sicher, daß ich nun sterben würde.« [56:18]

[579:1201], als blitzartig, jedoch unregelmäßig auftretende Muskelzuckungen (Myoklonien) [436:180], als schmerzhafte Ver- oder Abspreizungen der Zehen [705:344].

- Im Bereich des Rumpfes als Verkrampfung der Rückenmuskulatur [500:1159]; als Starrkrampf mit Rückwärtsbeugung (Opisthotonus) [83:97], verbunden mit der dadurch verursachten, als 'arc en cercle' ('Kreisbogen') [657:341] oder gar als 'arc de ciel' ('Himmelsbogen') (88) benannten Überdehnung der Wirbelsäule [406:271f.]; als durch Muskelverspannung bewirkte Drehkrämpfe (tonische Torsionskrämpfe) [112:153]; als Halbseitenkrämpfe [946:337]; als rhythmische Bewegungen des Beckens und des Rumpfes [436:180]; als fibrilläre (irreguläre und asynchrone) Zuckungen im Bereich der Brust- und Bauchmuskulatur [319:507]; als mit anfallsweise auftretender Hechelatmung, blitzartigen Zuckungen des Zwerchfells und drehkrampfartigen Rumpfbewegungen verbundene Krämpfe der Rumpfmuskulatur [80:559]; als Krämpfe der Brustkorb-Muskulatur [244:419]; als Überdehnung des Nackens [579:1201]; als Drehkrampf der Nackenmuskulatur [29:100].
- Im Bereich von Hals und Kopf, und zwar als Torticollis spasmodicus [875:187] oder Torticollis spasticus [447:160;657:341], d.h. daß der Kopf einem bestimmten Bewegungsmuster folgend immer wieder unwillkürlich seine Lage ändert (auch Schiefhals genannt), was sich u.a. in ruckartigen Schleuder-, in Rotations- oder wurmartigen Bewegungen oder gar in überaktivem Kopfnicken äußert [875:192,194]; als Torticollis-artige Verdrehung des Kopfes mit Herausstrecken der Zunge [500:1159] (s. Abb. 39, 106, 125); als Krämpfe im Bereich der Muskulatur des Facialis (Gesichtsnervs), des Trigeminus (Augen- und Gesichtsnervs) und des Hypoglossus (Zungennervs) [257:547]; als schraubende [538:905], rhythmische [436:174] oder als Torticollis-artige choreatisch-athetoide (veitstanzartig-unkontrollierte) Bewegungsabläufe in der Muskulatur des Halses und der oberen Extremitäten [83:97]; als krampfartige Verspannungen der Hals-, Zungen- und Schlundmuskulatur [500:1159], als krampfartige Zusammenziehung der Kinnmuskulatur oder als Hintenüberbeugen des Kopfes mit krampfartiger Zusammenziehung der betreffenden Halsmuskeln [319:507]; als zwanghafte Würgbewegungen [438:37]; als Schlundkrampf, verbunden mit der Möglichkeit der Kehlkopfschwellung

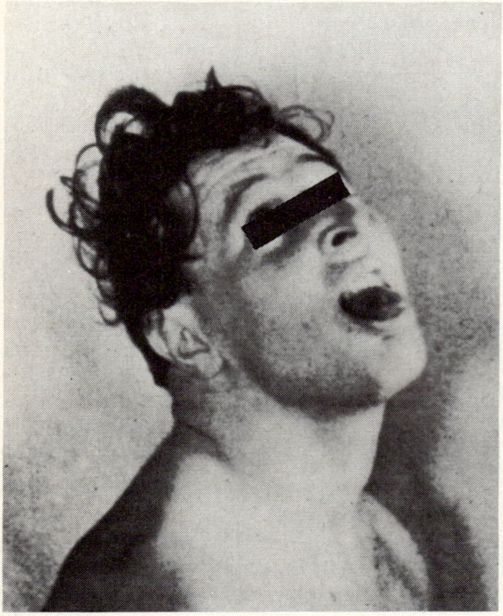

Abb. 39: Moderne psychopharmakologische 'Therapie': Neuoleptika-bedingter Krampf der Augenmuskeln mit Hervortreibung der Zunge als Folge der Behandlung mit Chlorpromazin

(88) Wie ein solcher 'Himmelsbogen' ('arc de ciel') konkret aussieht, schildert Loos anhand des Zustandes eines 14jährigen Jungen, der zwei Wochen lang mit Trilafon (Decentan) sediert (ruhiggestellt) wurde: »Es konnte eine psychische Beruhigung erzielt werden, hingegen trat, nachdem der Patient zwei Wochen lang Trilafon in einer Dosierung von 3mal 8 mg täglich erhalten hatte, ganz plötzlich ein 'arc de ciel' auf. Der Patient lag bogenförmig gespannt zu Bett und machte einen sehr gequälten Eindruck.« [705:345]

(Glottisödem) [20:100]; als Zuckungen (Myoklonien) im Gesichts- und Halsbereich [830:6;436:174]; als Kehlkopfkrampf (Laryngospasmus) [112:153;28:508]; als Trismus (Kieferklemme durch Kaumuskelkrampf) [218:367], Zungenkrampf [112:153]. Sind das Gesicht, die Backe, die Zunge und der Schlund gleichzeitig von Krämpfen befallen, so benutzen die Psychiater den aus lateinischen Worten zusammengesetzten Ausdruck facio-bucco-linguo-pharyngeale Dyskinesie [177:509]: facio steht dabei für Gesicht, linguo für Zunge, pharyngeal für den Schlund betreffend. Interessanterweise benutzen die Psychiater für ihr Kunstwort nicht das lateinische Wort bucca, d.h. die aufgeblasene Backe, sondern bucco, was auf deutsch soviel wie Pausback oder Tölpel bedeutet.

- Im speziellen Bereich des Gesichtes, und zwar als Verkrampfungen in den mimischen Muskeln und als Blickkrämpfe [500:1159], d.h. als Krämpfe der Augenmuskeln [112:153]; als krampfartiger Lidschluß mit Blinzelkrämpfen [80:559] bzw. Lidkrampf (Blepharospasmus) [177:509]; als Rotieren der Augäpfel [579:2301]. Diese die Augen betreffenden hyperkinetischen Störungen werden von Psychiatern auch als okulogyrische, d.h. die äußeren Augenmuskeln betreffende Krisen [289:8;1007:25] bezeichnet, die gelegentlich auch von Blicktrübungen begleitet sein können [220:1127;837:22]. Auch Schwierigkeiten, die beiden auf den jeweiligen Netzhautstellen der Augen entstehenden Bilder zu einem Gesamtbild zu verschmelzen (Fusionsschwächen), sind Psychiatern durchaus bekannt [403:20].

Zu deren Leidwesen kommt es immer wieder vor, daß ahnungslose Mediziner Neuroleptika-Betroffene mit hyperkinetischen Krankheitssymptomen mit entsprechend alarmierenden Diagnosen [538:905] wie z.B. Wundstarrkrampf (Tetanus) [500:1159], Gehirnentzündung (Enzephalitis) [616:9], Hirnhautentzündung (Meningitis), Epilepsie [406:272f.;227], Bindegewebsentzündung der oberen Mandelbucht (im Schlund, mit zum Ohr hin ausstrahlenden Hals- und Schluckschmerzen; Peritonsillarabszeß) [80:561], Blutung in der den Gehirnwindungen anliegenden, gefäßführenden Haut (Subarachnoidalblutung), multiple Sklerose, Parkinsonismus (Paralysis agitans) [946:340] oder Gelenk- und Gliederschmerzen zu Internisten oder Zahnärzten überweisen [373:38] oder gar in Krankenhäuser einliefern lassen, besonders peinlicherweise sogar mit Blaulicht, Polizeieskorte und begleitendem Hausarzt [579:1202]. Meist stellt sich dort bei eingehender Untersuchung und Befragung heraus, daß die eingelieferten Notfälle, die die Mediziner in höchste Alarmbereitschaft versetzten, 'nur' unter 'Neben'-Wirkungen der Neuroleptika leiden. Psychiater behalten in solchen Fällen ihre Ruhe, sind doch derlei »... Nebenwirkungen und Zwischenfälle durch die Psychopharmakotherapie längst zur Gewohnheit eines jeden in der Psychiatrie diensttuenden Arztes geworden« [538:905], wie in der 'Deutschen Medizinischen Wochenschrift' nachzulesen ist. Psychiater greifen in solchen Fällen, wenn sie sich überhaupt zum Einschreiten gegen die äußerst schmerzhaften und beängstigenden Hyperkinesien veranlaßt sehen, zu einem Anti-Parkinsonmittel (z.B. Akineton), wie es auch gegen andere Schädel-Hirn-Erkrankungen und Vergiftungen verwendet wird [616:27-36]; dieses soll als »Gegenmedizin« [858:31] die Krämpfe »geradezu wunderbar« [112:155], gleich einer »Wunderheilung« [218:367] »wie Tau in der Morgensonne« [858:31] verschwinden lassen. Welches 'Wunder' die Betroffenen in Wirklichkeit erleben, wird sich in den anschließenden Abschnitten über die Auswirkungen der Anti-Parkinsonmittel und über die irreversiblen Bewegungsstörungen zeigen.

Die verschiedenen Formen der Bewegungsstörungen treten, wie sich Psychiater immer wieder bestätigen, bei allen Neuroleptika auf [196:72] (89). So kündigt beispielswei-

(89) Bereits 1960 tun Hildegard Enns, Klaus Hartmann, Hanns Hippius und Horst-Eberhard Richter unter Berufung auf Kollegen kund, daß Bewegungsstörungen »... als Begleiteffekte aller sogen. Neuroleptika

se die »Rote Liste«, ein vom 'Bundesverband der Pharmazeutischen Industrie e.V.' herausgegebenes Verzeichnis von Medikamenten und Psychopharmaka, im Jahrband 1984 für sämtliche Neuroleptika mit Ausnahme von Atosil, Melleril und Chlorprothixen (Taractan) wie selbstverständlich Bewegungsstörungen in Form von Parkinsonoid, Akathisie und Hyperkinesien an [698:70068B,70076Bf.,70083B,70085B,70087Bf.,70094B] (90).

Abschnitt 5: Die Anti-Parkinsonmittel

Akineton — Potenzierung von Störungen — Umkehreffekt — Die 'Funktion' von Hyperkinesien — Vorbeugung gegen 'Therapie'-Verweigerung

Anti-Parkinsonmittel sind Medikamente gegen die — auch durch Neuroleptika verursachte — Parkinsonsche Krankheit, die auf den gestörten Stoffwechsel des Nervenimpuls-Überträgerstoffes Dopamin (vgl. S. 113) in einer positiven, dem Neuroleptika-Einfluß entgegengesetzten Weise einwirken sollen; jedenfalls gehen die Vorstellungen von Medizinern und Pharmakologen in diese Richtung [1085:268f.]. Wie die Herstellerfirma des Haloperidol, die Janssen GmbH, 1972 in einer Werbeanzeige verheißt, seien die durch Neuroleptika hervorgerufenen Bewegungsstörungen durch »... die Gabe von Antiparkinsonmitteln voll reversibel.« [561]

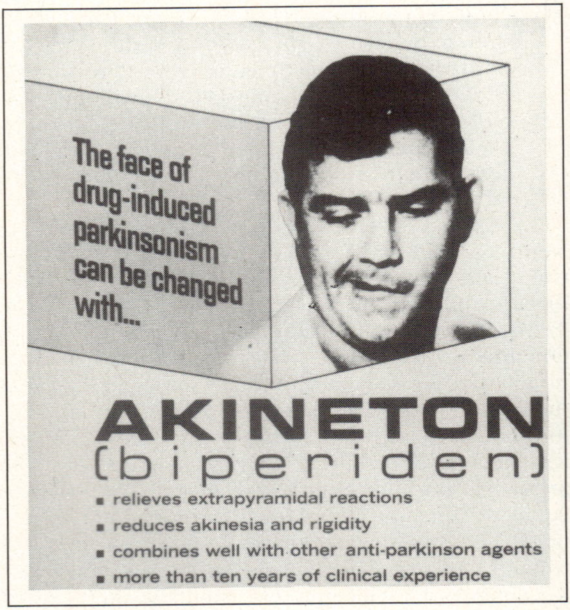

Abb. 40: Moderne psychopharmakologische 'Therapie': Werbeanzeige für das Anti-Parkinsonmittel Akineton (Werbetext in deutscher Übersetzung: »Der Anblick des durch Arzneimittel herbeigeführten Parkinsonismus kann verändert werden mit ... AKINETON (Biperiden)
— lindert extrapyramidale Reaktionen (*Bewegungsstörungen*)
— verringert Akinesie (*Bewegungsunfähigkeit*) und Rigidität (*Starre*)«

Anti-Parkinsonmittel haben einen dem indianischen Pfeilgift Curare (vgl. S. 67) ähnlichen und anticholiner-

anzusehen sind.« [256:1913] 1976 verkünden Walther Birkmayer und Peter Riederer auf einer Psychiater-Versammlung in Wien ihren Kollegen und Kolleginnen überzeugend: »Sie wissen, ***jedes*** Neuroleptikum kann ja ein Parkinson-Syndrom künstlich erzeugen« [104:100 (Herv.P.L.)].

(90) Als einzige Ausnahme gilt Psychiatern Clozapin (Leponex), das zwar gelegentlich ein Parkinsonoid und manchmal auch auffällig starken Speichelfluß [189:247;1108:1496;964:13], dafür angeblich keine Akathisie (Sitzunruhe) oder hyperkinetische Bewegungsstörungen hervorrufen soll. Daß Leponex im Gegenteil besonders stark Bewegungsstörungen bewirkt, wie dies der Psychiater Jan Gross aus der Universitätsanstalt Hamburg-Eppendorf auf einem Psychiater-Treffen vorträgt, scheint die Kollegen dieses Mannes wenig zu beeindrucken. Zur Fähigkeit des Leponex, Bewegungsstörungen zu produzieren, nennt Gross

gischen, d.h. auch erregt machenden Effekt [236:350]. Wenn auch die Frage, was im Organismus passiert, wenn zwei auf das Zentralnervensystem entgegengesetzt wirkende Psychopharmaka gleichzeitig wirken, relativ ungeklärt ist [60:519], so werden die Anti-Parkinsonmittel, deren bekanntestes das Biperiden (Akineton) ist, von Psychiatern dennoch zusätzlich zu den Neuroleptika verabreicht. Wie die Herstellerfirma des Akineton in Anzeigen anpreist, sollen durch die gleichzeitige Gabe ihres Medikamentes und der Neuroleptika die ansonsten üblichen Bewegungsstörungen weitgehend vermieden werden [618].

Anti-Parkinsonmittel wie Akineton haben bereits bei der Einnahme unabhängig von Neuroleptika eine stattliche Reihe möglicher 'Neben'-Wirkungen im Bereich des Zentralnervensystems, im Bereich der geistigen Fähigkeiten sowie im vegetativen Bereich: So melden Mediziner und Psychiater

- Erhöhung der (epileptischen) Krampf-'Bereitschaft', Müdigkeit sowie Beeinträchtigung der Reaktionsfähigkeit (z.B. im Straßenverkehr) [619];
- Akkommodationsstörungen (Störungen des Organismus, sich an die Umwelt und deren Veränderung anzupassen [619;699:69012] wie z.B. verschwommenes Sehen (Mydriasis) [693:18];
- krankhafte Steigerung der Herztätigkeit [1085:269;619;699:69012];
- Schwindelzustände, Blutdrucksenkung [619;720:473], Kreislaufkrisen [236:354];
- Mundtrockenheit und Abnahme der Schweißdrüsentätigkeit [619;699:69012];
- Magenbeschwerden [619] wie z.B. Magendruck [720:473], Übelkeit [1085:269], Brechreiz oder Völlegefühl [236:354]; Harnverhaltung und Verstopfung [619;699:69012] oder Durchfall [236:354];
- Leber- und Knochenmarksschädigungen, Hautrötung, krankhafte Erhöhung des Augeninnendrucks (Grüner Star) [1085:269;699:69012] usw. usf..

Darüber hinaus ist durch Anti-Parkinsonmittel neben dem Bewirken von Zwangsbewegungen [1085:269] auch ein Umkehreffekt [616:40] möglich, d.h. eine Steigerung bereits bestehender Bewegungsstörungen. Und schließlich melden Psychiater psychische Schädigungen wie Benommenheits- [720:473], gelegentliche Unruhe- und Verwirrtheitszustände [617;616:43;698:69003B;706:187;150:1624;619;1005] bis hin zum Delir [1085:269;205:201;467:337;464:33] — Wirkungen, die von Psychiatern als 'euphorisierende' Wirkungen verstanden werden und in manchem Fall die Konsumenten der Anti-Parkinsonmittel dazu verführen, diese Mittel auch noch von sich aus als Drogenersatz zu benutzen [83:234;205:201].

Wie einige Psychiater ausführen, kommt bei der gleichzeitigen Verwendung von Neuroleptika und Anti-Parkinsonmitteln der delirogenen (Delir-verursachenden) Potenz der Anti-Parkinsonmittel eine besondere Rolle zu (91); Ergebnis können sogenannte 'toxische (auf der Giftwirkung beruhende) Psychosen', 'Halluzinationen' und

---

folgende Zahlen: »Von 23 Clozapin-Patienten wurde bei 6 Patienten eine Hypokinesie, bei 3 Patienten eine Hyperkinesie, bei 3 Patienten eine Dyskinesie, bei 2 Patienten Rigor, bei 7 Patienten Tremor und bei 4 Patienten Akathisie, Tasikinesie beobachtet.« [374:122]

(91) Für Degkwitz steht die an sich bereits vorhandene giftige Wirkung von Anti-Parkinsonmitteln an erster Stelle (gegenüber dem Alter der Betroffenen, dem besonderen Typus und der Menge der verabreichten Psychopharmaka) für die Erklärung deliranter Prozesse: »Von sehr viel größerer Bedeutung für die Entwicklung von toxischen Delirien ist aber die Zugabe von Antiparkinsonmitteln, die ja ohnehin die Tendenz haben, toxische Delirien zu erzeugen.« [188:135] Helmchen führt die besondere Gefährlichkeit der gleichzeitigen Verwendung von Neuroleptika und Anti-Parkinsonmitteln auf den Zusatz noch einer encephalotrop (auf das Gehirn) wirkenden Substanz zu der schon laufenden 'Therapie' mit Psychopharmaka zurück: »Die Gefahren, die dem durch therapiebedingte Auslenkungen vegetativer Funktionen und Verschiebungen des Hirnstoffwechsels in seiner Reaktionsbreite eingeschränkten Organismus durch weiter polarisierende Zusatzbelastungen drohen, sind nur noch durch kompensatorischen (*ausgleichenden*) Umschwung entweder lytisch (*spannungslösend*) im affektiv-emotionalen Durchgangssyndrom (gemeint: im Verwirrtheitszustand, P.L.) oder gelegentlich auch kritisch im Delir zu bewältigen.« [495:603] In seinem Artikel »Akinetonpsychosen« weist Wolfgang Steinbrecher aus der Universitätsanstalt Essen ebenfalls auf die Sauerstoffmangelversorgung des Gehirns von Parkinson-Kranken

Unruhezustände wie z.B. 'Bettflucht' (92) sein [1005:1400; 720:475].

Die besondere Gefahr der gleichzeitigen Einnahme von Neuroleptika und Anti-Parkinsonmitteln liegt jedoch in deren Begünstigung des Entstehens irreversibler, gelegentlich auch erst nach dem Absetzen der Neuroleptika erscheinender Bewegungsstörungen [218:366]. Schon 1959, also vor 25 Jahren, wiesen Manfred Bleuler und Peter Waser darauf hin, daß das Auftreten von Bewegungsstörungen eine Warnung bedeute, mit den Neuroleptika aufzuhören, weil vielleicht nach einer gewissen Dauer der 'Medikamenten'-Vergiftung der vorübergehenden (reversiblen) eine bleibende Bewegungsstörung folge; wahrscheinlich deuteten Neuroleptika-bedingte Bewegungsstörungen zu Beginn der 'Therapie' bereits auf eine später eintretenden bleibende Schädigung hin [115]. So ist es nun wenig verwunderlich, daß verschiedene Psychiater immer wieder daran erinnern, daß eine begleitende 'Antiparkinsonmedikation' das Risiko bleibender Bewegungsstörungen erhöht [1108:1495;769:250]. Hans-Joachim Haase, von dem noch ausführlich die Rede sein wird, teilt beispielsweise mit, »... daß eine Dauergabe von Antiparkinsonmitteln die Überlastung des extrapyramidalen Systems kaschiert und das Auftreten hyperkinetischer extrapyramidaler Symptomatik, die bis zu choreiformer (*veitstanzartiger*) Bewegungsunruhe führen kann, bei längerdauernder Behandlung fördert.« [393:110]

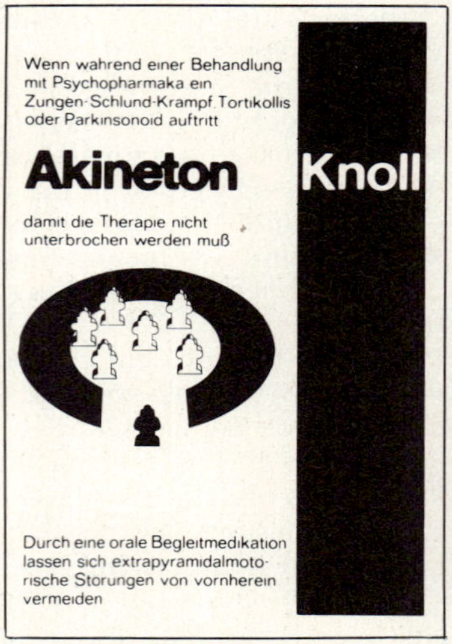
Wenn während einer Behandlung mit Psychopharmaka ein Zungen-Schlund-Krampf, Tortikollis oder Parkinsonoid auftritt
Akineton
Knoll
damit die Therapie nicht unterbrochen werden muß
Durch eine orale Begleitmedikation lassen sich extrapyramidalmotorische Störungen von vornherein vermeiden

Abb. 41: Moderne psychopharmakologische 'Therapie': Werbeanzeige der deutschen Akineton-Herstellerfirma

Schwerer als diese Gefahren für die Betroffenen wiegen nach psychiatrischen Wertmaßstäben jedoch die erfahrungsgemäßen 'Gefahren', daß die 'Patientinnen' und 'Patienten' oftmals wegen der quälenden Bewegungsstörungen die neuroleptische 'Therapie' verweigern oder, sofern sie aus der Anstalt entlassen sind, aus der ambulanten Fortführung der 'Therapie' ausbrechen [856]. Deshalb geben manche Psychiater wie z.B. S. Steiner, G. Eichberger und F. Dorninger aus der österreichischen Anstalt Klosterneuburg vom ersten Tag der Neuroleptika-Behandlung an gleichzeitig auch Anti-Parkinsonmittel, »... da Nebenwirkungen unter allen Umständen verhindert werden sollen, um die Behandlung beim Patienten nicht zu diskreditieren (*in Verruf zu bringen*).« [1007:28] Der u.s.amerikanische Psychiater Theodore van Putten erkannte ebenfalls, daß gerade die im Gefolge der Bewegungsstörungen einhergehenden unangenehmen psychischen Schädigungen während einer früheren Behandlung zur 'Therapie'-Verweigerung ('Noncompliance') durch die Betroffenen führen können, und kam zur selben Problem-'Lösungsmöglichkeit' wie seine österreichischen Kollegen: »Pa-

---

hin: »Wenn man das Akineton bei diesen Kranken anwendet, wird man mit der Möglichkeit einer Dekompensation der zentralen Durchblutung (*nicht mehr ausreichenden Ausgleichung der gestörten Gehirndurchblutung*) zu rechnen haben.« [1005:1400]

(92) Die Frage der Wirklichkeitsnähe sogenannter 'Trugwahrnehmungen' innerhalb 'toxischer Delirien' oder 'toxischer Psychosen' wäre — von seiten der Betroffenen — einer Untersuchung wert. Ein Beispiel von durch Anti-Parkinsonmittel verursachten 'Halluzinationen' möge diese Problematik veranschaulichen: Ein Parkinson-Kranker, der nach der Einnahme von Akineton wegen 'Halluzinationen' und 'Verfolgungswahn' in eine Psychiatrische Anstalt eingewiesen wurde, »... lief (so die Worte des erzählenden Psychiaters, P.L.) ins Arztzimmer und berichtete, man wolle ihn verhaften. Ein anderes Mal stand er sichtlich halluzinierend auf dem Flur und schimpfte: 'Schufte, Schufte, Lump!'« [720:474]

tienten mit zurückliegenden dysphorischen (*durch niedergedrückte Stimmung charakterisierten*) Reaktionen sollten nach unserer Meinung vorsorglich Anti-Parkinsonmittel gegeben werden.« [856:48]

Abschnitt 6: Die Dauerbewegungsstörungen

Das Risiko — Tardive Dyskinesie — Scheibenwischer- und Koitusbewegungen — 'Mümmeln' — Geschädigte Gehirnstrukturen — Leichenöffnungen — Behandlungszeit und Dauerschäden — Vorboten von Dauerschäden — Lebenslängliche Schäden — Nach dem Absetzen auftretende Schäden — Weiterbehandlung als 'Hilfe'

Wie Psychiater schon bald nach dem ersten Einsatz der Neuroleptika nicht nur durch eine begleitende, eventuell das Ausmaß der Schädigung vergrößernde Behandlung mit Anti-Parkinsonmitteln, sondern auch insgesamt feststellen konnten, sind die Betroffenen grundsätzlich dem Risiko chronischer (unheilbarer) Bewegungsstörungen ausgesetzt, sowohl was das Parkinsonoid, die Bewegungsstereotypen als auch die Hyperkinesien betrifft [584;470:330;442:81;555;403:23;193:170;436:172]; dabei messen Psychiater, was bei anderen von ihnen zu verantwortenden Schädigungen durchaus nicht die Regel ist, in diesem Fall der Neuroleptika-Behandlung tatsächlich mehrheitlich die ursächliche Begründung zu [436:172;398:63].

Diese Neuroleptika-verursachten und bleibenden Bewegungsstörungen tauchen im psychiatrischen Sprachgebrauch in vielfältiger Weise auf. So sprechen Psychiater, wobei sie mehr oder weniger immer dieselben Neuroleptika-bedingten Schädigungen meinen, vom terminalen extrapyramidalen Insuffizienz- oder Defektsyndrom, von der komplexen, tardiven (spät kommenden), Spät- oder Dauer-Dyskinesie, von der terminalen, späten extrapyramidalen, persistierenden (persistenten; bleibenden, beharrenden) extrapyramidalen oder Dauer-Hyperkinesie, vom hyperkinetischen oder choreiform-ballistischen (veitstanzartig-schleudernden) Spät- oder Dauersyndrom. Wir werden im folgenden dazu der Einfachheit halber den Begriff 'Dauerbewegungsstörungen' verwenden, wobei die Leserinnen und Leser gebeten sind, die Tatsache der den (sichtbaren) Bewegungsstörungen zugrundeliegenden Hirnschädigungen im Gedächtnis zu bewahren.

'Bereits' 1959, sieben Jahre nach Einführung der Neuroleptika in die psychiatrische 'Therapie', fiel Psychiatern auf, daß sich die von ihnen und ihren 'Medikamenten' verursachten Bewegungsstörungen nicht unbedingt wieder zurückbilden [191:173]; diese Krankheits-Symptome, so schreiben P. Berchtold, M. Hinssen und K. Irmscher von der Universität Essen noch einmal weitere 15 Jahre später unter dem bezeichnenden Titel »Tardive Dyskinesie, ein wenig bekanntes extrapyramidales Syndrom als Folge der Therapie mit Neuroleptika«, »... bestehen nach Absetzen der Therapie weiter für Wochen, Jahre oder für immer. Dies erscheint besonders typisch für die tardive oder dann besser persistente Dyskinesie.« [88:421]

Sofern Psychiater die Bewegungsstörungen überhaupt wahrnehmen und nicht »als Wiederaufflackern der behandelten Psychose« [191:174] oder sonstwie um- oder mißdeuten, so können sie, wie aus ihren Berichten hervorgeht, eine nicht uninteressante Vielzahl verschiedener Krankheitsformen unterscheiden, so z.B.

- zum Teil 'diskrete' (wenig auffallende), zum Teil jedoch auch intensivste veitstanzartige (choreatische) und athetoide (bizarre, unwillkürliche) Bewegungsstörungen, besonders an den Fingern, der ganzen Hand oder den Beinen [83:98f.;398:188:154;946:337; 88:421;77:1639].

- rhythmisch-unwillkürliche Bewegungen und Zuckungen in stereotypem (in bezug auf die Form erstarrtem) Ablauf: Kau- und Schmatzbewegungen, Zungenbewegungen, Grimassieren, abwechselndes Heben und Senken des Kopfes, schaukelnde Bewegungen des Oberkörpers, rhythmische, 'koitusähnliche' Bewegung des Beckens (93) oder des ganzen Rumpfes [191:173;616:15;398:194;188:154;534:113;77:1639]; scheibenwischerartige Bewegung des ganzen Körpers oder dessen Schaukeln im Sitzen [88:421].
- myoklonische, d.h. unwillkürliche, blitzartige und unrhythmische Einzelzuckungen einzelner Muskeln oder auch ganzer Muskelgruppen [398:77:1639].
- Bewegungsstörungen hypokinetischer Art, d.h. die Verminderung der willkürlichen und unwillkürlichen Bewegungen, so z.B. Rigor (Steifheit, Verspannung) und Zahnradphänomen (vgl. S. 116) [275;191:173].
- Bewegungsstereotypen in Akathisie-ähnlicher Form: da-

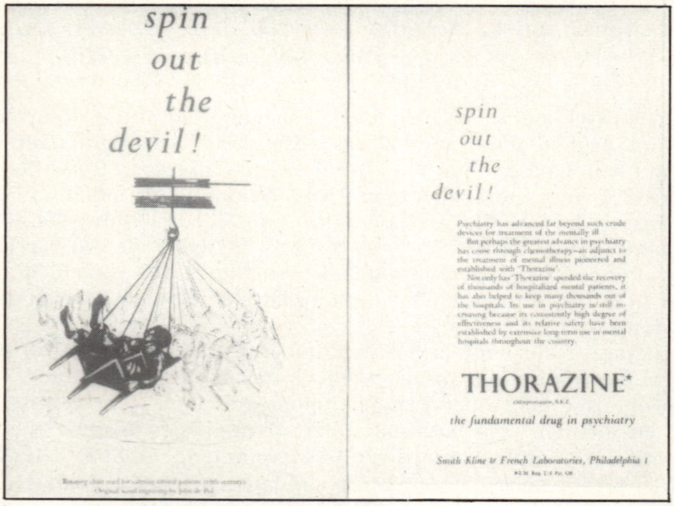

Abb. 42: Moderne psychopharmakologische 'Therapie': Werbeanzeige der u.s.amerikanischen Herstellerfirma des Chlorpromazin (Thorazine, Megaphen, Largactil) (Text in deutscher Übersetzung: »Schleudert den Teufel heraus! Rotations-Stuhl, benutzt zum Beruhigen von psychiatrischen Patienten (18. Jahrhundert). Original-Holzschnitt von John De Pol. Schleudert den Teufel heraus! Die Psychiatrie hat solch rohe Vorrichtungen für die Behandlung Geisteskranker weit in die Vergangenheit gerückt. Aber der vielleicht größte Fortschritt der Psychiatrie ist durch die Chemotherapie gekommen — Hilfsmittel zur Behandlung geistiger Erkrankung, zu dessen Entwicklung durch 'Thorazine' eine bahnbrechende Arbeit geleistet wurde. (...) THORAZINE, Chlorpromazin, S.K.F. — das grundlegende Medikament in der Psychiatrie ...«)

(93) Rudolf Degkwitz und Otto Luxenburger schildern eine ganze Palette Neuroleptika-bedingter Bewegungsstörungen, um schließlich und in diesem Zusammenhang die stereotype und mit gestörter, hechelnder Atmung verbundene Beckenbewegung mit den eigenen Vorstellungen vom Geschlechts-'Verkehr' (Koitus) in gedankliche Verbindung zu bringen; die Männer schreiben: »Bei den terminalen extrapyramidalen Hyperkinesen handelt es sich im Unterschied zu den bisher bekannten extrapyramidalen Erscheinungen vornehmlich um choreiforme und auch ballistische Bewegungsstörungen. Im Bereich des Gesichtes wurden Wälzbewegungen der Zunge, zum Teil ganz grotesken Ausmaßes, Kau- und Schmatzbewegungen und Grimassieren, wie man es bei der Chorea Huntington beobachtet, gesehen. Der Kopf wird dabei oft abwechselnd gesenkt und in den Nacken genommen. Mit dem Oberkörper werden schaukelnde Bewegungen ausgeführt und das Becken von manchen gleichzeitig ebenfalls rhythmisch vor- und zurückbewegt, so daß es zu einem coitusähnlichen Bewegungsbild kam. Manche Patienten zeigten eine eigentümliche unregelmäßige, zum Teil hechelnde Atmung. (...) Das Auffällige dieser Bewegungsstörungen ist, daß sie stereotyp ablaufen und sich ständig in fast der gleichen Weise wiederholen.« [191:173]

bei treten die Betroffenen »... im Stehen von einem Bein auf das andere oder verlagern, ohne die Fußsohlen vom Boden zu heben, nur das Gewicht von einem Bein auf das andere. Ein Drang umherzugehen, wie er bei der Akathisie eintritt, besteht nicht. Das Auffällige aller dieser Bewegungsstörungen ist, daß sie stereotyp ablaufen und sich ständig in fast der gleichen Weise wiederholen.« [188:154]

Wie Psychiater außerdem berichten, kann die Dauerbewegungsstörung durchaus zusätzlich mit Atmungsstörungen wie z.B. Hechelatmung oder Auflösung der Verbindung von Bauch- und Brustatmung gekoppelt sein [188:154;436:171]; auch krankhafter Dauerdurst (Polydipsie) kann sich zu den Bewegungsstörungen gesellen [105]. Am häufigsten treten die Dauerbewegungsstörungen im Bereich der Mund- und Gesichtsmuskulatur auf [83:99;946:337;436:176;188:154]. Wie ein sogenanntes Vollbild einer solchen Störung aussehen kann, schildern die bereits erwähnten Berchtold, Hinssen und Irmscher: »Kürzlich wurde in unserer Poliklinik eine 60jährige Patientin beobachtet, die das Vollbild einer tardiven Dyskinesie zeigte. Die Patientin wurde 4 Jahre mit Trifluoperazin 2 mg/d (*mit 2 mg Jatroneural pro Tag*) wegen Nervosität behandelt, und vor 2 Monaten entwickelten sich Symptome der tardiven Dyskinesie mit Zittern um den Mund und Speichelfluß. Dann wurde das Präparat abgesetzt, und der Zustand verschlechterte sich. Im Vordergrund standen kauend-schmatzende Mund- und Kieferbewegungen, auch mit Seitwärtsbewegung des Kiefers, Vorwärtsbewegen und Rollen der Zunge, wobei das ganze Gesicht dauernd grimassierend in Bewegung war.« [88:420] Von solchen irreversiblen Schädigungen sind Psychiater wenig überrascht, da solche Störungen, wie dies Manfred Bleuler am Beispiel des 'Mümmelns' veranschaulicht, auch bei anderen in der Gehirntätigkeit beeinträchtigten Menschen bekannt sind (94). Es besteht unter Psychiatern keinerlei Zweifel, daß die durch die Neuroleptika hergestellten Dauerschädigungen »als Ausdruck einer irreversiblen Schädigung des Zentralnervensystems« [194:278] mit möglicherweise einhergehendem Verlust an Hirngewebe (95) aufzufassen sind. Die Tatsache, daß sich die Muskelstörungen im Gesichtsbereich besonders bei mit Bewegung verbundenen Tätigkeiten verstärken und desgleichen von Psychiatern durch vorsätzliche Drehbewegungen der Füße (der Betroffenen) provoziert werden können (96), bestärkt Psychiater in der Sicherheit, daß die bleibenden Bewegungsstörungen auch wirklich organischer und nicht etwa 'nur hysterischer' Natur sind. Hornykiewicz stellt klar, daß er keine Wirkungsmechanismen von Psychopharmaka kenne, die eine solch lange Wirkungsdauer erklären könnten; die Dauer-

---

(94) Manfred Bleuler: »Wahrscheinlich fördern Neuroleptica das irreversible 'Mümmeln' (ständige Unruhe um den Mund), wie es allerdings bei Alten und Hirnkranken auch ohne Neuroleptica auftritt.« [112:155]

(95) Degkwitz und Luxenburger schreiben 1965: »Aus dem Umstand, daß die Hyperkinesen zum Teil irreversibel zu sein scheinen, folgt aber, daß bei einem Teil der Patienten ein irreparabler (*unheilbarer, nicht wieder gutzumachender*) Schaden eintritt. Inwieweit dieser mit einem eventuell auch pneumencephalographisch (*durch eine röntgenologische Darstellung der Hirnkammern*) faßbaren Verlust an Hirngewebe einhergeht, ist bisher nicht geklärt.« [191:174]

(96) In seinem »Leitfaden der Psychopharmakologie für Klinik und Praxis« schildert Degkwitz besondere Versuche, die ein Kollege und er selbst nach dem Neuroleptika-Einsatz an den 'Patienten' machen konnten: »Die Hyperkinesen können willkürlich eine Zeitlang unterdrückt werden, solange es sich nicht um schwere Fälle handelt. Sie sistieren (*verschwinden*) auch bei Anspannung der Aufmerksamkeit weitgehend. Dies dürfte ein Grund dafür sein, daß die mittleren und leichteren Fälle bei Visiten leicht übersehen werden, wenn man nicht die Aufmerksamkeit besonders darauf richtet. Bei manueller Tätigkeit, auch beim An- und Ausziehen, verstärken sich die oralen (*im Mundbereich auftretenden*) Hyperkinesen erheblich. Deswegen versuchten Wenzel u. Degkwitz, durch rasche, aktive Innervationen (*Nervenimpuls-Zuleitungen für bestimmte Organe*), etwa Drehbewegungen mit den Füßen, die Hyperkinesen an den Händen und im Mundbereich zu provozieren bzw. zu verstärken, und umgekehrt durch aktives Wälzen der Zunge choreiforme Hyperkinesen an den Extremitäten stärker hervortreten zu lassen. Im Schlaf hören alle Hyperkinesen vollständig auf. Es handelt sich unzweifelhaft — hierauf muß ausdrücklich hingewiesen werden — um organische extrapyramidale Hyperkinesen.« [188:155]

bewegungsstörungen infolge Neuroleptika-Behandlung seien vielmehr auf die direkte chemische Reizwirkung der betreffenden Chemikalien zurückzuführen, die schließlich zur Schädigung bestimmter Gehirnstrukturen führen (97). Innerhalb einer Studie kommt in Quebec/Kanada der Psychiater Andrzjei Jus gemeinsam mit Kollegen und Mitläufern zu dem Schluß, daß es sich bei den bleibenden Bewegungsstörungen möglicherweise um solche Schädigungen handelt, die durch eine nach (längerer) Neuroleptika-Verwendung in den Nervenzellen der (auf Dopamin ansprechbaren) Stammganglien entstandene Überempfindlichkeit verursacht sind [574:210] (98). Lisbet Uhrbrand und Arild Faurbye untersuchten in Dänemark 29 Frauen, die unter Dauerbewegungsstörungen litten, und kommen zum abschließenden Ergebnis: »Es wird der Schluß gezogen, daß die längerfristige Gabe von Psychopharmaka, die neurologische Nebenwirkungen verursachen, das Risiko einer Verletzung des Zentralnervensystems mit irreversibler Dyskinesie mit sich bringt.« [1058:418]

Diese psychiatrischen Annahmen werden durch medizinische Untersuchungen von Gehirnen solcher Menschen, die vor ihrem Tod unter Neuroleptika-verursachten Dauerbewegungsstörungen litten, voll bestätigt. Faurbye beispielsweise prüfte gemeinsam mit Kollegen 28 Gehirne von 'Patienten' mit bleibenden abnormen Zungen-, Wangen- und Kaubewegungen und fand dabei 27mal abnorme Zellrückbildung in der Schwarzen Substanz (Substantia nigra [Nervenknoten im Mittelhirn; vgl. S. 84]); außerdem 25mal abnormes Narbengewebe (Gliosis) im Mittelhirn und Hirnstamm. Bei gleichzeitig durchgeführten Kontrolluntersuchungen an 28 Gehirnen solcher 'Patienten', die nicht an derartigen Bewegungsstörungen erkrankt waren, wurde lediglich siebenmal Zellrückbildung und viermal abnormes Nervengewebe gefunden [163:22]. In einer u.s.amerikanischen Untersuchung wurde in Gehirnen von 'Patienten', die eine längere Zeit mit Chlorpromazin behandelt worden waren, Chromatolyse (Schwinden der Nissl-Zellen; vgl. Fn. 50), Satellitose (krankhafte Veränderung der um das Stützgewebe gelegenen 'Mantelzellen') und Neuronophagie (Aufsaugen abgestorbener Nervenzellen durch das Stützgewebe) entdeckt, am meisten in den Nervenknoten des Hirnstamms [894]. Gross und Kaltenbäck untersuchten ebenfalls Gehirne länger mit psychiatrischen 'Medikamenten' behandelter 'Schizophrener', die unter Dauerbewegungsstörungen gelitten hatten, und veröffentlichten danach Psychiatrie-intern u.a. den Gehirn-Sektionsbefund eines 55jährigen Mannes, der nach dem Absetzen des Thiothixen (Orbinamon) Dauerbewegungsstörungen im Umfeld des Mundbereichs entwickelt hatte und nach einigen Wochen während des Essens plötzlich erstickt war: Vorwiegend im Nucleus caudatus, einem Stammganglion (vgl. S. 85f.), stießen Gross und Kaltenbäck auf eine deutliche gliösmesodermale Reaktion, worunter eine krankhafte Wucherung des Zellstützgewebes zu verstehen ist. Dazu entdeckten sie weitere abnorme Hirnzustände, so z.B. eine Hyperplasie der Oligo-

(97) In der Meinung, daß die hypokinetischen Symptome und die Zwangsbewegungen erst im weiteren Verlauf der Neuroleptika-Behandlung auftreten, führt Hornykiewicz zur Frage der Natur der Dauerbewegungsstörungen dyskinetischer (dystonischer) Art aus: »Mir sind keine biochemisch-pharmakologischen Befunde bekannt, die zur Erklärung des Wirkungsmechanismus der medikamentösen Dystonien herangezogen werden könnten. Die Tatsache, dass diese Symptome, im Gegensatz zu den anderen extrapyramidalen Erscheinungen, bereits in den ersten Tagen einer Neuroleptika-Therapie auftreten, spricht eher dafür, dass es sich hier um direkte chemische Reizwirkungen der betreffenden Stoffe auf bestimmte Strukturen des Gehirns handeln dürfte. Bei Symptomen, die nach längerer Therapiedauer bzw. bei hoher Dosierung auftreten, muss auch an Läsionen (*Verletzungen*) bestimmter Gehirnabschnitte gedacht werden.« [534:117]

(98) Für möglich halten Jus und seine Leute aber auch Schäden der Zellmembrane (*Zellwände*), und zwar als Resultat eines aufgrund der Blockaden der Nervenimpuls-Übertragungsempfangsstellen (Rezeptoren) des nachsynaptischen Nervs Feedback-(Rückkopplungs-)artig angewachsenen Aufbaus von Dopamin und dessen angewachsener Freigabe (vom vorsynaptischen Nerv) [574:210].

dendroglia (übermäßige Entwicklung der Markscheiden der Nervenzellen) um die Gefäße und Zellelemente der Nervenknoten, letztere in Form überall verbreiteter Satellitose (krankhafter Veränderung der um das Stützgewebe gelegenen 'Mantelzellen') mit beginnender Neuronophagie (Aufsaugen abgestorbener Nervenzellen durch das Stützgewebe). Und die Untersuchungen zweier weiterer zu Lebzeiten mit Neuroleptika behandelter Gehirne brachten ähnliche Ergebnisse zutage, vor allem wiederum eine vorherrschende Schädigung des im Kleinhirn gelegenen Nucleus caudatus [372;371]. Zu ihrem Bericht führen Gross und Kaltenbäck aus: »Dieser Befund könnte einer irreparablen Parenchymläsion (*unheilbaren Verletzung der organspezifischen Zellen*) entsprechen und im Hinblick auf seine Lokalisation (*örtliche Festlegung*) als morphologisches Substrat (*organische Grundlage*) der choreiformen Bewegungsunruhe aufgefaßt werden.« [372] (99)

Die Frage, nach welcher Dauer der Neuroleptika-'Therapie' Dauerbewegungsstö-

---

(99) Zwei weitere Leichenöffnungs-Befunde von zu Lebzeiten einer modernen psychopharmakologischen 'Therapie' unterzogenen Körpern werden in der deutschsprachigen Literatur immer wieder gerne zitiert.

1. Grünthal und Walther-Büel [379] behandelten eine 21jährige, ihren 'therapeutischen' Bemühungen unzugängliche 'schizophrene' Frau wegen deren immer stärker werdenden Schreiens mit einer ständig steigenden Dosis Trilafon (Decentan), so daß die Frau ab ungefähr dem zwölften Behandlungstag »... eine auffallende dystonische Starre mit besonderer Betonung von Kopf, Mund, und Schlund (entwickelte, P.L.) ; das Schlucken wurde schwierig, und es kam trotz vorsichtiger Ernährung seitens der Pflegerin zum Verschlucken. Als anderntags ein pneumonischer (*Lungenentzündungs-*)Befund nachweisbar war, wurde das Trilafon ganz abgesetzt. Der weitere, noch fünf Tage umfassende Verlauf war gekennzeichnet durch den erfolglosen Kampf gegen Infekt, Fieber, Kreislaufschwäche und extrapyramidale Starre bei psychisch nunmehr ruhigem und luzidem (*lichtem, hellem*), doch völlig pessimistischem Verhalten.« [379:250] Alle möglichen medizinischen Rettungsversuche kommen zu spät; das Herz der psychiatrischen 'Patientin', die bis zuletzt unter den Muskelkrämpfen leidet, gibt schließlich den Kampf auf. Dafür aber können nach der anschließenden Leichenöffnung den Psychiatern eine große Auswahl krankhafter Organbefunde mitgeteilt werden; so finden die untersuchenden Mediziner neben Blutungen im Magen und in der Herzgegend Herzmuskelverfettung, Milzentzündung, Nierenschwellung und Blutpfröpfe in den Venen um die Gebärmutter, insbesondere — für die Psychiater angesichts der Muskelkrämpfe und ihrem Auftreten als Folge gestörter Gehirnzentren besonders interessant — eine Schädigung der sogenannten Unteren Olive (Olivia inferior), einem Teil des Verlängerten Marks (vgl. S. 84), und zwar eine Reizung aller dortigen Nervenzellen mit Schwellung des Zelleibs und Verdrängung des Zellkerns und der Nissl-Substanz (vgl. Fn. 50) an den Zellrand. Dazu vermerken dann Grünthal und Walther-Büel: »Es ist anzunehmen, daß diese Gewebsveränderung verursacht ist durch die hohen Trilafongaben, die die Patientin in den letzten Tagen vor dem Tode erhalten hat, und daß die auch nach dem Aussetzen des Mittels verbleibenden extrapyramidal motorischen Störungen Ausdruck der in den geschädigten Nervenzellen der untern Oliven bestehenden Funktionsstörungen sind.« [379:250]

2. Den zweiten der angesprochenen Fälle von Leichenöffnungen beschreiben Günter Ule und Otto Struwe vom Neuropathologischen Institut der Universität Heidelberg [1059]: Eine 66jährige 'schizophrene' Frau hatte seit den 50er Jahren eine Vielzahl wechselnder 'Medikamente' wie Megaphen, Neurocil, Psyquil und Truxal erhalten. Als 'Patientin' unter Haloperidol starb die Frau im Jahre 1976 im 'Status toxicoinfectiosus' (Zustand der durch die Krankheitserreger eingetretenen Vergiftung) bei ausgedehnten, durch Wundliegen verursachten Hautgeschwüren (Dekubitalulcera) und Lungenentzündung (Bronchopneumonie). Nach der Leichenöffnung finden Ule und Struwe den Verdacht auf eine durch Psychopharmaka verursachte Hirnschädigung bestätigt: »Dem psychopharmakogen (*durch Psychopharmaka*) ausgelösten Parkinsonoid mit dystonischer Dyskinesie entspricht im berichteten Fall ein chronisch-progredienter Degenerationsprozeß der Substantia nigra (*ständig fortschreitender abnormer Rückbildungsprozeß der Schwarzen Substanz [Substantia nigra; Nervenzellen im Mittelhirn]*) mit Nervenzelluntergang, Melaninfreisetzung (*Freisetzung des dunklen Farbstoffes Melanin*), korrespondierender Gliose (*damit einhergehendem, abnormem Narbengewebe*) und Alzheimer'schen Fibrillenveränderungen (*Veränderungen der besonders dicken Neurofibrillen [Nervenfäserchen], wie sie ansonsten bei der Alzheimer'schen Krankheit auftritt, die durch unaufhaltsam fortschreitende Verblödung und Schwund der Großhirnrinde gekennzeichnet ist*) in noch erhaltenen Nigrazellen. Ähnliche degenerative Veränderungen zeigen große Nervenzellen im Neostriatum (*Streifenkörper; vgl. S. 86*) und Pallidumneurone (*Nervenzellen des Hirnmantels [Großhirngewebe, das den Hirnstamm umgibt]*). (...) Weitere Befunde im extrapyramidalen Sy-

rungen zum Vorschein kommen, wird von Psychiatern sehr unklar beantwortet. Manche schreiben, die Dauerbewegungsstörungen würden erst im Verlauf einer sogenannten 'Langzeitmedikation' [436:171;194:278;616:15] — welchen Zeitraum Psychiater damit auch immer meinen mögen — auftreten, während andere Psychiater eine monatelange [191:173], drei- bis sechsmonatige [575:257] oder gar eine sechswöchige Behandlung [275;436:172] als ausreichend zur Herstellung der Dauerbewegungsstörungen miterleben konnten. Dieselbe Unklarheit besteht auch in bezug auf die Frage, ob die verabreichte Gesamtmenge an 'Medikamenten' einen entscheidenden Einfluß auf die Herausbildung der Dauerbewegungsstörung ausübe. Der Meinung, daß die benutzte Neuroleptika-Gesamtmenge einen solchen ausschlaggebenden Umstand bilde, und daß insbesondere mit der Dauer der forcierten (übertriebenen) Neuroleptika-'Therapie' die Erscheinungsrate der Dauerbewegungsstörungen entsprechend ansteige [436:180,192], stehen die Ergebnisse der bereits erwähnten Untersuchergruppe um Andrzjei Jus entgegen: »Andere Faktoren (*Umstände*), die in diesem Teil der Studie untersucht wurden, spielen keine signifikante (*bedeutungsvolle*) Rolle, insbesondere die Gesamtmenge der verabreichten Neuroleptika, die Art der Neuroleptika oder die Durchschnittsdauer der Neuroleptika-Behandlung.« [575:261]

Da sich die Dauerbewegungsstörungen »schleichend« [188:158] unter der Behandlung und vor allem bei leichtem und kaum merklichem anfänglichen Auftreten einstellen [574:212], wäre — eigentlich — zu deren Verhinderung die frühzeitige Feststellung der Krankheitserscheinungen äußerst wichtig, so Jus und seine Gruppe; als mögliche frühzeitige Hinweise nennen sie unter Verweis auf einen Artikel einer u.s.amerikanischen Nahrungs- und Arzneimittel-Überwachungsbehörde [20] Zuckungen im Gesichtsbereich, abnorme Mund- und Augenbewegungen, schaukelnde oder wiegende Bewegungen, abnorme Bewegungen der Zunge und ruhelose, jedoch nicht mit Unbehagen verbundene Armbewegungen, begleitet von Akathisie (Sitzunruhe) [575:261].

Wie bereits erwähnt, können die Dauerbewegungsstörungen lebenslänglich bestehen bleiben. Manchmal, so verschiedene Psychiater, bilden sie sich nach einigen Monaten [188:153;191:173] oder Jahren [194:276] wieder zurück; gelegentlich bleiben sie jedoch bestehen und lassen einzig in ihrer Intensität etwas nach [191:173;574:210]. Konkrete Zahlen liefern Uhrbrand und Faurbye, die in Dänemark aus einer Gruppe von 500 'Patientinnen' mit dyskinetischen Symptomen 29 Frauen mit Dauerbewegungsstörungen genauer untersuchten. (Diese Schädigungen waren 15mal durch Decentan, 10mal durch Chlorpromazin, 1mal durch Reserpin und 3mal durch verschiedene Mischungen verursacht.) Nach Abschluß der Untersuchung im Oktober 1959 ziehen Uhrbrand und Faurbye ein erstes Resümee (kurze Zusammenfassung): »12 Patientinnen setzten die Pharmakotherapie fort, und die Dyskinesie verschwand in 2 dieser Fälle, nachdem die Dosis vermindert worden war. 17 Patientinnen setzten die Behandlung nicht fort, aber bei 11 von ihnen erwies sich die Dyskinesie nach einer Beobachtungsperiode von 4 bis 22 Monaten als irreversibel.« [1058:417] Vom weiteren Schicksal dieser letztgenannten elf Frauen berichten Uhrbrand und Faurbye im Mai 1960 erneut: »In 1 Fall hörte die Dyskinesie nach 6 — 7 Monaten auf, und in 2 Fällen wurde die Pharmakotherapie aus psychotischen Umständen heraus wieder aufgenommen. 4 Patientinnen sind gestorben, sie alle hatten Dyskinesie, als sie in der Reihenfolge von 7, 10, 15 und 23 Monaten nach dem Ende der Behandlung starben. (...) 4 Patientinnen haben 11, 12, 13 und 16 Monate nach der Beendigung der Behandlung noch Dyskinesie.« [1058:417Fn.]

---

stem waren eine Degeneration großer Striatumzellen (*Zellen des Streifenkörpers*) im Caudatum (*Nucleus caudatus; Stammganglion, vgl. S. 85f.*) und Putamen (*Schale; vgl. S. 86*) bei intakten kleinen Nervenzellen und gleichartige degenerative Veränderungen an den Nervenzellen des Pallidum (*Hirnmantels*).« [1059:268]

Bei vielen Betroffenen stellen sich die Dauerbewegungsstörungen erst nach Verminderung der Neuroleptika-Dosis oder ein bis 14 Tage nach völligem Absetzen der 'Medikamente' ein [188:158;616:15;436:171;194:276], oder sie treten erst dann in voller Stärke in Erscheinung [534:113]. Degkwitz bringt den letztgenannten Umstand in Zusammenhang mit anderen sich langsam entwickelnden und chronisch werdenden Vergiftungszuständen wie z.B. Alkohol- oder Schlafmittelvergiftung; auch dort kommt es nach der chronischen Vergiftung zu Erscheinungen, die mit dem vorübergehenden akuten Vergiftungsbild nichts mehr zu tun haben (100).

Mit Anti-Parkinsonmitteln wie Akineton lassen sich die Dauerbewegungsstörungen nicht behandeln; Psychiater bezeichnen deren Einsatz wie auch die Anwendung von Beruhigungsmitteln als praktisch vollständig wirkungslos. Im Gegenteil: Durch den Einsatz von Anti-Parkinsonmitteln steigern sich die Dauerbewegungsstörungen noch zusätzlich [188:159;191:173;88:421;436:171;616:16]. Einzig in den Fällen, wo sich diese Krankheitserscheinungen beim Absetzen der 'Medikamente' herausschälten, wissen die Psychiater eine 'Hilfe' gegen die Dauerbewegungsstörungen: die Wiederaufnahme der neuroleptischen 'Therapie' [188:159;191:173f.;436:171].

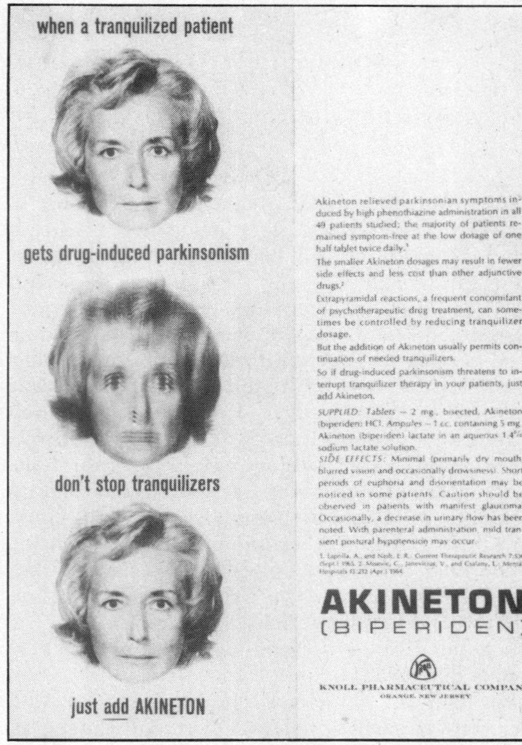

Abb. 43: Moderne psychopharmakologische 'Therapie': Werbeanzeige der u.s.amerikanischen Herstellerfirma des Akineton (Text in deutscher Übersetzung: »Wenn ein ruhiggestellter Patient Medikamenten-verursachten Parkinsonismus entwickelt, stoppen Sie nicht die Tranquilizer [gemeint Major Tranquilizer, P.L.]. Fügen Sie einfach AKINETON hinzu.

(100) Degkwitz: »Zusammenfassend kann man sagen, daß es sich bei dem terminalen extrapyramidalen Insuffizienz- und Defektsyndrom um die Folgen einer chronischen Intoxikation (*Vergiftung*) mit Neuroleptika handelt. Ähnlich wie bei chronischen Intoxikationen mit Alkohol, Barbituraten (*Schlafmitteln*) und anderen Medikamenten kann es nach der chronischen Intoxikation mit Neuroleptika zu Erscheinungen kommen, die mit dem akuten oder chronischen Vergiftungsbild nichts mehr zu tun haben.« [188:160]

Abschnitt 7: Die tödlichen Muskelstörungen

Psychiatrischer Blitztod I — Das Psychiatrische Strangulationssyndrom — 'Tot aufgefunden'

Eine gesteigerte Gefährlichkeit der Neuroleptika beruht nicht nur auf deren Möglichkeit, Dauerbewegungsstörungen herbeizuführen, sondern auch auf der möglichen Bewirkung tödlicher Krampfanfälle. In der psychiatrischen Literatur wird bereits seit Jahren von einer Erscheinung berichtet, die mit dem englischsprachigen Begriff des 'Sudden Death' umschrieben wird; gemeint ist damit der plötzliche und für den Betroffenen völlig unerwartete Tod. Dieser Sudden Death, für den wir in Zusammenhang mit Neuroleptika-Behandlung im folgenden den deutschsprachigen Begriff des 'Psychiatrischen Blitztodes' verwenden werden, kann, wie die beiden u.s.amerikanischen Psychiater Jan E. Leestma und Kenneth L. Koenig anläßlich der Untersuchung der Todesumstände von 49 Psychiatrie-Betroffenen erklären, sowohl infolge Erstickung durch Ansaugung von Mageninhalt (aufgrund eines Schlund-Kehlkopf-Krampfes), infolge eines Kreislaufzusammenbruchs oder infolge Aufhören des Pulsschlages (aufgrund gestörter Herztätigkeit) eintreten: »In den letzten Jahren sind viele Klinikärzte in wachsendem Ausmaß beunruhigt worden durch Berichte über plötzliche und unerklärte Todesfälle bei psychiatrischen Patienten, die mit ruhigstellenden Medikamenten vom Typ der Phenothiazine behandelt worden waren. Die meisten Fälle, über die berichtet wurde, sind jung, sichtbar bei guter Gesundheit, in angemessener Höhe mit einem oder mehreren Phenothiazinen dosiert und trotz des Niveaus der verabreichten Dosis oft schwer zu steuern. Die Patienten können nach einem Schock oder einem Herzstillstand bewußtlos zu Boden gehen. Oft haben sie schwere Herzrhythmusstörungen; sie saugen das Essen oder den Mageninhalt an oder sie werden möglicherweise in ihrem Zimmer ohne Anzeichen eines Todeskampfes tot aufgefunden. Im allgemeinen sind Autopsien (*Leichenöffnungen*) bei solchen Patienten ohne Nutzen, um eine anatomische (*die Leichenöffnung betreffende*) Todesursache festzustellen. Es sind drei mögliche Todesmechanismen vermutet worden: Herzrhythmusstörungen und Herzstillstand, plötzlicher katastrophaler Blutdruckabfall und Asphyxie (*Erstickungszustand mit Pulslosigkeit*) infolge Aspiration (*Ansaugung*). Diese Blitztod-Reaktionen werden als unvorhersehbar und unabwendbar bezeichnet.« [669:137] Soweit Leestma und Koenig zu den drei verschiedenen Ursachen des Psychiatrischen Blitztodes.

Wir wenden uns nun der von Leestma und Koenig zuletzt genannten Möglichkeit, nämlich der lebensgefährlichen Aspiration (Ansaugung) infolge Neuroleptika-verursachter Krampfanfälle zu. Unterstützt in ihrer Anschauung von der besonderen Gefährlichkeit bestimmter dyskinetischer Störungen werden Leestma und Koenig von den in Coatesville/Pennsylvania arbeitenden Stephen C. Mann, Michael M. Cohen und William P. Boger, die insbesondere die Kehlkopf-Dystonie (dystonen Laryngospasmus; Kehlkopfkrampf) als mögliche tödliche 'Komplikation' betrachten; diese schreiben: »Mit der anwachsenden Beliebtheit der hochpotenten (*sehr starken*) Neuroleptika und ihrem Gebrauch für Techniken zur schnellen Ruhigstellung wuchs das Vorkommen dystoner Reaktionen. Diese Reaktionen werden oft als dramatisch aber harmlos beschrieben. Während der Laryngospasmus (*Kehlkopfkrampf*) sicherlich dramatisch ist, so ist er aber auch alles andere als harmlos. Alle Ärzte mit Neuroleptika-behandelten Patienten vor Augen müssen mit dem Laryngospasmus und seiner Verbindung mit den allgemeineren dystonen Erscheinungen (*ständig oder anfallsweise auftretenden Störungen des Nervensystems*) rechnen.« [716:1344] Auch der bereits erwähnte Frédéric Cornu weiß zu berichten, daß es durch Majeptil — so sein Beispiel — zu einem Dauertetanus der Nacken-Rücken-Schlund-Muskulatur kommen kann. Das »Handlexikon der Medizin« erklärt Dauertetanus als Dauer-Starrkrampf mit anhaltenden Muskelzusammenziehungen, zum Teil verbunden mit an Tollwut erinnernden Zwerchfell- und Schlingkrämpfen, vegetativen Symptomen wie z.B. Fieber, Kurzatmigkeit, Herzjagen, Infarkt des Herzmuskels oder Darmverschluß [411,II:2424]. Ergebnis wiederum dieses Neuroleptika-bedingten Dauertetanus, so Cornu weiter, können lebensgefährliche Zungenbisse, Atemstörungen oder Aspirationspneumonien, also Lungenentzündungen infolge (durch gestörtes Einatmen versursachten) Ansaugens von Blut oder Erbrochenem in die Luftröhre oder in die Bronchien (Luftröhren-Äste) sein [177:510Fn.]. An eine weitere Nervenschädigung sieht sich der Psychiater Kenneth Solomon aus Albany/New York State angesichts der für die Aspiration (zur Erstickung führenden Ansaugung) verantwortlichen Kehlkopf- und/oder Schlundkrämpfe erinnert; der für den Psychiatrischen Blitztod verantwortliche Mechanismus ähnelt nach seiner Meinung einer Lähmung des Verlängerten Rückenmarks, was in der medizinischen Literatur als Bulbärparalyse bezeichnet wird [984].

Als einfachere Bezeichnung für die erwähnte Neuroleptika-bedingte Aspiration (zum Erstickungstod führende Ansaugung) werden wir in Zusammenhang mit Neuroleptika-Behandlung im folgenden den Begriff des 'Psychiatrischen Strangulations-Syndroms' verwenden. Das 'Fall'-Beispiel eines solchen Psychiatrischen Strangulations-Syndroms mit — für den Betroffenen — noch einmal glimpflichem Verlauf schildert M. Menuck aus Toronto/Kanada, und zwar unter Hinweis auf den erwähnten Artikel von Mann, Cohen und Boger mit der Bemerkung, »... daß diese möglicherweise tödlichen Komplikationen der neuroleptischen Therapie oft unerkannt ablaufen« [736:395]; Menuck berichtet also: Ein 21jähriger, ansonsten gesunder Mann (Herr A.) hatte auf einer Krisenstation, wohin er zu einer Behandlung wegen Alkoholvergiftung gebracht worden war, Haloperidol erhalten; am zweiten Tag der psychiatrischen 'Therapie' begannen dann die 'Komplikationen': »Im Laufe des Nachmittags am Tag 2 wurde Herr A. ängstlich und zittrig, und er bekam Haloperidol, 5 mg i.m. (*intramuskulär; in den Gesäßmuskel*) und Diazepam (*Valium*), 20 mg oral (*durch den Mund; zum Schlucken*), mit guten Ergebnissen. Den restlichen Tag über war er wohlauf und erhielt keine weitere Medikation. Am Morgen des Tages 3 wurde Herr A. während der Gruppentherapie bekümmert und zittrig. Unmittelbar nach der Sitzung wurde er auf dem Bett liegend gefunden, wo er sich die Gurgel hielt und keuchte. Herr A. flüsterte krächzend, daß er keine Luft bekomme.« [736:394] Einzig der Tatsache, daß er noch rechtzeitig gefunden wurde und mit einem wirksamen Anti-Parkinsonmittel behandelt werden konnte, verdankt Herr A. das Überleben der 'medikamentösen Therapie'.

Bei anderen Neuroleptika-'Patienten' kam jede Hilfe zu spät: »Brach während der Fixierung (*Fesselung*) zusammen«, »Anfall auf der Toilette«, »Tot aufgefunden«, »Tot nach einer Mahlzeit aufgefunden«, »Tot im Bett aufgefunden«, »Unerwartet gestorben« — so oder ähnlich lauten Eintragungen in insgesamt 49 'Kranken'-Akten, die von den bereits erwähnten Leestma und Koenig in ihrem Artikel über den Psychiatrischen Blitztod verwertet wurden [669:138-142]. Weitere Auszüge aus den psychiatrischen Akten werden noch bei den Auswirkungen der Neuroleptika auf Herz und Kreislauf zur Sprache kommen (müssen).

Aus der Vielzahl der insbesondere amerikanischen Literatur zum Thema 'Neuro-

leptika-verursachte Todesfälle infolge extrapyramidaler Störungen' [z.B.825] sollen zu Anschauungszwecken vier psychiatrische Schicksale kurz dargestellt sein; die Leserinnen und Leser werden feststellen, daß es sich immer wieder um einen mehr oder weniger gleichen Verlauf der 'Neben'-Wirkungen handelt:
1. Im September 1956 wird in der Psychiatrischen Anstalt von Topeka/Kanada ein 28jähriger 'Schizophrener' auf ein Neuroleptikum 'eingestellt'. An einem Tag im Dezember 1956 erleidet der Mann einen epileptischen Anfall. Den weiteren 'therapeutischen' Verlauf schildert der Psychiater Paul E. Feldmann so: »19 Tage darauf stürzte der Patient nach dem Frühstück plötzlich und ohne Vorgefühl oder Vorwarnung zu Boden, erbrach und machte einige anfallartige Bewegungen. Ein paar Minuten später war er ohne Pulsschlag, und künstliche Beatmung war erfolglos. Es ist beachtenswert, daß diejenige Person, die über den Vorfall berichtete, die Episode nicht als einen Grand-Mal-Anfall (*vgl. S. 67*) charakterisierte, sondern eher verdachtsmäßig als widrige, unwillkürliche Muskelbewegungen, die sie 'krampfartige Bewegungen' nannte. Es ist mein entschiedener Eindruck, daß dies kein Grand-Mal-Anfall, sondern vielmehr außergewöhnlich abgemilderte Würgebewegungen waren. Die diesbezüglichen Autopsie-(*Leichenöffnungs-*)Befunde waren Speiseteilchen sowohl in den Bronchien (*Luftröhren-Ästen*) als auch in den größeren und den End-Lungenbläschen (welche vollständig verstopft waren). Es gab kein histologisches (*Gewebe betreffendes*) Anzeichen einer Pneumonitis (*Entzündung im Lungenzwischengewebe*). Todesursache. — Aspyhxie (*Erstickungszustand mit Pulslosigkeit*) infolge Aspirations-Strangulation (*Strangulierung [Erwürgung] durch Aspiration [Ansaugung]*).« [278:1033]
2. Nachdem eine 30jährige 'schizophrene' Frau am 8. April 1957 in die Psychiatrische Anstalt Forest Hills/New York City eingeliefert wurde, wird sie ab dem 10. April mit Chlorpromazin (Thorazine, Megaphen) 'therapiert'. Der Psychiater Irving J. Farber beschreibt den 'Erfolg': »Anfangs gab es keine ungünstige Reaktion auf das Medikament. Am Tag , als die Patientin starb, hatte sie ihre letzte Dosis Thorazine um 14 Uhr bekommen. Um 18 Uhr, kurz nach dem Abendessen, wurde die Patientin im Tagesraum beobachtet, wie sie merklich dyspnoisch (*kurzatmig*) dagegen ankämpfte, auf den Fußboden zu stürzen. Dann brach sie zusammen; es konnte kein Pulsschlag mehr wahrgenommen werden, und sie starb innerhalb von Minuten. Die signifikanten (*bezeichnenden*) Autopsiebefunde waren deutliche Verstopfung der Trachea (*Luftröhre*) und der Bronchien (*Luftröhren-Äste*) mit einer dicken, schleimartigen Substanz, die von der Trachea und den Bronchien an hinunter in die kleineren Bronchiolen (*feineren Verästelungen der Luftröhre*) geflossen war.« [274:372]
3. Seit 1956 erhielt ein 45jähriger 'Psychotiker' Chlorpromazin, Melleril und Anti-Parkinsonmittel; den Tod dieses 'Patienten' beschreiben Leo E. Hollister und Jon C. Kosek aus Palo Alto/Kalifornien wie folgt: »Am 3. Januar 1963 stürzte er während des Abendessens zu Boden, den Mund noch voll mit halbzerkautem Essen. Da keine Lebenszeichen sichtbar waren, wurden sofort Wiederbelebungsmaßnahmen angewandt; aber alle Versuche blieben ohne Erfolg. Vor dieser letzten Episode war der Patient als in allgemein gutem Gesundheitszustand stehend angesehen worden, und es gab keinerlei Aufzeichnungen über gelegentliche Ohnmachts- oder Krampfanfälle. Die nach dem Tod stattfindende Untersuchung ließ im Pharynx (*Schlund*) und in der Trachea (*Luftröhre*) genau unter dem Larynx (*Kehlkopf*) Klumpen zerkauten Essens erkennen. Leichte Pulmonarkongestion (*Lungenstauung*) und Lungenödeme (*krankhafte Flüssigkeitsansammlungen in der Lunge*) fanden sich ein. Das Gehirn zeigte keinerlei makroskopisches (*mit bloßem Auge erkennbares*) Zeichen einer Schädigung, jedoch wurden mikroskopisch sichtbare Auswirkungen beobachtet. Der Herzmuskel und die Leber waren infiltriert (*durchdrungen*) von ungewöhnlich reich-

lichen braunen, körnigen Pigment-(*Farbstoff*-)Ablagerungen vom Erscheinungsbild, von der Verteilung und von den histochemischen (*chemischen Zell*-)Reaktionen lipochromer Elemente (*fettlöslicher Farbstoffe, die auf Verfettung des Herzmuskels und der Leber schließen lassen*).« [528:1035] Mit anderen Worten: Natur, Form und Ausmaß dieser Neuroleptika-bedingten Schädigung waren von der Art einer Herzmuskel- und Leberverfettung.
4. Wiederum Hollister und Kosek schildern das Schicksal einer 40jährigen Frau, die am 11. April 1964 bei guter Gesundheit wegen einer 'akuten schizophrenen Reaktion' in die 'Klinik' kam, wo sie mit Melleril und Stelazine (Jatroneural) behandelt wurde: »Am 28. Mai wird sie um 13 Uhr bewußtlos in ihrem Zimmer gefunden. Wiederbelebungsmaßnahmen wurden angewandt, gefolgt von einer Magenspülung. (...) Der Tod trat am 29. Mai um 5 Uhr 55 ein. Die Untersuchung nach dem Tod ließ eine schwere Aspirations-Bronchopneumonie (*Lungenentzündung infolge Aspiration [Ansaugung]*), Ausdehnung der linken Herzkammer und einige histologische (*das Gewebe betreffende*) Myokardveränderungen (*Veränderungen am Muskelfleisch des Herzens*) erkennen, abgeleitet von unregelmäßigen elektrischen Kontraktionen (*Zusammenziehungen*).« [528:1037]

Abschnitt 8: Über die Häufigkeit Neuroleptika-bedingter Bewegungsstörungen

Allgemeine Bewegungsstörungen — Einzelne Neuroleptika — Einzelne Bewegungsstörungen — Das Parkinsonoid — Die Bewegungsstereotypen — Die Hyperkinesien — Das Apallische Syndrom — Die Dauerbewegungsstörungen — Degkwitz' Tausende — Das Psychiatrische Strangulations-Syndrom — Frederick T. Zugibe und der Schließreflex — Psychiatrische Todesrate

An dieser Stelle soll noch einmal betont werden, daß nicht vergessen werden darf, daß sämtliche von Psychiatern stammende Angaben zur Häufigkeit Neuroleptika-bedingter Schädigungen unbedingt als Mindestangaben aufzufassen sind; die Dunkelziffer der psychiatrischen Schädigungen darf nicht zu gering angesetzt werden. In bezug auf das Auftreten Neuroleptika-verursachter Bewegungsstörungen gesellt sich zu diesen einschränkenden Erklärungen (Mindestangaben) noch der Tatbestand, auf den auch Häfner und Kutscher hinweisen, nämlich daß die von Psychiatern genannten Zahlen nicht nur wegen des 'fließenden Überganges zwischen unerwünschter und unumgänglicher Parkinson-Erscheinungen' nur ganz grobe Eindrücke vermitteln können, sondern daß diese Zahlen »... außerdem von der vorbeugenden oder therapeutischen Verordnung antiparkinsonistischer Substanzen verwischt« [403:22] werden.

Wie in allen Bereichen schwanken auch die 'Fach'-internen Angaben der Psychiater zu den Bewegungsstörungen. Geringeren Zahlenangaben von 2,2% (schwerer Parkinsonimus) [403:22] oder von 10 bis 15% [28;393:109] stehen solche von 40% [408], 50% [876] oder gar 55% [140:140] gegenüber.

Spezielle Zahlen zu einem bestimmten Neuroleptikum finden sich u.a. für Lyogen: In einem von der deutschen Herstellerfirma zu Werbezwecken verschickten Artikel gibt diese für 38,9% aller Behandlungen Bewegungsstörungen an [1071], während zwei französische Psychiater (Louis Gayral und Paul Lambert) nach einer dreijährigen, relativ hochdosierten Lyogen-'Therapie' 'nur' auf 34% [827:142], andere wie z.B. der U.S.Amerikaner Harry F. Darling 'nur' auf 31% [185] kommen, dessen Landsmann Frank J. Ayd jun. jedoch wiederum von 52% berichtet [53:1056]. Arthur Rifkin und seine Kollegen aus der Psychiatrischen Sonderabteilung der Columbia-Universität in New York City erreichten mit den kleinstmöglichen Mengen von Fluphenazin-Decanoat (Dapotum-, Lyogen-Depot) bei 35% ambulant behandelter 'Patienten' eine Akinesie (Bewegungsunfähigkeit), die die Psychiater zum Abbruch dieser Behandlungsart veranlaßte [883].

Es sollen noch einige andere Zahlen zu verschiedenen Neuroleptika genannt sein, um einen groben Eindruck zur Vielfalt psychiatrischer Darstellungen über die Häufigkeitsrate der bewirkten Bewegungsstörungen zu vermitteln: Chlorpromazin 11% [972;965:42] bzw. 4% (schwere Parkinsonsche Symptome »im Ausmaß schwerer Sprachstörungen und der Unfähigkeit zu gehen und zu stehen«) [403:23], oder aber ein Vielfaches dieser Zahlen, nämlich 35% [53:1056] oder 40% (101). Für andere Phenothiazine werden zu Bewegungsstörungen Prozentraten von zumeist zwischen 30 und 60% angegeben (102). Bezeichnend für psychiatrische Detailgenauigkeit sind zwei Häufigkeitsangaben, die Perphenazin (Trilafon, Decentan) betreffen: Während Ayd im Jahre 1961 bei 36% der Perphenazin-Betroffenen Parkinsonsche Bewegungsstörungen ausmachen kann [53:1056], kommen Uhrbrand und Faurbye im Jahr zuvor auf eine Durchschnittsrate von 78% Bewegungsstörungen zumeist Parkinsonscher Art und damit verbundener vegetativer Störungen; diese beiden schreiben: »Wir behandelten im ganzen 155 Patienten mit Perphenazin. Bei 121 (78%) traten Nebenwirkungen auf, und zwar häufiger bei älteren als bei jüngeren Patienten. Von 98 Patienten unter 60 Jahren hatten 73% Nebenwirkungen, und von 57 Patienten über 60 Jahre hatten 88% Nebenwirkungen. (...) Die vorliegenden Symptome waren dieselben, wie sie auch andere Autoren beschreiben: Steifheit, Tremor (*Muskelzittern*), Parästhesie (*abnorme Empfindung wie z.B. Kribbeln, Ameisenlaufen*), okulogyre Krisen (*Krämpfe der äußeren Augenmuskeln*), striduläre (*kreischende*) Atmung, Schläfrigkeit, Trockenheit der Schleimhäute, Schwindel und in einigen Fällen Nausea (*Übelkeit*) und Erbrechen« [1058:410]. Für das Thioxanthen Taractan (Truxal) findet sich — in Untersuchungen anderer Psychiater — eine Parkinsonismus-Rate von 2,7% [127:114], während das Butyrophenon Haloperidol (Haldol) mit Raten bis zu 72% beziffert wird [29:58].

Aus den U.S.A. stammen zwei Untersuchungen, die die Häufigkeitsverteilung der verschiedenen unter Neuroleptika-'Therapie' auftretenden Bewegungsstörungen widerspiegeln. Nach den im Jahre 1961 von Ayd veröffentlichten Untersuchungsergebnissen steigt die Wahrscheinlichkeit, an hypokinetischen Störungen zu erkranken, mit wachsendem Alter bzw. bei männlichen 'Patienten' noch einmal an, während jüngere Menschen bzw. Frauen eher das psychiatrische Schicksal hyperkinetischer Schädigungen trifft; Akathisie (Sitzunruhe) soll eher Menschen mittleren Alters heimsuchen. 21,2% der 3.775 Psychiatrisierten litten unter Bewegungsstereotypen von der Art der Sitzunruhe, 2,3% unter hyperkinetischen Störungen und 15,4% unter einem

(101) Die Psychiater Robert A. Hall, Robert B. Jackson und Jean M. Swain aus Agnew/Kalifornien prüften die Chlorpromazin-Wirkung und berichten wie folgt: »Neurotoxische Reaktionen (*auf der Giftwirkung beruhende Nervenreaktionen*) wurden bei 36 von 90 Patienten beobachtet, die Chlorpromazin über eine Periode von ungefähr zwei Monaten erhalten hatten. Die frühesten Befunde waren Zahnradbewegungen der Gliedmaßen und Ausfall der mit ihnen verbundenen Bewegungen. Das letztere war, gemeinsam mit Rigidität (*Steifheit, Starre*) der Gliedmaßen und des Gesichts, äußerst häufig. Tremor (*Zittern*), Hautveränderungen, Haltungsbeeinträchtigungen, Sabbern und umfassende Bewegungsmängel wurden ebenso beobachtet. Die Syndrome (*Gruppen von Krankheitserscheinungen*) glichen Paralysis agitans (*Parkinsonismus*).« [408:214]

(102) Eine kleine Auswahl von Phenothiazinen: Psyquil: 36% [53:1056]; Thiopropazat (Dartal): 44%; Jatroneural: 60%; Chlorperazin (Compazine): 46,9% (Männer: 27,7%; Frauen: 62,8%) [319:507f.]

Parkinsonoid [53:51]. Chester Swett jun. machte 1974 einen Bericht einer 'Medikamenten'-Überwachungsstelle der Medizinischen Universität Boston/Massachusetts unter Psychiatern bekannt. Von 470 Anstaltsinsassen und -insassinnen (48% Männer, 52% Frauen; Durchschnittsalter 36 Jahre), die in bezug auf die Erfassung durch die Untersuchung im Durchschnitt 34 Tage Chlorpromazin als 'Therapie' erhalten hatten, zeigten 103 (21,9%) Betroffene Nervenschädigungen aller Art. Von diesen 103 Menschen waren 57 Bewegungsstörungen verschiedener Art ausgesetzt: 10 mußten Sitzunruhe (Akathisie), 12 hyper- und 35 hypokinetische Störungen (Parkinsonoid) erdulden. Außerdem konnten vier der 470 'Patientinnen' und 'Patienten' nur noch völlig undeutlich ('verwaschen') sprechen (Dysarthrie), und noch ein weiteres Opfer litt unter Schüttellähmung [1024:509]. Häufigkeitsangaben nennt Eckart Rüther aus der Universitätsanstalt München, die die Gesamtheit psychiatrischer 'Medikamente' betreffen: Danach leiden von 402 intensiv untersuchten 'medikamentierten' Betroffenen 15% unter einer abnormen Erhöhung der Muskelspannung, 15% unter Tremor (Muskelzittern), 14% unter akuten Bewegungsstörungen (vermutlich hyperkinetischer Art), 14% unter hypokinetischen Krankheitssymptomen, 13% unter Akathisie (Sitzunruhe) und 16% unter der häufig mit dem Parkinsonoid einhergehenden Mundtrockenheit [907:331].

Zum Parkinsonoid speziell liefern manche Psychiater Häufigkeitsangaben von durchschnittlich 25% [827:144]. Der bereits erwähnte Hans-Joachim Haase wiederum beschreibt bei seinen Untersuchungen an unter Chlorpromazin-Einfluß stehenden 'Patienten' typisch hypokinetische Handschriftveränderungen wie Rigidität (Steifheit, Starre) und Mikrographie (abnorme Kleinschrift) bei 86% des 'Krankenguts' [391;965:42]; Hans von Brauchitsch und Adam Bukowczyk, beide aus Bleulers Züricher Universitätsanstalt, fanden bei »vielen« ihrer 185 'Patienten', die sie mit Taractan 'therapierten', Dysarthrie (verwaschene Sprache) als typisches Taractan-Begleitsymptom, wobei bei 6 der Betroffenen (3,2%) dieses Krankheitssymptom bis zur völligen Sprechunfähigkeit gesteigert war [127:114]. Und der bereits erwähnte Frank J. Ayd jun. erreichte bei längerfristig 'Therapierten' gar eine Parkinsonoid-Quote von 80 — 90% [53:1059;77:1639]. Innerhalb einer in der österreichischen Anstalt Klosterneuburg mit einer relativ hohen Dosis Lyogen durchgeführten Studie gelang es S. Steiner, ein Parkinsonoid und Akathisie bei jeweils 19% der Lyogen-Betroffenen auszumachen [1006]. Akathisie fiel auch 8 von 12 (66,7%) an einem Selbstversuch mit Chlorpromazin beteiligten normalen Versuchspersonen auf [432:106]. Von manchen Psychiatern wird hinsichtlich Akathisie und Tasikinesie (Zwang zu ständigen Bewegungen) eine Zahl von 10% angegeben [827:144].

Großen Schwankungen unterliegt auch die von Psychiatern gemachte Häufigkeitsangabe in bezug auf die hyperkinetischen Störungen: Die entsprechenden Zahlenangaben gehen von 1,5% [403:32] über 2,5% [651;77:1639] und 5% [827:144] bis schließlich zu 'nur' 30% [218:367].

Nahezu keinerlei Angaben liegen zum Vorkommen des Apallischen Syndroms vor. Einzig Bruck und Gerstenbrand, die dieses unter ihrer 'Kur' mit Majeptil auftretende Symptom ausführlich besprechen und schildern, machen hierzu eine Aussage: »Das Zustandsbild kann etwa bei einem Drittel aller kurmäßig mit Majeptil behandelten Patienten beobachtet werden.« [142:459]

Was die psychiatrischen Angaben zur Häufigkeit bleibender Dauerbewegungsstörungen betrifft, so schränken auch hier die Psychiater von vornherein die Richtigkeit der eigenen Angaben ein, wie aus folgenden psychiatrischen Ausführungen hervorgeht: »Keine sichere Antwort läßt sich auf die Frage geben, ob in den Fällen, in denen sich die Bewegungsstörungen zurückgebildet haben, von einer endgültigen Heilung gesprochen werden kann. Es ist anzunehmen, daß die Hyperkinesen zumindest zum Teil lediglich durch die weitergeführte neuroleptische Behandlung zu dieser Zeit unterdrückt oder verdeckt wurden. Eine Klärung dieser Frage könnte durch das Absetzen der neuroleptischen Therapie erfolgen.« [436:179] (103) Gerade auf die letztgenannte Frage, nämlich die Höhe der ***nach*** dem Absetzen erst korrekt feststellbaren bleibenden Bewegungsstörungen konzentriert sich Degkwitz seit vielen Jahren; auf seine Ausführungen hierzu werden wir umgehend zurückkommen. Seit vielen Jahren ist sich dieser Psychiater sicher, daß alleine in der Bundesrepublik Deutschland Tausende Psychiatrie-Betroffener unter Neuroleptika-verursachten unheilbaren Dauerbewegungsstörungen leiden, was jedoch durch die Fortsetzung der Neuroleptika-'Therapie' verdeckt wird (104). Zweimal, 1966 und 1968, schildert er gemeinsam mit Kollegen Zahlenangaben zu solchen Dauerbewegungsstörungen, die erst nach (probeweisem) Absetzen der 'Medikamente' sichtbar wurden. 1. Nachdem Degkwitz und seine Leute bei 35 Frauen die Neuroleptika abrupt absetzen, kommt in 12 'Fällen' die bleibende hyperkinetische Basiserkrankung zum Vorschein (105). 2. Bei insgesamt 53 'Schizophrenen' (32 Frauen und 21 Männer) werden nach einem Zeitraum von über zwei Jahren Neuroleptika-Behandlung die 'Medikamente' abgesetzt. Nachdem bereits vor dem Absetzversuch 22 dieser behandelten Menschen unter einem Parkinsonoid und weitere 10 unter hyperkinetischen Schädigungen litten, treten nun bei 15 weiteren der Psychiatrie-Betroffenen erstmalig Dauerbewegungsstörungen hyperkinetischer Art auf; bei den anderen 'Fällen', wo diese bereits bestanden, werden sie noch verstärkt (106). In Prozentzahlen umgerechnet ergibt sich aus dem erstgenannten Degkwitz'schen Versuch eine Häufigkeit von 34,3% erst beim Absetzen der Neuroleptika zutagetretender Dauerbewegungsstörungen. Aus den Angaben Degkwitz' zu

(103) Aus der Universitätsanstalt Mainz schreiben Kurt Heinrich, I. Wegener und Hans Juergen Bender zu eigenen Untersuchungen: »Bei 44 von 100 hyperkinetischen Patienten waren die Bewegungsstörungen 15 Monate nach der ersten Untersuchung noch nachzuweisen, ohne daß wesentliche Änderungen der neuroleptischen Therapie vorgenommen worden waren. Es ist anzunehmen, daß der Prozentsatz der Hyperkinesen aufweisenden Patienten nach dem Absetzen der Therapie höher gewesen wäre. (...) Die von uns festgestellte niedrige Persistenzrate ist mit überwiegender Wahrscheinlichkeit auf die unveränderte Fortführung der Neurolepsie zurückzuführen.« [436:193]

(104) Gemeinsam mit Luxenburger und unter Bezugnahme auf einen Artikel von Faurbye und Kollegen aus dem Jahre 1964 [275] geht Degkwitz auf die katastrophale Situation der von der chronischen, d.h. der Langzeitbehandlung betroffenen Menschen ein: »Man weiß jetzt ferner, daß es bei einem Teil der chronisch Behandelten wegen der unerträglichen Entzugserscheinungen schwierig, wenn nicht unmöglich wird, die Neuroleptica wieder abzusetzen. Wie groß dieser Teil der chronisch behandelten Fälle ist, ist ebenfalls nicht bekannt. Schließlich besteht die Gefahr, daß sich nach chronischer Anwendung von Neuroleptica ein terminales extrapyramidales Insuffizienz- bzw. Defektsyndrom entwickelt. Wie häufig dies der Fall ist, ist bisher ebenfalls unbekannt. Die Beobachtungen von Faurbye et al. (*u.a.*), bei 26% ihrer Fälle entwickelte sich ein terminales Insuffinzienz- bzw. Defektsyndrom, lassen befürchten, daß es sich allein in der Bundesrepublik um Tausende handelt.« [191:175]

(105) »Bei 12 Fällen entwickelten sich nach 1 — 14 Tagen extrapyramidale Hyperkinesen. Die Patienten waren zum Teil hierdurch, zum Teil durch die starken vegetativen Entziehungserscheinungen so gequält, daß der Versuch abgebrochen und die Neuroleptica nach weiteren 1 — 5 Tagen wieder verordnet werden mußten. Der Verdacht, daß eine größere Anzahl von Kranken geschädigt ist, dies aber durch die Behandlung überdeckt wird, schien also bestätigt ...« [194:277]

(106) »Wir stützen uns auf das Beobachtungsgut von 53 chronisch schizophrenen Kranken (32 Frauen und 21 Männern), die mindestens 2 Jahre lang mit verschiedenen Neuroleptika behandelt worden waren. (...) 8 Männer und 14 Frauen zeigten bei dem Beobachtungsbeginn ein klinisch fassbares im Sinne von Haase grobmotorisches Parkinsonsyndrom. Alle Patienten mussten Schriftproben abgeben. Vor Beginn der neuroleptischen Behandlung waren keine Schriftproben gewonnen worden. 9 Frauen und 1 Mann zeigten choreiforme extrapyramidale Hyperkinesen. Nach einer Vorbeobachtung von 3 — 5 Monaten wurden die Neuroleptika im Doppelblindversuch abrupt abgesetzt. Bei 15 weiteren Fällen (5 Frauen und 10 Männern) traten innerhalb der ersten 4 Wochen nach dem abrupten Absetzen erstmalig persistierende extrapyramidale Hyperkinesen auf. Bei den anderen Fällen wurden sie verstärkt.« [192:472]

seinem zweiten Versuch läßt sich folgern, daß 60,3% der psychiatrisch Behandelten durch die 'Therapie' an — vermutlich bleibenden — Bewegungsstörungen erkrankten, und daß sich — abgesehen von der Verfestigung dieser Krankheit bei diesen genannten 60,3% — bei weiteren 28,3% bleibende Bewegungsstörungen zeigten.

Zur Häufigkeitsrate solcher Dauerbewegungsstörungen existiert in der psychiatrischen Literatur neben den beiden genannten Berichten von Degkwitz eine Vielzahl weiterer Zahlenangaben, speziell zur Schädigung hyperkinetischer Art. »Relativ häufig« [442:81], »in einem erheblichen Prozentsatz« [946:337] oder »in sehr vielen Fällen« [194:276] sind noch recht ungenaue Angaben von Psychiatern zur Häufigkeit von Dauerbewegungsstörungen. Ebenso sind die psychiatrischen Angaben wie üblich durch eine große Toleranz gekennzeichnet, die von 0,5% Vorkommen von Dauerbewegungsstörungen [574:210] bis zum 140fachen dieser Zahl, also 70% schwankt, oder gar (bei bestimmten Altersgruppen) noch mehr, wie wir gleich sehen werden:

- Aus der Münchner Universitätsanstalt sowie der Psychiatrischen Anstalt Regensburg nennt der Psychiater Manfred Ackenheil in bezug auf Dauerbewegungsstörungen, die nach langjähriger Behandlung und nach dem Absetzen der 'Therapie' auftreten, eine Zahl von 10 bis 15% [2:1205].
- Nach einer in der Psychiatrischen Anstalt Alzey/Rheinhessen gemachten Rechnung bestanden bei 12,3% der männlichen und bei 20,2% der weiblichen 'Patienten' Dauerbewegungsstörungen [436:175].
- Nach einer Umfrage unter allen bundesdeutschen Psychiatrischen Anstalten und unter den an Krankenhäuser angeschlossenen psychiatrischen Sonderabteilungen sowie genauen Kontrolluntersuchungen in der Psychiatrischen Anstalt Goddelau/Hessen und der Universitätsanstalt Gießen ergab sich, daß bereits während der Behandlung 20 bis 27% der Frauen und 10 bis 18% der Männer unter Dauerbewegungsstörungen litten — im Vergleich zu einem verschwindend geringen Prozentsatz nicht unter Neuroleptika-Einfluß stehender Anstaltsinsassen und -insassinnen mit ähnlichen Problemen [194:277f.;188:162].
- Loren R. Mosher, Psychiater an der 'Uniformed Services University of the Health Sciences' in Bethesda/Maryland, erklärt in seinem 1984 erschienenen Artikel »Schizophrenie: Aktuelle Forschungsentwicklungen«: »Späte Hyperkinesen sind weitaus häufiger, als man ursprünglich dachte; sie treten bei etwa 30% der ambulant für mehr als 6 Monate behandelten Patienten auf. Wenn sie einmal aufgetreten sind, bilden sie sich auch nach Absetzen des Neuroleptikums nicht mehr zurück. Behandlungsmöglichkeiten zeichnen sich gegenwärtig nicht ab.« [757:269]
- Ebenfalls eine Rate von 30% Dauerbewegungsstörungen wie auch — aus einer anderen Zählung — eine Häufigkeit von 50% nennt Degkwitz gemeinsam mit Kollegen [196:73].
- 40% bei Männern und 45,7% bei Frauen geben die bereits erwähnten Heinrich, Wegener und Bender für die Häufigkeit von Dauerbewegungsstörungen an, wobei sich die Prozentzahlen auf eine Beobachtungsdauer von 15 Monaten beziehen, innerhalb derer die 'Therapie' nicht unterbrochen wurde [436:179].
- Bei ambulant Behandelten kam in der Mount-Sinai-Anstalt in New York City eine Psychiatergruppe um Gregory M. Asnis auf eine Zahl von 43,4% Dauerbewegungsstörungen; die Erkrankungssymptome zeigten sich unabhängig vom Alter der Behandelten sowie von der 'Therapie'-Dauer [42].
- In einem neueren Aufsatz aus dem Jahre 1976 nennen Degkwitz und Kollegen bereits eine Zahl von 70% der längerfristig, in diesem Fall über zehn Jahre behandelten Betroffenen, die unter Dauerbewegungsstörungen leiden, wobei, so die Psychiater, diese Störungen um so wahrscheinlicher und stärker werden, je länger

die Betroffenen der psychiatrischen Behandlung ausgesetzt sind [195].

- Bei Zählungen in der Psychiatrischen Anstalt St.-Michel-Archange in Quebec/Kanada erreichte die bereits erwähnte Gruppe um Jus bei im Durchschnitt 14,5 Jahre 'medikamentierten' Betroffenen (190 Frauen, 142 Männer) in der Gruppe der Unter-49Jährigen einen Prozentsatz von ungefähr 40%, der 50-bis-70Jährigen von ungefähr 60% und der Über-70Jährigen von ungefähr 75% unter Dauerbewegungsstörungen Leidender [574:212].

Die Dauerbewegungsstörungen treten ebenso wie die auch evtl. 'nur' vorübergehenden Bewegungsstörungen bei 'Patientinnen' und 'Patienten' jeglichen Alters auf [188:157;77:1640], wobei ab dem Alter von ca. 60 Jahren die Wahrscheinlichkeitsrate noch einmal um 10 bis 20% ansteigen soll, und überhaupt Frauen prozentual doppelt so häufig das Schicksal Neuroleptika-verursachter Dauerbewegungsstörungen erleiden wie Männer [195:83;205:200].

Hinsichtlich der Genauigkeit der Anzahl der durch Bewegungsstörungen und insbesondere durch Kehlkopf- und Schlundkrämpfe hervorgerufenen Psychiatrischen Strangulations-Syndrome ist natürlich besonders zu berücksichtigen, daß wir auch hier auf die Angaben der Behandler selbst angewiesen sind, so daß fast keinerlei Zahlen zu diesen Neuroleptika-Auswirkungen genannt werden können — mit zwei Ausnahmen:

1. In der Franklin-D.-Roosevelt-Anstalt in Montrose/New York State schaute Allen E. Hussar die Akten derjenigen 1.324 'Patienten' durch, die wegen Erkrankungen in ein Krankenhaus eingeliefert wurden. Während im Untersuchungszeitraum von 1952 bis 1956, als sich die moderne psychopharmakologische Behandlung in Montrose noch nicht durchgesetzt hatte, null 'Patienten' an Asphyxie (Erstickungszustand mit Pulslosigkeit) und 4 an Aspirationspneumonie (Lungenentzündung infolge Eindringens von Essensteilen in den Lungenbereich) starben, sind es im Zeitraum ***nach*** Einführung der Neuroleptika, 1956 bis 1959, bei vergleichbaren 'Patienten'-Zahlen bereits 3 Asphyxie- und 5 Aspirationspneumonie-Tote [541:94].
2. Ebenfalls ein U.S.Amerikaner, nämlich der bereits erwähnte Herzspezialist und Gerichtsmediziner Frederick T. Zugibe ist es, der sich zweimal zu den diesbezüglichen Todesziffern äußert, und zwar zum einen im Jahr 1980 in einer gerichtsmedizinischen Zeitschrift unter Berufung auf seine Landsleute W. Spitz sowie J.J. Miller und M. Chinoy, auf deren Ausführungen er verweist: »Spitz, oberster Gerichtsmediziner von Detroit, berichtet in einem der angesehensten Nachschlagewerke zu gerichtsmedizinischen Ermittlungen bei Todesfällen: 'In psychiatrischen Institutionen ist Aspiration (*Ansaugung*) von Speisen infolge Unterdrückung des Schließreflexes (gemeint ist die Anhebung des Gaumens beim Schlucken; durch eine Berührung des hinteren Zungenteils wird so beim natürlichen Schluckvorgang reflexartig die Luftröhre verschlossen, P.L.) bei ruhigstellenden Arzneimitteln eine allgemeine Erscheinung.' Miller und Chinoy gaben auf der 123. Jahresversammlung der 'American Psychiatric Association' (*Amerikanischer Psychiater-Verein*) in ihrer wissenschaftlichen Ausführung über die Auswirkung von Tranquilizern (*Major Tranquilizer, Neuroleptika; vgl. S. 74*) auf den Schließreflex darüber Aufschluß, daß sich das Überhandnehmen von Asphyxie-Toten (*Menschen, die an Asphyxie [Erstickungszustand mit Pulslosigkeit] starben*) bei Anstaltspatienten, die Tranquilizer erhalten, verzehnfachte. Über Abwesenheit des Schließreflexes wurde bei 40,3% der psychiatrischen Patienten berichtet, bei 15% der Patienten, die Tranquilizer erhielten, war keine Krankheit vorhanden. Es gab von 1936 bis 1945 2,73% Todesfälle im Vergleich zu 25,7% Todesfälle von 1956 bis 1965.« [1114:76] Derselbe Frederick T. Zugibe ließ sich zum anderen bereits im Juli 1978 in seiner Funktion als Oberster Leichenbeschauer öffentlich in der 'New

York Times' zu zahlreichen Todesfällen aus, die sich in den beiden (im folgenden Interview genannten) größten Psychiatrischen Anstalten des U.S.Staates New York nach Neuroleptika-Behandlungen ereignet hat. Im Bericht dieser großen u.s.amerikanischen Tageszeitung wird Zugibe auf der Titelseite ausführlich zitiert: »Der offiziell Zuständige, Dr. Frederick Zugibe, sagte in einem Interview, daß Untersuchungen seines Amtes in bezug auf das Rockland Psychiatric Center in Orangeburg/N.Y. und das Letchwork Developmental Center in Thiells/N.Y. gezeigt hatten, daß 'viele' der Patienten, die in solchen Institutionen starben, bis zu dem Punkt ruhiggestellt wurden, wo sie den Schmerz nicht mehr empfinden konnten, der ansonsten als Warnung vor einer schweren medizinischen Krankheit wirken würde. 'Eine große Prozentzahl der Todesfälle aus den zwei Institutionen, die wir überprüfen, steht im Zusammenhang mit Tranquilizern', sagte Dr. Zugibe (...). Dr. Zugibe berichtete, daß die Patienten, die möglicherweise Probleme beim Sprechen hatten, nichtsdestotrotz aber Ärzten durch Stöhnen ihr körperliches Leiden hätten mitteilen können, durch die Tranquilizer ihre Körperreaktionen erstickt hatten. Er sagte, daß die meisten der von seinem Amt untersuchten Todesfälle erfolgten, als die Patienten in ihre Lungen erbrachen, weil gewisse Nerven, die erforderlich wären, um das, was geschehen ist, zu verhindern, von Tranquilizern abgetötet gewesen waren.« [387:1] Zugibe am Ende des 'New York Times'-Artikels: »Die Zahl der Todesfälle an den zwei Einrichtungen von Rockland über die letzten zwei oder drei Jahre hinweg konnte während der letzten Nacht nicht in Erfahrung gebracht werden. Aber es gibt in staatlichen psychiatrischen Institutionen unter den Patienten jedes Jahr schätzungsweise 3.000 Todesfälle. Es gibt 26.000 Patienten in 28 staatlichen Kliniken.« [zit.387:D8]

Dies bedeutet — nicht auf das Psychiatrische Strangulations-Syndrom beschränkt — eine eingestandene jährliche Todesrate von ungefähr 11,5%. Richtiges Gewicht erhält diese Aussage durch einen Vergleich dieser Sterblichkeitsrate mit derjenigen der entsprechenden Gesamtbevölkerung. Die neuesten offiziellen Statistiken der u.s.amerikanischen Behörden nennen hierbei für das Jahr 1979 — bei von Jahr zu Jahr abnehmender Tendenz — eine Zahl von 9,3% [963:Map 63;1063:77], wobei in diese Zahl bereits die durch psychiatrisch-neuroleptische Behandlung verschuldeten Todesfälle eingegangen sind, die zu unmittelbaren Vergleichszwecken nützliche Zahl der nichtpsychiatrischen Todesfälle also noch unter diesen 9,3% anzusetzen wäre.

Eingeschlossen in die von Zugibe genannte psychiatrische Todesrate von 11,5% sind auch die Neuroleptika-bedingten und infolge vegetativer Schädigungen eintretenden Todesfälle. Die verschiedenen Formen und Folgen solcher vegetativen Störungen werden wir nun im folgenden Kapitel untersuchen.

Kapitel 4: Neuroleptika-Auswirkungen im Bereich des vegetativen Systems

Abschnitt 1: Einleitung

Die durch Neuroleptika verursachten vegetativen Regulationsstörungen, die Schädigungen und Störungen der unbewußt verlaufenden Körperprozesse, führt Degkwitz zum größten Teil auf überschießende sympathikolytische (eine allzustarke Blockade der Empfangsstellen für die Nervenimpuls-Überträgerstoffe Adrenalin und Noradrenalin auslösende) oder gegenregulatorische sympathikomimetische (im Sinne von Adrenalin und Noradrenalin gerichtete; vgl. S. 89) Wirkungen zurück [188:138]; Degkwitz' Kollege Selbach zieht als Erklärung ergotrope (leistungssteigernde) Momente vor [958:56], und andere Psychiater sehen weitere Wirkungsmechanismen als die wesentlicheren an. Für die Betroffenen ist nicht so sehr die Diskussion der Psychiater als vielmehr die Tatsache wesentlich, daß ihr Organismus und die verschiedenen Körper-Regulationssysteme aus dem Gleichgewicht geworfen werden, und zwar, wie Cornu betont, »mit absoluter Gesetzmäßigkeit« [177:504]; die zwangsläufigen Folgen für die einzelnen Bereiche des Organismus sollen nun der Reihe nach dargestellt werden.

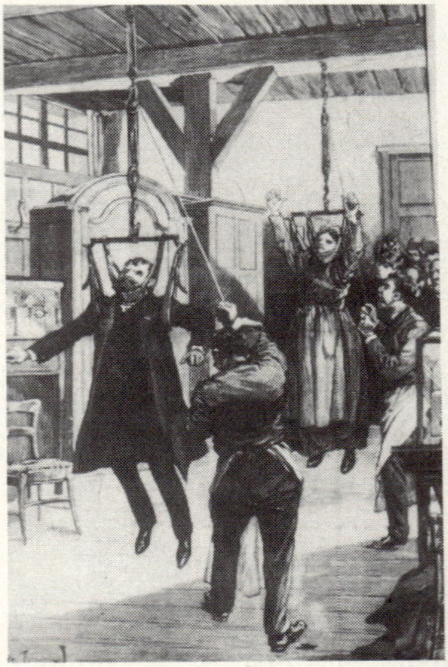

Abb. 44: Traditionelle psychiatrische Behandlung:
Reihenweises Aufhängen

Abschnitt 2: Neuroleptika und die Anpassungsfähigkeit des Körpers an die Veränderung von Umweltbedingungen

Blockade der Abwehrkraft — Angina — Pupillenveränderungen

Die durch die Störung des vegetativen Systems bedingte Schwierigkeit des Körpers, sich an die Umweltbedingungen und deren Veränderung anzupassen, wird unter Medizinern Akkommodationsstörung genannt. Solche Störungen treten nach Neuroleptika-Einsatz allgemein auf [112:154;434:54;991:204;509]. Ergebnis einer solchen Behinderung der Reaktionsfähigkeit des Organismus ist u.a. eine Blockade der Abwehrfähigkeit des Körpers, so daß es zur Verminderung der Widerstandsfähigkeit gegenüber Infektionen [198], zur Hals- und Mandelentzündung (Angina) [657:341;373:45] und, wie Häfner und Kutscher meinen, zu einer raschen Ausbreitung ursprünglich örtlich begrenzter Infekte (Ergebnisse von Ansteckungen) kommen kann [403:31]. Georg Brehmer und Karl-Theodor Ruckdeschel aus der Münchner Universitätsanstalt schreiben der Neuroleptika-Behandlung eine undurchsichtige Änderung der Abwehrlage des Organismus zu und sehen darin auch den Grund, weshalb bei sich örtlich ausbreitenden Anginawellen Neuroleptika-Betroffene besonders anfällig erscheinen [132:1725]. Von einem Paratonsillarabszeß, der im Anschluß an eine Neuroleptika-bedingte Angina auftrat, berichten Häfner und Kutscher [403:31]; mit diesem medizinischen Begriff sind bis zum Ohr hin ausstrahlende Hals- und Schluckschmerzen gemeint, die mit örtlichen Wasseransammlungen im Unterhautzellgewebe (Ödemen), entzündlichen Lymphknotenschwellungen, Fieber, Schüttelfrost und Kieferklemme einhergehen können. Welche Katastrophen sich für die Betroffenen aus der Blockierung der Reaktionsfähigkeit ihrer Körper ergeben können, wird bereits im anschließenden Abschnitt über die Störungen der Körpertemperatur-Regulationsfähigkeit deutlich werden.

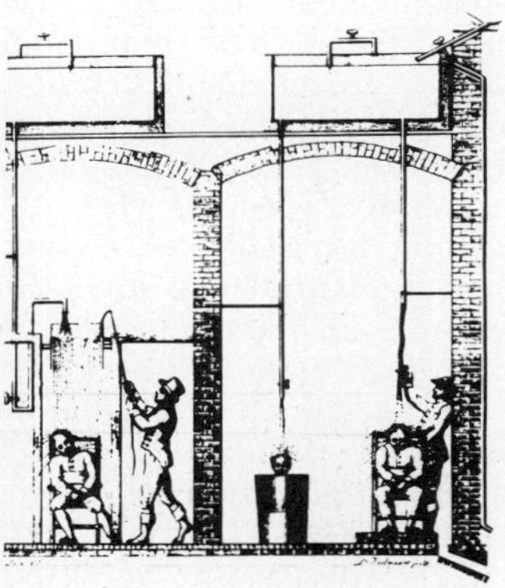

Abb. 45: Traditionelle psychiatrische Behandlung: Kalte Duschen

Im Sehbereich tritt die Blockierung der Reaktionsfähigkeit u.a. als krankhafte Pupillenerweiterung (Mydriasis) [188:138;958:56;511:458;403:31] oder -verengung (Miosis) [403:31;511:458] auf, ebenso als Konvergenzmüdigkeit der Augen [265:579], worunter eine ungenügende Konvergenz (Annäherung der Augenachsen) beim Nahsehen zu verstehen ist, die zur raschen Ermüdung beim Lesen führt. Letztlich kommt es zu verschwommenem Sehen [733:15], also allgemein zu Sehstörungen [560]: Das Auge kann sich nicht mehr an die jeweilige Entfernung von Gegenständen anpassen.

Häufigkeitsangaben zu diesen Störungen scheinen für Psychiater nicht interessant zu sein. Einzig Hans Heimann und Peter Nikolaus Witt berichten von Selbstversuchen, auf die im Kapitel über die psychischen Auswirkungen der Neuroleptika noch näher eingegangen werden wird; danach traten bereits nach einer einmaligen Gabe Chlorpromazin bei drei von zwölf normalen Versuchspersonen, also bei 25% der 'Patienten' Akkommodations- bzw. Koordinationsstörungen der Augen auf [432:106].

Abschnitt 3: Neuroleptika und die Körpertemperatur-Regulation

Frösteln und Fieber — Das Psychiatrische Scheiterhaufen-Syndrom — Hitzewellen als Todeswellen — 4 'Fall'-Beispiele — Häufigkeitsangaben — Michael Stieglitz' Vater

Neuroleptika führen zur Labilität (Schwanken) [188:149], zur Dämpfung [684:29] oder zur Ausschaltung der Wärmeregulierung des körperlichen Organismus, was der Pharmakologe Hans-Herbert Wellhörner auf die Einwirkung auf den Hypothalamus (vgl. S. 85) zurückführt [1085:277]. Folgen dieser Schädigung sind Temperaturveränderungen [188:138;991:204;434:54;83:100], die sich sowohl als Senkung der Körpertemperatur (Hypothermie) [958:56;684:28;702:99] um 1 bis 2°C und Frösteln [999:581] als auch als Steigerung der Körpertemperatur (Hyperthermie) [285:86;289:9;127:114;549:337] niederschlagen können. Laut psychiatrischen

Berichten können bei letztgenannter Schädigung Hitzewallungen [511:458], Fieberanfälle (Pyrexien) [684:20;50;549:567] und Fieberzacken bis zu 40°C [503:87] auftreten; steigt das Fieber über 40°C und hält es — wie dies ansonsten bei Malaria vorkommt — ungewöhnlich lange an, so sprechen Psychiater von Hyperpyrexie [162:50].

Schon an Versuchen mit Ratten zeigte sich, daß der Phenothiazin-Prototyp Chlorpromazin alle Mechanismen der Temperatur-Regulation — sowohl bei Hitze wie auch bei Kälte — ausschaltet. Da sich unter Neuroleptika-Einfluß im Bedarfsfall die Blutgefäße nicht — wie eigentlich notwendig — erweitern, nimmt die Durchblutung der Haut ab und kann ihre regulierende Funktion nicht mehr ausüben [624]. Der Mensch als psychiatrischer 'Patient' ist von dieser Grundstörung der Temperatur-Regulation gleichermaßen betroffen, wobei bei den Neuroleptika-Behandelten noch zusätzlich die (ansonsten ebenfalls Regulationsfunktionen übernehmende) Schweißproduktion unterdrückt wird (s. S. 165ff.) — eine Behinderung, die durch möglicherweise zusätzlich verabreichte Anti-Parkinsonmittel noch einmal verstärkt wird [1111:1787].

Untereinander sind sich Psychiater einig, daß speziell die durch die Neuroleptika hervorgerufenen Fieberattacken für die Betroffenen lebensgefährliche Ausmaße annehmen können. In einem für Psychiater geschriebenen 'Fach'-Buch gestehen die beiden Neuroleptika-Pioniere Delay und Deniker offen ein: »Innerhalb von 24 Stunden steigt die Temperatur von 38°C auf 40°C, und der Tod durch Hyperthermie (*krankhafte Körpertemperatur-Steigerung*) tritt ein, wenn nicht rechtzeitig geeignete Maßnahmen unternommen werden.« [197:258] Aufgrund der für die Betroffenen lebensgefährlichen 'Therapie'-Auswirkung benennen Psychiater diese Gefährdung auch mit Begriffen wie fatale Hyperthermie, maligne (bösartige) Hyperthermie, Syndrome malin (bösartiges Syndrom), malignes neuroleptisches Syndrom oder Hypothalamus-Syndrom [197;337:102;382:99;196:74]. Zwecks Vermeidung eines weiteren Fremdwortes werden wir zur Benennung dieser Neuroleptika-Auswirkung in Anlehnung an den (der Hyperthermie im Prinzip gleichbedeutenden) Begriff Pyrexie (Fieberanfall) enthaltenen Wortstamm pyra, der aus dem Lateinischen herrührt und auf deutsch Scheiterhaufen bedeutet, der Einfachheit halber vom 'Psychiatrischen Scheiterhaufen-Syndrom' sprechen.

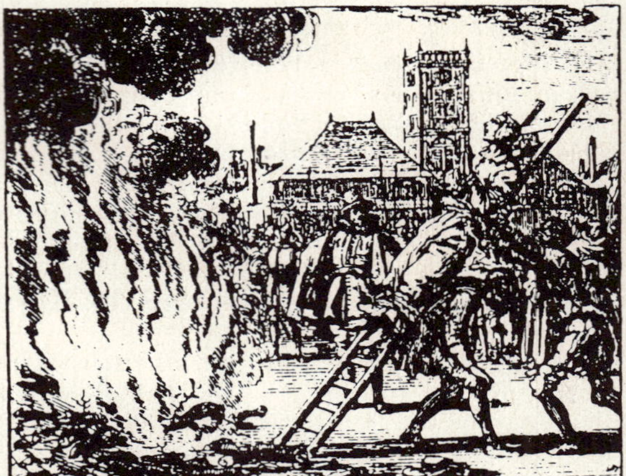

Abb. 46: Vor-psychiatrische 'Hilfe' für unbequeme und störende Menschen: Scheiterhaufen

Das Psychiatrische Scheiterhaufen-Syndrom ist nicht allein durch Fieberanfälle, sondern noch durch eine Reihe weiterer bedrohlicher Krankheitserscheinungen gekennzeichnet, so z.B. durch erhöhten Blutdruck (Hypertonie), verschiedene Bewegungsstörungen (Dyskinesien) und Blässe (Pallor) [197]. Der Japaner Hitoshi Itoh von der Neuropsychiatrischen Abteilung der Keio-Universität Tokyo nennt in Zusammenarbeit mit einer Reihe Kollegen weitere mit dem Psychiatrischen Scheiterhaufen-Syndrom einhergehende Schädigungen, so z.B. Bewußtseinstrübung, Mutismus (Stummheit; Verstummung), verschiedene extrapyramidale Bewegungsstörungen wie Akinesie oder etwa Dysphagien, worunter erschwertes Schlucken zu verstehen ist, wie es bei (anderen) Erkrankungen der Speiseröhre auftritt. Außerdem berichtet Itoh von übermäßiger Hautatmung (exzessiver Perspiration), mit Atemnot verbundener Atmungsstörung (Dyspnoe), wie dies normalerweise bei (anderen) Herzerkrankungen erscheint, und von sehr plötzlichem Zutagetreten von Wundliegen (Dekubitus; Druckbrand) [549]. Zu dieser Auflistung sind zuletzt noch bezeichnende Krankheitserscheinungen hinzuzufügen, die von Degkwitz mit einer Hitzewelle in Zusammenhang gebracht werden: Aufgrund der heißen Außentemperatur und der zusätzlichen, Neuroleptika-bedingten mangelhaften Schweißproduktion (s. S. 165ff.) treten bei den unter psychiatrischen 'Medikamenten' Stehenden besonders Pupillenerweiterungen, Austrocknungserscheinungen der Schleimhäute und Delirien auf — alles Krankheitserscheinungen, die nach Meinung von Degkwitz für ein typisches Atropin-(Tollkirsch-)Vergiftungsbild charakteristisch sind [188:139].

In einem mit »Toxicity and Side Effects in Man and in the Laboratory Animal« (»Giftigkeit und Nebenwirkungen beim Menschen und beim Versuchstier«) überschriebenen Aufsatz weist Degkwitz gemeinsam mit Kollegen auf die besondere Fähigkeit potenter, d.h. starker Neuroleptika hin, das bezeichnete Psychiatrische Scheiterhaufen-Syndrom herbeizuführen [196:74]. Wenig überrascht es deshalb die Kenner der Psychiatrie, daß der einflußreiche Sozialpsychiater Asmus Finzen zwar scheinbar seine Kollegen auf die zusätzliche Lebensgefahr aufmerksam macht, die die Fixierung (Fesselung) für einen erregten und durch die Neuroleptika bereits an krankhaft gesteigerter Körpertemperatur (Hyperthermie) leidenden psychisch 'Kranken' bedeutet, jedoch gleichzeitig den Wechsel gerade zu einem hochpotenten, d.h. besonders starken Neuroleptikum empfiehlt (107).

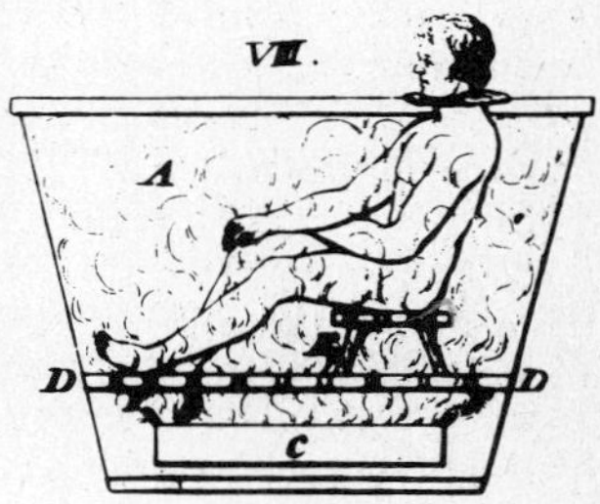

Abb. 47: Traditionelle psychiatrische Behandlung: Heißes Zwangs-Dampfbad

Gelegentlich berichten sich Psychiater und Mediziner in abstrakter [924:23] oder in konkreter Form [945:565-570] über Neuroleptika-bedingte Psychiatrische Scheiterhaufen-Syndrome. Frank Sarnquist und Philip C. Larson jun. beispielsweise, zwei Mediziner an der Anästhesie-Abteilung der California-Universität San Francisco, veröffentlichen in ihrer Fachzeitschrift das noch einmal glimpflich verlaufene Schicksal eines psychiatrischen 'Patienten'; dessen Glück war es, daß er sich zum Zeitpunkt des Auftretens des Psychiatrischen Scheiterhaufen-Syndroms, das seine Körpertemperatur noch während der später gewährleisteten medizinischen Versorgung auf Spitzenwerte von 42,2°C emportrieb, nicht innerhalb einer Psychiatrischen Anstalt befunden hatte. Die beiden Mediziner berichten von ihrem Kampf gegen die Neuroleptika-Auswirkungen wie folgt: »Ein 48jähriger Neger wurde in den Erste-Hilfe-Raum gebracht, nachdem er auf der Straße zusammengebrochen war. Er befand sich in tiefem Koma, und im Augenblick war keine Krankheitsgeschichte verfügbar. Seine Haut war heiß und trocken. (...) Die Behandlung bestand aus Intubation (*Einführung eines Rohres vom Mund aus in die Luftröhre*) und Verabreichung von Sauerstoff. Der Körper des Patienten wurde mit

(107) Finzen wörtlich: »Hyperthermien sind dann gefährlich, wenn sie verkannt werden, insbesondere wenn der Kranke psychomotorisch erregt ist (Fesseln ist lebensgefährlich!). Bei Hyperthermien sollte auf ein hochpotentes Neuroleptikum (etwa Haldol) umgestiegen werden.« [285:86]

nassen Handtüchern bedeckt, über die beständig Eiswasser gegossen wurde. (...) Der Patient erwachte 12 Stunden nach der Aufnahme, zu deren Zeit seine Temperatur 99°F (*37,2°C*) betrug, und er konnte berichten, daß er zur Behandlung einer psychischen Störung täglich 1 g Chlorpromazin und 6 mg Benztropin-Mesylat (Cogentin [*Anti-Parkinsonmittel*]) genommen hatte. Vom Vorkommen irgendwelcher Prodromata (*Vorboten des Krankheits-Ausbruchs*), die dem Verlust des Bewußtseins vorhergingen, berichtete er nichts.« [920:348f.] Eine beunruhigende Beobachtung teilen drei andere U.S.Amerikaner mit, diesmal Psychiater: Am Beispiel eines 19jährigen 'psychotischen' Kochs, der nach der Behandlung mit Fluphenazin (Lyogen, Omca) am Psychiatrischen Scheiterhaufen-Syndrom in Verbindung mit krankhaft gesteigertem Blutdruck, Muskelzittern und Augenmuskelkrämpfen erkrankt und über eine Lethargie ins Koma gefallen war, wurde deutlich, daß nicht einmal in der medizinischen Abteilung, in die der 'psychotische' Koch in diesem Zustand gebracht worden war, irgendwelche pathologischen (den Krankheitsvorgang betreffenden) Anhaltspunkte gefunden werden konnten (oder wollten), um diesen Zustand zu erklären [382]. Auf diesen Tatbestand weist auch Itoh hin; Untersuchungen an den Leichen von am Psychiatrischen Scheiterhaufen-Syndrom gestorbener 'Medikamenten'-Behandelter sollen weder grobe noch mikroskopische, einen Krankheitsvorgang aufzeigende Funde im Zentralnervensystem aufgedeckt haben [549:573].

Vier 'Fall'-Beispiele mit tödlichem Ausgang sollen die Darstellung möglicher Auswirkungen der Neuroleptika auf die Körpertemperatur-Regulation beenden. Im Juni 1956 schildert der bereits erwähnte Frank J. Ayd jun. kurz und knapp das Schicksal eines 41jährigen, wiederholt wegen 'Schizophrenie' in der psychiatrischen 'Klinik', diesmal mit Chlorpromazin behandelten Mannes: »Um 6 Uhr morgens war seine Temperatur normal. Zwei Stunden später brach er plötzlich zusammen. Seine rektale (*den Mastdarm betreffende, d.h. im After gemessene*) Temperatur betrug 108°F (*42,2°C*). Er hatte einige epilepsieförmige Anfälle und geriet ins Koma. Intensive Behandlung der Hyperthermie senkte die Temperatur auf 104°F (*40°C*), aber neun Stunden nach seinem Kollaps verschied er.« [50:189] Ayds u.s.amerikanischer Kollege David J. Greenblatt verabreichte gemeinsam mit anderen Psychiatern einem 30jährigen, tablettenabhängigen Mann gegen dessen Sucht-Entzugserscheinungen Haloperidol, und zwar, unterteilt in mehrere Dosen, insgesamt 50 mg. Drei Stunden nach der letzten Dosis entfaltete das Haldol seine volle Wirkung; die Psychiater um Greenblatt berichten: »Der Patient wurde komatös, einhergehend mit schlaffer Muskulatur, Blutdruckabfall und Apnoe (*Atemstillstand*). (Das Fieber stieg auf 42,2°C, und dann wurde der Patient in eine medizinische Abteilung gebracht, P.L.) Eine Serie katastrophaler Komplikationen folgte der Episode der Hyperpyrexie und des kardiovaskulären (*die Herzkranzgefäße betreffenden*) Kollapses. Diese schlossen oligurisches (*durch krankhafte Verminderung der Harnmenge charakterisiertes*) Nierenversagen, Leberversagen, Hypoglykämie (*unnormal niedrigen Blutzuckergehalt*), verbreitete intravaskuläre (*die Blutgefäße betreffende*) Gerinnung (...), gastrointestinale (*Magen-Darm-*)Blutungen und Aspirationspneumonie (*Lungenentzündung infolge Aspiration [Ansaugung]*) ein. (...) Der Patient starb trotz intensivster medizinischer Therapie am zwölften Krankenhaus-Tag.« [365:673f.] Den — hier dritten — Fall eines tödlichen Psychiatrischen Scheiterhaufen-Syndroms schildern die beiden Mediziner Sarnquist und Larson, von denen bereits der oben erwähnte Bericht vom psychisch 'gestörten' Schwarzen stammt. Diesmal handelt es sich um einen 33jährigen Kaukasier, der in die Erste-Hilfe-Station des Krankenhauses eingeliefert wurde, nachdem er bewußtlos in einem Hotelzimmer aufgefunden worden war, wie Sarnquist und Larson ausführen: »Wie der erste Patient hatte er eine heiße, trockene Haut, hastige tiefe

Atmung und normale Lungen. Auf schmerzhafte Reize reagierte er nicht. Seine Behandlung ähnelte der des ersten Patienten. Obwohl die rektale (*im After gemessene*) Temperatur von mehr als 108°F (*42,2°C*) nach zwei Stunden auf das Normale zurückging, dauerte das Koma an. Ohne Wiedererlangung des Bewußtseins starb der Patient zehn Tage später aufgrund mannigfaltiger Ursachen einschließlich Kreislaufversagen, Lungenentzündung, Atemversagen und Thrombose (*Blutpfropfbildung*) des superioren sagittalen Sinus (*eines Venengeflechtes im Gehirn*). Auch er hatte täglich 1 g Chlorpromazin und 6 mg Cogentin genommen, so wie es von einer gemeindenahen psychiatrischen Ambulanz verordnet worden war.« [920:349] Den letzten der vier tödlichen Fälle eines Psychiatrischen Scheiterhaufen-Syndroms schildert der U.S.Amerikaner Robie T. Childers jun. aus dem State Hospital in Richmond/Indiana: »Eine 55jährige Weiße wurde wegen paranoider Wahnvorstellungen und unangemessenen Verhaltens erneut eingewiesen. Sie wurde unter Chlorpromazin gestellt und erhielt 9.400 mg über einen Zeitraum von 15 Tagen. Am 14. Tag der Medikation wurde sie übermäßig lethargisch und bekam ein ungeklärtes Fieber. Sie erhielt Penicillin und Aspirin und zeigte eine merkliche subjektive und objektive Besserung für ungefähr zwölf Stunden, wo sie dann doch hohes Fieber bekam und in ein Koma fiel. (...) Eine vollständige Autopsie (*Leichenöffnung*) konnte die Todesursache nicht enthüllen, und man meint, eine Chlorpromazin-Giftwirkung vermuten zu müssen, die sich ausgehend von einer Störung des Hirnstamms als Koma und Hyperpyrexie offenbart. Es wurde berichtet, daß andere Phenothiazine ähnliche Schwierigkeiten verursachen.« [162:164]

Über die Häufigkeitsrate Neuroleptika-bedingter Behinderung der Körpertemperatur-Regulation finden sich bei Psychiatern nur spärliche Angaben. A.C. Sayers und Hans A. Amsler erwähnen für den Temperaturanstieg unter Leponex eine Zahl von 20% [924:23]; mit Taractan konnten die bereits erwähnten Brauchitsch und Bukowczyk bei 55 von 185 (29,7%) Behandelten die Temperatur zur Steigerung bringen, davon bei 36 (19,5%) auf über 38°C [127:114]. Sarnquist und Larson, die — wie oben dargestellt — den 'medikamentierten' Schwarzen wie auch den kaukasischen 'Patienten' nicht mehr retten konnten, verweisen in ihrer Einschätzung des Behandlungsendes auf andere Artikel über bei Hitzewellen unter Neuroleptika-Behandlung auftretende Fälle tödlichen Hitzschlags [1111:48] und schreiben: »Berichte wie diese sind nicht selten. Jede 'Hitzewelle' beschwört eine Anzahl solcher Fälle herauf, von denen einige tödlich enden. Daß Atropin und atropinartige Verbindungen und daß Phenothiazine das normalerweise sich selbst regulierende dynamische Gleichgewicht des Organismus in Unordnung bringen, wurde vor mehr als zwanzig Jahren erkannt. Trotzdem versäumen es die meisten Berichte über Fälle von Hitzschlag, die Medikamenten-Vorgeschichte der Opfer zu nennen. Deshalb ist es unmöglich, die Zahl der Fälle zu schätzen, die durch Medikamente bewirkt oder begünstigt wurden, aber sie ist vermutlich größer als bislang erkannt. Vier der fünf letzten Patienten, die mit Temperaturen von über 106°F (*41,1°C*) in den Erste-Hilfe-Raum des Allgemeinkrankenhauses von San Francisco eingeliefert wurden, hatten zuvor Phenothiazine und atropinartige Medikamente genommen.« [920:350] Noch einmal aus den U.S.A., und zwar aus der Tageszeitung 'New York Daily News' vom 16. Juli 1981 stammt die — hierzu nunmehr letzte — Nachricht, daß während einer zu dieser Zeit in New York stattfindenden Hitzewelle elf unter Neuroleptika-Einfluß stehende Menschen ihr Leben lassen mußten [1103]. Die 'New York Times' berichtet am selben Tag über die Katastrophe und zitiert dabei Isidore Stieglitz, den Vater des im Alter von 28 Jahren im 'Bronx Psychiatric Center' unter Haloperidol-Behandlung umgekommenen Michael Stieglitz; kurz und prägnant erklärt der Vater: »Sie brachten meinen Sohn um, in Bronx.« [zit.1022:B1]

Abschnitt 4: Neuroleptika, Herz und Lungen

EKG-Veränderungen — Toxische Herzwirkung — Pigmentablagerungen — Herzrhythmusstörungen — Folgenschwere Hypoxie — Herzjagen — Herzversagen — Lungenschäden — Bleibende Schäden — Psychiatrischer Blitztod II — 12 'Fall'-Beispiele — Lautes Lachen und unkooperativ: Zwei weitere Tote — Todesursache Lungenentzündung — Häufigkeitsangaben — Hussars Zählungen

Gemeinsam demonstrierten die bereits erwähnten Leestma und Koenig in einer beachtenswerten Schrift aus dem Jahre 1968, »... daß prinzipiell alle Phenothiazine das Elektrokardiogramm (*EKG*) verändern können.« [669:144f.] (Das EKG zeichnet die Aktionsstrom-Spannung des tätigen Herzmuskels auf.) Auch in der Bundesrepublik Deutschland und Westberlin sind — Psychiatern — diese Auswirkungen, die für alle Neuroleptika gelten, längst bekannt [513:142;1042:1078;197:258]. Aus der von Psychiatern selbst vollbrachten Begriffsbestimmung der 'EKG-Veränderungen' wird die Bedeutung dieses Tatbestandes ersichtlich: »Das Merkmal 'EKG-Veränderungen' beinhaltet nicht alle möglichen abnormen EKG-Befunde, sondern jene Veränderungen, die mit großer Wahrscheinlichkeit auf eine organische Herzerkrankung oder zumindest auf eine funktionelle Störung schwereren Ausmaßes hinweisen.« [237:58] EKG-Veränderungen sind hier also als schwerere funktionelle Herzerkrankungen zu verstehen, die ihre Ursache sowohl in echten Herzkrankheiten als auch im Einsatz von Neuroleptika haben können. Als Ursache der EKG-Veränderungen, die inzwischen allen neuroleptisch wirkenden Psychopharmaka zugeschrieben werden [970:35], sehen Psychiater neben der zugrundeliegenden allgemeinen vegetativen Regulationsstörung der Neuroleptika [714:48] deren direkte — auf Dauer natürlich entsprechend giftige (toxische) [584] — Herzeinwirkung [218:368;196:73f.], speziell die direkte herzschädigende Einwirkung auf das Reizleitungssystem und die Herzmuskelfasern [523:44;1085:277;513:142].

Folgen und Ergebnisse des Einsatzes dieser 'Medikamente' stellen sich für die Betroffenen wie folgt dar:

- Farbstoff-(Pigment-)Ablagerungen im Reizleitungssystem [218:368;83:101;714:49], speziell im Herzmuskel [218:368].
- Herzmuskel-(Myokard-)Schädigungen und Muskelfaser-Degeneration (-Rückbildung) [523:45;714:49].
- Herzrhythmusstörungen [67:110;555] aller Art wie z.B. Extrasystolen und Fibrillationen, d.h. vorzeitige bzw. unregelmäßige, ungewöhnliche und asynchrone (ungleichzeitige) Kontraktionen (Zusammenziehungen) des Herzens oder einzelner Herzteile, insbesondere im Herz-Vorhof (atriale Extrasystolen) wie auch inner- und oberhalb der Herzkammern (ventrikuläre und supraventrikuläre Extrasystolen) [1114:80;202;942;352;304:223;1007:18]; außerdem die folgenschwere Hypoxie [1007:18], worunter ein verminderter bis unzureichender Sauerstoffgehalt des Körpergewebes mit teils reversiblen, teils jedoch irreversiblen degenerativen (Organ-rückbildenden) Folgen zu verstehen ist, die sich besonders im Gehirn-, Herzmuskel- und — worauf wir noch einmal zurückkommen werden — im Nieren-Bereich auswirken (108), und

(108) Ein Anzeichen für das Bestehen einer Neuroleptika-bedingten Sauerstoffmangel-Versorgung des Organismus ist das Auftreten der Lakta(ta)zidose [41:114]; diese ist durch die Übersäuerung des Organismus und durch das Vorkommen von Milchsäure im Blut gekennzeichnet und dient Medizinern als Hinweis auf eine neurologische Erkrankung wie z.B. zerebrale Degeneration, d.h. Gehirnrückbildung.

vieles mehr (109).

- Herzjagen (Tachykardie) [83:100;523:44;467:339;188:134;579:1201;67:110;958:56;999:581;657:341;304:223], gelegentlich tagelang [127:114], zum Teil Steigerung der Herztätigkeit auf 140 Schläge pro Minute [188:138], wodurch eine 'Herzphobie' ('krankhafte' Angst vor Herzerkrankung) ausgelöst werden kann [467:342].
- Verlangsamung der Herztätigkeit (Bradykardie) [955:145;188:138;940:175;999:581].
- krankhafte Herzempfindungen (Herzsensationen) [403:20] wie z.B. Beklemmungsgefühle in der Herzgegend [190:494] oder Herzklopfen [657:341].
- Atemstörungen [579:1201]wie verlangsamte Atmung (Bradynoe) [955:145], Atemnot (Dyspnoe) [188:134;657:341;293], Atemdepression [785], Asthmaanfälle [177:542;556]oder, wie beispielsweise von Thiothixen (Taractan, Truxal) gemeldet, vagovasale Synkopen; hierunter verstehen Mediziner kardiovaskuläre (das Herz und die Gefäße betreffende) Anfälle z.B. bei Erstickungsgefahr (Höhenkollaps) oder nach direkten Hirnschädigungen; außerdem — bei demselben 'Medikament' — Verschlechterung eines bereits vorhandenen Asthmas [127:114]; stenokardische Beschwerden [188:134,138], auch Angina pectoris genannt: Dies sind Funktionsstörungen der Herzkrampfgefäße, die den Herzmuskel mit Blut versorgen sollen (auch als 'Herzenge' bekannt).
- Panarteriitis nodosa (mit Bildung von Knötchen einhergehende Entzündung aller Schichten der Herzwand einschließlich des Herzklappenapparates) [41:114].
- Kammerflimmern (Reizbildungsstörungen des Herzens; Ursache des Sekundentodes, d.h. eines in Sekundenschnelle eintretenden Todes: Das Herz flattert nur noch, pumpt aber nicht mehr, so daß es zum tödlichen Herzstillstand kommt) [846;845].
- Herzinsuffizienz (Herzschwäche, Herzversagen) [584;827:144].

Was die Lungen betrifft, so wurden speziell bei Tierversuchen, und zwar bei Hunden, die mit Chlorpromazin 'medikamentiert' worden waren, krankhafte Gewebsveränderungen festgestellt [684:24]. Die Einwirkung der Neuroleptika auf die Lungen wurde ebenso bei Tierversuchen mit Thioxanthenen nachgewiesen, von denen auch in der Lunge eine hohe Konzentration vorgefunden wurde [861:6].

Auch auf menschliche Lungen wirken sich Neuroleptika aus; so kann es beispielsweise, was Degkwitz auf die allgemeine Verminderung der Widerstandsfähigkeit des

(103) Als mögliche Formen von Herzrhythmusstörungen, die sich Psychiater auch unter Begriffen wie Reizleitungsstörungen (Heart Block), antiarrhythmische Effekte [113:166] oder Repolarisationsstörungen [916] mitteilen, werden unter anderem genannt: Verlängerung der Reizleitungszeit [684:25], Verbreiterung des QRS-Komplexes (s. Abb. 48), Abflachung, Umkehrung, Verbreiterung oder Zweispaltung der T-Welle, ST-Senkung, Verlängerung der PR- und QT-Strecke [113:166;1114:80;714:43;304:223] sowie toxische Hemmung der ATP-ase (Beruhigungsphase der Nervenerregung) [714:49].

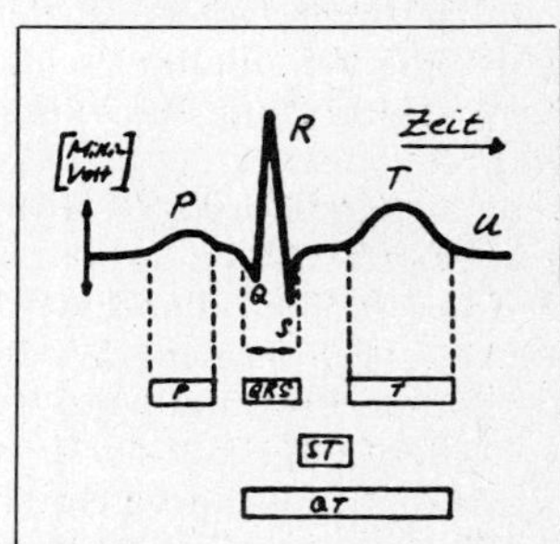

Abb. 48: Herzschlag: Schaubild des Aktionsstroms (EKG).
P-Zacke: Herz-Vorhof-Zusammenziehung;
PQ-Strecke: Überleitung der Erregung von den Vorhöfen auf die Kammern;
QRS-Gruppe: Ausbreitung der Erregung über die Kammern;
ST-Strecke: Höhe der Erregung;
T-Welle: Rückgang der Erregung;
U-Welle: Nachschwankung

Körpers gegen krankhafte Einflüsse zurückführt, zur Verschlimmerung einer bereits bestehenden Tuberkulose kommen [188:150f.]. Ebenso werden Lungenentzündungen [1114;84:1077], und zwar als spezielle Folge der Neuroleptika-bedingten Zerstörung der weißen Blutkörperchen genannt [95:496], auf die später noch gesondert eingegangen werden wird; Lungenentzündungen im Rahmen des Psychiatrischen Strangulations- wie auch des Scheiterhaufen-Syndroms wurden bereits auf den vorhergehenden Seiten genannt.

Irreversible Herz- und Lungenschädigungen sind für Psychiater nicht einmal in ihren internen 'Fach'-Zeitschriften ein Thema. Eine Stellungnahme hierzu liegt jedoch von seiten eines Mediziners, und zwar von Carl S. Alexander vor, einem Herzspezialisten aus Minneapolis/Minnesota. Dieser schreibt in einem Artikel über kardiotoxische, d.h. sich giftig auf das Herz niederschlagende Wirkungen von Phenothiazinen und verwandten Substanzen mit einem optimistischen Glauben in bezug auf die medizinischen Fähigkeiten und in bezug auf die Offenheit von Psychiatern, daß zwar 'Neben'-Wirkungen von Neuroleptika bekannt würden, soweit diese nach einer relativ kurzen Behandlungszeit auftreten, nicht jedoch solche Schädigungen, die über einen längeren Zeitraum 'schleichend' anwachsen; aufgrund seiner Erfahrung als Herz-Mediziner müsse er allerdings richtigstellen, daß Neuroleptika in Wirklichkeit grundsätzlich eine schwere Gefahr für das Herz darstellen und durchaus bleibende Schädigungen hinterlassen können (110).

Der dem Herzen zugefügte Schaden kann nicht nur bleibend, sondern auch sofort tödlich sein (s. Abb. 53). Bereits bei Tierversuchen, in denen diejenige Dosis von psychiatrischen 'Medikamenten' ermittelt wird, die zur Tötung der Versuchstiere notwendig ist, zeigt sich, daß auch das gesündeste Herz unter dem Neuroleptika-Einfluß irgendwann versagt; nach einem vorübergehenden Betäubungszustand werden die Tiere erregt, erleiden Krämpfe und sterben schließlich an Atemlähmung [684:24].

Menschen ergeht es nicht wesentlich anders als Tieren: Nach der Verabreichung psychiatrischer 'Medikamente' können sie — so psychiatrische Berichte — am Erstickungstod [179:1366] oder beispielsweise an einem Adams-Stokes-Anfall [289:28] sterben; letzterer besteht aus einer hochgradigen Verlangsamung des Pulsschlages auf zwölf bis 15 Schläge in der Minute oder noch weniger und hat seine Ursache in der Unterbrechung der nervösen Reizleitung des Herzens, so daß Herz-Vorhof und -Kammer unabhängig voneinander schlagen ('Herzblock'). Am meisten berichten sich Psychiater jedoch von einer Bewirkung des sogenannten 'Sudden Death' durch ihre 'Medikamente' — einem Ende der 'Therapie', das im Rahmen des Kapitels über das Psychiatrische Strangulations-Syndrom bereits mit dem Begriff des Psychiatrischen Blitztodes übersetzt und leichtverständlich benannt wurde.

An diesem Tod, dem Psychiatrischen Blitztod, sterben, so die bereits erwähnten Hollister und Kosek, mehr 'Patienten' als an anderen Neuroleptika-bedingten lebensgefährlichen Erkrankungen wie z.B. Agranulozytose (Vernichtung der weißen Blutkörperchen) oder Gelbsucht [528:1038]. Wenig überraschend ist es wohl selbst für einen Laien, daß insbesondere Herzkranke durch die Neuroleptika äußerst gefährdet sind. Degkwitz berichtet von solch einem herzkranken Mann, der in der 'Klinik' zur 'Beru-

(110) Recht gutgläubig gegenüber Psychiatern klingen Alexanders Ausführungen, wenn er bemerkt: »Ernste Nebenwirkungen, die möglicherweise eintreten, wenn Arzneimittel über kurze Zeiträume genommen werden, werden ohne weiteres veröffentlicht; aber eine schleichende, kumulative (*anwachsende*) Giftwirkung, die den andauernden Gebrauch von Arzneimitteln über Monate und Jahre hinweg begleitet, kann nicht so leicht sichtbar gemacht werden. (...) Von der Literatur her gewann ich den Eindruck, daß elektrokardiographische (*den Herz-Aktionsstrom betreffende*) Abnormitäten und die Toxizität auf das Herz reversibel sind, wenn die Arzneimittel unterbunden werden; aber meine Erfahrung veranlaßt mich zur entgegengesetzten Überzeugung: nämlich, daß der dem Herz zugefügte Schaden gefährlich und bleibend sein kann.« [14:1014]

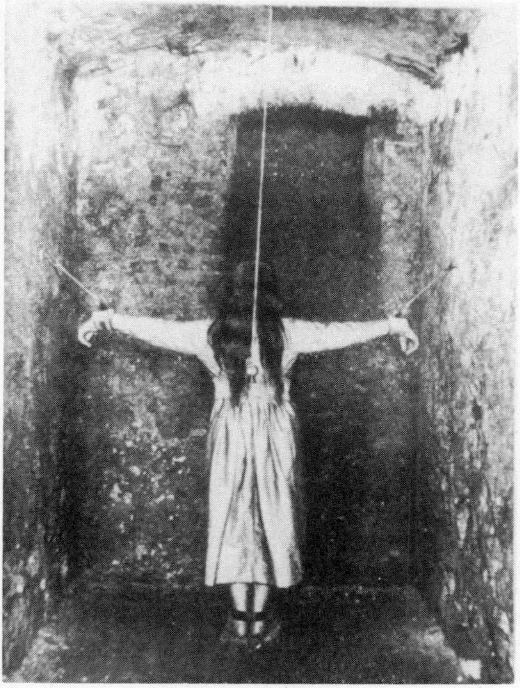

Abb. 49: Traditionelle psychiatrische Behandlung: Zwangsstehen; sollte selbst die heftigsten Ausbrüche der 'Tobsucht' besänftigen und in den 'Kranken' das Gefühl der Achtung gegenüber dem 'Arzt' wecken

higung' ein Neuroleptikum erhält und prompt stirbt [188:167]. Anhand der nachfolgenden 'Fall'-Beispiele wird jedoch deutlich werden, daß es im Regelfall Menschen mit zuvor blühendster Gesundheit sind, die infolge der 'medikamentösen' Behandlung dem Psychiatrischen Blitztod erliegen.

Über die näheren Gründe, die letztlich den Psychiatrischen Blitztod herbeiführen, scheinen Psychiater noch kräftig zu spekulieren [179:1367], jedenfalls entsteht dieser Eindruck beim Lesen ihrer diesbezüglichen Schriften. Zumindest behaupten sie, nach dem Tod 'ihrer Patientinnen und Patienten' entweder gar keine Autopsie-(Leichenöffungs-)Befunde gemacht zu haben [754], oder aber sie gestehen gewisse spezifische krankhafte Herz-Veränderungen ein, nennen sie dann jedoch 'nicht ausreichend', um den Herztod der Behandelten zu erklären [528:1035].

Konkret an krankhaften Veränderungen im Bereich des Herzens gefunden wurden 'interessante' Mengen brauner, körnchenförmiger Farbstoffablagerungen im Herzen (und in den anderen inneren Organen), speziell bei solchen Betroffenen, die dem Psychiatrischen Blitztod erlagen, wie die beiden Mediziner Anthony C. Greiner und George A. Nicolson aus Essondale/British Columbia (Kanada) mitteilen (s. S. 190) [367]. Auch Degkwitz und Kollegen berichten von Gewebsveränderungen innerhalb der Arterien des Herzmuskels [196:74]. Über diese Funde hinaus — unabhängig von der Frage nach ihrer konkreten Bedeutung — gibt es auch psychiatrische Beobachtungen oder zumindest Vermutungen in bezug auf Herzveränderungen, die zu einem dem Psychiatrischen Blitztod vorhergehenden Zeitpunkt auftreten; so werden beispielsweise Kammerflimmern wie auch ventrikuläre Fibrillation als nähere Todesursache genannt [528:1035].

Für die Betroffenen wesentlich ist letztendlich die Tatsache, daß es — wie bereits erwähnt — im Regelfall herzgesunde Menschen sind, die nach der Behandlung mit Neuroleptika ihr Leben durch den Psychiatrischen Blitztod verlieren [528:1035]. Der Psychiater G. Ungvári aus der Budapester Universitätsanstalt legt in seinen Ausführungen über acht Fälle Psychiatrischen Blitztodes — davon drei nach Behandlung mit Haloperidol — auf diesen Tatbestand großen Wert, wenn er schreibt: »Die acht psychotischen Patienten, die plötzlich starben, waren körperlich gesund. Jeder Patient war innerhalb der zwei Monate vor seinem plötzlichen Tod sorgfältig medizinisch untersucht, routinemäßigen Labortests, Brust-Röntgenuntersuchungen und EKGs unterzogen worden, und die Befunde waren normal. Keiner von ihnen war fettleibig, und nur zwei (Fall 5 und 8) waren starke Zigaretten-Raucher.« [1062:30]

Fälle von Herztod sind Psychiatern schon seit den ersten Anfängen ihrer Neuroleptika-Behandlung vertraut. Auf dem sogenannten 'Largactil-Symposion' von 1953 in Basel, wo Psychiater über ihre Erfahrungen mit Chlorpromazin (Largactil) referierten, stellte G. Tschudin aus der Psychiatrischen Anstalt Hasenbühl-Liestal im Kanton Baselland einen 'ernsthaften Zwischenfall' vor: Ein 43jähriger, sich zunehmend aufregender 'Schizophrener' wurde (unter Zugabe von allerlei Beruhigungsmitteln) solange mit einer steigenden Menge Largactil behandelt, bis er schließlich am 25. 'Kurtag' starb, wobei laut Tschudin vor Todeseintritt (angeblich) keinerlei Hinweiszeichen auf dieses 'Therapie'-Ende abzusehen gewesen wären [667:363] (111). Wie blitzschnell grundsätzlich die Betroffenen vom Psychiatrischen Blitztod überrascht werden können, zeigten bereits die im Rahmen des Psychiatrischen Strangulations-Syndroms genannten Berichte von Leestma und Kosek. Vorwiegend u.s.amerikanischen Medizinern und Psychiatern ist eine Vielzahl von Aufzeichnungen über das Ende 'ihrer Patientinnen und Patienten' zu 'verdanken'. Drei Angehörige der erstgenannten Berufsgruppe vom Veterans-Administration-Hospital in North Little Rock/Arkansas veröffentlichten im Jahre 1966 einen Artikel, in dem sie auf die bei Autopsien (Leichenöffnungen) gefundenen Arterienveränderungen und Degenerations-Symptome des Herzmuskels von zwölf am Psychiatrischen Blitztod gestorbenen Menschen aufmerksam machen. Das psychiatrische Schicksal ereilte offenbar die zwölf 'Patienten' allesamt auf fast identische Weise; nach Behandlung mit Neuroleptika, hier speziell mit Phenothiazinen, wurden sie von einem plötzlich eintretenden Herztod überrascht, wie aus den zwölf psychiatrischen 'Fall'-Beispielen hervorgeht, die nun nacheinander kurz wiedergegeben werden sollen:

'Fall' 1: Ein 35jähriger, mit Compazine behandelt, friert plötzlich, verlangt nach einer Decke, legt sich auf das Anstaltsbett und wird zehn Minuten darauf ohne Pulsschlag vorgefunden. 'Fall' 2: 69Jähriger, mit Chlorpromazin behandelt, kollabiert beim Essen und stirbt, noch auf dem Stuhl sitzend. 'Fall' 3: 45Jähriger, mit Stelazine (Jatroneural) behandelt, stirbt beim Händewaschen im Badezimmer. 'Fall' 4: 71Jähriger, mit Chlorpromazin behandelt, bricht in einer Kapelle tot zusammen. 'Fall' 5:

---

(111) Vier Beispiele, die von Hollister und Kosek u.a. wiedergegeben werden, mögen noch einmal warnend zeigen, wie plötzlich der Psychiatrische Blitztod unter neuroleptischer 'Therapie' eintreten kann: 1. Ein 46 Jahre alter Mann war im Juni 1962 wegen einer 'schizoaffektiven Reaktion' in die Psychiatrische Anstalt gelangt und dort zuletzt mit Compazine behandelt worden: »Am 21. Febr. 1963 wurde vom Stationspersonal berichtet, daß er eine Art von 'Anfall' hatte, während er zur Toilette ging. Sofort wurde ein Arzt herbeigerufen, aber der Patient war bereits tot. Eine Krankenwärterin bemerkte für einen kurzen Zeitraum nach seinem Ohnmachtsanfall einen schwachen Puls. Eine Stunde vor seinem Tod wurde der Patient beobachtet, wie er normal munter und in guter Stimmung war. Die Untersuchung nach dem Tod offenbarte keine offensichtliche Todesursache.« [528:1036] 2. Wegen einer 'schizophrenen Reaktion' wurde ein 44 Jahre alter Mann seit September mit Chlorpromazin und Melleril behandelt: »Am 16. Nov. wurde der Patient so aggressiv, daß er mit Zwang gezähmt werden mußte. Der Patient mußte von drei Pflegeassistenten festgehalten werden, während die Fixiergurte angebracht wurden. Dabei hörte er plötzlich auf, sich aufzubäumen, die Atmung kam zum Stillstand, und man beobachtete, wie er zyanotisch wurde (*blau anlief*) und wie der Puls aussetzte. Wiederbelebungsversuche waren vergeblich.« [528:1036] 3. Mit Chlorpromazin und Melleril wurde ein gesunder, 33jähriger Mann nach seiner Anstaltseinlieferung von Mitte November 1963 an behandelt: »Der Tod trat am 7. Dez. 1963 ein, als der Patient Ausgang aus der Anstalt hatte. Er aß gerade in einem Restaurant, als er plötzlich zusammenbrach. Er zeigte kein Lebenszeichen mehr und war bei der Ankunft auf der Erste-Hilfe-Station der Klinik tot.« [528:1036] 4. Anlaß, Behandlungsart und -ergebnis stimmen bei diesem hier letzten 'Fall'-Beispiel, einem Mitte Januar 1961 eingelieferten 31jährigen Mann, mit den Gegebenheiten des 3. 'Falles' überein: »Der Tod trat am 31. Aug. 1964 ein. Man beobachtete, als er in einem der Anstaltsläden arbeitete, wie er einen plötzlichen Anfall hatte, bei dem er wie tot zu Boden stürzte. Ein Arzt, der ihn bald darauf sah, konnte keine Lebenszeichen entdecken.« [528:1036]

61Jähriger, mit Chlorpromazin und einem Anti-Parkinsonmittel behandelt, stirbt plötzlich im Badezimmer. 'Fall' 6: 37-Jähriger, Stelazine und Melleril, wird offenbar im Schlaf vom Psychiatrischen Blitztod überrascht.

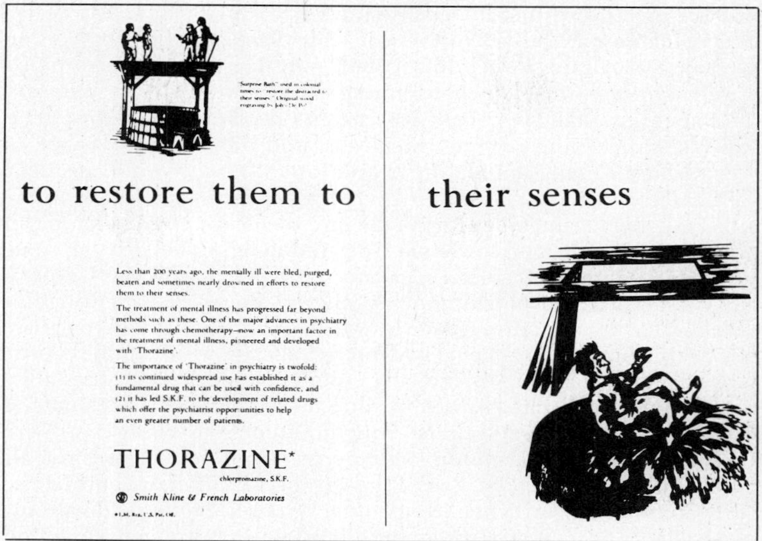

Abb. 50: Moderne psychopharmakologische 'Therapie': Werbeanzeige der u.s.amerikanischen Herstellerfirma des Chlorpromazin (Thorazine, Megaphen, Largactil) (Text in deutscher Übersetzung: »In Kolonialzeiten benutztes 'Überraschungsbad', um die Verrückten wieder zur Vernunft zu bringen. Original-Holzschnitt von John De Pol. Um sie wieder zur Vernunft zu bringen. [...] THORAZINE ...«)

'Fall' 7: 51Jähriger, Compazine, stirbt beim Zeitunglesen. 'Fall' 8: 38Jähriger, Stelazine, stirbt beim Sitzen auf seinem Stuhl. 'Fall' 9: 77Jähriger, Melleril und Promazin (Sparine, Protactyl), wird morgens tot im Bett vorgefunden. 'Fall' 10: 45Jähriger, Melleril, sitzt frühmorgens um 5 Uhr bei der Bettkontrolle noch im Bett, ist eine Stunde später beim Wecken bereits tot. 'Fall' 11: 51Jähriger, mit Carphenazin (Proketazine) behandelt, wird im Bett vom Tod überrascht. 'Fall' 12: 55Jähriger, ambulant mit Sparine behandelt, wird wegen 'Arzneimittel'-Vergiftung erneut stationär aufgenommen, ist — so die Mediziner — schwer verwirrt und am Tag darauf, obwohl zuvor körperlich voll intakt, plötzlich tot [877:254-257].

Mit welcher 'Fürsorglichkeit' und Aufmerksamkeit den 'Patientinnen' und 'Patienten' von ihren psychiatrischen 'Therapeuten' bis zum Tod 'Medikamente' verabreicht werden, sollen nun aus der Vielfalt psychiatrischer 'Fall'-Beispiele zwei psychiatrische, durch Herztod beendete Schicksale demonstrieren, die — wiedergegeben im psychiatrischen Originalton — dem interessierten Leser bzw. der Leserin nicht vorenthalten bleiben sollen. Der erste Bericht stammt aus der Feder Andrew Whymans aus der Universitätsanstalt Ann Arbor/Michigan und handelt vom Tod einer 37jährigen, mit Chlorpromazin behandelten Amerikanerin chinesischer Abstammung. Hier der wesentliche Teil aus Whymans Artikel für eine u.s.amerikanische 'Fach'-Zeitschrift: »Am 4. Anstaltstag schlief sie die meiste Zeit des Morgens durch, aber am Abend war sie in den Zustand der Gereiztheit gekommen und schwankte zwischen zornigem Schreien und lautem Lachen, gemeinsam mit anhaltender motorischer Agitation (*starker Lust, sich zu bewegen*). Während des Abends wurde die Patientin erneut mit 200 mg Chlorpromazin medikamentiert, was so lange wiederholt wurde, bis die Patientin sediert (*ruhiggestellt*) war. Um Mitternacht erhielt sie zusätzlich 200 mg Chlorpromazin, ebenso um 1 Uhr; um 2 Uhr 15 wurde vermerkt, daß sie eingeschlafen war. Um 4 Uhr 20 beobachtete ein Angehöriger des Personals, der für die ganze Nacht der Patientin zugeteilt war, daß die Atemzüge plötzlich eingestellt waren, und es wurde ein Lebensrettungsdienst gerufen. Man nahm zur Kenntnis, daß die Patientin anfänglich einen schwachen Puls hatte, aber energische Bemühungen zur Wiederbelebung reichten nicht aus, und die Patientin wurde für tot erklärt.« [1091:215] Richard Ketai, John Matthews und John J. Mozdzen jun. aus dem 'Pacific Medical Center' in San Francisco schrieben den — hier — zweiten Bericht, und zwar über eine Frau, die in zunehmendem Maße ihre vorherige Zurückhaltung aufgegeben, sich mit eigenen Problemen sowie mit Gott und Religion beschäftigt, somit eine 'Psychose' entwickelt und sich zuletzt sogar noch der psychiatrischen Untersuchung über ihren Geistes- und Körperzustand verweigert hatte: »Die Patientin, eine 35 Jahre alte verheiratete Frau mit drei Kindern, hatte keine vorherigen psychiatrischen Probleme oder bezeichnende Krankengeschichte gehabt. Sie wurde in die Akutstation eingeliefert, nachdem sie zwei Monate lang ein allmählich ansteigendes abweichendes Verhalten entwickelte, das atypisch für ihre normalerweise zurückhaltende Art war und drei Tage vor der Anstaltseinlieferung in offenem psychotischen Verhalten gipfelte. Dieses bestand aus Insomnie (*Schlaflosigkeit*), Beschäftigung mit Religion, Aufregung und Geschwätzigkeit. Zwei Tage vor ihrer Einlieferung erhielt sie auf der Erste-Hilfe-Station ihrer örtlichen Klinik ohne Wirkung 200 mg Chlorpromazin i.m. (*intramuskulär*). Bei der Einlieferung war die Patientin unruhig und mißtrauisch, unfähig, ruhig zu sitzen, sprach schnell und hatte einen Ideenflug, wobei die Ideen reichlich unzusammenhängend und unlogisch waren. Ihr Affekt (*Gemüt*) war besorgt und unbeständig, und sie war ausschließlich mit Gott und Sterben beschäftigt. Obwohl sie während der psychiatrischen Untersuchung die Familienmitglieder erkannte, war sie derart desorganisiert (*aufgelöst*) und unkooperativ, daß ihr gegenwärtiges Erinnerungsvermögen und ihr Orientierungssinn nicht akkurat (*genau*) beurteilt werden konnten. Die körperliche Untersuchung offenbarte keine Abnormitäten außer überstarken Kniereflexen. Sie wollte trotz wiederholter Versuche von seiten des Klinikpersonals durchaus nicht bei einer Untersuchung oder bei einer Blutentnahme für die Laboruntersuchung mitwirken. Unter Benutzung eines flüssigen Konzentrates wurde eine Verabfolgung rascher Ruhigstellung mit Haloperidol begonnen. Am ersten Tag erhielt die Patientin alle halbe Stunde 10 mg, bis insgesamt 50 mg verabreicht worden waren; am zweiten Tag der Unterbringung erhielt sie 70 mg. Weil dies nicht anschlug, wurde eine fortlaufende Ruhigstellung geplant, und man gab ihr über die nächsten 12 Stunden 140 mg. Sie hatte eine leichte dystonische (*durch anfallsweise, krampfartige Bewegungsstörungen charakterisierte*) Reaktion, die schnell auf 2 mg Benztropin (*Cogentin; Anti-Parkinsonmittel*) ansprach, das in der Dosis von 1 mg b.i.d. (*bis in die; zweimal täglich*) weitergegeben wurde. Ihr geistiger Zustand änderte sich nicht, und sie schlief nur vier Stunden in jener Nacht. Am vierten Tag der Anstaltsunterbringung war sie so erregbar, wie sie bei der Einlieferung gewesen war. Sie bekam vier Stunden lang jede Stunde 20 mg Haloperidol und schlief ein. Ihre Lebenszeichen waren zu dieser Zeit normal. Alle 15 Minuten wurde sie kontrolliert, und es hatte den Anschein, als ob sie angenehm schliefe. Zwei Stunden, nachdem die Patientin in Schlaf gefallen war, beobachtete die Krankenschwester, daß sie zyanotisch (*blaurot verfärbt*) aussah. Ihre Atmung und ihr Puls hatten plötzlich aufgehört. Sofortige Wiederbelebungsmaßnahmen von seiten eines für Herzstillstand spezialisierten Teams blieben ohne Erfolg.« [596:112]

Soweit zum Tod durch Herzstillstand. Lungenerkrankungen in Zusammenhang mit Todesfällen sind den Leserinnen und Lesern bereits von den Ausführungen zum

Psychiatrischen Strangulations-Syndrom bekannt. Auch bei Todesfällen vorwiegend vegetativer Natur sind Lungenentzündungen für Psychiater geläufig, was nicht nur am Psychiatrischen Scheiterhaufen-Syndrom deutlich, sondern auch anhand der in den nächsten Abschnitten noch folgenden Angaben über Neuroleptika-Auswirkungen in allen möglichen Bereichen des Organismus zu sehen sein wird.

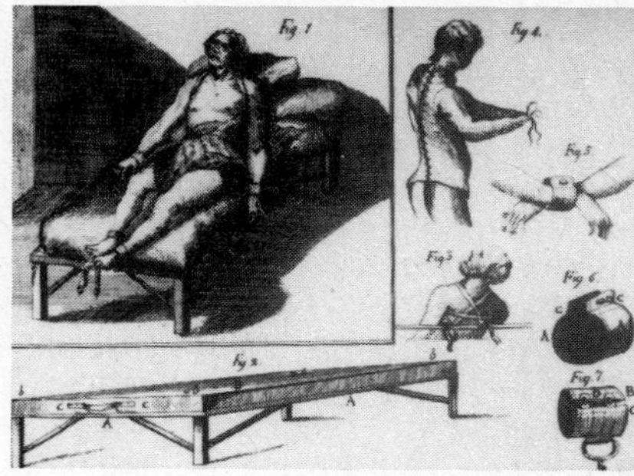

Abb. 51: Traditionelle psychiatrische Behandlung: 'Fach'-männische Fixierung

Auf Lungenerkrankungen wie z.B. Lungenstauung, Lungenödem (Flüssigkeitsansammlung in der Lunge) oder Blutungen (Hämorrhagien) stoßen Psychiater, wie aus einem 1960 erschienenen Artikel der beiden u.s.amerikanischen Psychiater R.E. Reinert und C.G. Hermann aus der Anstalt Topeka/Kansas hervorgeht, immer wieder bei Autopsien von nach Neuroleptika-Behandlung gestorbener 'Patientinnen' und 'Patienten' [870]. Über die 'medikamentösen Behandlungsmöglichkeiten' in drei Anstalten Baden-Württembergs (Zwiefalten, Rottenmünster und Christophsbad/Göppingen) schreibt Brigitte Rempp, daß drei Viertel aller Todes-'Fälle' (im Untersuchungszeitraum) auf Lungenentzündungen zurückgeführt werden konnten: »Daß Pneumonie (*Lungenentzündung*) mit 75% der Todesursachen an erster Stelle steht, während sie in der Gesamtbevölkerung nur ca. 2,2% der Todesursachen ausmacht (errechnet nach den Angaben für 1971 im Statist. Jahrbuch für die BRD), kann wohl nicht allein mit Grippeepidemien erklärt werden, sondern muß im Zusammenhang mit den Behandlungsmöglichkeiten gesehen werden.« [872:57]

Krankhafte Veränderungen des Elektrokardiogramms können, wie manche Psychiater ausgesprochen zurückhaltend eingestehen, »nicht ganz selten« [864,I:478] beobachtet werden. Krankhaft veränderte T- und U-Wellen des Herzaktionsstroms sind, so der Herzspezialist Noble O. Fowler von der Kardiologischen (Herzkrankheiten-)Abteilung der Universitätsklinik Cincinnati/Ohio und seine Kollegen in einer u.s.amerikanischen Fachzeitschrift für Herzerkrankungen im Jahre 1976, bei den meisten mit Neuroleptika behandelten Menschen vorhanden [304:223]. Laut Thomas Arthur Ban und Andre St.Jean aus der Psychiatrischen Anstalt Verdun/Quebec (Kanada) ist bei 50% bzw. bei 16% aller mit

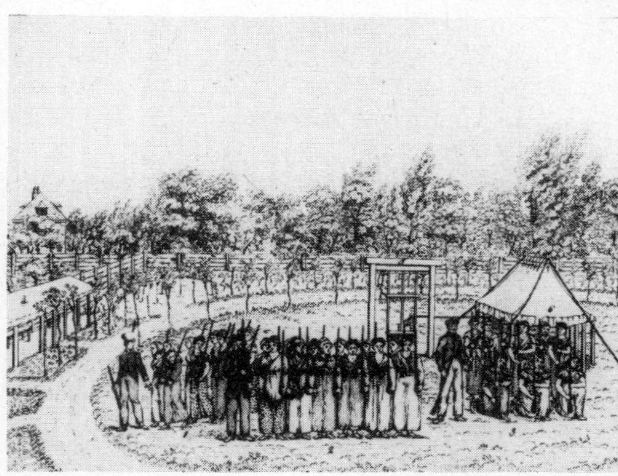

Abb. 52: Traditionelle psychiatrische Behandlung: Exerzieren mit weiblichen 'Geisteskranken', denen, damit ihnen ihre Bewegungen schwerfallen sollten, plumpe und schwere Holzgewehre und — soweit sie unfolgsam waren — pfundweise mit Sand gefüllte Tornister umgehängt wurden

Chlorpromazin bzw. Stelazine (Jatroneural) Behandelten mit EKG-Veränderungen zu rechnen [55]. Relativ am häufigsten sollen EKG-Veränderungen nach der Behandlung mit Thioridazin (Melleril) auftreten [513:142]; der bereits erwähnte George M. Simpson erreichte in einer Untersuchungsreihe immerhin bei 27 von 30, d.h. bei 90% seiner Melleril-'Patienten' und -'Patientinnen' veränderte Herzströme [970:35f]. Eine Tachykardie (Herzjagen) konnten Berliner Psychiater bei 24 von 76 (31,5%) mit Leponex behandelten 'psychisch Kranken und Behinderten' auslösen [95:495]. Nicht so viel erreichten drei Psychiater aus Kopenhagen mit Chlorprothixen (Truxal, Taractan): Sie kamen 'nur' auf 14,8% [862:38]; demgegenüber war bei Versuchen in der Schweiz mit demselben 'Medikament' bei 95 von 185 'Patienten', also bei über 50 % ein Herzjagen mit einem Pulsschlag über 100, meistens annähernd 120 Schlägen pro Minute erzielt worden [127:114]. Von einem 100%igen 'Erfolg' berichtet Degkwitz bei einem Melleril- und Truxal-Versuch an neun Normalen: »Alle Versuchspersonen hatten schon bei mäßigen körperlichen Anstrengungen, wenn sie z.B. eine Treppe rasch heraufgingen, stark überschießende vegetative Reaktionen mit einem Anstieg der Pulsfrequenz auf 120 und mehr Schläge in der Minute, Beklemmungsgefühle in der Herzgegend, Gefühl der Atemnot und Schweißausbrüche. Diese Erscheinungen dauerten eine halbe Stunde und länger an und waren subjektiv sehr unangenehm.« [190:494] Sicherlich subjektiv sehr unangenehm war auch das Asthma, das der bereits erwähnte Heinz E. Lehmann mit seinem Chlorpromazin bei 13% 'seiner Patienten' bewirkte [674:327]. Kardiologische (Herz-)Komplikationen treten, so der Kardiologe Martin Kaltenbach und seine Kollegen, bei Psychopharmaka-Behandelten mit einer gewissen Regelmäßigkeit auf: Bei einer Untersuchung in Frankfurt/Main wiesen 26% der 68 mit Psychopharmaka behandelten, jungen psychisch 'Kranken' eine Belastungsherzinsuffizienz (Herzschwäche bei körperlicher Anstrengung) auf — eine Störung, die von 61 zu Kontrollzwecken ebenfalls untersuchten, jedoch nicht als psychisch 'krank' beurteilten und demzufolge unbehandelten Normalen nicht ein einziger aufwies [584]. Auf die Tatsache, daß sich bei Behandlung mit Neuroleptika, speziell mit trizyklischen (vgl. S. 74), das Risiko einer kardiovaskulären (Herz und Blutgefäße betreffenden) Krankheit gegenüber dem Risiko, dem die Normalbevölkerung ausgesetzt ist, verdreifacht, macht Müller-Oerlinghausen aufmerksam [769:249; 768:1177]. Die Sterblichkeitsrate zuletzt — am schwerstwiegenden — stieg, so ein Psychiater selbst, der bereits erwähnte Allen E. Hussar aus der Franklin-D.-Roosevelt-Anstalt in Montrose/New York State, seit der Einführung der Neuroleptika in das psychiatrische Behandlungsarsenal wesentlich an; während in Hussars vorneuroleptischem Untersuchungszeitraum A (von 1952 bis 1955) bei vergleichbaren

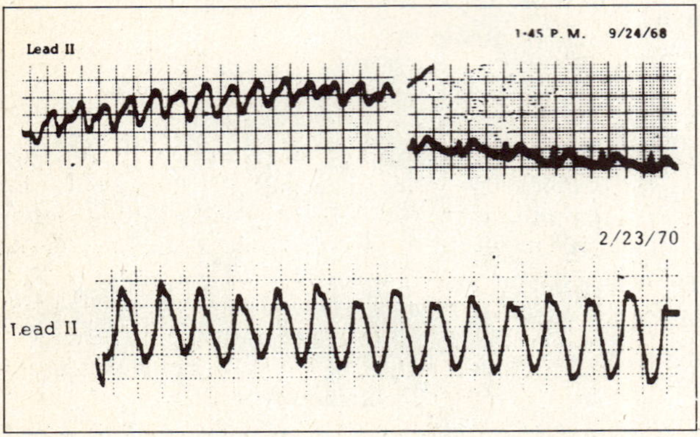

Abb. 53: Moderne psychopharmakologische 'Therapie': Tödliche bzw. lebensbedrohliche ventrikuläre Tachykardie (hochfrequente, unrhythmische Herzkammertätigkeit) bei 35jähriger Frau infolge der Behandlung mit Melleril, Chlorpromazin und Stelazine (Jatroneural) (oben) und bei 24jährigem Mann infolge Melleril-Behandlung (unten)

'Patienten'-Zahlen die Todesziffer hinsichtlich akuten Herzinfarktes bei insgesamt 'nur' 16 Menschenleben lag, stieg sie nach der Einführung der Neuroleptika im Untersuchungszeitraum B (1956 — 1959) um 125% auf 36 an [541:682f]. Unter Einbeziehung anderer psychiatrischer Psychopharmaka, so der 'Antidepressiva' und des Lithiums, kommt der Mediziner Zugibe in seiner Schrift über den Psychiatrischen Blitztod zu einem nicht unwesentlichen Schluß, wenn er schreibt: »Die bezeichnendste Entdeckung der letzten Jahre ist die wachsende Klarheit, daß nach der Behandlung mit psychotherapeutischen Arzneimitteln einschließlich Phenothiazinen und Antidepressiva schwere Herzkomplikationen einschließlich Tod eintreten können. Lithium ist damit ebenso in Zusammenhang gebracht worden.« [1114:80] Hier wäre nur noch einmal daran zu erinnern, daß auch — wie wir gesehen haben — die neueren Neuroleptika wie z.B. das Butyrophenon Haloperidol in diese Reihe der herzschädigenden 'psychiatrischen Medikamente' einzureihen sind.

Über die Häufigkeit von Lungenschäden liegen mit einer Ausnahme keine Mitteilungen von Psychiatern vor. Einzig Hussar kommt beim Abzählen der in seiner Psychiatrischen Anstalt ums Leben gekommenen Menschen auf eine — auf gleiche Art wie die Herztod-'Fälle' berechnete — Steigerungsrate von 11,8% (von 78 auf insgesamt 92) [541:683].

Herz-, Lungen- und Kreislauftätigkeit lassen sich in der Praxis oft nicht voneinander trennen, weshalb Schädigungen, die bei der Behandlung mit Neuroleptika vorwiegend in diesem Komplex auftreten, von Psychiatern oft nicht getrennt dargestellt oder aber vermischt werden. Mit Rücksicht auf die Leserinnen und Leser, die nicht wie Psychiater — völlig unabhängig davon, was bei diesen im Gedächtnis hängenblieb — irgendwann einmal eine medizinische Ausbildung machen konnten, fahren wir mit unserer an Verständlichkeits- und Übersichtlichkeitszwecken orientierten, auf Einzelbereiche konzentrierten Darstellung fort und kommen nunmehr zu den Auswirkungen der Neuroleptika auf den Kreislauf.

Abschnitt 5: Neuroleptika und der Kreislauf

Blutdruckstörungen — Kreislaufkollaps — Betrunken? — Helma Sommers Kaninchenversuche — 'Zwischenfall' — Häufigkeitsangaben

Aufgrund der Neuroleptika-bedingten Dämpfung des Sympathikus und der Adrenolyse (Aufhebung der Wirkung adrenergischer Stoffe [Adrenalin, Noradrenalin] im Kreislauf; vgl. S. 89) sowie der Hemmung der Pressorreflexe (automatischen Schaltung bei hohem Blutdruck; Blutdruckzügler) und aufgrund der Herzschädigung kommt es bei den 'Patienten' und 'Patientinnen', ob Mensch oder Tier, zum Blutdruckabfall (Hypotonie, Hypotension) [639:257;864,I:477;83:100;188:138;112:154;1042:1078;523:44;289:2;470:330;940:175;31:197;862:38;1024:509]. Diese signifikante (bedeutungsvolle) [714:42], krisenhafte [579:1201] und bedrohliche [218:368] Erscheinung, die bereits, so Helmchen, nach einer einmaligen Neuroleptika-Verabreichung auftreten kann [447:166], bewirkt wiederum eine Verminderung der Blutzirkulation [289:3] und eine Verlangsamung der Blutströmung [940:175]. Eine ungenügende Sauerstoffversorgung des Gehirns (cerebrale Hypoxydose) unter der Behandlung mit Neuroleptika kann hier ihre Ursache haben, wie Helmchen seine Kollegenschaft in einer Schrift zur experimentellen Psychiatrie aufklärt [476:14]. Als weitere Neuroleptika-Auswirkungen nennen Psychiater auch krankhafte Blutgefäß-Erweiterungen oder

-Erschlaffungen, von Medizinern Vasodilationen genannt [940:175].

Der Blutdruck kann unter Neuroleptika-Einfluß nicht nur abfallen, sondern entweder laufend und rasch schwanken [657:341;999:581] oder aber krankhaft ansteigen (Hypertonie, Hypertension) [188:134,138;1024:509], entsprechend auch der Puls [31:197f.]. Alleine das Treppensteigen kann den Neuroleptika-geschädigten Kreislauf überbelasten. Bei körperlicher Betätigung kann der Blutdruck leicht auf 180 bis 200 mm Hg ansteigen — normal ist z.B. für einen organisch gesunden 30jährigen Mann ein Blutdruck von 120 mm Hg; das Gesicht (des 'Patienten' oder der 'Patientin') wird dann rot und aufgedunsen, es kommt zu Zitteranfällen und Schweißausbrüchen [188:138]. Gemeinsam mit Herzschädigungen und Blutdruckstörungen treten Kreislaufregulationsstörungen [1042:1078;511:458;958:56;764:422;95:495;83:100;447:166] und Schwindelattacken [862:38;31:199;127:114] auf, die sich schnell entwickeln und länger anhalten [87:8,11f.]; Ergebnis ist dann nicht nur Blässe im Gesicht [1083:10], sondern auch eine Akrozyanose (blau-lila-rote Verfärbung der äußersten Körperenden [Hände, Füße, Nase, Ohren, Lippen]; Teil einer allgemeinen Kreislaufstörung mit Minderdurchblutung) [373:83], ein Orthostasesyndrom (Blutdruckabfall, Schwindel, Kollaps-'Neigung' und EKG-Veränderungen bei aufrechtem Stehen) [827:111] und schließlich ein Kreislaufzusammenbruch (Kreislaufkollaps) [657:341;905:351;999:582;651:179;1083:10].

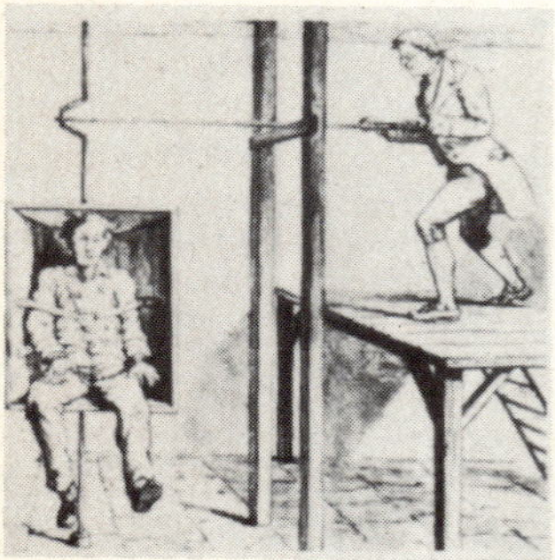

Abb. 54: Traditionelle psychiatrische Behandlung: Drehstuhl

Selbstverständlich bleiben auch Normale nicht von solchen Auswirkungen verschont, wenn sie die 'Medikamente' an sich selbst erproben. Der bereits erwähnte Klaus Ernst beispielsweise, der Chlorpromazin in geringer Menge zu Versuchszwecken einnahm, fühlte sich derart von der Gefahr eines Kreislaufzusammenbruchs bedroht, daß er es nicht einmal mehr wagte, sein Zimmer zu verlassen, um zur Toilette zu gehen [265:578]. Wie es normalerweise nur psychiatrischen 'Patientinnen' und 'Patienten' ergeht, erlebte in einer anderen in der Schweiz durchgeführten Versuchsreihe mit Normalen eine Versuchsperson (Vp), die sich während des Versuchs, also direkt nach der Einnahme des Chlorpromazin noch bemüht hatte, sich 'zusammenzureißen' und nichts von der Wirkung des 'Medikamentes' anmerken zu lassen. Was dieser Versuchsperson nach 'Feierabend' widerfuhr, geht aus den Worten der beiden Versuchsleiter hervor, von deren Versuchsergebnissen (wie auch von denen des Ehepaares Ernst) wir an anderer Stelle noch mehr hören werden: »Nachdem sie vom Versuchsleiter in der Stadt entlassen worden war, und der Grund für die sich auferlegte maximale Beherrschung damit wegfiel, trat prompt eine starke Müdigkeit mit Schwindelgefühl auf, ein Zustand, der von ihr im Selbstbericht mit einem beginnenden Rausch nach dem Exzitationsstadium (*Erregungsstufe*) verglichen wurde, und die Vp konnte sich im Bus kaum aufrecht halten. Aus den Mienen der Mitfahrenden schloß sie, daß man sie für betrunken hielt.« [432:109]

Schädigungen des Kreislaufs werden von allen Neuroleptika gemeldet, so auch beispielsweise — laut »Rote Liste« — von Taxilan, Truxal, Haldol, Imap, Orap und Triperidol [698:70068B,70076Bf.,70083B,70085B,70087B,70094B]. Kreislaufschädigungen aufgrund 'medikamentöser' Behandlung treten unabhängig vom Alter auf; für Degkwitz stellen sie die häufigste 'Komplikation' unter den Auswirkungen der Neuroleptika dar. Bei manchen Betroffenen genügt schon das Aufsetzen im Bett, um eine starke Kreislaufstörung und Schwindelattacke auszulösen, manche werden erst beim Aufstehen davon betroffen [188:139]. Degkwitz weist deshalb seine Kollegenschaft an: »Die Kranken müssen entsprechend instruiert (*unterwiesen*) und beaufsichtigt werden, damit sie nicht vor dem Bett zusammensinken.« [188:139] In einem Beipackzettel kündigt die Melleril-Herstellerfirma, die Sandoz AG, sogar Schwindel und Blutdruckabfall für den Fall des plötzlichen Lagewechsels beim Liegen im Bett an [916].

Wie sich Psychiater immer wieder gegenseitig bestätigen, steigern sich die Kreislaufstörungen über 'Neigung' zur Ohnmacht [71] und schwere Kollapszustände [864,I:478; 991:204;95:495;289:2;1042:1078;112:154;127:114f.;523:45;1074:288] bis hin zu komatösen, d.h. von tiefster Bewußtlosigkeit gekennzeichneten Zustandsbildern [289:4]. Daß die Neuroleptika-bedingten Kreislaufstörungen auch zum Tode führen können, ist Psychiatern nicht alleine von den Kaninchenversuchen Helma Sommers und ihres Kollegen Jochen Quandt her bekannt, wobei deren Beobachtungen sich auf bleibende Stoffwechselschädigungen durch Chlorpromazin beziehen, die einige Zeit nach Absetzen der 'Medikamente' unter der sich dann eigentlich wieder normalisierenden Stoffwechsellage zum Psychiatrischen Blitztod führen (112). Kreislaufversagen hatten auch die beiden Blitztod-Experten Leestma und Koenig als eine der Ursachen des Psychiatrischen Blitztodes angegeben. Psychiater aus aller Welt berichten von tödlichen Kreislaufzusammenbrüchen als Folge der Neuroleptika-Behandlung [511:888]. Wie ein solcher Kreislauftod konkret zustandekommen kann, geht aus folgendem 'Fall'-Beispiel hervor: Eine 52 Jahre alte Frau war psychiatrische 'Patientin' geworden, da sie sich aufgeregt hatte ('agitiert' war) und recht traurig ('schwer depressiv') war; mit ihrer psychischen Verfassung ging ein relativer Bluthochdruck, 200/150, einher. Nach der Behandlung mit Chlorpromazin (Megaphen) kommt es, wie der bereits erwähnte Hans-Hermann Meyer elegant ausdrückt, zu einem 'ernsten Zwischenfall': »Wir führten die Megaphenbehandlung, die sie anfänglich ausgezeichnet vertrug, in üblicher Weise durch. Die depressiven Erscheinungen, die Agitation trat deutlich zurück. Der Blutdruck senkte sich auf 150/110. Sie war leicht schläfrig. Eine wesentliche Temperatursenkung trat nicht ein. Nun trat am 16. Behandlungstag aus relativem Wohlbefinden bei gleicher Dosis während der letzten 4 Tage (12 Tabletten Megaphen + 4 Tabl. Atosil) ein plötzlicher Kollaps auf, bei dem der Blutdruck weiter auf 110/95 sank. Gleichzeitig kam es zu einer mäßigen Temperatursteigerung. Megaphen wurde abgesetzt. Die Leukozyten (*weißen Blutkörperchen*) stiegen auf 15.400. Die Patientin erhielt Koffein, Euphyllin, Cardiazol, Percorten, Kochsalzinfusionen, Penicillin u.a., ohne daß der Zustand beeinflußt werden konnte. Unter zunehmender Kreislaufverschlechterung trat am 5. Tag nach dem ersten Kreislaufversagen der Tod ein.« [740:8]

Psychiatrische Häufigkeitsangaben über Kreislaufstörungen als sogenannte 'unerwünschte Nebenwirkungen' leiden wie die anderen Angaben von seiten der Psychiater ebenfalls unter der Tatsache, daß die Auswirkungen der Neuroleptika zwar von den Betroffenen unerwünscht sind, deshalb aber noch lange nicht von den 'Therapeuten', und daß diese Auswirkungen deshalb auch nicht in irgendwelchen Tabellen über 'Nebenwirkungen' erscheinen, und wenn doch, dann sollte der Leser oder die Leserin das Vorhandensein einer großen Dunkelziffer nicht vergessen. In dieser Weise sind auch die Häufigkeitsangaben zu verstehen, die sie zum Vorkommen des Blutdruckabfalls (Hypotonie) von drei dänischen Psychiatern hinsichtlich Chlorprothixen (Truxal, Taractan) beziffert werden, nämlich gerade 10,2% [862:38]. Allgemeinere

(112) Helma Sommer und Jochen Quandt 'medikamentierten' über ein halbes Jahr 20 Kaninchen mit Chlorpromazin (s. Fn. 138). Vier dieser Tiere, die (mit 16,7 mg/kg) die höchste Dosis erhalten hatten, fielen nach einer kurzen Krampfphase dem Tod zum Opfer: »Bei Dosen über 13,3 mg/kg Chlorpromazin führte das spontane Absetzen des Medikamentes innerhalb von 14 Tagen zu einem plötzlichen Tod, der wahrscheinlich darauf zurückzuführen war, daß die irreversibel blockierten Stoffwechselvorgänge zusammenbrachen (ähnliche Beobachtungen am Menschen sind in der Literatur beschrieben worden; der Tod erfolgte hier nach einem kurzen Krampfstadium).« [986:487]

Aussagen von Psychiatern hierzu sind deutlicher: Degkwitz etwa nennt hypotone (durch Blutdruckabfall gekennzeichnete) Kreislaufregulationsstörungen 'fast regelmäßige Begleiteffekte neuroleptischer Behandlung' [188:133]. In seinem Aufsatz »Technik, Nebenerscheinungen und Komplikationen der Largactiltherapie« zeigt Felix Labhardt aus der Universitätsanstalt Basel auf, daß Puls und Temperatur der Betroffenen, sollten diese vor einer besonders in den ersten Tagen der 'Therapie' auftretenden, diesbezüglichen lebensgefährlichen Körperreaktion geschützt werden, peinlich genau überwacht werden sollten, und überhaupt, »... daß eine fahl-bleiche Gesichtsfarbe und eine leichte Ptose der Augenlider (*Ptosis; Herabhängen der Augenlider*) normalerweise zum largactilisierten Zustand gehören.« [657:340] Ebenso bilden, so Labhardt weiter, rasche Variationen (Schwankungen, Ungleichheiten) des Pulsschlages unter der psychiatrischen 'Therapie' mit Largactil die Norm; 'Patienten', die in 'neurotischer' Weise unter diesen Krankheitserscheinungen litten, sollten deshalb mit einer größeren Zugabe von Schlafmitteln eingedeckt werden (113). Labhardts Kollegen John Eugen Staehelin und Paul Kielholz beschreiben den Zustand der 'Medikamentierten' wie folgt: »Fast alle Kranken sind auffällig blaß, gelegentlich gräulich-käsig. Der Blutdruck sinkt im Beginn der Kur schon beim Aufsetzen der Kranken oft um 10 bis 20 mm Hg, beim Aufstehen bis 30 mm Hg; die Kranken klagen dann über Schwindel und Schwarzwerden vor den Augen und haben selbst das Bedürfnis, flach zu liegen.« [999:581] Die psychiatrischen Zahlenangaben zu weiteren Kreislaufstörungen können u.a. deshalb nur einen groben Eindruck vermitteln, da die angegebenen Krankheitssymptome sehr allgemein gefaßt sind; deshalb seien hier nur stichworthaft genannt: Schwindelattacken (unter Psychopharmaka allgemein) 14% [907:331], (unter Taractan, Truxal) 2,7% [127:114] oder 6,7% [862:38]; Kreislaufstörungen besonders beim aufrechten Stehen (orthostatische Beschwerden) (unter Leponex) 42,1% [95:495]; Gleichgewichtsstörungen (unter Fluphenazin [Lyogen, Omca]) 3% [185]; Orthostasesyndrom bei sogenannter 'Hochdosierung' (ohne Angabe eines bestimmten Neuroleptikums) 10 bis 60%, in Einzelfällen Herzinsuffizienz (Herzschwäche, Herzversagen) [827:144]; Ohnmacht bzw. Ohnmachtstendenz (unter Taractan, Truxal) 5,7% [862:38]; Kreislaufkollaps (ohne Angabe eines bestimmten Neuroleptikums) 2,1% [403:32], (unter Leponex) 9,2% [95:495], (unter Lyogen, Omca) 3% [185], (unter Taractan, Truxal) 10,8% [127:114].

Mit der nächsten Neuroleptika-Auswirkung, der Störung der Schweiß-, Tränen-, Speichel- und Schleimproduktion, kommen wir zu Symptomen, deren Gefährlichkeit — für sich genommen — nicht so einfach auf den ersten Blick zu erkennen ist wie etwa die unmittelbare Gefährlichkeit des in den vorangegangenen Abschnitten dargestellten Psychiatrischen Scheiterhaufen- oder Blitztod-Syndroms oder des Kreislaufzusammenbruchs. Daß es sich bei den nun anschließenden Störungen dennoch nicht um harmlose 'Neben'-Wirkungen handelt, wird der folgende Abschnitt zeigen.

---

(113) Zu den Ergebnissen seiner psychiatrischen 'Kur' mit Chlorpromazin führt Labhardt wie folgt aus: »Recht häufig sind, wiederum hauptsächlich zu Beginn der Kur, vegetative Symptome von seiten des Kreislaufes: Rasche Variationen im Pulsschlag gehören eigentlich zur Norm. Auch anginöse Beschwerden, Herzklopfen, Tachycardie (*Herzjagen*) und Dyspnoe (*Atemnot*) sind uns angegeben worden. (...) Als besonders unangenehm werden die geschilderten Sensationen (*krankhaften Körperempfindungen*) von nicht psychotischen Patienten empfunden, beispielsweise von zur Selbstbeobachtung neigenden Neurotikern. In solchen Fällen ist eine größere Zugabe von Schlafmitteln zur Verdeckung dieser Beschwerden empfohlen worden.« [657:341]

Abschnitt 6: Neuroleptika und die Schweiß-, Schleim-, Speichel- und Tränendrüsen

Schweißdrüsen — Schleimhautaustrocknung — Pilzinfektionen — Woher kommen die Tränen? — Häufigkeitsangaben — Zahnarzt Karl-Olov Rydgren

Bereits bei der Behandlung der Parkinsonschen Krankheitssymptome waren Speichelfluß-Störungen genannt worden, während im Zusammenhang mit dem Psychiatrischen Scheiterhaufen-Syndrom von Psychiatern neben Produktionsstörungen der Mundschleimhäute (Mundtrockenheit) auch Schweißproduktionsstörungen als Neuroleptika-Auswirkungen aufgeführt wurden. Durch den Einsatz psychiatrischer 'Medikamente' kommt es ganz allgemein zu Sekretions-, d.h. Absonderungsstörungen der Schweißdrüsen; die »Rote Liste« nennt diese Störung u.a. für Taxilan, Truxal, Haldol, Imap, Orap und Triperidol [698:70068B,70076Bf.,70083B,70085B,70087B,70094B]. Die Störungen können sowohl in Form von krankhafter Vermehrung der Schweißabsonderung (Hyperhidrosis) [991:204;955:145;112:154;511:458;188:138;373:45], also von — auch nachts auftretendem [434:54] — sehr starkem (profusem) Schwitzen als auch von — gerade an heißen Tagen vorkommender — mangelhafter Schweißproduktion auftreten [188:139].

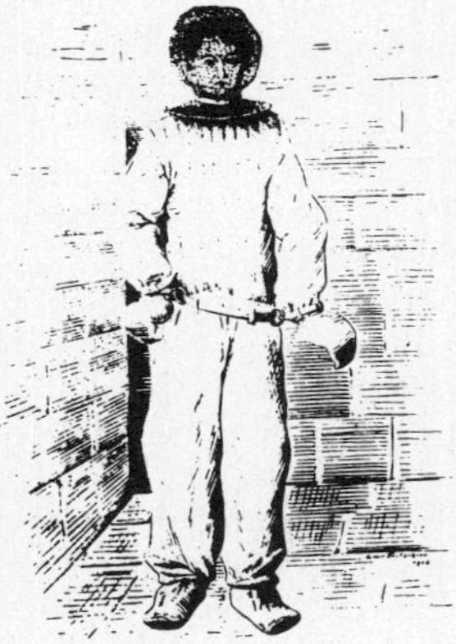

Abb. 55: Traditionelle psychiatrische Behandlung: Sicherheitsanzug mit Drahtmaske als Schutz vor 'krankhaftem' Spucken

Aufgrund der zugrundeliegenden vegetativen Regulationsstörungen durch die Neuroleptika tritt häufig eine Trockenheit der Mund-, Rachen- und Bronchialschleimhäute auf (Xerostomie) [1042:1078;112:154;862:38;31:199;555;846;684:25;196:74;570:5]. Dieser Zustand, der sich ansonsten auch nach der Einnahme des Tollkirschgiftes Atropin bildet [411,II:2699], kann bis zum völligen Versiegen der Speichelabsonderung gehen; dann sprechen Mediziner und Psychiater von einer Asialie [41:115]. Eine noch weitergehende Neuroleptika-Auswirkung stellt die Exsikkose dar [127:114]; hierunter verbirgt sich ein allgemeiner Flüssigkeitsmangel des Körpers, der zu dessen Austrocknung führt, wie sie ansonsten bei anhaltendem Erbrechen oder Durchfall auftritt. Als Folgen gestörter Schleimproduktion nennen Psychiater weiterhin brennendes Gefühl in den Schleimhautgebieten [684:25], erschwerte Nasenatmung [83:126] durch Verstopfung der Nase [177:561], Heiserkeit, Kratzen im Hals und Erschwerung der Expektoration [188:139], worunter Schwierigkeiten beim Spucken bzw. Probleme beim Hervorbringen von Auswurf zu verstehen sind. Auch kann es zu Blutungen [434:54] oder Schwellungen [213:1104;403:30] in den betroffenen Schleimhäuten kommen. Infolge der Austrocknung treten gelegentlich Infekte (Eindringen von Krankheitserregern in den Körper) und andere Schädigungen im Nasen-Rachen-Raum auf [188:149;403:30] wie z.B. Hautpilze (Soorinfektionen) [864,I:477], Zahnfleischentzündung (Gingivitis) [911], Zungenentzündung (Glossitis), Hautrisse (Rhagaden) am Mundwinkel und Krampfzustände der Bronchialmuskulatur (Bronchospasmen) [188:139]. Des weiteren kommt es, wie Psychiater berichten, sehr häufig zu Mandel- und Rachenentzündungen (Angina und Pharyngitis), zu Nasenkatarrh (Rhinitis) sowie zu Katarrh der Luftröhre und der Bronchien (Tracheobronchitis) [403:30;177:541] und zu Bronchitis (Entzündung der Bronchialschleimhäute) [41:114] allgemein. Gegen Mundtrockenheit empfiehlt Degkwitz die Anwendung von Kaugummis, obwohl er — eigentlich — im selben Atemzug, d.h. im darauffolgenden Satz wegen der ebenfalls Neuroleptika-bedingten ständigen Einschlaf-'Neigung' (auf seiten der Betroffenen) vor Erstickungsgefahr warnt [188:149].

Wenn Psychiater auch einen vermehrten Tränenfluß als Neuroleptika-Auswirkung aufzählen [373:45,83], so könnte dennoch ein unvoreingenommener Leser bzw. eine Leserin auf den Gedanken kommen, daß diese Erscheinung eine natürliche Reaktion auf das Geschehen in der Anstalt darstellt. Im Zusammenhang mit den psychischen Auswirkungen der Neuroleptika, auf die wir später noch intensiv eingehen werden, werden wir jedoch — soviel soll vorweggenommen sein — auf eine starke emotionelle Vereisung infolge der Neuroleptika-Behandlung stoßen, weshalb gerade auch angesichts der übrigen Drüsenstörungen an der psychiatrischen Begründung nicht zu zweifeln sein sollte, daß die krankhaft gesteigerte Tränenproduktion eine Auswirkung der Neuroleptika-Behandlung ist. Neben einer Vermehrung der Tränenproduktion kann es auch zu deren Abnahme kommen; dies schildert die Beschreibung einer Versuchsreihe an zwölf Normalen, die ca. 1955 in der Schweiz stattfand und die das Miteinander-Verbundensein der einzelnen vegetativen Störungen bei einer — wohlgemerkt — einmaligen Largactil-Einnahme ebenfalls anschaulich widerspiegelt: »Zuerst trat eine mehr oder weniger deutlich feststellbare Kongestion (*Blutandrang*) des Kopfes und besonders der Nasenschleimhaut auf. Es kam zu einer Rötung des Gesichts, die Vp (*Versuchspersonen*) atmeten wegen Behinderung der Nasenatmung durch den Mund, die Sprache wurde näselnd. Dazu gesellte sich ein deutliches Trockenheitsgefühl im Mund bzw. in der Nase und in einem Fall auch in den Augen (Abnahme der Tränensekretion).« [432:106]

Psychiatrische Häufigkeitsangaben zu den genannten Störungen der Drüsentätigkeit der verschiedenen Drüsen sind sehr selten. Diesen Tatbestand werden wir besser verstehen, wenn wir uns nach dem Kapitel über die durch die Neuroleptika-Behandlung verursachten vegetativen Schädigungen mit der Problematik der sogenannten 'Haupt'- und 'Neben'-Wirkungen beschäftigen. Vier Häufigkeitsangaben können hier wiedergegeben werden: Die erste stammt von dänischen Psychiatern und bezieht sich auf die Verursachung der Mundtrockenheit durch Chlorprothixen (Taractan, Truxal), die mit 9,7% beziffert wird [862:38]. Eckart Rüther gibt für das Vorkommen von Mundtrockenheit für psychiatrische Psychopharmaka im allgemeinen 14% an [907:331]. Die dritte Angabe machen Häfner und Kutscher, die von einer durch Neuroleptika verursachten Infektionsrate von 6,4% sprechen, wobei fast die Hälfte dieser eingestandenen Infekte im Gebiet der Nase und des Rachens auftritt [403:32]. Die vierte Angabe stammt von einem Mediziner, und zwar von dem Zahnmediziner Karl-Olov Rydgren aus der südschwedischen Stadt Lund und zeigt eindrucksvoll den Unterschied zwischen Angaben von Psychiatern und Angaben von Medizinern, soweit diese sich tatsächlich einmal für die Gesundheitsversorgung von Anstaltsinsassen und -insassinnen verantwortlich fühlen. Rydgren schaute den Neuroleptika-Betroffenen offenbar auch in den Mund hinein und fand, wie er im Jahre 1976 in einer schwedischen Zahnarzt-Zeitschrift schreibt, bei 79 bis 90% der neuroleptisch behandelten 253 untersuchten 'Schizophrenen' eine krankhafte Mundtrockenheit sowie bei ca. 50% der 'Patientinnen' und 'Patienten', insbesondere bei den von Mundtrockenheit betroffenen, eine Zahnfleischentzündung vor [911].

Daß für eine gute Verdauung richtiges Kauen einschließlich guter Einspeichelung des zerkauten Essens die Grundvoraussetzung ist, kann heutzutage fast schon als Allgemeinwissen vorausgesetzt werden. So darf es niemanden verwundern, daß nach Neuroleptika-Behandlung vielschichtige Verdauungs- und Ausscheidungsprobleme auftreten, die allerdings noch auf andere Ursachen als nur mangelhaft gekautes Essen zurückzuführen sind. Auf die Tatsache, daß die Neuroleptika-Behandlung auch an den Zähnen nicht spurlos vorübergeht, werden wir an geeigneter Stelle noch zu sprechen kommen (s. S. 287f.).

Abschnitt 7:
Neuroleptika, Magen, Darm und Ausscheidungsorgane

Magenschleimhaut-Entzündung — Appetitlosigkeit — Verstopfung und Durchfall — Erschweren des Wasserlassens — Nierenschäden — Häufigkeitsangaben

Magen-Darm-Störungen (Gastrointestinalstörungen) sind recht allgemeine Auswirkungen neuroleptischer Behandlung [523:44;991:204;289:2;127:114;373:45]. Diese Schädigungen, die z.B. bei den 'Medikamenten' Taxilan, Truxal, Haldol, Imap, Orap oder Triperidol auftreten [698:70068B,70076Bf.,70083B,70085B,70087Bf.,70094B], können verschiedene Formen annehmen: Sodbrennen [792:152], Appetitmangel [373:45;127:114] oder unstillbaren Heißhunger [657:341], Übelkeit (Nausea) und Erbrechen [112:154;95:496;196:74]. Letztgenanntes ist, wie Degkwitz meint, möglicherweise auf den örtlichen Reiz auf die Magenschleimhaut (bei Vollzug der 'Therapie' durch den Mund) zurückzuführen [188:140;403:25] und würde damit auch eine logische Erklärung für die von Psychiatern erwähnten Neuroleptika-bedingten Entzündungen der Magenschleimhaut (Gastritiden) wie auch des gesamten Magen-Darm-Bereichs (Gastroenteritiden) [403:26] liefern. Als weitere Auswirkungen der 'Medikamente' nennen Psychiater: schmerz- und krankhafte Empfindungen in der Magengrube (schmerzhafte Sensationen im Epigastrium) [579:1201;177:561]; krampfartige, sich wehenartig steigernde, heftige Schmerzen (Koliken) [112:154]; Bauchhöhlenkrämpfe (Abdominalkrämpfe) [177:561].

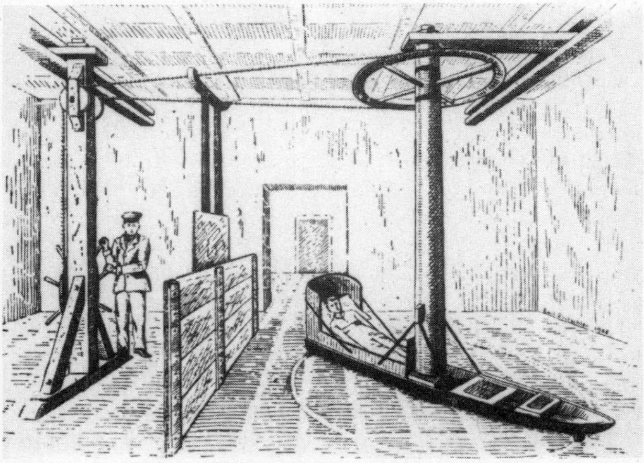

Abb. 56: Traditionelle psychiatrische Behandlung: Drehbett; sollte zu Beklemmungsgefühlen, Mißempfindungen, Erstickungsfurcht, Übelkeit, Schwindel, Erbrechen, Harn- und Kotabgang und zu Blutergüssen unter den Bindehäuten der Augen führen

Wie unter Neuroleptika-Einfluß alleine schon mit dem Essen umgegangen wird, zeigt der von Klaus Ernst an seiner (normalen) Ehefrau durchgeführte Versuch mit Chlorpromazin: Herr Ernst beschreibt die veränderte Nahrungsaufnahme seiner Frau wie folgt: »Quantitativ nahm sie dabei beinahe normale Mengen zu sich, obwohl sie nicht dazu angehalten wurde. Sie schlang aber das Essen freudlos hinunter und schob den Rest verdrossen von sich, wenn sie die Mahlzeit einigermaßen erledigt glaubte.« [265:575] Frau Ernst, die Versuchs-'Patientin', schildert aus eigener Anschauung das Ergebnis der Kombination von Neuroleptika-bedingter Verdrossenheit, Mundtrockenheit, Atemstörung und Appetitlosigkeit: »Das Trockenheitsgefühl in Mund und Nase bestand schon beim ersten Erwachen. Störender war jedoch ein durch den ganzen Versuch hindurch anhaltendes Gefühl der Atemnot. Die halbbewußte Befürchtung, aus Schwäche nicht tief genug atmen zu können, erzeugt ein leises, vitales (*die entscheidenden, tiefen Schichten des Lebens betreffendes*) Bedrohungsgefühl. Dies machte mir auch das Essen lästig, da ich während des Kauens und Schluckens mit dem Atmen in Rückstand zu geraten meinte. Ich aß im übrigen mehr aus 'Nahrungsbedürfnis' als aus Appetit und konnte mich wegen meiner verdrießlich-gleichgültigen Grundstimmung kaum entschließen, den Löffel in die Hand zu nehmen.« [zit.265:575]

Was die Ausscheidungsfunktionen betrifft, so kommt es nach dem Einsatz von Neuroleptika einerseits zu Stuhlentleerungsstörungen (Defäkationsstörungen) [373:45]. Der Neuroleptika-bedingten Erlahmung der peristaltischen Darmbewegungen (Hypoperistalsis) [196:74] folgt die Verstopfung (Obstipation, Konstipation) [31:199;188:138;434:54;29:59;958:56], die bei Weiterführung der 'medikamentösen Therapie' entsprechend über Jahre hinweg bestehen bleiben kann [1110:395]. Weitere Schädigungen des Verdauungsapparates sind Darmverschluß (Ileus) [289:2;434:54;403:26] und Durchfall (Diarrhoe) [188:138,140;112:154;196:74;511:458;127:114]. Andererseits wird durch die meisten Neuroleptika — so laut »Rote Liste« u.a. durch Taxilan, Truxal, Haldol, Triperidol [698:70068B,70076Bf.,70083B,70094B] — die Urinausscheidung in Mitleidenschaft gezogen. Bekannt sind Beschwerden bei der Harnentleerung (Miktionsbeschwerden) [112:154;434:54;551:458;373:45] aller Art: Erschwerung des Wasserlassens [844], Harnverhaltung bei Blasenerschlaffung (Blasenatonie) [289:8], Harnsperre [769:249], mehr oder weniger vollständige Harnverhaltung durch Lähmung des Blasenmuskels, Blasenüberdehnung, vermehrter Harnandrang [188:141], Harnruhr (Polyurie; krankhafte Erhöhung der Harnmenge) [188:141;864,I:477;373:68], Anurie (Harnbildung unter 0,1 Liter pro Tag) [403:26] und unfreiwilliger Harnabgang (Harninkontinenz) [916;188:141;1024:509].

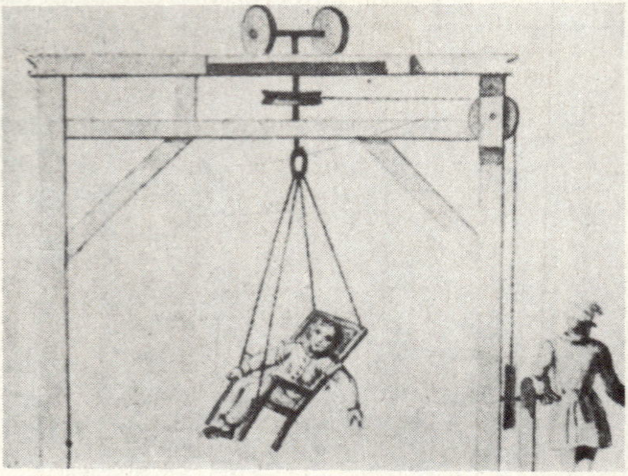

Abb. 57: Traditionelle psychiatrische Behandlung: Drehstuhl

Bei Tierexperimenten stellten Psychiater während des Abbauvorganges der Neuroleptika u.a. in den Nieren eine hohe Neuroleptika-Konzentration fest [861:6]. Da ja auch beim Menschen die Nieren wesentlich an der Ausscheidung beteiligt sind, und, wie wir im Abschnitt über die Herz- und Atemstörungen gesehen haben, die Nieren auf die mangelhafte Versorgung des Körpergewebes mit Sauerstoff ebenfalls sehr empfindlich reagieren, so ist es wenig verwunderlich, daß die psychiatrischen 'Patienten' und 'Patientinnen' allerlei Nierenschädigungen aufweisen [708:4]. Es kommt hierbei zu krankhaften Veränderungen des Nierengewebes [684:24], zu Konzentrationsschwächen der Nieren (Hyposthenurie; Unfähigkeit der Nieren, konzentrierten Harn zu bilden) [127:114], zu Wasserharnruhr (Diabetes insipidus; Wassermangel des Körpers, da mit dem Urin zuviel Wasser ausgeschieden wird) [29:58], zu krankhafter Flüssigkeitsansammlung im Körper [1024:509], zu krankhaftem Vorkommen von Eiweiß im Harn (Albuminurie) [1044:304] bis hin zu akutem Nierenversagen [1042:1078], wobei es logisch ist, daß Menschen mit geschwächten Nieren von vornherein besonders empfindlich auf die 'Medikamente' reagieren [785].

Die Frage bleibender Verdauungs- und Ausscheidungsschädigungen infolge der neuroleptischen Behandlung ist für die Psychiater offenbar kein veröffentlichungswertes Thema. Gering im Vergleich zum von den Betroffenen empfundenen subjektiven Leiden sind auch die Häufigkeitsangaben zu den in diesem Kapitel genannten Störungen, wobei sich auch hier die Frage stellt, wie groß eine Schädigung sein muß, damit ein Psychiater bereit und in der Lage ist, diese wahrzunehmen und seinen Kollegen darüber zu berichten. Bereits im Jahre 1954 meldet Heinz E. Lehmann ein Chlorpromazin-bedingtes Vorkommen von Übelkeit und krankhaften Schmerzen im Bereich der Magengrube in Höhe von 8% [674:327]. Von 1.590 'Patientinnen' und 'Patienten', die zwischen 1958 und 1961 in der Heidelberger Universitätsanstalt mit Neuroleptika aller Art 'therapiert' wurden, erlitten laut Aussage von Häfner und Kutscher 3,15% Störungen des Magen-Darm-Bereiches wie z.B. Erbrechen, Magenschleimhautentzündung, Entzündung des gesamten Magen-Darm-Bereichs oder Durchfall [403:26]. Nach der Anwendung von Taractan waren von 185 Betroffenen 25 (13,5%) von krankhaften Reizerscheinungen des Magen-Darm-Bereichs befallen; 14 verweigerten aus Appetitmangel die weitere Essenseinnahme, 10 erbrachen und 7 bekamen Durchfall [127:114]. Eine Häufigkeitsangabe zu Leponex soll dieses Kapitel beschließen: Eine Gruppe um die Berliner Psychiater Horst Berzewski und Helmchen konnte in einer Versuchsreihe, in der das Wirkungsspektrum des 1969 noch recht unerprobten 'Medikamentes' ausgetestet wurde, immerhin bei 10 der 76 (13,2%) Leponex-'Patienten' Übelkeit und Erbrechen auslösen [95:496].

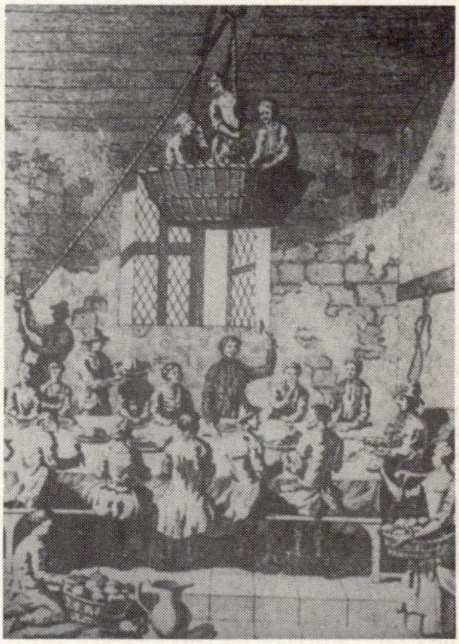

Abb. 58: Traditionelle psychiatrische Behandlung: Hunger-'Kur'

Abschnitt 8: Neuroleptika, Leber und Galle

Gallenstauung — Schrumpfleber — Gelbsucht — Eine unveröffentlichte Studie über bleibende Leberschäden — Obduktionsbefund — Häufigkeits-Angaben

Leberschäden treten prinzipiell bei allen Phenothiazinen, Thioxanthenen, Butyrophenonen, also bei sämtlichen Neuroleptika auf [864,I:478;523:44;420:531;708:4;684:24;1042:1078;819:524]. Wie in den Nieren werden die Neuroleptika auch speziell in der Leber abgebaut [861:6]. Mitverursacht durch Neuroleptika-bedingte Gallenstauungen (Cholostasen), wie sie die »Rote Liste« z.B. für Taxilan, Truxal, Haldol und Triperidol [698:70068B,70076Bf.,70083B,70094B] meldet, kommt es gelegentlich zur Xanthomatose (vermehrtem Auftreten gelblicher und brauner Hautknoten; Fettstoffwechsel-Störung) [289:3] und zur Gelbsucht (Ikterus) [112:154f.;]

[991:204;864,I:478;403:29;657:342], die durchaus in eine Schrumpfleber (Zirrhose) übergehen kann [509:138]. Des weiteren kann eine Leberentzündung (Hepatitis) [417] auftreten. Von Leberzellschäden infolge neuroleptischer 'Therapie' berichtet Degkwitz [196:76], so z.B. von Epitheloidzellgranulomen [195:83], worunter die Geschwulstbildung ursprünglich gekörnelten Deckzellgewebes zu verstehen ist. Wellhörner versteht die Neuroleptika-bedingten Leberzellschäden als degenerative Erkrankung des spezifischen Lebergewebes (cholestatische Hepatose) [1085:277]; mit solchen Degenerationserscheinungen sind Organrückbildungen gemeint, wie sie auch Helma Sommer bei ihren Chlorpromazin-Versuchen mit Kaninchen vorgefunden und beschrieben hat [985:87].

Psychiater meinen, daß es sich bei der Neuroleptika-bedingten Gelbsucht um allergische Vorgänge handelt [188:141;657:342]. Als nähere Gründe dafür nehmen sie Gallenstauungen [1042:1078] an; diese wiederum führen sie zurück auf Verquellungen der kleinen Gallengänge [218:368;509:139;289:3,8], verbunden mit einer eindeutig krankhaften Vermehrung der für Stoffwechselvorgänge im Blut notwendigen Eiweißkörper (alkalische Serumphosphatase; kann zur Knochenmarkerkrankung führen). Diese Eiweißveränderungen, die infolge der Neuroleptika-Behandlung auftreten, sind auch bei anderen Lebererkrankungen zu beobachten [509:139]. Als weitere Gründe für die Entstehung von Gelbsucht unter Neuroleptika-Behandlung nennen Psychiater eine gestiegene Anfälligkeit für eine durch Viren ausgelöste Leberentzündung (Virushepatitis) oder eine Entzündung der Gallengänge (Cholangitis) mit Leberfunktionseinbuße [218:368;83:101]. Die Gelbsucht ist verbunden mit erhöhten Serum-Bilirubin-(Blut-Gallenstoff-)Werten, mit erhöhten Cholesterin-(Gallenfett-)Werten sowie mit einer Veränderung der Transaminasen [188:141;907:332]; unter der letztgenannten Schädigung verstehen Mediziner ein Ansteigen spezieller Enzyme bei Zellschädigungen. Möglicherweise kann die Gelbsucht auch auf eine Leberentzündung zurückgehen, die durch eine Neuroleptika-bedingte Blutvergiftung (homologen Serumikterus) entstanden ist [188:141]. Jedenfalls hatte Labhardt schon seit den ersten Chlorpromazin-Behandlungen bei den Betroffenen einen acholischen, d.h. durch fehlende oder ungenügende Ausscheidung von Gallensaft in den Darm charakterisierten Stuhl festgestellt [657:342].

Über Gelbsuchterkrankungen, die trotz intensivster medizinischer Behandlung über mehrere Monate, zum Teil sogar bis zu 350 Tagen andauerten, berichtet Degkwitz [188:142]. Daß Neuroleptika-bedingte Leberschädigungen auch irreversibel sein können, teilt Manfred Bleuler in seinem »Lehrbuch der Psychiatrie« mit [112:155]. Und daß Neuroleptika bereits nach einer Dauer von zehn Monaten bleibende Leberzellschädigungen bewirken, geht aus einer von den drei französischen Biologen C. Heugshem, C. Plomteux und G. Lerson mit zwölf verschiedenen Neuroleptika durchgeführten Untersuchung hervor. Zufällig ist diese Untersuchung mit dem Titel »Etude de la toxicité hépatique et rénale des neuroleptiques en clinique humaine« (»Studie zur Toxizität der Neuroleptika auf Leber und Niere in der Klinik«) bislang nicht veröffentlicht worden [196:75f.]. Dafür wurde in der psychiatrischen 'Fach'-Literatur ein Obduktionsbefund bekanntgegeben, der von Ule und Struwe an einer 66jährigen Frau erstellt wurde, die allerlei Neuroleptika, zuletzt Haloperidol erhalten hatte (vgl. Fn. 99): Neben allerlei Hirnschädigungen wies die Leiche eine verhärtete und fortgeschrittene Fettleber auf, die von den Obduzenten auf die Neuroleptika-Behandlung zurückgeführt wird [1059:268]; normalerweise tritt eine solche Leberschädigung infolge Infektionen, Krebs, Insulinausfall oder (anderen) Vergiftungen auf. Zweifellos können die Neuroleptika-bedingten Lebererkrankungen auch tödlich sein; so teilt Manfred Bleuler seine Kenntnis davon mit, daß Leberschrumpfungen (Zirrhosen) durchaus zum Tode führen können [112:155].

Da die Leber in den meisten Stoffwechselprozessen des Organismus eine zentrale

Stellung einnimmt und vor allem die Entgiftung schädlicher Stoffwechselstoffe bewerkstelligen soll, wird sie von der Neuroleptika-Behandlung sehr in Mitleidenschaft gezogen, wobei die Schädigung mit wachsender 'Therapie'-Dauer immer größer wird. Selbst für einen Psychiater wie Rüther kommen Veränderungen der Leberwerte, so Rüthers eigene Worte, bemerkenswert häufig vor: Bei je 21% der Anstalts-'Patienten' fand er eine krankhafte Gamma-Glutamyl-Transpeptidase — bzw. Glutamat-Pyruvat-Transaminase-Erhöhung, worunter Enzymveränderungen zu verstehen sind, die auf Leber- und Gallenwegserkrankungen schließen lassen; bei 7% der Betroffenen traf er auf überhöhte Glutamat-Oxalazetat-Transaminase-Werte, die einem aufmerksamen Mediziner die Erkrankung von Herz und Leber signalisieren [907:331f.]. Besonders häufig sollen Leberschädigungen, so Rüthers Kollege Pietzcker, bei Phenothiazinen mit aliphatischer Seitenkette auftreten [819:524]; zu dieser (für Biochemiker verständlichen) Untergruppe werden beispielsweise Chlorpromazin, Atosil, Psyquil und Laevomepromazin (Neurocil) gezählt [946:338f.]. Häfner und Kutscher nennen für das Vorkommen toxischer Leberfunktionsstörungen wie z.B. Rückbildung des spezifischen Lebergewebes (cholestatische Hepatose) eine Häufigkeitsrate von 1% [403:29,32]. Das Auftreten veränderter Bluteiweißwerte wird im Jahre 1954, kurz nach der Einführung des Chlorpromazin, mit 30% angegeben [674:327]. 1958 soll es bereits bei zwei Drittel aller mit Neuroleptika Behandelten zu einer bezeichnenden, mitunter eindeutig krankhaften Vermehrung der für Stoffwechselvorgänge im Blut notwendigen Eiweißkörperchen gekommen sein, und zwar bereits nach einer Behandlungszeit von zwei bis drei Wochen [509:139]. Wie hoch die Schädigungsrate nach jahrelanger 'medikamentöser' Behandlung wird, zeigen die Zahlen, die von einer Psychiatergruppe um Degkwitz für garantiert nicht mit Alkohol in Berührung gekommene Anstaltsinsassen genannt werden: Nach einer 'Therapie'-Zeit von zehn Jahren waren 80% aller sogenannten 'Langzeitbehandelten' an der Leber erkrankt [195:81].

Die psychiatrischen Angaben für die Häufigkeitsrate der Gelbsucht beginnen normalerweise bei 1% [864,1:479]. Edelgard Fischer und Manfred Bleuler geben jeweils 1 bis 2% an [289:3;112:155]; Heinz E. Lehmann löste mit seinem Chlorpromazin bei 5 von 150 (3%) Anstaltsinsassen eine Gelbsucht aus [674:327]. M. von Schroetter aus der Schweizerischen Anstalt Schlößli in Oetwil am Züricher See kam bei 'nur' 35 Chlorpromazin-Behandlungen auf zwei Gelbsuchtfälle, was einer Rate von 5,7% entspricht [667:360]. Schon im Jahre 1961, als sich die Vielfalt der verschiedenen Neuroleptika-Gruppen bereits vergrößert hatte, wurde die 10%-Hürde übersprungen; Hollister fand bei 77 von 599 (12,9%) 'Patienten' eine Gelbsucht vor [525;526;527].

Zurückhaltend äußern sich Psychiater zur Sterblichkeitsrate infolge Neuroleptika-bedingten Leberschädigungen. Cornu, der nicht einfach wie Manfred Bleuler von 'seltenen Fällen' [112:155] spricht , geht erstens davon aus, daß Frauen öfter als Männer von dieser Schädigung betroffen sind, und zweitens, daß 3% der Neuroleptika-bedingten Gelbsuchtfälle tödlich verlaufen [177:542]. Bei einer Hochrechnung dieser 3% auf beispielsweise die von Bleuler angegebenen Zahlen würde dies eine Gesamtzahl von 0,03 bis 0,06% Neuroleptika-bedingter Gelbsucht-Todesfälle ergeben; unter Verwendung von Hollisters Zahlen brächte die Rechnung jedoch schon annähernd 0,4%, was bedeutete, daß von 250 Behandelten jeweils ein 'Patient' oder eine 'Patientin' an Gelbsucht stirbt.

Abschnitt 9: Neuroleptika und das Hormonsystem (Bauchspeicheldrüse, Körpergewicht, Schilddrüse und Sexualorgane)

Diabetes — Bleibende Zuckerkrankheit — Diabetes-Häufigkeitsangaben — Fettleibigkeit — Vollmondgesicht — Kosmetische Störung? — Zwecklose Diät — Kräfteverfall — Häufigkeitsangaben — Schilddrüsenstörung — Bezwingen der Sexualität — Libidoverlust — Potenzverlust — Erektionsstörungen — Orgasmusschwäche — Folgen für Eireifung und Sperma — Menstruationsstörungen — Schwangere Männer? — Faktische Sterilisation — Milchfluß — Psychiatrisches Schweigen — Häufigkeitsangaben — Psychiatrischer Selbstversuch mit Melleril und Onanie — Nach dem Absetzen ...

Wie bereits dargestellt, werden im Hypothalamus-Hypophysen-System wesentliche für Stoffwechselvorgänge notwendige Überträgerstoffe, d.h. Hormone gebildet, die für Körperreifung, Kreislauf, Stoffwechsel, Fortpflanzung und Libido (sexuellen Lust) von Bedeutung sind. Andere Hormondrüsen befinden sich noch in den Hoden oder Eierstöcken, in der Schilddrüse, der Niere, der Bauchspeicheldrüse, der Nebennierenrinde, (evtl.) in der Leber usw.. Durch die Einwirkung der Neuroleptika kommt es deshalb zu verschiedenen endokrinologischen Störungen; diese toxischen Auswirkungen — so Cornu [177:541] — kennzeichnet Finzen als in unmittelbarem Zusammenhang mit deren eigentlicher biochemischer Wirkung stehend [285:87].

Untersuchungen, die zu Beginn der 60er Jahre an lebenden, Chlorpromazin-behandelten Ratten von Forschern der Chemiefirma Hoffmann-La Roche AG in Basel durchgeführt wurden, zeigen eine Unterdrückung der Glykolyse (Zuckerstoffwechsel) im Nervensystem auf [350]; da der Energiestoffwechsel im Gehirn fast ausschließlich auf Glukose (Traubenzucker) beruht, erklärt dieser Tatbestand sowohl die Verringerung der motorischen Aktivität als auch die Unterdrückung der Selbsterhaltungsfunktionen, von denen später noch die Rede sein wird.

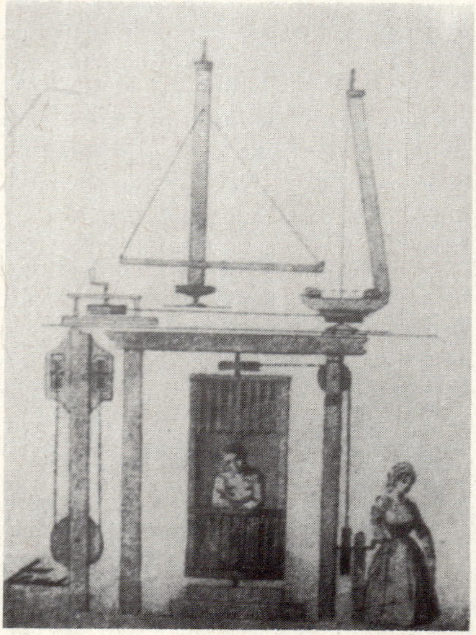

Abb. 59: Traditionelle psychiatrische Behandlung: Drehkäfig

Auch bei menschlichen 'Patienten' und 'Patientinnen' wird die Bauchspeicheldrüse durch den Neuroleptika-Einsatz in Mitleidenschaft gezogen. Charakteristisch für die neuroleptische Wirkung ist die Hemmung der Insulinabsonderung der Bauchspeicheldrüse, was zunächst zu einer krankhaft verschlechterten Glukosetoleranz führt. (Unter Glukosetoleranz wird diejenige Menge Glukose [Traubenzucker] verstanden, die vom Organismus toleriert wird, ehe es infolge Insulin-Mangels zu erhöhtem Blutzuckerspiegel [Hyperglykämie] und Ausscheidung von Zucker im Harn [Glukosurie] kommt.) Krankhaft erhöhter Blutzuckerspiegel kann der verschlechterten Glukosetoleranz folgen [767:1522f.;864,I:477;289:7;358:292;155;178;211;351;759;769:249], und nicht nur dies: Schließlich kann unter der neuroleptischen 'Therapie' durchaus eine Zuckerkrankheit (Diabetes mellitus) entstehen, wie sich Psychiater gelegentlich gegenseitig berichten [819:524;109;196:76;626]. Über den Einsatz des Chlorpromazin führt Degkwitz gemeinsam mit u.s.amerikanischen Psychiatern aus: »Sporadische Berichte über während der Chlorpromazin-Therapie erscheinenden Diabetes mellitus wie auch umgekehrt, wenn das Medikament abgesetzt wird, erhöhen die Wahrscheinlichkeit einer diabetogenen (*Diabetes hervorrufenden*) Wirkung.« [196:76] Bedingt sein kann der erhöhte Blutzuckerspiegel auch durch (eine mit der Störung der Hirnanhangdrüse zusammenhängende) Schädigung der Bauchspeicheldrüse, die durch das Hormon Glukagon wie auch durch das bereits genannte Insulin den Zucker-(Kohlehydrat-)Stoffwechsel steuert; auch Leberstörungen, Fettleibigkeit und (vorzeitige) Organabnutzung — allesamt Auswirkungen der Neuroleptika — können zu Diabetes-Erscheinungen führen. Anzeichen für Erkrankungen des Blutzuckerhaushaltes, insbesondere für einen erhöhten Blutzuckerspiegel sind u.a. Zuckerausscheidung im Harn, vermehrte Harnmenge, Mundtrockenheit, vermehrter Durst bei Appetitmangel, Potenz- und Regelstörungen, verminderter Widerstand gegen Infektionskrankheiten, Fettleber, durch Bindegewebswucherung mit nachfolgender Schrumpfung verursachte Organverhärtung (Zirrhose), Anpassungs-(Akkommodations-)Störungen des Auges — ebenfalls durchweg Neuroleptika-Symptome, die bereits genannt sind oder noch im folgenden dargestellt werden.

Ob und inwieweit Bauchspeicheldrüsen-Erkrankungen nach Beendigung der Neuroleptika-Behandlung wieder zurückgehen, ob sie bleiben oder ob bzw. wie häufig sie zum Tode der Betroffenen führen, geht aus der psychiatrischen 'Fach'-Literatur nicht hervor — mit einer Ausnahme: Am 29. Dezember 1956 veröffentlicht das 'Therapy Journal of the American Medical Association' einen Brief von Bettie W. Hiles, einer Psychiaterin aus der Anstalt Coatesville/Pennsylvania an den Herausgeber der Zeitschrift; nach Hiles' Worten wurden in ihrer Anstalt zwölf mit Chlorpromazin behandelte Diabetes-'Fälle' entdeckt, wovon zwei Diabetes-Erkrankungen auch nach Absetzen der 'Medikamente' irreversibel bestehen blieben, wobei die Psychiaterin betont, daß sich diese beiden Diabetes-Betroffenen bei einer Untersuchung vor Beginn der Neuroleptika-Behandlung als vollkommen gesund gezeigt hatten [505] Mehr Zahlenangaben gibt es zum Häufigkeitsgrad von Bauchspeicheldrüsenerkrankungen aufgrund von Neuroleptika-Behandlung. Bei diesen Angaben ist zu berücksichtigen, daß es sich bei den von Psychiatern angegebenen Störungen, zumeist in Richtung Diabetes, um Erkrankungen handelt, die aufgrund der Behandlung entstanden sind; wie aus den psychiatrischen Untersuchungsberichten hervorgeht, waren die behandelten 'Patientinnen' und 'Patienten', was durch Laboruntersuchungen bei der Anstaltseinweisung festgestellt worden war, bei Beginn der Neuroleptika-Behandlung noch gesund, fallen also nicht unter die in der Gesamtbevölkerung vorhandene Diabetikergruppe von 2 bis 3%. Konkret wurde 1978 eine Untersuchung an fast 5.000 'Patienten' veröffentlicht, die von Psychiatern und Psychiaterinnen in New York City ambulant mit Psychopharmaka behandelt wurden, und wonach 4,8% der Betroffenen an eindeutig abnormen Laborwerten, speziell hohen Blutzuckerveränderungen litten [962:150;768:1176]. Wie abhängig die Untersuchungsergebnisse von den Untersuchungsmethoden sind, zeigen zwei Studien, die die Berliner Nuno Goncalves und Frank Grüneberg neben ihren eigenen Forschungen zitieren: J.R. Clayer und Maxine Dumbrill aus der Parkside-Anstalt in Melbourne/Australien erkundigten sich per Fragebogen nach Diabetes und erhielten bei 2,3% von 1.648 Anstaltsinsassen eine bejahende Antwort [167]. Aufgrund von Laboruntersuchungen kam Amdi Amdisen aus der Psychiatrischen Anstalt Risskov/Dänemark zu wesentlich höheren Ergebnissen: Bei Clopenthixol-(Ciatyl-)Behandelten fand er in 15%, bei Perphenazin-(Decentan-, Trilafon-)Behandelten in 35% und bei Chlorpromazin-Behandelten in 40% der Fälle eine Diabetes-Erkrankung vor [19]. Grüneberg und Goncalves selbst stellten bei 58 längerfristig mit Neuroleptika behandelten, vorwiegend weiblichen 'Patienten' in 43 (74,1%) 'Fällen' einen verdächtigen oder krankhaft erhöhten Blutzuckerspiegel (hyperglykämische Normabweichungen) fest [358:289]. Vier psychiatrische Häufigkeitsangaben aus den Jahren 1966 bis 1978 sollen diesen Komplex beschließen: In der Psychiatrischen Anstalt Brockton/Massachusetts ermittelte 1966 Leo Waitzkin bei 12% aller 'Patienten', die im Durchschnitt knapp ein Jahr behandelt worden waren, eine diabetische Stoffwechsellage [1073]. Zwei Jahre darauf veröffentlichte Ernst Thonnard-Neumann aus dem 'Saint-Elisabeth-Hospital' (Washington D.C.) eine Untersuchung, aus der hervorgeht, daß in seiner Anstalt zwischen 1955 und 1966 bei den psychiatrisierten Frauen die Diabetes-Häufigkeit von 4,2% auf 17,2% hochschnellte; gleichzeitig litt ungefähr die Hälfte der von Neuroleptika-verursachtem Diabetes betroffenen Frauen unter Ausbleiben der Monatsblutung (Amenorrhoe), Milchfluß aus den Brüsten (Galaktorrhoe) oder beiden Störungen zusammen [1045]. Am Schluß seines Untersuchungsberichtes zieht Thonnard-Neumann sein Fazit in bezug auf die gesteigerte Diabetes-Rate: »Das Anwachsen folgte der Einführung der Chlorpromazin-Therapie im Jahr 1954.« [1045:981] Hans Schwalb und Rainer Hanika, zwei Mediziner aus dem Münchner Universitäts-Institut für Prophylaxe der Kreislaufkrankheiten, nennen 1974 in einem Bericht über Risikofaktoren für Herzerkrankungen ein Diabetes-Vorkommen von 20% bei längerfristig psychiatrischen Behandelten [949]. Und schließlich weisen nach einem Bericht Müller-Oerlinghausens und dessen Kollegen 25% aller mit Neuroleptika 'Medikamentierten' eine krankhafte, auf Diabetes weisende Glukosetoleranz auf [767:1523] Angaben darüber, wieviele Menschen an Neuroleptika-bedingtem Diabetes sterben, fehlen bei allen psychiatrischen Berichten; einzig der oben genannte Thonnard-Neumann erwähnt nebenbei den Tod von 14 an Diabetes Erkrankten, verschweigt jedoch die näheren Todesumstände [1045:979].

Durch den Einsatz von Neuroleptika steigt häufig das Körpergewicht bei gleichzeitigem, oft unstillbarem Heißhunger stark an [991:204;420:531;767:1523;1006;864,I:477;762:137;373:45]. Diese Körperschädigung kann sich bis zur Fettsucht [657:341f.], zur allgemeinen Fettleibigkeit [197:254] oder zum Cushing-Syndrom [218:368;285:87;420:531] steigern (s. Abb. 151). Vom »Gesundheitsbrockhaus« wird das letztgenannte Syndrom wie folgt erklärt: »die Kranken werden sehr dick; die Fettleibigkeit erstreckt sich nur auf den Rumpf, während die Arme und Beine schlank bleiben. Das Gesicht des Kranken wird üppig wie ein Vollmond.« [349:137] Psychiater wie z.B. Kurt Heinrich verstehen solcherlei Schädigungen vornehmlich als 'Schönheitsprobleme': Vor allem Frauen, so Heinrich, würden sich über diese Neuroleptika-bedingte »kosmetisch störende Gewichtszunahme« [434:55] beklagen.

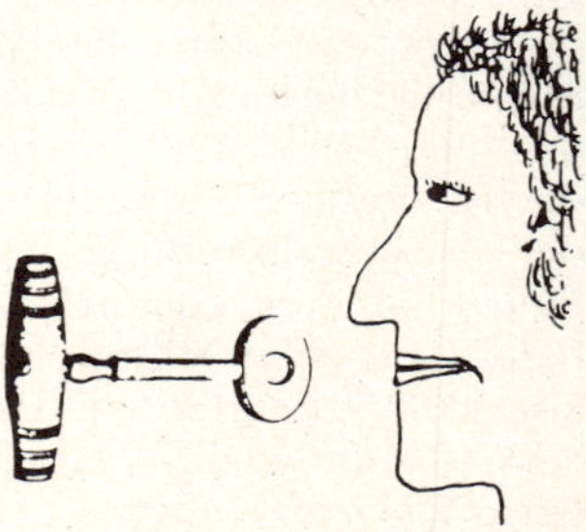

Abb. 60: Traditionelle psychiatrische Behandlung: 'Haslam-Schlüssel' zur Zwangsfütterung

Von Psychiatern wird die besonders bei Frauen oft erhebliche [319:506] Gewichtszunahme neben endokrinologischen Gesichtspunkten u.a. mit Appetitsteigerung [434:55], angestiegener Essenseinnahme [196:76], Heißhunger [112:153;373:45] und Aufschwemmung des Körpers mit Wasser (Wasserretention) [188:150;196:76] erklärt. Nach längerem Einsatz von Taxilan kommt der Psychiater Horst-Eberhard Richter gemeinsam mit Kollegen zum Ergebnis: »Diätetische Maßnahmen (Obsttage, Flüssigkeitseinschränkungen) und Gymnastik werden zum Ausgleich empfohlen, bleiben jedoch ohne gleichzeitige Verringerung der täglichen Taxilan-Dosis in der Wirkung meist beschränkt.« [256:1914]

Statt einer Zunahme des Gewichts kann es aufgrund der Regulationsstörungen der Hormondrüsen durchaus gelegentlich auch zur Appetit- und zur Gewichtsabnahme kommen, wie dies von Psychopharmaka, so z.B. von Haloperidol und Triperidol berichtet wird [373:45;29:58f.]. Einen Hinweis, der für die Betroffenen nichts Gutes erwarten läßt, liefern Gross und Kaltenbäck für Majeptil: Unter Einsatz dieses 'Medikamentes' könne die Gewichtsabnahme bis hin zur Kachexie gehen [373:76]; unter diesem Symptom verbirgt sich Appetitlosigkeit, gelbliche Gesichtsfarbe und allgemeiner, mit Blutarmut einhergehender Kräfteverfall. Heinz E. Lehmann berichtet von der Bewirkung einer Anorexie mittels Chlorpromazin [674:327]; hierunter verstehen Mediziner Appetitlosigkeit mit einhergehender starker Abmagerung.

Da psychiatrische Angaben zu tödlichen Schädigungen der Körpergewichtregulation fehlen, bleibt es den Lesern und Leserinnen vorbehalten, sich die Folgen dieser Neuroleptika-Auswirkungen für Herz, Kreislauf und die Widerstandkraft des Organismus gegen Ansteckungen auszumalen. Eine Angabe zur Häufigkeit der Gewichtszunahme unter Neuroleptika macht Steiner: In dessen Anstalt konnte mit einer relativ hohen, in Depotform verabreichten Dosis Lyogen bei 43% von 209 Betroffenen das Gewicht wesentlich gesteigert werden [1006]. Heinz E. Lehmann richtet sein Augenmerk auf die eben genannte, mit starker Abmagerung einhergehende Appetitlosigkeit: Diese erreichte er bei 8% der Chlorpromazin-behandelten 'Fälle' [674:327].

Von der Hypothyreose, d.h. der Unterfunktion der Schilddrüse als Auswirkung der Neuroleptika berichtet Manfred Bleuler [112:154]. Die zu geringe Menge an Schilddrüsenhormonen führt u.a. zur Verdickung der Zunge, zu glanzlosem Haar, zur Verlangsamung von Bewegungen und zu Trägheit. Bei Cornu ist nachzulesen, daß Jodmangelerscheinungen auch auf eine krankhafte Jodbindung zurückzuführen sind, wie dies z.B. Chlorpromazin leisten kann [177:542].

Eine wesentliche Folge der Einwirkung der Neuroleptika auf das Stammhirn stellt sich in der Beeinträchtigung der Sexualfunktionen dar [420:531]. Dies gilt grundsätzlich für den Einsatz aller Neuroleptika [252:24ff.], ebenso für 'Antidepressiva' und Tranquilizer [252:88f.], und zwar gleichgültig, ob der 'Patient' bzw. die 'Patientin' normal oder 'schizophren' ist [252:23]. Selbstverständlich läßt sich auch das Sexualverhalten von Tieren durch Neuroleptika wie z.B. Chlorpromazin oder Haloperidol unterdrücken [1032;159:77;82:19f.;46;611:39] (114). Als mögliche nähere Ursache für dieses Bezwingen der Sexualität sehen Psychiater die Dämpfung der Hirnanhangdrüse, die Hemmung der Keimdrüsen-(Gonaden-)Funktion, die hemmende Wirkung auf die Formatio reticularis (vgl. S. 86) und auf das Zwischenhirn [657:342] und — beim Mann — den indirekten Einfluß der 'Medikamente' über innersekretorische Drüsen auf die Hoden [252:26;1085:275;]

(114) An Ratten, die mit Haloperidol 'medikamentiert' worden waren, stellen 1968 französische Mediziner fest, daß Haloperidol rasch den Brunstzyklus der Ratten durcheinanderbringt. Bei 80% der Tiere tritt, so die Mediziner, während der 15tägigen Behandlung ein fast durchgehender Zustand des Dioestrus auf; normalerweise dauert ein solcher Dioestrus, d.h. eine bei Nagetieren auftretende, natürliche, eintägige Funktionsruhe des Eierstocks nur einen Tag. Bei 20% der weiblichen Ratten können die Mediziner darüberhinaus ein- oder zweimal innerhalb der Behandlungszeit eine Verhornung (Keratinisation) der vaginalen Zellen beobachten. Des weiteren wird ein ausgeprägter Mangel an Eierstockhormonen gefunden. Das vaginale Zellgewebe zeigt eine charakteristische Veränderung; die Gebärmutter läßt einen leichten Schwund erkennen, die mittlere Eihaut (Chorion) ist offenbar fester als bei nicht-'medikamentierten' Kontrolltieren, und die Öffnungen der die Eizellen enthaltenden Bläschen (Follikel) sind leicht verklebt (diskrete follikulare Atresie) [1057:130].

[1045:978]. Die Unterdrückung der natürlichen Sexualität äußert sich in verschiedenen Formen. Ganz allgemein schlägt sich die Wirkung der Neuroleptika in der Veränderung [708:4;196:76], Einschränkung [652:26], Störung [434:54;511:458], Herabsetzung [285:87], im Nachlassen [252:22], in der Verminderung [252:23,32,37], Dämpfung [218:368;83:102], Depression [420:531] und im Fehlen [252:30;188:150] des Geschlechtstriebes bis hin zu seinem völligen Verlust nieder [252:40]. Deshalb werden von manchen Psychiatern Neuroleptika wie z.B. Haldol gegen das 'Krankheitssymptom: Exzessive (*ausgiebige*) Onanie' eingesetzt [396:2;252:31].

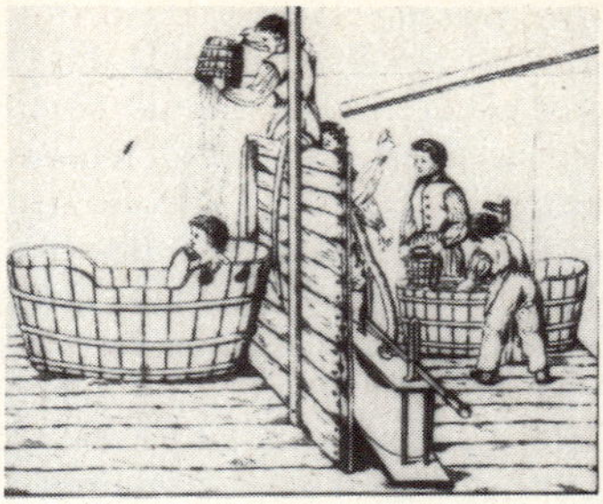

Abb. 61: Traditionelle psychiatrische Behandlung: Kaltwasser-Sturzbad

Als Folge der Ausmerzung der Libido stellt sich bei Männern eine Veränderung der sexuellen Potenz [708:4], d.h. deren Einschränkung [252:26], Störung [252:25;511:458;434:54;657:342], Herabsetzung [285:87], Dämpfung [83:102;218:368], Schwächung [762:137;256:1914;373:72] und schließlich ein Potenzverlust [188:150], also die völlige Impotenz [252:22ff.,25,30f.;373:45;197:254;1097] ein (115). Damit einher geht selbstverständlich die Verschlechterung der Erektionsfähigkeit (Fähigkeit zum Steifwerden des Penis) bis hin zum völligen Verlust der Erektion [252:22ff.;1097]. Die Pharmakologen Hellmuth Kleinsorge und Klaus Rösner stellten bei Chlorpromazin-behandelten Männern fest, daß selbst deren morgendliche Peniserektion ausblieb, obwohl sich diese normalerweise auch ohne sexuellen Reiz einstellt [612:77ff.]. Bei Frauen führt die Libidoausmerzung durch Neuroleptika zur 'Frigidität' (sexuellen Gefühlskälte) [252:22;256:1914;197:254;373:72]. Folgen der Neuroleptika-'Therapie' bei Männern und Frauen sind somit auch verminderte Orgasmusfähigkeit, verzögerte Orgasmen, Orgasmen verminderter Qualität, Orgasmusschwächen und schließlich das Ausbleiben des Orgasmus überhaupt [252:22ff.].

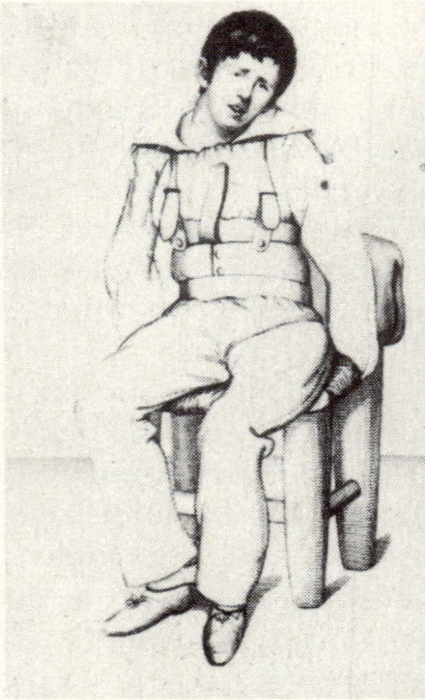

Abb. 62: Traditionelle psychiatrische Behandlung: Zwangshemd und Zwangsgurt

Mit Akribie (Sorgfalt) beschreiben Psychiater alle möglichen Formen von Störungen des Samenergusses (Ejakulation) beim psychiatrisch 'therapierten' Mann: Hemmung oder Verzögerung des somatischen (körperbezogenen) Ejakulationsreflexes [149:196], Störung [708:4;149:196;916;29:59;252:27], starke Verzögerung und Hemmung [252:22ff.], Verminderung [252:37] und völliges Ausbleiben der Ejakulation (Ejaculatio deficiens) [252:26f.,36f.39;149:196;864,I:479;1097;627]. Dabei darf das Ausbleiben des Samenergusses nicht etwa verwechselt werden mit der taoistischen Liebespraxis, wo durch das Vermeiden des Samenergusses ein erhöhter Lustgewinn erzielt werden soll; hinter dem augenscheinlichen, Neuroleptika-bedingten Ausbleiben des Samenergusses ('trockener Orgasmus') verbirgt sich in Wirklichkeit

(115) In ihrem Bestseller »Bittere Pillen« nennen der Soziologe Kurt Langbein und seine Co-Autoren 29 verschiedene Neuroleptika 28mal 'therapeutisch zweckmäßig' und deren Risiken 'bei Psychosen vertretbar'. 28mal geben die Autoren unter den 'Neben'-Wirkungen neben anderen möglichen Organschädigungen Potenz- und Libidobeeinträchtigungen an. Das 29. Neuroleptikum, das die Empfehlung 'weniger zweckmäßig' zugesprochen bekommt, ist Sulpirid (Dogmatil), dessen einziger qualitativer Unterschied zu den übrigen, empfohlenen Neuroleptika darin besteht, daß es außer potenzstörend gelegentlich auch sexuell anregend wirken soll [562:118ff.].

im allgemeinen eine retrograde Ejakulation (rückwärtsgerichteter Samenerguß), was sich durch Untersuchungen des ersten Urins nach dem Liebesakt feststellen läßt [149:196;1114:85;364;940]. Rudolf Doepfmer berichtet in der 'Münchener Medizinischen Wochenschrift' über eine besonders erfolgreiche 'Therapie' dreier junger, an das Zölibat (sexuelle Enthaltsamkeit von Geistlichen) gebundener Männer, die über ihren Geschlechtstrieb und häufige nächtliche Pollutionen (Samenergüsse im Traum) geklagt hatten; durch Melleril konnten die 'Krankheits'-Symptome immerhin bei zwei der drei 'Patienten' zum Verschwinden gebracht werden [213:1107].

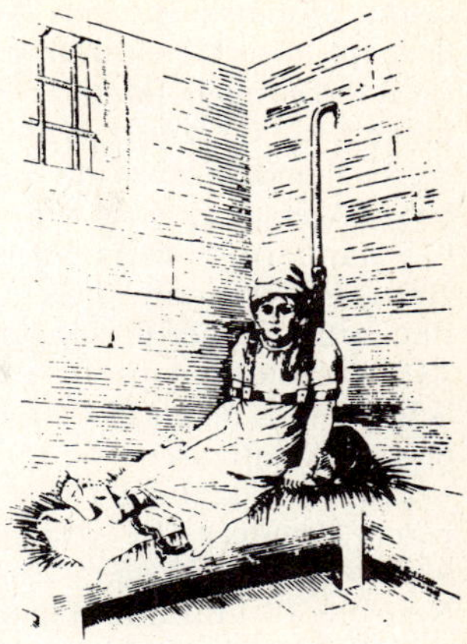

Abb. 63: Traditionelle psychiatrische Behandlung: Ketten, 'Tollriemen'

Unter den Wirkungen auf die Hirnanhangdrüse stellt Wellhörner die Hemmung der Ausschüttung des FSH (Follikel-Stimulierenden Hormons) an erste Stelle [1085:277]. Diese Neuroleptika-Auswirkung bewirkt bei den betroffenen Frauen eine Hemmung der Eireifung, insbesondere wird die Reifung der die Eizellen enthaltenden Bläschen (Follikel) blockiert, während sich diese Hormonstörung bei männlichen 'Patienten' in einer gestörten Samenbildung bemerkbar macht.

Über die letztgenannte Auswirkung liegen psychiatrische Berichte z.B. für Triperidol vor [29:59]. Allgemein kann es nach der 'Medikamentierung' mit Neuroleptika, wie Psychiater sich versichern, zu Aspermatismus (Fehlen von Samentierchen im Samen des Mannes) kommen [252:23,29,34;213:1104;1017:144f.]. Auf Schädigungen, die sich in Form von Mißbildungen und Erkrankungen an Kindern von Neuroleptika-Behandelten zeigen , kommen wir an entsprechender Stelle (s. S. 193ff.) noch ausführlich zu sprechen.

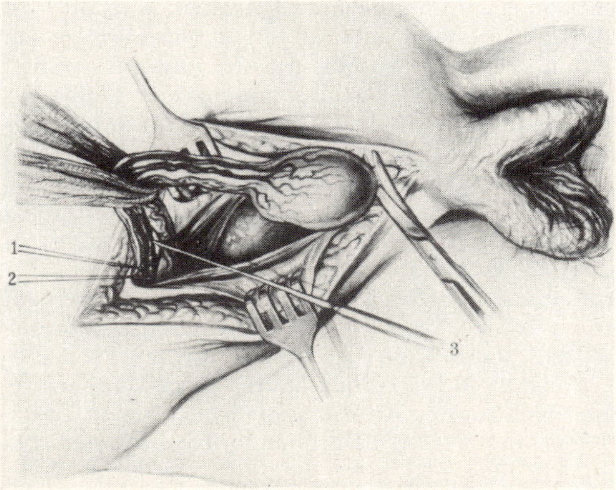

Abb. 64: Sozialpsychiatrische Behandlung: Operative Entfernung des Hodens (1, 2: Unterbindung einer Arterie und einer Vene; 3: Hervorziehen des Samenleiters mit einem Haken)

Aufgrund der Neuroleptika-Wirkung treten bei Frauen Schmerzen in den Brüsten (Mastalgien) [1017:140], Ovulationshemmung (Hemmung der Ausstoßung eines reifen Eies aus dem Eierstock) [41:115] sowie Störungen des Menstruationsszyklus [83:102;434:54;420:531;511:458;218:368;1006:196:76;559;373:45;1017:138] auf, von der Verminderung der Regelblutung (Hypomenorrhoe) [256:1914] bis zu deren völligem Ausbleiben (Amenorrhoe) [285:87;434:54;819:524;188:150;657:342], das bei anhaltender Behandlung über mehrere Jahre andauern kann [1110:395]. Nur in Ausnahmefällen dagegen, so z.B. laut einem Bericht über Majeptil, finden sich psychiatrische Aussagen über abnorm

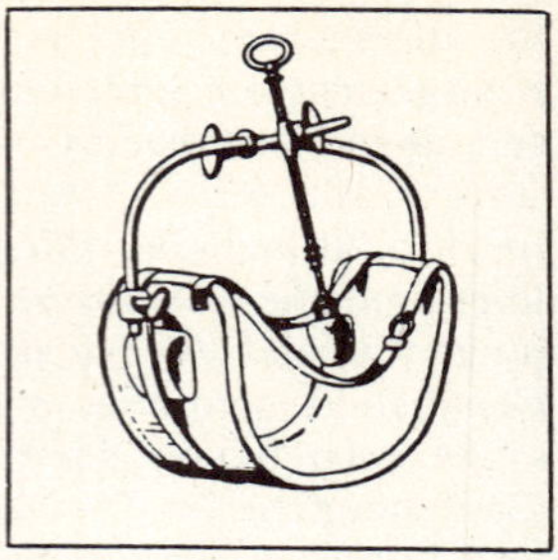

Abb. 65: Traditionelle psychiatrische Behandlung: Eierstock-Kompressor

starke Monatsblutungen (Menorrhagien) wie auch außerhalb der Menstruation auftretende Gebärmutter-Dauerblutungen (Metrorrhagien) [177:556]. Schließlich vermögen, wie Gerard H. Hilbert vom 'Sacred Heart Hospital' in Pensacola/Florida mitteilt, Neuroleptika positive Schwangerschaftstests vorzutäuschen, und zwar sogar bei Männern; Hilbert berichtet im Mai 1959 wie folgt: »In einer Serie von 30 nicht-schwangeren Patienten, die Phenothiazin-Verbindungen einnahmen, wurden bei 43% irreführend positive Schwangerschaftstests beobachtet — bei 5 von 11 Patienten, die mit Thorazine, und 8 von 19 Patienten, die mit Sparine (*Atosil*) behandelt wurden. Die tägliche Dosis variierte von 50 bis zu mehreren Hundert Milligramm. Alle Patienten waren erwachsen, und 10 der Gesamtheit waren Männer.« [504] (116) Das Bild eines unter Neuroleptika-Einfluß stehenden männlichen 'Patienten' mit aufgeblähtem Unterleib veröffentlichten Delay und Deniker (s. Abb. 125); dabei sprechen die beiden Männer folgerichtig von einer Scheinschwangerschaft.

Neuroleptika haben also im Regelfall eine spezielle sterilisierende Wirkung. Über Untersuchungen, die sein Kollege Hippius an dessen 'Krankengut' zur Frage der unfruchtbarmachenden Wirkung der Neuroleptika anstellte, berichtet Degkwitz: »Unter den verheirateten Frauen, die ambulant mit Psychopharmaka behandelt wurden, fand Hippius in dem Beobachtungsgut der Berliner Universitäts-Nervenklinik, daß auffällig selten Konzeptionen (*Befruchtungen der Eizelle*) eintraten.« [188:152] Aufgrund der durch die Neuroleptika ausgeschalteten sexuellen Lust auf seiten der Betroffenen wie auch aufgrund der gewährleisteten Verhütung möglicherweise 'erbkranken' Nachwuchses können die psychiatrischen 'Therapeuten' angstfrei 'Patientinnen' und 'Patienten' gemeinsam auf den Anstaltsstationen halten und auch gemeinsam zu verschiedenen, früher noch nach Geschlechtern getrennten 'therapeutischen' Verrichtungen zulassen. Ebenfalls aus der eben erwähnten Berliner Universitätsanstalt wird dieser sozialpsychiatrisch wesentliche Tatbestand anhand von Beobachtungen am Verhalten unter Neuroleptika-Einfluß stehender Anstaltsinsassen und -insassinnen während der Beschäftigungs-'Therapie' bestätigt: »Die Zusammenarbeit weiblicher und männlicher Patienten hat offenbar keinerlei Bedeutung für die Atmosphäre der Gruppe.« [122:8] Auch der Berliner Senat trägt in seinem aktuellen, von Psychiatern in Auftrag gegebenen Psychiatrieplan dieser Neuroleptika-Auswirkung Rechnung, indem er — scheinbar fortschrittlich — fordert, Männer und Frauen auf Einheitsabteilungen zu behandeln: »Gemischt-geschlechtliche Belegung der Stationen sollte als Grundregel gelten.« [747:12]

Dadurch, daß durch den Neuroleptika-Einsatz der Nervenimpuls-Überträgerstoff Dopamin blockiert ist, sinkt dessen natürliche, hemmende Wirkung auf die Absonderung des Hormons Prolaktin, so daß stattdessen eine Erhöhung der Prolaktin-Konzentration im Blut eintritt [82:32]. Folge ist — bei Frauen häufiger, bei Männern relativ selten — die Absonderung von Milch aus den Brustdrüsen (Galaktorrhoe, Laktation) [256:1914;188:150;112:154;434:54;285:87;819:524;83:102:864,I:477;511:458;373:45;1017:138;319:506,508]. Darüber hinaus können bei

(116) Nach Angaben von Norman L. Story im 'Journal of Sex Research' vom Mai 1974 führen folgende namentlich erwähnte Neuroleptika ebenfalls zu irreführenden Schwangerschaftstest-Ergebnissen: Acetylperphenazin (Tindal), Butyrylperazin (Repoise); Compazine sowie das Chlorperazin enthaltende Magen-Darm-Mittel 'Combid'; Chlorprothixen (Taractan, Truxal); Fluphenazin (Dapotum, Lyogen; Omca, Permitil); Piperacetazin (Quide); Melleril; Navane (Orbinamon); Stelazine (Jatroneural) [1017:138-145].

Männern Brustvergrößerungen (Mammavergrößerungen) [83:102;196:76] und sogar weibliche Brustbildung (Gynäkomastie) [218:368;434:55;373:45;1017:138] auftreten. Auf die möglicherweise krebsfördernde Wirkung des Prolaktin-Überschusses werden wir an entsprechender Stelle zurückkommen. Als weitere Folgen der Neuroleptika-bedingten Hormonstörungen bei Frauen soll an dieser Stelle der Hirsutismus [41:115] genannt sein, worunter eine der Behaarung des Mannes ähnliche starke Behaarung zu verstehen ist. Bei der Durchsicht der psychiatrischen 'Fach'-Literatur der Jahre 1966 bis 1972 stießen der Psychiater Jules Angst und seine Kollegin Thilde Dinkelkamp auch noch auf andere neuroleptisch bedingte Abnormitäten im Sexualbereich wie z.B. bei einem fünfjährigen Mädchen auf die für Psychiater sicher nicht uninteressante Fluphenazin-(Lyogen-, Omca-)verursachte Gynäkomastie mit klitoridaler Hypertrophie (Brustbildung mit Klitorisvergrößerung) [744]. Über die Auswirkungen der Neuroleptika auf weitere am Sexualleben beteiligte Organe wie z.B. die Vorsteherdrüse beim Mann (Prostata) schweigen sich Psychiater bislang aus [83:100].

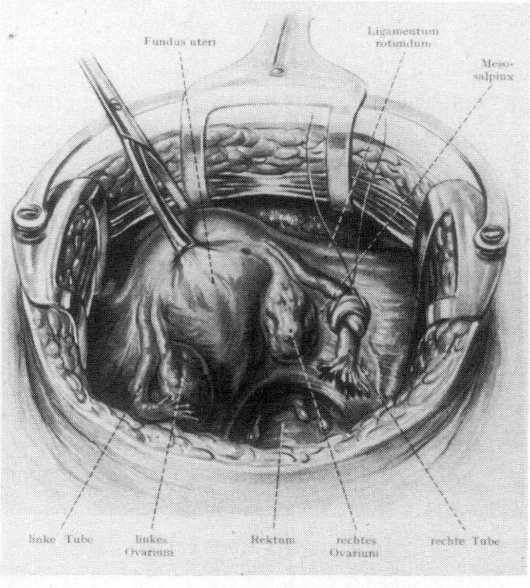

Abb. 66: Sozialpsychiatrische Behandlung: Durchtrennung und Verknotung der Eileiter

Angaben über bleibende Schädigungen der Sexualorgane fehlen völlig, wobei in diesem Zusammenhang nicht vergessen werden darf, daß die experimentellen Vorbereitungen zu den großen sozialpsychiatrischen Sterilisierungs- und Kastrationspraktiken vor 50 Jahren auf Anweisung des SS-Anführers Heinrich Himmler ebenfalls streng geheim gehalten werden mußten, um die späteren Opfer nicht zu warnen (vgl. S. 30), und somit erst im Rahmen der Nürnberger Ärzteprozesse an die interessierte Öffentlichkeit drangen.

Auch Angaben zur statistischen Häufigkeit allgemeiner Schädigungen der Sexualorgane sind in der psychiatrischen Literatur auffallend selten zu finden. Recht unpräzise ist die Aussage des Psychiaters Fritz A. Freyhan aus Farnhurst/Delaware, wonach die Sekretionstätigkeit der weiblichen Brüste »nicht selten« sei und zuweilen monatelang anhalte [319:508] — eine Schädigung, die gerade von männlichen Psychiatern sicher immer wieder bereitwillig überprüft wird. Ebenfalls aus den U.S.A. stammen einige Studien, die sich mit der besonderen Wirksamkeit von Melleril im Sexualbereich beschäftigen. Danach leidet ungefähr ein Drittel der betroffenen Männer unter Erektions- und Ejakulationsschwierigkeiten [110;1097]. Genau wissen wollten es der Psychiater Joel Kotin aus Orange/Kalifornien und seine Kollegen, als sie 87 Männer, die nach Beginn der Neuroleptika-Behandlung überhaupt noch den Versuch einer sexuellen Betätigung zustandegebracht hatten, nach ihren speziellen Erlebnissen befragten und diese Ergebnisse im Januar 1976 im 'American Journal of Psychiatry' veröffentlichten. Danach hatten 60% der 57 Melleril-Betroffenen (MB) Sexualstörungen, während die anderen Neuroleptika nur bei 25% der 30 übrigen Betroffenen solche

Störungen hervorgerufen haben sollen. Schwierigkeiten beim Erigieren des Penis hatten 44% der MB gegenüber 19% der genannten Vergleichsgruppe (VG). Mühe, die Erektion beizubehalten, machte es 35% der MB und 11% der VG. 4 (7%) MB und 2 (6,7%) der VG erlebten einen Orgasmus verminderter Qualität. Mit Schmerzen verbundener Orgasmus und abnorme Veränderung des Samenergusses scheint eine Spezialität des Melleril zu sein: Während von 57 'Patienten', die dieses 'Medikament' als einziges oder in Kombination mit anderen Psychopharmaka erhielten, 19 (33,3%) beim Orgasmus keinen Samenerguß, 9 (15,8%) eine verminderte Samenmenge vorfanden und 4 (7%) beim Orgasmus Schmerzen entwickelten, war von diesen Störungen — angeblich — niemand der VG betroffen [627:83f]. Um sich ein noch besseres Bild der Störungen der Sexualorgane durch Neuroleptika-Behandlung machen zu können, unternahm ein Mitglied von Kotins Untersuchergruppe einen Selbstversuch mit Thioridazin (Melleril); darüber wird wie folgt berichtet: »Einer der Autoren nahm eine Versuchsmenge von 50 mg Thioridazin und onanierte ungefähr vier Stunden später. Beim Orgasmus erlebt er einen rasenden suprapubischen (*oberhalb der Schambeinfuge auftretenden*) Schmerz; einen Samenerguß hatte er nicht.« [627:84] Ebenfalls auf Melleril bezieht sich eine Studie der Briten R.A. Sandison, Eileen Whitelaw und J.D.C. Currie: Danach gelang es diesen 'Fach'-Leuten, bei bis zu 50% der Melleril-behandelten Frauen die Monatsblutung zu unterdrücken (Amenorrhoe) [915:740]. Allerdings darf auch hier wie bei allen anderen Schädigungen und Störungen nicht vergessen werden, daß immer die Frage im Raum steht, ab welchem Schädigungsgrad Psychiater öffentlich oder 'Fach'-öffentlich von einer Störung oder Schädigung zu sprechen in der Lage oder bereit sind.

Indem sie jedoch immer wieder den leidenden und verängstigten Neuroleptika-Betroffenen für die Zeit nach der 'Therapie' Hoffnung auf ein intaktes Sexualleben machen, zeigen sie den Weg zur Verhütung oder Vermeidung der psychopharmakologischen Schädigungen auf: Erst nach dem völligen Absetzen der Neuroleptika kann das Sexualleben wieder aufblühen, erst dann setzen Geschlechtstrieb, Orgasmus, Menstruation und Samenergüsse in ihrer normalen Weise wieder ein [242:915].

Abschnitt 10: Neuroleptika, Knochenmark und Blutbild

Unbegrenztes Risiko — Rote Blutkörperchen zerplatzen — Resignation der 'Gesundheitspolizei' des Körpers — 'Ausnahme' Leponex — Vorboten des Todes — Häufigkeitsangaben

Für die gesamte Psychiaterschaft ist die Tatsache unbestritten, »... daß von fast ausnahmslos allen sogenannten trizyklischen Psychopharmaka im Laufe der Jahre Blutzellschädigungen bekannt wurden, die zumeist als Agranulozytosen (*Zerstörung der weißen Blutkörperchen*) aufgetreten sind.« [491:2961] Von dieser erwähnten Agranulozytose wird noch die Rede sein.

Blutzellschädigungen gelten allen Psychiatern als schwerwiegendes Risiko für die Neuroleptika-Betroffenen, und zwar nicht nur für die trizyklischen Psychopharmaka (Phenothiazine, Thioxanthene, andere trizyklische Neuroleptika und trizyklische 'Antidepressiva'), sondern auch für die chemisch verwandten Butyrophenone [491:2962]. Aufgrund der toxisch-allergischen Körperreaktion [693:18] kommt es zu verschiedenartigen Veränderungen des Blutbildes [509:136;768:1176], so zur fehlerhaften Blutzusammensetzung (Blutdyskrasie) [23:241]. Häufig fördert die Untersuchung des Blutes von Neuroleptika-Behandelten eine erhöhte Blutsenkungsgeschwindigkeit zutage [674:327;667:360;657:343], was auf einen akuten Abwehrkampf des Organismus hinweist, wie dieser beispielsweise bei Lungentuberkulosen auftritt.

Zum besseren Verständnis der Neuroleptika-Auswirkungen auf das Knochenmark und auf das Blut soll hier kurz etwas zur Zusammensetzung des Blutes gesagt werden, um auch den nicht medizinisch vorgebildeten Lesern und Leserinnen ein gewisses Grundverständnis der entsprechenden neuroleptischen Auswirkungen zu ermöglichen. Blut setzt sich zusammen aus der Blutflüssigkeit und aus verschiedenen festen Blutbestandteilen. Die Blutflüssigkeit wird gebildet aus Wasser, Eiweiß, Mineralstoffen, Hormonen, dem für die Blutgerinnung wichtigen Blutfaserstoff (Fibrin), den Gerinnungsenzymen wie z.B. Prothrombin usw.. Zu den festen Blutbestandteilen zählen

- die roten Blutkörperchen (Erythrozyten). Diese werden, gesteuert von Hormonen, im Knochenmark gebildet. Die roten Blutkörperchen und speziell der rote Blutfarbstoff Hämoglobin dienen dem Sauerstofftransport.
- die zur Blutgerinnung und -stillung nötigen Blutplättchen (Thrombozyten).
- die weißen Blutkörperchen (Leukozyten). Diese gelten als 'Gesundheitspolizei' des Körpers: »In großen Mengen sammeln sie sich dort im Gewebe, wo Bakterien eingedrungen sind, umschließen sie mit ihrem Zelleib und fressen sie auf. Ebenso können sie Gewebstrümmer und Fremdkörper auflösen.« [349:110]

Neuroleptika führen nun, wie Psychiater sich in ihren Zeitschriften mitteilen, zur Schädigung des Knochenmarks [434:55], nämlich zur Knochenmarksdepression [1108:1496;23:243]. Diese schlägt sich nieder in Schädigungen der roten Blutkörperchen [491:2962] wie z.B. in hämolytischer Anämie (Absterben der roten Blutkörperchen durch Zerplatzen), der schon einige Betroffene erlegen sind [113:166;1085:277;523:44;177:541;289:7]; außerdem in Verminderung des Gehaltes an rotem Blutfarbstoff [31:197] und in Verminderung des Blutgerinnungsenzyms Prothrombin (Hypothrombinämie) [940:176]. Auch die weißen Blutkörperchen können sich unter Neuroleptika-Einfluß krankhaft vermindern (Leukopenie; Leukozytopenie; Leukozytensturz) [420:531;999:581;218:368;83:100;434:55;511:456;1076;845;188:145;693:18;491:2962;657:342f.]. Am bekanntesten ist die Agranulozytose [420:531;25;113:166;256:1914;693:18;218:368;83:100;434:55;1042:1078;511:456;23;1076;289:7;509:136-138;188:144-146;491;698:70068B,70076Bf.,70094B], d.h. die fast vollständige oder gar totale Vernichtung der zu den weißen Blutkörperchen zählenden Granulozyten, die 67% der Zahl der weißen Blutkörperchen ausmachen (117). Bekannt sind Psychiatern als Neuroleptika-Auswirkung auch Blutplättchenmangel (Thrombopenie; Thrombozytopenie) [218:368;491:2962f.;1076] und die Zerstörung der gesamten festen Blutbestandteile (Panzytopenie) [218:368;1076].

Soweit die Neuroleptika-Betroffenen eine Agranulozytose überleben, kann im Anschluß daran eine krankhafte Vermehrung der weißen Blutkörperchen (Leukozytose) entstehen [83:100;579:1201;657:343]; diese Krankheit, die nicht selten auftritt [434:55], vermag durchaus einen leukämischen, also mit hohem Fieber, Blutvergiftung und Blutungen einhergehenden Charakter anzunehmen [188:145]. In — so Psychiater — ca. 40% aller Fälle überleben die Betroffenen eine Agranulozytose jedoch nicht [188:45;491:2963]; im speziellen Fall der Anwendung von Leponex beträgt die offizielle Sterblichkeitsrate bei einer Neuroleptika-verursachten Agranulozytose sogar 50% [491:2963] (118). Eine Agranulozy-

(117) Je nach Ort der Bildung werden die weißen Blutkörperchen unterschieden in Granulozyten und Monozyten (Knochenmark) sowie Lymphozyten (Lymphknoten, Milz, Leber). Granulozyten wiederum werden nach Form und Färbung unterteilt in Neutrophilen, Eosinophilen und Basophilen. Die Auswirkung der Neuroleptika auf die weißen Blutkörperchen kann viele Formen annehmen: Eosinophilie (krankhafte Vermehrung der Eosinophilen) [113:166;218:368;434:55;509:136;188:146f.;657:342], manchmal, so Hippius, 'ganz excessiv' [511:456;83:100]; Neutropenie (krankhafte Verminderung der Neutrophilen) [491:2962;999:581]; Absterben von Monozyten [509:136] oder deren Vermehrung (Monocytose) [83:100;511:456;509:136]; krankhafte — ausgeprägte — Vermehrung der Lymphozyten (Lymphocytose) [511:456;434:55;83:100]; krankhafte Verminderung der Granulozyten (Granulozytopenie) [23:243;25:200:1076] bis hin zur totalen Granulozytopenie [494:2962].

(118) Wie bei allen anderen psychiatrischen Psychopharmaka entstehen bei Leponex — nur öfter durch die

tose mit Todesfolge kann grundsätzlich bei allen Neuroleptika auftreten [491;693:18;1055:1127]. Frauen sind von dieser Schädigung, die bereits nach einer Behandlungsdauer von einer Woche, aber auch noch nach einem Jahr 'medikamentöser Therapie' eintreten kann [491:2962], neunmal so häufig betroffen wie Männer [509:138;512].

Agranulozytosen treten gelegentlich mit Vorboten auf. Dies können Krankheiten aller Art sein, vorwiegend Entzündungen. Nach internen Mitteilungen von Psychiatern können folgende Schädigungen Anzeichen für eine beginnende, möglicherweise tödlich verlaufende Agranulozytose darstellen: Entzündungen im Mund- und Rachenraum, Fieberanstieg, Schüttelfrost, Schwitzen, massives Schwächegfühl, Hinfälligkeit, Hautausschlag, Gelenkschmerzen, Gelbsucht [491:2962f], Abgeschlagenheit, Appetitlosigkeit, Erbrechen und Durchfall [188:145]. Wird eine durch die Neuroleptika-Behandlung verursachte Zerstörung der weißen Blutkörperchen nicht rechtzeitig festgestellt, und die Neuroleptika-Behandlung nicht sofort beendet, kann es aufgrund der körperlichen Abwehrschwäche leicht zu tödlichen Sekundärinfektionen kommen [23:245]. Wie Hans A. Amsler aus der Forschungsabteilung des Schweizer Chemieunternehmens Sandoz Ltd. gemeinsam mit Kollegen schreibt, verläuft eine Neuroleptika-bedingte Agranulozytose nach außen hin zumeist als Fieber mit Mandelentzündung (Tonsillitis), geht dann in Lungenentzündung (Pneumonie) und Blutvergiftung (Septikämie) über und endet in Nieren- oder Herzversagen, was dann zur offiziellen Todesursache erklärt wird [23:245f]. Auch andere Infektionen können Anzeichen einer Agranulozytose sein, so z.B. Ohrenentzündung (Otitis), Schlundkopfentzündung (Rachenkatarrh; Pharyngitis) [23:244f.], Halsentzündung [25:200], Zungenentzündung (Glossitis), Entzündung der Mundschleimhaut (Stomatitis), Entzündung des Zahnfleischsaums (Gingivitis) [507], Angina [864.I:479], Lymphknotenschwellungen [188:145] oder Leberzellschäden [289:27].

Da — wie oben dargestellt — bei Leponex die Rate der tödlich verlaufenden Agranulozytosen 50% anstatt wie bei den anderen Neuroleptika 'nur' 40% beträgt, und dieser Tatbestand öffentlich bekannt wurde, sind Psychiater inzwischen bei der Behandlung mit diesem 'Medikament' offiziell zu gewissen formalgesetzlichen Auflagen verpflichtet. Seit dem 1. Januar 1979 müssen sich in der Bundesrepublik Deutschland und in Westberlin Psychiater gegenüber der Leponex-Herstellerfirma schriftlich ver-

---

spezielle knochenmarksschädigende Wirkung — Entzündungen aller Art. In 13% der Entzündungen kommt es zu Fieber als einzigem Symptom, in 31% zu Schlundkopf- und Mandelentzündung, in 12% zu Ohrenentzündung, in 13% zu Hautentzündungen, in je 6% zu Lungenentzündung und Blutvergiftung [23:245]. Diese sich aufgrund der Zerstörung der weißen Blutkörperchen (Agranulozytose) entwickelnden Entzündungen durch Leponex führen zum Tod, wenn die ursächliche »... Granulozytopenie oder Agranulozytose zu spät entdeckt ...« [924:23] und dahinsiechende 'Patienten' und 'Patientinnen' weiter mit Leponex behandelt werden. Insbesondere nachdem sich im Frühsommer 1975 in Südfinnland eine ganze Todesserie von Leponex-Opfern nicht weiter verschweigen ließ, mußte die übliche 'Begründung', bei den Toten hätte eine Prädisposition [25:199], also eine im voraus bestimmte Veranlagung vorgelegen, fallengelassen werden. Der Verdacht, daß Leponex besonders bei Ausbleiben von Blutkontrollen einschließlich Zählen der weißen Blutkörperchen — das Leponex kann abgesetzt werden, wenn eine kritische Grenze erreicht ist, der/die Betroffene kann so gerettet werden — zur tödlichen Zerstörung der weißen Blutkörperchen führt, bestand fast ein Jahrzehnt. Um diesen Verdacht 'wissenschaftlich' zu erhärten, wurde eine vergleichende Massenuntersuchung durchgeführt: Eine Gruppe von 'Patienten' erhielt acht Jahre lang bei wöchentlicher Blutkontrolle Leponex; dabei entwickelten sich fünf Agranulozytosen, d.h. bei fünf Menschen wurden durch deren Behandlung mit Leponex die weißen Blutkörperchen vernichtet, 'nur' ein Mensch starb. Bei der Parallelgruppe von 'Patienten', deren Blut während der Bearbeitung ihrer Körper mit Leponex nicht laufend untersucht wurde, entstanden doppelt so viele Agranulozytosen: Sieben der zehn von den Psychiatern todkrank gemachten Menschen mußten ihr Leben lassen [25:200]. Noch im November 1974 hatte die Wander GmbH aus Frankfurt/Main, die Herstellerfirma des Leponex, ihr Produkt im 'Nervenarzt' als 'gut verträglich' angepriesen [1075:A9] und wörtlich formuliert: »Im Urteil klinischer Prüfer wurde Leponex als die interessanteste Substanz seit dem Chlorpromazin und als echter Fortschritt in der Psychopharmakotherapie bezeichnet.« [1075:A8]

pflichten, die 'Patientinnen' und 'Patienten' über die mögliche Folge einer Agranulozytose aufzuklären und regelmäßige Blutbildkontrollen vorzunehmen [677:45]. In den ersten 18 Behandlungswochen müssen die weißen Blutkörperchen (Leukozyten) wöchentlich gezählt werden [1076], da in diesem Zeitraum 90% der Agranulozytosen einträten [924:23;23:247]. Wie die zehn Prozent 'Fälle', bei denen die Leponex-Behandlung nach Ablauf der ersten 18 Wochen eine Agranulozytose hervorruft, wirksam geschützt werden sollen, wird in der psychiatrischen Literatur nicht erwähnt; ebenso fehlen Aussagen zu einem wirksamen Schutz derjenigen zu 40% tödlich verlaufenden Agranulozytosen, die bei der Behandlung mit allen übrigen Neuroleptika (außer Leponex) auftreten. Da die — im 'Ausnahmefall Leponex' vorgeschriebenen, ansonsten gelegentlich von Psychiatern interessehalber freiwillig durchgeführten — Blutuntersuchungen kein sicherer Schutz vor Agranulozytosen sind, da Blutveränderungen nach Aussagen von Psychiatern selbst oft sehr plötzlich eintreten [864,I:479], und da auch der zeitliche Verlauf des Neuroleptika-Abbaus großen intra-individuellen Schwankungen unterliegt [397:17], sind Neuroleptika-Behandelte somit zu jeder Zeit während der 'Therapie' von der Gefahr einer tödlich verlaufenden Agranulozytose bedroht. Für Psychiater stellt sich das Problem in anderer Weise als für die Betroffenen dar: Gemeinsam mit dem Bundesgesundheitsamt bedauern sie einzig die eingeschränkte Verwendungsmöglichkeit des Leponex mit dem Hinweis, »... zahlreichen Patienten werde ein wirksames Mittel vorenthalten.« [722]

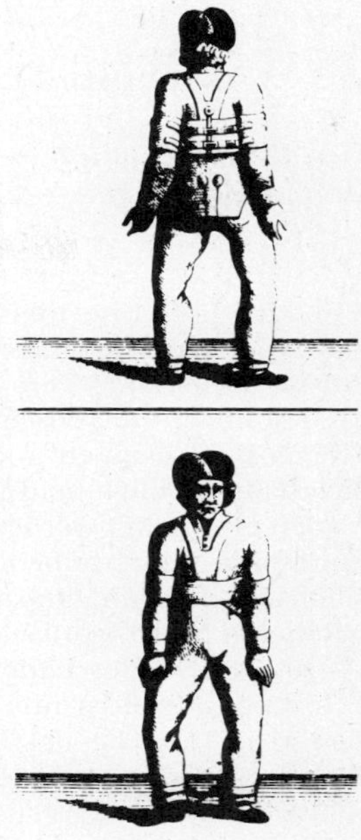

Abb. 67: Traditionelle psychiatrische Behandlung: 'Tollriemen'

Von Blutschädigungen aufgrund von Neuroleptika-Behandlung sind fast alle 'Patientinnen' und 'Patienten' betroffen. Nach einem 35fachen Einsatz von Chlorpromazin schreibt Schroetter, bei fast allen 'Patienten' seien erhebliche Steigerungen der Blutsenkungsgeschwindigkeit aufgetreten [667:360]; Heinz E. Lehmann gibt für diese Störung eine Rate von 50% an [674:327]. Blutbildveränderungen sollen laut Aussage von Hiob, Hippius und Kanig »bei sehr viel Kranken« [509:136] vorkommen; bei deren Mehrzahl in Form von Eosinophilie und in Form von anschließender Monozytose [509:136]. In einer anderen Schrift nennt Hippius für Neuroleptika-bedingte Eosinophilie eine Zahl von 40% [511:456]. Der u.s.amerikanische Psychiater Jesse F. Casey untersuchte das Blut von 462 mit einer Neuroleptika-Kombination Behandelten; dabei stieß er laut eigenen Aussagen 55mal (11,9%) auf eine Eosinophilie, 74mal (16%) auf eine Leukozytose (krankhafte Vermehrung der weißen Blutkörperchen) und 17mal (3,7%) auf eine Leukopenie (krankhafte Verminderung der weißen Blutkörperchen) [152]. Dieselbe Leukopenie erreichte Darling in 3% aller Behandlungen mit Fluphenazin (Prolixin, Lyogen, Omca) [185].

Da, wie oben dargestellt, die offizielle Todesursache an Agranulozytose gestorbener Behandelter oft als Nieren- oder Herzversagen ausgegeben wird, erscheinen die psychiatrischen Angaben zu dieser Neuroleptika-bedingten Todesart äußerst gering. Hippius nennt als Zahlenangabe für Neuroleptika-bedingte Agranulozytosen gerade 0,1% [511:456]. Zahlen oder Annäherungswerte, wie oft hinter sogenannten 'unerklärlichen' Todesfällen Agranulozytosen versteckt werden, werden von Psychiatern aus nachvollziehbaren Gründen nicht genannt.

Abschnitt 11: Neuroleptika, Blut- und Lymphgefäße

Gefäßwandschäden — Thrombosen — Embolien — Vera Scholz aus Dresden — Blutungen — Lymphknotenentzündungen — Auch junge Menschen sterben — Häufigkeitsangaben

Von allergisch bzw. toxisch bedingten Gefäßwandschädigungen, die durch den Einsatz von Neuroleptika verursacht werden, berichtet vor allem die in einer Dresdner Anstalt arbeitende Vera Scholz [940:176]. Nach ihrer Erkenntnis wird durch Neuroleptika besonders die Zellschicht an den Innenwänden der Blut- und Lymphgefäße, des Herzens, der Rippen und des Bauchfells, also das Endothel gereizt [1003:51]. Dies macht sich hauptsächlich bei Infusionen bemerkbar, die direkt in die Adern, und zwar die Venen eingeleitet werden. Die beiden in Innsbruck tätigen Psychiater Th. Platz und Hartmann Hinterhuber experimentierten an Ratten und 'Schizophrenen' mit Fluphenazin (Lyogen, Omca) und kamen bei relativ hochdosierten und intravenös eingeleiteten Neuroleptika-Mengen zum Ergebnis, daß diese — auch in Verdünnungen — zu Gefäßwandschäden, und zwar zu Venenentzündung mit Blutpfropfbildung (Thrombophlebitis) führen [827:144]. Und nicht nur dies; die beiden Psychiater schreiben: »Die Tatsache, daß Endothelien (*Gefäß-Innenwand-Zellschichten*) durch Neuroleptika geschädigt werden können, läßt die Vermutung nicht abwegig erscheinen, daß auch andere Organsysteme in ihrer Zellstruktur bzw. Mikrozellstruktur beeinträchtigt werden.« [827:144] Eine ähnliche Neuroleptika-Auswirkung stellen Mikroangiopathien dar [41:116]; hierunter sind durch Verengung und Verwachsung kleiner und kleinster Arterien charakterisierte Schädigungen zu verstehen, die z.B. zum Raynaud-Syndrom führen können [41:114], wie es ebenfalls als Neuroleptika-Auswirkung gemeldet wird: Die Betroffenen leiden dann unter schmerzhaften Durchblutungsstörungen der Finger und Zehen.

Außer Schädigungen der Gefäße an sich treten infolge der Neuroleptika-Behandlung auch vasomotorische Störungen auf [177:510;140:140], womit Störungen der Gefäßnerven gemeint sind, die die Blutverteilung in den einzelnen Körperteilen regeln. Bei einer Gefäßverletzung kann es wegen einer krankhaften gefäßerweiternden Wirkung der Neuroleptika durchaus zu einer verzögerten Blutgerinnung kommen [740:55].

Besonders gefährlich sind Neuroleptika-bedingte Störungen, die durch eine zu starke Verfestigung des Blutes entstehen. Schädigungen der Blutgefäßwände, Störungen der Blutströmung und Abweichung von der natürlichen Blutbeschaffenheit können zur Bildung fester Blutpfröpfe, den Thromben, führen; dem Psychiater Richard Suchenwirth aus Lübeck gilt die Möglichkeit der Thrombose als gefährlichste und häufigste Gefahr für die Neuroleptika-Betroffenen [289:3]. Wie Psychiater miterlebt haben, treten Thrombosen [112:154;940:176;511:458;523:44;289:3;1042:1078;127:114] unabhängig vom Alter [188:146] und vom körperlichen Zustand vor der 'Medikation' sowohl zu Beginn der Behandlung als auch bei ihrer Fortführung insbesondere im Bereich der Bein- und Beckenvenen [83:102;503:86] und der um das Herz liegenden Koronargefäße [864,I:478] auf. Besonders gefährdet durch Venenthrombosen (Phlebothrombosen) sind die Betroffenen verständlicherweise bei längerer Ruhigstellung [70]. Blutpfröpfe, die sich als Auswirkung von Neuroleptika gebildet haben, schließen in sich die Gefahr von Embolien ein: Die Pfröpfe wandern so lange in den Blutbahnen, bis sie an Engstellen hängen bleiben und so den für die einzelnen Organe lebensnotwendigen Blut- und Sauerstoffzustrom blockieren. Tatsächlich — so auch Dörner und Plog — können durch Neuroleptika Thrombosen mit der Gefahr der Lungenembolie entstehen [218:368;511:458;403:30]: Bei dieser Neuroleptika-Auswirkung tritt eine heftige, sich bis zur Erstickungsgefahr steigernde Atemnot (mit blutig gefärbtem Auswurf) ein, die zum Erstickungstod führen kann. Als Folge der Neuroleptika treten Lungenembolien und überhaupt durch Pfröpfe (Thromben) verursachte Embolien (Thromoembolien) auf, und zwar unabhängig vom Alter der Betroffenen [188:146;112:154;1042:1078;940:175;289:3;402]. Eine Auswertung sämtlicher 'Kranken'-Blätter der vom 1. April 1960 bis 30. Juni 1963 in der Psychiatrischen Anstalt Mühlhausen/DDR an Lungenembolien verstorbenen Menschen bestärkt die erwähnte Vera Scholz darin, so ihre eigenen Worte, »... die Frage eines direkten Zusammenhanges zwischen der Häufung von Thromboembolien im psychiatrischen Krankengut und neuroleptischer Medikation zu bejahen.« [940:175] Zwar sei die Entstehungsgeschichte dieser Auswirkung im jeweiligen Einzel-'Fall' verschieden; jedoch, noch einmal Vera Scholz, »... wichtig ist allein die Tatsache, daß eine erhöhte Thrombose- und Emboliegefährdung unter neuroleptischer Medikation als gesichert gelten muß ...« [940:176]

Blutungen (Hämorrhagien) treten normalerweise infolge von Blutgefäßverletzungen, Kreislaufstörungen, Lähmungen der Gefäßnerven usw. auf. Da diese Schädigungen bereits als Neuroleptika-Auswirkungen bekannt sind, ist es wenig verwunderlich, daß Degkwitz von Neuroleptika-bedingter Blutungs-Bereitschaft (hämorrhagischer Diathese) [188:146] berichtet, was sich z.B. in Nasen- und Zahnfleischbluten, ausgedehnten Blutgeschwulsten (Hämatomen; Blutergüssen) am ganzen Körper, verbunden mit stark verringerter Blutplättchenzahl und verlängerter Blutungszeit äußern kann [403:30].

In ihrem Aufsatz über »Komplikationen der klinischen Behandlung mit Psychopharmaka« melden Häfner und Kutscher die Einwirkung der Neuroleptika auf das Lymphgefäßsystem; danach bilden sich bezeichnenderweise bei den Lymphknoten, die die Aufgabe haben, aus dem Blut gröbere Körperchen wie z.B. Kohlenruß herauszufiltern und gegen in den Körper eingedrungene Giftstoffe Gegenwirkungen zu entfalten, Lymphknotenentzündungen (Lymphadenitiden) heraus [403:32].

In ihren Zeitschriften berichten sich Psychiater immer wieder von tödlichen Embolien und Thromboembolien, die durch die Neuroleptika-Behandlung verursacht werden [940:175;127:114;657:343]. Speziell in den Lungenverästelungen setzen sich losgelöste Blutpfröpfe fest, so daß die Betroffenen häufig an einer derart zustandegekommenen Lungenembolien sterben müssen [511:548;1201:109;663:363;503:88]. Da Thrombosen für die 'Patientinnen' und 'Patienten' grundsätzlich mit Todesgefahr verbunden sind, sind Benkert und Hippius sogar bereit, dieser Schädigung die Qualität einer 'Komplikation' zuzusprechen, was das Ausmaß der Ge-

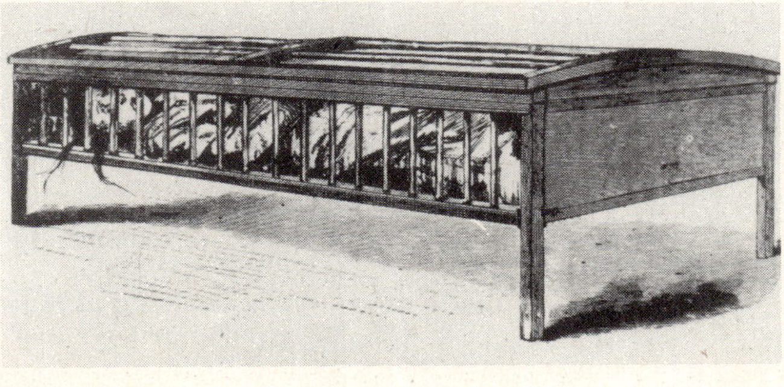

Abb. 68:
Traditionelle psychiatrische Behandlung:
Gitterbett

fahr deutlich macht (119). Auch durch die Worte von Degkwitz sollten die Betroffenen gewarnt sein, denn dieser Mann teilt in seinem Lehrbuch seinen Kolleginnen und Kollegen mit: »Auch wir haben im Laufe der Jahre 6 Fälle an Lungenembolien verloren. Es handelt sich hierbei keineswegs nur um alte, sondern auch um junge Patienten.« [188:146] Edelgard Fischer, der bei ihrer Untersuchung der Todesursachen psychopharmakologisch behandelter Anstaltsinsassen und -insassinnen der relativ hohe Prozentsatz nach eigenen Worten sehr auffallend vorkommt [289:21], schildert den 'Therapie'-Verlauf an einer Frau, die, anscheinend ernsthaft versehen mit den 'Diagnosen' 'Stupor' (Zustand der Erstarrung) ***und*** 'Negativismus' (ängstliche Ablehnung der psychiatrischen Behandlung), mit Chlorpromazin (Megaphen) und Atosil 'medikamentiert' wurde, bis sie schließlich tot war; es müsse, so Edelgard Fischer, »... eine 49-jährige Patientin erwähnt werden, die sich zum zweiten Mal wegen einer schizophrenen Psychose in stationärer Behandlung befand. Sie kam in nahezu stuporösem Zustand zur Aufnahme und zeigte ein ängstlich negativistisches Verhalten. Es wurde eine zweiwöchige Winterschlafbehandlung mit je 3 mal 50 mg Megaphen und Atosil durchgeführt, die in psychischer Hinsicht einen guten Erfolg brachte. Nachdem die Medikamente 14 Tage abgesetzt waren, wurde erneut mit 3 mal 3 Tabletten Megaphen begonnen. Am folgenden Tag trat plötzlich und ohne Vorzeichen beim Verlassen des Bettes der Exitus (*Tod*) ein. Die Sektion (*Aufschneidung und Zergliederung der Leiche*) ergab als Ursache eine Lungenembolie, die wohl aus einer tiefliegenden Beinvenenthrombose erfolgt war.« [289:28f.]

Das Vorkommen der Blutgefäß-Schädigung durch Neuroleptika wird von Psychiatern recht zurückhaltend beziffert. Häfner und Kutscher nennen als Häufigkeitsrate für Neuroleptika-bedingte Blutungen (hämorrhagische Diathesen) eine Zahl von 0,6% [403:32]. Platz und Hinterhuber berichten, daß sie bei sogenannter Hochdosierung mittels intravenöser Einspritzung oder Infusion mit Fluphenazin (Lyogen, Omca) bei 30 bis 50% der 'Patienten' Venenschäden bewirken konnten; bei einer Höchstdosis Fluphenazin (2 × 240 mg/Tag mittels Infusion) erreichten sie in 'therapieresistenten (*gegen die Behandlung Widerstand leistenden*) Fällen' bei 80% der Betroffenen die Ausbildung einer akuten Venenentzündung mit Blutpfropfbildung (Thrombophlebitis) [827:144]. Über die Häufigkeit von Thrombosen und Embolien machen Psychiater sehr unterschiedliche Angaben [188:146]. Häfner und Kutscher melden bei 1.590 Behandlungen eine Zahl von 49 (3,3%) Thrombosen, an denen die Behandelten aufgrund der Neuroleptika-Behandlung erkrankten; von diesen 49 Menschen starben 9 (0,6%) durch Lungenembolien [403:30]. Auf eine ganze Reihe von tödlichen Lungenembolien weist Suchenwirth in seinem Aufsatz »Thrombosen bei Neuroleptikabehandlung« hin. Obwohl die an Lungenembolien gestorbenen psychisch 'Kranken' — mit Ausnahme der Auswirkungen der Neuroleptika-Behandlung — vor dem plötzlichen Tod durch Lungenembolie an sich körperlich völlig gesund gewesen waren, stellt Suchenwirth trotzdem die Frage, ob es sich bei den entsprechenden Beobachtungen nicht um 'rein zufällige Ereignisse' handle. Während dieser Psychiater für sich das Problem in der Frage sehen möchte, ob die Betroffenen nicht von vornherein unbemerkt und unabhängig von der Behandlung unter kleinen Blutpfropfbildungen im Fuß-, Waden- und Beckenbereich gelitten hätten, bleibt die für die Betroffenen wesentliche Frage unausgesprochen, wie häufig die Neuroleptika-Behandlung zu Blutpfropfbildungen führt, die erst in der Zeit nach der Anstaltsbehandlung in den Blutbahnen zu wandern beginnen und dann möglicherweise tödliche Embolien auslösen [1021:109]. Brauchitsch und Bukowczyk untersuchten die Frage, wie häufig Taractan eine

(119) Benkert und Hippius: »Thrombosen müssen als Komplikation bewertet werden, da die Möglichkeit besteht, daß es nach einer Thrombose zu Lungenembolien mit evtl. tödlichem Ausgang kommt« [83:102]

Blutpfropfbildung bewirken kann; bei 4 (2,2%) von 185 Taractan-Behandelten entstanden Blutpfröpfe, und einer dieser vier an Thrombose Erkrankten mußte infolge einer Lungenembolie sein Leben lassen [127:114]. Über andere 'ergiebige klinische' Experimente berichtet Edelgard Fischer im Jahre 1968: »Klinische Untersuchungen ergaben, daß ohne besondere Vorsichtsmaßnahmen rund 3% der Patienten klinisch manifeste Thrombosen entwickeln, von denen rund jede sechste zum Tode führt.« [289:3] Eine dieser erwähnten Untersuchungen führten Hans Grahmann und Richard Suchenwirth in der Universitätsanstalt Kiel durch und stießen dabei auf eine gegenüber anderen psychiatrischen Behandlungsmethoden um das Achtfache gestiegene Thrombosehäufigkeit beim Einsatz von Chlorpromazin. Einzig die regelmässige Massage der Beine, kurzfristiges Aufstellen der Betroffenen (bei Schlaf-'Kuren') und andere venentherapeutische Maßnahmen könnten die Schädigungshäufigkeit senken [362]. Am größten — für die Betroffenen — ist das Risiko bei derjenigen 'Patienten'-Gruppe, bei der Neuroleptika am häufigsten eingesetzt werden, nämlich bei aufgeregten 'Psychotikern'; Grahmann und Suchenwirth: »Besonders gefährdet scheinen psychomotorisch erregte Patienten zu sein, die durch die neueren Medikamente brüsk ruhiggestellt werden.« [362:225] Ebenfalls unzweideutige Aussagen macht Vera Scholz, die die Häufigkeit der Sterblichkeit an Lungenembolien in Psychiatrischen Anstalten aus dem Zeitraum von 1915 bis 1922 mit der entsprechenden Häufigkeit unter moderner psychopharmakologischer Anstaltsbehandlung verglich. 1967 veröffentlichte sie im 'Nervenarzt' ihr Ergebnis: »Als signifikante (*bezeichnende*) Werte, die die Zunahme von Lungenembolietodesfällen belegen, werden bei den Männern 18% gegenüber 6% in den Jahren 1915 — 1922 und bei den Frauen 29% gegenüber 10% in früheren Jahren genannt.« [940:174] Vera Scholz weiter: Von seiten der Anstaltspsychiater würde »... immer wieder auf die Möglichkeit eines Zusammenhanges zwischen signifikanter Häufung an Lungenembolietodesfällen in psychiatrischen Einrichtungen mit den neuroleptischen Behandlungsmethoden hingewiesen.« [940:174f.]

Abschnitt 12: Neuroleptika, Haut und Gewebe

Hautausschläge — Ekzeme — Furunkel — Ödeme — Farbstoffablagerungen — Achtung Sonne! — Behandlung mit Gummihandschuhen — Obduktionsbefund Fräulein J.J. — Vorführung auf Psychiatrischer Wanderversammlung — Purpurrote Dauerverfärbung — Häufigkeitsangaben

Allergische Hautreaktionen und Hautentzündungen (Kontaktdermatitis) gelten Psychiatern als allgemeine Auswirkungen neuroleptischer 'Medikation' [523:44;991:204;420:532;684:24;737:4;434:55;188:146-149;514:65;864,I:477;657:342]; auch die »Rote Liste« nennt Hautreaktionen regelmäßig bei allen Arten von Neuroleptika, so z.B. bei Taxilan, Truxal, Haldol, Imap, Orap, Triperidol [698:70068B,70076Bf.,70083B,70085B,70087B,70094B]. Psychiater berichten sich gegenseitig von Hautschädigungen, die sie mit ihren 'Medikamenten' auf dem Gesicht, den Händen, Armen, der Brust, dem Rücken, dem Oberschenkel und dem Gesäß der Betroffenen erzielten [403:28f.]. Im einzelnen melden Psychiater

- Erytheme (Hautausschläge, gekennzeichnet durch Rotfärbung, mehr oder weniger lebhaftes Brennen und Abschuppung der Haut, evtl. auch durch Bläschenbildung und Nässen) [188:146;434:55;112:154].
- Ekzeme (Entzündungen der oberen Hautschicht, zum Teil verbunden mit trockener Schuppenbildung, lederartiger Verdickung, nässender Flechtenbildung und

fast immer mit Juckreiz [Pruritus]) [112:154;177:561;434:55;657:342;1042:509].

- Exantheme (Ausschläge der äußeren Haut) [218:368;884:1;864,I:479;257:547]. Hift schildert diese als äußerst unangenehm für die betroffenen 'Patienten'. Die Entzündungen können knötchenartige (papulöse) [503:88;657:342], nesselausschlagsartige (urtikarielle) [503:88;434:55;657:342;403:28], masernförmige (morbilliforme), scharlachförmige (scarlatiniforme), kleinfleckig-knötchenartige (papulomakulöse), jedenfalls ausgesprochen vielgestaltige Formen annehmen [188:147].
- Furunkel (eitrige Entzündungen), Abszesse (Eiteransammlungen), Pyodermien (tiefe Eiterausschläge) [403:32;1024:509] sowie Paronychien (Entzündungen am Nagelfalz) [177:561].
- Ödeme (krankhafte Ansammlungen von Flüssigkeit in den Lymphspalten der Haut), zum Teil an den Knöcheln, im Gesicht und hier besonders an den Augenlidern und im Mundbereich, zum Teil am gesamten Körper [511:457;127:114;188:147;1007:22;1044:304;177:561;373:45;1024:509]; speziell Quincke-Ödeme (Andickungen der Haut, besonders im Gesicht und hier wiederum an den Augenlidern, den Fingergelenken oder am Hodensack) [434:55;289:7;403:29;657:342]. Normalerweise treten Ödeme besonders bei Herz- und Nierenerkrankungen auf.
- Pigment-(Farbstoff-)Ablagerungen in der Haut [218:368;83:101;864,I:479], die sich als mehr oder weniger intensive rötliche, violett-rötliche, bläuliche, bläulich-graue oder schiefergraue Verfärbungen am ganzen Körper niederschlagen [514:65;373:86]. Von Pigmentverschiebungen, die von Gelbbraun über Schiefergrau, tiefes Blauschwarz bis hin zu Kupferrot reichen, berichtet der Psychiater Abraham Satanove aus der Provinzanstalt Essondale/British Columbia (Kanada) in Wort und Bild (s. Abb. 69). Besonders bei Frauen zeigen sich nach Neuroleptika-Einsatz an den dem Licht ausgesetzten Hautteilen des Gesichtes, des Halsausschnittes und der Beine, an den Rückseiten der Arme und der Hände sowie an den Nagelbetten die ausgeprägtesten Farbveränderungen [923].

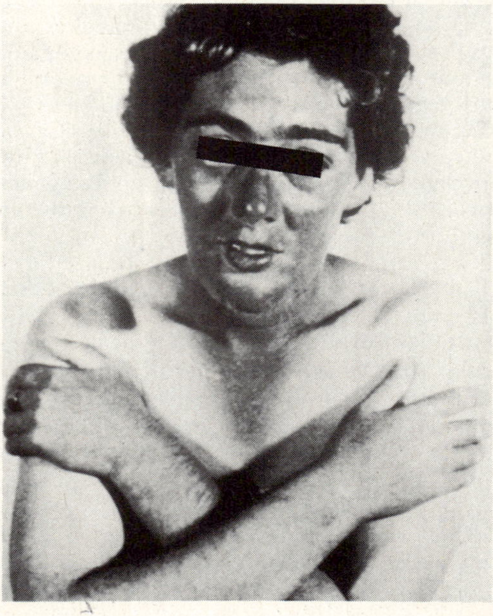

Abb. 69: Moderne psychopharmakologische 'Therapie': Farbstoff-Ablagerungen in der Haut (bei Chlorpromazin-behandelter Frau)

- Photosensibilisierung; dies bedeutet, daß sich durch die Einwirkung der Neuroleptika auf den (die Haut vor Sonnenstrahlen schützenden) Farbstoff Melanin an unbekleideten Körperstellen schwere Hautausschläge und Ödeme ausbilden können [188:148;83:101;112:154;420:532;218:368;991:204;819:524;434:55;864,I:479;1074:288;511:458;657:342]; dadurch vertragen die unter Neuroleptika-Einfluß Stehenden nicht einmal mehr Sonnenstrahlen.

Degkwitz vermutet als nähere Ursache dieser bei allen Neuroleptika auftretenden Hauterkrankungen Verletzungen der innersten Schicht der Gefäßverkleidungen (Gefäßintima), Funktionsstörungen der Nieren oder der Hirnanhangdrüse. Nach seinen Erfahrungen können die Hauterkrankungen gelegentlich mit Schockzuständen, Fieber, Schnupfen, Asthma, Bindehautentzündung, Mundschleimhautentzündung und in zwei Drittel aller Fälle mit krankhafter Vermehrung der weißen Blutkörperchen vom Typ der Eosinophilen (vgl. Fn. 117) einhergehen [188:146-148;1110].

Neuroleptika, insbesondere Chlorpromazin (Largactil, Megaphen), können auch bei Menschen, die mit Neuroleptika-Betroffenen umgehen — wie z.B. bei Angehörigen — zu allergischen Hautreaktionen führen [420:532]. Chlorpromazin fällt insofern als sehr wirksames 'Medikament' auf, als sich bei Psychiatern selbst [132:1725] und bei 60% des weiblichen 'Pflege'-Personals Hautentzündungen wie Ekzeme und Exantheme einstellen [509:140f.;434:55], so daß, wie Hift berichtet, Personal und Psychiater angewiesen werden, »... wenn möglich nicht in Berührung mit Largactil/Megaphen zu kommen, eventuell Gummihandschuhe zu benutzen.« [503:88] Diese 'Überempfindlichkeit' des weiblichen Psychiatrie-Personals war schließlich, so Hippius, 1957 der Grund dafür, daß er auf die 'Medikation' mit Chlorpromazin verzichten mußte [511:457]. Dafür sind von der Chemieindustrie inzwischen neue Neuroleptika entwickelt worden, die die Haut der psychiatrischen 'Heilbehandler' schonender behandeln.

Auf die Tatsache, daß auch die als Horngebilde aus verhornenden Zellen der Oberhaut gebildeten Haare von den Neuroleptika beeinträchtigt werden, machten die beiden Psychiater M. Grahmann und Fritz Reimer auf der '82. Wanderversammlung Südwestdeutscher Neurologen und Psychiater' am 4. und 5. Juni 1966 in Baden-Baden ihre Kollegenschaft aufmerksam: Dort demonstrierten Grahmann und Reimer anhand von Filmvorführungen, wie ihre 'Medikamente' bei den Betroffenen Behaarungsanomalien hervorrufen [363].

Eine Schädigung, die sich nach intramuskulärer Einspritzung häufig im Einspritzbereich schmerzhaft bemerkbar macht, ist das Infiltrat [112:154]; dies ist eine von den eingespritzten Fremdkörpern herrührende örtliche Reizerscheinung, über die sich, so mit dem Einspritzen von Taractan erfahrene Psychiater, 'Patienten' gelegentlich wegen der entstehenden ischiasartigen Schmerzen beklagen [127:114]. Bekannt sind Psychiatern auch Gelenkentzündungen (Arthritide) mit Versteifung [511:457;403:29,32] und rheumatisches Gliederreißen (Anthralgie) [177:542], die sie mit ihren 'Medikamenten' bei 'ihren Patientinnen und Patienten' hervorrufen können. Normalerweise treten solche Entzündungen bei Infektionskrankheiten wie Scharlach, Lues (Syphilis), Gonorrhoe (Tripper), bei Tuberkulose oder bei Gicht auf. Eine andere durch Neuroleptika hervorrufbare innere Gewebsschädigung ist die Entzündung der Nasennebenhöhlen [403:32], zu welchen die Kiefer-, Oberkiefer-, Stirnhöhlen sowie die im Siebbein (Schädelknochen zwischen den Augenhöhlen) und im Keilbein (mittlerem Knochen der Schädelbasis) gelegenen Aushöhlungen gerechnet werden.

Was bleibende Hautschädigungen betrifft, so kann es aufgrund der beschriebenen Photosensibilisierung bei anhaltender Bestrahlung der Haut durch die Sonne zu schmetterlingsförmiger, schiefergrauer oder -blauer Verfärbung über der Nase und den Wangen kommen. Im Laufe der Jahre tritt schließlich noch eine purpurrote, immer deutlicher werdende Hautverfärbung hinzu [188:167]. Degkwitz schreibt zu diesen durch die Neuroleptika hervorgerufenen Hautveränderungen: »Auch nach dem Absetzen der Medikamente bildete sich die Pigmentverschiebung nicht mehr zurück.« [188:167] Derselbe Psychiater berichtet von einer blauschwarzen, bizarren Farbstoffablagerung, die als Folge relativ starker Chlorpromazin-'Therapien' auftrat; teilweise wurde bei den von dieser Neuroleptika-Auswirkung betroffenen 'Patienten' nach deren

Tod eine allgemeine Dunkelfärbung des Organgewebes (generalisierte Melanosis) vorgefunden [367]. Daß Neuroleptika-bedingte Haut- und Gewebe-Pigmentation keine harmlose 'Neben'-Wirkung ist, geht aus Untersuchungen hervor, die die bereits erwähnten Mediziner Greiner und Nicolson an den Leichen von zwölf jungen Behandelten unternahmen, die — allesamt vor der 'medikamentösen Therapie' noch gesund — plötzlich während fortgesetzter Chlorpromazin-Behandlung gestorben waren: »Fünf von ihnen hatten eine klinisch augenscheinliche Pigmentation der (dem Licht, P.L.) ausgesetzten Haut. Zwei von ihnen hatten ebenso eine Beeinträchtigung der Sehkraft. Bei allen 12 Patienten wurden Autopsien durchgeführt. Ausgedehnte Pigmentablagerungen (von der physischen und histochemischen [*feingeweblichen*] Eigenschaft des Melanins) waren in den Makrophagen (*großen Wanderzellen des Gewebes, die Fremdkörper in sich aufnehmen können*) der Haut, überall im retikuloendothelialen System (*System von Bindegewebs- und Innenwand-Zellschicht-Zellen, das eine wichtige Rolle bei der Abwehr von Krankheitserregern und Schadstoffen einnimmt*) und in den Parenchym-(*organspezifischen*) Zellen der inneren Organe vorhanden.« [367:627] An einem von Greiners und Nicolsons 'Fall'-Beispielen zeigt sich, daß es lebensnotwendige Organe sind, die von den Farbstoffablagerungen betroffen sind: »Fräulein J.J. wurde 1949 im Alter von 19 Jahren in die Psychiatrische Provinzialanstalt (P.M.H.) in Essondale, B.C. mit der Diagnose einer Geistesschwäche mit Psychose eingeliefert. Die Geschichte ihrer Familie war ohne Belastung. Sie war kooperativ und kindlich, wurde später überaktiv und immer verwirrter, so daß sie einer fortgesetzten Überwachung bedurfte. Seit 1956 war sie einer nahezu konstanten Chlorpromazin-Therapie unterzogen worden, die entsprechend dem Bedarf in der Höhe stetig anstieg; 1958 wurde die Dosierung deutlich gesteigert. Nach 1958 verschlechterte sich ihre Sehkraft langsam; 1960 hatte sie mehrere epileptiforme (*Epilepsie-artige*) Anfälle. Erstmals wurde 1959 beobachtet, daß sich ihr Gesicht verfärbte. Seit 1961 litt sie unter chronischer Verstopfung. Am 4. Dezember 1963 wurde sie tot im Bett aufgefunden. (...) Die Parenchym-(*organspezifischen*) Zellen der Leber enthielten Anhäufungen eines feinkörnigen, gelbbraunen Pigmentes, die am stärksten in denjenigen Zellen konzentriert waren, die die zentralen Venen umgaben. (...) Die Myokard-(*Herzmuskel-*)Fasern enthielten sehr markante Körnchen eines gelbbraunen Farbstoffes, und zwar tendenziell im Sarkoplasma (*Protoplasma [lebende Zellsubstanz] der Muskelzellen*) an jedem Ende des Zellkerns der Herzmuskelfasern. Es schien wahrscheinlich, daß dies ein Anzeichen für den Zustand war, der als 'braune Atrophie (*Verkümmerung, Schwund*) des Herzens' bezeichnet wird.« [367:629f.]

Sogar im Bereich der eigentlich schon äußerlich leicht sichtbaren Hautveränderungen unterscheiden sich die Angaben über Häufigkeitsvorkommen zum Teil um das Hundertfache. Wellhörner nennt als Rate für Neuroleptika-bedingte Hautveränderungen ganze 0,1% [1085:275]. Mit Taractan verursachten Brauchitsch und Bukowczyk bei 6 (3,2%) von 185 Behandelten Ödeme (krankhafte Flüssigkeitsansammlungen) und bei 10 (5,4%) an den Einspritzstellen örtliche Reizerscheinungen (sechsmal Injektionsinfiltrate, viermal ischiasartige Schmerzen) [127:114]. Demgegenüber konnten Brehmer und Ruckdeschel

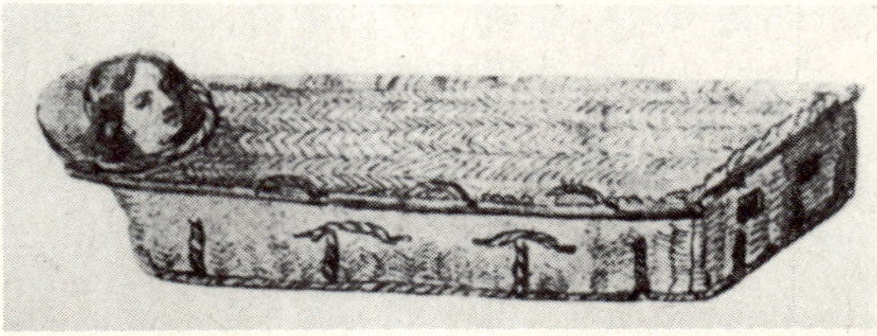

Abb. 70: Traditionelle psychiatrische Behandlung: Zwangskorb mit wickelartiger Einschnürung (besonders an Frauen vollzogen)

mit Chlorpromazin bei fast allen 'Patientinnen' und 'Patienten' schmerzhafte Injektionsinfiltrate herstellen [132:1724]. Während Häfner und Kutscher nach eigenen Angaben bei 57 (3,6%) von 1.590 Behandelten Allergien feststellten [403:32], gibt Heinz E. Lehmann für dasselbe 'Medikament' eine Rate von 8% nesselartigen Ausschlags (Urtikaria) an [674:327]. Degkwitz nennt drei Berichte seiner Kollegen, nach deren Angaben allergische Hautreaktionen bei 10% [1082], 10,5% [808] bzw. 10,7% [508] der Betroffenen auftreten; zwei Drittel aller krankhaften Hautreaktionen sollen von Eosinophilie (vgl. Fn. 117) begleitet sein [188:147]. Eine nicht uninteressante Bemerkung von Häfner und Kutscher zu den oben erwähnten 57 Allergiefällen soll dieses Kapitel beschließen: »Frauen waren mit 41 von 969 (4,2%) gegenüber den Männern mit 16 auf 621 (2,6%) eindeutig bevorzugt.« [403:28]

Abschnitt 13: Neuroleptika und das Auge

Linsen- und Hornhauttrübungen — Farbstoffablagerungen überall — Bleibende Schäden — Sehschwäche bis zur Erblindung — Augenärztliche Voruntersuchung notwendig ... eigentlich — Häufigkeitsangaben

Die Farbstoffablagerung (Pigmentation) in der Haut infolge der Behandlung mit Neuroleptika ist oft mit Farbstoffablagerungen im Auge verbunden, so daß es, wie Hippius und dessen Kollege Ernst Renfordt berichten, zu Linsen- und Hornhauttrübungen kommen kann; vor der Farbstoffeinlagerung in die Haut im allgemeinen ist bereits die Linse (Lens) und die Hornhaut (Kornea) von dieser Schädigung betroffen [514:66f.]. Auch in anderen psychiatrischen 'Fach'-Veröffentlichungen werden die Linse und die Hornhaut sowie die Netzhaut (Retina) und die Media (aus Muskulatur bestehende mittlere Schicht der Blutgefäße) als Orte von Farbstoffablagerungen genannt [197:259;366]. Heinrich Honegger aus Heidelberg berichtet von Linsentrübungen und -veränderungen nach andauernder Neuroleptika-'Therapie' [531].

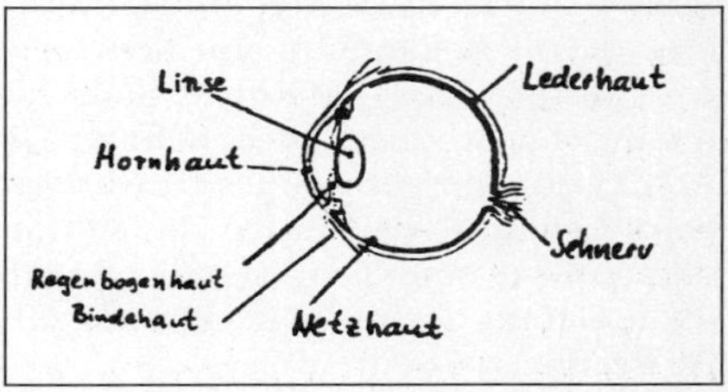

Abb. 71: Auge (waagrechter Schnitt; vereinfachte Darstellung)

Bei Untersuchungen mit zuvor radioaktiv bestrahltem Chlorpromazin am Auge von 'medikamentierten' Katzen fanden im Sold der Sandoz Ltd. stehende Psychiater die höchste Chlorpromazin-Konzentration in der Regenbogenhaut (Iris) und in der Netzhaut [731]. Beim Menschen kann die durch Neuroleptika verursachte Augenveränderung oft nur durch eine augenärztliche Untersuchung festgestellt werden [514:65]; genauere Untersuchungen spürten Farbstoffeinlagerungen auch in der Lederhaut (Sklera), gelegentlich sogar in der Bindehaut (Konjunktiva) auf [514:65;864,I:479;218:368;737:4;113:166;698:70068B,70076Bf.,70094B].

Woraus im einzelnen die Farbstoffablagerungen im Auge bestehen, wollen Psychiater angeblich noch nicht festgestellt haben. Sie deuten jedoch an, daß es sich in der Hornhaut um gelblich-weiße Granula (Körner) und in der Linse um gelblich-weiße oder bräunliche Punkte mit strahlenförmigen Ausläufern handelt; vielleicht bestehen die Farbstoffmengen aus Ablagerungen des bereits im vorhergehenden Abschnitt genannten Hautschutzfarbstoffs Melanin, vielleicht aus Abbauprodukten der Neuroleptika, vielleicht aber auch aus einer bislang unbekannten Verbindung dieser Abbauprodukte mit Melanin [514:531;864,I:479]. Über die Möglichkeit, die Augentrübungen nach Beendigung der 'Medikation' mit Neuroleptika durch medizinische Maßnahmen zu bekämpfen, berichten Hippius und Renfordt: »Schon bald nach Veröffentlichung der ersten Berichte über die Haut- und Augen-Pigmentationen durch langfristige Chlorpromazin-Behandlung suchte man nach therapeutischen Möglichkeiten. Die Erwartung, daß sich die Symptome nach Abbrechen der Chlorpromazin-Therapie bald zurückbilden würden, erfüllte sich nicht. Ebensowenig erfolgreich war es, die Patienten nach Abbrechen der Phenothiazin-Behandlung für längere Zeit möglichst weitgehend gegen ultraviolette Strahlung (durch Aufenthalt in Räumen mit dunkelroter Beleuchtung; durch das Tragen von dunklen Brillen) zu schützen. Auch Behandlungsversuche mit hohen Dosen von Vitamin C verliefen unbefriedigend.« [514:67] Erst eine mehrwöchige Behandlung mit dem — den Lesern und Leserinnen bereits durch die Experimente von Helmchen (vgl. Fn. 64) bekannten — D-Penicillamin habe angeblich zu einem Nachlassen der Farbstoffablagerungen geführt [514:67]. An weiteren Augenerkrankungen nennen Psychiater die Bindehautentzündung (Konjunktivitis) [403:29], die Schwachsichtigkeit (Amblyopenie) [571] und speziell bei Melleril die Retinopathie (Netzhauterkrankung) [864,I:479;289:8], die Retinitis pigmentosa (degenerative Netzhauterkrankung durch einen Defekt im Enzymabbau, was zu Sehschwäche bis hin zur Erblindung führen kann) [289:8;1085:277;756:1032] sowie Pigmentationsatrophie der Netzhaut (Schwund der natürlichen Netzhaut-Pigmentation) [188:151] (120). Insbesondere auf die Neuroleptika-bedingte krankhafte Pupillenerweiterung (Mydriasis) führen Psychiater eine weitere Schädigung des Auges zurück: So führt normalerweise die Behandlung mit Neuroleptika zur Verschlechterung des — angeblich bereits bestehenden — Grünen Stars (Glaukoms; krankhafte Steigerung des Augeninnendrucks, wodurch der Sehnerv [Fasciculus opticus] geschädigt wird) [83:100;188:151]. Adolf Leuenberger aus der Universitäts-Augenklinik Basel und der bereits erwähnte Felix Labhardt empfehlen deshalb aufgrund konkreter Vorfälle grundsätzlich vor dem Vollzug einer Neuroleptika-Behandlung eine augenärztliche Untersuchung, sollte die Gefahr der Verschlechterung eines möglicherweise vorhandenen Grünen Stars vermieden werden (121).

Da die Schädigung der Augen durch den Einsatz von Neuroleptika nicht von einer vorhergehenden augenärztlichen Untersuchung abhängt, auch wenn sie tatsächlich vor dem Einsatz der 'Medikamente' durchgeführt würde, entstehen nach den Worten Manfred Bleulers Dauerschäden an der Hornhaut, der Netzhaut und am Sehnerv [112:155]. Ob nach dem Absetzen der Neuroleptika die anderen genannten Augenschädigungen zurückgehen, und ob das Auge wieder seinen ursprünglichen Zustand herstellen kann, lassen Psychiater in ihren 'Fach'-Schriften offen.

---

(120) Von einem Neuroleptikum, das unter dem Decknamen NP 207 (Piperidylchlorophenothiazin) an Katzen ausprobiert wurde, berichtet Degkwitz das Hervorrufen einer Pigmentationsatrophie der Netzhaut, wie sie auch unter Melleril-'Medikation' auftritt [188:151]. Aurelio Cerletti und William Meier-Ruge, zwei Männer der Sandoz Ltd. Basel, die die NP 207-Versuche (an den Katzen) durchführen ließ, konnten bei diesen eine mit der NP 207-Wirkung einhergehende Nachtblindheit und daran anschließend auch noch eine Tagblindheit hervorrufen, die sich erst nach Absetzen des 'Medikamentes' wieder verflüchtigten [157:170].

(121) Leuenberger und Labhardt empfehlen: »Psychopharmaka mit bekannter anticholinergischer (vgl. S. 88f.) Wirkung sollten erst angewendet werden, wenn eine augenärztliche Untersuchung keine Kontraindikation (*Gegenanzeige; Verbot, das Mittel anzuwenden*) ergeben hat, wobei wir der morphologischen (*der Gewebestruktur betreffenden*) Situation im Kammerwinkel mehr Bedeutung zumessen als der Höhe des intraokularen (*innerhalb des Auges bestehenden*) Druckes. Besondere Vorsicht ist bei der Anwendung von Antiparkinsonmitteln am Platze.« [687:185]

»Aus verschiedenen Gründen« [514:66], so Hippius und Renfordt, unterscheiden sich die psychiatrischen Angaben zur Häufigkeit von Neuroleptika-bedingten Augenschädigungen erheblich. So werden Pigmentierungen einmal für 0,5% [57], ein andermal für 15% [719], 16% oder gar 78% [769:249] der Betroffenen angegeben. Über Studien mit der Spaltlampe, mit der einzelne, verschieden tiefe Stellen des Augeninnern hell ausgeleuchtet und dann mit mikroskopischer Vergrößerung genau betrachtet werden können, berichtet Honegger im Jahre 1968: »In der Untersuchungsreihe von Degkwitz haben wir parallel 211 Pat. (*Patienten*) mit der Spaltlampe untersucht. 53% hatten fleck- und punktförmige Linsentrübungen in der vorderen und hinteren Rindenschicht. Sie sind häufig etwas transparent und können einen bläulichen Farbton haben. Wir haben diese Veränderungen ebenfalls als toxische Veränderungen aufgefaßt.« [531]

Abschnitt 14: Neuroleptika, Schwangerschaft und Kleinkind

Tierversuche — Schädigung des Fötus — Mißgeburten — Chromosomenbrüche und -risse — Krank zur Welt: Netzhauterkrankung, Tremor, Herzstörungen usw. — Psychiatrisches Schweigen

Eine Durchsicht der psychiatrischen Literatur über die Auswirkungen von Neuroleptika auf die Schwangerschaft und die Frage, ob durch den Einsatz dieser Mittel möglicherweise die Nachkommen geschädigt werden, ergibt, so Cornelia Thiels vom Maudsley Hospital in London, die einen Teil der international vorliegenden Literatur zu diesem Thema zusammenfaßt, keine beruhigende Antwort [1044:301].

Schon in Tierversuchen wurde die schädigende Wirkung der Neuroleptika auf Schwangerschaft und Nachkommenschaft aufgezeigt. Der Franzose Yves Chambon

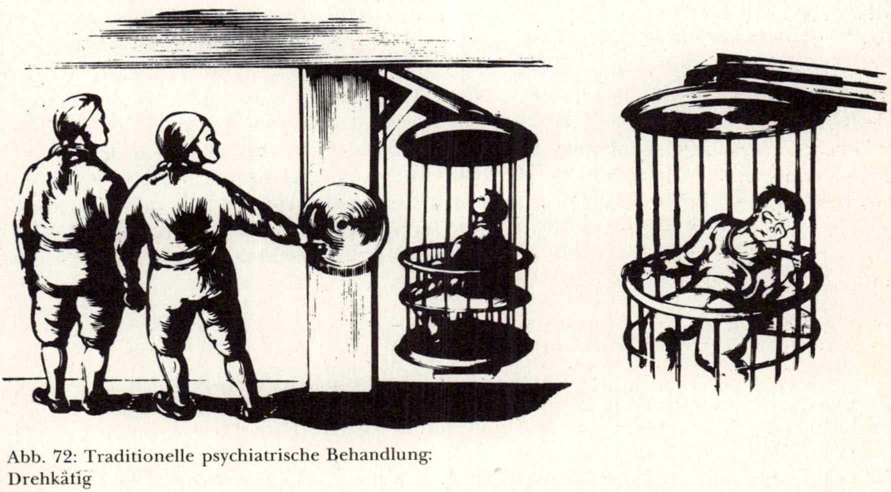

Abb. 72: Traditionelle psychiatrische Behandlung: Drehkäfig

Daß eine stattliche Reihe von Psychiatern zum Schluß gekommen ist, daß Neuroleptika beim Menschen nicht zu Mißbildungen führen, überrascht wenig; um so interessanter sind dafür die Berichte über nachgewiesene Mißbildungen infolge des Vollzuges der Neuroleptika-'Therapie' im Zeitraum einer Schwangerschaft. (Untersuchungen über einen über den Zeitraum von neun Monaten hinausgehenden Einfluß von Neuroleptika auf mögliche Mißbildungen sind für Psychiater anscheinend nicht mal ein gedankliches Thema.) Aus dem Jahre 1960 stammt eine Studie, in der der U.S.Amerikaner David E. Sobel von der Psychiatrischen Sonderabteilung der Columbia-Universitätsklinik in New York City rückblickend die Geburtsumstände von 52 während der Schwangerschaft mit Chlorpromazin behandelten Frauen untersuchte, wobei er allerdings Schädigungen durch Geburtsschwierigkeiten in seine Berechnungen nicht mit einbezog: »In der gegenwärtigen Studie fanden wir 52 Frauen, die während der Schwangerschaft mit Chlorpromazin behandelt wurden. Eine Schädigung des Fötus (*Leibfrucht, Embryo*) trat in vier Fällen ein. In den Fällen 1 und 2 erhielten die Mütter täglich 100 bis 200 mg Chlorpromazin. Ein Baby hatte Anfälle und war entwicklungsmäßig zurückgeblieben. Der andere Fall endete in einer plötzlichen Frühgeburt im vierten Schwangerschaftsmonat. Der dritte Fall war eine Totgeburt. (Über das vierte Schicksal will sich Sobel in seinem Aufsatz überhaupt nicht äußern, P.L. ...) Bei jedem dieser Beispiele wurden die Babys mit Atemstörungen und Zyanose (*blauer Verfärbung des Körpers infolge Sauerstoffmangels*) geboren, so daß sie über einen anhaltenden Zeitraum Oxygen (*künstlicher Sauerstoffzufuhr*) bedurften.« [983:608f.] Außerdem, so Sobel, litten die unter Neuroleptika-Einfluß stehenden werdenden Mütter vermehrt unter vorgeburtlichen (pränatalen) Blutungen und Frühgeburten [983:610]. Der schwedische Gynäkologe Stig Kullander und sein Landsmann Bengt Källén stellten in einer von 1963 bis 1965 bei allen schwangeren Frauen der Stadt Malmö durchgeführten Untersuchung sowohl einen Zusammenhang zwischen Psychopharmaka-Einnahme und späteren Fehlgeburten fest als auch einen Zusammenhang zwischen der Einnahme von Psychopharmaka speziell im vierten Schwangerschaftsmonat und dem Auftreten einer erhöhten Anzahl von späteren Mißgeburten [653]. Cornelia Thiels berichtet von einer im Jahre 1977 in Boston/Massachusetts von dem Mediziner Dennis Slone und Kollegen an insgesamt 50.282 Schwangeren durchgeführten Untersuchung, nach der Kinder von Müttern, die während der ersten vier Schwangerschaftmonate Neuroleptika ausgesetzt waren, häufiger an kardiovaskulären (Herz und Gefäße betreffenden) Mißbildungen litten als Kinder, deren Mütter während dieser Zeit diese 'Medikamente' nicht erhalten hatten [1044:302f.;974]. Unter Berufung auf verschiedene in Frankreich durchgeführte Studien bestätigt auch Degkwitz den erhöhten Prozentsatz von Herzmißbildungen bei Neugeborenen [188:152f.;276;910]. Aus dem Zytogenetischen Institut der Psychiatrischen Anstalt Aarhus-Risskov in Dänemark stammen zwei Untersuchungen, die Johannes Nielsen, Takayuki Tsuboi und Ursula Friedrich in den Jahren 1968 und 1969 veröffentlichten. In der ersten Studie werden u.a. 510 Zellen, die von insgesamt 17 mit psychiatrischen Psychopharmaka behandelten Anstalts-'Patienten' stammten, mit 476 Zellen von nicht 'medikamentös' Behandelten verglichen. Dabei fanden Nielsen, Tsuboi und Friedrich in der Gruppe der Behandelten 67 (13,1%) Zellen mit Chromosomenrissen und 5 Zellen (1%) mit Chromosomenbrüchen, während die Zahl der Zellen mit Chromosomenrissen bei der Kontrollgruppe der Nichtbehandelten lediglich bei 33 (6,9%), die Zahl der Zellen mit Chromosomenbrüchen sogar bei Null lag. (Unter Medizinern gelten Chromosomenbrüche und -risse nicht nur als Ursache von Mutation, also von plötzlichen Änderungen der Erbanlagen von Körperzellen oder Keimzellen mit Weitervererbung, sondern auch als Ursache von Krankheiten der Nachkommenschaft wie z.B. Mongolismus oder Minder- und Mißentwicklung der Geschlechtsorgane [Gonadendysgenesie] sowie als Ursache von Minderwuchs oder von Mißbildungen aller Art, z.B. der Gliedmaßen oder des Kopfes.) Ein weiteres Untersuchungsergebnis besteht in der Tatsache, daß die Chromosomenschädigungen unabhängig von der Art der verwendeten Psychopharmaka auftreten [782]. Zu den Untersuchungsergebnissen der 1969 durchgeführten Studie schreiben die drei: »In einer Chromosomen-Untersuchung, die an Kulturen weißer Blutkörperchen von 13 mit Chlorpromazin, 15 mit Perphenazin (*Trilafon, Decentan*) und 9 mit Lysergide (*einem LSD-artigen Stoff*) behandelten Patienten gemacht wurde, trat bei den mit Perphenazin und Lysergide behandelten Patienten eine signifikant (*bezeichnend*) höhere Anzahl von Rissen, Brüchen und hypodiploiden (*nicht teilbaren und somit zu Früh- oder Mißgeburten führenden*) Zellen auf, verglichen mit den 41 (unbehandelten, P.L.) Kontrollstudien.« [783:634] Ihre Untersuchungsergebnisse führen die Dänen auf die toxische Wirkung der Neuroleptika auf die Chromosomenbildung zurück [783:635]. Ebenfalls 1968 experimentierten an der New Yorker Columbia-Universität Syed Abdullah und O.J. Miller; diese konnten aufzeigen, daß Chlorpromazin in menschlichen Fibroplast-Kulturen (Kulturen von Zellen, die Bindegewebsfasern bilden können) Chromosomenbrüche produziert [1]. Zum selben Untersuchungsergebnis kam nach einer 1970 in den U.S.A. durchgeführten Untersuchungsreihe Edmund C. Jenkins, der in New York (Staten Island) in einer das Blut von gesunden Normalen und von Menschen unter Neuroleptika-Einfluß vergleichenden Untersuchung bei letztgenannten eine höhere Anzahl von Chromosomenbrüchen feststellte; anders als durch die Neuroleptika bedingt, konnte sich Jenkins die Chromosomenbrüche nicht erklären [566].

Daß Neuroleptika über den Mutterkuchen (Plazenta) in den Blutkreislauf des ungeborenen Kindes eindringen, wird anhand der vielfältigen Auswirkungen deutlich, die sich Beobachtern und Beobachterinnen nach der Geburt offenbaren:

- Aus Houston/Texas berichten die Medizinerinnen Reba M. Hill, Murdina M. Desmond und deren Kollege Jacob L. Kay von einer Mutter, die in ihrer 16jährigen Psychiatriegeschichte drei Kinder unter Neuroleptika-Einfluß austrug. Während der ersten Schwangerschaft war die Frau mit verschiedenen Neuroleptika (Chlorpromazin, Compazine [Jatroneural], Melleril) 'medikamentiert' worden, worauf der neugeborene Junge an unterschiedlichen neurologischen Bewegungsstörungen wie Parkinsonismus, Akathisie (Sitzunruhe) und Hyperkinesie litt. Das zweite Kind, während dessen embryonaler Entwicklung die Mutter Chlorpromazin erhalten hatte, litt wiederum unter Parkinsonschen Krankheitssymptomen, während das dritte Kind, das unter Melleril ausgetragen wurde, angeblich gesund war [506].

- Ebenfalls unter Neuroleptika-bedingten Bewegungsstörungen litten zwei Kleinkinder, über die der Mediziner Akram Tamer aus Miami/Florida gemeinsam mit Kollegen berichtet, wobei in beiden Fällen die Mütter, wie Tamer und seine Kollegen angeben, nicht unter Bewegungsstörungen erkrankt waren. Eine der beiden Mütter, eine 24 Jahre alte Frau, die während der ersten drei Schwangerschaftsmonate zwei epileptische Krampfanfälle durchzustehen hatte, erhielt ab dem vierten Schwangerschaftsmonat Chlorpromazin, ein Schlafmittel und ein Anti-Epileptikum. Als das Baby zur Welt kam, entwickelte es bereits am ersten Lebenstag totale körperliche Schockzustände, sobald es vorsichtig berührt wurde; zudem litt es unter Appetitlosigkeit. Schließlich wurde das Kind nach elf Tagen ins Krankenhaus eingeliefert, da es an allen Gliedmaßen ein grobes Muskelzittern (Tremor) entwickelt hatte [1033].
- Von Bewegungsstörungen, die bei den Säuglingen noch bis zu sechs Monaten nach der Geburt anhielten, ist bei Angst und Dinkelkamp sowie bei Pietzcker nachzulesen [29:96;819:524].
- J. L'Hirondel aus der Kinderklinik Caen/Frankreich berichtet gemeinsam mit Kollegen von einer durch Gallenstauung verursachten Gelbsucht (cholostatischem Ikterus), die ein Kleinkind in seinen ersten zwei Lebenswochen ertragen mußte, nachdem seine Mutter während der Schwangerschaft mit Chlorpromazin behandelt worden war [691].
- Vom 'Fall' eines Neugeborenen, dessen Mutter während des letzten Schwangerschaftsmonates unter dem Einfluß von Melleril gestanden hatte, berichtet aus Australien P. Silberstein: Außer unter extremer Schläfrigkeit litt das Kind vor allem unter krankhafter Verminderung der Blutplättchenzahl (Thrombozytopenie) [697].
- In dem von Hermann P.T. Ammon herausgegebenen Nachschlagewerk »Arzneimittelneben- und -wechselbeziehungen« läßt sich nachlesen, daß ein Neugeborenes einer während der Schwangerschaft mit Neuroleptika behandelten Frau mit einer Netzhauterkrankung des Auges (Retinopathie) zur Welt kam [41:112].
- Bei einem an ausgeprägter Apathie (Teilnahmslosigkeit, psychischer Unempfindlichkeit) leidenden Neugeborenen, dessen Mutter von der 36. Schwangerschaftswoche bis zur Geburt Chlorpromazin erhalten hatte, konnten die Mediziner J.D. Hammond und P.A. Toseland aus der Kinderabteilung des Londoner Guy's Hospital noch am vierten Tag nach der Geburt im Urin des Kindes das 'Medikament' nachweisen, obwohl das Kind mit der Flasche ernährt wurde [410].
- Eine Studie Desmonds (und Kollegen) wird von Ayd geschildert; danach waren 22 Kleinkinder, deren Mütter während der gesamten Schwangerschaft oder während der letzten drei Monate eine relativ hohe Dosis Neuroleptika erhalten hatten, von Unruhezuständen (Agitation) und Bluthochdruck (Hypertonie) betroffen. Unter anderem war bei den erkrankten Kindern in übermäßiger Weise Stuhlgang, Schreien und Saugtätigkeit zu beobachten, außerdem Muskelzittern (Tremor), erhöhte Reflexerregbarkeit (Hyperreflexie), vasomotorische (die Gefäßnerven betreffende) Unbeständigkeit, abnorme Haltung der Hände, anhaltende Hervortreibung (Protrusion) der Zunge sowie unkoordiniertes Saugen und Schlucken [52].
- Aus Frankreich melden J.B. Martin und Kollegen die Ergebnisse von 57 Einsätzen von 21 psychopharmakologisch wirksamen Substanzen an 17 schwangeren Frauen; dabei kamen neben 'Antidepressiva' Tranquilizern, Schlaf- und Beruhigungsmitteln auch Neuroleptika vom Typus der Phenothiazine und Butyrophenone zum Einsatz. Nach den Schilderungen der 'Experten' litten 35% der Neugebore-

nen bei der Geburt unter von Herzstörungen herrührenden Atemschwierigkeiten. 70% aller Babys kamen als Frühgeburten zur Welt, und alle Kinder dieser unter psychiatrischen 'Medikamenten' stehenden Mütter litten unter Nervosität, abnormen myoklonischen (durch Muskelzuckungen charakterisierten) Bewegungen und abnormen EEGs (Elektroenzephalogrammen; Hirnstromkurven). Fünf der Babys starben bald nach der Geburt [718].

- Ebenfalls eine nicht uninteressante Zusammenstellung von Neuroleptika-Schädigungen an Kleinkindern verfaßte 1976 der Führer der Psychiatrischen Forschungsabteilung im (ausgerechnet nach Christus' Mutter Maria benannten) Sankt-Maria-Hospital in Montreal/Kanada, J. Ananth. Dabei stellt dieser Psychiater u.a. fest: »Psychotrope (*die Psyche beeinflussende*) Medikamente können den Fötus auch angreifen, wenn sie während der Wehen verabreicht werden, und wenn eine Mutter, die derart medikamentiert ist, das Kind säugt.« [24:257] Über einen solchen 'Fall' berichten M.M. und S. Henne gemeinsam mit M. Tonnel aus Frankreich: Mütter, die unter dem Einfluß von unterschiedlichen Neuroleptika standen, übertrugen mit der Muttermilch die Neuroleptika-Wirkung auf ihre Kleinkinder, worauf diese mit Hautausschlägen (Exanthemen) verschiedener Art reagierten [494].

Über die genaue Zahl und Häufigkeit von Schwangerschafts- und Kleinkind-Schädigungen lassen die Psychiater nichts verlauten — abgesehen von der Frage, ob sie sich für diese Auswirkungen ihrer 'Medikamente' überhaupt näher interessieren. Die bereits auf Seite 101 erwähnte psychiatrische Bewertung eines Klumpfusses als 'geringfügige Mißbildung' erzwingt regelrecht die Beantwortung dieser Frage mit einem deutlichen Nein; diese 1967 verkündete, den Stand psychiatrischen Verantwortungsbewußtseins bezeichnende Offenbarung stammt mit Rudolf Degkwitz immerhin von einem Psychiater, den die organisierte bundesdeutsche Psychiaterschaft vier Jahre später, 1971, zu ihrem Anführer wählte.

Kapitel 5: Neuroleptika und der Organismus: Eine kurze Zusammenfassung

Die Wirkungsweise der Neuroleptika — Auswirkungen auf das Zentralnervensystem und den Bereich der geistigen Fähigkeiten — Auswirkungen auf den Bewegungsapparat — Auswirkungen auf das vegetative System — Brigitte Rempp und die alten Menschen — Eine überlebte 150 Tage Behandlung

Um den Überblick über die bislang gefundenen Erkenntnisse hinsichtlich der Wirkungsweise der Neuroleptika sowie deren körperliche Auswirkungen infolge der Materialfülle nicht zu verlieren, wollen wir an dieser Stelle die wesentlichen Fakten zusammenfassen: Bei der Betrachtung der geschichtlichen Entwicklung des Chlorpromazin, das als Phenothiazin derselben Stoffklasse wie das giftige Methylenblau angehört, zeichnet sich die Wirksamkeit dieses Neuroleptika-Prototyps deutlich ab. Im ersten Selbstversuch erleidet die Psychiaterin Cornelia Quarti Ängste, Qualen und Sterbensgefühle — damit sind die Voraussetzung und der 'Startschuß' in die Epoche der modernen psychopharmakologischen psychiatrischen 'Therapie' erfolgt. Aus Gründen höherer Flexibilität und scheinbarer Harmlosigkeit sowie der speziellen psychischen Wirkungen, auf die wir allerdings erst noch eingehend zu sprechen kommen, gilt unter Psychiatern die Neuroleptika-Behandlung den klassischen Behandlungsmethoden, speziell dem Elektroschock als tendenziell überlegen; die organische Wirkung der Neuroleptika veranlaßt die Psychiater, von einem pharmakologischen Ersatz für Lobotomie zu sprechen.

Die Wirkungsweise der Neuroleptika ist durch eine verminderte Sauerstoffzufuhr zum Gehirn charakterisiert, wesentliche Gehirnzentren, die Nervenimpuls-Übertragung sowie das vegetative System werden blockiert. Der Organismus gerät in einen narkoseähnlichen Zustand; Lebensvorgänge werden gehemmt, so daß von einem verlangsamten Leben und einem Winterschlaf-gleichen Zustand des Organismus als Folge der Neuroleptika-Behandlung gesprochen werden kann. Neuroleptika erzeugen eine hirnorganische Krankheit; Motorik und Stimmung werden gespalten; Triebe, Affekte und Psychomotorik einschließlich Spontaneität und Zuwendung werden chemisch unterdrückt. Entweder wehrt sich der Organismus gegen die körperfremden Stoffe, oder aber er paßt sich an. Die jeweiligen Folgen schlagen sich als Auswirkungen der Neuroleptika-Behandlung auf verschiedenen Ebenen des Organismus und als unterschiedliche Schädigungen der verschiedensten Organe und Organtätigkeiten nieder. Dabei ist bei allen psychiatrischen Berichten über sogenannte 'Medikamenten-Nebenwirkungen' zu berücksichtigen, daß von vornherein von einer großen Dunkelziffer hinsichtlich der psychiatrischen Eingeständnisse schädlicher und gefährlicher Neuroleptika-Auswirkungen auszugehen ist.

Die Folgen der Neuroleptika-Behandlung kommen auf der Ebene des Zentralnervensystems und der geistigen Fähigkeiten als Störungen der Nerven-Erregungsleitungen zum Vorschein, als paroxysmale Dysrhythmien (anfallsweise auftretende Hirnrhythmusstörungen), als epileptische, evtl. mit tödlichem Atemstillstand einhergehende Anfälle, als Hirnödeme, Lähmungen, Kopfschmerzen u.v.m.. Folgen dieser

Nervenstörungen sind wiederum Schmerzgefühle und Körpermißempfindungen, Intelligenz-, Konzentrations-, Gedächtnis-, Bewußtseins-, Denk- und Wahrnehmungsstörungen, intellektuelle Benommenheit, Gedankenleere, Vergeßlichkeit, Nervosität, Sinnesstumpfheit und Schlafstörungen. Letztlich kommt es in irreversibler Weise zu Degenerationserscheinungen in allen Hirnbereichen, zu Nervenzellverlusten und Hirnschwund. Bei Untersuchungen litten mehr als 60% aller Betroffenen unter paroxysmalen Dysrhythmien und über 90% an atrophischen, d.h. eine Schrumpfung des Gehirns beinhaltenden Zuständen.

Auf der Ebene des Bewegungsapparates lassen sich die Auswirkungen der Neuroleptika in drei Haupttendenzen unterscheiden. Die erste stellt sich dar als Parkinsonoid; diese Neuroleptika-Auswirkung beinhaltet Bewegungsarmut und -steifheit, Muskelzittern, Erliegen der Bewegungsfähigkeit, Verspannung, Schluck- und Atemstörungen, Mundtrockenheit oder abnormer Speichelfluß, Geh- und Sprachstörungen. Kommt es zur Ausbildung eines Apallischen Syndroms (Enthirnungsstarre), so liegen die Betroffenen mit einem 'wachen Koma' im Bett, unfähig zu jeglicher aktiven Lebensäußerung. Die Bewegungsstereotypen als zweite Haupttendenz von Neuroleptika-Auswirkungen auf der Ebene des Bewegungsapparates äußern sich als Sitzunruhe oder als Zwang zu ständigem Umhergehen; manche Betroffene vollführen ununterbrochen Pendel- oder Schaukelbewegungen mit ihrem Körper, andere wiederum sind infolge der neuroleptischen Nervenschädigung zu andauerndem Grimassieren oder zu nicht-endenden Kau- und Mahlbewegungen der Kiefer gezwungen. Als dritte Haupttendenz von Bewegungsstörungen sind die Hyperkinesien zu nennen — Bewegungsstörungen, die durch eine übermäßige Bewegungsaktivität charakterisiert sind. Diese Hyperkinesien können alle möglichen Formen annehmen: Dreh- oder Starrkrämpfe, Tics, Verspreizungen, Krämpfe an Extremitäten und Rumpfmuskulatur, Überdehnung der Wirbelsäule, Krämpfe an Hals (Schiefhals) und Kopf, Verspannungen der Hals-, Zungen- und Schlundmuskulatur, Blick-, Lid- und Augenmuskelkrämpfe. Bleibende Bewegungsstörungen treten in allen Formen, insbesondere im Gesicht auf; die Schädigungen gehen einher mit den entsprechenden Schädigungen bestimmter Gehirnstrukturen, die bereits nach wenigen Wochen Neuroleptika-Behandlung eingetreten sein können. Tödlich wirkt sich das Psychiatrische Strangulations-Syndrom aus, wenn es — unabwendbar und für die Betroffenen unvorhersehbar — infolge eines Neuroleptika-bedingten Schlundkrampfes zur Ansaugung von Mageninhalt in den Lungenbereich und somit zum Ersticken kommt. Neuroleptika-bedingte Bewegungsstörungen treten nach psychiatrischen Berichten mit einer Häufigkeit bis zu 88% oder gar 90% aller Behandlungs-'Fälle' auf; letztgenannte 90% beziehen sich auf das Parkinsonoid. In Zusammenhang mit dem Apallischen Syndrom nennen Psychiater eine Rate von 33%; für Bewegungsstereotypen geben sie 19%, für Hyperkinesien 30% an. Je nach Dauer der Behandlung und nach Widerstandsfähigkeit der Betroffenen kommt es bei 70%, ja sogar bei 75% der 'Medikamentierten' zu irreversiblen Bewegungsstörungen aller Art.

Mit absoluter Gesetzmäßigkeit — so der Wortlaut von Psychiatern selbst — treten unter Neuroleptika-Behandlung vegetative Störungen auf. Die Anpassungsfähigkeit des Organismus an veränderte Umweltbedingungen wird gestört, die körpereigenen Abwehrkräfte werden entscheidend vermindert, so daß Neuroleptika-Betroffene verstärkt beispielsweise Hals- und Mandelentzündungen ausgesetzt sind. Die Ausschaltung der Körpertemperatur-Regulation durch die Neuroleptika führt zu Hitzewallungen und Fieberanfällen, denen nach psychiatrischen Eingeständnissen ca. 25 bis 30% der Betroffenen ausgesetzt sind. Besonders bei hoher Außentemperatur sind die Betroffenen vom Psychiatrischen Scheiterhaufen-Syndrom, d.h. tödlich verlaufenden

Fieberanfällen bedroht.

Bei Untersuchungen zeigen sich die Herzaktions-Ströme (EKGs) von Neuroleptika-Betroffenen krankhaft verändert, und zwar in einer Häufigkeit von bis zu 100%. Die Neuroleptika bewirken Herzmuskelschädigungen, Herzjagen oder Verlangsamung der Herztätigkeit, Beklemmungsgefühle, Atemnot und Asthmaanfälle sowie Herzschwäche und schließlich Herzversagen. Grundsätzlich sind die 'Medikamentierten' sowohl von bleibenden Herzschäden als auch vom Psychiatrischen Blitztod als Folge des Herzstillstandes bedroht. Infolge der Neuroleptika-bedingten, vermehrt auftretenden Herzkrankheiten unter Neuroleptika-Betroffenen stieg auch deren Sterblichkeitsrate erheblich; ebenso erhöhte sich mit Einführung der Neuroleptika die Rate der Lungenentzündungen: Während bei Normalen lediglich 2,2% aller Sterbefälle auf Lungenentzündungen zurückgeführt werden können, findet sich in der psychiatrischen 'Fach'-Literatur über die Sterbefälle von Neuroleptika-Betroffenen eine Zahl von 75%.

Völlig aus dem Gleichgewicht gebracht wird der Kreislauf: Folgen sind u.a. Schwindelattacken und Kollapszustände mit Todesfolge. Je nach Psychiater und Neuroleptikum werden als Häufigkeitsangaben für Kreislaufstörungen Zahlen von bis zu 42% genannt.

Gestört ist auch die Tätigkeit der außersekretorischen Drüsen. Die Schweißabsonderung wird überstark oder aber mangelhaft, und die Schleimhäute trocknen aus, was zwangsläufig nachfolgende Infekte zur Folge hat. Bei genaueren Untersuchungen zeigte sich, daß die Neuroleptika-Betroffenen bis zu 90% unter krankhafter Mundtrockenheit und in der Hälfte aller 'Fälle' unter Zahnfleischentzündungen leiden.

Magen, Darm und Ausscheidungsorgane werden als Folge der Neuroleptika-Behandlung von allen möglichen Erkrankungen heimgesucht: Übelkeit, Appetitmangel oder Heißhunger, Magenschleimhautentzündung, Koliken, Erlahmung der Darmtätigkeit, Verstopfung, Darmverschluß, Durchfall, Schwierigkeiten beim Wasserlassen, unfreiwilliger Harnabgang, krankhafte Urinzusammensetzung, Nierenschädigungen bis hin zu akutem Nierenversagen.

Gleichfalls geschädigt wird das Leber-Gallengang-System. Für diesen Bereich des vegetativen Systems nennen Psychiater Leberschäden, Gallenstauungen, Störungen des Fettstoffwechsels, Gelbsucht, Schrumpfleber und Leberentzündungen. Einige dieser Schädigungen wie z.B. die Gelbsucht oder die Schrumpfleber können durchaus tödlich enden. Krankhaft veränderte Leberwerte kommen nach psychiatrischen Angaben bei 21% aller Behandlungs-'Fälle' vor, veränderte Bluteiweißwerte bei 30%. Bei länger anhaltender Neuroleptika-Behandlung erkranken schließlich durchschnittlich 13% der Betroffenen an Gelbsucht; 80% bezahlen die anhaltende Behandlung mit einer Le-

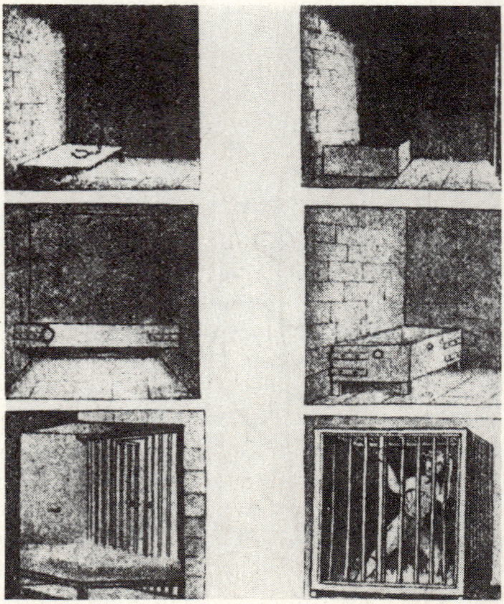

Abb. 73: Traditionelle psychiatrische Behandlung: Zellen und Käfige

bererkrankung.

Wie die Tätigkeit der außersekretorischen Drüsen ist auch die innersekretorische Drüsentätigkeit gestört. Als Formen der Bauchspeicheldrüsenstörung sind hier erhöhter Blutzuckerspiegel, Ausscheidung von Zucker im Harn und zuletzt evtl. bleibender Diabetes zu nennen. Je nach Neuroleptikum entwickeln bis zu 40% aller Betroffenen eine diabetische Stoffwechsellage. Starken beeinträchtigenden Einflüssen unterliegt das Körpergewicht; hier sind Heißhunger, Fettsucht, Aufschwemmung des Körpers mit Wasser und schließlich das Cushing-Syndrom (vgl. S. 174) ebenso zu nennen wie auf der anderen Seite Gewichtsabnahme und Kräfteverfall. Der Gewichtszunahme bei bis zu 43% der Betroffenen steht eine Gewichtsabnahme bei 8% gegenüber. Auch an den Schilddrüsen geht die Neuroleptika-Behandlung nicht spurlos vorüber, was sich in einer Schilddrüsenunterfunktion und in Jodmangelerscheinungen äußert. Im Bereich der Sexualorgane kommt es sowohl bei Männern als auch bei Frauen zu massiven Hormonstörungen, was sich als Unterdrückung der Libido, Impotenz, Erektions- und Ejakulationsstörungen, Orgasmusstörungen, Menstruationsstörungen aller Art, Aspermatismus (Fehlen von Samentierchen in der Samenflüssigkeit) und Unterdrückung der Empfängnisfähigkeit auswirkt; somit wirken Neuroleptika faktisch sterilisierend. Noch zu nennen als weitere Schädigungen sind Milchabsonderung aus den Brustdrüsen bei Frauen wie auch bei Männern und weibliche Brustbildung bei Männern.

Knochenmark und Blutbildung werden durch Neuroleptika in vielfältiger Weise beeinträchtigt: 50% aller Betroffenen erleiden eine Blutschädigung. So können beispielsweise die Blutplättchen, die roten wie auch die weißen Blutkörperchen zerstört werden. Vermindern sich die Granulozyten (spezielle weiße Blutkörperchen) in einem bestimmten Ausmaß, kommt es bei den Betroffenen zur Agranulozytose, die mit einem schweren, hochfiebrigen Krankheitsbild einhergeht und in einem Großteil der 'Fälle' zum Tode führt.

Unter den Schädigungen der Blut- und Lymphgefäße sind vorrangig Gefäßwandschädigungen, Venenentzündungen, Blutpfropfbildungen (Thrombosen) und Embolien (Verschleppung eines Blutpfropfes und Einkeilung desselben in einem Gewebe) sowie Lymphknotenentzündungen zu nennen; dabei sprechen Psychiater in bezug auf Thrombosen und Embolien von einer bezeichnenden Häufigkeitsrate von 3,3%.

Vielfältigen Schädigungen sind Haut und Gewebe von Neuroleptika-Betroffenen ausgesetzt. So berichten Psychiater von Hautausschlägen, Ekzemen, Furunkeln, Abszessen, Ödemen, Behaarungsanomalien, Gelenkentzündungen und abnormen Farbstoffablagerungen sowohl im Gewebe der Haut wie auch in anderen Bereichen des Körpers, so z.B. in der Leber oder im Herzmuskel. Von den Haut-'Allergien' sollen ungefähr 10% der 'Medikamentierten' betroffen sein.

Farbstoffeinlagerungen sind nach Neuroleptika-Behandlung auch im Auge, und zwar in der Linse, der Hornhaut, der Netzhaut, der Lederhaut und der Bindehaut anzutreffen, so daß es regelrecht zu Linsentrübungen kommen kann. Schwachsichtigkeit, Bindehautentzündung und krankhafte Pupillenerweiterung sind weitere Schädigungen, denen das Auge ausgesetzt wird. Schließlich müssen noch an Hornhaut, Netzhaut und am Sehnerv auftretende Dauerschäden erwähnt werden. Bei Reihenuntersuchungen waren bei 53% der Betroffenen Linsentrübungen und bei bis zu 78% Farbstoffablagerungen im Auge erkennbar.

Signifikant steigt infolge Neuroleptika-Behandlung die Zahl der Früh- und Fehlgeburten sowie die Zahl kardiovaskulärer, d.h. Herz und Gefäße betreffender Mißbildungen. Chromosomenbrüche und -risse, die wesentlich gehäuft bei 'Medikamentierten' anzutreffen sind, bilden die entsprechende Voraussetzung für Mutationen (plötzliche Änderungen der Erbanlagen von Körperzellen oder Keimzellen mit Weitervererbung), Minderentwicklung einzelner Organe oder des gesamten Körpers sowie Mißbildungen. Über den Mutterkuchen oder die Muttermilch sind auch Kinder von Frauen, die während der Schwangerschaft oder der Stillzeit mit Neuroleptika behandelt werden, verschiedenen Schädigungen ausgesetzt, so z.B. abnormen Hirnstromkurven (EEGs), Bewegungsstörungen aller Art (Parkinsonoid, Bewegungsstereotypen, Hyperkinesien [beispielsweise Hervortreibung der Zunge]), Herzstörungen und Atemschwierigkeiten, Bluthochdruck, Ausscheidungsstörungen, Gelbsucht, Blutplättchenmangel, Hautausschlägen und Unruhezuständen.

Vorerst abgeschlossen sein soll diese Zusammenfassung der körperlichen Auswirkungen der Neuroleptika-Behandlung, der an späterer Stelle noch die speziellen Zahnschädigungen sowie das erhöhte Krebsvorkommen unter 'Medikamentierten' hinzugefügt werden sollen, durch die Rückerinnerung an den u.s.amerikanischen Herz- und Gerichtsmediziner Frederick T. Zugibe, der konkrete Angaben zur Todesrate der Insassinnen und Insassen Psychiatrischer Anstalten macht; danach ist die Sterblichkeitsrate unter psychiatrischer Behandlung um — mindestens — 2 bis 3% höher als unter normalen Lebensbedingungen.

Wie einschneidend in den menschlichen Organismus die Neuroleptika letztendlich wirken, zeigt sich am deutlichsten bei der organisch schwächsten und zu geringstem Widerstand fähigen Betroffenengruppe, nämlich bei den älteren, körperlich evtl. nicht mehr so rüstigen Menschen, die zur Behandlung in die Psychiatrische Anstalt gebracht werden. Anhand der Dissertation der bereits erwähnten Brigitte Rempp mit dem Titel »Zur stationären psychiatrischen Versorgung des Kreises Tübingen« zeigt sich das psychiatrische Schicksal von 100 Menschen, die im Jahre 1969 und Anfang 1970 in den Psychiatrischen Anstalten von Zwiefalten, Rottenmünster/Rottweil und Christophsbad/Göppingen 'versorgt' wurden. Von diesen 100 'Patienten', die im Durchschnitt 40,4 Jahre alt waren, starben 24 (=24%), also nahezu jeder vierte; davon waren 17 Frauen und sieben Männer; 22 dieser 24 ums Leben gekommenen Menschen galten als sogenannte 'psychogeriatrische Fälle', d.h. 'Patienten' und 'Patientinnen' fortgeschrittenen Alters (über 64 Jahre alt) [872:12]. In ihren psychiatrischen Rechnungen kommt Brigitte Rempp in bezug auf die 36 älteren Menschen des untersuchten 'Krankengutes' von insgesamt 100 Menschen zum Ergebnis, »... daß 61% der 36 psychogeriatrischen Fälle ihren Aufenthalt in Z (*Zwiefalten*) oder R (*Rottenmünster*) nicht überlebten.« [872:12]

Von den 24 Todesopfern waren bei ihrer Einlieferung — so Brigitte Rempp — acht (körperlich) erkrankt oder nicht in optimaler körperlicher Verfassung. Offizielle Ursache für die Todesfälle in den 'Krankenhäusern' war dann 18mal Lungenentzündung, fünfmal Herz- oder Kreislaufversagen und einmal Schlaganfall (apoplektischer Insult) [872:12]. In der Zusammenfassung ihrer Dissertation macht sich Brigitte Rempp Gedanken über die Ursachen der hohen Sterblichkeitsrate und stützt sich dabei auf eine interne Aussage eines Psychiaters der Anstalt Zwiefalten (Z): »Ein Arzt aus Z äußerte am 10.11.71 auf einer Ärztekonferenz der UNK (*Universitäts-'Nervenklinik' Tübingen*), manche

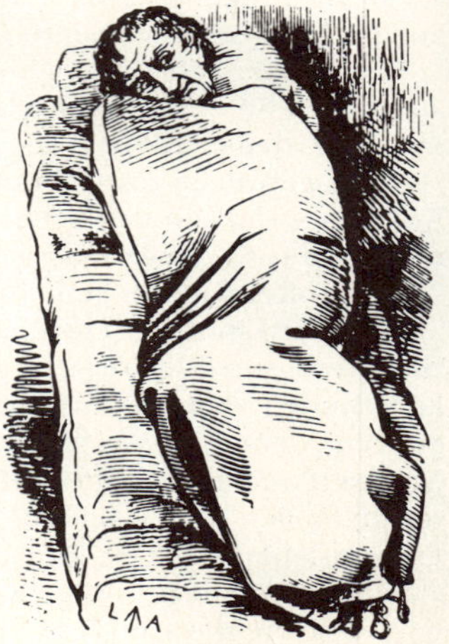

Abb. 74: Traditionelle psychiatrische Behandlung: Zwangssack

Pat. (*Patienten*) würden zum Sterben nach Z eingewiesen.« [872:57]

Auffallend wenig schreibt Brigitte Rempp über die Art der dem Tod vorausgegangenen Behandlung; einzig an einer Stelle ist ein Hinweis auf die Behandlungsart zu entnehmen, wenn sie auf die 'Kranken'-Akten der Anstalt Zwiefalten (Z) verweist: »Die Pflegeberichte in Z erwähnen hauptsächlich, ob die Pat. ruhig oder unruhig waren — wonach sich das Maß der Sedierung (*Ruhigstellung*) richtet — und ob 'eingenäßt' wurde. Ihnen ist auch zu entnehmen, daß viele der Pat., die starben, von ihrer Ankunft bis zu ihrem Tode das Bett nicht verließen.« [872:57] Ebenso bezeichnend sind Brigitte Rempps Angaben zur Verweildauer der psychiatrischen 'Patienten' und 'Patientinnen': »20 Pat. starben während ihres Aufenthalts in einem psychiatrischen Krankenhaus. Das ist genau die Hälfte aller Erstaufnahmen in ZRG (*Psychiatrische Anstalten Zwiefalten und Rottenmünster sowie Christophsbad*)! (...) Innerhalb von 9 Tagen starben 8 Pat., innerhalb von 30 Tagen 7 Pat. und weitere 8 Pat. innerhalb von 100 Aufenthaltstagen, das ist etwa je ein Drittel der Todesfälle. Nur eine Pat. überlebte mehr als 150 Krankenhaustage.« [872:12] (122)

---

(122) Am Rande erwähnt Brigitte Rempp das Schicksal eines 55 Jahre alten, mit der 'Diagnose Schwachsinn' versehenen Mannes, der sieben Tage nach der operativen Stabilisierung eines Oberschenkelbruches von der Chirurgischen Universitätsklinik Tübingen in eine der drei genannten Psychiatrischen 'Kliniken' verlegt wird, weil er, offenbar in einem erneuten Anfall von Schwachsinn, »pflegerische Ansprüche stellte, die die Chir. Klinik nicht erfüllen konnte ...« [872:12] — so wörtlich Brigitte Rempp. Seinen folgenden Hungerstreik beendet der 'schwachsinnige' Mann in einer Rekordzeit von zwei Tagen — mit dem Tod; daß Brigitte Rempp die Art der 'Medikation' auch hier zu erwähnen vergißt, dürfte ein typischer Zufall sein [872:12].

Kapitel 6: Psychiatrische Beruhigungsversuche

Abschnitt 1: Einleitung

Die vier Verharmlosungsstrategien

Psychiater versuchen nun, sofern sie unter Zwang zur Rechtfertigung der aufgeführten Tatbestände objektiv gegebener Körperverletzung einschließlich möglicher Todesfolge gestellt werden, ein Gemengsel von 'Beweisen' vorzubringen, weshalb ihre Behandlungsergebnisse für die Betroffenen in Wirklichkeit wenig schädlich und grundsätzlich positiv seien. Auf eine Reihe psychiatrischer Argumente, die immer wieder vorgebracht werden, um das eigene Handeln zu rechtfertigen, lohnt es sich hier nicht mehr einzugehen, da diese durch die bereits ausführlich dargestellten und von Psychiatern in ihren eigenen 'Fach'-Zeitschriften referierten Studien und 'Fall'-Beispielen nachhaltig widerlegt sind, so z.B.: Ausnahmsweise, in ***Einzelfällen*** auftretende Neuroleptika-Auswirkungen würden in ***besonderer*** Weise nur bei den (historisch zuerst entwickelten) ***älteren*** Neuroleptika, bei ***zu rascher*** Dosis-Steigerung oder -Senkung, bei ***falsch*** verordneten Neuroleptika oder bei ***alten*** (und somit schon vor der psychiatrischen Behandlung dem Tod geweihten Menschen) auftreten.

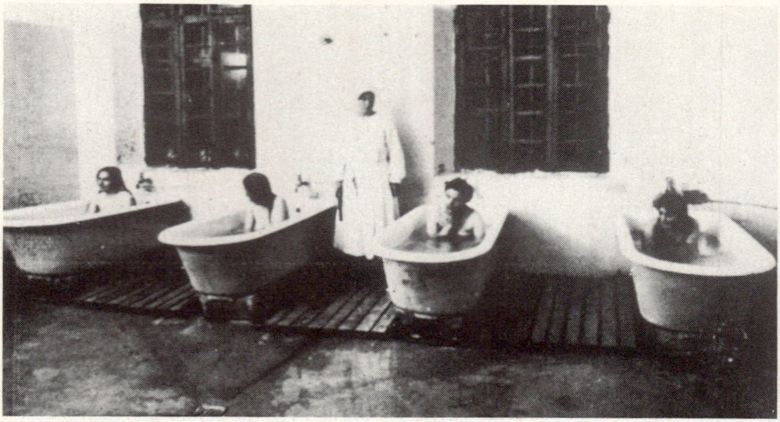

Abb. 75: Traditionelle psychiatrische Behandlung: Gruppen-Dauerbad

Weitere Argumentationsstränge der Psychiater zielen hauptsächlich in vier verschiedene Richtungen. Deren erste zwei, die kurz dargestellt werden sollen, sind ebenfalls durch die aufgezeigten Ausführungen der Psychiater selbst schon widerlegt; es sind Behauptungen, die — in der Rechtfertigung — unbequeme Neuroleptika-Auswirkungen 1. schlichtweg anzweifeln oder verbal zurücknehmen oder 2. zu verharmlosen oder als individuelles Problem der jeweils Geschädigten darzustellen versuchen. Auf den Argumentationsstrang Nr. 3, schädliche Auswirkungen seien einzig ein Problem zufälliger, unüberlegter, unfachmännischer, versehentlicher und unabsichtlicher (oder gar absichtlicher) 'Über'-Dosierung der psychiatrischen 'Medikamente', soll allerdings ebenso ausführlich eingegangen werden wie auf den Argumentationsstrang Nr. 4, bei den dargestellten Neuroleptika-Auswirkungen handele es sich lediglich um 'Neben'-Wirkungen und somit um im Grundsatz zweitrangige, letztlich nebensächliche Auswirkungen.

Die Abhandlung dieser vierten und dieses Kapitel der körperlichen Auswirkungen der Neuroleptika abschließenden Frage nach 'Haupt'- und 'Neben'-Wirkungen weist mit Nachdruck auf die letztlich nicht unwesentlichen psychischen Neuroleptika-Auswirkungen hin, deren vorgeblich positiver Wert für die Betroffenen schließlich rechtfertigen soll, mögliche unangenehme körperliche Auswirkungen in Kauf zu nehmen. Doch bevor wir dieses letzte große Kapitel der Neuroleptika-Auswirkungen in Angriff nehmen, wollen wir uns mit den vier vorgestellten psychiatrischen Rechtfertigungs-Strategien befassen.

Abschnitt 2: Rechtfertigungs-Strategie Nr. 1: »Keine Schäden aufzufinden!«

Abstreiten — Verdrängen — Hypothese — In Frage stellen — Darf nicht sein! — Unspezifisch — Nicht bewiesen! — Nicht von Bedeutung — Zufall!

Die einfachste und für Psychiater und ihre Helfer offenbar nächstliegende Form, das Problem der Rechtfertigung unbequem zu verantwortender Neuroleptika-Auswirkungen zu lösen, ist das Leugnen der für die Betroffenen gefährlichen Auswirkungen oder zumindest das In-Frage-stellen der von den eigenen Kollegen und Kolleginnen oder gar von den jeweiligen Psychiatern selbst gemachten Aussagen.

Beispiel 1 für diese Möglichkeit, deren Ausweitung keine Grenzen gesetzt sind, ist die Behauptung, daß von der Neuroleptika-Behandlung keine bleibenden Schädigungen wie z.B. Dauerbewegungsstörungen zu erwarten seien. So schreibt die Janssen GmbH, Herstellerfirma des Triperidol, schlichtweg, Parkinsonsche Krankheitssymptome seien »... durch Dosisreduzierung oder Gabe von Antiparkinsonmitteln voll reversibel.« [563]

Die erwähnten Kullander und Källén — Beispiel 2 — führen in ihrer Studie über den Zusammenhang von Neuroleptika-Behandlung und Schwangerschaftsschädigungen auf, daß sie keinerlei Auswirkungen der Neuroleptika auf das Geburtsgewicht von Babys finden könnten. Neben dieser Aussage ist eine Tabelle abgedruckt, aus der hervorgeht, daß von 170 Mädchen, deren Mütter während der letzten sechs Monate der Schwangerschaft 'medikamentös' behandelt wurden, 7 (4,1%) mit einem Geburtsgewicht unter 2,5 kg entbunden wurden, während in einer Vergleichsgruppe von 1.673 Mädchen, deren Mütter ihre Kinder unbehelligt von Psychiatern austragen konnten, lediglich 35 (2,1%), also nahezu die Hälfte weniger mit einem solch geringen Gewicht von unter 2,5 kg geboren wurden [653:31].

Ungvári, der in der 'Fach'-Zeitschrift 'Pharmakopsychiatrie' den Zusammenhang zwischen Neuroleptika und Psychiatrischem Blitztod darstellt, versucht am Ende seiner Abhandlung — hier Beispiel 3 —, seine sämtlichen, allzu offenen 'Arbeits'-Ergebnisse zurückzunehmen und zur Hypothese, also zur bloßen Annahme zu degradieren: »Diese Ziffern erlauben lediglich die Hypothese aufzustellen, daß Neuroleptika einer der Risikofaktoren für plötzlichen Tod sein können.« [1062:29(dt.i.O.)] Ähnliches zum selben Problem machen Hippius und Malin; nach einer Übersicht über eine Reihe psychiatrischer Aufsätze, die allesamt die Verbindung von Neuroleptika-Behandlung und Psychiatrischem Blitztod bloßlegen, wird die Arbeit irgendeines Psychiaters zitiert, der — nach außen hin oder auch tatsächlich — anderer Meinung ist, um somit die gesammelten, möglicherweise Kritik hervorrufenden Aussagen zu relativieren: »So wird seit mehreren Jahren immer wieder auf plötzliche, unerwartete Todesfälle ('sudden death' [*Psychiatrischen Blitztod*]) hingewiesen, die bei Patienten auftraten, die unter einer Behandlung mit trizyklischen Psychopharmaka standen. Bei einem Teil dieser Fälle handelt es sich offensichtlich um Erstickungstodesfälle nach Aspiration (*Ansaugung*) von Speisen oder Mageninhalt. Es ist nun nicht auszuschließen, daß Phenothiazinderivate für das Zustandekommen solcher Vorkommnisse eine ursächliche Rolle spielen; in jüngerer Zeit wird diese Ansicht jedoch wieder in Frage gestellt.« [513:140] Die zwei interessantesten, sich sehr ähnelnden Beispiele zu diesem Komplex einfacher Wirklichkeitsverleugnung stammen von Simpson und von Edelgard Fischer. Simpson — Beispiel 5 — versucht, das Problem eines möglicherweise unbequem zu rechtfertigenden Zusammenhangs von Behandlung mit Neuroleptika und 'überraschenden Sterbefällen' durch einen bezeichnenden Appell zu lösen; ähnlich der deutschen sozialpsychiatrischen Praxis während der Jahre 1933 bis 1945 soll, offenbar um kein Mißtrauen aufkommen zu lassen, von der Suche nach den wahren Todesursachen abgelenkt werden: »Es wurde berichtet, daß plötzlich eintretende Todesfälle eine mögliche Komplikation des Gebrauchs von Neuroleptika sind. Berichte über plötzlich eintretende Todesfälle dürfen jedoch nicht mit der Medikamenten-Therapie in Verbindung gebracht werden, sondern mit der extremen Aufregung, der Erschöpfung von der Hitzigkeit, der tödlich verlaufenden Katatonie ('*Spannungsirresein*') oder mit anderen möglichen Komplikationen, die im psychotischen Patienten gesehen werden können.« [970:40] Edelgard Fischer zuletzt will offenbar nach dem Motto »Was nicht sein darf, kann nicht sein« verfahren, wenn sie einen sich aufgrund ihrer Untersuchungen in konkreten Fällen aufdrängenden Zusammenhang zwischen Neuroleptika und erhöhter Todesrate innerhalb kürzester 'Therapie'-Zeit mit dem Argument abtun will, daß ja dann sehr viele unter Neuroleptika-Behandlung eintretende Todesfälle auf die Behandlung zurückgeführt werden könnten und müßten: »Die hohe Sterblichkeit bei verhältnismäßig kurzer Behandlungsdauer könnte man sich nun damit zu erklären suchen, daß der Organismus sich erst nach einer bestimmten Behandlungszeit an die zusätzliche Belastung durch die jeweiligen Störsyndrome anpaßt. Dagegen spricht, daß ja dann die meisten Todesfälle als Folge der psychopharmakologischen Wirkung erklärt werden müßten.« [289:14]

Gleichbedeutend mit den Für-Nichtig-Erklärungen schädlicher Neuroleptika-Auswirkungen ist die sich nur graduell unterscheidende Strategievariante, den nicht zu übersehenden 'Therapie'-Ergebnissen kurzerhand die Bedeutung abzusprechen. So weisen beispielsweise Degkwitz und Kollegen auf Gewebsveränderungen der Herzmuskel-Arterien bei Menschen hin, die nach 'medikamentöser' Behandlung am Psychiatrischen Blitztod starben, schließen aber eben den Satz, in dem sie vom Nachweis solcher Gewebsveränderungen berichten, mit der Bemerkung ab, daß 'man' inzwischen glaube, daß solche Organerkrankungen 'unspezifisch', d.h. ohne Aussagekraft seien [196:74]. Dieselbe Vorgehensweise benutzt Meyer, wenn er nach dem Tod einer Megaphen-behandelten Frau durch Kreislaufversagen (vgl. S. 163) eine vermeintliche psychiatrische Unzulänglichkeit in den Raum stellt, nämlich daß »... wir in keiner Weise entscheiden können, ob überhaupt — und wenn, in welchem Ausmaß — die Megaphenbehandlung hierfür verantwortlich gemacht werden kann.« [740:8] Mit einer ganzen Reihe von Menschen, die nach 'Therapie' mit Chlorpromazin (Megaphen,

Largactil) gestorben waren, setzt sich Hift auseinander; bei der Bewertung der Todesfälle (Tod durch Lungenembolie, Kreislaufkollaps, Herzstillstand usw.) identifiziert sich Hift voll mit den Aussagen seiner Kollegen: »Bei allen beschriebenen Fällen ist der Zusammenhang mit der Largactil/Megaphen-Kur nicht klar bewiesen.« [503:88] Wenig überraschend ist es, daß auch dem vermehrten Auftreten von Mißbildungen infolge Neuroleptika-Behandlung die Bedeutung abgesprochen wird. Cornelia Thiels schreibt beispielsweise: »Etwas, aber nicht signifikant häufiger kamen kardiovaskuläre (*Herz und Gefäße betreffende*) Mißbildungen bei denen vor, die Phenothiazinen ausgesetzt waren.« [1044:303] Gleiches äußert Sobel über die verstärkt auftretenden vorgeburtlichen Blutungen und Frühgeburten schwangerer und unter Neuroleptika-, hier Chlorpromazin-Einfluß stehender Mütter, wenn er den Unterschied zu solcherart unbehelligten Schwangerschaften als 'leicht, aber nicht von Bedeutung' bezeichnet [985:610].

Manche Psychiater scheuen sich nicht davor, die unangenehm zu rechtfertigenden Neuroleptika-Auswirkungen als Zufall darzustellen. Finzen verweist als 'Erklärung' für schädliche Neuroleptika-Auswirkungen auf interkurrente (*dazwischenlaufende, dazukommende*) Erkrankungen, die häufig zu einer Verstärkung der Neuroleptika-'Neben'-Wirkungen führen würden [285:87]. Den Zufall zitiert Dinesh Mehta aus der Katherine-Hamilton-Anstalt in Terre Haute/Indiana mitsamt Kollegen, als es um die Erklärung von Herzrhythmusstörungen unter Neuroleptika-Einfluß gehen soll: Ein 21jähriger, fettleibiger Krankenhausangestellter entwickelte plötzlich eine starke Aktivität und fühlte, daß Jesus in sein Leben eingetreten war. Gegen diese veränderte Sinnesweise, die bereits zwei Wochen angehalten und die Anstaltseinweisung zur Folge hatte, bekam er Haloperidol. Nach drei Tagen Haloperidol-Behandlung mußte er auf eine Herz-Abteilung gebracht werden, da sich sein Puls gefährlich beschleunigt hatte, der Blutdruck abgefallen und der Herzschlag stark unregelmäßig geworden war. Dazu die Psychiater-Gruppe um Dinesh Metha: Zwar sei Haloperidol das einzige Mittel gewesen, das der herzkrank gewordene 'Patient' erhalten habe, aber — so Metha und Kollegen: »Die Ätiologie (*Krankheitsursache*) dieser Arrhythmie (*unregelmäßigen Schlagfolge des Herzens*) bleibt unklar, und die Assoziation mit Haloperidol kann durchaus zufällig sein.« [730:1468]

Abschnitt 3:
Rechtfertigungs-Strategie Nr. 2: »Alles völlig harmlos!«

Harmlos — Vorübergehend — Ungefährlich — Kein Risiko — Nur 30% — Kontrollierbar — Körperhygiene — Pseudokrankheit — Nicht besorgniserregend — Nur subjektiv störend — Überempfindlichkeiten — Aktivierung verborgener Krankheiten — Symptom der Schizophrenie — Projektion — Erzwingung von Aufmerksamkeit — Die Dörner/Plog'sche Maske

Die psychiatrische Benennung einer für die Betroffenen schädlichen Neuroleptika-Auswirkung als Zufall beinhaltet immerhin das an sich positive Element der Anerkennung des Vorliegens einer körperlichen Beeinträchtigung. Wie Psychiater mit solchen Schädigungen umzugehen in der Lage sind, sollen die folgenden Beispiele von Verharmlosungs- und Individualisierungstechniken offenbar machen.

Als ungefährlich und harmlos bezeichnet Hippius die Mehrzahl der vegetativen Neuroleptika-Auswirkungen, und deshalb seien sie »nur von untergeordneter praktischer Bedeutung« [511:458]. Ähnliches ist in dem von der Herstellerfirma des Flupentixol (Fluanxol) verfaßten Beipackzettel zu ihrem Chemieprodukt nachzulesen, wenn parkinsonoide Muskelsteifheit als harmloser Begleiteffekt dargestellt wird [1054]. Der Neuroleptika-bedingten Gewichtszunahme billigt Heinrich lediglich den Stellenwert einer kosmetischen Störung zu [434:55], als würde durch die Fettleibigkeit nicht der gesamte Organismus in Mitleidenschaft gezogen. Auf einem Psychiater-Treffen in Kuala Lumpur/Malaysia benennen Vicharn Vichaiya und Krich Cheunsiri aus der Sömdet-Chaoprya-Anstalt von Bangkok/Thailand Gleichgewichtsstörungen, Kreislaufkollaps, Herzjagen, Hautentzündung, verwaschene Sprache, Mundtrockenheit, Akathisie (Sitzunruhe) und Krampfanfall als 'Neben'-Wirkungen des Chlorprothixen (Taractan, Truxal), um die in dieser Liste enthaltene Aussage auf folgenden Nenner zu bringen: »Es scheint, daß man keine ernsthaften toxischen Auswirkungen sieht ...« [1067:2]

Daß vegetative Auswirkungen initial, also nur anfangs auftreten, wird besonders in Werbebroschüren und -zetteln hervorgehoben, so auch beispielsweise in einem Faltblatt der Herstellerfirma des Imap, nach deren Angaben Müdigkeit, Speichelfluß, Schwitzen, Akkommodations-(Anpassungs-)Störungen, Kreislaufschwäche, Magen-Darm-Störungen sowie Hauterkrankungen unter fortgesetzter Imap-Behandlung wieder verschwinden müßten [559]. Um diesen psychiatrischen Gedanken zum Ausdruck zu bringen, benutzen Psychiater die Begriffe des Durchgangssyndroms [1093] und — so Labhardt für Herz- oder Kreislauferkrankungen — der harmlosen transitorischen (vorübergehenden) Erscheinungen [657:343]. Gemeint soll damit sein, daß an sich gefährliche oder unangenehme Neuroleptika-Auswirkungen kurze Zeit nach der 'Medikamenten'-Abfütterung oder -Einspritzung spontan [511:458], d.h. von selbst wieder abklingen würden: Die oben erwähnte Imap-Herstellerfirma, die Janssen Gesellschaft mit beschränkter Haftung, rät zu den in einem Beipackzettel aufgelisteten Bewegungs- und vegetativen Störungen: »Diese Erscheinungen treten gewöhnlich 12 Stunden nach der Injektion auf und klingen innerhalb von 24 bis 48 Stunden wieder ab. In solchen Fällen ist der Arzt zu Rate zu ziehen.« [560] Was in den Fällen passieren soll, wenn die Schädigungen bestehen bleiben, und der Psychiater oder der Arzt nichts mehr zu raten hat, drücken Redlich und Freedman in ihrem Buch »Theorie und Praxis der Psychiatrie« aus, wenn sie am Beispiel der Neuroleptika-bedingten Wachheitsstörung schreiben: »Zu Anfang der Behandlung kann bei allen Phenothiazinen eine leichte Schläfrigkeit auftreten, die Patienten adaptieren (*gewöhnen*) sich aber gewöhnlich bald.« [864,I:481] Wenn die Betroffenen ihren Organismus dann tatsächlich an die Neuroleptika-Wirkung anpassen oder dazu gezwungen werden, wird vom Adaptionssyndrom gesprochen [698:70087B]. So will anscheinend die Janssen GmbH beispielsweise in der Werbung für ihr Produkt Orap in bezug auf innere Unruhe und Schlaflosigkeit die eigenen Vorstellungen vermitteln, nämlich daß gefährliche Neuroleptika-Auswirkungen ohne jegliche für den betroffenen Menschen unangenehmen Folgewirkungen zum Verschwinden kämen; daß dieses Unternehmen in seiner 'Informations'-Broschüre (für Orap) den Begriff des Adaptationssyndroms in Anführungsstriche setzt, scheint reiner Zufall zu sein [562:33]. Dieselbe psychiatrische Haltung spricht aus dem Artikel »Psychopharmaka und Schwangerschaft«, in dem Cornelia Thiels mit Bezug auf die erwähnte Studie von J. L'Hirondel et al. (et alteri; und andere Verfasser) aus dem Jahre 1968 wörtlich schreibt: »L'Hirondel et al. (1968) beobachteten einen cholestatischen Ikterus (*durch Gallenstauung verursachte Gelbsucht*) während der ersten zwei Lebenswochen, der bei fehlenden Hinweisen einer anderen Ursache mit der Einnahme von 200 mg Chlorpromazin tgl. während der letzten Schwangerschafsmonate und 400 mg/Tag in den vorangegangenen Monaten in Zusammenhang gebracht wird. Der Säugling genas vollständig.« [1044:304]

In den Augen von Psychiatern ist eine (für die Betroffenen) durch Neuroleptika hervorgerufene Gefahr, sofern Psychiater diese Gefahr überhaupt (an)erkennen wollen, als solche nicht zu ersehen. Zwei Beispiele dieses Phänomens sollen diesen Tatbestand verdeutlichen: 1. Unter 560 'Patienten', die in der Universitätsanstalt Cincinnati/Ohio mit Perphenazin (Trilafon, Decentan) behandelt worden waren, fand eine Psychiatergruppe um Jay Shanon sieben junge Erwachsene, die eine Nacken- oder Gesichts-Steifheit oder Protrusion (Vortreibung) der Zunge, verbunden mit Schreianfällen, entwickelt hatten. Dieser psychiatrische Bericht, aus dessen Fußnote hervorgeht, daß die Neuroleptika von der Forschungsabteilung der Chemiefabrik Schering (U.S.A.) geliefert worden waren, endet mit dem Satz in bezug auf die genannte Bewegungsstörung: »Sie scheint keine ernsthafte toxische Gefahr zu verkörpern.« [961] 2. Ganz im unklaren, so Labhardt auf dem 'Largactil-Symposion', stünde die Verbindung eines Todesfalls mit der vorangegangenen 'Medikamenten'-Behandlung; eine 39jährige Frau und Mutter von sechs Kindern, die vor der psychiatrischen Behandlung nie ernstlich krank gewesen war, starb, wie Labhardt vorträgt, »am 7. Tag einer per injectionem (*mit Spritzen*) durchgeführten Largactilkur ganz unvermittelt« [657:343], wobei die Leichenöffnung eine fulminante (blitzartig aufgetretene) Lungenembolie aus einer frischgelösten Venenthrombose als unmittelbare Todesursache ans Licht brachte. Zu der Möglichkeit einer doch vorhandenen, tödlichen Thrombosegefahr macht sich Labhardt nun wie folgt Gedanken: »Ob die beschriebene Thrombose Folge der veränderten Zirkulationsverhältnisse, einer Gerinnungsstörung, einer allergisch-toxischen Wirkung auf die Gefäßwand war, oder ob sie mit der Therapie überhaupt nicht in Zusammenhang stand, konnten wir nicht ermitteln. Untersuchungen über die Blutgerinnung bei 10 Largactilpatienten in den ersten Kurtagen ergaben wohl kleinere Abweichungen von der Norm in beiden Richtungen, doch konnte in keinem Fall von einer Thrombosegefährdung gesprochen werden.« [657:343] Angesichts dieses psychiatrischen Gedanken-'Gutes' ist es nachvollziehbar, weshalb Psychiater wie z.B. Lothar W. Diehl vom Mannheimer 'Zentralinsitut für Seelische Gesundheit' von seiner Kollegenschaft und von Medizinern und Medizinerinnen die Ausweitung der Psychopharmaka-Behandlung verlangen: »Schwer verständlich ist, warum Neuroleptika und Antidepressiva, die auch der Nicht-Psychiater heute richtig einsetzen können müßte, relativ wenig verordnet werden, obwohl das Risiko gering ist.« [205:201] Das für Psychiater in geringfügigem Ausmaß bestehende Risiko ist auch in den Worten von Dörner und Plog widergespiegelt, wenn diese psychiatrisch Tätigen beispielsweise die Gefährlichkeit Neuroleptika-bedingter Bewegungsstörungen (Dyskinesien) in der Weise auszudrücken versuchen, daß »... nur 30% diese Dyskinesien bekommen.« [218:367]

In einer Schrift, in der er sich Gedanken über die Entsprechung der Gefahren längeren Neuroleptika-Konsums und längeren Alkohol-Konsums macht, versucht Helmchen, seinen Leserinnen und Lesern das Gefühl technischer Beherrschbarkeit körperlicher, bei Neuroleptika-Betroffenen hervorgerufener Schädigungen zu vermitteln: »Die Dauertherapie mit Psychopharmaka stellt eine dem chronischen Alkoholismus analoge Belastung des Organismus dar. Sie ist jedoch mit fast experimenteller Sicherheit kontrollierbar.« [441:404] Die Verfasser einer Werbebroschüre für Dapotum, die von der Herstellerfirma an Psychiater und Mediziner verschickt wird, appellieren an das Vertrauensverhältnis, das nach ihrer Meinung zwischen Betroffenen und Behandlern bestehen sollte: »Gelegentlich kann eine Verspannung der Muskulatur oder eine Unruhe vor allem in den Beinen auftreten. Das ist harmlos. Ihr Arzt weiß Abhilfe.« [995:22]

An bei vielen Menschen (tatsächlich) vorhandenen körperlichen Dauerleiden wollen manche Psychiater die Neuroleptika-Betroffenen orientieren, wenn sie — so zur Begründung der fortgesetzten Neuroleptika-Behandlung noch nach der Entlassung aus der Anstalt — den 'Patienten' eine »hygienische Notwendigkeit« [577] hierzu und das zu Vergleichszwecken hergeholte Bild von Diabetikern, die für sich eine Dauer-Behandlung wollen, in den Raum stellen. Einen solchen Bedarf benennt beispielsweise der Führer der Psychiatrischen Anstalt Osnabrück, Hans-Peter Kitzig, wenn er im Entlassungsschreiben für 'Patienten' entsprechend fordert, 'man' sollte nur einmal an die vielen körperlich Kranken wie die Magen-, Leber- oder Zuckerkranken denken (123). Die Berliner Psychiaterin Hildegard Enns stellt zusammen mit ihren Kollegen Klaus Hartmann, Hanns Hippius und Horst-Eberhard Richter anhand ihrer Bemühungen, 'Patienten' mit Einwilligung ihrer Angehörigen zur Teilnahme an Versuchen mit langfristiger Behandlung mit Taxilan zu gewinnen, die Technik der diesbezüglichen Gesprächsführung vor; dabei bedenkt diese in ihrer psychologisch-psychoanalytischen Erkenntnisfähigkeit offenbar fortgeschrittene Gruppe sogar den zu einem möglicherweise später zum 'Therapie'-Abbruch führenden starken Angstdruck, den die offene Gleichbezeichnung von Neuroleptika-Konsumenten mit unheilbar kranken Menschen herstellen würde: »Den Patienten wird gesagt, die langfristige ununterbrochene Einnahme des Mittels diene dazu, einem möglichen Rückfall vorzubeugen. Trotz der erfolgreich abgeschlossenen klinischen Kur könne der durchgemachte Krankheitsschub eine gewisse Überempfindlichkeit und eine erhöhte Anfälligkeit hinterlassen, denen mit dem Medikament entgegenwirkt werden könne. Die Dauertherapie solle dem jeweils davon Betroffenen keineswegs das Gefühl geben, dadurch zu einem 'Dauerkranken' abgestempelt zu sein. So wie andere Menschen beständig ein Hormon-Präparat zum Ausgleich einer Drüsen-Unterfunktion oder auch nur ein Herzmittel zur Dauerkräftigung des Herzmuskels benötigten, so diene die Taxilan-Dauertherapie eben nur zu einer schützenden 'Stabilisierung des Stoffwechsels', von dem die ungestörte Tätigkeit des Nervensystems abhänge.« [256:1912]

Beliebt unter Psychiatern ist die Verwendung der Vorsilbe 'Pseudo', wenn sie über gefährliche Neuroleptika-Auswirkungen wie z.B. den »Pseudoparkinsonismus« [177:510] oder die »Pseudoenzephalitis« [29:58], d.h. die Als-ob-Schüttellähmung bzw. die Als-ob-Gehirnentzündung sprechen; interessant ist in diesem Zusammenhang die eigentliche Bedeutung des Wortes 'Pseudo', das vom griechischen 'pseudéin' abstammt und soviel wie 'belügen' und 'täuschen' bedeutet. Ein ähnlicher Zweck wird verfolgt, wenn Psychiater ihre eigenen Begrifflichkeiten nur als Schlag-Worte verstanden haben wollen wie z.B. die Auffassung der Neuroleptika-Wirkung als Ersatz für einen hirnchirurgischen Eingriff, nämlich die Lobotomie; so schreibt Hift unter Verweis auf einen Kollegen: »Der Ausdruck 'chemische Lobotomie', von Lassner geprägt, soll allerdings nur als Schlagwort verstanden werden und nicht mehr.« [503:85]

Da die 'Pseudo'-Erkrankungen, die durch Neuroleptika hervorgerufen werden, laut psychiatrischen Berichten zufällig dasselbe Aussehen haben wie die entsprechen-

(123) Unter den Initialen (Anfangsbuchstaben) Dr.med. P.K. grüßt Hans-Peter Kitzig 'seine Patienten und Patientinnen' scheinbar mit freundlichen Worten wie folgt:

»Es mag freilich unbequem sein, an Medikamente gebunden zu bleiben. Erinnern Sie sich doch bitte, was wir Ihnen darüber gesagt haben: Es ist tatsächlich eine hygienische Notwendigkeit, die Sie beachten sollten. Sie ersparen dadurch nicht nur sich selbst, sondern auch Ihren Angehörigen unendlich viele Sorgen. Man kann durch konsequente Weiterbehandlung sehr häufig Krankheitsrückfälle vermeiden. Außerdem muß man nur einmal an die vielen körperlich Kranken denken, die Magen- und Leberleidenden oder die Zuckerkranken. (...)

Mit freundlichen Grüßen

Dr.med. P.K.

Direktor des Nds. Landeskrankenhauses Osnabrück« [577]

den echten Krankheiten, ist es wenig verwunderlich, daß Psychiater die Betroffenen und deren noch vorhandene Freunde und Freundinnen angesichts der gelegentlich erschreckenden Erkrankungsformen immer wieder zur Ruhe aufrufen wollen. Klaus Hartmann z.B. meint, daß Schädigungen wie Dyskinesien bizarr und beängstigend anmuten, im allgemeinen jedoch ungefährlich seien [420:531]; dieselben Gedanken schreiben Hildegard Enns und ihre Kollegenschar nieder, wenn sie den Neuroleptika-bedingten Dystonien, d.h. den ständigen oder anfallsweisen Muskelstörungen zwar ein äußerlich erschreckendes Erscheinungsbild zusprechen, das Ganze jedoch als 'harmlos' bezeichnen [257:547]. Hippius äußert: »Diese häufig sehr bizarr anmutenden und dadurch auch für bedrohlich gehaltenen hyperkinetischen Störungen (mit krampfartigem Zunge-Herausstrecken, Blickkrämpfen, Opisthotonus [*Krampf der Rückenmuskulatur*], torsionsdystonen [*durch wechselnde Spannungszustände der Muskulatur und Krämpfe mit rasch aufeinander folgenden Muskelzuckungen gekennzeichneten*]) Bewegungsabläufen sind im Grunde ungefährlich ...« [511:458]

Da also Körperschädigungen infolge Neuroleptika-Behandlung für Psychiater nicht bestehen, da deren Auswirkungen nur anfänglich und vorübergehend seien, die Betroffenen sich daran gewöhnen würden, das Risiko — auch zahlenmäßig — gering, eine echte Gefahr nicht vorhanden oder technisch kontrollierbar, mit Lästigem auch bei (anderen) Krankheiten zu rechnen sei, die hervorgerufenen Krankheiten gar keine wirklichen, sondern rein äußerlich seien, so ist es logisch, daß nach dem (angeblichen) Glauben der Psychiater kein Grund vorliegt, sich irgendwelche Sorgen zu machen. Beispielsweise schreibt Hift, wie er die sichtbar schlechte Körperverfassung Neuroleptika-Behandelter empfindet: »Das fahle Hautkolorit (*Hautfarbe*) und das allgemein schlechte Aussehen der Patienten gehört zur Largactil/Megaphen-Kur dazu, es wurde nie eine organische Grundlage dafür gefunden und ist nicht besorgniserregend.« [503:87] Da für Psychiater schädliche Neuroleptika-Auswirkungen objektiv (gegenständlich) nicht vorhanden zu sein scheinen, werden sie 'subjektiv' genannt, was das Gegenteil bedeutet und soviel wie 'auf die Person bezogen', 'ichbezogen', 'einseitig' und 'parteiisch' versinnbildlicht; der Psychiater Friedrich Eckmann bevorzugt eine solche Sprachregelung, wenn er in seinem Aufsatz, der den Umgang mit Neuroleptika-bedingten Bewegungsstörungen zum Hauptthema hat, durch die Zusatzbehandlung mit Anti-Parkinsonmitteln geförderte vegetative Körperschädigungen wie Kreislaufkrisen, Durchfall und Brechreiz oder Schlafstörungen zu »subjektiven Beschwerden« [236:354] macht. Gleiches äußert im Prinzip Selbach, bei dem sich sämtliche durch Neuroleptika hervorgerufene Parkinsonschen Krankheitserscheinungen und sogar epileptische Anfälle als 'an sich harmlose und nur subjektiv störende Begleiterscheinungen' lesen lassen (124). Abgeschlossen sein soll die erste Hälfte dieses Abschnitts mit einem Zitat, das einem Bericht von Broussolle und Rosier über sogenannte 'Therapeutische Gespräche der deutschen und französischen Psychiater' aus dem Jahre 1959 entnommen ist: »Die vortragenden Herren haben darauf hingewiesen, daß der Patient das Imprägnations-Syndrom (*Parkinsonoid*) unangenehm empfindet. Eine wirkliche Belästigung scheint es aber nicht darzustellen. Wenn die Erscheinungen auftreten, muß man dem Patienten sagen, daß diese physischen Stö-

(124) Selbach, einer der deutschen Pioniere der theoretischen Bewältigung neuroleptischer Wirkgrundlagen, führt über die Organveränderungen nach Beginn der 'medikamentösen' Behandlung wie folgt aus: »Es zeigen sich alsbald auch unerwünschte Begleit-Wirkungen, zum Teil abhängig von individualer Bereitschaft, im wesentlichen aber Medikament-eigener Art: 1. im Beginn der Behandlung (Dosisunabhängige?) hyperkinetisch-dystone Phänomene des extrapyramidalen Systems (mit Blickkrämpfen, Zungenvorstrecken und Torsions-Bewegungen) und 2. im weiteren Kurverlauf Dosis-abhängige hypokinetisch-hypertone Phänomene, ähnlich dem Parkinson-Zustandsbild, jedoch nicht ihm völlig gleich. Hier wie bereits im Beginn der Behandlung besteht die Möglichkeit zu epileptischen Anfällen. Diese an sich harmlosen, subjektiv aber störenden Begleit-Erscheinungen ...« [958:56] usw. usf..

rungen vorübergehen und nicht ernst zu nehmen sind.« [140:143]

Die Strategie der zweiten Hälfte dieses Abschnitts, die Individualisierungsstrategie, kann zu darstellerischen Zwecken in zwei Hauptrichtungen zergliedert werden; Psychiater bezeichnen unangenehm zu rechtfertigende Neuroleptika-Auswirkungen als Überempfindlichkeitsreaktionen oder Sichtbar-Machungen von Vorschädigungen auf der einen sowie als 'Symptome der psychischen Krankheit' und — damit eng verwandt — als Wunschprodukte der betroffenen 'Patienten' und 'Patientinnen' auf der anderen Seite.

Die Argumentation mit der sogenannten 'Überempfindlichkeitsreaktion' bzw. der 'sichtbar gemachten Vorschädigung' ist im psychiatrischen Sprachgebrauch weit verbreitet. Drei Beispiele mögen genügen, um aufzuzeigen, wie auf die erstgenannte Art und Weise versucht wird, normale Neuroleptika-Auswirkungen zu Folgen angeblicher körperlicher Unzulänglichkeiten der Betroffenen zu machen. Als 'Überempfindlichkeitsreaktion' benennen Redlich und Freedman Neuroleptika-bedingte Leberschädigungen wie Gelbsucht [864,I:478]. Joseph A. Flaherty und Henry W. Lahmeyer aus Chicago versuchen, Berichte von Kollegen über durch Neuroleptika hervorgerufenen Stridor (pfeifendes, wie aus der Ferne hörbares Atemgeräusch beim Einatmen infolge einer Einengung der Luftröhre) als Allergie (Überempfindlichkeitsreaktion) zu erklären [294]. Und der Schweizer Neurochirurg Jean Siegfried macht sich die Haltung von Ayd zu eigen, wenn er zu dessen Berichten in bezug auf Parkinsonsche Bewegungsstereotypen oder Hyperkinesien entsprechend formuliert: »Diese Reaktionen wurden nur bei neurologisch empfindlichen Patienten festgestellt.« [965:48]

Was die Argumentation mit der Vorschädigung betrifft, so wird diese von Psychiatern für sämtliche Bereiche von Neuroleptika-Auswirkungen praktiziert. Um Störungen des Zentralnervensystems wie z.B. epileptische Anfälle zu erklären, wie sie als Folge der Neuroleptika-Behandlung auftreten können, verweisen Psychiater auf die Fähigkeit ihrer 'Medikamente', sogenannte 'latente', d.h. 'verborgene' Anfallsleiden zu aktivieren [864,I:479]. Selbach schreibt hierzu: »Als krisenhafte Gegenregulation kann ein epileptischer Anfall bei Anlage-bedingter System-Bereitschaft, auffallenderweise wieder in der ersten Behandlungsphase auftreten.« [958:62] Die bereits erwähnte Eve C. Johnstone und ihr Forschungsteam aus Harrow/England, die bei ihren behandelten 'Schizophrenen' Hirnschwellungen fanden, stellen die für Psychiater offenbar verführerische Frage in den Raum, ob Hirnabnormitäten denn nicht charakteristisch für 'Schizophrenie' seien [572:926]. Im selben Sinn fragt Helmchen offenbar ebenso rhetorisch gemeint, »... ob nicht durch die Pharmakotherapie in den temporal lokalisierten EEG-Herden (*Bereichen des Gehirn-Schläfenlappens*) Störungen des limbischen Systems sichtbar gemacht werden, die als zentralnervöses Korrelat (*Ergänzungsglied*) der den schizophrenen Defekt konstituierenden emotionalen und affektiven Veränderungen aufgefaßt werden könnten.« [444:82] Manche Psychiater versuchen sogar, Neuroleptika-Auswirkungen wie Parkinsonsche Bewegungsstörungen einer erblichen Veranlagung anzulasten [436:170;772].

Was für Störungen des Zentralnervensystems und des Bewegungsapparates gilt, kommt selbstverständlich auch für Störungen des vegetativen Bereiches zur Geltung. So schreiben beispielsweise Brehmer und Ruckdeschel in ihrer »Technik der Winterschlafbehandlung« über 'Komplikationen' bei der Anwendung (Applikation) von Megaphen und Atosil: »Megaphen und Atosil führen bei der von uns gebrauchten Applikationsweise nicht immer zu einer Stabilisierung, sondern häufig sogar zu einer erheblichen Labilität im vegetativen System. Es kommt zu Tachykardien (*Herzbeschleunigungen*), gastrointestinalen (*Magen-Darm-*)Störungen, Hyperthermien (*Fieberzuständen*) ohne nachweisbare Ursache. Bei entsprechender Organdisposition können so gefährliche Zwischenfälle entstehen.» [132:1725] Robert E. Smith und Nancy N. Low aus der Universitätsanstalt Iowa City/U.S.A. sowie der Mediziner Henry A. Nasrallah berichten, wie der 30jährige Herr A., dessen Problem fixe homosexuelle Gedanken gewesen seien, nach dreitägiger Anstaltsbehandlung mit Haloperidol kurzerhand an Herzversagen starb [975:843], um dann abschließend zu bekräftigen: »Die Autoren behaupteten, daß sich eine idiosynkratische (*auf Veranlagung beruhende*) Reaktion auf Haloperidol ereignet haben könnte.« [975:844] Weitere 'Erklärungen' für vegetative Neuroleptika-Auswirkungen seien nur kurz angerissen:

- Gemeinsam mit Kollegen 'entdeckt' Müller-Oerlinghausen drei 'bisher unbekannte' Diabetes-Fälle [767].
- Klaus Hartmann verweist im Falle eines Cushingoids (Cushing-Syndroms: Übergewicht, Vollmondgesicht, Bluthochdruck, Zuckerkrankheit, Knochen- und Muskelschwund, Striae ([Dehnungsstreifen in der Haut]) darauf, daß es für möglich gehalten werden könnte, daß rudimentäre, d.h. unausgebildete Krankheitsbilder durch die Neuroleptika-Behandlung einmal 'vorübergehend klinisch deutlich werden könnten' [420:531].
- B. Anderman und Richard W. Griffith aus der Forschungsabteilung der Sandoz Ltd. (Schweiz) 'finden' ebenso wie ihre Kollegen Steiner, Eichberger und Dorninger individuelle Dispositionen (Veranlagungen) zu Psychopharmaka-bedingter Knochenmarksdepression [25:199] bzw. Agranulozytose (Absterben weißer Blutkörperchen) [1007:22].
- Zum selben Thema schreibt Degkwitz: »Außerdem könnte es sein, daß in manchen Fällen eine latent gebliebene Knochenmarksschädigung durch Infekte, allergische Reaktionen oder durch andere Arzneimittel vorausgegangen ist und die Phenothiazinderivate dann lediglich der die Agranulozytose manifestierende (*sichtbar machende*) Faktor sind.« [188:144]
- Thrombosen (Blutpfropfbildungen) treten — so derselbe Psychiater — besonders bei 'disponierten (*dafür empfänglichen*) Patienten' auf [188:146].
- Janet M. Anders vom Kardiologischen Institut London bringt gemeinsam mit Mitarbeitern Chromosomenbrüche in Verbindung mit psychischer 'Krankheit' [26]. Auf die bloße theoretische Möglichkeit, daß die Mißbildungsrate bei Kindern psychisch 'Kranker' generell höher als bei Kindern Normaler sein könnte, macht wiederum Degkwitz aufmerksam, um eine erhöhte Mißbildungsrate bei Kindern derjenigen Mütter, die während der Schwangerschaft dem Einfluß von Neuroleptika ausgesetzt waren, zu rechtfertigen: »Bei den diesbezüglichen statistischen Erhebungen muß berücksichtigt werden, daß die Mißbildungshäufigkeit der Gesamtpopulation (*Gesamtbevölkerung*) mit der bei psychisch Kranken nicht übereinzustimmen braucht. Es können deswegen nicht ohne weiteres Rückschlüsse von der Häufigkeit in der Gesamtpopulation auf denjenigen Bevölkerungsteil, der mit Psychopharmaka behandelt wird, gezogen werden.« [188:151]
- Zuletzt, um einen Grund für einen bald nach Behandlungsbeginn eintretenden Tod zu liefern, meint Edeltraud Fischer, daß die Höhe der Anfangsdosierung der 'Medikamente' nur eine untergeordnete Rolle spiele, »... der wesentliche Grund für den Eintritt des Todes dürfte aber in dem ohnehin schon geschwächten und kritischen Zustand solcher (gemeint: unter 'medikamentöser' Behandlung sterbender, P.L.) Patienten zu suchen sein.« [289:15]

Eine weitere, eingangs bereits angesprochene Verharmlosungsstrategie besteht darin, Neuroleptika-Auswirkungen zu 'Symptomen der psychischen Krankheit' zu erklären. Über vegetative Begleiterscheinungen Parkinsonscher Bewegungsstörungen wie beispielsweise Schweißausbrüche, Blässe und krankhafte Herzbeschleunigung

(Tachykardie) schreiben Häfner und Kutscher, daß diese Störungen »ebenso ein körperliches Äquivalent (*gleichwertiger Ersatz*) der Ängstigung« [403:23] sein könnten. Die durch Neuroleptika hervorgerufene Gewichtszunahme sei auch — erneut Häfner und Kutscher — zu sehen als Folge der »... Beendigung einer durch die Psychose bedingten Appetitstörung oder Nahrungsverweigerung und schließlich (gäbe es als zu berücksichtigenden Umstand, P.L.) auch die Verpflegung einschließlich der regressiven, dem Essensbedürfnis entgegenkommenden Gesamtsituation im Krankenhaus.« [403:34] Neuroleptika-bedingte Hormonstörungen im Bereich der Sexualorgane wissen Psychiater ebenso als 'Symptome der psychischen Krankheit' darzustellen; so bringt Degkwitz folgende beiden Sätze zu Papier: »Menstruationsstörungen, Amenorrhoen (*Ausbleiben der Menstruation*) und Galaktorrhoen (*Milchfluß*) wurden in dem Kapitel über den Einfluß auf die innere Sekretion bereits erwähnt, desgleichen Libido- und Potenzverlust bei Männern. Inwieweit diese Erscheinungen Folge der psychischen Erkrankung sind, ist in dem Einzelfall schwer abzugrenzen.« [188:150]

Der von Degkwitz entwickelte Gedankengang stammt ursprünglich von Hildegard Enns, die bereits im Jahre 1960 —also sieben Jahre vor Degkwitz — gemeinsam mit Hartmann, Hippius und Richter ebenfalls versuchte, die Hormonstörungen im Sexualbereich mitsamt ihren Auswirkungen als primäre, d.h. die eigentliche Grundlage bildenden 'Begleitsymptome des psychotischen Prozesses' zu bezeichnen [256:1914]; 'enorm' tiefenpsychologisch fundiert tragen Enns und Kollegen vor: »Daß die Kranken von sich aus nahezu immer dem Medikament die Schuld geben, versteht sich aus ihrem Projektions-Bedürfnis. [256:1914] Über den 'Standpunkt der Patienten und des Pflegepersonals' schreibt Broussolle gemeinsam mit Kollegen; 'Fall'-Beispiel ist eine zu Selbstbeobachtung und 'Über'-Bewertung der Krankheitserscheinungen 'neigende', also mit der psychiatrischen 'Diagnose hypochondrische Neurotikerin' versehene Frau, zu der geschrieben steht: »Eine hypochondrische Neurotikerin fleht uns an, alle neuen Heilmittel bei ihr anzuwenden, um sich dann kurz darauf über ihre bedauerliche Wirkungslosigkeit oder gar ihren verschlimmernden Effekt bitter zu beschweren; aber dieser Fall ist wohl zu banal, als daß ihm große Bedeutung zukäme.« [139:321]

Noch 'verständnisvoller' als das soeben genannte Psychiaterteam sind Helmchen und Gaedt auf der einen und Dörner und Plog auf der anderen Seite. 'Über allen Dingen stehend' sehen Helmchen und Gaedt die eine zwar 'pathologische' ('krankhafte'), für den 'Patienten' aber äußerst 'vorteilhafte' Funktion der 'Neben'-Wirkungen: »Dabei erhalten die Nebenwirkungen oft eine für den Patienten wichtige Funktion, z.B. wenn er nur auf diese Weise die für ihn bedeutsame Zuwendung und Aufmerksamkeit des unter Zeitmangel stehenden Arztes bei der Visite erlangen, oder wenn er nur so seine Rolle als 'Patient' in seiner Familie festigen kann. So sind 'Nebenwirkungen' oft kaum noch oder gar nicht mehr pharmakodynamische Wirkungen des verordneten Medikamentes. Vielmehr handelt es sich einfach um den Ausdruck ungünsti-

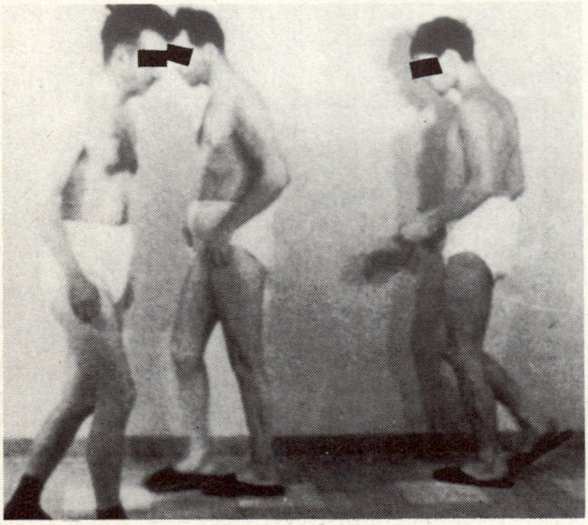

Abb. 76: Moderne psychopharmakologische 'Therapie': Neuroleptika-bedingte Tasikinesie (Zwang zu dauerndem Auf- und Abgehen)

ger oder pathologischer Elemente der therapeutischen Gesamtsituation.« [330:444] Dörner und Plog ergänzen diese mustergültige psychiatrische Haltung um den Aspekt der ebenso 'vorteilhaften' Funktion der 'Neben'-Wirkungen in bezug auf das Verhältnis der Betroffenen zu sich selbst; am Beispiel bleibender Neuroleptika-bedingter Parkinsonscher Schädigungen zeigen auch diese beiden ein tiefes psychiatrisch-psychologisches Einfühlungs-'Vermögen', wenn sie die Parkinsonschen Dauerbewegungsstörungen als Lernprodukt definieren (möchten): »Auch nach Absetzen der Nl (*Neuroleptika*) ist oft kaum entscheidbar, ob ein Parkinson-Syndrom weiterbesteht oder ob der Patient die Parkinson-Haltung gelernt hat, um seine Gefühlsabwehr durch die parkinsonistische Gefühlsausdruckssperre zu vervollständigen. Unter dieser Parkinson-Maske kann er sein inneres Elend, seine Angst Anderen und sich noch besser verbergen.« [218:367]

Abschnitt 4: Rechtfertigungsstrategie Nr. 3: »Bloß überdosiert!«

Die 'therapeutische' Dosis und Frederick T. Zugibe — Neuroleptika-Auswirkungen unter 'therapeutischer Dosis' — Inter- und intraindividuelle Unterschiede — Dosisunabhängige Störungen — Besonders gefährliche Niedrigdosierungen — Schädigungen nach kurzfristiger Behandlung — Schädigungen durch 'milde' Neuroleptika — Dauerschäden und Tod — Vegetative Schäden — Psychiatrisches Schuldkonto

Soweit sich Psychiater gezwungen sehen, Organschädigungen infolge Neuroleptika-Behandlung als Folge eben dieser Behandlung anzuerkennen, beginnen sie, das Quantum der verabreichten 'Medikamente' zwischen einer sogenannten 'therapeutischen Dosis' und einer sogenannten 'Über-Dosis' zu unterscheiden. So scheinen sich der Psychiater Werner Scheid und seine Kollegin Ellen Gibbels aus der Kölner Universitätsanstalt verantwortungsbewußt zu verhalten, wenn sie schreiben, daß, sofern die Behandlung tatsächlich angezeigt sei, Dosierung und Dauer der Verordnung kritischer Überlegungen bedürften [928:6]. Schädigungen oder unangenehm zu rechtfertigende Neuroleptika-Auswirkungen treten dann angeblich nur bei 'Über'-Dosierung auf. Drei Beispiele aus Beipackzetteln sollen diese psychiatrische Haltung kurz veranschaulichen: Die Janssen GmbH teilt den angehenden Triperidol-Konsumenten mit, daß unter Triperidol infolge von Überdosierung Parkinsonsche Bewegungsstörungen auftreten könnten [563]. Für Imap heißt es gar: »Imap ist in therapeutischen Dosen praktisch atoxisch (*ungiftig*).« [559] Dieselbe Strategie betreibt die Organon GmbH, wenn sie für ihr Produkt Bromperidol (Tesoprel) wirbt: »Therapeutische Dosen haben normalerweise keinen oder nur geringen Einfluß auf Atmung, Kreislauf, Verdauung, Harnausscheidung und Leberfunktion und bewirken im allgemeinen keine Blutbildveränderungen oder allergische Reaktionen.« [791] Ein solcher Versuch, Vertrauen für die eigenen 'Medikamente' zu schaffen, auch wenn sie für die Betroffenen äußerst gefährliche Auswirkungen haben, eignet sich auch für öffentliche Auseinandersetzungen: Als z.B. Frederick T. Zugibe das Psychiatrische Strangulations-Syndrom, das für viele Todesfälle verantwortlich ist, als nicht ungewöhnliche Neuroleptika-Auswirkung bezeichnete (vgl. S. 144f.), trat prompt, wie aus einem Bericht der 'New York Times' hervorgeht, eines der Mitglieder der New Yorker Überprüfungsbehörde für Psychiatrie, nämlich Michael M. Baden, zugleich Vorsitzender des städtischen Arzneimittelamtes, auf den Plan, um Zugibes Aussage zu relativieren: »In bezug auf Dr. Zugibes Vorwürfe ist das Amt gespannt auf deren Überprüfung. Wenn eine Über-Medikation vorgelegen hat, sollte diese gestoppt werden.« [zit.387:1] Wenn auch Zugibe klarstellt: »Diese Todesfälle sind keine Folge von Überdosierungen. Die Todesfälle treten bei der therapeutischen Dosierungshöhe auf« [zit.539:158], so hindert dies keinen Psychiater, bei bekanntgewordenen Todesfällen weiterhin von 'Über'-Dosierungen zu sprechen.

In Übereinstimmung mit diesen Vorstellungen befindet sich die Ansicht, daß kleine Mengen an Neuroleptika, bezogen auf die zeitliche Anwendungsdauer oder die jeweils eingenommene bzw. verabreichte Einzel- oder Gesamtdosis, besonders harmlos seien. Auf diese Meinung kommen wir zurück, wenn die 'Fach'-internen psychiatrischen Stellungnahmen zum Verhältnis von 'therapeutischer' und 'Über'-Dosis dargestellt sind.

Ganz allgemein läßt sich feststellen, daß — so die psychiatrischen Berichte — die für die Betroffenen qualvollen Neuroleptika-Auswirkungen ('Neben'-Wirkungen) unter der sogenannten 'therapeutischen' Dosis auftreten; dies gilt sowohl für den Bereich des Zentralnervensystems mitsamt dem Bereich der geistigen Fähigkeiten, den Bereich des Bewegungsapparates sowie des vegetativen Systems.

So schreiben beispielsweise Häfner und Kutscher im Rahmen einiger Ausführungen zum Tod einer 30jährigen Frau infolge eines Neuroleptika-bedingten Hirnödems (Flüssigkeitsansammlung im Gehirn) (vgl. S. 110), daß solche toxischen Reaktionen des Organismus nicht nur bei akuten Vergiftungen, »... sondern auch unter der Therapie gemacht« [403:35], also mit 'therapeutischen' Neuroleptika-Mengen erzielt werden. Denselben Tatbestand schildern Helmchen und Künkel in der Zeitschrift 'Archiv für Psychiatrie und Nervenkrankheiten', wo sie paroxysmale Dysrhythmien (anfallsweise auftretende Hirnrhythmusstörungen) infolge Behandlung mit Taxilan auf dessen 'kurmäßige', d.h. 'therapeutisch' dosierte Anwendung zurückführen [475:407].

Ebenso deutlich äußern sich verschiedene Psychiater zu Neuroleptika-Auswirkungen, die sich in Störungen des Bewegungsapparates niederschlagen. Laut C.D. Christian und George Paulson, zwei Mediziner der Duke-Universität Durham/North Carolina, »... ist das sogenannte extrapyramidale (*Parkinson*-)Syndrom, das durch Prochlorperazin (*Compazine*) hervorgerufen wird, weder immer mit großen Dosen verbunden, noch ist es immer leicht.« [164:829] Zur Wirksamkeit von mittleren Neuroleptika-Dosen, worunter 'therapeutische' Mengen fallen, äußert sich Cornu in eindeutiger Weise: »Nach unseren Erfahrungen treten aber bereits bei mittleren Dosen gelegentlich schwere Nebenerscheinungen und unter Umständen sogar tödliche Zwischenfälle auf. Es sei auf die im allgemeinen Teil angeführten Beobachtungen hingewiesen: Grünthal und Walther-Büel berichteten über eine Schädigung der Olivia inferior (*Teil des Verlängerten Marks; vgl. S. 84*) nach Chlorperphenazin-(*Trilafon-, Decentan-*)Behandlung mit tödlichem Verlauf, wobei trotz Absetzens der Medikation die extrapyramidale Symptomatik unverändert angehalten hatte (*vgl. Fn. 99*), und Uhrbrand und Faurbye über (nach Abschluß der Medikation) monatelang anhaltende, möglicherweise irreversible Dyskinesien (*vgl. S. 134*). Bleuler und Waser erwähnen nicht selten auftretende bedrohliche Atemkrämpfe (*vgl. S. 128f.*) ...« [177:560] M. Haidvogel und Hermann Wendler, zwei Mediziner der Universitäts-Kinderklinik Graz, schreiben über das Auftreten dyskinetischer Bewegungsstörungen, nachdem sie sich ausgiebig mit der entsprechenden 'Fach'-Literatur beschäftigten: »Fast alle in der Literatur beschriebenen Fälle wurden nach Verabfolgung von als normal angegebenen Medikamentendosen beobachtet.« [406:273]

Öffentlich setzt sich der Mediziner Paul-Otto Schmidt mit dem Tod des psychiatrischen 'Patienten' Peter Adler, eines ehemaligen Mitglieds des SSK (Sozialistische Selbsthilfe Köln) [997], auseinander: Der 36jährige Mann war 1981 von der Universitätsanstalt Essen nach Behandlung mit Haloperidol und Valium in die Anstalt Bedburg-Hau/Nordrhein-Westfalen verlegt worden; der Bereitschaftsarzt Schmidt, der den vier Stunden später nach seinem Eintreffen in Bedburg-Hau offenbar am Psychiatrischen Blitztod sterbenden Peter Adler nicht mehr retten kann und der deshalb gegen die Essener Psychiater Anzeige wegen des Verdachtes der fahrlässigen Tötung erstattet, schreibt anschließend — als Nicht-Fachmann, wie er sich selbst einschätzt — unter Hinweis auf eine Reihe u.s.amerikanischer Artikel zum Thema Psychiatrischer Blitz-Tod, solche Neuroleptika-Auswirkungen seien im allgemeinen die Folge von 'Über'- und 'Hoch'-Dosierungen [936]. Interessant ist nun, wie sich Psychiater konkret zu dieser Frage äußern, also ob die Vorstellung zutrifft, daß primär 'über'-dosierte Neuroleptika-Behandlung für vegetative Auswirkungen wie beispielsweise Herzschädigungen verantwortlich zu machen ist. In ihrem Artikel »Veränderung des Elektrokardiogramms während der Behandlung mit trizyklischen Psychopharmaka« bringen Hippius und Malin in Hinblick auf Veränderungen der Herzströme unmißverständlich zum Ausdruck, daß solche krankhaften Veränderungen dann zu registrieren sind, »... wenn die betreffenden trizyklischen Psychopharmaka in ***therapeutischen Dosen*** verabreicht werden.« [513:141] Zu folgender Schlußfolgerung kommen Hollister und Kosek, die zwei erwähnten Experten für Psychiatrischen Blitztod aus den U.S.A.: »Es ist überhaupt nicht sicher, daß Überdosierung von Medikamenten eine bedeutende Rolle spielt. Die meisten (der gestorbenen, P.L.) Patienten wurden irgendwann einmal mit großen Medikamenten-Dosen behandelt, aber die tägliche Medikamenten-Dosis zur Zeit des Todes war häufig recht bescheiden und immer innerhalb des normalen, annehmbaren, therapeutischen Bereichs.« [528:1037] In einem 1976 erschienenen Aufsatz über Herzrhythmusstörungen infolge Psychopharmaka-Behandlung kommen Fowler und seine Kollegen zum selben Ergebnis: »Für Patienten ohne Herzerkrankung, die übliche therapeutische Dosen psychotroper Medikamente erhalten, stellen größere Herzrhythmusstörungen eine potentielle Gefahr dar.« [304:223]

Wir können also davon ausgehen, daß es für den Organismus keinerlei Rolle spielt, ob Psychiater die Neuroleptika-Mengen, mit denen sie auf den Organismus einwirken, als 'therapeutisch' oder als 'überdosiert' bezeichnen; die Organschädigungen treten im allgemeinen nach Behandlung mit den gewöhnlichen, 'therapeutischen' Neuroleptika-Mengen auf. Für den unvoreingenommenen Leser bzw. die Leserin kann diese Tatsache eine Überraschung bedeuten, besonders wenn er bzw. sie unterscheidet zwischen ordentlicher psychiatrischer 'Therapie' und psychiatrischer 'Übertherapie' im Sinne von Bestrafung oder psychiatrischem 'Kunstfehler'. Ein Hinweis zur Aufklärung dieses scheinbaren Widerspruchs könnte die wortgeschichtliche Analyse des Begriffes 'Therapie' liefern; er stammt vom griechischen 'therapeía' ab, das eigentlich 'das Dienen' bedeutet: Doch wem dient ein Psychiater? Wenn wir an die vielen organischen Schädigungen denken, so ist es nur sehr schwer zu glauben, daß ein Psychiater mit seiner Behandlung, der Neuroleptika-'Therapie', tatsächlich den 'Patientinnen' und den 'Patienten' und speziell deren Organismen dient. Deshalb wollen wir uns im nächsten Abschnitt anschauen, welche konkreten Neuroleptika-Wirkungen Psychiater als die wesentlichen für ihren 'Dienst' begreifen und somit auch herbeiführen. Doch bevor wir uns an die Beantwortung dieser Frage machen, soll innerhalb dieses Abschnitts noch ein spezielles Thema erwähnt werden: Es geht um Organschädigungen, die sich bei der Anwendung von Neuroleptika einstellen, und zwar völlig unabhängig von deren Dosis, ja sogar bei minimalen Mengen. Dabei bezieht sich das Wort 'minimal' sowohl auf die Zeitdauer der Anwendung, die tägliche Einzeldosis, die Wirkungsstärke des einzelnen Neuroleptikums als auch auf die Gesamtdosis.

Daß sich die Wahrscheinlichkeitsrate erhöht, bei größeren Neuroleptika-Mengen geschädigt zu werden, erscheint durchaus logisch. Wenn beispielsweise die statistische Überlebensrate von Tieren durch den höherdosierten Einsatz des Orap sinkt [562:27], so kann dieser Zahlenwert möglicherweise durch einen Rechenautomat vorherbestimmt werden. Doch der einzelne tierische wie auch der menschliche Organismus arbeitet nicht nach vorherbestimmbaren, statistisch festgelegten Grundsätzen. Dieser Tatsache sind sich Psychiater durchaus bewußt, wie aus ihren internen Veröffentlichungen immer wieder hervorgeht. Dieselbe Dosis kann sich sowohl zwischen mehreren Betroffenen (interindividuell) völlig unterschiedlich auswirken wie auch innerhalb des Gesamtorganismus des bzw. der einzelnen Betroffenen (intraindividuell) selbst. Helmchen und Künkel zeigen solche Schwankungen am Beispiel zweier 'kranker' Frauen auf, die mit Perazin (Taxilan) 'therapiert' wurden: »Von 2 nur mit Perazin behandelten Kranken mit normalem Leer-EEG (*-Elektroenzephalogramm; -Hirnstromkurve*) (EEG eines unbehandelten Kranken) entwickelte 1 Kranke schon bei 300 mg/d (*die; Tag*) eine massive paroxysmale Dysrhythmie (P.D.) (*anfallsweise auftretende Hirnrhythmusstörung*), wohingegen die andere auch bei wochenlang beibehaltener Tagesdosis von 1.300 mg keinerlei Anzeichen einer P.D. erkennen ließ.« [478:406Fn.] F. Kulhanek und seine Kollegen aus der Dapotum-Herstellerfirma Von Heyden/Squibb GmbH studierten eine Reihe entsprechender 'Fach'-Artikel und geben deren Ergebnisse wieder: »Das enorm unterschiedliche Ansprechen des gleichen Neuroleptikums bei verschiedenen Patienten ist eine allgemeine Crux bei der psychiatrischen Behandlung. Haase fand 'bei jedem Neuroleptikum eine interindividuell 15fache unterschiedliche Verschiedenheit'. (...) Hollister berichtete über 5 — 10fache Unterschiede der Plasmaspiegel (*Blutspiegel*) bei gleicher Dosierung beim gleichen Patienten. Curry fand bei demselben Patienten nach 25 mg Fluphenazindihydrochlorid i.m. (*Lyogen intramuskulär [gespritzt]*) 10fach höhere Plasmaspiegel als nach 25 g Fluphenazindihydrochlorid per os (*durch den Mund [geschluckt]*). Lader erwähnte interindividuell 100fache Unterschiede von Plasmakonzentrationen nach äquivalenten (*gleichwertigen*) Chlorpromazindosen.« [652:1771] Eine Äußerung von Broussolle und Rosier lassen ebenfalls an Deutlichkeit nichts zu wünschen übrig; die beiden sind sich »... der Tatsache bewußt, daß die Wirkdosis nicht nur individuell großen Schwankungen unterliegt, die nicht vorherzusehen und bis heute auch nicht zu erklären sind.« [140:141]

Laut Christensen, Möller und Faurbye vermögen Neuroleptika »... in niedriger Dosierung Veränderungen in der Struktur des Gehirns und der Zellmitochondrien (*fadenförmigen Bestandteile der Zellkörper*) der Leber zu produzieren.« [163:21] Helmchen beschreibt den 'Fall' einer Frau (vgl. Fn. 153), die — so Helmchens eigene Aussage — eine Dosis von anfänglich 500 mg Taxilan pro Tag gut vertragen, unter langsamer Verringerung der Dosis jedoch bei der Dosis von 200 mg pro Tag spezielle Probleme bekommen habe: »Während die Pat. die hohe Medikation gut vertragen hatte, entwickelte sie bei der im weiteren Verlauf geringeren Dosis eine ausgesprochene Kreislaufhypotonie (*Kreislaufschwäche infolge niedrigen Blutdrucks*) mit Kollapsneigung, zeitweiliger Übelkeit und Brechreiz.« [441:397]

Auch Störungen des Bewegungsapparates werden von Psychiatern als dosisunabhängig bezeichnet. Freyhan macht anhand eigener Untersuchungen darauf aufmerksam, »... daß keine Parallelen zwischen Vorkommen und ansteigender Gesamtdosis zu ziehen sind. Auch bei Vergleichen der individuellen Dosierungsdaten aller behandelten Patienten ergeben sich keinerlei Beziehungen zwischen täglicher Dosis und Parkinsonismus.« [319:507] Ebenso, so Freyhan, sei die Gesamtmenge an verabreichten Neuroleptika wenig ausschlaggebend für die Hervorrufung einer Parkinsonschädigung [319:507]. Diese Tatsache gilt auch für spezielle Formen von Bewegungsstörungen wie z.B. für Hyperkinesien, auch Frühdyskinesien genannt: »Das Auftreten dieser Frühdyskinesien ist unabhängig von der absoluten Dosishöhe« [83:97], schreiben Benkert und Hippius. Loos beschreibt schmerzhafte Krämpfe in Armen und Beinen von 'Patienten' als Folge der Behandlung mit Trilafon (Decentan), ebenso die Schiefhals-Erscheinung und erklärt anschließend: »Für das Auftreten derartiger Komplikationen scheint weder die Höhe der Tageseinzeldosis noch die vorhergegangene Gesamtdosismenge direkt verantwortlich zu sein.« [705:344] Noch weniger beruhigend als der Umstand, daß sich Schädigungen des Bewegungsapparates unabhängig von der Höhe bzw. der Stärke der Neuroleptika-Dosierung einstellen, muß für die Betroffenen der Tatbestand sein, daß geringere Neuroleptika-Mengen bzw. als 'harmlose' Neuroleptika eingeschätzte 'Medikamente' gerade zu besonders schwerem Parkinsonismus führen können. Häfner und Kutscher schreiben: »In Einzelfällen rufen nämlich schon geringe Dosen sehr frühzeitig schwere Parkinsonbilder hervor.« [403:23] Mit normaler Logik ist nicht zu erfassen, was Pietzcker nach dem Studium von Erfahrungsberichten seiner Kollegen [200:186:971] zur möglicherweise großen Gefahr durch besonders niedrige Dosierungen von Neuroleptika ausführt: »Der allgemeine Erfahrungssatz: Je höher die Dosis, desto höher ist die Wahrscheinlichkeit für das Auftreten von extrapyramidalen Nebenwirkungen, gilt nun allerdings nicht so einlinig und uneingeschränkt. Schon in einer frühen international vergleichenden Studie zur Wirkung des Butyrylperazins (*Randolectil*) traten in einer Gruppe mit hohen Dosen weniger extrapyramidale Nebenwirkungen auf als in der Gruppe mit niedrigen Dosierungen. Auch einige der Studien zur Behandlung mit sehr hohen Dosen (mehr als der 10fachen üblichen therapeutischen Dosis) fanden kein vermehrtes Auftreten, teilweise sogar weniger extrapyramidale Nebenwirkungen.« [819:522] Laut Degkwitz können sogar 'Antidepressiva', die eine sehr schwache 'neuroleptische Potenz' — auf diesen Begriff wird im nächsten Abschnitt eingegangen — besitzen, zur Ausbildung einer Parkinson-Erkrankung führen [189:247].

Die Neuroleptika-bedingte dyskinetische Störung, so der Offenbacher Psychiater Arthur Beinhauer, wird auch dem praktischen Arzt »... oft begegnen, vor allem, weil sie schon nach kurzer Zeit und niedriger Medikamentendosis in Erscheinung treten kann.« [77:1639] Unter Hinweis auf einen Artikel seines Kollegen Werner Greve [368] fährt Beinhauer unmittelbar fort: »Greve beschreibt einen 14jährigen Jungen, der am 3. Tag der Einnahme von zweimal 4 mg Decentan (Chlorperphenazin) als akute Katatonie (*Spannungszustand der Muskeln; Form von 'Schizophrenie'*) eingewiesen wurde und in Wirklichkeit ein schweres dyskinetisches Bild bot, ein 18jähriges Mädchen, bei dem sich am 4. Tag der Einnahme von dreimal einer Tablette Vesitan (*Kombinationspräparat: Dartal + Mephenamin [Chlorphencylan; Anti-Parkinsonmittel]*) Kiefersperre, Opisthotonus (*anhaltender Krampf der Rückenmuskulatur mit Rückwärtsbeugung des Körpers*) und Blickkrämpfe zeigten, denen noch fünf Tage später trotz sofortiger Behandlung mit Antiparkinsonmitteln mehrfach tetanoide Zustände folgten. Bei einem 23jährigen Mann schließlich war das dyskinetische Bild nach nur dreitägiger Behandlung mit dreimal 10 Tropfen Haloperidol so schwerwiegend, daß nach Abklingen der akuten Erscheinungen eine beiderseitige Kiefergelenkluxation (*Ausrenkung des Kiefergelenks*) zurückblieb.« [77:1639] Eine ähnliche Mitteilung stammt von Werner-Joachim Eicke, dem Führer der Psychiatrischen Anstalt Marburg/Lahn;

Eicke beschreibt die Megaphen-bedingten dyskinetischen Störungen des 29jährigen 'Patienten' W., der seit 1943, als er wegen seiner Einziehung zum Kriegsdienst 'Verstimmungszustände' entwickelte, immer wieder in Anstalten behandelt werden 'mußte'. Nun, im Jahre 1955 und unter 'Medikamenten'-Wirkung, litt der Mann unter Krämpfen der Kinn- und Nackenmuskulatur, so daß die Behandler bereits an das Vorliegen eines Tetanus (Wundstarrkrampfes) zu glauben begannen: »W. streckte die Zunge weit aus dem Munde heraus, schob sie hin und her und sagte, er könne sie nicht im Munde behalten, sie käme von selbst heraus. Zur Zeit der Abendvisite saß W. mit weit herausgestreckter Zunge, zurückgebogenem Kopf und ängstlicher Mimik im Bett. Als er ins Untersuchungszimmer gebracht wurde, konnte W. plötzlich die Zunge in den Mund zurücknehmen und sprechen. Wenige Minuten darauf kam es zu einem erneuten derartigen Zustand; wieder hob W. den Kopf zurück und streckte die Zunge weit heraus. Zugleich drückte er durch seine Mimik aus, daß er unter diesen Zuständen sehr leide.« [244:418] Ganz am Schluß seines Berichtes teilt Eicke seiner Kollegenschaft mit: »Schließlich erscheint mir die geringe Menge des verabfolgten Megaphens bemerkenswert.« [244:419] Zu solchen dyskinetischen Krankheitsformen kann es, so führen auch Ursula Bellabarba, Hippius und Siegfried Kanowski aus, »... schon nach einmaligen Gaben niedrigster Dosen kommen« [80:563]. Und nicht nur dies: Bei manchen Neuroleptika wie z.B. Fluphenazin (Lyogen, Omca) können die Verhältnisse durchaus auf den Kopf gestellt sein, denn, wie eine Vielzahl von Psychiatern berichtet, führen manchmal gerade niedrige Dosierungen des Fluphenazin besonders zu derartigen Dyskinesien [500:1160;1035;987;647;243;529;413]. Was für niedrige Dosierungen von Neuroleptika im allgemeinen gilt, tritt auch bei Neuroleptika in Kraft, die von Psychiatern als 'mild' beurteilt werden; so weisen Heinrich, Wegener und Bender darauf hin, daß dyskinetische Störungen auch »nach der Therapie mit dem milden Neuroleptikum Thioridazin (*Melleril*)« [436:172] festgestellt werden können. Menuck wiederum beschreibt die besondere Gefahr niedrigdosierter starker Neuroleptika wie z.B. Haloperidol oder Phenothiazine vom Piperazin-Typus; mit letzteren ist eine spezielle, durch ihre besondere chemische Struktur charakterisierte Untergruppe von Neuroleptika gemeint, zu der z.B. Taxilan, Decentan, Dapotum oder Lyogen gerechnet werden. Menuck: »Von Haloperidol und Piperazin-Phenothiazinen ist berichtet worden, daß sie besonders bei jungen Menschen akute dystonische (*durch Fehlsteuerungen charakterisierte*) Reaktionen hervorrufen. Es ist feststellbar, daß extrapyramidale Reaktionen geringer sind, wenn die Medikamente in einer höheren Dosis gegeben werden. Deshalb können dystonische Larynx-Pharynx-Reaktionen (*Muskelkrämpfe im Kehlkopf- und Schlundbereich*) für junge Menschen, die mit kleinen Dosen hochpotenter (*sehr wirkungsstarker*) Neuroleptika behandelt werden, ein Risiko darstellen.« [736:395] Grundsätzlich unabhängig von der Dosis ist laut psychiatrischen Berichten das Auftreten von Dauerbewegungsstörungen (tardiver Dyskinesie; terminalem extrapyramidalen Insuffizienzsyndrom bzw. Hyperkinesie). Eine ganze Reihe von Psychiatern registrierte sogar, daß solche Schädigungen auch bei niedriger Dosierung vorkommen [1046;1047;969]. Degkwitz stellt klar: »Die Höhe der Dosierung spielt für das Auftreten des terminalen extrapyramidalen Insuffizienzsyndroms offenbar keine entscheidende Rolle. Es wurden zum Teil sehr geringe Dosen angewandt ...« [188:157] Gemeinsam mit Kollegen teilt Jus mit, »... daß einige Fälle von tardiver Dyskinesie sehr schwerwiegend sein können, auch nach der Verabreichung kleiner Neuroleptika-Dosen.« [575:257] Dasselbe schildert Beinhauer, der zudem unter Verweis auf einen Artikel von Faurbye und Kollegen [275] noch auf das Problem der sogenannten 'milden' Neuroleptika zu sprechen kommt: »Das terminale Insuffizienzsyndrom trat auch nach verhältnismäßig niedriger Dosierung eines Neuroleptikums auf. Im allgemeinen waren die Patienten mit einem stark neuroleptisch wirkenden Medikament behandelt worden. Faurbye schildert allerdings zehn Fälle von extrapyramidalen Hyperkinesen nach Anwendung des milden Neuroleptikums Thioridazin (Melleril).« [77:1640] Daß insgesamt die Gefahr der Dauerbewegungsstörungen mit wachsender Neuroleptika-Menge ansteigt, geht aus allen psychiatrischen Berichten deutlich hervor. Für die Betroffenen ist jedoch die Vorstellung trügerisch, daß eine verhältnismäßig kurze Behandlung mit Neuroleptika in Hinsicht auf bleibende Schädigungen ungefährlich sei; so offenbart Degkwitz: »Es ergibt sich also, daß in der Mehrzahl der Fälle eine jahrelange neuroleptische Behandlung vorausgegangen ist. Terminale extrapyramidale Hyperkinesen wurden aber auch bereits nach sehr viel kürzerer Anwendung von Neuroleptika gesehen.« [188:156] Wie wir inzwischen wissen, reicht bereits die Dauer von sechs Wochen 'medikamentöser' Behandlung aus, um eine bleibende Parkinsonsche Bewegungsstörung zu produzieren (vgl. S. 134). Heinrich, Wegener und Bender gehen auf den Wechsel von 'Medikamenten' sowie deren Verringerung ein — zwei regelmäßig von Psychiatern empfohlene Maßnahmen, wenn sich Betroffene Gedanken machen, ob sie sich, ohne unter unmittelbarem Zwang zu stehen, weiterhin der 'Therapie' unterziehen sollen. So ist zu lesen: »Ein vermehrtes Auftreten der Bewegungsphänomene unter der Therapie mit starken und mäßig starken Neuroleptika ließ sich statistisch nicht sichern. Ein häufiger Medikamentenwechsel oder vermehrte Dosisänderungen haben anscheinend keine hyperkineseverhindernde Wirksamkeit. Dosisreduktionen, aber auch Medikamentenwechsel, können das Auftreten von Hyperkinesen eher begünstigen.« [436:192] Dieselbe Katastrophe — für die Betroffenen — kann eintreten, wenn sie von Psychiatern nach der üblichen, mengenmäßig relativ höheren Akutbehandlung auf eine niedrig dosierte sogenannte 'Erhaltungstherapie' 'eingestellt' werden. Weiter schreiben die drei eben genannten Neuroleptika-'Fach'-Leute: »Der Schluß erscheint gerechtfertigt, daß eine niedrig dosierte neuroleptische Therapie am Ende einer intensiven Behandlung das Auftreten der Hyperkinesen begünstigt, während die Fortsetzung einer höher dosierten Behandlung ihr Auftreten verhindern kann« [436:192], wobei allerdings an dieser Stelle darauf hinzuweisen ist, daß — abgesehen von anderweitigen Organschädigungen infolge einer solchen 'doppelt therapeutischen' Behandlung — das Sichtbarwerden der Dauerbewegungsstörungen lediglich hinausgeschoben wird — um den Preis der Verstärkung und Verfestigung dieser Schädigungen.

Bereits aus dem Jahre 1959 stammt ein 'Fall'-Bericht von J. Preston, der den Tod eines 'Patienten' infolge einer kleinen Dosis Neuroleptika schildert; aus aktuellem Anlaß soll hier daran erinnert sein, daß Neuroleptika im u.s.amerikanischen Sprachgebrauch auch 'Major Tranquilizer' genannt werden. In dem Artikel »Central Nervous System Reactions to Small Doses of Tranquilizers — Report of One Death« (»Reaktionen des Zentralnervensystems auf kleine Neuroleptika-Dosen — Bericht von einem Todesfall«) beschreibt Preston infolge niedrigdosierter Neuroleptika-Behandlung eintretende Krämpfe im Zungen-, Kehlkopf-, Schlund- und Nackenbereich, die schließlich im Psychiatrischen Strangulations-Syndrom und somit dem Tod des 'Patienten' enden [838].

Wir kommen nun zu den vegetativen Auswirkungen. Nach den vorausgegangenen Ausführungen wird es die Leserinnen und Leser wenig überraschen, daß auch die vegetativen Organschädigungen, die durch die Neuroleptika-Behandlung hervorgerufen werden, grundsätzlich von Dosis und Anwendungsdauer der 'Medikamente' unabhängig sind. So schreiben beispielsweise Barbara Geller und Donald E. Greydanus, eine Kinderpsychiaterin bzw. ein Kinderarzt aus New York City, anhand zweier vorgestellter 'Fälle', es sei bislang unbekannt, auf welche Art und Weise Neuroleptika zur Hyperthermie (Körpertemperatur-Erhöhung bis hin zum Psychiatrischen Scheiterhaufen-Syndrom) führen; allerdings »... besteht ***kein Zusammenhang mit der Dosierung*** oder der Dauer der Medikamenten-Verabreichung.« [337:102] Laut Redlich und Freedman ist auch die Neuroleptika-bedingte Gelbsucht »... unabhängig von der Dosis und der Anwendungsdauer des Medikamentes.« [864,I:478] Derselbe Tatbestand gilt für die Agranulozytose (Absterben weißer Blutkörperchen) [373:47;188:145]; auch Hippius stellt eine Dosisunabhängigkeit fest, denn, so seine Worte, »... bereits nach mehrwöchiger Verabreichung geringster Dosen kann eine Agranulocytose vorkommen.« [511:452] In bezug auf (möglicherweise mit Fieberschocks einhergehenden) Hauterkrankungen führt Degkwitz aus: »Es besteht keine Abhängigkeit von der Höhe der Einzeldosen oder der Gesamtdosis.« [188:147]

Auch hier sind nun psychiatrische Mitteilungen wiederzugeben, die allesamt denselben Inhalt haben, nämlich daß bestimmte vegetative Auswirkungen auch bzw. vor allem bei relativ kurzer und/oder niedriger Neuroleptika-'Therapie' oder bei der Behandlung mit 'milden' Neuroleptika eintreten. In seinem Lehrbuch »Psychopharmaka in Klinik und Praxis« weist Heinrich darauf hin, daß es zu Sehstörungen (Akkommodationsstörungen) nicht unbedingt wirkungsstarker Neuroleptika bedarf: »Milde und mäßig starke Neuroleptika verursachen häufiger Akkommodationsstörungen als sehr starke Neuroleptika.« [434:54] Brauchitsch und Bukowczyk berichten über 'ihre' Erfahrungen mit Taractan: »Nebenerscheinungen unter Taractan konnten unter jeder Dosis und zu jedem Zeitpunkt der Behandlung auftreten. So wurden Somnolenz (*krankhafte Schläfrigkeit, Benommenheit*), Dysarthrie (*'verwaschene' Sprache*), Hyperthermie (*Temperaturerhöhung*) oder Tachykardie (*Herzjagen*) gelegentlich bereits nach einmaliger Applikation (*Anwendung*) von nur 30 mg i.m. (*intramuskulär; [gespritzt]*) oder 45 mg oral (*durch den Mund [geschluckt]*) beobachtet.« [127:115] Zum Neuroleptika-bedingten Kreislaufzusammenbruch schreibt Degkwitz: »Derartige Erscheinungen können auch schon bei geringen Dosen auftreten.« [188:139] Und sein Kollege Diehl ergänzt: »Durch — vor allem schwach bis mittelpotente — Phenothiazin-Derivate (wie Truxal, Taractan, Neurocil, Melleril) und Antidepressiva (wie Saroten, Tryptizol) können sich orthostatische Syndrome (*Kreislaufschwächen bei aufrechter Körperhaltung*) bis hin zu Kollapszuständen manifestieren.« [205:200] Heinrich nimmt auch Bezug auf Neuroleptika-bedingte Drüsenstörungen wie z.B. Hyperhidrosis (krankhaft verstärktes Schwitzen) sowie auf Miktionsstörungen (Störungen beim Harnlassen): »Vor allem milde und mäßig starke Neuroleptika können unangenehmes Schwitzen hervorrufen. Diese Begleitwirkung ist nicht dosisabhängig. (...) Erhebliche Erschwerung des Wasserlassens bzw. Harnverhaltungen treten vor allem gelegentlich bei milden Neuroleptika auf.« [434:54] Gleiches gilt — weiter Heinrich — für Hauterkrankungen: »Hautaffektionen (*Hautleiden*) (Urtikaria [*Nesselsucht*], Pruritus [*Juckreiz*], Quincke-Ödeme [*abnorme Flüssigkeitsansammlung mit Anschwellung des Gesichts, der Schleimhäute, der Atemwege und des Verdauungskanals*], Photosensibilisierung [*abnorme Empfindlichkeit gegen Sonnenlicht*]) sind vor allem bei neuroleptisch schwächer wirksamen Substanzen möglich.« [434:55] Über Gewichtszunahme infolge Hormonstörungen durch Behandlung mit Neuroleptika schreibt Heinrich: »Auch niedrige Dosen dieser Substanzen haben diese Wirkung.« [434:55]

Zusammenfassend läßt sich nun sagen, daß grundsätzlich sämtliche Organschädigungen unabhängig von der Frage eintreten, ob die benutzte Neuroleptika-Menge als 'überdosiert', 'therapeutisch' oder 'minimal' definiert ist bzw. ob die benutzten Neuroleptika als 'schwachpotent' oder 'hochpotent' definiert sind. Sämtliche Schädigungen des Zentralnervensystems und des Bereichs der geistigen Fähigkeiten, des Bewegungsapparates sowie des vegetativen Bereichs können sich zu jeder Zeit während der Behandlung, also auch nach kürzester, ja sogar einmaliger Anwendung der Neuroleptika ereignen. Diese Tatsache gilt auch für bleibende Schädigungen, ebenso für Erkrankungen mit tödlichem Ausgang. Bestimmte Organschädigungen treten sogar vorzugsweise unter geringer Neuroleptika-Dosierung auf oder unter Neuroleptika, die als besonders sanft, mild und schwach gelten.

Dieser Komplex soll nun abgeschlossen werden mit einem Zitat, das aus dem Buch »Begleitwirkungen und Mißerfolge der psychiatrischen Pharmakotherapie« stammt; Heinrich Kranz, Mitherausgeber des Buches, stellt 1964 in seinem Schlußwort die Schuldfrage hinsichtlich der bis zum letalen Ausgang, d.h. dem Tod gehenden Organschädigungen der Neuroleptika auf, wenn er schreibt: »Wenn es so wäre, daß an diesen Komplikationen, insbesondere auch an den letalen Ausgängen, nur falsche Dosierungen oder unzweckmäßige Kombinationen schuld gewesen wären, so wäre das Schuldkonto, das mit dieser Feststellung auf uns geladen wäre, schwer. So ist es aber nicht; wir haben erfahren, daß es auch bei therapeutisch sicher einwandfreien, ja sogar bei geringen Dosierungen aufgrund uns noch weithin unbekannter individueller Dispositionen oder irgendwelcher komplizierender Faktoren, die wir kaum überschauen können, zu solchen belastenden Begleitwirkungen, ja vielleicht sogar zu letalen Ausgängen kommen kann.« [636:201] Heinrich Kranz möchte also glauben (machen), daß das psychiatrische Schuldkonto angesichts von Menschen, die aufgrund von Neuroleptika-Behandlung erkrankten, bleibend geschädigt wurden oder starben, nicht übervoll ist, sondern — im Gegenteil — in Wirklichkeit unbelastet sei, da die Neuroleptika, die zu den Schäden führten, 'richtig' dosiert, 'zweckmäßig' kombiniert und 'therapeutisch' einwandfrei eingesetzt wurden; verantwortlich zu machen seien 'unbekannte' und 'komplizierte' Umstände, die außerhalb der psychiatrischen Verantwortung liegen und deshalb zu den 'belastenden Begleitwirkungen' führen könnten. An dieser Stelle scheint keine Lösung für diese Probleme in Sicht zu sein, denn wie sollte die von Heinrich Kranz angesprochene Schuldfrage zu klären sein, wenn ein Großteil der zu den 'Begleitwirkungen' führenden Faktoren unbekannt und zu kompliziert sind, wie dieser Mann anführt. Vielleicht fällt der aufmerksamen Leserin bzw. dem Leser auf, daß noch völlig unklar ist, was sich eigentlich hinter dem Begriff 'Begleit'- oder 'Neben'-Wirkungen verbirgt. Könnte mit dem Begriff der 'Hauptwirkung' die sogenannte 'antipsychotische' oder gegen 'Schizophrenie' gerichtete Wirksamkeit der 'Medikamente' gemeint sein? Ein Klärungsversuch in dieser Richtung würde jedoch zu einem Glaubensstreit führen, da sich Psychiater trotz enormen Trainings und umfangreicher Nachschlagewerke weder auf eine konkrete Definition der Begriffe 'Psychose' und 'Schizophrenie' einigten, noch eine Übereinkunft über gemeinsam akzeptierte 'Krankheits'-Ursachen treffen konnten: Wie soll unter diesen Bedingungen bei Verwendung psychiatrischer Begrifflichkeiten eine Diskussion über den Unterschied zwischen 'Haupt'- und 'Neben'-Wirkungen von Neuroleptika geführt werden, wenn nicht einmal geklärt ist, gegen welchen konkreten 'Krankheits'-Tatbestand sich die Wirkung der 'Medikamente' richten soll? Laut Redlichs und Freedmans »Theorie und Praxis der Psychiatrie« stellen die Fragen nach 'Diagnose', 'Prognose', 'Krankheits'-Ursache und 'Therapie' der 'Schizophrenie', somit nach einer verbindlichen Beschreibung der normalen psychiatrischen Tätigkeit »die größte Herausforderung für die Psychiatrie« [864,I:666] dar (125). Ohne daß wir uns an dieser Stelle auf diese große politisch-philosophische als auch naturwissenschaftliche Her-

(125) Redlich und Freedman, zwei normale Psychiater: »Es gibt keine allgemein anerkannte Definition der Schizophrenie. (...) Das ätiologische (*die 'Krankheits'-Ursache betreffende*) Problem ist komplex; unser derzeitiges Wissen stellt eher ein Glücksspiel dar, als daß es dazu ausreichte, eine Aneinanderreihung von gutfundierten Tatsachen zu liefern. (...) Zur Zeit gibt es keinen überzeugenden Beweis dafür, daß irgendein einzelner biologischer oder psychosozialer Faktor als solcher schizophrenes Verhalten her-

ausforderung der Psychiater, nämlich letztlich auf die Frage nach der Rechtfertigung der gewöhnlichen psychiatrischen Tätigkeit einlassen, wollen wir uns im folgenden der Einfachheit halber anschauen, wie Psychiater 'Fach'-intern zwischen 'Haupt'- und 'Neben'-Wirkungen unterscheiden: Welche Auswirkungen der Neuroleptika sehen Psychiater als die wesentlichen, d.h. die tatsächlichen Hauptwirkungen an, die sie dann auch logischerweise mit ihrer 'medikamentösen Therapie' herstellen müssen?

Abschnitt 5: Rechtfertigungsstrategie Nr. 4: »Alles nur Nebenwirkungen!« (Die von Psychiatern erwünschten körperlichen Neuroleptika-Auswirkungen)

Primär psychisch — Willkürliche Unterteilung — Wünsche der Psychiater — Die neuroleptische Potenz — Die neuroleptische Schwelle — Inspektion der Mundhöhle: wozu? — Erwünschte Epilepsie — Hirnrhythmusstörungen zur Verlaufskontrolle — Wünsche für den vegetativen Bereich — Schädigung des gesamten Organismus — EDV-Aufzeichnung — Handschrifttest und »Der Mai ist gekommen« — 'Therapeutischer Bereich' und Toxizität — 'Prinzip Zweitkrankheit' — Kosten-Nutzen-Abwägung — Wert- und Preisfrage der Neuroleptika-Behandlung

Im allgemeinen werden Neuroleptika-Auswirkungen in 'Haupt'- und 'Neben'-Wirkungen unterschieden. Andere, oft im selben Sinne verwendete Begriffe sind 'Begleitwirkungen', 'Begleiteffekte', 'Komplikationen' oder 'unerwünschte Wirkungen'. Nicht erklärt durch solche Begrifflichkeiten ist jedoch, wer oder was begleitet oder kompliziert wird durch die dargestellten Neuroleptika-Auswirkungen. Ebenso ist in der Unterscheidung zwischen 'Haupt'- und 'Neben'-Wirkungen eine bewertende Abstufung enthalten, über deren Herkunft wir uns bislang noch keine Gedanken machten. Daß es sich bei den körperlichen Neuroleptika-Auswirkungen tatsächlich um 'Neben'-Wirkungen handelt, scheint allgemein akzeptiert zu werden. Unter der dickgedruckten Überschrift »Nebenwirkungen« verkündet — dieses Beispiel möge genügen — die Haloperidol-Herstellerfirma Janssen GmbH, wie bei allen anderen Neuroleptika könnten auch bei ihrem Produkt, für das u.a. als Mittel gegen 'Schizophrenie' geworben wird, Parkinsonsche Krankheitssymptome auftreten [557]. Unter Laien ist oft die Vorstellung verbreitet, daß — wie dies beispielsweise auch Gabriele Weyel in ihrem als 'medizinischer Ratgeber' ausgegebenen Buch »Der richtige Umgang mit Arzneimitteln« zu verfestigen versucht — Psychopharmaka »... mehr oder weniger gezielt auf psychische Funktionen« [1090:64] wirken, also erst zweitrangig auch körperliche Veränderungen hervorrufen. Schauen wir uns an, was Psychiater selbst zu einer solchen Vorstellung sagen.

Stellungnahmen von fünf Psychiatern sollen hier aufzeigen, wie mit dem Begriff der 'Neben'-Wirkungen umzugehen ist. Da Neuroleptika-Auswirkungen auch dann zur Gesamtheit der Neuroleptika-Wirkungsweisen gehörten, wenn sie jeweils unerwünscht seien, sollten sie — so Degkwitz — nicht als Nebenwirkungen bezeichnet werden [189:247]. Hippius verweist auf einen engen Zusammenhang zwischen körperli-

vorruft. Die anhaltenden Bemühungen biologisch orientierter Forscher haben bisher keine überzeugenden Hinweise erbracht. (...) Mit einem Wort, wir tappen noch im Dunkeln.« [864,II:666/703]

chen Auswirkungen und 'therapeutisch' gewünschten Wirkungen im psychischen Bereich und folgert: »Wir vermeiden daher den Ausdruck 'Nebenwirkungen' und ziehen es vor, von 'Begleitwirkungen' zu sprechen, wobei es durchaus sein kann, daß ***einzelne*** dieser Begleiteffekte 'therapeutisch unerwünscht' sind.« [511:454(Herv.P.L.)] Auf die Tatsache, daß Neuroleptika — wie auch klassische Schockbehandlungen — körperliche Auswirkungen erzielen müssen, um überhaupt wirken zu können, macht Cornu aufmerksam: deshalb sei es auch unzulässig, die körperlichen Auswirkungen als unerwünschte Nebenwirkungen zu brandmarken (126). Klaus Hartmann fordert die Bewußtheit darüber, daß eine Einteilung in 'Haupt'- und 'Neben'-Wirkungen hauptsächlich aus pragmatischen (nützlichen, praktischen) Gesichtspunkten erfolge und auf einer willkürlichen Betonung eines Teiles der psychopharmakologischen Wirkungsweise beruhe [420:530]. Denselben Gedanken äußert Lembeck, wenn er schreibt: »Die große Bedeutung ***quantitativer*** Unterschiede zur Charakterisierung der pharmakologischen Wirkung einer Substanz zwingt aber, die ***wesentlichen*** Wirkungen herauszuheben und die übrigen als Nebenwirkungen zu erwähnen.« [684:29] Angesichts dieser deutlichen psychiatrischen Hinweise scheint es nun dringend geboten zu prüfen, welche Neuroleptika-Auswirkungen von Psychiatern als die wesentlichen angesehen werden und 'therapeutisch' erwünscht sind (127).

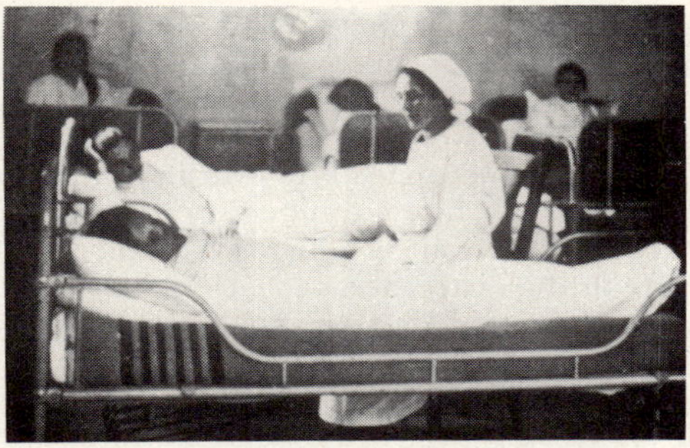

Abb. 77: Traditionelle psychiatrische Behandlung: Einwicklung (in ein Leintuch) unter persönlicher Aufsicht

Wenn es nun im folgenden um die Wünsche der Psychiater geht, so ist zu berücksichtigen, daß Psychiater sich in einer völlig anderen Situation als Mediziner befinden, selbst wenn erstere eine medizinische Grundausbildung haben und ihre Tätigkeit als medizinische definieren. Anspruch bzw. Aufgabe eines normalen Mediziners ist es, alleine oder gemeinsam mit dem betroffenen Menschen bestehende und nachgewiesene Krankheiten zu heilen oder, soweit der normale Mediziner ein reiferes Be-

---

(126) Cornu hofft auf eine durch Neuroleptika erzielbare Erschütterung und Umstimmung im vegetativen System der psychisch 'Kranken', um die 'Wege zur Selbstheilung' freilegen zu können, und kommt deshalb auf das Verhältnis des Körpers zur Psyche zu sprechen: »Zwischen vegetativen und psychischen Funktionen bestehen im Gehirn ja besonders enge Beziehungen. Von solchem Standpunkt aus betrachtet, stellen sich die Neuroleptica und Thymoleptica (*'Antidepressiva'*) (und auch Thymoanaleptica [*ebenfalls 'Antidepressiva'*]) übrigens ebenfalls in eine Reihe mit den älteren Schlaf-, Elektroschock- und Insulinbehandlungen. Die vegetative Erschütterung über das Stammhirn, das der Integration von körperlichem, vegetativem und psychischem Geschehen dient, wird jedoch durch diese Psychopharmaka gezielter, den Organismus im allgemeinen weniger in Mitleidenschaft ziehend, erreicht. Es ist damit verständlich, daß die genannten Psychopharmaka bis zu einem gewissen Grade vegetative Begleiterscheinungen erzeugen müssen, sofern sie wirken sollen. Körperliche Begleiteffekte einfach als unerwünschte Nebenerscheinungen zu brandmarken, ist nicht zulässig ...« [177:506f.]

(127) Die 'Arbeitsgruppe für Medikamenten-Überwachung in der Psychiatrie' (AMÜP), zu der Psychiater verschiedener Anstalten sowie Vertreter des Bundesgesundheitsamtes Berlin zählen, zitiert in einem Arbeitsbericht die offizielle Definition von (unerwünschten) Nebenwirkungen, wie sie von der Weltgesundheitsorganisation (WHO) benutzt wird: »Nach einer Definition der WHO werden unerwünschte Nebenwirkungen als 'schädliche und unbeabsichtigte Reaktionen auf Arzneimittel' bezeichnet, 'die bei Dosierungen auftreten, welche beim Menschen zur Prophylaxe, Diagnose oder Therapie verwendet werden'.« [908:1180] Diese Definition stellt alleine durch den Wortlaut ihrer Formulierung die Frage nach dem Charakter der von psychiatrischer Seite erwünschten Nebenwirkungen deutlich in den Raum.

wußtsein hat, geeignete Maßnahmen zu treffen, daß der Entstehung von Krankheiten von vornherein vorgebeugt wird. Anspruch bzw. Aufgabe des normalen Psychiaters ist es demgegenüber, Handlungen, Denkweisen und Gefühlsäußerungen, die als 'krank' definiert sind, die jedoch — so der Stand der 'Wissenschaft' — einer nachweisbaren körperlichen Grundlage entbehren, mittels medizinisch-naturwissenschaftlich-biologischer Behandlung auszuschalten oder umzuändern. Angesichts dieser Willkürlichkeit der Tätigkeitsansprüche und angesichts der Tatsache, daß sich hinter dem Begriff 'Psychiater' eine Vielzahl individuell verschiedener Menschen mit vielfältigen Wünschen und Hoffnungen verbirgt, ist es wenig überraschend, wenn auch im Bereich der modernen psychiatrischen Psychopharmaka-'Therapie' eine Vielzahl gewünschter Neuroleptika-Auswirkungen vorzufinden ist, die jede für sich für einzelne Psychiater oder Psychiatergruppen ihre spezielle 'therapeutische' Bedeutung hat. Es soll nun der Versuch unternommen werden, diese gezielten 'therapeutischen' psychiatrischen Wünsche, soweit die Äußerungen offen vorliegen, überschaubar zu machen. Da sich Psychiater in ihrer 'Fach'-Literatur über ihre gegenseitigen Wunschvorstellungen austauschen, beginnen wir mit derjenigen Neuroleptika-Auswirkung, die von Psychiatern historisch als die erste 'therapeutisch' gewünschte Wirkung angesehen wurde, und deren Herstellung und Hervorrufung in die Definition der neuroleptischen Wirksamkeit eingegangen ist: der Parkinsonschen Erkrankung.

Wie Degkwitz berichtet, konnten nach der Einführung des Chlorpromazin in das psychiatrische 'Therapie'-Arsenal die durch die 'Medikamente' bei den 'Schizophrenen' hervorrufbaren Parkinsonschen Schädigungen — in den Augen der Psychiater — nicht groß genug sein; Degkwitz: »Das medikamentöse Parkinson-Syndrom wird von vielen als eine Voraussetzung dafür angesehen, daß die Mittel bei schizophrenen Erkrankungen wirksam sind. Es setzte daher eine Zeitlang eine Suche nach in dieser Hinsicht besonders wirksamen Medikamenten ein.« [188:153] Eine theoretische Grundlage für dieses psychiatrische Bedürfnis lieferte Staehelin, der im Jahre 1954 daran erinnerte, daß bereits in den 20er Jahren dieses Jahrhunderts die Tatsache aufgefallen war, daß 'Schizophrene', die an einer Gehirnentzündung (Encephalitis epidemica; vgl. S. 114) mit nachfolgendem mehr oder weniger deutlich ausgeprägtem Parkinsonismus erkrankten, unerwarteterweise wieder normal wurden [998:289]. Hornykiewicz kommt nach der Beschäftigung mit Staehelins 'wissenschaftlicher' Erkenntnis zu folgendem Ergebnis: »Es drängt sich daher — abseits von den klinischen Diskussionen — die Schlußfolgerung auf, daß die extrapyramidalen Effekte der Neuroleptika nicht ausschließlich unerwünschte Nebenwirkungen darstellen, sondern bis zu einem gewissen Grad und in ganz bestimmten Fällen auch klinisch-therapeutisch ausgenützt werden können.« [534:118] Neuroleptika-bedingte Bewegungsstörungen wie z.B. Muskelschwäche galt nun nicht nur als »eine sehr erwünschte Nebenwirkung« [723:906]; das Auftreten von Parkinsonoid und Dyskinesie (gestörtem Bewegungsablauf) schien jetzt — so Spoerri — »... eine Bedingung für den therapeutischen Erfolg zu sein.« [991:203] Beinhauer schreibt: »die Fähigkeit eines Medikamentes, extrapyramidal-motorische Störungen herbeizuführen, ist bestimmend für seine Eignung in der Therapie, wobei sich aber diese Fähigkeit während der Therapie nicht stark auszuprägen braucht.« [77:1639] Degkwitz nennt die psychiatrische »... Regel, daß das Auftreten neurologischer Symptome

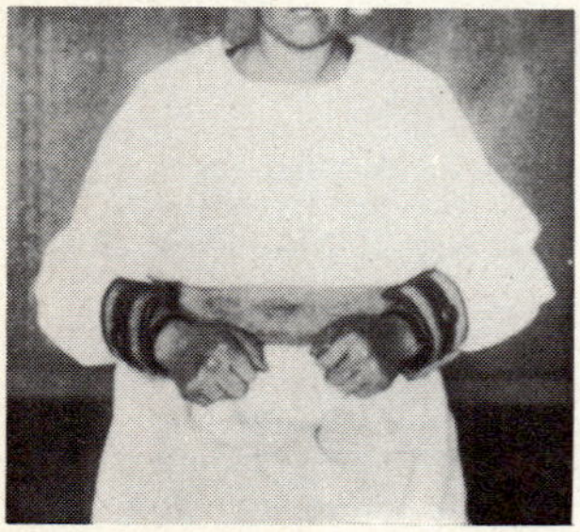

Abb. 78· Traditionelle psychiatrische Behandlung: Zwangsgurt

ein Hinweis darauf ist, daß wirksam behandelt wurde. Psycholeptica, die keine neurologischen Symptome erzeugen, sind unwirksam oder unterdosiert.« [190:495] Ähnliches drücken Broussolle und Rosier aus, wenn sie die Parkinson-Erkrankung — sehr bezeichnend — als 'Zeugnis für die Therapie und deren Wirksamkeit' bestimmen [140:141]. So ist es wenig verwunderlich, daß Psychiater alleine aus diesem Grund der Verminderung der Parkinsonschen Krankheitssymptome mittels Anti-Parkinsonmitteln skeptisch gegenüberstehen — wie z.B. auch Finzen, der, erfüllt von psychiatrischem 'Verantwortungsgefühl', seine Kollegenschaft ermahnt: »Zum anderen gilt die Behauptung immer noch nicht als widerlegt, daß Antiparkinsonmittel die neuroleptische Wirksamkeit herabsetzen.« [285:92] Auch andere psychiatrisch Tätige wie Dirck Heye, Georg-Winfried Schmidt und Juergen Peiffer von der Justus-Liebig-Universität Gießen warnen davor zu übersehen, »... daß die 'medikamentöse Zwangsjacke' mit ihrer Akinese (*Bewegungsunfähigkeit*) oft gar nicht so unerwünscht ist.« [500:1160]

Letztlich gilt der durch die Neuroleptika hervorgerufene Parkinsonismus als ***die*** unerläßliche Voraussetzung der Wirksamkeit der Behandlung, als, wie Freyhan formuliert, die »conditio sine qua non (*unerläßliche Bedingung*) einer in der psychiatrischen Therapie erwünschten Wirkung« [319:504]. Diese Einstellung prägten vor allem die Psychiatergruppe um Delay und Deniker [199] sowie Haase, der von seiner deutschen Kollegenschaft als Experte für die Definition der Wirksamkeit der Neuroleptika, auch neuroleptische Potenz genannt, anerkannt wird.

In Anlehnung an die genannten Psychiater definiert Spoerri diese neuroleptische Potenz wie folgt: »Die 'neuroleptische Potenz' ist die Dosis, mit der die 'neuroleptische Schwelle' (Auftreten extrapyramidaler Symptome) überschritten wird.« [991:201] Was es mit dieser neuroleptischen Schwelle auf sich hat, die nach psychiatrischer Meinung überschritten werden muß, werden wir im folgenden sehen.

Der genaue Zusammenhang zwischen neuroleptischer Potenz und neuroleptischer Schwelle läßt sich u.a. im »Handlexikon der Medizin« nachlesen, wo neben der qualitativen Bestimmung der Neuroleptika-Wirkung auch deren quantitative Bestimmbarkeit angegeben wird. »Als Bezugsgröße (= 1) für die neuroleptische Potenz gilt die Wirkung von 150 — 400 mg Chlorpromazin (Effekt je nach individ. Disposition), die zum Überschreiten der neurolept. Schwelle benötigt wird (demnach Potenz von Promazin [*Protactyl*] 0,3 — 0,5, Periciazin [*Aolept*] 5, Haloperidol 50), die also zu extrapyramidaler Hypokinese führt (zunächst Störungen der Feinmotorik, z.B. der Handschrift, bei Dosiserhöhung Parkinson Syndrom.« [411,II:1722] (128) In bezug auf die Parkinsonsche Hypokinesie, worunter, um es zu wiederholen, eine Verminderung der willkürlichen und unwillkürlichen Bewegungsfähigkeit zu verstehen ist, legen Psychiater besonderen Wert auf die Störung der Feinmotorik, die im Schriftbild außerordentlich ausgeprägt zu erkennen ist. In seinem Psychiatrie-Lehrbuch »Therapie mit Psychopharmaka und anderen seelisches Befinden beeinflussenden Medikamenten« geht auch Haase auf den Zusammenhang von neuroleptischer Potenz und neuroleptischer Schwelle ein: »Je stärker die neuroleptische Potenz, um so niedriger ist die Dosis, mit der mit einem Neuroleptikum die neuroleptische Schwelle überschritten werden kann. Neuroleptische Schwellendosis: Dosis, bei der eine meist zunächst in der Feinmotorik (Handschrift) erkennbare extrapyramidale Bewegungshemmung ausgelöst wird. Damit wird die Mindestdosis zum Erreichen der neuroleptischen Wirkung ermittelt.« [394:XVI]

Wenn sich Psychiater auch nach wie vor streng an diese 'Therapie'-Anweisung halten [765:560], so diskutieren sie — angeblich — dennoch 'Fach'-intern über die Frage

(128) Hier einige Angaben zur neuroleptischen Potenz: Atosil, Neurocil, Melleril, Truxal: ⅔; Taxilan: ¾; Decentan: 8; Lyogen: 30; Truxal: 50; Triperidol: 200; Benperidol (Glianimon), Spiroperidol: 300 [946:338ff.].

nach dem spezifischen theoretischen und praktischen Wert der durch die 'Medikamente' hervorgerufenen Parkinson-Erkrankung, insbesondere nach 'Entdeckung' des Leponex, dessen von Psychiatern sehr geschätzte Wirksamkeit sich außer auf den Bewegungsapparat in nicht zu unterschätzender Weise auch auf die inneren Organe niederschlägt. Ernst Renfordt und der Psychologe Lutz Rosenberg, die den Stand dieser Psychiater-Diskussion im Jahre 1974 überschaubar dokumentieren [873:51], weisen besonders auf den Stellenwert der grob- und feinmotorischen Schädigungen als Folge der Neuroleptika hin, der einen wesentlichen Einfluß auf die psychiatrische Meinungsbildung ausübt; die beiden schreiben: »Außerdem konnte durch Auswertung von Handschriftveränderungen (Mikrographie), die unter neuroleptischer Therapie auftreten, gezeigt werden, daß hypokinetische Reaktionen der Feinmotorik sich besser als grobmotorische Störungen (Rigor [*Muskelstarre*], Tremor [*Muskelzittern*] usw.) zur Quantifizierung des pharmakogenen Parkinsonsyndroms eignen. Sie treten wesentlich häufiger, ja ab einer bestimmten (niedrigen) Dosierungsgrenze nahezu regelhaft auf und gehen den grobmotorischen Störungen voraus.« [873:51] Denselben Gedanken, nämlich daß die groben, d.h. starken Parkinsonschen Schädigungen nicht unbedingt öffentlich sichtbar sein müssen, damit die Neuroleptika auch tatsächlich

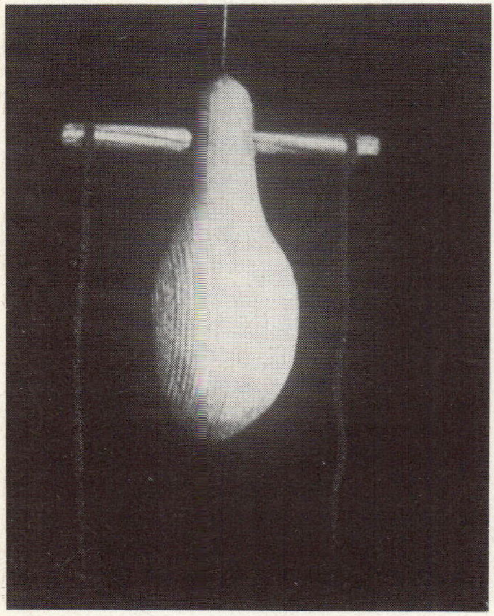

Abb. 79: Traditionelle psychiatrische Behandlung: Mundbirne (aus Holz)

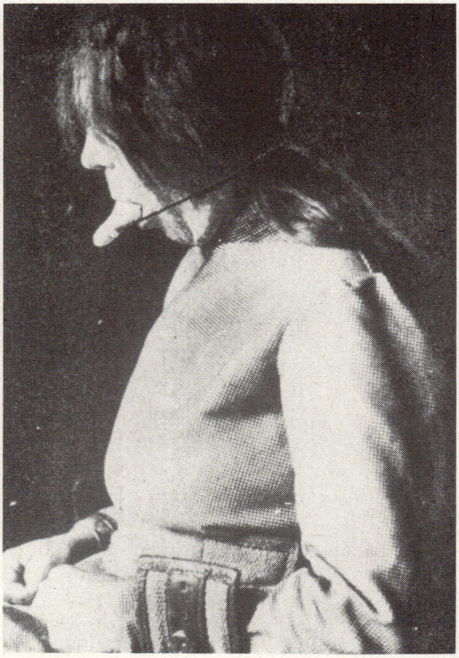

'therapeutisch' wirksam werden können, hegte schon 1963, elf Jahre zuvor, Cornu in Anlehnung an eine Vielzahl in übereinstimmender Weise zu diesem Thema sich äußernder Kollegen; Cornu betonte, »... daß die Potenz eines Pharmakons, grobe extrapyramidal-motorische Störungen hervorzurufen, charakteristisch für dessen Eignung in der Psychopharmakotherapie ist, die Potenz aber während der Behandlung des Einzelfalles keineswegs manifest (*deutlich, offen*) zu werden braucht. Entscheidend für den therapeutischen Effekt ist lediglich die Einwirkung der Mittel auf subcorticale (*unterhalb der Hirnrinde, dem Sitz des Bewußtseins, gelegene*) Strukturen, also ihre Stammhirnaffinität (*Wirkungsnähe zum Stammhirn*) als solche, nicht aber die Stärke der parkinsonistischen Syndrome.« [177:513]

An dieser Stelle wollen wir vorerst die Betrachtung der 'therapeutisch' erwünschten Parkinson-Erkrankung abbrechen, um allerdings später bei der Frage nach der quantitativen Erfassung und Meßbarkeit wieder auf die für Psychiater so praktische Hypokinesie, speziell die Handschriftveränderung zurückzukommen. Nachzutragen ist höchstens noch zweierlei: nämlich erstens, daß auch andere Parkinsonsche Krankheitserscheinungen für Psychiater eine wichtige Bedeutung haben. Gross und Kaltenbäck schreiben: »Die Kontrolle der Medikamenteneinnahme gestaltet sich oft sehr schwierig. Ein fast sicherer Hinweis dafür, daß der Patient das Mittel nicht nimmt, ist das Fehlen jeglicher auch angedeuteter NW (*Nebenwirkungen*) (beispielsweise eine trockene Zunge, eine Hypersalivation [*krankhaft gesteigerter Speichelfluß*], eine Hypomimie [*mimische Starre*] etc.). Die tägliche Inspektion der Mundhöhle gehört daher heute bei uns bereits zu den eingefahrenen Obliegenheiten bei der ärztlichen Visite.« [373:59] Ebenfalls Gross und Kaltenbäck erläutern — zweitens — den psychiatrischen 'Fach'-Begriff des 'Chemoschocks', hinter dem sich nichts weiter verbirgt als die nach Gross' und Kaltenbäcks Worten »... noch vielfach geübte Methode, mit hohen Dosen von Nl (*Neuroleptika*) geringer therapeutischer Breite (besonders Thioproperazin [*Majeptil*]) unter absichtlicher Herbeiführung eines hochgradigen Parkinson-Syndroms einen besonders ausgiebigen antipsychotischen Effekt zu erzielen ...« [373:61]

Im Bereich des Zentralnervensystems richten sich die enorm 'verantwortungsbewußten' psychiatrischen Wünsche auf die Herstellung künstlicher Hirnrhythmusstörungen bis hin zu epileptischen Anfällen — selbstverständlich aus wohlerwogenen 'therapeutischen' Erwägungen heraus. Für Helmut Selbach, späterer Führer der Universitätsanstalt Berlin, können 'kritische neuroleptische Kurverläufe' wie z.B. künstlich hervorgerufene epileptische Anfälle durchaus gelegentlich 'therapeutisch' erwünscht sein (129). Da bereits die klassischen psychiatrischen Behandlungsmethoden des Kardiazol- und Elektroschocks aus dem Hervorrufen epileptischer Anfälle bestehen, weist Cornu zwei u.s.amerikanische Psychiater, die ihre durch Promazin (Protactyl) produzierten Grand-Mal-Anfälle (Zustände der Bewußtlosigkeit, verbunden mit Krämpfen; vgl. S. 67) offenbar als 'therapeutischen Fortschritt' feiern [1095], wissenschaftlich korrekt zurecht: »Die deutliche Tendenz des Promazins, epileptiforme Anfälle zu erzeugen, machen sich Winfield und Aivazian zunutze, indem sie bei Schizophrenen mit massiven Promazindosen Grand Mal-ähnliche Anfälle provozieren, was angeblich einen therapeutischen Fortschritt darstellen soll.« [177:540] Darüber, daß die Störung der elektrischen Hirnrhythmustätigkeit eine Voraussetzung für eine verbesserte 'therapeutische' Wirkung darstellt, sind sich die Psychiater im allgemeinen einig (130). Die Hirnrhythmusstörung, Vorstufe eines möglichen epileptischen Anfal-

(129) Selbach, der schon seit ca. 45 Jahren daran arbeitet, die Vielfalt körperlicher und psychischer Lebensäußerungen des Menschen auf ein technologisches Regelkreisprinzip zurückzuführen [957;958], schreibt: »Trotz der Bemühungen um eine möglichst lytische Therapie, also ohne zu heftige vegetative Gegenwehr und Umstellung, sind kritische Verläufe nicht immer ganz zu umgehen, ja therapeutisch gelegentlich erwünscht. Dies gilt wie besprochen für Regel-kinetisch 'starre' Systeme und darunter auch für solche, die während längerer Nachkur in eine anhaltende hypertrophotrope (*durch Überbeanspruchung der Zellen und demzufolge krankhafte Vergrößerung von Geweben und Organen charakterisierte*) Auslenkung geraten sind. Die offenbar 'anstoßartige' Wirkung kritischer Verfahren, wie des künstlichen epileptischen Anfalles, findet sich mit differentem Belastungsgrad und Reaktions-Ausmaß auch in der Pharmako-Therapie der Psychosen.« [958:67]

(130) In ihrem Artikel über Hirnrhythmusstörungen infolge Behandlung mit Leponex schreiben Martha

les, nimmt Helmchen, Schüler des ebengenannten Selbach, gemeinsam mit Künkel als Verlaufsprotokolle der 'Therapie' zur Hand; die beiden messen die unter Neuroleptika auftretende krankhafte Hirnstromkurve (EEG) im psychiatrischen Wissen, »... daß eine Besserung von Psychosen und die Entwicklung bestimmter pathologischer EEG-Merkmale einen inneren Zusammenhang besitzen ...« [476:15] Die basale und paroxysmale Dysrhythmie (dauerhafte und anfallsweise auftretende Hirnrhythmusstörung), die — so Helmchen und Künkel — als typische Reaktion des Organismus nicht nur auf Schockbehandlungen, sondern auch auf die psychiatrischen 'Medikamente' in allen quantitativen Abstufungen als regelhafte Reaktion auftritt [476:13;474:595], läßt nach Meinung dieser beiden 'Fach'-Männer sogar eine präzise Voraussage des Behandlungs-'Erfolges' zu: »Schnelles Auftreten von typischen Reaktionen, insbesondere von paroxysmaler Dysrhythmie, erlaubt die Voraussage einer schnellen klinischen Besserung.« [474:595] Darüberhinaus — immer noch Helmchen und Künkel — können die Messungen der Hirnrhythmusströme (EEGs) »... auch die Therapie leiten, indem das Ausbleiben von EEG-Veränderungen die mangelnde Reagibilität (*Beeinflußbarkeit*) eines 'starren Systems' widerspiegelt und die Notwendigkeit zu intensiverer Therapie (etwa Elektrokrampf) anzeigt.« [476:16]

Wie bereits angedeutet, entspricht der Vielzahl der Charaktere von Psychiatern eine Vielzahl 'therapeutisch' erwünschter Neuroleptika-Auswirkungen. Für den vegetativen Bereich werden von Psychiatern folgende Neuroleptika-Auswirkungen als Grundlage der 'Therapie' gewünscht:

- Als ***die*** wesentliche Neuroleptika-Wirkung rückt für Lembeck »... die Dämpfung zentraler vegetativer Zentren in den Vordergrund, die sich als Hemmung vegetativer Reflexe, als Dämpfung der Temperaturregulation, des Brechreflexes sowie der Kreislaufreflexe zeigt.« [684:29]
- Für H. Bräu und seine Kollegen aus der Universitätsanstalt München sind — besonders bei der Anwendung von Leponex — Pulsfrequenzsteigerungen sowie die Aktivitätsminderung des Enzyms DBH (Dopamin-ß-hydroxylase) ein Indikator (Anzeiger) für die 'therapeutische' Wirksamkeit der 'Medikation' [124]; eine Minderung des genannten Enzyms spiegelt die Neuroleptika-bedingte Körpertemperatur-Erhöhung sowie die Kreislaufstörung wider.
- Labhardt äußert sich über Körpergewichtsveränderungen als Folge von Hormonstörungen, die durch die Einwirkung der Neuroleptika auf spezielle Hirnzentren entstehen: »Viele Patienten zeigten eine auffallende Zunahme des Körpergewichtes bei gleichzeitigem, oft unstillbarem Heißhunger. In vielen Fällen ist dieser Effekt sehr erwünscht ...« [657:341] Angst und Dinkelkamp sehen ebenfalls anhand der Wirkung des — in diesem Falle — Triperidol eine Korrelation (Wechselbeziehung) zwischen Gewichtsanstieg und 'Besserungstendenz des klinischen Befundes' [29:59]. Auf die Tatsache, daß Gewichtszunahme schon immer ein Ziel psychiatrischer 'Therapie' ist, weist Haase auf einem Psychiater-Treffen im Jahre 1975 hin: »... ich erinnere mich an den alten Psychiaterspruch, daß man einen Patienten dann aus der Klinik entlassen solle, wenn er Gewichtszunahme zeige, Krankheitseinsicht und Dankbarkeit; dann sei er entlassungsreif.« [Db.107:165]
- Hans von Brauchitsch sieht den Sinn der Neuroleptika-Behandlung in einer Unterdrückung des Hirnanhangdrüsen- und Schilddrüsen-Systems; der Verlauf der Behandlung sei durch die Schaffung eines neuen hormonellen Gleichgewichts in

---

Koukkou, Jules Angst und D. Zimmer aus der Universitätsanstalt Zürich: »Es gibt eine allgemeine Übereinkunft, daß eine vorübergehende Veränderung des elektrischen Zustandes des Gehirns während der Neuroleptika-Behandlung eine Voraussetzung für eine bessere therapeutische Wirkung ist, und daß gleichartige Auswirkungen auf das Verhalten parallel mit entsprechenden Typen von EEG-Veränderungen laufen.« [628:182]

einem für den 'Patienten' günstigen Sinn gekennzeichnet [125:177:506Fn.].

- Wie wir gesehen haben, äußern sich Psychiater zurückhaltend, was die Auswirkungen ihrer 'Medikamente' auf den Bereich der Sexualorgane betrifft. Heinrich schreibt entsprechend subtil über das Ausbleiben der Monatsblutung (Amenorrhoe) bei 'Patientinnen': »Amenorrhoe ist vor allem unter neuroleptischer Dauertherapie festzustellen. Sie ist keine Veranlassung zum Abbruch einer psychiatrisch indizierten (*angezeigten*) Langzeittherapie mit Neuroleptika.« [434:54] Ohne es expressis verbis (mit ausdrücklichen Worten) auszusprechen, betont Pietzcker die 'objektive', d.h. von seiner 'wissenschaftlich'-psychiatrischen Sicht aus erwünschte Impotenz bei Männern sowie das Ausbleiben der Monatsblutung bei Frauen und außerdem den krankhaften Milchfluß (Galaktorrhoe) bei 'Patienten' beiderlei Geschlechts, wenn er den genannten Störungen lediglich einen 'subjektiven', also nur von den Betroffenen aus wahrnehmbaren Krankheitswert zuspricht: »Als subjektiv störend sind bei Männern Impotenz und selten auch Galaktorrhoe, bei Frauen Menstruationsstörungen bis hin zur Amenorrhoe sowie Galaktorrhoe öfter zu beobachten ...« [819:524]
- In den krankhaften Blutbild-Veränderungen sehen eine Reihe von Psychiatern ein somatisches (körperbezogenes) Charakteristikum der 'Pharmakotherapie' [509:137;458:3538]. Inzwischen ließ sich auch nachweisen, daß — so Helmchen, Kanowski und Rosenberg — zwischen der Konzentration von Neuroleptika im Blut und der Hirnrhythmusstörung (Dysrhythmie) Wechselbeziehungen bestehen [473:31], und somit auch zwischen Blutveränderungen und der 'therapeutischen' Wirkung der 'Medikamente'.

Fassen wir nun diejenigen Neuroleptika-Auswirkungen zusammen, auf deren Zustandekommen Psychiater großen Wert legen:

Zentralnervensystem: Hirnrhythmusstörungen, epileptische Anfälle.

Bewegungsapparat: Parkinsonsyndrom, (grobe und feine) Bewegungsarmut sowie Verminderung der willkürlichen und unwillkürlichen Bewegungsfähigkeit, krankhafte Schriftverengung, trockene Zunge oder krankhaft gestiegener Speichelfluß, mimische Starre.

Vegetativer Bereich: Hemmung vegetativer Reflexe, Dämpfung der Körpertemperatur-Regulation, Dämpfung des Brechreflexes, Kreislaufstörung, Gewichtszunahme, Hormonstörungen, Impotenz, Ausbleiben der Monatsblutung, Blutbild-Veränderung.

'Therapeutisch' erwünscht von seiten der Psychiater ist somit die Schädigung des gesamten Organismus.

Um ihre 'therapeutischen' Arbeitsergebnisse zu standardisieren und somit einer möglichst raschen vergleichenden nationalen und internationalen psychiatrischen Auswertung zugänglich zu machen, gründeten europäische Psychiater inzwischen die nationenübergreifende 'Arbeitsgemeinschaft für Methodik und Dokumentation in der Psychiatrie', kurz AMP und neuerdings AMDP genannt. Auf insgesamt sechs für elektronische Datenverarbeitung (EDV) ausgerichteten Bögen sollen die psychiatrische 'Diagnose', der psychische und körperliche Befund, die 'Medikation' sowie der 'Therapieerfolg' dokumentiert werden. Wenig überraschend fällt der Vergleich der oben dargestellten, von Psychiatern gewünschten Neuroleptika-Auswirkungen mit denjenigen Symptomen aus, die auf dem vierten AMP-Bogen (s. Abb. 81) als somatischer (körperlicher) Befund der psychisch 'Kranken' aufgelistet sind: Es erscheint berechtigt, hier von einer weitestgehenden Identität zu sprechen. Daß dies kein Zufall ist, zeigt die entsprechende AMP-Anweisung zu Bogen Nr. 4: »Dieser Befund-Bogen ist ganz auf das Festhalten von während der Behandlung auftretenden Nebenwirkungen abgestellt ...« [22:75]

Die qualitative Registrierung der zielstrebig geschaffenen Organschädigungen ist eine Seite psychiatrischen Handelns, die quantitative, also zahlen- und mengenmäßige Erfassung eine andere. Unter der Überschrift »Zusatzuntersuchung« ist im erwähnten vierten AMP-Bogen eine Reihe spezieller Einzelanalysen aufgeführt, die fast ausschließlich die Funktion von Meßinstrumentarien für die Wirksamkeit der Neuroleptika-Behandlung erfüllen. EEG-Untersuchungen als Überprüfung der Neuroleptika-Wirksamkeit wurden bereits von Helmchen und Künkel genannt. Daß die psychomotorische Erstarrung mit ihrer Handschrift-Versteifung, -Einengung und -Verkleinerung fast als Gradmesser der 'Entzügelung' natürlicher Hirnfunktionen diene, schrieb Selbach bereits im Jahre 1963 [958:63]. Inzwischen dienen planimetrische, d.h. auf das Ausmessen von Figuren auf ebener Fläche bezogene Handschriftuntersuchungen zur 'sensiblen' und sicheren Quantifizierung der Neuroleptika-bedingten Hypokinesie [873:50]. Haase, Experte für die neuroleptische Potenz- und Schwellen-Frage, entwickelte einen standardisierten und von seiner Kollegenschaft anerkannten Handschrifttest: Vor Vollzug der Behandlung müssen die 'Patienten' und 'Patientinnen' die erste Strophe des Liedes »Der Mai ist gekommen, die Bäume schlagen aus ...« niederschreiben (131). Anhand der Veränderung der späteren, Neuroleptika-bedingten Behinderung der Handschrift kann dann der 'Arzt' die Wirksamkeit seiner 'Medikamente' ablesen. Aufgrund der Begeisterung seiner Kollegenschaft entwickelte Haase sogar ein vollelek-

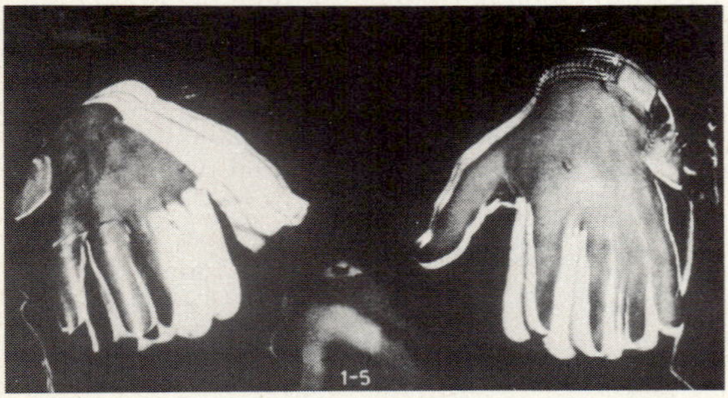

Abb. 80: Neuroleptika-Auswirkung Muskelzittern (Tremor)

(131) Aufgrund der Erfahrung mit 50.000 (in Worten: fünfzigtausend) Schriftproben vom gleichen Text, vollzogen bei 30 verschiedenen Neuroleptika, kann Haase genaueste Anweisungen zur Methodik seines Handschrifttests darbieten:

»1. Die Handschriftproben müssen immer den gleichen Text enthalten und unter gleichen Bedingungen geschrieben werden.

2. Die Schreibbedingungen sind: gleiche Art und Größe des Papiers, der gleiche Kugelschreiber, der das Schreiben ohne Unterbrechung ermöglicht, eine gleiche Schreibunterlage und genügend Raum auf dem gleichen Schreibtisch.

3. Der Patient soll möglichst über eine normale Schreibfähigkeit verfügen. In einzelnen Fällen kann eine weitgehende Schreibungewandtheit, d.h. wenn der Patient einen vierzeiligen Vers nicht innerhalb von 4 Minuten 3mal abschreiben kann, eine Auswertung der Schriftproben unmöglich machen.

4. Von dem Patienten müssen 3 Schriftproben von den letzten Tagen vor der Behandlung vorliegen. In jeder Schriftprobe muß eine dem Patienten möglichst wohlbekannte Strophe jeweils in der gleichen Zeit 3mal hintereinander abgeschrieben werden. (Es bewährte sich z.B. die erste Strophe des Liedes 'Üb immer Treu und Redlichkeit ...' oder z.B. 'Der Mai ist gekommen ...'.) Die kleinste dieser drei Schriftproben gilt als Leerschrift. Ohne Vergleich mit der Leerschrift können leichte Grade von Schriftveränderungen (s.u.) nicht erkannt werden!

5. Um ein pausenloses Schreiben zu gewährleisten, hat die Schriftabnahme nur in Gegenwart des Untersuchers oder entsprechend informierten Pflegepersonals zu erfolgen. Bei stationärer Behandlung können die Schriftproben von bis zu 4 Patienten gleichzeitig abgenommen werden.

6. Vom 1. Behandlungstag an erfolgt täglich zur möglichst gleichen Tageszeit die Abnahme einer Handschriftprobe bis zum Auftreten feinmotorischer extrapyramidaler Symptomatik. In der Folgezeit ist es meist ausreichend, wenn 1 bis 2 Handschriften pro Woche abgenommen werden.« [394:138]

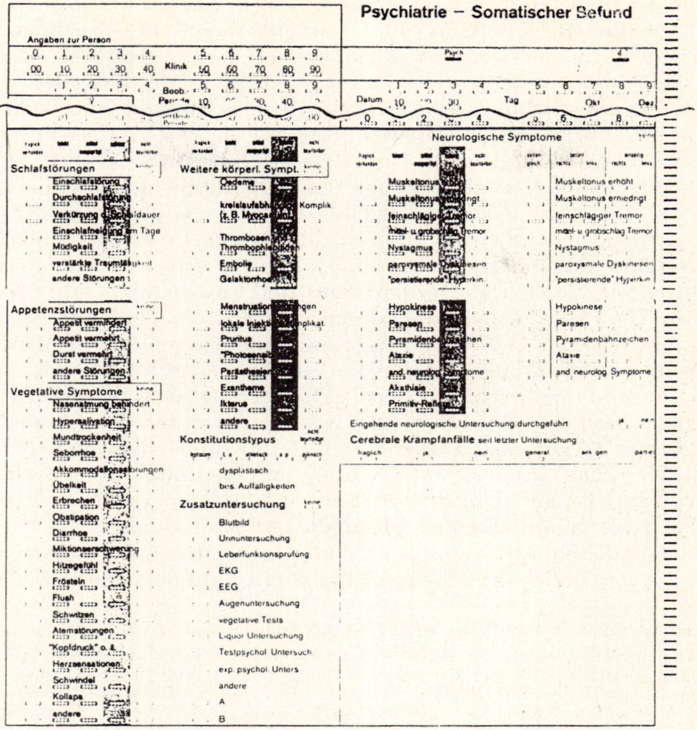

Abb. 81: Moderne psychopharmakologische 'Therapie': EDV-Bogen Nr. 4 der 'Arbeitsgemeinschaft für Methodik und Dokumentation in der Psychiatrie' zur Erfassung und elektronischen Verarbeitung von Neuroleptika-bedingten Organschädigungen

tronisches Meßgerät zur Erfassung des sogenannten neuroleptischen Schwellenindikators, d.h. der Dosis, die zum feinmotorisch erkennbaren Parkinsonismus führt. Auf einem Psychiater-Treffen im Jahre 1979 in Nürnberg protokolliert Haase seinen Vortrag wie folgt: »Die Einführung einer computergesteuerten elektronischen Registrierung des neuroleptischen Schwellenindikators, der jedem Nervenarzt, der psychotisch Kranke mit Neuroleptika und insbesondere Langzeit-Neuroleptika behandelt, zur Verfügung stehen kann, wurde für den Beginn des Jahres 1980 angekündigt.« [390:1192] Daß für Psychiater noch eine Reihe weiterer Parameter, d.h. Hilfsgrößen zur Berechnung der 'optimalen Medikation' vorstellbar ist, führen Platz und Hinterhuber in ihrem Aufsatz »Die hochdosierte Neuroleptikatherapie« im Jahre 1981 aus: »Ziel künftiger Untersuchungen sollte sein, pharmakokinetische (*die Aufnahme und die Veränderung der pharmakologisch wirksamen Stoffe im Organismus betreffende*) Meßgrößen wie Blut-, Liquor-(*Gehirnflüssigkeits-*) und Harnspiegel des applizierten (*verabreichten*) Neuroleptikums in die Überlegungen miteinzubeziehen, welche dann eine optimale Dosierung ermöglichen sollen.« [827:145]

Es stellt sich nun die Frage, wie Psychiater 'Fach'-intern mit dem Widerspruch umgehen, einerseits eine Vielzahl schwerer Schädigungen des Organismus — die Hauptwirkungen — herbeizuführen und andererseits diese Neuroleptika-Auswirkungen als 'Nebenwirkungen', 'Begleiteffekte' oder 'Komplikationen' zu bezeichnen (132). Zwei exemplarische Vorgehensweisen von Psychiatern mögen genügen, um deutlich zu machen, daß Psychiater der Tatsache ihres — auf seiten der Betroffenen — auf Organschädigung ausgerichteten Handelns durchaus bewußt ins Auge zu schauen vermögen. Robert O. Friedel, Psychiatrie-Professor an der Virginia-Commonwealth-Universität Richmond/Virginia, 'löst' das Problem — für sich — auf eine theoretische Weise, nämlich unter Bezugnahme auf seine Definition des 'therapeutischen Bereichs' der Neuroleptika, wenn er schreibt: »Die obere Grenze des 'therapeutischen Bereichs' ist nicht immer durch die Toxizität definiert.« [322:15] Mit anderen Worten: Giftwirkung und 'therapeutische' Wirkung schließen sich — gelinde gesagt — nicht aus. Siegfried Haddenbrock, Psychiater aus der Anstalt Emmendingen/Südbaden, weist auf die Tatsache hin, daß die moderne Neuroleptika-'Therapie' mit ihrer organschädigenden Wirkung (Auslösen von 'Zweitkrankheiten') voll der psychiatrischen Tradition entspricht; Haddenbrock, so ein Diskussionsprotokoll, »... halte es für ein generelles Behandlungsprinzip in der Psychiatrie, das auch für die neuroleptische Therapie gelte, daß eine Krankheit, die Psychose, durch eine Zweitkrankheit zur Remission (*Rückgang*) gebracht werde. Dies gelte für die Heilkrampfbehandlung, das Insulin und die Neurolepsie.« [Db.398:63] Tradition und Definition lösen also für Psychiater das Problem, daß sie unter dem An-Spruch auf Heilung, Hilfe usw. usf. schwere körperliche Schäden anrichten und Krankheiten produzieren.

Letztlich, um diese ihre Tätigkeit zu rechtfertigen, pochen sie auf eine noch schwerere 'Krankheit', nämlich die 'Psychose', die 'Schizophrenie' usw. (133), die es zumut-

---

(132) Was die sogenannte 'Komplikation' betrifft, die mit 'Auftreten zusätzlicher und gefährlicher Schwierigkeiten bei einer Krankheit' übersetzt werden kann, so stellt diese nach Aussagen von Psychiatern keinen qualitativen Unterschied zu den 'Neben'-Wirkungen, sondern lediglich deren graduelle Steigerung dar. Am Beispiel der Kreislauf-Regulationsstörung erläutert Degkwitz den feinen Unterschied zwischen (erwünschten) 'Neben'-Wirkungen und (nicht unbedingt erwünschten) Komplikationen: »Die Abgrenzung unerwünschter Nebenwirkungen und Komplikationen von Effekten, die neben den erwünschten auftreten, ist im Grunde wie bei allen Medikamenten nicht exakt möglich. So ist etwa eine hypotone (*durch niedrigen Blutdruck charakterisierte*) Kreislaufregulationsstörung ein fast regelmäßiger Begleiteffekt neuroleptischer Behandlung mit etwas stärker wirksamen Präparaten. Sobald diese Regulationsstörung höhere Grade erreicht, ist sie unerwünscht, und wenn der Patient beim Aufstehen vor dem Bett einen Kollaps erleidet, handelt es sich um eine Komplikation. Das gleiche gilt für die extrapyramidalen Bewegungsstörungen: Einerseits werden sie als Ausdruck einer ausreichenden Wirkung der Medikamente aufgefaßt, andererseits handelt es sich, sobald das Parkinsonsyndrom stärker ausgeprägt ist, um eine unerwünschte Begleiterscheinung, die durch entsprechende Antiparkinsonmittel bekämpft werden muß. Ein stark ausgeprägtes medikamentöses Parkinsonsyndrom mit Speichelfluß, das den Kranken fast bewegungsunfähig macht und durch Antiparkinsonmittel nicht genügend behoben werden kann, ist dagegen eine Komplikation.« [188:133] Laut Hiob, Hippius und Kanig gibt es nur zwei Arten von Komplikationen unter Neuroleptika-Behandlung, nämlich die Agranulozytose (Absterben weißer Blutkörperchen), die die Psychiater durch den raschen Todeseintritt um einen 'Therapie'-Erfolg mit Weiterleben bringen würde, sowie die aufgrund der besonderen Giftwirkung mancher Neuroleptika wie z.B. des Chlorpromazin für die Behandler selbst unangenehmen Hauterkrankungen: »Nach unserer Ansicht sind als einzige wirklich schwerwiegende Nebenwirkungen (im Sinne von Komplikationen) die Agranulozytose beim Pat. und die Hauterscheinungen beim Pflegepersonal anzusehen.« [509:142]

(133) Degkwitz appelliert an den 'Zustand der Kranken', der die Möglichkeit und Grenzen der psychiatrischen Zumutung bestimme: »Die Unterscheidung der verschiedenen Wirkungen in solche, die hingenommen werden müssen, und solche, die unerwünscht sind, ist daher nicht prinzipiell möglich. Die Grenzziehung hängt jeweils davon ab, was den Kranken unter Berücksichtigung ihres Zustandes zugemutet werden kann.« [188:133] Das Bild eines 'verantwortungsbewußten Arztes' zeichnet Pietzcker, der meint, es müsse »... mit aller Deutlichkeit darauf hingewiesen werden, daß die Neuroleptika bei vielen Patienten subjektiv beeinträchtigende und objektiv ernstzunehmende Nebenwirkungen verursachen können, die der Arzt nur dann dem Patienten zumuten darf, wenn eine neuroleptische Behandlung wirklich indiziert (*angezeigt*) ist, und ihre Vorteile für den Patienten gegenüber den möglichen Risiken deutlich überwiegen.« [819:525]

bar mache, die Kosten-Nutzen-Abwägung, die selbstverständlich der Psychiater trifft, zugunsten der Organschädigungen der Betroffenen — in deren 'eigenem' Interesse — zu vollziehen. Mit dem Hintergedanken, die bei Presseleuten latent vorhandenen Vorstellungen von tod- und verderbenbringenden psychischen 'Krankheiten' wachzurütteln, drückt Müller-Oerlinghausen sein Bedauern aus, daß er sich gezwungen sehe, zwecks Beibehaltung des mikropolitischen Status quo letztlich nach dem Motto »Der Zweck heiligt die Mittel« zu verfahren; es müsse nämlich »... bei der notwendigen Nutzen-Risiko-Abwägung berücksichtigt werden, daß wir es in der Psychiatrie nicht nur mit vital bedrohlichen, sondern vor allem ohne wirksame Behandlung schnell chronisch werdenden Krankheiten zu tun haben, die das soziale Umfeld und die sozialen Beziehungen eines Menschen völlig zerstören können, — ein Aspekt, der gelegentlich in der Tagespresse vergessen zu werden scheint.« [769:251] Daß diese Entscheidung keine medizinische, sondern eine politische ist, und sei es auch im Einzel-'Fall' 'nur' ein mikropolitischer Interessensgegensatz — hier 'Interessenspartei Psychiater', dort 'Interessenspartei Schizophrene(r)' —, bestätigt eine Äußerung des Pharmakologen und Toxikologen Georges Fülgraff, vormals Präsident des Bundesgesundheitsamtes Berlin und 1980 Staatssekretär im Bundesgesundheitsministerium Bonn: »Die Bewertung von Nutzen und Schaden von Arzneimitteln ist eine politische Entscheidung, keine medizinische.« [zit.567] Selbstverständlich wird kein normaler Psychiater zugeben, daß er seine 'medizinischen' Entscheidungen aus sozial-politischen Erwägungen heraus trifft. Wesentlich, so wird er sagen, und so steht es auch in den Werbeanzeigen der Neuroleptika-Herstellerfirmen geschrieben, seien die psychischen Auswirkungen der 'Medikamente', würden diese nun 'Haupt'- oder 'Nebenwirkungen' genannt. Diese für die 'Schizophrenen' und andere solcherart psychisch 'Kranken' doch sicher sehr angenehmen und sie wieder normal ('gesund') machenden Auswirkungen seien der positive Lohn organschädlicher Neuroleptika-Auswirkungen. Sehen wir uns also den 'Wert' der psychischen Neuroleptika-Auswirkungen an, den die Betroffenen als 'Preis' der psychiatrischen Behandlung zudiktiert bekommen (sollen): Ist es ein Preis, der von Psychiatern aufgrund ihrer notorischen 'Krankheits'-Uneinsichtigkeit aufgedrängt werden muß, oder ist es ein Preis, den die Betroffenen zusätzlich zu den körperlichen Schädigungen zahlen (müssen) — auf dem Weg der Re-Normalisierung?

Kapitel 7: Neuroleptika-Auswirkungen im psychischen Bereich

Abschnitt 1: Einleitung

Vier Vorbemerkungen notwendig

Aufgrund der Tatsache, daß sich die Auswirkungen der Neuroleptika auf die Psyche als Begleiterscheinung der primär auf den Organismus einwirkenden chemischen Substanzen einstellen, wäre es gerechtfertigt, diese psychischen Auswirkungen als die eigentlichen Nebenwirkungen zu bezeichnen. Dem würde nicht entgegenstehen, daß Psychiater psychische Normalisierung verbal als Ziel ihrer Tätigkeit formulieren, hat doch die tatsächliche Wirkung wenig mit bloßen Worten zu tun. Da im Begriff 'Nebenwirkung' jedoch die Vorstellung einer Zweitrangigkeit, ja einer Nebensächlichkeit eingeschlossen ist, und die Sinnes- und Lebensweise des Menschen darüber hinaus weder bloßes Anhängsel von organischen Stoffwechselprozessen noch überhaupt von diesen zu trennen ist, werden wir weiterhin den (gleichberechtigten) Begriff der 'Auswirkungen' benutzen.

Die psychischen Auswirkungen der Neuroleptika äußern sich — soweit soll hier bereits vorgegriffen werden — im wesentlichen in zwei unterschiedlichen Haupttendenzen: in Antriebsminderung und in benommen und erregt machender Verwirrtheit. Folglich wird die Darstellung der sich im psychischen Bereich niederschlagenden Auswirkungen der Neuroleptika in zwei Hauptabschnitte unterteilt sein, die diesen beiden Haupttendenzen entsprechen.

Vor diesen in zwei Hauptabschnitten dargestellten psychischen Neuroleptika-Auswirkungen auf die Betroffenen wollen wir, um ein besseres Vorverständnis für das Zustandekommen dieser psychischen Auswirkungen zu schaffen, etwas ausführlicher auf vier verschiedene Aspekte eingehen, die die psychischen Auswirkungen der Neuroleptika auf die Betroffenen erst im richtigen Licht erscheinen lassen. Den ersten Aspekt bildet die Darstellung der medizinisch-neurologischen Kenntnisse über die Ausbildung einer sogenannten Parkinsonpsyche als psychische Begleiterscheinung der (normalen) Parkinson-Krankheit. Da eine wesentliche Wirkungsweise der Neuroleptika in der Verursachung dieser Nervenerkrankung besteht, so liegt die Frage nahe, wie es mit den speziellen psychischen 'Neben'-Erscheinungen des Parkinsonismus bei den Neuroleptika-Behandelten steht: Lassen sich Parallelen zwischen dem psychischen Zustand von Parkinson-Erkrankten und dem von Neuroleptika-Behandelten ziehen? Der zweite Aspekt betrifft die schon seit ca. hundert Jahren stattfindenden Sauerstoffmangel-Versuche an Normalen wie auch die historischen Aufzeichnungen von Sauerstoffmangel-Erscheinungen in großen Höhenlagen; diese werden, wie wir gleich sehen werden, von Psychiatern selbst als mit der Neuroleptika-Wirkung vergleichbar bezeichnet und sind somit innerhalb dieses Kapitels einer eingehenden Betrachtung würdig. Der dritte Aspekt handelt von Versuchen, die Psychiater an sich selbst oder an anderen Normalen durchgeführt und dabei ebenfalls nicht uninteressante Ergebnisse zutage gefördert haben. Und der vierte Aspekt befaßt sich mit der Bedeutung der von Psychiatern bei Tierversuchen gemachten Beobachtungen: Zeigen Neuroleptika im Einsatz gegen Tiere eine bestimmte psychomotorische, speziell kataleptisch-hypokinetische, d.h. eine Bewegungsarmut oder Bewegungsstarre auslösende Wirkung, so ist dies für Psychiater ein deutlicher Hinweis auf das Vorliegen eines 'therapeutischen' Effektes des getesteten 'Medikaments'. Von welchen Auswirkungen gehen die Psychiater auf der Suche nach 'therapeutisch wertvollen', re-normalisierenden 'Medikamenten' aus?

Abschnitt 2: Die Parkinsonpsyche

Ernst Walter Fünfgeld — 81,4% Spontaneitäts-Minderung — Körperliche und psychische Plumpheit — Veränderung des Persönlichkeitskerns — 5 Stufen zur Verblödung — Apathie oder Verwirrtheit

Seit der Parkinsonismus als eigenständige Krankheit von Neurologen medizinisch-psychologisch untersucht wird, wurden bei allen Parkinsonkranken — zwar nicht bei allen in gleichem [423:45], aber doch in mehr oder minder ausgeprägtem Ausmaß — psychische Störungen beobachtet [324:3]. Die Ansichten der Neurologen über eine korrekte Beschreibung dieser Störungen gehen zwar auseinander, dennoch können bei einem Überblick über die neurologische Literatur zu diesem Thema recht einheitliche Tendenzen der Parkinson-Auswirkungen festgestellt werden. Dem Neurochirurgen Ernst Walter Fünfgeld ist eine Zusammenfassung der gestreuten neurologischen Fachliteratur zu diesem Thema sowie die Veröffentlichung eigener langjähriger Untersuchungen in der Freiburger Neurochirurgischen Universitätsklinik zu verdanken, die er mit großem Wohlwollen der Psychiater Hanns Ruffin und Hans-Hermann Meyer durchführen durfte.

Die in Fünfgelds Literaturübersicht aufgeführten psychischen Parkinson-Störungen sollen hier nur stichpunkthaft wiedergegeben werden, um die Leserinnen und Leser nicht mit einer Fülle von Namen von Neurologen zu überschwemmen, die für die weitere Darstellung ohne Bedeutung sind:

- Verdrießlichkeit, Hang zum Weinen;
- depressive Verstimmung, Affekt-(Gemüts-)Veränderung, rasche Ermüdbarkeit und Antriebsschwäche;
- Bradyphrenie (erschwerte Anpassung an eine gegebene Situation; psychische Trägheit; Mangel an Spannkraft, Zuwendung und Konzentration);
- psychomotorische Einengung als Folge der Fesselung der Aufmerksamkeit durch die Bewegungsstörungen [324:3];
- Depressionen, Minderung von Antrieb, Energie und Willen [324:4,10];
- Mangel an Antrieb als psychisches Korrelat (Gegenstück) der Bewegungsarmut; einfühlbare depressive Verstimmungen [324:4,9];
- Ausfall des instinktiven (unwillkürlichen) und des spontanen (willkürlichen) Antriebs;
- Antriebsstörung, gestörte Spontaneität, Schwäche- und Müdigkeitsgefühl ('schlaffe Depression'), affektive Schwingungsunfähigkeit, Stumpfheit; vereinzelt dranghafte Unruhezustände und 'psychotisch' gefärbte Zustandsbilder;
- Affektveränderungen, Merkfähigkeitsschwäche, Intelligenzabbau bis zur Demenz (Verblödung), Verwirrtheitszustände; psychische Akinesie (Steifheit) im Sinne einer Verlangsamung der psychischen Abläufe [324:4].

Zwei Autoren aus Fünfgelds Übersicht seien namentlich genannt: Der DDR-Psychologe Kurt Billenkamp aus Bernburg/Saale machte Untersuchungen zum zahlenmäßigen Vorkommen einzelner Störungen und fand dabei eine beständige Mißstimmung bei 50% der Erkrankten, Veränderung des Gefühlslebens bei 38,7%, Antriebsstörung bei 31,8% und Minderung der Spontaneität bei 81,4%; Denken, Kombinationsfähigkeit sowie die Fähigkeit zum Verknüpfen von Vorstellungen (Assoziationsfähigkeit) waren bei 35 bis 45%, die Merkfähigkeit bei über 50% und das Gedächtnis bei 30% der Erkrankten gestört [100:101]. Der andere Autor, der Neurologe Kurt Hartmann-Von Monakow, vermißte bei Parkinsonkranken den Elan; sie seien wenig aktiv und würden von alleine nichts mehr unternehmen [423:44]. Vor allem macht dieser Neurologe auf die unmittelbare Verbindung zwischen der Plumpheit der körperlichen und der psychischen Bewegungsfähigkeit aufmerksam, wenn er in seinem Buch schreibt: »Jede Bewegung wird als plump und schwerfällig empfunden und bleibt an den kleinsten Widerständen haften. Alles reibungslos Fließende, Unbehinderte und Selbstverständliche ist den Bewegungen genommen, und deshalb werden alltägliche und (vom Gesunden aus gesehen) nebensächliche Handlungen lebenswichtig. In fortgeschrittenen Fällen hat auch die innere Anteilnahme am Geschehen in der Umwelt abgenommen. Die Patienten sind auch seelisch verlangsamt (Bradyphrenie) und verlieren allmählich den Kontakt mit der Außenwelt.« [423:44f.]

Nach seiner Auswertung der neurologischen Literatur kommt Fünfgeld zum Resümee, wenn er die formelhaft verkürzte Gesamtheit der geschilderten, durch den Parkinsonismus verursachten psychischen Veränderungen als Parkinsonpsyche bezeichnet: »Darin kommt zum Ausdruck, daß diese Krankheit in ihren psychischen Manifestationen (*Darlegungen*) etwas Typisches in sich birgt (...). Die Parkinsonkrankheit ***nivelliert individuelle psychische Eigenschaften!*** (...) Damit verändert sich auch der ***'Kern der Persönlichkeit'*** (das Ganze des Fühlens und Wertens, Strebens und Wollens).« [324:8/13] In seinen bereits angesprochenen Untersuchungen macht sich Fünfgeld daran, Kategorien zur Erfassung des jeweils unterschiedlichen Ausmaßes der psychischen Störungen zu entwickeln; dabei unterscheidet er fünf Stufen: Die erste Stufe nennt er Veränderung der Stimmung; dabei sind die Kranken infolge der Erschwernisse (durch dauernde chronische Krankheit) bedrückt und in ihrem Lebensgefühl beengt [324:14]: »Alle Kranken sind in Sorge hinsichtlich der weiteren Entwicklung ihres Krankheitsbildes, bei einigen schimmert Angst und Verzagtheit durch ...« [324:15] Stufe II beinhaltet die Veränderung weiterer Gefühlsqualitäten und der Affektivität (Erregbarkeit des Gemüts) [324:16]: »Bei den hier eingereihten Parkinsonkranken findet sich entweder eine Starre und Einförmigkeit, Flachheit und Unangepaßtheit der Gefühle, oder aber eine Verstimmbarkeit, Dysphorie (*gedrückte Stimmung*), leichte Erregbarkeit und Affektlabilität (*Gefühlsunsicherheit*) (...). Diese Veränderungen in Ansprechbarkeit, Ablauf und Steuerung des Gefühlslebens und der Gefühlsqualitäten bedingen auch eine Veränderung der Grundstimmung ...« [324:17] Veränderungen der Affektivität (Erregbarkeit des Gemüts) und des spontanan Antriebs bilden die Stufe III [324:18]. Hier, so Fünfgeld, komme die gestörte Grundstimmung weniger stark zum Ausdruck, da das Feld quantitativ und zeitlich von der Herabsetzung der seelischen Dynamik beherrscht werde; die Beeinträchtigung der geistigen und körperlichen Leistungsfähigkeit durch die Verminderung der spontanen Anstrengungsbereitschaft stehe im Vordergrund [324:20]. Und weiter: »Auf seiten der Emotionalität zeigt sich eher eine einförmig-freundliche Haltung, auch Labilität und Unruhe, dagegen weniger eine dysphorische Resignation und ein zögerndes Sichzuwenden. Wie bei den vorangehenden Syndromen ist die Grundstimmung gedrückt ...« [324:20] Veränderungen der Affektivität, des vitalen (die entscheidenden tiefen Schichten der Psyche betreffenden)

Antriebs, des Willens und der Interessen bilden die Stufe IV [324:22]; die Nivellierung der Persönlichkeit ist jetzt deutlich, die Parkinsonpsyche recht ausgeprägt [324:24]: »Psychische Elastizität und Anpassung fehlen; Starrheit oder Zähflüssigkeit auf seiten der Affektivität überwiegen, nur selten schlägt diese um, macht für kurze Zeit einer labilen, meist weinerlichen Reaktion Platz und kehrt dann wieder zur Ausgangslage zurück. Die Stimmung ist durchgehend sehr gedrückt. Die Minderung des vitalen Antriebes und die Beeinträchtigung des Interesses, der Willensbildung, der Aufmerksamkeit und zeitweise auch der Auffassung sowie eine gewisse Verlangsamung des Denkens entsprechen dem Bild einer organischen Persönlichkeitsveränderung; diese wirkt sich auch auf die Intelligenz aus, zumindest soweit sie von der Leistung und den praktischen Erfordernissen her zu definieren ist.« [324:23f.] Veränderung der Persönlichkeit, Beeinträchtigung von Merkfähigkeit, Gedächtnis, Auffassung und Konzentration, Denken sowie von Kritik- und Urteilsfähigkeit sind in Stufe V zusammengefaßt [324:25]. Zu dieser fortgeschrittensten Stufe der psychischen Auswirkungen des Parkinsonismus schreibt Fünfgeld erläuternd: »Auch unter besonders günstigen Bedingungen bleibt die psychische Leistungsfähigkeit erheblich und in allen Bereichen eingeschränkt. Im Vergleich zu dem früheren Syndrom (gemeint: Stufe IV, P.L.) kommen Faktoren hinzu, die sich allgemein nur im Rahmen einer Demenz (*Verblödung*) finden lassen, einerlei, ob man diesen Begriff weit oder eng faßt.« [324:25]

Auf die Frage, ob ein normaler Mediziner oder gar ein Psychiater tatsächlich berechtigt ist, ***andere*** Menschen — unabhängig von deren Intelligenzgrad — als blöde (dement) zu bezeichnen, wollen wir hier nicht eingehen, abgesehen von der Tatsache, daß Neuroleptika-bedingte Veränderungen der Intelligenz und der geistigen Fähigkeiten bereits unter dem Thema 'Auswirkungen der Neuroleptika im Zentralnervensystem' abgehandelt sind. Fassen wir die psychischen Auswirkungen der normalen, d.h. nicht vorsätzlich durch Neuroleptika verursachten Parkinson-Krankheit zusammen, so finden wir gefühlsmäßige Stumpfheit, Apathie, Dahinvegetieren oder gelegentliche Unruhe- und Verwirrtheitszustände, Depressionen, Mangel an Spontaneität, Schlaffheit, Verlust des Willens und der Fähigkeit zu emotionalen Beziehungen (134). Wenn die psychischen Auswirkungen der Neuroleptika dargestellt sind, so werden wir prüfen, inwieweit Berührungspunkte zwischen dem Einfluß der Parkinson-Krankheit und der Neuroleptika auf die Psyche der jeweils betroffenen Menschen herausgearbeitet werden können. Doch zuvor wollen wir als nächstes den Einfluß von Sauerstoff-Mangelversorgung des Gehirns auf die menschliche Psyche untersuchen; auch hier wird von spezifischen Störungen berichtet.

(134) Diese Störungen entsprechen durchaus den psychischen Begleiterscheinungen des in Zusammenhang mit Bewegungsstörungen ebenfalls genannten Apallischen Syndroms (Benommenheit, Dämmerzustand, 'hypnoides Syndrom' [schlafähnlicher Zustand mit erhöhter Beeinflußbarkeit durch andere Personen], Delir [641], Depression, Fehlen von gerichteter Aufmerksamkeitslenkung, von Spontaneität und von Reizbeantwortung [411.I:120]) sowie des Veitstanzes (Antriebsminderung und Unausgeglichenheit [411.I:391]).

Abschnitt 3: Die Sauerstoffmangel-Auswirkungen auf Körper, Geist und Psyche

Im peruanischen Hochgebirge — Auf dem Ätna — Die Bergkrankheit — Im Ballon auf 8.800 m — Raub des Willens — Wandelnde Dulder — Unterdruckkammer-Versuche im KZ Dachau — Hans Wespi — Organische Veränderungen — Die Jungfraujoch-Forschungen — 21 Jahre Verspätung — Roland Kuhn — Verlust an Innerlichkeit — Psychotherapeutisch verwertbar? — Typische Persönlichkeitsveränderungen — Gerhart Harrers besonderes Interesse

Marco Mumenthaler vom Fliegerärztlichen Institut der Abteilung für Flieger und Fliegerabwehr (Schweiz) ist eine Übersicht über ältere und neuere historische Beschreibungen von Sauerstoffmangel-Erscheinungen in großer Höhe zu verdanken. Bei einem Vergleich der Sauerstoffmangel-Auswirkungen mit den Auswirkungen der Neuroleptika speziell auf das Zentralnervensystem als auch auf das extrapyramidalmotorische System springt deren Verwandtheit auch dem Nichtmediziner sozusagen geradezu ins Auge. Im Anschluß an die körperlichen Auswirkungen des Sauerstoffmangels in großer Höhe werden die dazugehörigen psychischen Auswirkungen dargestellt werden.

Mumenthaler berichtet von Reisebeschreibungen des Paters José de Acosta aus der Zeit um 1590, als dieser gemeinsam mit seinen Reisegefährten beim Übergang über den Pariacaca, einen hohen peruanischen Gebirgszug, von einem derartigen Unwohlsein befallen wurde, daß er sich am liebsten von seinem Reittier auf den Boden geworfen hätte; Acosta mußte von den begleitenden Indianern auf dem Tier gestützt werden, außerdem mußte er heftig erbrechen. Alle Reisenden waren sehr erschöpft, einzelne wollten auch beichten, da sie dachten, sterben zu müssen [4;vgl.770:48]. Von Schwindel, Brechreiz und Erbrechen, Übelkeit, Atemnot und erdrückender Müdigkeit schrieb der später im peruanischen Hochland reisende Antonio de Ulloa [1061;vgl.770:49]. Giovanni Alfonso Borelli, ein italienischer Gelehrter, der im 17. Jahrhundert den Ätna bestieg, teilte mit, daß er in oberen Regionen des Vulkans mit Atemnot zu kämpfen hatte [118;vgl.770:49f.]. Wiederum aus Peru stammen die Reiseskizzen des Schweizers Johann Jakob von Tschudi, der über seinen von 1838 bis 1842 währenden Aufenthalt in diesem hochgelegenen Land von Ohrensausen, Trübesehen, Kopfschmerzen, Übelkeit, Atemnot, Herzklopfen, Ohnmachten, Schleimhautstörungen und Durchfall berichtet [1056:66-70,152f.;770:51f.]. Tschudis Landsmann, der Arzt Conrad Meyer-Ahrens, verfaßte 1854 ein Buch über die Bergkrankheit, worin er u.a. überstarken Durst, Übelkeit, Erbrechen, Erstickungsangst, Schwindel, Kopfschmerzen, Ohnmachtsanwandlungen, unbezwingbare Schläfrigkeit, Schlafstörungen, Muskelerlahmung sowie Abstumpfung der Sinnes- und Leistungsfähigkeit als typische organische Symptome des Sauerstoffmangels beschreibt [741:100;770:53]. Nach einer Expedition zum zweithöchsten Berg der Alpen, zum 4.634 m hohen Monte Rosa, schrieb 1905 der Professor an der Landwirtschaftlichen Hochschule und Geheime Regierungsrat Nathan Zuntz gemeinsam mit seinen Mitarbeitern, daß in großen Höhen normalerweise kräftige, berggewandte und schrittsichere Leute selbst auf leicht zu begehenden Wegen wie Betrunkene dahintaumelten [1117:424,770:53]. Mit einem Ballon war bereits im Jahre 1862 der schottische Meteorologe James Glaisher in für damalige Zeiten außergewöhnliche Höhen aufgestiegen; nachdem er, so Glaisher selbst, bereits in einigen Tausend m Höhe unter verschiedenen neurologischen Ausfällen wie z.B. Sehstörungen und Teillähmungen (Paresen) gelitten hatte, verlor er schließlich bei 8.800 m das Bewußtsein [353;vgl.770:56]. Der eintretende Aufschwung der Luftfahrt war es, durch den die Erforschung der Sauerstoffmangel-Erscheinungen erneuten Auftrieb erhielt, besonders, so Mumenthaler, auch das Studium der psychischen Reaktionen beim Menschen. An hervorragender Stelle sind hierbei die systematischen Untersuchungen des Schweizer Psychiaters Roland Kuhn auf dem Jungfraujoch zu nennen, auf die wir noch ausführlich eingehen werden.

Mumenthalers Übersicht betrifft, wie bereits erwähnt, auch die an derselben Stelle geschilderten psychischen Auswirkungen des Sauerstoffmangels. Von einer psychischen Gleichgültigkeit gegenüber den Mitmenschen berichtete Pater Acosta: Jeder einzelne seiner Reisegefährten kümmerte sich nicht mehr um die anderen, sondern nur noch um sich selbst und beeilte sich, die unwirtliche Gegend so rasch wie möglich zu verlassen. Über moralische Schwächung des Menschen und Raub seines Willens schreibt Tschudi; ein früher nie empfundenes Unbehagen sowie eine unbeschreibliche Angst hatten sich — so seine eigenen Worte — seiner bemächtigt. Meyer-Ahrens fand bei seiner Bergkrankheit-Beschreibung die Neigung zur Ungeduld bemerkenswert; Paul Güßfeldt, ein Berliner Weltreisender des letzten Jahrhunderts, weist in seinen Reiseberichten von südamerikanischen Anden-Gipfelbesteigungen ebenfalls auf die Willensschwächung unter Sauerstoffmangel hin: »So glichen wir mehr wandelnden Duldern als himmelerstürmenden Titanen.« [384;zit.770:52] Von den beiden charakteristischen Formen der Bergkrankheit als Folge des Sauerstoffmangels, nämlich der Erregtheit und der Erschlaffung, erzählen Zuntz und Mitarbeiter: »Durch das Ineinandergreifen von Überreizung und leichter Erschöpfbarkeit kommen sehr mannigfaltig variierte Störungen zustande, die bisweilen zu plötzlichen Ausbrüchen von Exaltation (*Überreizung*) oder Depression führen. Das ganze Benehmen zeigt eine gewisse Unrast, eine Labilität der Stimmungen, die zwischen Niedergeschlagenheit und übermäßiger Lustigkeit schnell wechseln. (...) In großen Höhen kann sich die Erregung bis zu wirklichen Delirien steigern.« [1117:424]

Bei psychiatrischen Untersuchungen über psychische Auswirkungen der mangelnden Sauerstoffversorgung des Gehirns wurde mit Ausnahme der bereits erwähnten Untersuchungen von Kuhn die relative Höhe mit Unterdruckkammern oder durch Atemmasken simuliert. Unter faschistischen Arbeitsbedingungen in Deutschland konnten die Versuchsleiter dabei bis zum äußersten, d.h. zum Tod der 'Patienten' gehen. Schon 1937 hatte Godehard Goralewski aus Düsseldorf auf der Jahresversammlung der 'Gesellschaft Deutscher Neurologen und Psychiater' (GDNP) fast programmatisch erklärt: »Die Frage nach den Störungen der zentralnervösen Regulationen bei Sauerstoffmangel interessiert nicht nur den Fliegerarzt, sondern hat auch für den klinischen Neurologen wesentliches Interesse. (...) Dem klinischen Neurologen eröffnen sich durch das anoxämische (*den Sauerstoffmangel im Blut betreffende*) Experiment insofern neue Fragestellungen, als der Anoxämieversuch (*Sauerstoffmangelversuch*) die Möglichkeit bietet, am Gesunden zentralnervöse (*das Zentralnervensystem betreffende*) Ausfallerscheinungen hervorzurufen ...« [359:83f.] Bei Versuchen an über 100 Normalen, die mit Atemmasken durchgeführt wurden, die eine stufenweise Verringerung der Sauerstoffkonzentration erlaubten, konnte Goralewski im Prinzip dieselben wie die bereits genannten Störungen künstlich produzieren: Muskelzittern (Tremor), Störung des geordneten Zusammenwirkens der Bewegungen (Ataxie), Blutdrucksenkung (Hypotonie), überschießenden Bewegungsdrang sowie Krampfanfälle [359:86-88]. Im KZ Dachau führte der Mediziner und SS-Untersturmführer Sigmund Rascher im Zeitraum 1941/42 über 200 Versuche an KZ-Insassen aus, um in Unterdruckkammerversuchen das Leckwerden von Flugzeug-Druckkabinen zu simulieren und die Bedingungen von Rettungsversuchen in großer Höhe zu erforschen [726:20ff.]. Bei den Versuchen, die nach Zeugenaussagen 70 bis 80 Menschenleben kosteten, wurde wiederum großer Wert auf die organischen Veränderungen gelegt, die bei simuliertem Absinken des Piloten aus ca. 15 km Lufthöhe auftreten. Am Rande wird in den Versuchsprotokollen erwähnt, daß Versuchspersonen unter akutem Sauerstoffmangel »den Eindruck eines völlig Geistesgestörten« [zit.726:29] machen. Im Gegensatz zu den damaligen mehr auf die körperlichen Auswirkungen fixierten deutschen psychiatrisch Tätigen waren es insbesondere die vom Nutzen der Psychologie und Psychoanalyse schon früher überzeugten Schweizer Psychiater, die in ihren Sauerstoffmangel-Untersuchungen ein besonderes Augenmerk auf die psychischen Auswirkungen des Sauerstoffmangels richteten. Bei seinen 1933 veröffentlichten Unterdruckkammerversuchen, in denen Höhen bis zu 7.000 m simuliert wurden, stieß Hans Wespi vom Physiologischen Institut Zürich auf schwere Ausfälle im Konzentrationsvermögen und in der Merkfähigkeit, auf Einschränkung des Orientierungsvermögens, Verlangsamung des Gedankenablaufs, Verlängerung der Assoziationszeit und Veränderung der inhaltlichen Assoziationsqualität wie bei gewissen Gehirnerkrankungen (organischen 'Psychosen') [1089]; darüberhinaus fand Wespi aufgrund seines psychologisch geschulten Blickes deutliche Veränderungen der Psyche: »Die Stimmungslage war in der Regel gegen die schläfrig-mürrische Seite hin verschoben, mit Ausnahme eines Falles mit manisch-rauschartigem Zustande.« [1089:702]

Beim 1. Salzburger Kongreß über 'Hirnkreislauf in Forschung und Klinik' faßte Gerhart Harrer aus der Psychiatrischen und Neurologischen Anstalt Salzburg, bis dahin selbst bereits 14 Jahre mit Sauerstoffmangel-Versuchen beschäftigt, die aus zahlreichen Untersuchungen vorliegenden Erkenntnisse speziell über die geistigen und psychischen Auswirkungen mangelnder Sauerstoffversorgung des Gehirns zusammen: »So kommt es zu Störungen der optischen Wahrnehmung (z.B. Verlangsamung der Dunkeladaptation [*Anpassung des Auges an die Dunkelheit*], Abnahme der Unterschiedsempfindlichkeit im Farbensehen u.a.m.), zu einem Absinken der oberen Hörgrenze, Störungen des Geschmacks- und Geruchssinnes, des Gleichgewichtes, aber auch zu einer Beeinträchtigung der Aufmerksamkeit, der Kritikfähigkeit und Urteilsbildung, der Reaktionsgeschwindigkeit und des Antriebes. Bekannt ist schließlich der Zerfall der Schriftzüge ...« [418:41] Im Rahmen der eingeschränkten Sauerstoffversorgung des Gehirns (Bergkrankheit; 'Höhenkrankheit') könne »... es aber auch bis zu halluzinatorischen Verwirrtheitszuständen kommen. So berichtete z.B. Hermann Buhl, der Bezwinger des Nanga Parbat, daß er sich der Bedeutung seines Aufstieges im entscheidenden Augenblick in keiner Weise bewußt wurde und in unkritischer Einschätzung seiner wahren Situation schließlich sein wichtiges Gepäck abwarf und so seinen weiteren Weg fortsetzte; zeitweise habe er Stimmen gehört, die seinen Namen riefen, herausragende Felsspitzen hielt er für entgegenkommende Kameraden.« [418:41] Bei Fortdauer kommt es zu Muskelzittern (Tremor), schweren Störungen des geordneten Zusammenwirkens der Bewegungen (schwerer Ataxie), hyperkinetischen Symptomen, Krampfzuständen, Schläfrigkeit, Kopfschmerzen, Schwindel, Benommenheit, Überempfindlichkeit der Haut (Dermographismus), Blässe, Blaufärbung (Cyanose) des Gesichtes, krankhaft vermehrter Schweißbildung (Hyperhidrosis) sowie Abnormitäten der Herztätigkeit (Abflachung der T-Zacke, Senkung der ST-Strecke; vgl. Fn. 108). Das Ausmaß aller Veränderungen, sowohl der psychischen wie auch der körperlichen, könne, so Harrer, bei den einzelnen vom Sauerstoffmangel betroffenen Menschen sehr unterschiedlich sein [418:41f.]; am empfindlichsten reagieren jeweils das Großhirn und der Thalamus [331;vgl.418:43].

Am ausführlichsten und fundiertesten sind zweifellos die unter dem Schweizer Armeeoberst Hans Meier-Müller, Abteilung Fliegerärztlicher Dienst, an insgesamt 15 normalen und gesunden Versuchspersonen in drei Perioden zu sechs, acht und zwölf Tagen durchgeführten Untersuchungen über die psychischen Auswirkungen leichten chronischen (andauernden) Sauerstoffmangels; obwohl diese Tests bereits von 1942 bis 1944 in der Hochalpinen Forschungsstation Jungfraujoch (3.454 m) durchgeführt wurden, wurde dem damals mitbeteiligten Psychiater anscheinend erst nach 'Entdeckung' des Chlorpromazin und der Erkenntnis der von Neuroleptika dieser Art produzierten Sauerstoff-(O_2-)Mangelversorgung des Gehirns der tatsächliche Stellenwert dieser Untersuchungen klar, so daß diese erst mit einer Verspätung von 21 Jahren veröffentlicht wurden. Zum Zeitpunkt der Veröffentlichung schreibt der erwähnte Psychiater, nämlich Roland Kuhn zur Bedeutung der Untersuchungen: »In diesem Zusammenhang sei darauf hingewiesen, daß mit gewissen neuzeitlichen Psychopharmaka gelegentlich bei bestimmten Kranken psychische (und manchmal auch körperliche) Zustände und Reaktionsformen ausgelöst werden, die denjenigen in leichterem O_2-Mangel in verschiedener Hinsicht ähnlich sehen. Es kann dies für die klinische Beurteilung solcher Medikamente und für weitere auch psychophathologische (*'Geisteskrankheiten' betreffende*) Probleme dereinst belangvoll werden ...«[649:138]

Schauen wir uns also die von Kuhn als für das Verständnis der Neuroleptika nicht unwesentlich bezeichneten psychischen Auswirkungen des andauernden (leichten) Sauerstoffmangels an. Sie lassen sich unterteilen in den Verlust der Innerlichkeit des Erlebens, in Gefühle der Leistungsunfähigkeit, in Willensverlust und in den Zustand der Benommenheit und des Dahindämmerns. Mit Rorschachtests, bei denen die Versuchspersonen eigene Empfindungen in Kleckse hineininterpretieren müssen, was dann dem untersuchenden Psychologen oder Psychiater Material für eigene und vergleichende Interpretationen der Interpretationen liefert, findet Kuhn bei den unter Sauerstoffmangel Stehenden einen abnormen Verlust der Ich-Nähe der Assoziationen (Vorstellungsverknüpfungen), eine abnorme Senkung der persönlichen Beteiligung sowie abnorm oberflächliche und äußerlichere (entfremdetere) Formen der Assoziation. Kuhn führt konkret aus: Es »... tritt vor allem ein deutlicher Verlust der Gestaltungsfähigkeit ein. So werden etwa aus Gesichtern Fratzen und Masken, aus schön glänzenden Augen gebrochene, aufrechte Tiere werden in solche mit hängenden Köpfen verwandelt, Lebendiges wird zu Totem. Bewegt gesehene Gestalten versteifen sich, ihr Kleid wird besonders hervorgehoben, oder sie werden mit Krankheit bedacht oder gar bloß noch als Leiche gesehen. Im ganzen läßt sich sagen, daß die Kleckse ihr Leben verlieren und vielmehr als Kleckse wahrgenommen werden. Aus den Assoziations- und Rorschach-Versuchen lassen sich allgemein Anzeichen für einen Verlust an Innerlichkeit des Erlebens finden. Dieses wird oberflächlich und äußerlich. (...) Die Veräußerlichung kann so weit gehen, daß ein ursprünglich so persönlichkeitsnaher Inhalt wie Blutflecken in der Höhe in Form von Abendrot in die Landschaft hinaus verlegt wird. Von hier aus ist es nun verständlich, daß konstellationsbedingte Assoziationen in der Höhe häufiger sind; denn die Aufmerksamkeit wendet sich ganz allgemein mehr der umgebenden Welt als dem eigenen Ich zu. So wird etwa aus der Assoziation schwimmen/Wasser in der Höhe schwimmen/Anstrengung. Es hängt dies mit dem in der Höhe zu beobachtenden Mühsamerwerden der Bewegungen zusammen und ist ein Hinweis darauf, daß mit der Erschwerung des Bewegungsvollzuges auch die Bewegungsvorstellung, der 'virtuelle (*der Möglichkeit nach vorhandene*) Bewegungsvollzug' (...) gestört wird.« [649:125f.] Das Dasein in Höhen mit andauerndem leichten Sauerstoffmangel entspreche in vielen Punkten demjenigen des ideenflüchtigen Menschen; die Daseinsweise wird oberflächlich, Vergangenheit und Zukunft verschwinden, persönliche Beziehungen treten zurück [649:126]. Kuhn gibt zu bedenken, daß nicht alle Menschen in gleicher Weise und gleichförmig konstant auf den Sauerstoffmangel reagieren. Manche entwickelten »... in der Höhe eine ausgesprochene Neigung zu Konfabulationen (*Erdichtungen*); sie sind im Rorschachschen Versuch über die Deutungen hocherfreut und finden, daß sie alles viel besser und origineller gemacht haben, auch wenn es gar nicht stimmt. (Bei anderen Versuchspersonen jedoch ..., P.L.) treten ausgesprochen depressive Züge in Erscheinung, das Fallen spielt in solchen Versuchsprotokollen eine besondere Rolle, die Leute glauben, daß sie nichts Rechtes zustandebringen und behaupten, sogar von einer vielleicht doch gelungenen neuen Leistung, auch dies sei bloß etwas, was sie unten auch schon gekonnt hätten. (...) Der Aufgabe gegenüber, die Wahrnehmungswelt zu bewältigen, fühlen sich diese Menschen insuffizient (*als Versager*).« [649:127] Laut Kuhn stellen sich bei den dem Sauerstoffmangel ausgesetzten Menschen »... eine oft starke Antriebsschwäche, Gleichgültigkeit und Wurstigkeit ein. (...) Allgemein besteht eine abnorm große Labilität (*Unsicherheit*) der Stimmung und des Affektlebens überhaupt. Diese ist zum größten Teil wohl der Ausdruck der präsentischen (*durch Oberflächlichkeit und fehlende Erlebnistiefe bestimmten*) Lebensweise. Sie wird bedingt durch den Verlust der Vergangenheits- und Zukunftsbezogenheit des Daseins, das Fehlen von Nachhalt und Dauer im Erleben. Der Mensch wird in der Höhe ablenkbarer und erliegt leichter der Beeinflussung. Äußere Umstände, zufällige Ereignisse erhalten das Übergewicht über das eigene Urteil. Das Verhalten wird sorgloser und unbedenklicher. Der Laie erblickt darin bloß einen Wegfall von Hemmungen, während wir auf Grund unserer Untersuchungen darin ein Symptom des Verlustes der Fähigkeit zur Selbstgestaltung und der Gestaltung der Umwelt überhaupt erblicken. So kommt es denn, daß die Gedanken nicht mehr reifen, das Denken oberflächlich wird und sprunghaft ideenflüchtig wird. Die Übersicht über weitere Zusammenhänge geht in der Beachtung der Außenwelt verloren, jedes Schema, welches das Handeln bestimmen sollte, wird voreilig verlassen. Intuitive Fähigkeiten und produktive Phantasiebetätigung erleiden starke Einbuße. Dafür folgt das Denken alt eingeschliffenen Bahnen, und das ganze Dasein wird mechanisiert. Eng damit verknüpft ist der Verlust an Aktivität und Spontaneität.« [649:128] Zuletzt betont Kuhn noch einmal die unterschiedliche Reaktionsweise der Menschen, die sich zwei verschiedenen Gruppen zuordnen lassen. Zur ersten gehören die bereits erwähnten Versuchspersonen, die durch den Sauerstoffmangel in einen Zustand der — äußerlich unbegründeten — Erregung hineingeraten. Diesem entspricht es auch, so Kuhn, »... daß sie auf den Verlust an Selbstbesinnung mit einer maniformen (*'Manie'-förmigen*) Geschäftigkeit, mit vielen Worten, überflüssigem Tun und bizarren Einfällen reagieren« [649:129], weshalb Kuhn den psychiatrischen Begriff des Dämmerzustandes für solche Sauerstoffmangel-Auswirkungen nicht unpassend findet [649:129]. Zur anderen Gruppe, die unter andauerndem Sauerstoffmangel auf die normalen Lebensbelastungen mit abnormen Depressionen und abnormen Versagensgefühlen reagiert, schreibt Kuhn: Diese »... werden dösig, still, ziehen sich zurück und fühlen sich müde. Auch hier verwischen aber Gewöhnung, Akklimatisierung (*Umweltanpassung*), Arbeitsleistung und vieles andere mehr das Bild« [649:129]; diese zweite Reaktionsweise nähere sich dem Zustand der Benommenheit [649:129]. Zusammenfassend für beide Gruppen unterschiedlicher Reaktionsweisen bemerkt Kuhn: »Die Veränderungen werden von den Betroffenen nur ganz unvollkommen oder überhaupt nicht wahrgenommen. Es ist dies verständlich. Die Schädigung betrifft nämlich vor allem gerade diejenige Instanz, die die Veränderungen wahrnehmen müßte, nämlich das Ich.« [649:129] Mit beachtenswertem psychiatrischen Gespür schrieb Kuhn bereits nach der in den 40er Jahren stattfindenden Auswertung des Untersuchungsmaterials: »Daß gerade die Veräußerlichung komplexhaften Erlebens einst vielleicht auch psychotherapeutisch verwertet werden kann, mag zum Schluß nur noch angedeutet werden.« [649:130] Wie schon die anderen Autoren konnte Kuhn ebenfalls ausgeprägte, sich unmittelbar körperlich auswirkende Symptome des Sauerstoffmangels beobachten. Schon während der Anfahrt zur Jungfraujoch-Spitze trat bei ruhig Dasitzenden in größerer Höhe von Zeit zu Zeit eine verschieden stark ausgeprägte abnorme körperliche Unruhe auf, verbunden mit abnormen Gefühlen des Unbehagens, der Enge, der Beklemmung, der Atemnot und des Luftmangels [649:131]. Bei andauerndem Aufenthalt in großer Höhe fielen Koordinationsstörungen im Bewegungsablauf auf: »Ungeschicklichkeiten sind sehr häufig; man vergreift sich, stellt ein Glas neben den Tisch, schlägt den Kopf an, macht Fehlmanipulationen an Apparaten und ähnliches mehr.« [649:133] Das Schreiben war erschwert, das Sprechen verlangsamt und machte den Betroffenen offensichtlich Mühe: »Einzelne Versuchspersonen haben es deshalb nach Möglichkeit überhaupt vermieden, zu sprechen ...« [649:135]

Vor der Veröffentlichung der Kuhn'schen Jungfraujoch-Untersuchungen war das Manuskript bereits einigen anderen Psychiatern zugänglich gewesen, so auch Christian Müller aus der Universitätsanstalt Lausanne/Schweiz. Müller selbst verfügte über ca. 800 Unterdruckkammer-Versuchsprotokolle vom Fliegerärztlichen Institut der Schweizerischen Armee in Dübendorf; dort waren normale und gesunde, junge hochleistungsfähige Männer gruppenweise für jeweils eineinhalb bis zwei Stunden in eine simulierte Höhe von 7.500 bis 8.000 m gebracht worden. Unter Einbeziehung von Kuhns Untersuchungsergebnissen, die ihm vorlagen, faßte Müller drei typische Verhaltensweisen zusammen, wie Menschen reagieren, die Sauerstoffmangel ausgesetzt sind:

»a) Konstantes, progressives (*fortschreitendes*) Absinken von Energie, Interesse, Aufmerksamkeit und Bewußtseinsklarheit, allgemeine Verlangsamung, zunehmende Stumpfheit, Apathie, Resignation, manchmal mit deutlich depressiver Tönung, gelegentlich auch mit katatoniformer Erstarrung (*Erstarrung in Form von sogenannter 'Katatonie'*) einhergehend. Allmählich eintretende Bewußtlosigkeit.

b) Zuerst Auftreten eines kurzen Excitationsstadiums (*Stadium der Erregung*) mit Expansionsdrang, Euphorie, Witzelsucht, Logorrhoe (*übermäßigem Redefluß*), Hyperaktivität (*übermäßiger Aktivität*), dann allmählicher oder schneller Übergang zum Zustand wie bei a.

c) Konstant zunehmende Euphorie mit Witzelsucht, Expansionsdrang, Logorrhoe, Hyperaktivität, Distanzlosigkeit, Mangel an Kritik, motorische Erregung bis zum maniformen Zustand (*Zustand in Form von 'Manie'*). Aus voller Euphorie heraus schnelles Absinken und Übergang in Bewußtlosigkeit.« [761:203] Müller äußerte sich auch zum Verhältnis der Sauerstoffmangel-Auswirkungen zu den psychischen Auswirkungen der Neuroleptika; auf dieses Verhältnis werden wir jedoch erst im Rahmen einer zusammenfassenden Betrachtung dieser letztgenannten (psychischen) Neuroleptika-Auswirkungen zurückkommen.

Bereits jetzt lassen sich die Auswirkungen andauernden leichten Sauerstoffmangels zusammenfassen: Was den körperlichen Bereich betrifft, so kommt es am augenfälligsten zu Störungen des Bewegungsapparates, die weitestgehend (inzwischen) auch als gesetzmäßige Auswirkungen der Neuroleptika bekannt sind. Daneben sind Einschränkungen neurologischer Hirnfunktionen in Form von Wahrnehmungs-, Aufmerksamkeits-, Wach- und Schlafstörungen aller Art vorzufinden, die (inzwischen) ebenfalls als gesetzmäßige Auswirkungen der Neuroleptika bekannt sind. Viele der unter Sauerstoffmangel entstehenden vegetativen Störungen treten ebenfalls unter Neuroleptika auf: Schwindel, Kreislaufstörungen aller Art, Herzrhythmusstörungen, Hautveränderungen, Brechreiz usw. usf.. Im psychischen Bereich kommt es einerseits in den 'Fällen', wo ein gewisses ausgeprägtes Gefühlsleben bestand, zur abnormen Herabsetzung des persönlichen Stärke- und Selbstwertgefühles, zu abnormen Gefühlen der Dysphorie (Gegensatz von Euphorie; tief gedrückte Stimmung), zur abnormen Einschränkung der angemessenen gefühlsmäßigen Erfassung und Verarbeitung der Wirklichkeit, zur abnormen Einschränkung von Begeisterungsfähigkeit, Inspiration, Intuition, Klarsicht und Phantasie, überhaupt zur abnormen Abstumpfung von Gefühlsäußerungen aller Art. Andererseits ist quasi als Gegenpol das Hineingeraten in einen abnormen Erregungszustand mit scheinbaren Euphoriegefühlen möglich, die aus normaler Sicht nicht nachvollziehbar sind. Die psychischen Auswirkungen der Sauerstoff-Mangelversorgung des Gehirns entsprechen weitestgehend dem Erscheinungsbild der Parkinsonpsyche.

Wie bereits mehrfach angedeutet, spielen für Psychiater die in den Sauerstoffmangel-Experimenten gewonnenen Erfahrungen für ihre moderne Theorie und Praxis der Behandlung eine wesentliche Rolle. Exemplarisch spricht dies der bereits erwähnte Gerhart Harrer gemeinsam mit Kollegen aus: »Sauerstoffmangelzustände sind für den Psychiater in mehrfacher Hinsicht von besonderem Interesse. Erstens bietet der Sauerstoffmangel eine günstige Möglichkeit, menschliche Verhaltensweisen experimentell zu untersuchen. (...) Weiter hat sich die Psychiatrie die bei leichtem Sauerstoffmangel auftretenden Veränderungen auf affektivem (*das Gemütsleben betreffendem*) Gebiet nutzbar gemacht ...« [288:272] Bevor wir jedoch zur Besprechung der psychischen Auswirkungen der Neuroleptika bei 'Schizophrenen' kommen, schauen wir uns vorher noch die psychischen Neuroleptika-Auswirkungen bei Experimenten mit psychisch normalen Menschen und Tieren an.

Abschnitt 4: Die Neuroleptika-Selbstversuche von Psychiatern

Cornelia Quarti — Brakelmanns Schlaffheit — Herr und Frau Ernst — Kaltgestelltsein — Heimann und Witt — Wie durch eine Mattscheibe — Wurstigkeit — Passive Existenz — Ernst Grünthal und der dumme Blick — Geistige Lahmheit — Rudolf Degkwitz will es wissen — Emotionslosigkeit — Ein fast gekaufter Sportwagen — Haloperidol in Jerusalem und anderswo — Zusammenfassung

Wenn Tina Stöckle, Mitglied der Irren-Offensive (Autonome Selbsthilfe-Organisation von Psychiatrie-Überlebenden), in ihrem Buch »Die Irren-Offensive« den Selbstversuch des Psychiaters Klaus Ernst als Ausnahme bezeichnet [1012:135], so muß dies richtiggestellt werden: Es gibt eine Reihe von Psychiatern, die an sich selbst, ihren Ehefrauen oder anderen Normalen Selbstversuche durchführten, von denen einige, in denen besonderes Gewicht auf die Erfassung der psychischen Auswirkungen der Neuroleptika gelegt wird, mehr oder weniger ausführlich dargestellt werden sollen. Psychiater lassen sich nicht nur sehr gerne von den Betroffenen die organischen Auswirkungen berichten; auch die Kenntnis der psychischen Auswirkungen halten sie für sehr wichtig, und zweifellos lernen sie diese am besten dadurch kennen (und schätzen), wenn sie eigene Erfahrungen mit den 'Medikamenten' gemacht haben.

Bereits erwähnt ist der Selbstversuch Cornelia Quartis vom 9. November 1951, der für die Geschichte der Einführung des Chlorpromazin in das Arsenal psychiatrischer 'Therapie'-Mittel eine so wichtige Rolle spielt; diese Psychiaterin berichtete von Sterbensängsten, Schwächegefühlen, angsterregenden und qualvollen Empfindungen sowie von der Unfähigkeit, sich darüber aufzuregen (vgl. S. 77).

Der Psychiater Gerhard Orzechowski listet die Beobachtungen auf, die 1954 bei einem in der Anstalt Schleswig gemachten Selbstversuch seines Kollegen Brakelmann von einem dritten Psychiater gemacht werden, ebenfalls mit Chlorpromazin (Megaphen): »Bald nach der einleitenden Injektion eine psycho-motorische Unstetigkeit, Fahrigkeit, herabgesetzte Aufmerksamkeit und Konzentration, Gedankenleere; dann eine länger anhaltende Verlangsamung, ja Hemmung, dazu flüchtige Sprachschwierigkeiten, müder, leerer Gesichtsausdruck mit verengten Lidspalten, verkleinerten prompt reagierenden Pupillen, gerötete Augenlider; unzweckmäßige Ziellosigkeit, überschießend verzettelte Gestik auf äußeren Anstoß hin; eine apathische Teilnahmslosigkeit, Uninteressiertheit und Abgesperrtheit gegenüber Vorgängen und Einwirkungen aus der Umgebung; zunehmendes Ruhebedürfnis mit kurzdauerndem Schlaf bei leichter Erweckbarkeit. Im weiteren Verlauf (bei fortgesetzter oraler 'Megaphen'-Einnahme) wird beobachtet vorwiegend eine ausgesprochene Müdigkeit, kaum überwindliche Antriebsschwäche bei Verwirklichung vorgefaßter Entschlüsse, teilnahmslose Schlaffheit, die Stimmung sorglos gehoben, Lichtreize werden verstärkt empfunden, Gehörseindrücke kommen 'gar nicht so recht heran'.« [792:150f.]

Aus demselben Jahr stammt die Dissertation von Klaus Ernst aus der Züricher Universitätsanstalt Burghölzli; entsprechend der Schweizer Tradition sind die von Ernst genannten psychischen Auswirkungen recht differenziert dargestellt. Ernst schildert zuerst die Auswirkungen, die er an seiner unter Chlorpromazin (Largactil) stehenden Ehefrau beobachten konnte, worauf er diese mit ihren Selbstbeobachtungen zu Wort kommen läßt; im Anschluß daran folgen die mit vertauschten Rollen gemachten Beobachtungen. Wie es sich für die psychiatrische 'Wissenschaft' geziemt, bezeichnen sich die beiden Eheleute in ihren jeweiligen Aufzeichnungen als Vp. (Versuchs-Personen). Beide Versuchsbeobachter vermelden, daß von der Vp. die für den Versuchszeitraum vorbereitete Lektüre bereits nach einer halben Seite bzw. nach wenigen Seiten aufgegeben wird und anschließend fast unberührt auf dem Nachttisch liegenbleibt [265:575.577]. Auch Freunde, Freundinnen und Bekannte, die die unter Largactil stehende Vp. besuchen wollen, erleben einen ausgesprochen kühlen Empfang. Herr Ernst über seine Vp.: »Auffallend war der kühle Empfang, den sie einer guten Freundin bereitete und der an Unhöflichkeit grenzte« [265:575]; Frau Ernst über ihren Mann als Vp.: »Am Abend des ersten Tages kam der telefonische Anruf guter Freunde, die die Vp. seit Jahren nicht mehr gesehen hatten und die uns ihren Besuch für die nächsten Tage ankündigten. Die Vp., die das ganze Telefongespräch mit angehört hatte, quittierte die freudige Überraschung mit einem 'so'.« [zit.265:577] Beim Verhalten seiner Ehefrau als Vp. fällt Herrn Ernst insbesondere deren Gleichgültigkeit gegenüber den von ihr vorübergehend verlegten Anstaltsschlüsseln auf, immerhin neben Spritze und 'Kranken'-Akte das wichtigste Requisit der Psychiatrie; und dies sagt, auch nach der Meinung von Herrn Ernst, einiges über die durch das Largactil ausgelöste Gleichgültigkeit gegenüber der eigenen Person aus: »Das krasseste Zeichen von Wurstigkeit kam vielleicht zum Vorschein, als die Vp. nachträglich gestand, daß sie während eines ganzen halben Tages über den Aufenthaltsort ihres Schlüsselbundes mit den Anstaltsschlüsseln völlig im unklaren gewesen sei, daß sie aber einfach 'zu faul' gewesen sei, auch nur darnach zu fragen oder ernsthaft über den Verbleib der Schlüssel nachzudenken.« [265:575] Die Gefühle seiner Vp. scheinen Herrn Ernst gedämpft, ihr gefühlsmäßiges Verhältnis zu ihm erkaltet: »Es lag aber über Gebärde, Mimik und Wort etwas wie ein Schleier, der alle Farben dämpft und alle Konturen leise verwischt. (...) Das Gefühl glich demjenigen des 'Kaltgestelltseins' durch Abwendung des Partners und erzeugte das Bedürfnis, diesen immer wieder affektiv anzugehen, um ihn zur Erwiderung des Gefühls zu bewegen.« [265:575] Frau Ernsts eigene Beobachtungen bestätigen die ihres Versuchsleiters voll und ganz: »Der ganze Versuch war für mich ein eigentümlich unangenehmes Erlebnis. (...) Zu einer eigentlichen Furcht kam es freilich nicht, es reichte nur zu einer durch Apathie und Hilflosigkeit halb verdeckten Ängstlichkeit. Alle Beziehungen zur Umwelt schienen mir, besonders rückblickend, abgebaut gewesen zu sein. Ich wollte von nichts wissen und konnte mich auch deshalb weder für Lektüre, noch für meinen Besuch, noch für meine Schlüssel interessieren. Das alles waren für mich 'Scherereien' (...). Eigentümlich verändert waren auch die Träume und die Einschlafphantasien. Wo sonst Menschen und Tiere die Traumwelt beleben, nahmen hier unangenehm ausgeklügelte Apparate und Einrichtungen überhand. Die Häufigkeit des Erstickungsmotivs beim Traum-Ich wie bei anderen Traumpersonen dürfte mit der geschilderten Dyspnoe (*Atemnot*) zusammenhängen. Die widerliche, zynisch-kalte Mechanisierung und Technisierung des Traumlebens entspricht vielleicht der Empfindung meiner eigenen Gefühlsarmut und Beziehungslosigkeit. Jedenfalls steht die Lebhaftigkeit und brutale Aktivität der Träume im Gegensatz zur gedämpften Affektlage des Wachzustandes.« [zit.265:575] Ihren Eindruck vom Abbau des Schicklichkeitsgefühles auf seiten ihres Ehemannes als Vp. wie auch dessen verstärkte Kleinmütigkeit schildert Frau Ernst, als sie die Rolle der Versuchsleiterin übernommen hat: »Bei den Verrichtungen, die der vom orthostatischen (*bei aufrechter Körperhaltung eintretenden*) Kollaps Bedrohte unvermeidlicherweise im Zimmer besorgen mußte, ließ er eine gewisse Dezenz (*Anstand*) grob vermissen. Er konnte auch übelgelaunt und barsch einen sofortigen pflegerischen Dienst verlangen, ohne sich nur mit einem Wort zu bedanken. Ich erhielt den Eindruck eines Abbaus des Schicklichkeitsgefühls, der mich ohne Kenntnis der Medikamentwirkung bedenklich gestimmt hätte, der aber gleichzeitig eine komische Note hatte. Es handelte sich nämlich keineswegs um ein totales Sich-gehen-lassen. So war z.B. das Bedürfnis nach Reinlichkeit und nach kleineren Bequemlichkeiten durchaus erhalten. Die Falten im Bett strich er sorgfältig zurecht. Beim Genuß einer von mir geschälten Orange konnte er einige noch anhaftende weiße Häutchen kritisch bemängeln und gründlich entfernen. Es war, wie wenn nach Fortfall aller großzügigen Antriebe nur die kleinlichen Bedürfnisse und die verdrießlichen Beschwernisse seinen Lebensinhalt bestimmten. Die Mißlaunigkeit, die Stumpfheit gegenüber allen menschlichen Gefühlswerten, die Pedanterie und nicht zuletzt der völlige Verlust des Humors ließen mich an das Bild eines dysphorisch (*stimmungsmäßig niedergedrückten*) verstimmten Greises denken.« [265:576] Unter Largactil-Einfluß erlebt Herr Ernst erstmals, wie er selbst beschreibt, das Gefühl, aus Holz zu sein, das er, dessen bewußt geworden, auf die vegetativen Auswir-

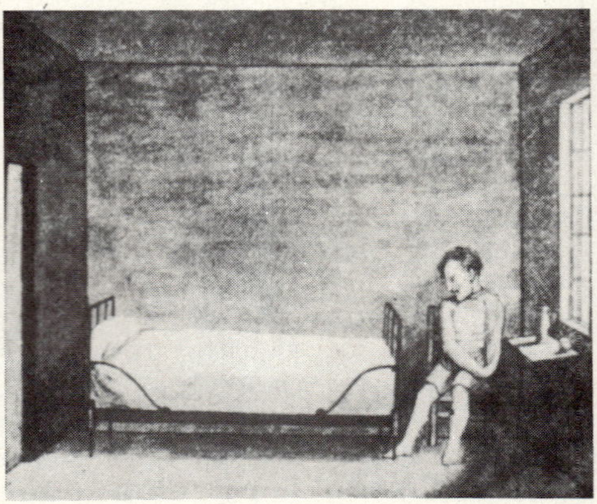

Abb. 82: Traditionelle psychiatrische Behandlung: Zwangsjacke, Zelle

kungen des Largactils zurückführt: »Die Nase schien aus Holz zu sein mit beidseits vorhandener, aber gleich ungenügender Durchgängigkeit bei trockenem Mund und Rachen. Die Kurzatmigkeit namentlich beim Kauen und Schlucken empfand ich ebenso störend wie meine Frau. Das Gefühl der vertrockneten Erstarrung in der Nase hatte nun sein auffallend passendes Äquivalent (*Gegenstück*) im seelischen Befinden, das sich auch als vertrocknet, erstarrt und eingeengt beschreiben läßt. Ich war in einer verdrossenen, unbeweglich-trockenen Stimmung, die Erlebnisfähigkeit war auf die banalsten Geschehnisse, die Interessensphäre auf einen winzigen Kreis kleiner Bequemlichkeiten zusammengeschrumpft.« [265:578] Insgesamt fällt beiden Versuchsleitern an ihren jeweils 'medikamentierten' Ehehälften ein besonderes Maß an Apathie und an Antriebs- und Stimmungsverlust in Richtung Verdrossenheit und Gleichgültigkeit auf.

Ein Jahr nach Klaus Ernst veröffentlichen die beiden aus der Universitätsanstalt Waldau/Schweiz stammenden Psychiater Hans Heimann und Peter Nikolaus Witt (unter Einbeziehung der Selbstversuche des Ehepaares Ernst) ihre in drei Selbstversuchen und neun weiteren Experimenten an ebensovielen Psychiatern und Pharmakologen gewonnenen Erfahrungen mit einer einmaligen Einnahme von Chlorpromazin (Largactil); die Erfahrungen stimmen völlig mit denen des Ehepaars Ernst überein. Besondere Apathieerscheinungen beginnen bereits bei verstärkter Sinnesstumpfheit; so erklärt beispielsweise eine Versuchsperson, »... sie sehe wie durch eine leichte Mattscheibe hindurch, die Farben seien so blaß.« [432:111] Allgemein tritt die psychische Wirkung der 'Medikamente' mit einer zeitlichen Verschiebung zur körperlichen ein; Heimann und Witt berichten dabei von abnormen Zuständen des Dahindämmerns wie auch der zur abnorm ziellosen Geschäftigkeit hin ausgerichteten Erregtheit. Als anschauliche Beispiele für ein Largactil-bedingtes übermäßiges Dahindämmern sollen die von Heimann und Witt zitierten Aussagen von zwei Versuchspersonen wiedergegeben werden. »(Versuch 7, 16 Minuten p. Inj. [*post injectionem; nach der Injektion*]) 'Trockener Mund' ... 'geringgradiges Schweregefühl im Kopf' ... 'in der Nase ist es mir, wie wenn ein Schnupfen beginnen würde'. — (23 Minuten p. Inj.): 'Ich habe schwere Augenlider, bin stumpf und gleichgültig'. (46 Minuten p. Inj.): 'Es ist mir unangenehm zu Mute.' (...) (3. Selbstversuch: 8 Minuten p. Inj.): 'Ich verspüre einen leichten Druck im Kopf, der Kopf ist etwas wacklig, oben schwer, unten weniger.' (13 Minuten p. Inj.): 'Der Druck im Kopf ist deutlich stärker, nicht unangenehm, wechselt manchmal, bald Schläfrigkeit, bald dumpf.' — (34 Minuten p. Inj.): 'Es ist eine unangenehme, bleierne Müdigkeit ... habe Lust zu schlafen ... von allem genug.'« [432:107] Einen abnormen, durch Benommenheit und gleichzeitige Erregtheit charakterisierten Zustand nach Largactil schildern Heimann und Witt in zwei anderen Versuchsberichten: »Es wurde angegeben: (Versuch 8: 11 Minuten p. Inj.): 'Ich fühle mich ähnlich wie bei leichter Angetrunkenheit, wie wenn man von der Umgebung entfernter wäre, wurstiger; es ist recht angenehm, ein wenig Euphorie ist dabei.' — (Versuch 9: 23 Minuten p. Injekt.): 'Die Dinge sehen anders aus, vielleicht auch nicht, es besteht nur eine leichte Benommenheit wie nach Alkohol.'« [432:107] Sehr bildreich ist die Schilderung des abnormen Misch-Zustandes von der psychischen Wirkung der Apathie und der zur selben Zeit wahrgenommenen, körperlich geprägten Sitzunruhe (Akathisie) durch eine Versuchsperson: »Oben lahm wie ein Freiburger Ackergaul, unten wie ein Ungarhengst!« [zit.432:107] Nach Heimanns und Witts Berichten hat die durch die 'Medikamente' bedingte abnorme Apathie neben der möglicherweise auftretenden abnorm ziellosen, erregt-benommenen Geschäftigkeit vorwiegend einen Zustand zur Folge, der durch abnorme Gefühle der Leistungsunfähigkeit und/oder durch völligen Willensverlust gekennzeichnet ist. Dazu zitieren Heimann und Witt eine weitere Versuchsperson: »Letzteres war besonders deutlich beim Erledigen der Korrespondenz. Ich hatte drei Briefe vor mir, die ein Kollege diktiert hatte. Nach Unterschreiben des ersten unterschrieb ich auch den zweiten mechanisch, obschon ich mit dem Inhalt nicht einverstanden war und die Notwendigkeit deutlich einsah, ihn nochmals anders zu schreiben. Zwei Stunden später, als die Wirkung plötzlich nachgelassen hatte, war ich darüber entsetzt und mußte alle Hebel in Bewegung setzen, damit der Brief zurückkam.« [zit.432:112] Eine andere Versuchsperson hebt den besonderen Initiativverlust hervor, der durch die Wirkung des 'Medikamentes' eintritt: »Ich war immer noch apathisch, vor dem Gesicht war es wie ein Schleier. Es fiel mir auf, daß automatisch ablaufende Alltagshandlungen, wie z.B. Rasieren, sobald der Entschluß gefaßt war, sie anzufangen, mühelos abliefen. Dagegen fehlte jede Initiative etwas zu beginnen, was Entscheidungen erforderte.« [zit.432:112] Aufgrund dieser beiden Richtungen der Aussagen differenzieren Heimann und Witt die Neuroleptika-bedingte, »bis zur Pflichtverletzung gehende Gleichgültigkeit« [432:119] der Versuchspersonen (Vp) — für die beiden Psychiater das in ihrem Vorstellungsvermögen größtmögliche Maß an Apathie; sie unterscheiden »... zwischen dem Antrieb, eine begonnene Handlung zu Ende zu führen, der unter Largactilwirkung nicht gestört ist (Erledigung gestaltmäßig eine Einheit bildender einfacher motorischer Handlungen, gewohnter Alltagsverrichtungen usw.) und dem Antrieb, eine Aufgabe in Angriff zu nehmen, Entscheidungen zu treffen, sich mit der Umwelt auseinanderzusetzen, den man als Initiative bezeichnen kann. Diese ist unter Largactil beeinträchtigt. Die Vp müssen gewissermaßen zuerst eine Wand durchstoßen, bis sie zu einem Entschluß oder zur Ausführung einer Handlung kommen. Einmal in Gang gekommen läuft sie dann ohne wesentliche Behinderung ab, wenn zur weitern Erledigung nicht neue Entscheidungen getroffen werden müssen ...« [432:119] Auch der sprachliche Umgang mit den Versuchspersonen bringt für Heimann und Witt sehr zufriedenstellende Ergebnisse: »Wenn man die Vp. ansprach, gaben sie prompt Antwort, sprachen nie an Fragen vorbei und mußten sich nicht zuerst mühsam zurechtfinden. Ein Gespräch war immer möglich, wenn ihnen auch die Lust dazu fehlte und es deshalb nur mühsam in Gang kam.« [432:107] Soweit zum Willensverlust, wie er durch die 'Medikamente' verursacht wird. Die mehr oder weniger stark gedrückte Stimmung (Dysphorie) steht, so Heimann und Witt, bei der Hälfte der Versuchspersonen im Vordergrund; das Abklingen der 'Medikamenten'-Wirkung wird teilweise als Erlösung gewertet [432:108]. Sehr deutlich wird das unter Largactil ausgeprägte Gefühl der Minderwertig- und Leistungsunfähigkeit am folgenden Bericht: »'Ich fühlte mich regelrecht körperlich und seelisch krank. Auf einmal erschien mir meine ganze Situation hoffnungslos und schwierig. Vor allem war die Tatsache quälend, daß man überhaupt so elend und preisgegeben sein kann, so leer und überflüssig, weder von Wünschen noch anderem erfüllt' ... (Nach Abschluß der Beobachtung): 'Riesengroß wuchsen vor mir die Aufgaben des Lebens auf: Nachtessen, in das andere Gebäude gehen, Zurückkommen — und das alles zu Fuß. Damit erreichte der Zustand sein Maximum an unangenehmem Empfinden: Das Erlebnis eines ganz passiven Existierens bei klarer Kenntnis der sonstigen Möglichkeiten' ... 'Nach dem Essen betrachtete ich meinen Sohn (Säugling), machte mich aber sogleich fort, weil er unterhalten sein wollte und mir nicht die geringste Geste und keine Bewegung einfiel.'« [zit.432:113] Heimann und Witt machen sich auch Gedanken über einen Zusammenhang zwischen dem jeweiligen Charakter einer Versuchsperson und dem Maß der 'Medikamenten'-Wirkung auf diese. Am geringsten, so die beiden Psychiater, sei diese Wirkung auf sogenannte 'Schizothyme', worunter die psychiatrische 'Wissenschaft' Menschen mit zwischen Reizbarkeit einerseits und Kühle und Stumpfheit andererseits schwankender Empfindsamkeit versteht; Heimann und Witt haben »... den Eindruck, daß stark gefühlsmäßig ansprechende Vp stimmungsmäßig stärker ausschlugen, sowohl im Sinne der Euphorisierung wie der Dysphorie. Unter den Vp, die am wenigsten aus dem Gleichgewicht geworfen wurden, finden sich Schizothyme mit vorwiegend intellektueller Stellungnahme und starker Abspaltungsfähigkeit.« [432:109] Den Bericht über diesen zweiten großen Selbstversuch (im deutschen Sprachraum) wollen wir abschließen mit der Wiedergabe eines Traumes unter Largactil-Einfluß, der nach den Worten von Heimann und Witt einer persönlichen Stellungnahme entbehrt, was bei genauerem Lesen tatsächlich erkennbar wird: »Die Vp träumte z.B. eine Kriminalgeschichte, bei welcher sie aus ihr unbekannten Gründen dabei war. Komplizierte technische Dinge waren vorherrschend: ein Auto war irgendwie in Bewegung, das Maschinelle war deutlich und grell in Aktion, dazu allerlei Apparate, die dem Beweisverfahren dienten, Laboreinrichtungen etc.; aber von einem Delikt, einem Täter, einem Motiv und gar einer eigenen Rolle beim Ganzen war nicht die Spur vorhanden.« [432:111]

Im Neuropharmakologischen Institut der Universitätsanstalt Waldau-Bern/Schweiz vergleicht 1958 Ernst Grünthal die psychischen Auswirkungen des 'Antidepressivums' Imipramin (Tofranil) mit den psychischen Auswirkungen des Chlorpromazin (Largactil). Zwei normale und gesunde Versuchspersonen, die unter dem Einfluß der 'antidepressiven Medikamente' in ihrem Gefühlsleben besonders abgestumpft werden und die nun über einen Mangel an Konzentrationsfähigkeit, über eine Distanzierung von der Realität, über Gleichgültigkeit, Apathie und einen interesselosen 'dummen' Blick klagen [378:404f.], werden nach Abklingen dieser Tofranil-Auswirkungen vier bzw. drei Tage lang mit Chlorpromazin 'medikamentiert'. Beim Gegenüberstellen der Auswirkungen des 'Antidepressivums' und des 'antipsychotischen Medikamentes' erkennt Grünthal dabei den 'fundamentalen' Unterschied zwischen den beiden Substanzen, nämlich daß das Neuroleptikum mehr körperlich behindert und stumpfzufrieden, benommen, antriebslos, schwach und temperamentlos mache, während das 'Antidepressivum' vor allem eine geistige Lahmheit sowie eine ausgesprochene Gefühlsverarmung und Gefühlskälte produziere [378:406f.]. Zur Auswirkung des Chlorpromazin schildert Grünthal die Zustandsveränderung der beiden Versuchspersonen. Die erste Versuchsperson wird während des mehrtägigen Versuchs von Tag zu Tag müder. Am zweiten Tag tritt eine besondere affektive Stumpfheit, am vierten Tag auch Schwächegefühl in den Beinen sowie Pulsbeschleunigung auf; außerdem: »Die Versuchsperson fühlte sich wie stumpf verblödet und interesselos. Intellektuelle Arbeit war nicht möglich. Nach Beendigung des Versuches erklärte die Versuchsperson, daß das Chlorpromazin vor allem eine körperliche Stumpfheit, Verlangsamung, das Gefühl, den Leib tragen zu müssen, verursache. Man sei passiv, komme sich wie verblödet und affektiv stumpf vor.« [378:405] Die zweite Versuchsperson fühlt sich während der ersten beiden Tage unter Chlorpromazin 'nur' etwas schwindlig, am dritten Tag ist bereits die Sehkraft getrübt. Unter Einbeziehung der psychischen Auswirkungen schreibt Grünthal zum Zustand dieses Menschen am letzten Tag seiner 'Medikamentierung': »Am 3. Tag frühmorgens leichter Schwindel bei Kopfbewegungen, leicht getrübte Sehkraft, Denken und Entschlußfähigkeit nicht gestört. Im Laufe des Vormittags wunschlos-glücklicher Zustand, keineswegs interesselos, sondern gesprächsfreudig, auch das Denken verhielt sich normal. Bei raschem Aufstehen zeigte sich Schwindel, beim Gehen leichte Schwäche in den Knien wie nach langem Abwärtssteigen. Es fand sich ein Zustand ausgesprochener Zufriedenheit, ähnlich wie nach der Einnahme von Dexedrine (*Aufputschmittel auf Amphetamin-Basis*), aber weniger euphorisch. Nachmittags erschien der Blick der Versuchsperson leicht verschleiert und ausdruckslos wie in die Ferne blickend, es stellte sich plötzlich Müdigkeit ein und zweistündiger Schlaf. Beim Schreiben ergab sich die Schrift nicht als zügig, von Zeit zu Zeit traten Stockungen ein, und ein erneuter Anstoß war notwendig, um weiterzuschreiben. Gelegentlich floß der Speichel aus dem Mund, da nicht richtig geschluckt werden konnte. Der Zustand erschien im ganzen leicht traumhaft, als ob man nicht ganz auf der Erde sei.« [378:406]

Über den vierten größeren Selbstversuch im deutschen Sprachraum berichtet Rudolf Degkwitz aus der Universitätsanstalt Frankfurt/Main im Jahre 1964 [190]. Degkwitz ist mit den in seinen Augen kurzdauernden Experimenten seiner Vorgänger unzufrieden, da diese, wie z.B. Klaus Ernst, auf höchstens vier Tage ausgedehnt worden waren. Zehn Jahre allerdings währt diese Unzufriedenheit, bis unter Degkwitz' Leitung insgesamt neun normale Versuchspersonen mit 'Antidepressiva' und Neuroleptika gefüttert werden. Von diesen neun Personen erhält eine Melleril, verweigert jedoch nach zehn Tagen die weitere Teilnahme am Experiment. Zwei Personen bekommen über einen Zeitraum von drei Wochen ('langfristig') Truxal. Als Versuchsergebnisse kann Degkwitz bei diesen Selbstversuchen Müdigkeit und Schlappheit registrieren [190:495]; außerdem, so Degkwitz, besteht während des an sich normalen Wachens »... eine beträchtliche Schwierigkeit, sich längere Zeit zu konzentrieren. Die Versuchspersonen hatten die Neigung, vor sich hin zu dösen und gar nicht zu denken. Gerade Gelesenes konnte oft nicht wiedergegeben werden.« [190:492] Wie in den bereits geschilderten Selbstversuchen spielt auch in diesem »bei der Neurolepsie die Beeinträchtigung des Antriebes eine wichtige Rolle« [190:494]. Deutlich bringt Degkwitz die davon abhängigen psychischen Folgezustände zum Ausdruck, die, wie bei seinen Kollegen, ebenfalls in Zustände des Dahindämmerns einerseits und der ziellos-benommenen Geschäftigkeit andererseits unterschieden werden können. Besonders in der ersten Woche der 'Medikamenten'-Wirkung (1. Phase), als Degkwitz die abnormen Zustände noch nicht gewöhnt ist, fällt ihm das hohe Maß an Gleichgültigkeit auf seiten der Versuchspersonen auf; so berichtet er von einer relativ apathischen Versuchsperson, »... daß sie von Besuchern immer wieder auf ihren ungewöhnlichen Zustand aufmerksam gemacht wurde. Es fiel ihr schwer, sich am Gespräch zu beteiligen. Trotzdem empfand sie den Besuch durchaus nicht als lästig. Sie hätte aber am liebsten nur dabeigesessen und zugehört, ohne sich aktiv an der Unterhaltung zu beteiligen. Alle Ermahnungen, sich mehr zusammenzunehmen, berührten sie nicht. Auch eine früher eventuell vorhandene Neigung, sich in solchen Situationen zu ärgern, trat nicht hervor. Diese eigentümliche Art und Weise, unbeteiligt zu sein, äußerte sich etwa auch beim Besuch von Kinos und Theaterstücken. (...) So berichteten die Versuchspersonen, daß sie sich auch bei spannenden Filmen dabei ertappten, zwar die Augen offen zu haben, zur Leinwand zu schauen, aber der Handlung nicht gefolgt zu sein. Auch bei mitreißenden Stücken fühlten sie sich wenig tangiert und konnten die Begeisterung der anderen nicht verstehen. An den folgenden Tagen der

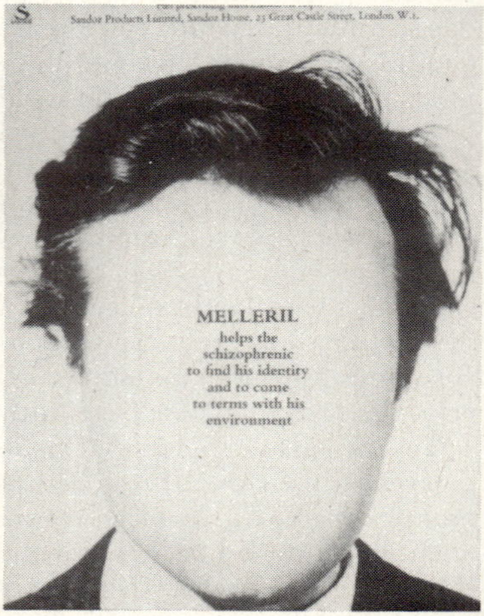

Abb. 83: Moderne psychopharmakologische 'Therapie': Melleril-Werbeanzeige der englischen Herstellerfirma (Text in deutscher Übersetzung: »Melleril hilft dem Schizophrenen, seine Identität zu finden und in Einklang mit seiner Umgebung zu kommen.«)

1. Phase ließ die Müdigkeit nach. Es stellte sich jetzt ein zufriedener Zustand ein, in dem die Versuchspersonen mehr oder weniger untätig herumlungerten. Sie legten sich gern auf eine Couch, nahmen angebotene Lektüre entgegen, legten die Bücher aber bald wieder zur Seite. Nur Vorgänge im gleichen Raum, die aus dem Rahmen des Üblichem herausfielen, wie z.B. ein mit großer Lautstärke geführtes Gespräch, lenkten die Gedanken vorübergehend ab. In die Unterhaltung schalteten sie sich in der Regel aber nur dann ein, wenn sie direkt angesprochen wurden. Die Antworten waren dann zögernd, und sie begnügten sich mit kurzen Entgegnungen. Aufforderungen zu Beschäftigungen, die den Versuchspersonen sonst Freude bereiteten, wurden ohne lebhafte Zustimmung angenommen, aber doch nicht ausgeführt. Streitigkeiten innerhalb der Familien wurden mit geringer Emotion betrachtet. Die Versuchspersonen hatten nie das Bedürfnis, Partei zu ergreifen.« [190:493] Erregungszustände, in die die 'medikamentierten' Personen hineingeraten, gefallen Rudolf Degkwitz wenig: »Unangenehm blieb nach wie vor, daß die Versuchspersonen in belastenden Situationen, wenn eine gewisse Reizschwelle überschritten war, zu überschießenden, gereizten Reaktionen neigten.« [190:494] In der zweiten Phase der 'Medikamenten'-Wirkung, in der sich die (normalen) Vesuchspersonen an die Auswirkungen anpassen, diese sogar als »sehr angenehm« [190:493] empfinden, wird die abnorme Erregtheit und die abnorm ziellose Geschäftigkeit der 'Medikamentierten' besonders deutlich; so schreibt Degkwitz: »Es war nämlich in der 2. Phase nicht nur eine gesteigerte Aktivität, sondern auch eine gehobene Stimmungslage eingetreten. Dabei bestand eine gewisse Wurstigkeit, so daß die Tätigkeiten nicht mit großer Exaktheit ausgeführt wurden. Ein Versuchsperson begann z.B. einmal im Garten einen Baum zu beschneiden und verschnitt diesen hierbei erheblich, ohne im geringsten das Gefühl dafür zu haben, daß sie falsch handle. So neigten die Versuchspersonen auch dazu, im Verkehr die Lichterregelungen nicht ernst zu nehmen, zu versuchen, noch über die Kreuzung zu fahren, obwohl die Farbe schon gewechselt hatte. Sie mußten deshalb sehr sorgfältig beobachtet werden. Eine Versuchsperson bändelte mit einem Sportwagenverkäufer an und war nahe daran, sich einen Sportwagen zu bestellen.« [190:493]

Mit einem kurzen Selbstversuch (Brakelmann/Orzechowski) begann die Darstellung der Selbstversuche, und mit einem kurzen soll diese Reihe auch abgeschlossen sein. Dieser stammt aus dem Jahre 1977, wurde von den beiden Psychiatern Robert H. Belmaker und David Wald aus der Psychiatrischen Anstalt Jerusalem an ihnen selbst durchgeführt, und zwar mit dem Butyrophenon Haloperidol. Dieser Versuch veranschaulicht, daß sich die verschiedenen Neuroleptika(-Gruppen) in ihren psychischen Auswirkungen auf Normale prinzipiell nicht unterscheiden, wie der Bericht dieser beiden Psychiater zeigt: »... den beiden Autoren wurde jedem 5 mg Haloperidol mit einer 2-Minuten-Spritze intravenös eingegeben. Die Wirkung war ausgeprägt und bei uns beiden sehr ähnlich: Innerhalb von zehn Minuten entwickelte sich eine ausgeprägte Verlangsamung des Denk- und Bewegungsapparates, was mit einer tiefen inneren Unruhe einherging. Keiner von uns beiden Betroffenen konnte die Arbeit fortsetzen, und jeder ließ

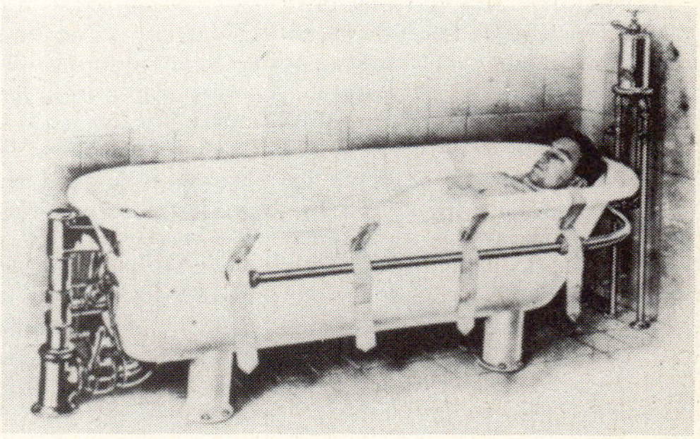

Abb. 84:
Traditionelle psychiatrische Behandlung:
Dauer-Zwangsbad

sie für über 36 Stunden liegen. Jeder Betroffene klagte über eine Lähmung des Willens, ein Fehlen physischer ud psychischer Energie. Die Betroffenen fühlten sich nicht in der Lage zu lesen, zu telephonieren oder aus eigenem Willen heraus Haushaltsaufgaben zu verrichten ...« [81:222] (135)

Fassen wir die bei den psychiatrischen Selbstversuchen an Normalen und gar an Psychiatern selbst gewonnenen Eindrücke zusammen, so ergibt sich ein übereinstimmendes Bild mit der Parkinsonpsyche und den Sauerstoffmangel-Auswirkungen: abnormer Verlust der Innerlichkeit des Erlebens, abnormer Verlust des Willens, abnorme Apathie, abnorme Gefühle der Leistungsunfähigkeit, Verblödung und Minderwertigkeit, abnorme Zustände des Dahindämmerns einerseits und einer besonderen ziellosen, sich in entfremdeter Geschäftigkeit niederschlagenden Erregtheit.

Über die Frage, ob sich diese — bei den Selbstversuchen an Normalen erzielten — psychischen Auswirkungen qualtitativ oder nur quantitativ von deren ansonsten beobachtbarer normaler Psyche unterscheiden, wollen wir uns an dieser Stelle nicht aufhalten. Gewisse Zustandsbilder zeichnen sich tendenziell immer wieder ab, so-

---

(135) Selbstverständlich gibt es im nichtdeutschen Sprachraum eine Vielzahl weiterer Selbstversuche von Psychiatern, so z.B. diejenigen von Alberto DiMascio, Gerald L. Klerman und Leston L. Havens bzw. George Heninger; deren 'Erfolge' unterscheiden sich jedoch in nichts von denen der bereits genannten Selbstversuche: psychomotorische Hemmung, intellektuelle Einbuße, Verlangsamung und besondere Plumpheit von Aktionen, hypnoseähnliche Zustände einerseits sowie besondere geistige Verwirrung, erhöhte Angst und 'paranoide' Reaktionen andererseits [206:185;493]. Kenneth S. Kendler, ein Medizinstudent aus Palo Alto/Kalifornien, beschreibt im April 1976 das Stimmungstief, das Angstgefühl und die Abhängigkeit dieser psychischen Wirkungen von der Akathisie (Sitzunruhe) nach einem Selbstversuch mit einer einmaligen, intramuskulär eingespritzten Dosis von 1 mg Haloperidol. Von der einsetzenden Dösigkeit, dem Unbehagen, der langsam anwachsenden und diffusen Angst sowie von der Konzentrationsschwäche als Haloperidol-Auswirkungen ist Kendler ebenso beeindruckt wie von den Bewegungsstereotypen und deren psychischen Auswirkungen zwei Stunden nach Versuchsbeginn: »Sobald ich mich bewegen konnte, sah ich mich mit bebenden und ringenden Händen im Labor auf- und abschreiten. Immer wenn ich aufhörte, mich zu bewegen, nahm die Beklemmung zu.« [594:454]

Zu solchen 'Erfolgen' wären — eigentlich — auch die von 'Amnesty International' geächteten psychiatrischen Behandlungsergebnisse von (gelegentlich 'Dissidenten' genannten) psychiatrischen 'Patienten' und 'Patientinnen' in UdSSR-Anstalten zu rechnen. Nach dem Standpunkt westlicher Demokraten gälte folgende Beschreibung psychiatrischer 'Medikamenten'-Wirkung als (unfreiwilliger) Versuch von Normalen, wenn auch als unwissenschaftlicher. Tatjana Schitnikowa, Ehefrau des in einer Psychiatrischen Anstalt einsitzenden Leonid Iwanowitsch Pljuschtsch, berichtet am 22. Oktober 1973 über den Zustand ihres Ehemannes nach einer zweimonatigen 'Therapie' mit Haloperidol: »Als sie Leonid Iwanowitsch ins Besucherzimmer brachten, war er nicht wiederzuerkennen. In seinen Augen stand Schmerz und Elend; er sprach mühsam und stockend; häufig stützte er sich auf die Sessellehne, um Halt zu suchen. Sein Bemühen um Selbstkontrolle war offensichtlich, wenn er von Zeit zu Zeit die Augen schloß, um das Gespräch fortsetzen und Fragen beantworten zu können. Aber seine innere Kraft war erschöpft. Leonid Iwanowitsch begann schwer zu atmen, ungeschickt seine Jacke aufzuknöpfen (...); sein Gesicht zuckte, und er bekam Krämpfe in Händen und Beinen ... Es war deutlich, daß er von Zeit zu Zeit das Gehör verlor (...). Leonid Iwanowitsch hatte sich nicht mehr in der Gewalt, und er selbst bat darum, den Besuch zehn Minuten vor der festgesetzten Zeit zu beenden. Sie führten ihn hinaus.« [zit.21:291] Und weiter berichtet 'Amnesty International': »Als Frau Pljuschtsch ihren Mann am 6. November 1973 wieder besuchte, hatte sich sein Zustand weiter verschlechtert. Er sagte ihr, daß er nicht imstande sei, ihr Briefe zu schreiben; sie wolle ihm auch keine wissenschaftlichen Bücher mehr schicken, da er sie nicht lesen könne.« [21:291]

Offensichtlich handelt es sich bei den Mitteln, mit denen der sowjetische Friedensnobelpreisträger Andrej Sacharow im Juli 1984 in seinem Verbannungsort Gorki behandelt wird, ebenfalls um Neuroleptika. Laut Auskunft des englischen Keston-College-Instituts erhält Sacharow Psychopharmaka, die das Urteilsvermögen beeinträchtigen und die motorischen Funktionen des Körpers schädigen sowie bei längerfristiger Anwendung Persönlichkeitsveränderungen herbeiführen. Weiterhin beklagen die westlichen Medien: »Nach Ansicht von Fachleuten kann der Patient so manipuliert werden, daß er — bei scheinbar rationalem Auftreten — sagt und tut, was ihm befohlen wird.« [912] Neueste Zeitungsmeldungen, wonach Neurologen bei Sacharow aufgrund dessen starken Zitterns der Hände eine fortschreitende Parkinsonsche Krankheit diagnostizierten, bestätigen die Annahme, daß dieser 'Patient' — wie die anderen auch — mit Neuroleptika 'therapiert' wird [1123].

wohl bei Normalen wie auch auf anderer Seite, wie hier bereits angedeutet werden soll, bei den 'Schizophrenen' und den anderen solcherart psychisch 'Kranken' (136). Wenn wir uns nun im nächsten Abschnitt mit den Auswirkungen der psychiatrischen 'Medikamente' beschäftigen, wenn sie gegen Tiere eingesetzt werden, so wäre auch hier an eine Relativierung der Ergebnisse zu denken, denn das Leben eines Tieres im psychiatrischen Versuchslabor kann zweifellos nicht als natürliche Lebensbedingung verstanden werden, die dann als Maßstab für die uneingeschränkt gültige Veränderung in der Tierpsyche gelten könnte. Doch wie bei den psychiatrischen Selbstversuchen soll es uns hier hauptsächlich um die Erarbeitung gewisser Tendenzen psychischer Auswirkungen unter dem Einfluß von Neuroleptika gehen; das eingeschränkte Leben kann der Leser oder die Leserin durchaus im Hinterkopf behalten, wenn wir uns im folgenden ansehen, was die psychiatrischen 'Medikamente' mit Tieren machen.

Abschnitt 5: Tierversuche mit Neuroleptika

Brückenschlag mit Parkinsonoid — Die Spontaneität der weißen Maus — Die Spurbreite von Ratten — Ein völlig unwissenschaftlicher Neurocil-Versuch an Enten — Reisfinken auf der Stange — Irrgartenversuche — Jumping-Box-Test — In den Tod gedrehte Hundertschaften — Hochinteressante Darmentleerung — Zähmungswirkung — Hühnerküken und Psychopharmaka — Radnetzspinne unter Neuroleptika — Wesensveränderungen — Zusammenfassung

Psychiatrischen Selbstversuchen mit Neuroleptika sind grundsätzlich Versuche an Tieren vorgelagert. Am Ergebnis dieser Tierversuche können Psychiater ablesen, ob sich die getesteten chemischen Substanzen auch für ihre Zwecke im psychiatrischen 'Heil'-Behandlungsbereich einsetzen lassen. Bereits bei der Entwicklung des Chlorpromazin als erstes modernes psychiatrisches 'Medikament' hatten Tierversuche, in diesem Fall die Seil-Klettertests mit Ratten eine wichtige Rolle gespielt (vgl. S. 76). Inzwischen wissen Psychiater, welche an Tieren beobachtbare Auswirkungen Hinweise auf eine 'therapeutische' Wirksamkeit liefern: Es sind, wie beim Menschen auch, Krankheitserscheinungen Parkinsonscher Art, und zwar vom Typus der Hypokinesie (Bewegungsarmut) und der Akinesie (Bewegungsunfähigkeit). Beim Tier wird diese Schädigung Katalepsie genannt. Zwei psychiatrische Erklärungen mögen uns den Zusammenhang zwischen Katalepsie — zum Teil auch Katatonie genannt — und 'antipsychotischer' Wirksamkeit verdeutlichen; so schreiben Renfordt und Rosenberg: »Substanzen, die im Tierexperiment Katalepsiewirkung zeigten — ein mit der Hypokinese beim Menschen vergleichbares Symptom —, erwiesen in der Regel ihre antipsychotische Wirksamkeit bei schizophrenen Patienten.« [873:51] Der bereits erwähnte

(136) Helmut Selbach, der für das psychiatrische Herstellen krankhafter Erscheinungen (durch die Neuroleptika) den Begriff der 'initialen (*zündenden*) Auslenkung' schöpfte und sich deshalb — wie auch aufgrund seiner langjährigen Erfahrungen — einer großen Anerkennung durch seine Kollegen und Kolleginnen erfreuen darf, schreibt zur Gleichheit der Neuroleptika-Wirkung bei Normalen ('Gesunden') und 'Schizophrenen' ('Kranken'): »Die initiale Auslenkungs-Phase mit ihrer vegetativen Mischsymptomatik zeigt bei Gesunden in der Regel zunächst Müdigkeit mit Neigung zu Kreislauf-Hypotension (*-Senkung*), sodann etwa bis zum Ende der 2. Woche gesteigerte psychische Labilität zwischen Dämpfung und Anregung sowie Neigung zu Tremor (*Muskelzittern*) und überschießenden Kreislauf-Regulationen bei Zusatzbelastung. (...) Beim Kranken findet sich grundsätzlich die gleiche Mehrphasen-Wirkung mit lebhaften vegetativen Reaktionen.« [958:65]

Henri Baruk erläutert in seinen Memoiren: »Um zu erkennen, ob eine Substanz bei der Behandlung von Psychosen wirksam ist oder nicht, muß man jedoch herausfinden, ob sie bei hohen Dosen Katatonie beim Tier hervorruft. Unter dieser Bedingung ist sie für den Menschen nutzbar.« [58:81f.] An dieser Stelle soll auf die Mahnung Lembecks hingewiesen werden, daß die Übertragung von tierexperimentellen Ergebnissen auf die Anwendung in der psychiatrischen Praxis immer des Brückenschlages von Anstaltsuntersuchungen bedarf. Dieser Brückenschlag soll nun nachgezeichnet werden, indem im folgenden die Ergebnisse der psychiatrischen Tierforschung mit Neuroleptika beschrieben und im weiteren dann zu den psychischen Auswirkungen beim Menschen in Beziehung gesetzt werden.

In seiner Dissertation vermerkt der Berliner Psychiater Erdmann Fähndrich, daß bei Tieren jede emotionelle Regung mit einer motorischen (Bewegungs-)Äußerung verbunden ist. Da Psychiater bei Tieren mit der Anwendung ihres Diagnosenschemas gewisse Schwierigkeiten hätten, müßten bei Prüfungen von Psychopharmaka Funktionen des zentralen oder vegetativen Nervensystems der Tiere wie z.B. Hirnströme gemessen oder aber ersatzweise ihre Verhaltensweisen geprüft werden [272:4]. Wie bereits erwähnt ist es die kataleptische Starre, die bei Versuchstieren nach Eingabe von 'Medikamenten' zu einer beobacht- und meßbaren Bewegungslosigkeit führt; anhand dieser Verhaltensweise (im wahrsten Sinne des Wortes) können Psychiater auf die zu Behandlungszwecken erwünschte Dämpfung des Gefühlslebens (affektive Dämpfung) schließen [1098:2013]. Als Grundlage der Parkinsonschen Erkrankung beim Tier nehmen Psychiater wie auch beim Menschen eine Blockade des Nervenimpuls-Überträgerstoffes Dopamin an [145]. Wirken nun die 'Medikamente' wie von Psychiatern erhofft, so tritt der erzeugte Parkinsonismus in verschiedenen Formen auf. Allgemein ist dann die motorische Aktivität der Tiere gehemmt, was sich in vielen Versuchen erwies:

Die spontane Mobilität (Beweglichkeit) der weißen Maus sinkt nach dem Einsatz von Chlorpromazin um 20 bis 100% [429]. »Neuroleptika induzieren (*leiten ein*) im Tierversuch schon in kleinen Dosen psychische Entspannung und Teilnahmslosigkeit, in hohen Dosen bei der Ratte eine kataleptiforme (*katalepsieförmige*) Starre.« [1098:2012] Die kataleptisch-unbeweglichen Ratten zeigen Ptosis-Erscheinungen, d.h. sie können ihre Augen nicht mehr richtig geöffnet halten [551:107]. Ratten, denen eine Klammer ('Krokodilklemme') auf den Schwanz gesteckt wird, die sie normalerweise erstarren läßt, reagieren unter zusätzlicher Behandlung mit Neuroleptika besonders stark kataleptisch [1010:109]. »Clozapin (*Leponex*) bewirkt bei der Maus, der Ratte und der Katze schon in kleinen Dosen eine Herabsetzung der spontanen Aktivität mit Ptosis und Nachlassen der Muskelspannung.« [924:5] Dasselbe gilt selbstverständlich auch für Chlorpromazin [562:16]. Decentan führt zu einem Krankheitsbild »mit völliger Unterdrückung der spontanen und mit merklicher Herabsetzung der reaktiven Bewegungen« [737:45], so die Herstellerfirma Merck in einer Hochglanzbroschüre. Lyogen kann bei Mäusen in einer Menge von 3 mg Lyogen pro kg Mäusegewicht die spontane Bewegungsaktivität etwa um die Hälfte senken [842:24]. Die Spurbreite von Ratten unter Neuroleptika-Einfluß nimmt zu, da ein geordneter Bewegungsablauf der Muskulatur unmöglich wird (Ataxie) [176:138;272:12]. Von Truxal meldet der Kinderarzt Hans-Martin Weinmann, daß durch dessen Einsatz die Bewegungsaktivität von Affen merklich gehemmt werden kann [1083:3]. Über die Wirkung der 'Medikamente' an Ratten wird wie folgt berichtet: »Nach Gabe von Phenothiazinen blieben die Ratten mit gekrümmtem Rücken und geschlossener Lidspalte auf einem Fleck sitzen. Stieß man sie an, so liefen sie ein Stück ohne jedes Zeichen von Ataxie (*Störung des geordneten Zusammenwirkens von Bewegungen*). Sedierende (*ruhigstellende*) Dosen von Thioridazin (*Mel-*

leril) und Chlorpromazin hemmten auch sekundär bedingte Reaktionen.« 1098:2013 Allgemein zur kataleptischen Wirkung von Neuroleptika schreiben Benkert und Hippius in ihrem Lehrbuch »Psychiatrische Pharmakotherapie— Ein Grundriß für Ärzte und Studenten«: »Die Katalepsie von Versuchstieren ist dadurch gekennzeichnet, daß Spontanbewegungen fehlen. Die Tiere sitzen bewegungslos mit stark gekrümmtem Rücken und strecken die steifen Hinterextremitäten mit weitgespreizten Zehen von sich. Der Muskeltonus (*Spannungszustand der Muskulatur*) ist gesteigert. Die Tiere sperren sich gegen jede aufgezwungene Bewegung und behalten aufgezwungene, unnatürliche Haltungen bei. Äußere Reize ändern diesen Zustand nicht.« 83:81

Selbst auf die Gefahr hin, von Tierschützern angezeigt zu werden, schildert der Psychiatrie-Betroffene Jörg von Bannsberc-Freiheit, wie er mit Neurocil bei Enten diejenigen Parkinsonschen Bewegungsstörungen hervorrufen konnte, die eigentlich für ihn vorgesehen waren, schließlich waren die Neurocil-Tabletten vom Psychiater für ihn als psychisch 'Kranken' verschrieben worden. Da dieser 'Tierversuch' von Bannsberc-Freiheit sehr anschaulich beschrieben wird, soll er hier zitiert werden, wenn auch im Bewußtsein, daß er unter völlig unwissenschaftlichen Bedingungen zustande kam; denn abgesehen davon, daß die spezielle Art der Enten oder deren Anzahl nicht angegeben wird, hat Bannsberc-Freiheit noch nicht einmal einen psychiatrischen 'Facharzt'-Abschluß. Dennoch schreibt er: »Da meine Frau kontrollieren wollte, ob ich die Tabletten regelmäßig einnahm, bot ich die entsprechende Tablettenzahl auf meinen Spaziergängen den Enten an, die sie zu meiner Verwunderung bereitwillig fraßen, nach einiger Zeit merkwürdige Kopfverrenkungen bekamen, aufzufliegen versuchten, aufs Wasser zurückplumpsten und dann hilflos mit den Flügeln schlugen.« 56:81

Wie es eigentlich schon von vornherein feststand, führt der Einsatz der psychiatrischen 'Medikamente' (auch) bei Tieren zu Parkinsonschen Krankheitserscheinungen, die als hypokinetisches oder genauer: kataleptisches Krankheitsbild mit einer mehr oder weniger vollständigen Regungslosigkeit des Körpers einhergehen. So können Psychiater mit Erfolg von einer gelungenen Sedierung, d.h. Ruhigstellung reden 562:25. Bei dem 'medikamentierten' und infolgedessen sedierten Tier sind die psychischen Reaktionen herabgesetzt 1083:3. Die Tiere haben ein erhöhtes Schlafbedürfnis 757:45, sie dösen auch während der Wachphase, leiden un-

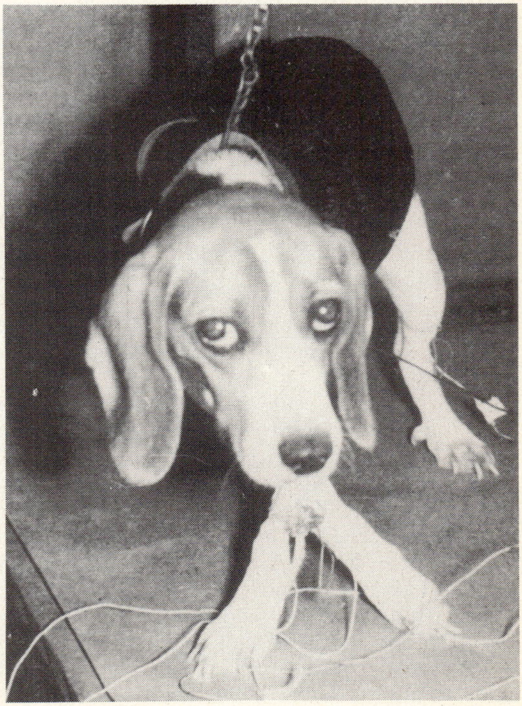

Abb. 85:
Neuroleptika-Auswirkung Katalepsie (Bewegungsunfähigkeit)

ter Schlafstörungen während der Schlafphase [925:981], und die Reflexe, sowohl die bedingten wie die natürlichen, sind gestört, egal ob das 'medikamentierte' Tier eine kleine Maus [1052:8] oder ein großer Affe [1083:3] ist.

Bei Hunden und bei Tauben bewirken psychiatrische 'Medikamente' eine Hemmung des Brechreflexes, die selbst noch bei solchen Mengen chemischer Substanzen anhält, die ansonsten mit Sicherheit ein Erbrechen auslösen würden [737:45;1052:8;552]. Mit Atosil gelingt es Psychiatern, den Stell-Reflex von Reisfinken auszuschalten; bleiben diese Vögel im natürlichen Schlaf auf der Stange sitzen, so fallen sie im 'Medikamenten'-beeinflußten Schlaf herunter [792]. Chlorpromazin 'schützt' Ratten sogar davor, daß es bei gleichzeitig verabreichten Elektroschock-'Therapien' zu epileptischen Anfällen kommt [955:149]. Ansonsten giftig wirkende Überdosen von Epinephrin (Adrenalin) und Norepinephrin (Noradrenalin), die normalerweise die Tiere innerhalb von Minuten töten, können unter dem 'Schutz' der Neuroleptika ihre Wirkung nicht mehr voll entfalten [551:107], wie auch zum tödlichen Gift Strychnin zusätzlich eingegebene Neuroleptika bewirken, daß die Tiere weniger schnell vom Tod erlöst werden [1098:2013f.].

Als Beispiel für einen bedingten Reflex, der eine relativ allgemeine Aussage über das Verhalten eines Tieres zuläßt, gilt den Psychiatern der Irrgartenversuch. Mit der Zeit lernen die getesteten Tiere, möglichst schnell durch einen Irrgarten durchzuspazieren, um an das lockende Futter zu kommen. Unter Neuroleptika nun benötigen die an sich routinierten Testtiere erheblich mehr Zeit für ihren Irrgarten-Weg; im Verhältnis zum Wunsch, den Hunger schnell zu stillen, verschwenden sie durch gelegentliches Verharren einige Zeit, wenn sie nicht, wie Martin Müller und J. Gebhard vom Institut für Pharmakologie und Toxikologie der Karl-Marx-Universität Leipzig bei Experimenten mit depressiv machenden Psychopharmaka beobachten konnten, die gesamte Versuchszeit einfach an einer Stelle am Anfang der Durchlaufstrecke verharren [763:424]. Neben dem von außen relativ schwer veränderbaren Brechreflex haben Psychologen und Psychiater mit der Zeit bestimmte Versuchsanordnungen erfunden, mit denen sie (künstlich produzierte) Veränderungen und Reaktionen im Gefühlsleben der Tiere standardisiert messen können. Dieser Art von Wissenschaftlern geht es dabei um das messbare Ergebnis der Veränderung des körperlichen Selbstgefühles der Tiere, was sich u.a. im Überleben der von diesen Wissenschaftlern hergestellten Schocksituationen für die Tiere äußert, außerdem in bestimmten (anderen) Angstreaktionen, in Fluchtreaktionen, in der (natürlichen) Aggressivität, im Neugier-'Verhalten', in speziellen und allgemeinen artspezifischen Lebensäußerungen sowie im komplexen Wesen der Tiere selbst.

Nicht um einen unbewußt funktionierenden vegetativen Schutz vor epileptischen Anfällen durch Elektroschocks, wie eben erwähnt, geht es beim nun folgenden Spring-Käfig-Test ('jumping box test'), den Paul A.J. Janssen, Carlos J.E. Niemegeers und Karel H.L. Schellekens von der Forschungsabteilung der Firma Janssen Pharmaceutica in Beerse/Belgien vollzogen, wie aus ihrem recht aufschlußreichen Artikel »Is it Possible to Predict the Clinical Effects of Neuroleptic Drugs (Major Tranquilizers) from Animal data?« (»Ist es möglich, klinische Wirkungen von Neuroleptika [Major Tranquilizer] aufgrund von Tierdaten vorherzusagen?«) hervorgeht. Der Spring-Käfig ist ein kleiner, schalldichter Käfig mit zwei Abteilen, die durch eine Hürde voneinander getrennt sind. Der Boden eines jeden Abteils ist ein Grill, der unter Strom gesetzt werden kann. Die Versuchstiere (weibliche Ratten bzw. Hunde), die eigentlich darauf trainiert sind, dem zu erwartenden, durch einen Summer akustisch angekündigten Stromstoß durch einen Sprung ins rettende andere Käfigabteil zu entrinnen, zeigen nun nach dem Einsatz von Neuroleptika, so die drei forschenden Männer, eine merklich erniedrigte Schockvermeidungsrate [551:105,107;784]; offensichtlich werden die Tiere gegenüber der elektrischen Bestrafung ihres Verharrens — äußerlich — gleichgültig. Gleichgültiger werden Ratten unter Neuroleptika auch gegenüber dem Noble-Collip-Test: Eine Stunde nach Verabreichung der 'Medikamente' werden die Tiere in eine (nach Noble und Collip benannte) drehbare Trommel gesteckt, die 1.300 Umdrehungen in der Minute macht. Und hinterher — nach Abzählen der in den Tod geschockten Hundertschaften von Lebewesen — wird in exakt 'wissenschaftlicher' Weise ausgerechnet, welchen Einfluß die Neuroleptika auf die Zahl der Tiere ausüben, die dieses 'Erlebnis im Dienst der Wissenschaft' überleben [551:10,107].

Aufregung und Angst äußert sich bei Tieren unter natürlichen Bedingungen durch Darmentleerung. Neben den oben genannten 'anspruchsvollen' Versuchen ist die Beobachtung der Darmentleerung eine bei Psychiatern beliebte Versuchsmethode; durch die Abzählung der Kotstücke der Tiere können sie (die Psychiater) im Vergleich zwischen 'medikamentierten' und nicht-'medikamentierten' Tieren eine deutlich verminderte Darmentleerung und somit eine reduzierte Emotionalität der Tiere feststellen [551:105;213:1104;937:41]. Die 'Medikamenten'-bedingte Gleichgültigkeit und überhaupt die reduzierte Emotionalität bringen auch eine Einschränkung des Fluchtreflexes der Tiere mit sich [946:344;737:30;615;83:81]. Aber nicht nur dies: Auch andere Arten von Gefühlsäußerungen sind betroffen. Allgemein sprechen Psychiater ihren 'Medikamenten' eine antiaggressive Wirkung zu [946:344;159]. Die Herstellerfirma von Dapotum, die ihr 'Medikament' an Rhesusaffen erprobte, offeriert in ihrer Werbebroschüre sogar eine »Zähmungswirkung« [995:5]. Daneben ist auch die natürliche Neugierde der Tiere lahmgelegt; Ratten, die sich normalerweise (auch unter Versuchsbedingungen) aufstellen und im gewährten Raum herumspazieren, schränken diese Tätigkeit nach der Eingabe der 'Medikamente' ein [551:107].

Von Störungen artspezifischer Lebensäußerungen berichtet eine Reihe von Psychiatern: Neuroleptika hemmen das angeborene (zwanghafte) Nagen der Nagetiere [83:81;562:16;1052:8] — eben dieses Nagen, das sie überhaupt zu Nagetieren macht; Hühnerküken, die normalerweise erst in Anwesenheit eines futterpickenden erwachsenen Tieres zu picken beginnen und entsprechend damit aufhören, wenn dieses das Picken einstellt, verlieren nach Eingabe der psychiatrischen 'Medikamente' diesen natürlichen Schutzmechanismus und picken einfach weiter drauflos (137). Am häufigsten wird in der psychiatrischen Literatur auf den Spinnentest von Peter Nikolaus Witt aus der Universitätsanstalt Waldau/Schweiz Bezug genommen. An 51 Versuchen mit Radnetzspinnen (Zilla-x-notata), denen er in Zuckerwasser gelöstes Chlorpromazin (Largactil) eingab, kann Witt mit diesem 'Medikament' demonstrieren, was andere, selbst stark in die Motorik eingreifende chemische Mittel nicht schafften, nämlich die Unterdrückung des erblichen Spinntriebs der Spinne. Bei allen Spinnen mit Ausnahme derjenigen, deren Netz in Abbildung 86 (Mitte) dargestellt ist, gelingt es, den Netzbau bis zu drei Tagen auszuschalten [1096]. Erfreut kann Witt daraufhin seinen Kollegen mitteilen, daß das Neuroleptikum »... mehr an der Wurzel des Triebes anzugreifen scheint, nämlich am Ingangsetzen der Reaktionskette 'Netzbau', nicht an ihrer Vollendung.« [1096:126] Als »Ausdruck ähnlicher Empfindlichkeit beider Lebewesen für Largactil« [1096:127] registriert Witt somit eine »merkwürdige Parallele zwischen der

(137) Im 1978 in der Zeitschrift 'Arzneimittel-Forschung' abgedruckten Artikel »Die Beeinflussung der Stimmungsübertragung bei Hühnerküken durch neurotrope Substanzen« ist nachzulesen: »In einer unbekannten Testkammer beginnen Hühnerküken erst in Anwesenheit eines futterpickenden Kontrolltieres ebenfalls zu picken. Sie stellen die Nahrungsaufnahme sofort wieder ein, wenn das Kontrolltier entfernt wird. Unter dem Einfluß neurotroper (*auf das Nervensystem einwirkende*) Substanzen tritt nach dem Entfernen des Kontrolltieres ein abweichendes Verhalten ein, das als Unfähigkeit, sich rasch auf die neue Situation einzustellen, gedeutet wird.« [116:1511]

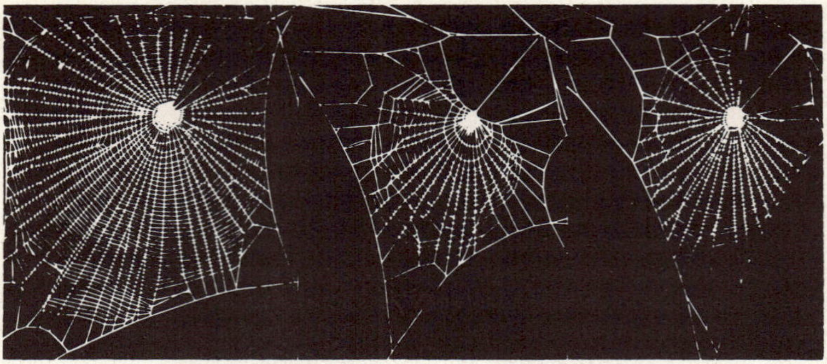

Abb. 86: Moderne psychopharmakologische 'Therapie': Spinne, die nach Largactil-Gabe 'nur' einen Tag Pause macht.
Links: 16. März, ohne Largactil: normales Netz.
Mitte: 18. März, zwei Tage nach Largactil-Gabe: verkümmertes Netz.
Rechts: 22. März, sechs Tage nach Largactil-Gabe: zwar regelmäßiges, aber immer noch kleineres Netz

Wirkung des Largactil auf den Netzbautrieb der Spinne und den Antrieb des Menschen« [1096:127]. Bevor wir jedoch auf die psychischen Neuroleptika-Auswirkungen bei 'schizophrenen' Menschen zu sprechen kommen, die, von Psychiatern als mit den Tierversuchs-Ergebnissen vergleichbar genannt, die ganze Zeit bereits im Raum stehen, soll noch erwähnt sein, daß selbstverständlich auch allen Tierarten gemeinsame Lebensäußerungen wie z.B. die Futteraufnahme (Freßtrieb) durch die psychiatrischen 'Medikamente' eingeschränkt werden [551:107;562:25].

So kann nun zusammengefaßt werden, daß die bei den Tieren festgestellten kataleptischen Krankheitserscheinungen einhergehen mit einer Dämpfung ihres Gefühlslebens, womit wiederum artspezifische wie auch die tierische Lebewesen allgemein betreffende Einschränkungen von Lebensäußerungen verbunden sind; diese Neuroleptika-Auswirkungen lassen Psychiater auf äußerst 'gute' Ergebnisse bei der entsprechenden Behandlung 'ihrer Patienten und Patientinnen' hoffen. Selbstverständlich vergessen Psychiater auch nicht zu untersuchen, welche Formen der Verabreichung der 'Medikamente' bei den einzelnen Tieren die 'beste' Wirkung erzielt, ob beispielsweise (kleine Tiere wie) Ratten auf große Mengen schwächer wirkender Neuroleptika empfindlicher reagieren als größere Tiere wie z.B. Hunde-Bastarde oder umgekehrt [553] — allesamt wichtige Erkenntnisse, um die Auswirkung von Neuroleptika auf 'Schizophrene' und andere solcherart psychisch 'Kranke' vorauszusagen.

Die Störungen der natürlichen Lebensfunktionen der Tiere können gemeinsam mit Helma Sommer als Wesensveränderungen bezeichnet werden (138). Beachtens-

(138) »Alle unsere Versuchstiere, gleich welcher Dosierung, veränderten mit der Länge der Behandlungsdauer ihr Wesen, wobei allerdings die Verhaltens- bzw. Wesensveränderungen nach Behandlung mit 10 und 13,3 mg/kg Propaphenin (*10 und 13,3 mg/kg Kaninchengewicht Propaphenin [Chlorpromazin]*) am auffallendsten waren. Die weiblichen und die männlichen Versuchstiere zeigten vor der Behandlung ein lebhaftes, zuweilen sogar etwas angriffslustiges Verhalten, das sich innerhalb der ersten 4 Wochen unter der Behandlung grundlegend änderte, d.h. sie wurden zunehmend ruhiger, manchmal wurde sogar der Eindruck erweckt, als seien sie apathisch. Tiere, die sich vor der Medikation anfassen bzw. streicheln ließen, ohne dabei erhebliche Anzeichen einer Erregung zu zeigen, wurden auffallend scheu und bisweilen wurde sogar ihr Gesichtsausdruck ängstlich. Ebenso war bei allen Tieren am Anfang der Behandlung eine Abnahme der Libido (*sexuellen Lust*) und der Freßlust zu verzeichnen. Je länger die Behandlungsdauer anhielt, umso mehr gewöhnten sich die Tiere an das Propaphenin, so daß die Freßlust in geringem Maße wiederkehrte, während das ängstliche und scheue Verhalten sich nicht veränderte und eher noch ausgeprägter wurde. Nach spontanem Absetzen des Medikamentes konnten bei allen Versuchstieren keine Beobachtungen gemacht werden, die darauf hätten schließen lassen, daß eine

wert ist dabei, wie Helma Sommer an auch nach dem Absetzen der Neuroleptika ängstlich, ungesellig und sexuell reduziert bleibenden Kaninchen beobachten konnte, daß die Neuroleptika-Gabe über einen bestimmten Zeitraum hinweg bei den 'medikamentierten' Tieren zu bleibenden, nicht wiedergutzumachenden Wesensstörungen führt, die auf die durch die Neuroleptika-Gabe bedingte Hirnschädigung (vgl. S. 104f.) zurückzuführen sind; Helma Sommer: »Daß tatsächlich eine irreversible Hirnschädigung durch langanhaltende höher dosierte Chlorpromazingaben bei unseren Versuchstieren hervorgerufen wurde, kam auch im Verhalten unserer Kaninchen zum Ausdruck. Bei reduzierter Freßlust wirkten die Tiere ängstlich, ungesellig und in ihrer Libido gemindert.« [985:104]

Fassen wir an dieser Stelle die Ergebnisse der Sauerstoffmangel-Versuche, der psychiatrischen Selbstversuche und der Tierversuche zusammen und bedenken wir, daß alle Ergebnisse laut Ankündigungen und Erklärungen eine wesentliche Aussage für die psychischen Auswirkungen der Neuroleptika bei psychisch 'Kranken' enthalten, so müßten eigentlich die von Psychiatern beschriebenen psychischen Neuroleptika-Auswirkungen bei psychisch 'Kranken' mit den bislang genannten übereinstimmen, als da waren: Verlust der Innerlichkeit des Erlebens, Apathie und Willensverlust, Gefühle der Leistungsunfähigkeit und Verzweiflung, Zustände der Benommenheit und des Dahindämmerns, also wesensverändernde Einschränkungen des Gefühlslebens. Nachdem bereits die bei Normalen, Psychiatern und Tieren gefundenen körperlichen Auswirkungen der Neuroleptika mit den Auswirkungen bei 'Schizophrenen' vollkommen übereinstimmten, zeichnen sich auch weitgehende Parallelen zwischen psychischen Erscheinungen des Parkinsonismus (Parkinsonpsyche), der Sauerstoff-Mangelversorgung des Gehirns, den psychischen Neuroleptika-Auswirkungen bei Psychiatern und bei Tieren und zwischen 'Schizophrenen' ab; schauen wir uns also an, was die Neuroleptika mit der Psyche der psychisch 'Kranken' machen.

Veränderung der unter der Behandlung aufgetretenen Abartigkeiten eingetreten ist. Diejenigen Tiere, die mit 16,7 mg/kg Propaphenin behandelt wurden, waren nach dem Absetzen des Propaphenins ruhig und unauffällig. Krankheitssymptome traten nicht zutage. Die Tiere starben jedoch innerhalb von 14 Tagen vollkommen überraschend nachts. Der Tod war wahrscheinlich auf ein Kreislaufversagen zurückzuführen ...« [985:84f.]

Abschnitt 6: Psychische Neuroleptika-Auswirkungen bei 'Schizophrenen'

Einleitung — Entweder oder — Ruhigstellung — Dösigkeit — Benommenheit — Koma — Annäherung an Normale — Emotionale Panzerung — Senkung des Energiepotentials — Heinrichs 'postremissives Erschöpfungssyndrom' — Willenlosigkeit — Am liebsten auf dem Strohballen — Flöten wider Willen — Mit dem Schicksal abgefunden — Gedankenkorrektur — Preisgabe von Geheimnissen — Künstliche Persönlichkeitsspaltung — 'Soziotherapie' unter Neuroleptika — Die Kunst des Aschenbecherleerens — Pharmakologische Leukotomie — Das hirnlokale Psychosyndrom — Das 'Syndrom der gebrochenen Feder' — Die langsame Bankangestellte und die Liebe — Verzweiflung — Der Körper als Gefängnis — Minderwertigkeitsgefühle — Das 'Selbstmord'-Datum ausrechnen — Eine kontrollierte Herstellung von Verzweiflung — Weitere 'Fall'-Beispiele — Dunkelziffer — Häufigkeitsangaben zu Apathie und Verzweiflung — Verzehnfachte Depressionen — Sprunghafter Anstieg von 'Selbstmorden' — Schimmelpennings Erstaunen — Psychiatrisches Todesurteil — Verwirrtheit und Delir — Neuroleptische Vorschädigung — Vorboten von Delirien — Delirverläufe — Bettflüchtigkeit und andere 'Fall'-Beispiele — Folgeschaden Verblödung (bei Betroffenen) — Tödliches Delir — Häufigkeitsangaben — Folgeschäden — Karies, Zahnfleischverlust und Zahnausfall — Krebs — Zusammenfassung der psychischen Auswirkungen — Psychiatrische Begeisterung — Psychiatrische Rechtfertigung II — 'Einfühlbarer Selbstmord' — Aus dem »Hexenhammer« — Symptomprovokation — Mit dem Elektroschock dazwischenfahren — Die psychiatrische Vergewaltigung als Heilbehandlung begrüßen? — Gehirnwäsche und 'therapeutisch' nutzbare Wurstigkeit

Wie bereits in den einleitenden Worten zu diesem Kapitel erwähnt, lassen sich die psychischen Auswirkungen der Neuroleptika unterteilen in zwei Hauptgebiete: Auf der einen Seite reagieren die Betroffenen mehr in Richtung Apathie und unmittelbare Willenlosigkeit, wie sich dies bereits bei der Beschreibung der Symptome des Neuroleptika-bedingten Parkinsonoids andeutete. Auf der anderen Seite kann die Reaktion umschlagen in Richtung einer deliranten Erregung, wie sie auch bei der Besprechung der möglichen Auswirkungen von Anti-Parkinsonmitteln genannt wurde. Zudem lassen die Berichte von den Ergebnissen der Sauerstoffmangel- und der psychiatrischen Selbstversuche die genannte Zweiteilung in den psychischen Auswirkungen der Neuroleptika erwarten.

Selbstverständlich sehen Psychiater die Kenntnis der psychischen Auswirkungen ihrer 'Medikamente' als sehr wichtig an, wollen sie sich doch nicht jedesmal neu vom Ergebnis ihrer 'medikamentösen Therapie' überraschen lassen. Helmchen und Hippius beispielsweise sprechen den psychischen 'Neben'-Wirkungen ihrer 'Therapie' eine große praktische Bedeutung zu: »Durch psychische Nebenwirkungen der psychiatrischen Pharmakotherapie sind die Kranken entweder unmittelbar (wie z.B. beim Delir) oder nur mittelbar (wie z.B. bei Suizidalität ['*Selbstmordneigung*']) gefährdet.«

[464:37] Diese für Psychiater so wichtige praktische Kenntnis werden wir nun im folgenden nachzeichnen; zuerst werden wir uns damit beschäftigen, was sich Psychiater in ihren Schriften von den mittelbaren Auswirkungen ihrer modernen Psychopharmaka-Behandlung zum Bereich Abstumpfung des Gefühlslebens, Apathie, Depressivität und 'Selbstmord' mitteilen — dem Gebiet, das auch in bezug auf die Häufigkeit den Schwerpunkt der Neuroleptika-Auswirkungen auf die Psyche betrifft. Selbstverständlich benutzen wir den Begriff der (Neuroleptika-bedingten) Depressivität und Depression nicht im Sinn der psychiatrischen 'Theorie der Depression' als psychische 'Krankheit', sondern in einem allgemeinen Sinn der Schwermut, der gedrückten Stimmung bis hin zur Verzweiflung. Daran im Anschluß wollen wir uns — ungeachtet der Frage, ob dies eine qualitativ verschiedene Reaktion oder lediglich ein anderer Extremzustand gleicher Art, nur verschiedener Richtung ist — mit den von psychiatrischen 'Medikamenten' erzeugbaren deliranten Erregungen befassen.

Der 'therapeutische' Effekt der Neuroleptika besteht, was die Psyche betrifft, aus der schlafanstoßenden [467:337;846] und sedativ-(ruhigstellend-)hypnotischen [467:337;859:1351;95:495;268:534] Wirkung der 'Medikamente', die binnen fünf Minuten eintreten kann [663:361]. Grundlage der Wirkung ist die »ausgeprägte psychomotorische Ruhigstellung« [559], wie sie bereits von den Versuchen an Tieren her bekannt ist. Die die Psychiater »beeindruckende psychomotorische Dämpfung mit affektiver Entspannung« [663:361] äußert sich bei den Betroffenen als ununterbrochene, zwingende Müdigkeit und Schläfrigkeit (Einschlafneigung) [511:458;762:137;218:368;83:103;559;87:11;31:199;862:38;712:93;973]. Laut Haase ist die psychokinetische, d.h. die psychische Bewegungskraft betreffende Ruhigstellung aus folgendem Grund 'therapeutisch' wünschenswert: »Die Reduzierung psychokinetischen Antriebs auf gleichsam niederer Ebene kann der Plussymptomatik (*'schizophrenem' Handeln und Fühlen; s. S. 293*) die Dynamik nehmen und auf höherer Ebene der Persönlichkeit des psychotisch Erkrankten helfen, zur Realität zurückzufinden.« [393:100] Manche Psychiater nennen die psychische Neuroleptika-Wirkung auch Dösigkeit [421:359]: »Die Kranken dösen, zwar noch ansprechbar und durchaus reaktionsfähig, zugleich aber weitgehend desinteressiert an der Umgebung und auch an ihren eigenen krankhaften Erlebnissen, dahin: Sie liegen gelockert, nicht schlafend, ohne weitere Initiative im Bett.« [254:64] Oder: »Manche Patienten schlafen nicht, liegen nur ruhig im Bett und dösen vor sich hin.« [583:85] Präparate wie Chlorpromazin wirken — so Ditfurth — »wie ein von allem Lärm abgeschlossenes Zimmer« [zit.137:2229]. Psychiater begrüßen das ausgesprochene Zurückgehen der 'Lärmfreudigkeit', die normalerweise 'erethisch (*reizbar*) schwachsinnige' Kinder an den Tag legen [667:354]. Der Psychiater Hans-Hermann Meyer aus der Universitätsanstalt Heidelberg schildert seinen Kollegen seine eigenen Neuroleptika-Beobachtungen zum Teil mit den Worten seiner 'Kranken': »Gleich nach der ersten Injektion schliefen die Patienten ein oder dämmerten ruhig vor sich hin. Sie sind jederzeit erweckbar und in der Lage, die Mahlzeiten allein einzunehmen oder ihre Notdurft zu verrichten. In den weiteren Tagen blieben die Patienten meist schläfrig. Ein Kranker beschreibt diesen Zustand recht charakteristisch: 'Ich schlafe und bin doch wach', und ein anderer meint: 'Es ist alles so weit weg, so unwirklich.'« [740:6]

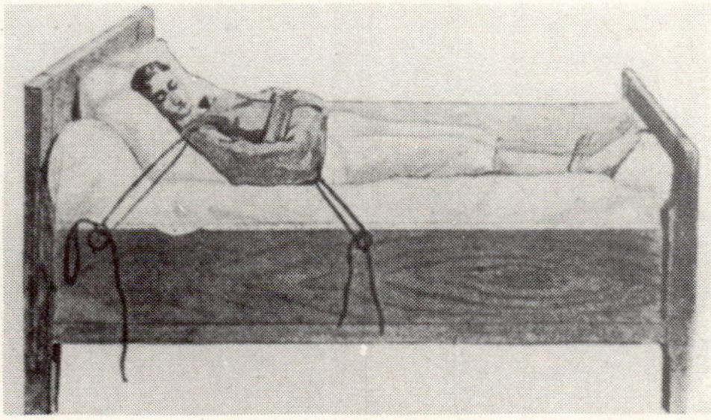

Abb. 87: Traditionelle psychiatrische Behandlung: Zwangsbett mit Schlitz im Boden für den Ablauf der Blasen- und Darmentleerungen

Psychiater empfinden die Ruhigstellung 'ihrer Patienten und Patientinnen' als wohlige Beruhigung [958:58]. So beschreibt z.B. der im Krankenhaus Fulda tätige Kinderarzt W.-D. Krey, wie es ihm gelingt, Babys und kleinere Kinder in ihren Eingewöhnungsschwierigkeiten auf der unter Personalmangel leidenden Kinderstation mittels Truxal von ihren 'unmotivierten' Schreianfällen zu befreien: »Die Kinder verhielten sich während der Behandlungstage im allgemeinen ruhig, waren überwiegend aber in ihrer Aktivität, in ihrer Anteilnahme und Spiellust deutlich gemindert. Die Schlafphasen waren länger. Heimwehreaktionen während der Besuchszeiten waren bei den jüngeren Kindern noch vorhanden, die Kinder ließen sich im allgemeinen aber gut beruhigen. Bei der kurzen Behandlungszeit (6 bis 12 Tage) haben wir um eines guten Sedierungseffektes willen in der Regel eine höhere Dosis bevorzugt.« [642:5f.]

Andere Psychiater ziehen den Begriff der Verdämmerung oder Benommenheit [421:359;330:435;69;1051:Kap.4.3] vor, wenn sie den Zustand der sich auf dem Rückweg zur Normalität befindenden 'Patienten' und 'Patientinnen' benennen. Dieser Zustand kann sich über eine Lethargie [403:20] bis zur Somnolenz (starken Benommenheit) [196:72;1083:10] steigern. Laut psychiatrischen Berichten wollen die 'Patienten' dann in Ruhe gelassen werden [999:585]; sie — so der psychiatrische Wortlaut — staunen vor sich hin [999:582] und »... schlafen viel, sie sind aber jederzeit weckbar. Sie liegen meist mit bleichem, fahlem Gesicht im Bett, sprechen spontan nicht, beantworten nur kurz mit monotoner Stimme die an sie gerichteten Fragen.« [999:581] Über Erfahrungen mit Taractan berichten sich Psychiater wie folgt: »In einigen Fällen erreichte die Somnolenz ein solches Ausmaß, daß der Patient nur mit Schwierigkeiten geweckt werden konnte ...« [127:113] Geller und Greydanus nennen als Neuroleptika-Auswirkung das Semikoma (komaähnlichen Bewußtseinsverlust) [337:102], während Gaedt und Helmchen von noch weitergehenden 'Erfolgen' berichten können; nach deren Erfahrungen kann die durch die psychiatrischen 'Medikamente' verursachte Bewußtseinsstörung »... als Leistungsstörung in der aktuellen Desorientiertheit, als Verhaltensstörung in der Vigilanzänderung (*Wachheitsänderung*), meist im Sinne der Minderung über Somnolenz und Stupor (*Zustand körperlicher, psychischer und geistiger Erstarrung*) bis zum Koma (*Zustand tiefster Bewußtlosigkeit*) ...« [330:435] auftreten.

In Verbindung mit dem durch die Neuroleptika produzierten Apallischen Syndrom ('Enthirnungsstarre') und dem damit einhergehenden Coma vigile ('wachen Koma') zeigen die 'Patienten' und 'Patientinnen' nach den Worten von Bruck und Gerstenbrand »... eine fehlende Koordinierung von Innen- und Außenwelt. Sie sind gewissermaßen Objekt von Umweltvorgängen ohne subjektives persönlichkeitseigenes Reaktionsvermögen. Affektbetonte Erinnerungen treten völlig in den Hintergrund, der Patient lebt weitgehend in der Gegenwart und erlebt seine Umwelt unreflektiert.« [142:463] In einem Buch 'für Kranke und Angehörige' unternehmen Helmchen und dessen Kollege Ole J. Rafaelsen den (erfolgreichen) Versuch, sich in die Gefühlswelt eines einige Tage unter Haloperidol stehenden 'Manikers' zu versetzen, wenn sie schreiben: »... der Redestrom nimmt ab, und

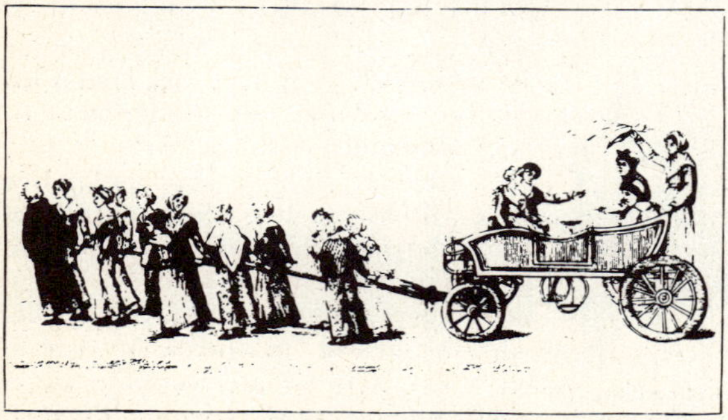

Abb. 88: Traditionelle psychiatrische Behandlung: Ziehen und Fahren des 'Wagens für Irre'

die Ideen werden weniger utopisch. Nach und nach stellt man auch selbst fest, daß das Stimmungsniveau sich dem Normalen nähert.« [858:32] Laut Haase soll die psychische Verarbeitung eines 'schizophrenen Schubes' dadurch erleichtert werden, daß die Neuroleptika die Antriebsenergie dämpfen, was zu einer verminderten 'psychotischen Erlebnisproduktion' und hierüber wiederum zum Nichthabenkönnen von Erlebnissen führe [395:492].

Mit dieser 'therapeutischen' Wirksamkeit einher geht die von Psychiatern erwünschte Re-Normalisierung des Gefühlslebens: Diese Re-Normalisierung erscheint in den psychiatrischen Literaturstellen in vielerlei Formen, die jedoch immer dies eine meinen, nämlich die Abstumpfung und Erkaltung des Gefühlslebens:

- in Form einer »seelischen Abstumpfung« [67:109]
- in Form einer seelischen Einmauerung (139)
- in Form einer affektiven Abstumpfung und Einengung (140)
- in Form eines künstlichen 'dicken Fells' (141)
- in Form einer emotionalen Neutralität [958:64]
- in Form einer intentionalen Verarmung [958:64]
- in Form einer emotionalen Indifferenz (Gleichgültigkeit, Unentschiedenheit), einer Verminderung der affektiven Resonanz ([Mit-]Schwingungsfähigkeit des Gemüts) und einer Dämpfung der Emotionalität [421:363;257:538;177:502;657:340]
- in Form einer Kaltstellung des Ich-(Persönlichkeits-)Kerns und einer emotionalen Panzerung [1074:290.295;1037:6].

Der Psychiater Hans Walther-Büel aus der Psychiatrischen Anstalt Münsingen/ Schweiz fand mit dem letztgenannten Bild der Kaltstellung des Persönlichkeitskerns

(139) Einen — gelinde gesagt — gewagten Vergleich zwischen 'Schizophrenie' und Knochentuberkulose muß der anthroposophische Psychiater Rudolf Treichler ziehen, um den 'positiven therapeutischen Effekt' der psychiatrischen 'Medikamente' voll zur Geltung kommen zu lassen: »Die meisten schizophrenen Kranken werden durch Psychopharmaka ruhiger, entspannter, angepaßter, zugleich jedoch auch unproduktiver. Sie reagieren weniger fein und lebhaft, nach längerem Gebrauch werden sie stumpf und apathisch. Eine öfter schon geäußerte Empfindung von differenzierten Kranken, die Psychopharmaka erhielten, kann in diesem Rahmen die Wirkung zusammenfassen: Man fühlt sich seelisch wie 'eingemauert'. Störungen im Bereich des Blutes, der Leber, des Gehirns und des Herzens, wie sie manchmal als 'Nebenwirkungen' von Psychopharmaka feststellt, liegen dieser seelischen Beeinträchtigung zugrunde. Die Empfindung des Eingemauertseins deutet jedoch auch auf einen bedingt positiven Aspekt dieser Medikamente hin, die heute in der anthroposophisch orientierten Psychiatrie bei schwereren Krankheitsfällen noch nicht entbehrt werden können. Zum Vergleich: Bei drohender Einschmelzung der Wirbelsäule durch eine Knochentuberkulose kann die zeitweilige Ruhigstellung mittels einer Gipsschale notwendig werden, um eine nicht rückgängig zu machenden Schaden des Rückenmarks zu verhindern. Bei rasch oder heftig verlaufenden Psychosen kann dementsprechend eine seelische Einmauerung nötig sein ...« [1049:230f.]

(140) Auf die Parallelität der 'Ereignisse' zwischen der affektiven Abstumpfung infolge einer Gehirnentzündung (Encephalitis) und der affektiven Abstumpfung im Rahmen der Wirkung des Megaphen macht hier Ditfurth aufmerksam, auch wenn er im Jahre 1955, zum Zeitpunkt der Veröffentlichung seines Aufsatzes, das Prinzip von Ursache und Wirkung des Megaphen noch verwechselt: »Es hat, so möchten wir glauben, den Anschein, als ob die psychischen Veränderungen, die das Megaphen vor allem auf emotionalem Gebiet hervorruft, von gleicher Natur sind, wie die 'affektive Abstumpfung und Einengung', die man bei postencephalitischen Parkinsonisten (*Parkinsonkranken nach Abklingen einer Gehirnentzündung*) so häufig registriert. Ebenso, wie hier, beim Parkinsonisten, diese psychischen Veränderungen gewissermaßen als Kehrseite der körperlichen Erkrankung begleitend auftreten, scheint das bei der vorwiegend psychischen Megaphenwirkung umgekehrt mit den striären (*den Streifenkörper [vgl. S. 86] betreffenden*) Begleitsymptomen der Fall zu sein. Sie treten in der Regel allerdings sehr in den Hintergrund, sind freilich unseres Erachtens auch nicht so selten, wie die bisherigen Veröffentlichungen vermuten lassen könnten. Man muß nur, wie gesagt, konsequent nach ihnen suchen.« [209:56]

(141) Finzen schreibt beifällig: »Es gibt vielfältige Vorstellungen davon, in welcher Weise die neuroleptische Medikation dem Kranken über die reine Symptomunterdrückung hinaus hilft. Am überzeugendsten scheint mir folgende zu sein: Sie macht ihn dickfelliger. Er reagiert weniger empfindlich auf Außen- und Innenreize.« [285:96]

und der emotionalen Panzerung eine so treffende Formulierung, daß hier seine näher ausgeführte Begründung als abschließende Bemerkung zur re-normalisierenden psychischen Auswirkung der psychiatrischen 'Medikamente' kommentarlos wiedergegeben sein soll. Also schreibt Walther-Büel zum dämpfenden Effekt von Neuroleptika: »Es werden Erregungen jeglicher Art, also endogene, psychogene und organische, im Sinne der Sedation und Apathisierung gedämpft, ohne daß das Bewußtsein getrübt und die formalen psychischen Vollzüge, abgesehen vom Wegfall der dynamichen Komponente, verändert wären. Manische Zustände werden, nach dem treffenden Ausdruck von Escalar und Balduzzi, in das Bild der 'Mania fredda' (*'kalten Manie'*) verwandelt. Die affektive Reaktion und Resonanz zu jeder Qualität krankhaften psychischen Erlebens, also auch paranoid-halluzinatorischer Verfolgung, depressiver Verzweiflung, ekstatischer Entrückung, neurotischer Spannung wird abgestumpft. Dem psychotischen Erleben werden die verzehrenden Energien, der Wind aus den Segeln entzogen, anstelle stürmischer Auseinandersetzung tritt die ökonomisierende Sparschaltung vorwiegend animalisch (*tierisch*) orientierten Daseins mit ausgiebigem Schlaf und Essen. Die Probleme der Psychose und damit des Menschseins und die psychotischen Inhalte werden zwar nicht beseitigt, aber der Ichkern mit seinen überschießenden und oft destruktiven Reaktionen beruhigt, gleichsam kaltgestellt, so daß Höhen der entrückten und Tiefen der gequälten Seele in nivelliertem Gleichmut erscheinen. Daß dieser biologische Effekt, ähnlich wie die bisher in der klinischen Psychiatrie angewandten Schockverfahren, den Boden zu Remissionen (*[vorübergehendem] Nachlassen der 'Krankheit'*) oder zu psychotherapeutischer Beeinflussung bereiten kann, ist trotz kurzer Erfahrung bereits erwiesen. (...) Ohne Zweifel stellt die Neuroplegie (*Neurolepsie*) ein wertvolles therapeutisches Prinzip dar, das wohl noch ausbau- und verbesserungsfähig ist. Ob eine Medikation auf lange Sicht, eine Dauergabe insbesondere, sinnvoll ist, muß weitere Erfahrung lehren; bei bleibend labilem Gleichgewicht und ständiger Rezidivgefahr (*'Rückfall'-Gefahr*) mag eine emotionale Panzerung, eine medikamentöse Schutzdosis vor psychischen Erschütterungen angezeigt sein.« [1074:290/295] Abbildung 143, die Werbeanzeige für Jatroneural, zeigt in beeindruckender Weise, wie klar Psychiater und Neuroleptika-Herstellerfirmen das Prinzip des Einmauerns von Gefühlen, der chemischen Knebelung, des Unterbindens der Äußerung ursprünglichster und tiefster Lebensbedürfnisse erfaßt haben.

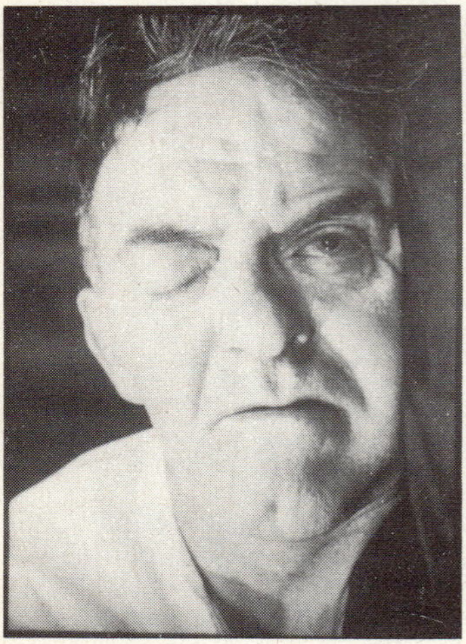

Abb. 89: Neuroleptika-Auswirkung Ptosis (Herabhängen des Augenlides)

Mit der Abstumpfung des Gefühlslebens einher geht eine Absenkung des psychischen Energieniveaus [421:363] und eine Verminderung der Lebendigkeit [378:363], Voraussetzung und Grundlage der Sedierung (Ruhigstellung). Zu einem Zeitpunkt, als die Butyrophenone noch nicht entwickelt waren, schreiben Hartmann, Hiob und Hippius über die 'therapeutische' Wirkung des Chlorpromazin (Largactil) unter Verwendung eines Zitates ihrer Kollegen Staehelin und Kielholz: »Im übrigen ist zu erwarten, daß sich auch die antriebsmindernde Eigenschaft der Phenothiazinbehandlung auf alle seelischen Grundfunktionen auswirkt, da der Antrieb als unterhaltender Impuls jeder psychischen Tätigkeit erscheint; Largactil 'erzielt eine Senkung des allgemeinen psychischen Energieniveaus, welches sich auf alle seelischen Leistungen auswirkt'.« [421:362] So kommt es über die Antriebsminderung des Stammhirnes zur Antriebsstörung des 'Kranken' [257:537]. Unter 'Antrieb', den Psychiater als motorische, sensorische (die Sinnesorgane betreffende), affektive und Denk-'Haltungen' begreifen [649:141], kann auch der Wille des Menschen verstanden werden, soweit dieser (Mensch) nicht nur als bloß biologisch-organisches Wesen verstanden wird. Für diesen Zustand des herabgesetzten psychischen Energieniveaus hat Heinrich den Begriff des 'postremissiven Erschöpfungssyndroms' erfunden, was ihm eine große Anerkennung von seiten seiner Kollegen und Kolleginnen einbringt; mit seiner Wortschöpfung meint Heinrich eben den Zustand der Apathie, wie er mit den Neuroleptika-bedingten Hirnveränderungen einhergeht und in dem Zeitraum nach dem Wegdämpfen und Knebeln der 'Krankheitssymptome' auftritt (142).

Für Psychiater ist die Herstellung eines apathischen Zustandes ein sehr wichtiges Ziel ihrer 'medikamentösen Therapie'; wie sie selbst sagen, sogar eine Hauptwirkung ihrer 'Medikamente': »Antriebsdämpfung, Initiativverarmung und Interessenverlust sind als neuroleptische Hauptwirkung bekannt« [466:457] — so Helmchen und Hippius. Schließlich ist nicht zu vergessen, daß die apathisch machende Wirkung der Neuroleptika in deren inhaltliche Definition mit eingegangen ist: So nennen Jean Delay und Pierre Deniker, die beiden Neuroleptika-Pioniere, die Produktion einer besonderen psychomotorischen Apathie an erster Stelle der Wirkungen, die ein Neuroleptikum zum Neuroleptikum machen [197:248f.]. Entsprechendes ist im »Handlexikon der Medizin« nachzulesen, wo die Verringerung des vitalen, d.h. die entscheidenden Schichten des Lebens betreffenden Antriebs als charakteristische Wirkung der Neuroleptika erwähnt wird [411,II:1722]. Selbach, Ausbilder von Psychiatern wie Helmchen, Hippius, Richter usw., betont ebenfalls die Erscheinung der vegetativen, somit auch motorischen und psychischen Adynamie (Kraftlosigkeit), die vielfach von auffallender Schlafsucht begleitet ist [958:63f.]. Bei manchen Psychiatern ist es die motorische Aktivitätsminderung [642:4], auf deren Betonung Wert gelegt wird, und andere wiederum halten die Neuroleptika-bedingte Schwäche und Passivität [196:72] für besonders bemerkenswert. Auf Aussagen von Kollegen stützen sich Hartmann, Hiob und Hippius, um die 'Güte' der Neuroleptika hervorzuheben: »Der Patient bietet ein Bild des Stumpfsinns und der Willenlosigkeit. (...) Der Patient liegt oder sitzt im Bett, rührt sich nicht ... Meist schweigt er. Spricht man ihn an, so antwortet er nach einer gewissen Pause langsam mit monotoner, indifferenter (*gleichgültiger*) Stimme ... Es kommt aber nur selten vor, daß er eine Frage stellt oder Befürchtungen oder Wünsche ausdrückt (...)

---

(142) Mit seinem 'postremissiven Erschöpfungssyndrom' könnte Heinrich zwar theoretisch denjenigen psychischen Zustand benennen wollen, der eine natürliche Folge der Energieverausgabung einer unbehindert durchstandenen 'psychotischen' Lebensphase ist. Da Heinrich sein Erschöpfungssyndrom mit (angeblich) 'unklaren' Hirnschwundprozessen in Verbindung bringt, die den Leserinnen und Lesern bereits als Form Neuroleptika-bedingter Hirnveränderungen bekannt sind, drängt sich bei vernünftiger Betrachtungsweise die Einsicht auf, daß Heinrich eben denjenigen Zustand beschreibt, wie er beim neuroleptischen Bemühen, die 'psychotische' Erfahrung zu verhindern, infolge der Herabsenkung des Energiepotentials auftritt. So begründet der Psychiater seine 'Erkenntnis' folgendermaßen: »Wir müssen anerkennen, daß viele schizophrene Kranke auch außerhalb einer Pharmakotherapie und lange nach einer als Reaktion verständlichen Erschöpfung eine eigentümliche Beeinträchtigung ihres ergischen (*die Lebenskraft betreffenden*) Vermögens nach dem Verschwinden der produktiven psychotischen Erscheinungen aufweisen, deren Auswirkungen zwar durch ein intensives soziales Training gemildert oder weithin unmerklich gemacht werden können, die jedoch vorhanden ist und alle Seinsbereiche durchdringt. Es ist in diesem Zusammenhang an die von Huber festgestellten ätiologisch (*den Ursprung betreffenden*) unklaren subcorticalen Hirnatrophien (*Hirnschwund-Befunden im Bereich unterhalb des Großhirns*) zu erinnern, die sich besonders häufig bei schizophrenen Patienten mit einer chronischen Reduktion des energetischen Potentials finden.« [433:490]

Gleichmütig und gelassen tut der Patient, was man von ihm verlangt. Willen und Antrieb sind gehemmt.« [zit.421:361] Der DDR-Psychiater Ehrig Lange nennt diesen Zustand gemeinsam mit Kollegen Hypobulie [663:360], womit ein herabgesetzter Willensantrieb gemeint ist; gleichzeitig sei dieser Zustand »... gekennzeichnet von unnatürlich bis quälend erlebter Dösigkeit (qualitativ abnorme Müdigkeit, Benommenheit bis Somnolenz [*stärkerer Grad von Benommenheit*], sogenannter Winterschlafeffekt).« [663:360] Dadurch werden, so Grünthal, äußere Reize, die auf 'Patienten' und 'Patientinnen' einwirken, nur noch gedämpft wirksam [378:402].

In dem Buch »Die andere Seite der Psychiatrie — Patienten zu Hause« läßt der britische Psychiater John K. Wing mehrere 'Krankheitseinsichtige' die von ihnen empfundenen Auswirkungen der Neuroleptika schildern, darunter einen Mann, der sich nach der Entlassung aus der Londoner Universitätsanstalt, in der er acht Wochen wegen 'Paranoia' mit Chlorpromazin behandelt wurde, als landwirtschaftlicher Arbeiter abmüht. Über das apathisch machende Trifluoperazin (Jatroneural), mit dem der Mann gemeindenah weiterbehandelt wird, klagt dieser: »Ich nahm jetzt Trifluoperazin (ein anderes Medikament der Phenothiazingruppe), und vielleicht machten sich die Nebenwirkungen des Medikaments bei meiner Arbeit bemerkbar, oder ich hatte zu lange ausgesetzt, und das hatte meine Leistungsfähigkeit beeinträchtigt. Jedenfalls fing ich mit Ganztagsarbeit an und ging dann auf Empfehlung meines Arbeitgebers zu Teilzeitarbeit über. Schließlich riet er mir, es ganz aufzugeben. An manchen Morgen fühlte ich mich nicht zum Arbeiten aufgelegt, an einigen Tagen arbeitete ich, doch es fiel mir schwer. Am liebsten war es mir, auf einem Strohballen zu sitzen und den ganzen Tag vor mich hin zu denken.« [248:37] (143)

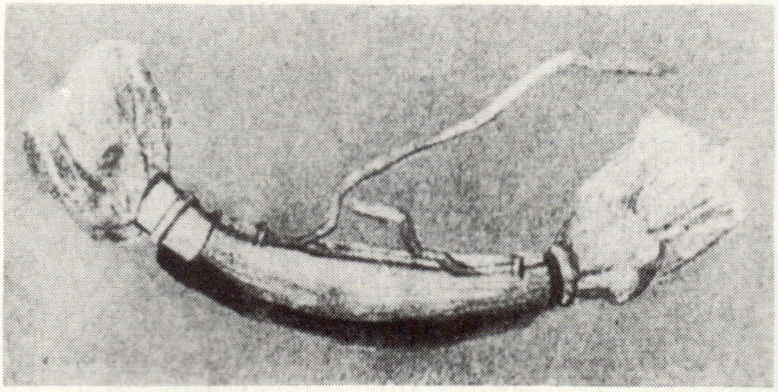

Abb. 90: Traditionelle psychiatrische Behandlung: Muffartiger Zwangs-Doppelhandschuh

Auf eine Bradyphrenie, d.h. eine bei hirnorganischen Veränderungen auftretende Verlangsamung psychischer Abläufe, auf Antriebsschwäche, Interesselosigkeit sowie auf eine mitunter verdrießlich-unrastige Stimmung macht Walther-Büel aufmerksam [1074:289]; auf die letztgenannte Erscheinung, den Verdruß, d.h. die depressive Stimmung werden wir noch extra eingehen. Ergebnis der durch die psychiatrischen 'Me-

(143) Berichte von 'krankheitseinsichtigen Patienten und Patientinnen' und kritischen 'Krankheits'-Uneinsichtigen unterscheiden sich höchstens in der Weise, inwieweit psychiatrische Begrifflichkeiten wie 'Medikamente' oder 'Nebenwirkungen' kritiklos verwendet werden. Darüber, wie er sich nach seiner Anstaltsentlassung unter der gemeindepsychiatrisch organisierten Weiterbehandlung mit Imap schließlich als ein Niemand und ein Nichts empfand, schreibt Jörg von Bannsberc-Freiheit: »Mehr und mehr erstreckte sich meine Sorge nicht nur auf die furchtauslösenden Vorgänge in der Politik, sondern auch auf die kleinen, alltäglichen Probleme. Ein Loch in der Hosentasche, ein abgerissener Knopf, die erforderliche Bestellung des Gartens, alles wurde zum Problem, und ich war wie gelähmt. Ich saß stundenlang im Sessel und blickte ins Leere (...). Das morgendliche Aufstehen war eine Qual, ich hatte nichts zu tun, nein, ich konnte nichts tun und wäre am liebsten den ganzen Tag im Bett geblieben. Die Sinnlosigkeit meines Daseins war so überwältigend, daß sie mich erdrückte. Ich war ein Niemand, ein Nichts, dessen Persönlichkeit sich am Zusammenstoß mit der Wirklichkeit aufgelöst hatte. (...) Ich saß immer noch träge im Sessel, ging stocksteif (weil ich immer noch meine wöchentliche Spritze Imap — etwas niedriger dosiert — bezog) durchs Zimmer, was meine Frau nervös machte, und feuerte mich selbstgesprächsweise mit Rufen wie 'der Geist muß siegen' oder 'we shall overcome' (*'Wir werden es überwinden'; amerikanisches Freiheitslied*) an.« [56:86f./93]

dikamente' erzeugten Apathie ist, daß Psychiater und ihre Mitläufer jetzt problemlos und 'Pflege'-leicht mit 'ihren Patienten und Patientinnen' umgehen können; deren Temperament ist nun transformiert [319:508], d.h. verändert. Ihr Mißtrauen, so der Psychiater Hans-Georg Schröder aus der Anstalt Warstein/Westfalen und der mit ihm kollaborierende Psychologe G. Wegener, nimmt ab [945:7]; sie werden »kooperativer und zugänglicher« [562:10], »gefügig« [564;zit.930:92], kontrollierbar [35:92], geben die ablehnende Haltung auf und werden lenkbar [987:1639f.].

Aus der Westberliner Anstalt 'Phönix' teilen drei Beschäfigungs-'Therapeuten' enorme Behandlungs-'Fortschritte' mit, die eine unter Neuroleptika stehende Frau in ihrem psychiatrischen 'Rehabilitations'-Programm machen 'durfte': »Die Patientin erlernte, trotz ihrer vorgeschobenen Ablehnung, das Flötenspiel.« [122:9] Ditfurth berichtet schon bald nach der Einführung des Chlorpromazin in das psychiatrische Behandlungsarsenal von zwei — ihn — optimistisch stimmenden 'therapeutischen Erfolgen' an bis dahin 'therapieresistenten Fällen' (sich gegen die Behandlung wehrenden Menschen): »Eine bis dahin völlig negativistische (*ablehnende*) Patientin ließ sich mit einem Male füttern ...« [209:57] Eine zweite Frau, die 36jährige und unter Kinderlähmung leidende Luise Sz., die unglücklich verheiratet und der festen Überzeugung ist, ihr Ehemann und die mit ihm kooperierenden Ärzte und Psychiater sowie deren Personal wollten sie loswerden, erklärt nach dem Einsatz von Chlorpromazin »... mit einem Male, daß Ärzte und Schwestern seit einigen Tagen wirklich freundlich zu ihr seien und es ehrlich mit ihr meinten, weil sie jetzt offenbar Mitleid mit ihrem Schicksal bekommen hätten. Sie hielt auch an der Täterschaft ihres Mannes fest, erklärte jetzt aber, daß sie ihm nicht mehr böse sein könne und ihm alles verzeihen wolle, weil er seine Tat sicher schon bereut habe. Die Patientin schien sich jetzt auch mit ihrem Schicksal abzufinden ...« [209:57] Ernst gelingt es sogar, eine Frau, die ihn zuvor als Teufel empfindet, mit Hilfe von Chlorpromazin zu bewegen, ihn als Engel wahrzunehmen: »Eine depressiv-paranoide Spätschizophrene korrigierte ihre Schuld- und Verfolgungserlebnisse einsichtig als etwas Krankhaftes, berichtete uns jedoch beseligt über das Gottesreich, dessen baldiges Kommen ihr nun verheißen worden sei. Schwestern und Ärzte, die ihr vorher als teuflische Sendboten erschienen waren, redeten jetzt mit Engelsstimmen zu ihr.« [265:584] (144)

---

(144) Innerhalb von zwei Tagen 'befreit' der Psychiater Eberhard Hirschberg aus der Berliner Universitätsanstalt eine 50jährige Frau von ihren 'krankhaften' Erregungen und ihrer 'krankhaft' ablehnenden Haltung ihm und seiner 'Therapie' gegenüber; nach zwei Tagen Haloperidol-Behandlung, Ängsten, dem Gefühl, irre gemacht und beschimpft zu werden, Krämpfen usw. wird die Frau — seiner Meinung nach — 'warmherzig' und konsumiert sogar — wenn auch mit Neuroleptika-bedingten Sehschwierigkeiten (Akkommodationsstörungen) — wieder das Fernsehprogramm. Hirschberg veröffentlicht dieses 'Fall'-Beispiel eines 'imponierenden Therapieerfolgs' im 'Nervenarzt': »Die 50jährige Ursula M. (Krankenblatt-Nr. 617/63) war unter der klinischen Diagnose einer Schizophrenie, katatoner (*gespannter*) Erregungszustand, stationär aufgenommen worden. Sie war ängstlich, unruhig, antriebsgesteigert, affektiv-gereizt, aggressiv, negativistisch (*ablehnend*). Akustische Halluzinationen vervollständigten das Zustandsbild. Die Behandlung erfolgte mit 14 mg Haloperidol pro die (*pro Tag*). Bereits am ersten Tag nach Therapiebeginn war ein ausgeprägtes dyskinetisches Syndrom, welches zunächst ohne Antiparkinson-Medikation abklang, zu beobachten. Danach war die Patientin psychisch völlig unverändert. Am zweiten Tag nach Therapiebeginn war immer noch keine Besserung des psychischen Befundes zu beobachten, so daß sie vorübergehend sogar fixiert werden mußte. Sie schrie, war ängstlich, unruhig, ablehnend und affektiv gereizt, jedoch völlig ohne Modulation (*Abwandlung*), im Gedankengang inkohärent (*unzusammenhängend*), daneben lebhaft halluzinierend ('ich fühle mich völlig irre, nehmen Sie doch die Tiere weg, warum beschimpfen mich alle so'). Nach der Besuchszeit ('affektiver Stress') trat dann ein starkes dyskinetisches Syndrom in Form eines ausgeprägten Zungen-Schlund-Syndroms mit Beteiligung der Nacken- und Rumpfmuskulatur (bäumte sich auf) auf. Nunmehr erhielt die Patientin eine Ampulle Akineton intravenös. 5 min später war sie schlagartig beschwerdefrei, völlig kontaktfähig, in der affektiven Modulation warmherzig und voll imponierend. Sie unterhielt sich vollkommen geordnet, Halluzinationen waren nicht mehr vorhanden, so daß man das gesamte psychoti-

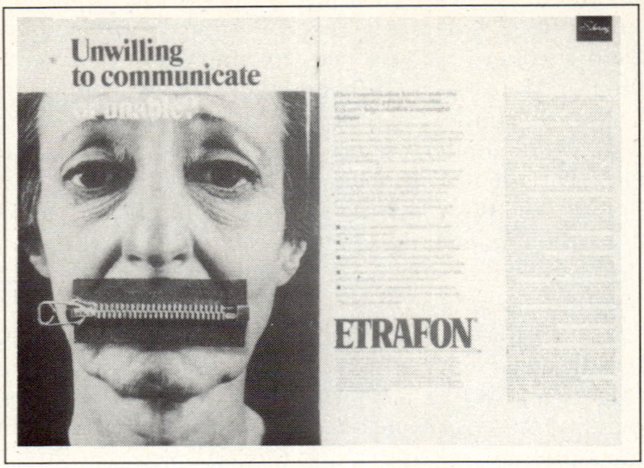

Abb. 91: Moderne psychopharmakologische 'Therapie': Werbeanzeige der Herstellerfirma des Etrafon (Longopax) (Text in deutscher Übersetzung: »Nicht kommunizieren wollen. Wenn Kommunikationsbarrieren den psychoneurotischen Patienten unnahbar machen ... Etrafon hilft, einen bedeutungsvollen Dialog durchzusetzen.«)

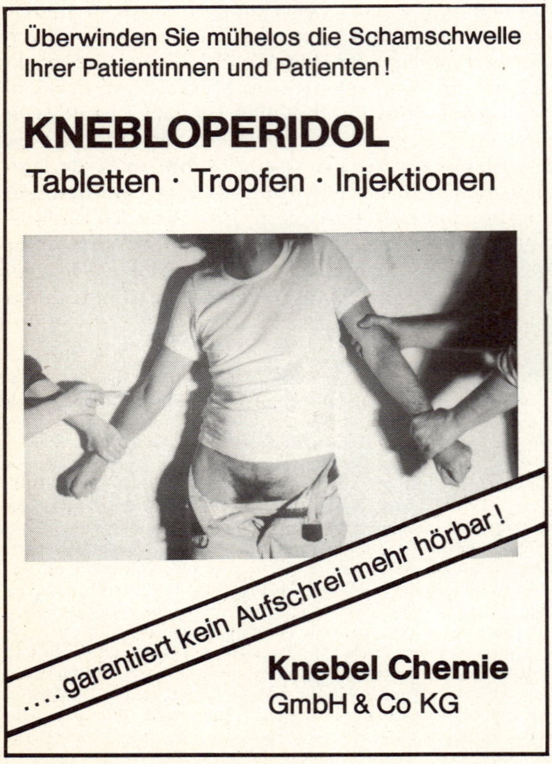

Abb. 92: Vorschlag des Autors für eine neue Werbeanzeige

Auch andere Psychiater äußern sich begeistert über die Möglichkeit, durch den Einsatz ihrer 'Medikamente' die von ihnen erwünschte Korrektur der 'kranken' Vor- und Einstellungen durchzusetzen. Ausführlich gibt der Psychiater Wolfgang Bister aus der Freiburger Universitätsanstalt Auskunft, wie die mit Haloperidol behandelten 'Schizophrenen' ihr Mißtrauen gegen Psychiater zurücknehmen, sich mit ihnen in Gespräche über die eigenen Gedanken einlassen, glauben, daß sie (die 'Schizophrenen') krank seien, und ihre 'psychotischen' Erlebnisinhalte als krankhaft entwerten und korrigieren [106]: Ein 'Kranker', der seine Haloperidol-'Nebenwirkungen' zuerst als Vergiftung versteht, ändert seine Meinung unter dem weiteren Einfluß der 'Medikamente' ebenso wie ein 'Schizophrener', der — für den Psychiater aufgrund der Unbekümmertheit nur mangelhaft — mit den Worten »Das war ein schö-

sche Zustandsbild als abgeklungen bezeichnen konnte. Die Patientin war in der Lage, am Nachmittag des Tages im Fernsehen den Kennedy-Besuch zu verfolgen, wobei sie lediglich Schwierigkeiten infolge ihrer durch Haloperidol bedingten Akkommodationsstörung hatte.« [517:419f.]

ner Unsinn. Was ich mir da nur gedacht habe!« [zit.106:258] seine 'Größenwahn'-Gedanken widerruft. Über eine weitere Korrektur 'psychotischer' Sinnesweise schreibt Bister: »Ein anderer jugendlicher Schizophrener meinte, als er zu seinem Verhalten im akuten Zustand gefragt wurde, sich an die Einzelheiten erinnernd: 'Das muß krankhaft gewesen sein, denn so etwas paßt nicht zu mir!'« [106:258] Enthusiastisch lassen sich Psychiater über die Fähigkeit ihrer 'Medikamente' aus, 'Patientinnen' und 'Patienten' zum Sprechen zu bringen, auch wenn diese absolut nicht — und schon gar nicht mit dem Psychiater — reden wollen, speziell nicht über ihre intimsten geheimen Empfindungen. Aus der Schweizer Anstalt Oberwil im Kanton Zug schildert der Psychiater Richard Avenarius die 'optimale Explorierbarkeit', d.h. uneingeschränkte Erforschbarkeit der Psyche der unter Chlorpromazin (Largactil) stehenden 'Patienten' wie folgt: »Eindrucksvoll erschien uns die optimale Explorierbarkeit der unter Largactilwirkung stehenden Patienten. Ohne besonderen Mitteilungsdrang und mit sehr gedämpfter Gefühlsbeteiligung berichten intelligente Kranke auf das genaueste über ihre psychotischen Erlebnisse, wenn man sie danach fragt. Sie erzählen dann etwa, wie ihnen bei der katatonen Bewegungssteifheit oder im Stupor zumute war; sie schildern ausführlich die Stimmungslage, in die die ersten Wahnideen oder wahnhaften Gedanken eingebettet waren. Insbesondere erhält man schnell sehr viel eingehendere Explorationen, als es sonst auch bei größerem Zeitaufwand möglich ist. Der Widerstand gegen die Preisgabe seelischer Geheimnisse ist herabgesetzt, und die Frage des affektiven Verhältnisses zwischen Arzt und Patient schien uns dabei eine weniger große Rolle zu spielen, als es sonst der Fall ist.« [Db.667:353] In ihrer Werbeanzeige für Etrafon (Longopax), einer Kombination aus Chlorperphenazin (Decentan) und dem 'Antidepressivum' Amitriptylin (Laroxyl), benutzt die Schering Corp. eben diese Neuroleptika-Fähigkeit, um ihr Produkt anzupreisen (s. Abb. 91). Wie es ihm durch den Einsatz von Compazine gelingt, bei einem 'Kranken' eine Spaltung zwischen dessen Lebens- und Sinnesweise herzustellen, berichtet Freyhan: Unter dem Einfluß des Neuroleptikums versiege die Energie des 'Kranken', die (vorerst) weiterbestehenden 'krankhaften' Vorstellungen seiner Phantasiewelt praktisch auszuleben; deshalb empfinde der 'Kranke' seine 'krankhaften' Lebensäußerungen angesichts seiner 'therapeutisch' geschaffenen Gespaltenheit nunmehr selbst als störend [319:508].

So erreichen es Psychiater mit Hilfe ihrer 'Medikamente', die psychisch 'Kranken' durch die Herstellung einer — in den Augen der Psychiater — guten emotionalen Verbindung mit dem Behandler zur Abschwörung der eigenen Empfindungen und Gedanken wie auch zur Übernahme der psychiatrischen Wünsche und zum Verzicht auf einen eigenen Willen zu 'therapieren' (145); die 'Patienten' und 'Patientinnen' können auf den Weg zurück ins familiäre und berufliche Umfeld geschickt werden [693:21], aus dem sie ausgebrochen waren. Unter Berufung auf den Psychiater Karl Jaspers erklären Horst-Eberhard Richter und Kollegen, daß aufgrund der Störung auch

(145) Kurz und bündig fassen die beiden bulgarischen Psychiater I. Temkov und Z. Daskalov diese am Beispiel von Fluanxol erprobten stufenweisen 'Erfolgs'-Möglichkeiten der Neuroleptika-Behandlung als 'Dynamik des Therapieeffektes' zusammen: »Die Besserung tritt gewöhnlich allmählich und langsam auf und charakterisiert sich durch eine gewisse Aktivierung des Kranken und sein Vermögen zur besseren Kontaktaufnahme: Äusserung paranoider Erlebnisse, die vorhin unwillig mitgeteilt oder dissimuliert (*verheimlicht*) wurden, eine gewisse Anteilnahme am Leben in der Abteilung, Aufnahme einer emotionalen Verbindung mit anderen Patienten nach Überwindung des Initialautismus (*anfänglichen Für-sich-selbst-Bleibens*). In der folgenden Etappe der Behandlungsbeeinflussung wird der Patient gewissermaßen zugänglich für eine gewisse logische Korrektion der Wahnerlebnisse, gleichzeitig tritt aber eine 'zwiespältige' Verhaltensweise in Erscheinung, d.h. es besteht die gleiche Neigung sowohl zu einer Überzeugung von seinen krankhaft bedingten Gedanken als auch zu deren Deutungen vom Arzt und der bewiesenen logischen Unrichtigkeit. Zum Schluss zeigen die Patienten eine völlige oder beinahe völlige Fähigkeit, ihre Wahnüberzeugung zu kritisieren sowie eine gute emotionale Verbindung mit dem Arzt, Neigung zur Kontaktaufnahme, Rückkehr zu den früheren Arbeitsstereotypen.« [1037:5]

des Vorderhirns, in dem das Bewußtsein des Menschen angesiedelt wird, die Antriebsstörung als solche den Betroffenen nicht bewußt werden kann, da mit dem verminderten Antrieb auch das Bewußtsein gestört und vermindert ist [257:537]. Eben diesen Zusammenhang verdeutlicht Richter mit dem Ausspruch einer Frau, an der er die Wirkung von Taxilan ausprobiert; so sagt Richters 'Patientin' unter 'Medikamenten'-Einfluß: »Ich möchte eben nichts, und das finde ich so komisch.« [zit.257:537] Gar nicht komisch finden es Psychiater und — was das Anstaltspersonal betrifft — die Beschäftigungs-'Therapeuten', wenn die 'Patienten' und 'Patientinnen' zu apathisch für den Vollzug der 'Beschäftigungstherapie' werden. So berichten Brauchitsch und Bukowczyk nach einem längeren Einsatz von Taractan, daß »... das Pflegepersonal, dem die arbeits- und beschäftigungstherapeutische Betreuung der Patienten oblag, gelegentlich darüber klagte, daß mit Taractan behandelte Patienten öfters müde, unlustig und zu differenzierten Arbeiten unfähig erschienen.« [127:111] Auch der Psychiater Harald Neumann aus der Freiburger Universitätsanstalt weiß von ähnlichen Problemen, speziell nach längerer 'Medikamenten'-Verabreichung zu berichten, wenn er schreibt: »Allerdings muß sehr in Frage gestellt werden, ob es mit einer Dauermedikation gelingt, auch Kranke in differenzierten Berufen arbeitsfähig zu halten. Meine wenigen Erfahrungen mit Akademikern sind hierbei nicht sehr ermutigend. Auch treten gelegentlich durch Dauermedikation Lästigkeiten infolge der Schlafvertiefung und der Herabsetzung des Reflexniveaus auf (...); der Kranke war nach seinem vierten schizophrenen Schub auf täglich 1 mg Sedaraupin (*ein Reserpin-artiges Neuroleptikum*) und 25 mg Megaphen eingestellt und dadurch arbeitsfähig, näßte aber seitdem nachts gehäuft ein.« [779:331] Laut Heinrich ist es »... beim gegenwärtigen Stand der pharmakotherapeutischen Möglichkeiten unvermeidbar, daß auch dann, wenn Medikament und Dosierung optimal gewählt werden, in den meisten Fällen das Freibleiben von produktiven psychotischen Symptomen nur um den Preis einer soziotherapeutisch unerwünschten Antriebsminderung erreichbar ist.« [433:489]

Wenig verwunderlich ist es deshalb, wenn sich 'medikamentierte' Betroffene weigern, neben der Neuroleptika-Behandlung auch noch eine psychiatrische 'Soziotherapie' über sich ergehen lassen zu müssen, was Psychiater wiederum als 'Rückfall' deuten und ihre 'Soziotherapie' als zu anspruchsvoll [356] und überfordernd [27:857] einschätzen läßt. Psychiater beobachten, daß sich 'medikamentierte Patienten' in sogenannten 'dynamischen Tageskliniken' schlechter fühlen als in 'weniger dynamischen' [697] und ebenso Schwierigkeiten haben, sich in 'überstimulierenden Pflegestätten' außerhalb von Anstalten einzupassen [696]. Welches Niveau an Rehabilitationsmöglichkeiten unter gleichzeitiger Neuroleptika-Behandlung möglich ist, veranschaulicht Gerard E. Hogarty aus der Universitätsanstalt Pittsburgh/Pennsylvania in seinem Vortrag »Die Bedeutung der Soziotherapie während der Langzeitbehandlung mit Fluphenazindecanoat (*Dapotum-Depot*)« auf dem 'Alpenländischen Psychiater-Treffen' Anfang Oktober 1982 in Seefeld/Tirol, wo er seiner Kollegenschaft anscheinend voller Ernst erklärt: »Wenn es die ersten Anzeichen einer 'Revitalisierung' gibt, können die Therapeuten einen sehr langsamen Rehabilitations- und Reintegrationsprozeß beginnen, der auf leicht erreichbare und unmittelbare Ziele

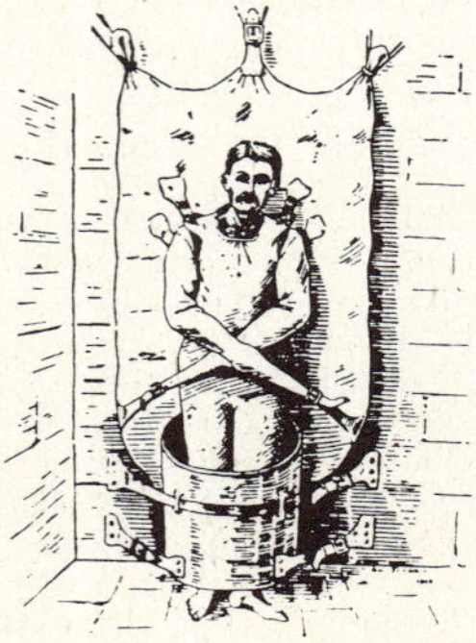

Abb. 93: Traditionelle psychiatrische Behandlung: An Mauer befestigte Zwangsjacke

konzentriert ist. Die Patienten müssen sich zum Beispiel die Anfänge der Selbstversorgung und eine einfache Rollenfunktion (wie 'Aschenbecherleeren' oder 'Bettenmachen') aneignen, bevor zu den höheren Ebenen der beruflichen Beschäftigung weitergegangen wird.« [524:18f.]

In Kenntnis dieser konkreten psychischen Auswirkungen der Neuroleptika, ihrer Fähigkeit, den 'kranken' Willen zu brechen und einen 'therapeutischen' Reizentzug zu bewerkstelligen, läßt sich nunmehr nachvollziehen, weshalb Psychiater ihre moderne Psychopharmaka-'Therapie' in ihren Auswirkungen nicht nur mit den klassischen Schockmethoden vergleichen oder als »chemische Zwangsjacke« [985:14] benennen, sondern auch von einer »pharmakologischen Leukotomie« [740:4] sprechen. Bevor wir mit der Beschreibung der psychischen Neuroleptika-Auswirkungen fortfahren, wollen wir Psychiater mit ihren Ausführungen zur pharmakologischen Leukotomie zu Wort kommen lassen.

Die Ausschaltung des Antriebs und des Willens wird von Psychiatern wie z.B. Walter Schulte und Rainer Tölle zu den psychischen Hauptwirkungen der Neuroleptika gerechnet; die beiden bezeichnen diese Auswirkung — wie andere Psychiater auch — als hirnlokales Psychosyndrom [946:337]. Spoerri meint dasselbe, wenn er vom Stammhirnsyndrom als Voraussetzung der 'antipsychotischen' Wirkung der 'Medikamente' schreibt: »Der 'antipsychotische' Effekt geht bis zu einem gewissen Grad mit der Ausprägung des Stammhirnsyndroms parallel.« [991:204] Bei längerer Einwirkung stellt sich — so Manfred Bleuler — eine »Wesensveränderung im Sinne der Gleichgültigkeit, des Mangels an Initiative und des Verlustes feinerer Regungen und Interessen (hirnlokales Psychosyndrom)« [112:153] ein. Das hirnlokale Psychosyndroms wird an anderer Stelle von Helmchen auch als Auswirkung bzw. als Ergebnis der Leukotomie beschrieben: Danach ist der Zustand nach Vollzug der Leukotomie »... als hirnlokales Psychosyndrom charakterisiert, sowohl durch Enthemmung und ziellose Umtriebigkeit als auch häufiger durch Apathie, Initiativlosigkeit und Umständlichkeit, durch emotionale Entdifferenzierung (*gefühlsmäßiges Gleichgültigwerden*) und affektive Verflachung, durch euphorisch getönte Kritikschwäche, Taktlosigkeit, Egozentrität ...« [456:397] Zurück zu Schulte und Tölle; die beiden schildern das durch Neuroleptika bedingte, an — zuvor — Hirngesunden entstandene hirnlokale Psychosyndrom in nahezu identischer Weise: »Bei Gesunden treten unter Phenothiazinen Müdigkeit und 'Dösigkeit', Antriebs- und Interessenverarmung, emotionale Indifferenz ('Wurstigkeit') und evtl. mißlaunisch-dysphorische (*mißlaunisch-niedergeschlagene*) Verstimmung auf. Diese Effekte werden auch Eigenwirkungen der Neuroleptika genannt.« [946:337]

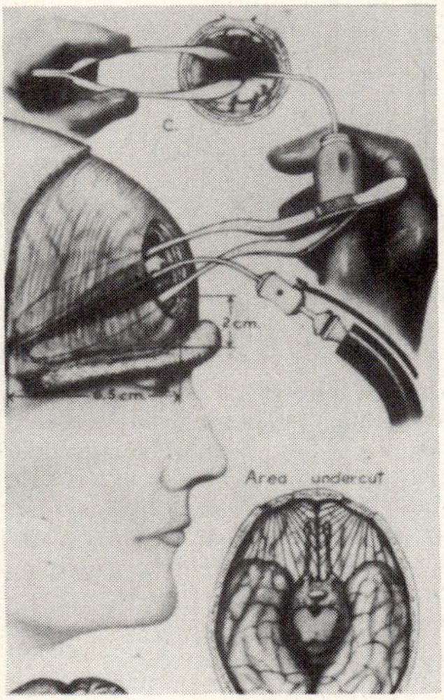

Abb. 94: Klassische psychiatrische Behandlung: Leukotomie (Lobotomie) — Hirnverstümmelung

Immer wieder gebrauchen Psychiater den Begriff der pharmakologischen Leukotomie, um die besonders 'therapeutische' Wirkung der Neuroleptika auf die Psyche der betroffenen Menschen auszudrücken. So spricht sich z.B. Ditfurth unter Hinweis auf die Meinungsübereinstimmung mit seinen französischen Kollegen lobend über den Einsatz seiner 'Medikamente' aus: »Am auffälligsten und konstantesten scheint uns die Verminderung der affektiven

Resonanz zu sein. Die Franzosen haben hier bekanntlich von einer 'pharmakologischen Leukotomie' gesprochen; jeder, der Patienten in dieser Behandlungsphase gesehen hat, wird zugeben, daß der Vergleich oft recht treffend ist. Die Patienten sind apathisch oder doch gleichgültiger und initiativeärmer ...« [209:56] Auch Walther-Büel kommt auf die Verwandtschaft der neuroleptischen und der leukotomischen Behandlung zu sprechen: »Die neuroplegisch (*neuroleptisch*) wirkenden Substanzen an sich erzeugen ein Zustandsbild (Schlafsucht, Apathie, Stumpfheit, später eventuell Rastlosigkeit [...]), das als hirnlokales Psychosyndrom bzw. in der Regel als Stammhirnsyndrom anzusprechen ist. (...) Daß die Erzeugung eines solchen (neben der Schockwirkung) einen praktisch-therapeutischen Nutzen haben kann, haben wir durch die Erfahrung mit der Leukotomie gelernt. (...) Nicht zu Unrecht sprechen französische Autoren von einer pharmakologischen Lobotomie.« [1074:292f.] (146) So ist es wenig verwunderlich, wenn Neuroleptika einerseits als Ersatz für Lobotomie zur Schmerzbehandlung bei unheilbaren Krankheiten vorgeschlagen [697:97] und andererseits als 'therapeutisch wertvollere' Behandlungsmaßnahme gegenüber psychisch 'Kranken' als die herkömmliche, klassische Hirnverstümmelung begrüßt werden — von Psychiatern. In einer Diskussion anläßlich des 'Largactil-Symposions' bemerkt Staehelin: »Da Largactil eine 'chemische Leukotomie' darzustellen scheint, werden wir auf irreversible Hirnoperationen an psychisch Kranken verzichten.« [Db.667:369]

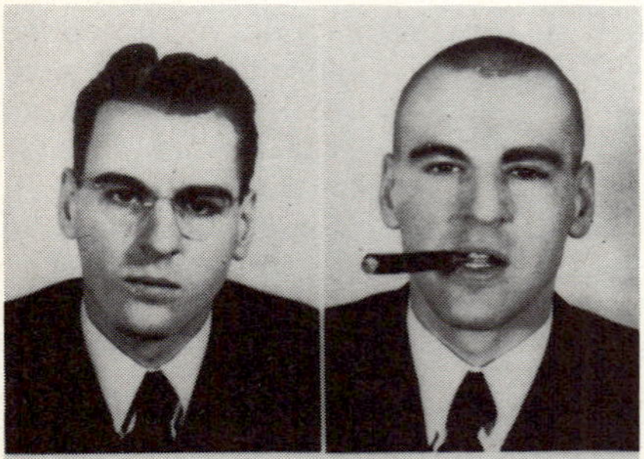

Figure 71. Case 123. March 31, 1942, before operation. Perplexed, unable to solve the simplest problem.

Figure 72. Case 123. Ten days after operation. He was no longer troubled by his obsessions, and seemed rather pleased with himself.

Abb. 95: Klassische psychiatrische Behandlung: Leukotomie- 'Heilerfolg' in Vorher-Nachher-Darstellung. 'Fall'-Nr. 123 aus einem u.s.amerikanischen 'Fach'-Buch
(Text in deutscher Übersetzung: »Figur 71, Fall 123. 31. März 1942, vor der Operation. Verwirrt und unfähig, das einfachste Problem zu lösen.
Figur 72, Fall 123. Zehn Tage nach der Operation. Er wurde nicht mehr von seinen Zwangsvorstellungen belästigt und schien mit sich ziemlich zufrieden zu sein.«)

Wie bei der Lobotomie an sich kommt es auch bei der neuroleptischen Lobotomie zu bleibenden Schädigungen; Manfred Bleuler führt aus: »Wahrscheinlich scheint es, daß ein Kranker, der jahrelang unter neuroleptischen Mitteln gleichgültiger und schwerfälliger war, später kaum mehr die frühere persönliche Lebendigkeit erhalten kann.« [112:155] Helmchen und Hippius ist das nicht

(146) Auf eben die von Walther-Büel genannten französischen Psychiater kommt Ernst zu sprechen, der nicht nur deren Vergleich der Neuroleptika-Wirkung mit der Leukotomie, sondern auch mit den klassischen Schockverfahren wiedergibt und in Beziehung setzt; 1954 schreibt Ernst mit typischem psychiatrischem Optimismus über die Harmlosigkeit und Reversibilität (Aufhebbarkeit) der Neuroleptika-Auswirkungen: »Die Auffassung der Largactilwirkung als ***hirnlokales Psychosyndrom*** drängt sich bei der psychopathologischen (*die 'Lehre von den Geisteskrankheiten' betreffenden*) Betrachtung geradezu auf. Die Apathisierung der Stimmung, die allgemeine Herabsetzung des Antriebslebens, wie wir sie ähnlich bei unseren Leukotomierten sehen, weisen uns in dieser Richtung. (...) Immerhin bezeichnen Delay und Deniker sowie Ey die Initialwirkung (*'zündende' Anfangswirkung*) des Medikamentes ausdrücklich als Schock. Die Autoren betrachten ganz allgemein jede kräftige Wirkung auf das Nervensystem, also auch seine Blockierung, als Schock und fordern deshalb therapeutisch hohe Initialdosen. Sie räumen allerdings ein, daß die initiale Schockphase verglichen mit andern Schockverfahren sehr mild und dafür die 'Erholungsphase' stark verlängert sei. Andererseits verglich bereits Laborit die Largactilwirkung mit dem ***Leukotomie***-Effekt. Der unspezifische Operationsschock fällt dabei erst noch weg. Die beiden Vergleiche schließen sich nicht aus. Für uns liegt das Schwergewicht auf der Erzeugung eines — soweit wir bis heute wissen — reversiblen — ***hirnlokalen Psychosyndroms***.« [265:586f.]

mehr rückgängig zu machende 'Syndrom der gebrochenen Feder' als bleibende Neuroleptika-Auswirkung im psychischen Bereich nicht unbekannt (147). Wie ein Lebensverlauf unter gemeindenahem psychiatrischen Einfluß aussieht, ist in dem vom Psychiater Heinz Katschnig aus der Wiener Universitätsanstalt herausgegebenen Buch »Die andere Seite der Schizophrenie — Patienten zu Hause« nachzulesen, wenn es auch in diesem Fall der Betroffenen nach 18jähriger Neuroleptika-'Therapie' dennoch gelingt, sich der Fortführung der psychiatrischen Behandlung zu entziehen: Einer Bankangestellten, die vor ihrem ersten Kontakt mit der Psychiatrie nie irgendwelche Arbeitsprobleme hatte, wird die Möglichkeit gegeben, u.a. ihr chronisch vermindertes Energiepotential darzustellen. Vier Monate lang wird die 'schizophrene' Frau in einem psychiatrischen 'Krankenhaus' mit Chlorpromazin behandelt: »Als ich ins Krankenhaus kam, waren meine Mama und mein Papa sehr gut zu mir und besuchten mich, wenn sie nur konnten. Sie sagten, daß ich mir in den ersten zwei Monaten drinnen die Zähne nicht geputzt, mich auch nicht gewaschen oder frisiert hätte. Ich vegetierte nur so dahin ...« [239:51] Nach ihrer Anstaltsentlassung wird sie gemeindenah mit Trifluoperazin (Jatroneural) weiterbehandelt; dennoch findet sie vorerst wieder einen Arbeitsplatz: »Ich blieb an diesem Arbeitsplatz, bis ich eines Tages im Juni früher als sonst in Tränen nach Hause kam. Ich fühlte mich einfach furchtbar niedergeschlagen und konnte nicht aufhören zu weinen. Da ich meinen Arbeitsplatz vor Arbeitsschluß verlassen hatte, wurde mir gekündigt; ich ging wieder zum Arzt, der mich an den Facharzt im Allgemeinen Krankenhaus überwiesen hatte. Er verordnete mir sehr starke Tabletten, doch es wurde immer schlechter. Im September suchte ich wieder den Facharzt auf, und wir einigten uns, daß ich wieder zur Beobachtung ins Krankenhaus gehen sollte. Während des Krankenhausaufenthaltes ging es mir zunehmend schlechter, und ich bekam wieder eine Serie von Elektrokrampfbehandlungen, die gerade zu Weihnachten zu Ende war.« [239:52] Irgendwann später trifft die Frau auf einen Mann, der sie offenbar liebt und bestärkt, die psychiatrischen Tabletten abzusetzen; die Frau erzählt ihren weiteren Werdegang: »... ich habe jetzt ganz aufgehört, die Tabletten zu nehmen, die mir der Facharzt, den ich jetzt etwa alle sechs Monate aufsuche, 18 Jahre lang verschrieben hatte. Ich fühle mich jetzt ohne die Tabletten sehr viel besser, denn sie machten mich sehr müde und schwerfällig. Meine einzige Sorge ist nur, daß ich jeden Arbeitsplatz so schnell wieder verliere. Ich fing mit der jetzigen Arbeit vor drei Wochen an, bin aber schon wieder gekündigt und muß mir wieder etwas anderes suchen. Der Kündigungsgrund war, daß ich zu langsam bin.« [239:52]

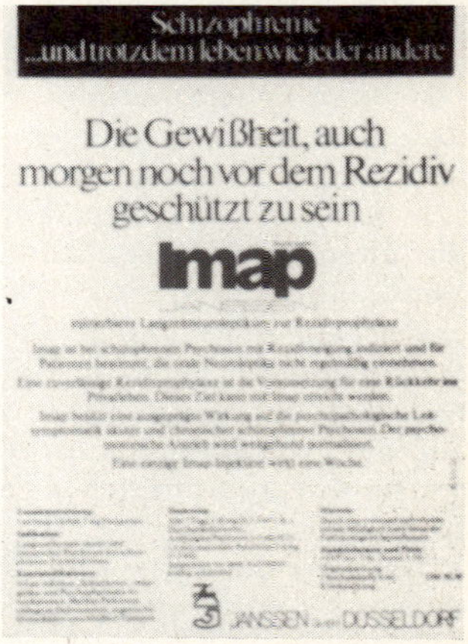

Abb. 96: Moderne psychopharmakologische 'Therapie': Werbeanzeige der Herstellerfirma des Fluspirilen (Imap)

Wie nicht anders zu erwarten ist, entwickeln sich unter neuroleptischer Behand-

(147) Im Jahre 1964 schreiben Helmchen und Hippius: »Die Beobachtung irreversibler neurologischer Störungen im Zusammenhang mit der Pharmakotherapie weist darauf hin, daß es womöglich persistierende (*anhaltende*) pharmakogene (*Psychopharmaka-bedingte*) psychische Nebenwirkungen gibt. Dem Syndrom der 'gebrochenen Feder' ist nicht anzusehen, ob es überwiegend morbogen (*'Krankheits'-bedingt*) ('schizophrener Defekt') oder aber pharmakogen ist. Die ihm zugrundeliegende 'dynamische Entleerung' jedoch ist dadurch zu verdeutlichen, daß eine Symptom-Provokation durch Antidepressiva nicht möglich ist.« [464:35]

lung regelmäßig sogenannte depressive Verstimmungen [464:35;461:522;467:338;762:137;83:103;644:65;87:16;442:81;451:565;601:343;656:314], auch seelische Disharmonien genannt [785]. Diese Erscheinungen sind Neurologen als Folge (anderer) Gehirnerkrankungen wie z.B. Hirnschwund, Vergiftungen usw. bekannt (148). Helmchen und Hippius beschreiben diese Gefühle der Niedergeschlagenheit, die den Leserinnen und Lesern bereits auch als Folgen des chronischen Sauerstoffmangels, des Parkinsonismus wie auch von den Psychiater-Selbstversuchen her bekannt sind, wie folgt: »Die Symptomatik reicht von matter Traurigkeit und Unlust bis hin zu tiefen Depressionen mit vitaler (*die entscheidenden, tiefen Schichten der Psyche betreffender*) Traurigkeit, ausgeprägten Tagesschwankungen und depressiven Wahngedanken. Es bestehen oft unberechtigte oder überwertige Sorgen über die häusliche oder berufliche Situation. Aus Zuständen verzagter Resignation mit Insuffizienzgefühlen (*Versagensgefühlen*), hypochondrischen (*eingebildeten, wehleidigen*) Befürchtungen und Angst vor der Rückkehr in die alten Verhältnisse kann sich schließlich tiefe Verzweiflung mit Suicidalität (*'Selbstmordneigung'*) entwickeln.« [467:340f.] Einen 'Patienten', der vier Stunden zuvor eine Testdosis Neuroleptika erhalten hatte, zitiert Putten, um dessen mißgestimmte Reaktion auf das 'Medikament' zu veranschaulichen: »Mein ganzer Körper fühlt sich an, als sei er in einem physischen Gefängnis.« [zit.856:46]

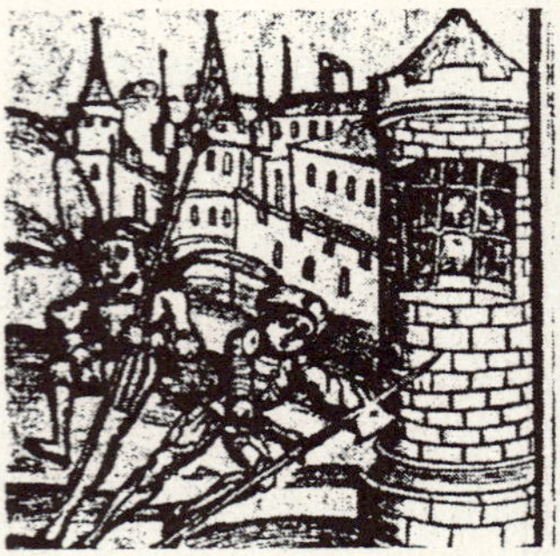

Abb. 97: Traditionelle Behandlung unbequemer und störender Menschen: 'Narrenturm'

Wie Psychiater wie z.B. Helmchen und Hippius immer wieder hervorheben, sind depressive Zustände unter neuroleptischer 'Therapie' »keineswegs selten« [463:61]: es sei zu betonen, »... daß nicht jeder Suizidversuch im Verlauf der Behandlung einer Schizophrenie Ausdruck eines neuen schizophrenen Schubes ist; es kann eben auch eine depressive Störung dahinter stecken.« [463:61] Hippius und Benkert messen den häufig auftretenden depressiven Verstimmungen wegen der 'Selbstmord'-Gefahr eine große Bedeutung zu [83:237]. Die Eigenwirkung der Neuroleptika wie Decentan oder Haloperidol sei es, die Depressionen auslösten oder verschlimmerten, schreibt Cornu [177:504]. Auch ein Umkippen von 'manischen' Zuständen hin zu depressiven können Neuroleptika leisten [764:423]. Helmchen und Hippius sehen den Kern der Neuroleptika-bedingten Depressionen »... charakterisiert durch ein trauriges Herabgestimmtsein, Antriebshemmung, Denkeinengung und Denkverlangsamung sowie auch selbstwertmindernde Denkinhalte.« [463:62] Die depressiven Zustände treten, so Hippius an anderer Stelle, derart häufig unter der neuroleptischen Behandlung auf, »... daß ein sicherer Einfluß der Pharmakotherapie angenommen werden muß.« [511:459] Pietzcker schreibt quasi zustimmend: »Immer klarer wird die Einsicht in die Bedeutung des pharmakogenen (*Psychopharmaka-bedingten*) Faktors für die Entwicklung der überwiegend gehemmten, antriebsreduzierten Depressionen.« [819:521] Helmchen und Hippius pochen auf das 'Verdienst' ihrer 'Medikamente', die den Betroffenen so eindeutig die psychisch 'kranke' Lebenslust nehmen können; die beiden Psychiater führen aus: »Die Pharmakogenese solcher depressiven Zustände kann schließlich auch dadurch wahrscheinlich gemacht werden, daß sie innerhalb weniger Tage nach Abset-

(148) In ihrem Artikel »Pharmakogene Depressionen« schreiben Helmchen und Hippius: »Der Zusammenhang zwischen Hirnstörung und depressiver, auch 'endogen' depressiv erscheinender Symptomatik ist kasuistisch (*durch Einzel-'Fälle'*) belegt, und zwar für verschiedene Arten cerebraler (*Gehirn-*)Funktionsstörungen, z.B. für hirnatrophische (*Hirnschwund-*)Prozesse, B12-Mangel-Psychosen, Grippe-Psychosen; chronische medikamentöse Intoxikationen; chronische neuroleptische Medikation.« [462:443]

zen des Neurolepticums wesentlich auflockern oder auch abklingen können« [446:456]; »an der prinzipiellen Möglichkeit der Depressionsauslösung durch Neuroleptica (ist, P.L.) nicht mehr zu zweifeln.» [467:341]

Auf die Frage, wie gegen diese »eminente Suizidgefährdung« [1007:28] wirksam (im Sinn der Lebensrettung der Betroffenen) vorgegangen werden könnte, ist von Psychiatern keine klare Antwort zu erwarten, ist doch die Senkung des psychischen Energieniveaus, die damit verbundene Depressivität und das Gefühl der Minderwertigkeit ein Hauptziel der Re-Normalisierungs-'Therapie'. Für 'Patienten' und 'Patientinnen', die unter ambulanter 'Therapie' depressiv werden, empfehlen Helmchen und Hippius die Wiedereinweisung in die Anstalt [467:341], ohne jedoch auf das Problem einzugehen, daß im Gegensatz etwa zu 'offenen' Stationen besonders häufig auf geschlossenen und besonders gut mit psychiatrischem Personal besetzten Stationen 'Selbstmorde' stattfinden [868:678], insbesondere in Isolierzellen [78:368]. Eine Umstellung der Neuroleptika empfehlen Dörner und Plog [218:366] ungeachtet der Tatsache, daß die depressivmachende Wirkung allen Neuroleptika eigen ist, und ungeachtet der Gefahr eines steigenden Risikos eintretender Dauerbewegungsstörungen. Helmchen und Hippius haben aber auch noch andere Vorschläge auf Lager, so z.B. die Kombination mit 'Antidepressiva', auch 'Zweizügel-Therapie' genannt [467:341;451:565]. Der 'Wert' dieser psychiatrischen Empfehlung läßt sich besonders dann gut einschätzen, wenn Hinweise derselben Psychiater danebengestellt werden, die darauf aufmerksam machen, daß eine Antriebssteigerung die 'Selbstmord'-Gefahr weiter erhöhe [464:35]. Jan-Otto Ottoson aus der Universitätsanstalt Umea/Schweden weist darauf hin, »... daß neuroleptische Pharmaka nicht nur depressive Syndrome hervorrufen können; sie können auch eine gegen eine antidepressive Therapie gerichtete Wirkung entfalten. (...) Man könnte hier (bei der Kombination, P.L.) vielleicht von einem 'anti-antidepressiven' Effekt sprechen.« [Db.207:499] Ebenfalls auf die Erhöhung der 'Selbstmord'-Gefahr bei gleichzeitiger Behandlung mit Neuroleptika und 'Antidepressiva' machen Dörner und Plog aufmerksam [218:366]; Freyhan gibt zu, daß die neuroleptische Behandlung bei depressiver Verlangsamung und gefühlsmäßiger Verarmung (eigentlich) als kontraindiziert (das Gegenteil von angezeigt) und oft verschlimmernd zu betrachten ist [319:504]. Über das Arbeitsergebnis eines Psychiater-Treffens vom 13. bis 15. Februar 1979 in der Göttinger Universitätsanstalt berichten Wolfgang Hartmann und Kollegen in ihrem im 'Nervenarzt' abgedruckten Artikel »Die Neuroleptika in der Rückfallverhütung bei schizophrenen Psychosen«, wie sie intern den ambulanten Einsatz der Neuroleptika bei Anzeichen von Depressionen einschätzen, speziell nach Anhörung Pietzckers; Hartmann und Kollegen schreiben: »Als Kontraindikation (*Gegenanzeige*) für eine ambulante Behandlung gilt akute Suicidgefahr, ungesteuerte schwere psychotische Angst, Aggressionen sowie soziale Isolierung.« [422:5] In einem 'Fach'-intern veröffentlichten Diskussionsprotokoll von Psychiatern läßt sich nachlesen, wie klar Psychiatern speziell das Ergebnis einer kombinierten Neuroleptika-'Antidepressiva'-Behandlung vor Augen steht. So äußert der Psychiater Hans Dieter Middelhoff auf dem '2. Psychiatrie-Symposion' in Landeck am 30. Mai 1975 zu Hans-Joachim Haase: »Manche Schizophrene werden entlassen mit Orap und meinetwegen Anafranil (*Clomipramin; 'Antidepressivum'*). Man kann sich dann wirklich ausrechnen, wann der Suizid erfolgen wird ...« [Db.74:161] Soweit Psychiater die Gefahr eines Neuroleptika-bedingten 'Selbstmordes' tatsächlich verhindern wollen, befürworten sie das völlige Absetzen der 'Medikamente' [83:103]; Helmchen und Hippius zeigen den einfachsten Weg zur Ausschaltung der Gefahr der Selbsttötung: »Wenn wir dann die Neuroleptika einfach absetzen, sind wir erstaunt, in einem wie hohen Prozentsatz diese depressive Symptomatik verschwindet.« [463:65]

Sich selbst berichten Psychiater in ihren Schriften gelegentlich vom Herstellen von 'Selbstmord'-Absichten bei ihren 'Patienten' und 'Patientinnen'. R. de Alarcon und M.W.P. Carney, zwei britische Psychiater aus der Graylingwell-Anstalt Chichester bzw. der Moor-Anstalt Lancaster, schildern einige 'Fälle' von 'Selbstmord' unter gemeindepsychiatrischer Behandlung mit Fluphenazin (Lyogen, Omca, Dapotum) [13], um schließlich ausführlich einen Fluphenazin-Versuch an einem 39jährigen 'schizophrenen' Mann zu schildern, der bereits einen 'Selbstmord'-Versuch unter Fluphenazin-Behandlung hinter sich hatte. Als den Psychiatern an diesem Mann aufgefallen war, daß er regelmäßig einige Tage nach seiner 14tägigen Depotspritze 'Selbstmord'-Absichten entwickelte, wollten sie nun mit eigenen Augen die stimmungsverschlechternde Wirkung ihres 'Medikamentes' miterleben. Nachdem die Stimmung des 'schizophrenen' Mannes vier Wochen lang in der Anstalt beobachtet worden war, ohne daß er mit Neuroleptika behandelt wurde, und ohne daß den Beobachtern etwas Wesentliches an dessen Stimmung aufgefallen wäre, erhielt er eine intramuskuläre Versuchsspritze von 25 mg Fluphenazin (Dapotum, Lyogen). Alarcon und Carney beschreiben den Versuchsablauf wie folgt: »Während seines Krankenhausaufenthaltes wurde er dreimal pro Woche von einem von uns (R. de A.) interviewt. An den Tagen während der Woche vor der Injektion, als er nicht interviewt werden mußte, wurde sein Zustand mit dem leitenden Stationspfleger erörtert, und die Krankenakten wurden durchgelesen. An einem Mittwoch um 15 Uhr wurde ihm die Versuchsspritze verabreicht. Mitten am Nachmittag des folgenden Tages war er in gedrückter Stimmung, wollte alleine gelassen werden und hatte kein Bedürfnis, mit irgendjemandem zu reden, zu lesen oder fernzusehen. Ungefähr um 16 Uhr ging er zu Bett. Nach Meinung der aufsichtsführenden Schwester stellte er einen Selbstmord-Risikofall dar. Als er am Freitag interviewt wurde, war die Veränderung seines äußeren Erscheinungsbildes beeindruckend: Er blickte düster drein, einen Scherz beantwortete er nicht mit einem Lächeln, und es fand keine spontane Konversation statt. Seine Antworten waren auf das unbedingt Notwendige beschränkt. Das Vorhandensein irgendwelcher paranoider oder hypochondrischer Ideen oder irgendwelcher Schuldgefühle verneinte er. Er sagte einfach, daß er sich sehr minderwertig vorkomme, und wenn er alleine in seiner Bude wäre, würde er sich das Leben nehmen. Am Freitagabend trat eine Verbesserung ein, und als er am Samstag erneut interviewt wurde, hatte er wieder zu seinem gewohnten, normalen Selbst zurückgefunden.« [13:565] In ihrem Resumee sprechen Alarcon und Carney ihre anhand des Fluphenazin gemachte Erfahrung aus, nämlich »... daß manche Patienten für einen kurzen Zeitraum nach der Injektion des Fluphenazin-Önanthats oder -Dekanoats (*Dapotum, Lyogen oder Dapotum-, Lyogen-Depot*) schwer depressiv werden können. Bislang wurden noch keine klaren Strukturen begründet hinsichtlich der Frage, wann und bei wem dies möglicherweise auftreten kann. Das Fehlen von nachteiligen Wirkungen in der Vergangenheit ist kein Hinweis darauf, daß diese in der Zukunft nicht doch vorkommen können. Zum Beispiel erhielt in dem Versuchs-

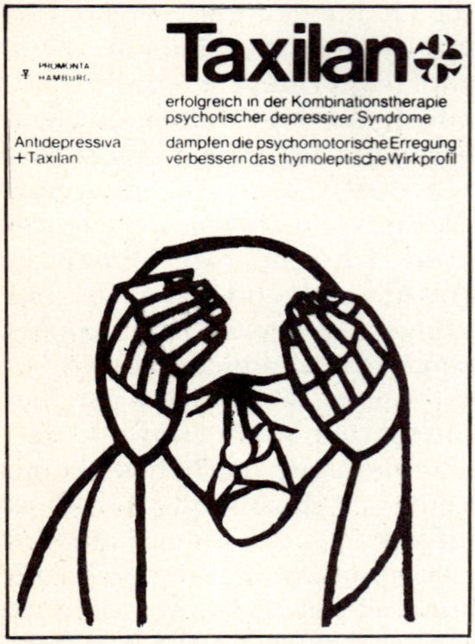

Abb. 98: Moderne psychopharmakologische 'Therapie': Werbeanzeige der Herstellerfirma des Taxilan

fall der Patient das Fluphenzin-Önanthat länger als sechs Monate, bevor er wiederholt mit einer schweren Depression auf die Injektion zu reagieren begann, und dasselbe geschah in anderen Versuchsreihen.«[13:566] Der folgende Bericht, geschildert von Helmchen und Hippius, ist einer Reihe von Einzel-'Fall'-Beispielen aus dem Jahr 1967 entnommen und handelt von dem Leiden einer 'psychotischen' Frau nach der Behandlung mit Pipamperon (Dipiperon): »Die Kranke wurde psychosefrei mit Dipiperon, 160 mg/d (*160 mg/Tag*), als Dauermedikation entlassen. In der folgenden Zeit stieg ihr Körpergewicht um 15 kg, der Antrieb nahm ab. 4½ Monate später wurde sie nach einem SV (*'Selbstmord'-Versuch*) unter dem Bilde einer endogenen Depression wieder bei uns aufgenommen. Sie war schwer depressiv mit Tagesschwankungen, zeigte Antriebsverlust bis zu weitgehender Bettlägerigkeit, erlebte Beklemmungs- und Druckgefühl auf der Brust; ihr Denken war verlangsamt und eingeengt auf Schuld- und Suicidgedanken; sie hatte keine Hoffnung mehr; zeitweilig hatte sie Schlafstörungen, auch Unruhe- und Angstzustände. Sie bot ein leichtes Parkinson-Syndrom und hatte orthostatische (*Kreislauf*-)Beschwerden. Hingegen ließ sich jetzt kein einziges der schizophrenen Symptome nachweisen ...«[466:456f.] Im bereits zweimal erwähnten Buch »Die andere Seite der Schizophrenie — Patienten zu Hause« darf ein 'Patient' seinen deprimierten Zustand unter gemeindepsychiatrischer Weiterbehandlung nach der Anstaltsentlassung schildern: »Sobald ich aus dem Krankenhaus entlassen war, ließ ich mir keine Spritzen mehr geben, doch ich nahm die Medikamente in Tablettenform noch fast ein weiteres Jahr ein. Dann mußte ich damit aufhören — ich konnte der Versuchung, mich umzubringen, kaum noch widerstehen. Ich verbrachte Stunden auf dem Dach eines hohen Gebäudes und sah hinunter. Jedesmal wenn ich dort war, fiel mir der Gedanke ans Springen leichter. (Ich hatte — außer unter dieser Medikation — nie die geringsten Selbstmordideen.)«[953:65]

Obwohl Psychiater intern recht offen berichten, daß 'Selbstmord'-Versuche unter der neuroleptischen Behandlung bei anstehenden Anstaltsentlassungen, bei möglichen Umfeldbelastungen[463:63] oder bei einer Rückkehr des Antriebs vor einer Aufhellung der Stimmung (149) jederzeit auftreten können, und obwohl Betroffene, Überlebende und mitfühlende Angehörige in letzter Zeit verstärkt diese psychischen Auswirkungen der psychiatrischen 'Medikamente' anprangern (150), wird weder in

(149) Helmchen: »Weitere Schwierigkeiten können auftreten, wenn die an sich erwünschten therapeutischen Hauptwirkungen in ungünstiger Reihenfolge oder zum falschen Zeitpunkt auftreten. Kehrt der Antrieb unter der Therapie einer gehemmten Depression zurück, bevor sich die Stimmung aufhellt, dann kann die gehemmte in eine agitierte Depression umschlagen, und Suizidimpulse können durchbrechen.«[451:565]

(150) Wenn auch 'unwissenschaftlich', da nicht auf psychiatrisches Verlangen geschrieben und zudem 'Krankheits'-uneinsichtig, reiht sich folgender Bericht einer Betroffenen zur depressiv machenden Wirkung der Neuroleptika dennoch bruchlos in die Reihe der psychiatrischen Ausführungen ein. Vera Kruse, Mitglied der Irren-Offensive Berlin, berichtet in einem Interview, das Tina Stöckle mit ihr führt, wie ihr Ehemann ihre 'Medikamenten'-bedingte Apathie ausnutzt, um sie bei der anstehenden Scheidung um das Sorgerecht für das Kind und den gesamten Hausstand zu bringen, und wie die gemeindenahe psychiatrische 'Therapie' bei ihr 'anschlägt': »Ich war mit einem Künstler verheiratet, der hat dauernd Schulden gemacht, die ich immer über Pfändungen bezahlen mußte. Das hat mir unheimlich gestunken.... Ich war ja Erzieherin... Und dann hab ich mich nach über elf Jahren scheiden lassen, aber das Sorgerecht für die Tochter, von dem mir klar war, daß ich das kriege, und Hausstand auseinandertütteln, das alles war noch nicht geregelt. Nun war ich da in der Klapse, dann hat er das mit dem Sorgerecht betrieben.... Dann kriegte ich Ausgang von der Klapse zur Gerichtsverhandlung, da kriegte er natürlich gleich das Sorgerecht, weil ich ja in der Klapse war. Weißt Du, ich war gar nicht in der Lage, was zu tun, weil ich so depressiv geworden war in der Klapse, daß ich zu allem 'Ja und Amen' sagte. Also er hat die Wohnung und das Kind gekriegt; ich konnte glücklicherweise, als ich aus der Klapse kam, bei einer Freundin wohnen. Dann hab ich von meinem Mann die beschissensten und abgewracktesten Sachen gekriegt, er hat mir wirklich nur den letzten Schund und das Nötigste gegeben (...). Und dann kam dazu, daß ich einfach Angst hatte, mit meinen Bekannten zu sprechen. Die haben dann wirk-

der bürgerlichen Berichterstattung über 'Selbstmorde' von Psychiatrie-'Patienten' und -'Patientinnen' der Zusammenhang zur konkreten Behandlung hergestellt, noch werden von seiten der Strafverfolgungsbehörden irgendwelche Maßnahmen gegen die dafür verantwortlichen Psychiater eingeleitet.

Statistische Angaben von Psychiatern über Selbsttötungen von 'Patienten' und 'Patientinnen' sind, wie dies Psychiater selbst schreiben, als äußerst zweifelhaft einzuschätzen: Zum einen werden derlei Neuroleptika-bedingte psychische Veränderungen als solche von Nicht-Psychiatern weder erkannt noch beachtet [330:433;467:341], zum anderen bringen sich die Betroffenen meist nach Entlassung aus der Anstalt unter ambulanter neuroleptischer Behandlung um und tauchen somit in keiner Anstaltsstatistik auf [664:222]. Und überhaupt, so geben sich die beiden Psychiater Arnold R. Beisser und James E. Blanchette aus der Anstalt Norwalk/Kalifornien verwundert, seien die 'Selbstmord'-Raten in Wirklichkeit viel höher, als zugegeben wird: »In Anbetracht der Bedeutung des Themas scheint es befremdend, daß verhältnismäßig wenig wissenschaftlich kontrollierte Untersuchungen von Selbsttötungen in Psychiatrischen Anstalten durchgeführt werden.« [78:365] Wie bei den körperlichen und geistigen ist somit auch bei den psychischen Schädigungen durch die psychiatrischen 'Medikamente' mit einer beträchtlichen Dunkelziffer zu rechnen.

Auch Häufigkeitsangaben in bezug auf die Sedierungsfähigkeit (Fähigkeit zur Ruhigstellung) einzelner Neuroleptika sind mit äußerster Vorsicht zu genießen, da das Maß einer normalen, erwünschten Lebendigkeit, die nicht 'medikamentös' gedämpft werden 'muß', von Psychiatern bestimmt wird, und da überhaupt der Zustand des Dahindämmerns als das 'therapeutische' Ziel nicht mehr als 'Nebenwirkung' hinterfragt und somit auch kaum in statistischen Angaben zu 'störenden Nebenwirkungen' auftauchen kann. Freyhan teilt beispielsweise zu den über die Beobachtungen an Neuroleptika-Betroffenen gemachten Häufigkeitsangaben mit, die von ihm selbst angegebenen Daten seien mit Vorsicht aufzunehmen, »... da Fälle mit einfacher Bewegungsarmut und Schwunglosigkeit nicht mitgezählt wurden.« [319:505] Über die psychisch 'gesunde' Ruhe hinaus finden Psychiater vorwiegend in Berichten aus der Zeit, in der bestimmte Neuroleptika erstmals eingesetzt wurden, das Vorkommen verschie-

lich oft angerufen, mich auch besucht, als ich bei meiner Freundin war, aber ich war ja so depressiv, daß ich mit denen überhaupt nichts anfangen konnte. (...) Zuerst war ich ja ne ganze Weile krankgeschrieben wegen der Depressionen .... Dann mußte ich zum Sozialpsychiatrischen Dienst .... Die fragten, wie das ist mit dem Arbeiten — ich war ja Erzieherin — und meinten, daß ich nicht gleich wieder im Kindergarten arbeiten könnte. Das hätt ich auch nicht gekonnt ... Dann suchten die für mich einen Ausweichplatz eben im Büro im Rathaus .... Da war ich genauso depressiv, hab dann nach einem halben Jahr einen Selbstmordversuch gemacht ...« [zit.1012:119]

Berichte von Betroffenen oder deren Unterstützer, Freundinnen und Freunde über Neuroleptika-bedingte Depressivität, Verzweiflung und 'Selbstmord'-Versuche sind häufig anzufinden [695:11;794:10;229:28]. Aufgrund der in einer selbständigen Selbsthilfe-Organisation möglichen Erfahrung der ***allgemeinen*** Gleichartigkeit solcher Neuroleptika-Auswirkungen, die zudem für viele Betroffenen oft genug tödlich enden, gründete sich Anfang 1983 auf Initiative der Irren-Offensive eine Erfassungsstelle für ('Selbst') Morde durch psychiatrische Behandlung (ESPB), die Berichte von Todesfällen aufgrund von Neuroleptika-Behandlung systematisch sammelt und veröffentlicht [266:852]. Daneben berichtet gelegentlich das Beschwerdezentrum der 'Sozialistischen Selbsthilfe Köln e.V.' (SSK) von Neuroleptika-bedingten Zuständen tödlicher Verzweiflung, 'Selbstmord'-Versuchen sowie vollendeten Selbsttötungen [1084; 954:1112]. In der bürgerlichen Presse sind Hinweise auf Selbsttötungen unter Neuroleptika-Einfluß bislang nur bis zu Leserbriefrubriken vorgedrungen [892]; einzige Ausnahme ist die linke 'Tageszeitung', die schon mehrmals, meist auf Initiative der Irren-Offensive e.V., über Strafanzeigen gegen Psychiater berichtete, die mutmaßlich mit ihrer Behandlung die Betroffenen in den Tod getrieben haben [279]. Die derzeit letzte Strafanzeige stellten Mitglieder der Irren-Offensive gegen einen Psychiater, der Vera Kruse, die das obige Interview mit Tina Stöckle führte, so lange gemeindenah behandelt hatte, bis sie erneut aus lauter Verzweiflung nicht mehr ein noch aus wußte und zum Strick griff, um den qualvollen Neuroleptika-Auswirkungen — diesmal mit 'Erfolg' — ein Ende zu bereiten [959:548] (vgl. auch die Widmung eingangs des Buches).

dener Ruhigstellungsformen bei folgenden 'Medikamenten' bemerkenswert: Schläfrigkeit durch Chlorprothixen (Taractan, Truxal) 20% [862:38], Somnolenz (stärkerer Grad von Benommenheit) 41,6% [127:113]; starkes Müdigkeitsgefühl durch Leponex 19,7% [95:495f.]; Lethargie durch Fluphenazin (Lyogen, Omca, Dapotum) 9% [185:167].

Angaben über die Vorkommenshäufigkeit von Depressionen als Folge der Neuroleptika-Behandlung gehen von 7% [185] über 10 — 30% [462:444] und 20% [515] bis hin zu 70% [968]. In einer den Betroffenen gegenüber geheimgehaltenen Versuchsreihe setzten Psychiater aus der Universitätsanstalt Göttingen 'vorbeugend' bei 17 Versuchs-'Patienten' das Depotmittel Dapotum D ein, und zwar, wie die Psychiater schreiben, in einer möglichst niedrigen Dosierung; dabei konnten sie während der Versuchszeit bei 11 (64,7%) der 17 Betroffenen depressive Erscheinungen auszählen [765:561]. Haase spricht von 10 — 20% selbstgefährdender, Neuroleptika-bedingter Depressionen [393:107:162]; die Anzahl lebensgefährdender depressiver Erscheinungen nach Anstaltsbehandlung mit Psychopharmaka habe sich seit Beginn der Psychopharmaka-Behandlung zumindest verzehnfacht [393:94]. Müller-Oerlinghausen meint, es seien vor allem hochpotente Neuroleptika, die zu depressiven Störungen führten, weshalb diese auch gerade unter der Behandlung mit Depot-Neuroleptika besonders häufig vorkämen [769:250]. Zahlen zur 'Selbstmord'-Rate wurden — unter Bezugnahme u.a. auf die Psychiatrie-Enquête — auf dem 'Weltschizophreniekongress' der 'Deutschen Akademie für Psychoanalyse' (Ammon-Verein) im Dezember 1980 in München genannt: »Es ist für den Kliniker (*Behandler*) eine interessante Tatsache, daß bei den poststationären Verläufen (*Leben nach der Entlassung aus der Anstalt*) ca. 13% der schizophren Erkrankten unter Pharmakotherapie mit einer schweren Depression reagierten und die Suizidalität in diesem Bereich ca. 3,5% erreicht.« [1086] Während der norwegische Psychiater O. Flatten 1960 noch von einem mittelmäßigen Anwachsen der 'Selbstmord'-Raten seit 1954 — dem Jahr, als sich allgemein die Neuroleptika als herrschendes Behandlungsmittel durchgesetzt hatten — schreibt [295], nennt sein u.s.amerikanischer Kollege Hussar zwei Jahre später das Ansteigen der Zahl von Selbsttötungen bereits signifikant: 9% der Menschen, die im entsprechenden Behandlungs-Zeitraum in der Psychiatrischen Anstalt Montrose/New York 'Selbstmord' verübten, erhielten Neuroleptika [541:682]. Schon 1961 stellten Beisser und Blanchette nach einer vergleichenden Untersuchung aller dortigen 'Selbstmorde' von 1916 bis 1958 fest: »Die Einführung tranquilierender Pharmaka fiel mit der höchsten jährlichen Selbstmordzahl zusammen.« [78:369] Hatten in dieser Anstalt seit 1916 im Durchschnitt jährlich zwei Menschen den Tod einem psychiatrisch bestimmten Weiterleben vorgezogen, so stieg mit der Einführung der Neuroleptika — in Norwalk im Jahre 1957 — die 'Selbstmord'-Ziffer sprunghaft auf neun [78:369]. 1975 auf einem Psychiater-Treffen kann Haase seinen Kollegen vom Ergebnis einer Fragebogenaktion zum Thema 'Selbstmordversuche unter Neuroleptika-Einfluß' berichten, daß jeder zweite von 154 niedergelassenen Psychiatern antwortete, innerhalb von sechs Monaten nach der Anstaltsentlassung habe er den 'Selbstmord' eines 'Patienten' registriert, der in der Anstalt (und danach) mit Neuroleptika behandelt worden war [107:163]. Beeindruckt zeigt sich auf einem von der

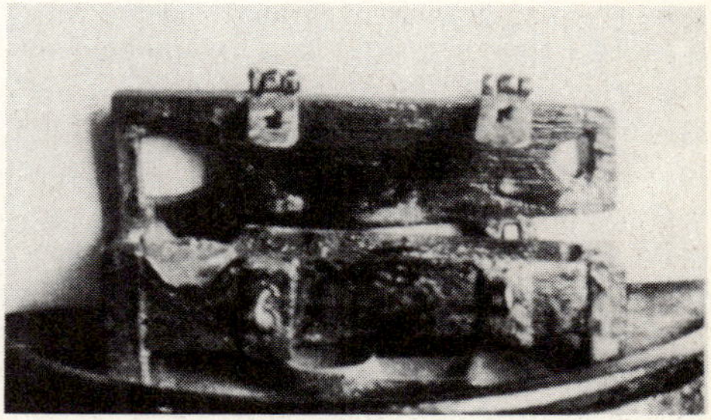

Abb. 99: Traditionelle psychiatrische Behandlung: Zwangssarg

Janssen GmbH gesponsorten Psychiater-Treffen der Psychiater Gustav Schimmelpenning aus der Universitätsanstalt Kiel, als er sich auf dieser internen Zusammenkunft zu seinen Beobachtungen über die 'Selbstmord'-Rate unter neuroleptischer Behandlung äußert: »Als ich früher meine katamnestischen (*die Nachbehandlung betreffenden*) Untersuchungen vorbereitete, war ich geradezu entsetzt über die außerordentlich hohe Zahl von Suiziden, die sich innerhalb weniger Tage und Wochen nach Klinikentlassung ereignet hatten. Dabei waren diese Patienten fast regelmäßig vorher probeweise nach Hause beurlaubt worden.« [Db.208:97] Ein geradezu vernichtendes Urteil über die 'Qualität' der psychiatrischen Behandlung — für die Betroffenen — spiegelt sich in einer Untersuchung wider, die im Jahre 1984 von Alec Roy, Anne Mazonson und David Pickar aus dem 'National Institute of Mental Health' in Bethesda/Maryland veröffentlicht wird. Danach verübten von 127 durchstudierten, mehrmals in die Anstalt gebrachten 'chronisch Schizophrenen' 70 (55,1%) einen 'Selbstmord'-Versuch. Im Vergleich mit denjenigen Leidensgenossen und -genossinnen, die (noch) nicht an diesem Punkt der Verzweiflung angelangt waren, wird der 'Wert' der unterschiedlichsten psychiatrischen Behandlungsmethoden offenbar: 18 (25,7%) der 70 Menschen mit 'Selbstmord'-Versuchen gegenüber 4 (7%) der 57 Menschen ohne 'Selbstmord'-Versuch hatten eine Elektroschock-Behandlung 'genossen', 17 (24,3%) gegenüber 4 (7%) eine Lithium-Behandlung und 46 (65,7%) gegenüber 24 (42,1%) eine Behandlung mit 'Antidepressiva'. Wie alle Menschen ohne 'Selbstmord'-Versuche hatten auch alle (100%) der 70 Menschen mit 'Selbstmord'-Versuchen Neuroleptika erhalten — und dabei noch nicht einmal in Depot-Form [902].

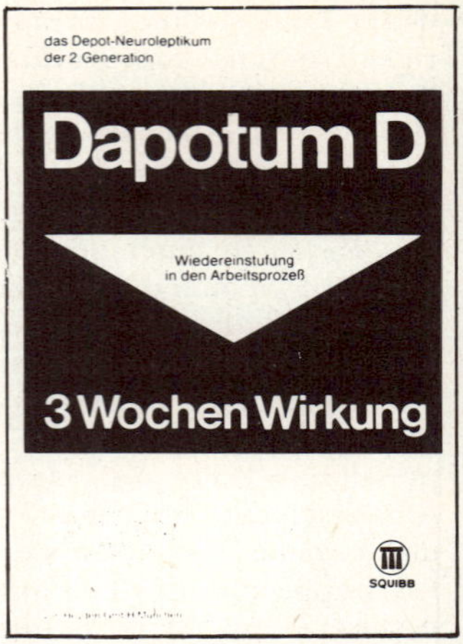

Abb. 100: Moderne psychopharmakologische 'Therapie': Werbeanzeige für Dapotum D

Wie bereits die Ergebnisse der Selbstversuche von Normalen gezeigt haben, besitzen Neuroleptika auch die Eigenschaft, bei den 'Medikamentierten' Zustände abnormer Erregung hervorzurufen — eine Fähigkeit der Neuroleptika, die Psychiater bei den Betroffenen gelegentlich Delire zu 'Heilzwecken' provozieren läßt [60:518;61:361]. Diese psychische Erscheinung des Delirs war auch als Möglichkeit einer Reaktionsweise auf einen mit physikalischen Mitteln hervorgerufenen Sauerstoffmangel zutage getreten; von daher ist es wenig überraschend, daß dieselben Erscheinungen von Psychiatern neben Verwirrtheit [304:224], Unrast, Getriebenheit und läppisch-heiterer Verstimmung [373:46] als mögliche Auswirkungen neuroleptischer Behandlung psychisch 'Kranker' genannt werden.

Störungen des vegetativen Systems, die durch Neuroleptika hervorgerufen werden, und die sich, was den psychischen Bereich betrifft, in Antriebsminderungen und Antriebsabstumpfungen niederschlagen, können gelegentlich in delirante, also bewußtseinsgestörte und mit — tatsächlichen (?) (151) — Trugwahrnehmungen verbundene Zustände umschlagen [441:401;991:204;95:496;924:23;127:114]: »Delirante Syndrome sind nicht selten Komplikationen einer Therapie mit Psychopharmaka« [150:1624], so der Berliner Psy-

(151) Die Frage 'Wirklichkeitsnähe oder Idiotie im Delir' wäre auch hier einer Untersuchung wert (vgl. Fn. 92). Auf einige schon auf den ersten Blick wahrnehmbare Verbindungen deliranter Empfindungen zur Wirklichkeit werden wir an anderer Stelle zu sprechen kommen.

chiater Helmut Busch. Wie Edelgard Fischer ausführt, können nahezu alle Psychopharmaka zum Auftreten eines akuten Delirs führen [289:5]. Andere psychiatrische Bezeichnungen für diese Neuroleptika-Auswirkungen sind u.a. paradoxe Reaktionen [188:134], vegetative Irritationssyndrome [467:338], amentiell-(geistig-verwirrte-)delirante Zustände [60:519], im englischen Sprachgebiet: Mental Confusion (geistige Verwirrung) [196:72].

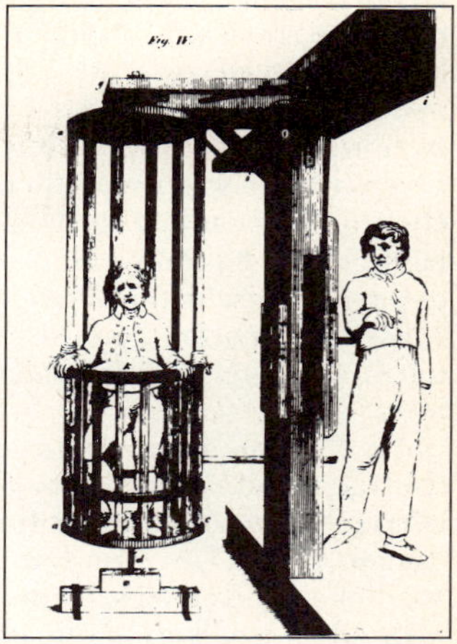

Abb. 101: Traditionelle psychiatrische Behandlung: Drehmaschine

Die Delir-verursachende Macht der Neuroleptika schreiben Psychiater der potentiell auch zentralen, anticholinergischen (erregt machenden; vgl. S. 88f.) [188:135;769:249], speziell atropinartigen (Tollkirschgiftartigen) Wirkung [60:519] zu. Delire können bei Vollzug der psychiatrischen 'Therapie' mit ausschließlich Neuroleptika oder 'Antidepressiva', bei deren Kombination, beim Zusatz von Anti-Parkinsonmitteln und bei der Kombination von Neuroleptika untereinander auftreten [150:1624; 188:135;467:338]. Helmchen und Hippius notieren: »Nur zu oft wird übersehen, daß jede Kombinationstherapie eine Vergrößerung des Komplikationsrisikos in sich birgt. Allein durch die Kombination zweier verschiedener Psychopharmaka können delirante Abläufe ausgelöst werden.« [467:339] Als darüber hinausgehende spezielle Auslöser gelten Psychiatern zur Neuroleptika-Wirkung hinzukommende psychische Erregungen [441:405], der Behandlungs-Beginn als solcher [61:233;924:23] und rasche Dosissteigerung [464:32].

Psychiater glauben, einen Widerspruch untereinander zu haben in der Frage, ob eine Vorschädigung des Gehirns Voraussetzung für die Auslösung eines Delirs sei oder nicht. Gerade Helmchen gilt als Vertreter der Position, die eine Vorschädigung des Gehirns als Voraussetzung oder zumindest Begünstigung für ein Psychopharmaka-bedingtes Delir ansieht. Indem Helmchen jedoch gleichzeitig die chronische Belastung der Dauer-'Therapie' mit Psychopharmaka der chronischen Belastung durch Alkohol gleichstellt (152), die ja — wie landläufig bekannt — zu Hirnschädigungen führt, löst er den Widerspruch zwischen sich und seinen Kollegen ungewollt wieder auf: Die psychiatrische 'Pharmakotherapie' produziert — wie oben anhand der Auswirkungen der Neuroleptika auf das zentrale Nervensystem aufgezeigt — eben die Hirnschädigungen, die dann — wobei Helmchen auf seine Weise durchaus Recht hat — als Voraussetzung für delirante Auswirkungen benötigt werden. Wenig verwunderlich ist es demzufolge auch, daß, wie dies Brehmer und Ruckdeschel in ihrem Aufsatz »Zur Technik der Winterschlafbehandlung« mitteilen, unter Neuroleptika-Behandlung produzierte Delire »... alle aufs Haar einem Alkoholdelir glichen ...« [132:1725] Auch A. Bauer aus der Universitätsanstalt Frankfurt/Main, Experte für vorsätzlich produzierte Delire, kommt zur Einsicht, daß das Neuroleptika-Delir nicht Ergebnis einer vorhergehenden Schädigung des Gehirns ist, »... sondern ausschließlich durch die zentral anticholinergische (*erregt machende; vgl. S. 88f.*) Wirkung der modernen Psychopharmaka verursacht wird.« [61:233]

Nur der Vollständigkeit halber soll noch darauf verwiesen werden, daß Psychiater selbstverständlich erkannt und dies auch niedergeschrieben haben, daß Neurolepti-

(152) Helmchen: »Die Dauertherapie stellt eine dem chronischen Alkoholismus analoge (*entsprechende*) Belastung des Organismus dar.« [441:404]

ka auch in der Frage der Delir-Produktion keinen Unterschied zwischen 'Psychotikern' und 'Nicht-Psychotikern' [257:537] sowie zwischen psychisch 'Kranken' und Normalen [61:233] machen. Hans Grahmann und Uwe Peters, zwei weitere Delir-Experten, kommen aufgrund ihrer psychiatrisch-'wisenschaftlichen' Experimente mit Psychopharmaka zum Ergebnis, »... daß man etwa bei der Hälfte aller Patienten und unabhängig vom Grundleiden eine toxische (*durch die Giftwirkung bedingte*) Psychose hervorrufen kann. Es scheint ziemlich gleichgültig zu sein, welches der vielen Mittel man dazu wählt.« [361:400]

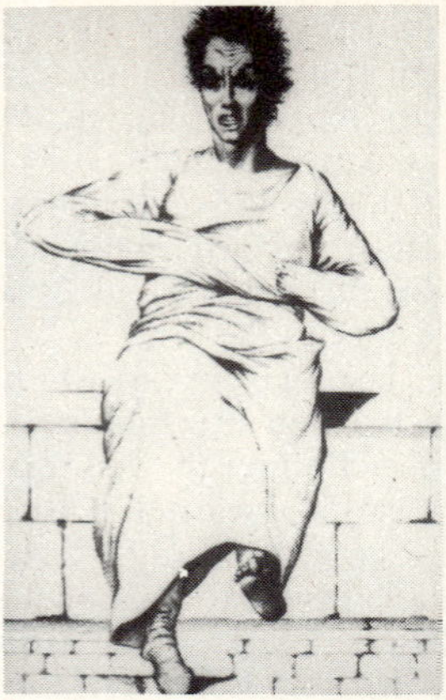

Abb. 102: Traditionelle psychiatrische Behandlung: Zwangshemd

Als Vorboten von Deliren nennt Helmchen seinen Kollegen und Kolleginnen das Auftreten ***eines*** der folgenden Symptome; diese treten nach seinen Beobachtungen einige Tage vor dem Delir auf: Schwächegefühl, Müdigkeit, Antriebsabstumpfung, Interesselosigkeit, zeitweilige Übelkeit, motorische Störungen wie Tremor (Muskelzittern) und Rigor (Verspannung, Steifheit) [441:404]. Mit anderen Worten: Betrachten wir die hier genannten Symptome als die — wie auch oben von Psychiatern geschildert — allgemeinen und gewöhnlichen Auswirkungen der Neuroleptika, so ist damit gesagt, daß grundsätzlich bei jedem unter Neuroleptika-Wirkung stehenden Menschen jederzeit ein Delir ausbrechen kann.

Delire als solche beginnen mit innerer Unruhe [958:56]. Die 'Patienten' — so Psychiater — werden agitiert (erregt), fühlen sich getrieben oder sind ängstlich [467:337], »... werden meist abends innerhalb von Minuten bis zu wenigen Stunden unruhig, bettflüchtig, verlieren die Orientierung, verkennen die Situation, haben optische und akustische, selten auch haptische (*den Tastsinn betreffende*) Trugwahrnehmungen.« [464:31] Schließlich können die Betroffenen in Panik geraten [921]. Das Ausmaß eines Delirs kann unterschiedlich geraten: »Delirien treten in allen Übergängen zwischen (häufig) nur stundenlanger blander (*milder*) Verwirrtheit bis zu Tage währenden Erregungen mit (selten) tödlichem Ausgang auf.« [451:564] Nicht nur ältere, sondern auch junge, beispielsweise 21jährige Menschen sind von diesen toxischen Deliren betroffen [188:135]. Degkwitz betont die Übereinstimmung von durch Neuroleptika und (andere) Gifte hervorgerufenen Deliren: »Die klinischen Zustandsbilder und auch die Verläufe unterscheiden sich von den toxischen Delirien anderer Genese (*Entstehung*) nicht. Die Sprache ist manchmal im Sinne einer Dysarthrie (*Störung der Sprachartikulation aufgrund der Störung der für das klare Aussprechen notwendigen Nervenbahnen*) gestört. Bemerkenswert erscheint uns, daß nicht selten ein starker vegetativer Tremor (*Muskelzittern*), Schweißausbrüche, Tachykardien (*Herzjagen*) und Blutdruckanstiege wie beim Alkoholdelir und in den Turbulenzphasen (*oft durch vegetative Krisen und sogenannte paradoxe, d.h. 'symptomverschlimmernde' Wirkung gekennzeichneten Phasen zu Beginn einer psychiatrischen Behandlung*) dazukamen.« [188:135]

Psychiater schildern sich allerlei Variationen des Delirverlaufs: »Während des Delirs knicken die meisten Patienten beim Gehen ein. Das kann so intensiv sein, daß sie sich das Knie verletzen können, wenn man sie nicht unterstützt.« [61:234] Die psychische Ausgestaltung des Delirs ist nach Erkenntnis von Grahmann und Peters individuell verschieden; in allen Fällen komme es jedoch zur Bewußtseinstrübung mit wechselnder Tiefe. Und weiter: »Die Stimmung war nicht einheitlich. Wenn auch die ängstliche Färbung bei den meisten Kranken überwog, so sah man doch auch Euphorie, Indifferenz (*Gleichgültigkeit*) und gelegentlich Galgenhumor. Psychomotorische Unruhe, Bettflüchtigkeit, Wühlen und Kramen, Wischen und Nesteln fehlten bei keinem unserer Kranken ...« [361:401] Helmchen und Hippius schildern, wie sie bei einer 40jährigen Frau so lange die Taxilan-'Therapie' durchzogen, bis sie schließlich am 29. Tag der 'Kur' 'auf ihre Kosten kamen': »Am 29. Behandlungstag kam es zu einer akuten Exacerbation (*Verschlimmerung*) der bis zu diesem Tage unter der Therapie allmählich ablassenden paranoid-halluzinatorischen Symptomatik. Dann wurde die Patientin innerhalb weniger Stunden zunehmend desorientiert; schließlich war sie völlig verworren und ließ Stuhl und Urin unter sich.« [465:245] (153) Selbstverständlich bleibt ein durch Neuroleptika verursachter deliranter Zustand — soweit er überlebt wird — nicht ohne Folgen: »Nach Überstehen eines pharmakogenen (*Psychopharmaka-verursachten*) Delirs können (...) mehr oder minder ausgeprägte hirnorganische Psychosyndrome bestehen bleiben« [467:342] — so Helmchen und Hippius. Von Helmchen durchgeführte Hirndurchblutungsmessungen während deliranter Zustände bei 'Patienten' und 'Patientinnen' ergaben eine starke Verminderung der Hirndurchblutung und der Sauerstoffaufnahme des Gehirns [441:399], und so verwundert es wenig, wenn sich Psychiater von bleibenden Korsakow-Syndromen (hochgradigem Verlust der Merkfähigkeit und infolgedessen Ausfüllen der Erinnerungslücken durch Erdichtungen) [289:8;61:233], Amnesien (Gedächtnisstörungen, -verlust) [441:395;467:339] und allen möglichen Folgesyndromen wie Ein- und Durchschlafstörungen, durchgehender Schlaflosigkeit, körperlicher Hinfälligkeit und Müdigkeit [441:403] berichten. Bei Menschen, deren Neuroleptika-bedingtes Delir einen langsamen Verlauf nimmt, entwickelt sich im Anschluß, so Helmchen, »... das Bild eines hirnorganischen Psychosyndroms mit weitgehendem Antriebsverlust, Gedankenarmut, Aspontaneität und intellektueller Entdifferenzierung (*Verblödung*).« [441:403]

Das Fortführen der 'Medikation' bei einem Delir kann tödlich sein [188:136f.]; Todesfälle infolge toxischer Delire sind Psychiatern durchaus bekannt [403:23]. Tödlich kann

---

(153) Ausführliche Delirverläufe, vorwiegend bei 'Patienten' weiblichen Geschlechts, werden von Helmchen [441:397-400], Gaedt und Helmchen [330:436f.], Bauer [60:519] sowie von Grahmann und Peters [361:398-400] beschrieben. Zur Veranschaulichung der Wirksamkeit soll hier ein von Helmchen geschilderter 'erfolgreicher' Vollzug einer normalen 'Therapie' mit Taxilan wiedergegeben sein: »(Kr.-Blatt Nr. 968/59) Mit 49 Jahren war die asthenische (*schmächtige*) Frau wegen einer schweren Psychose für 2 Jahre in einer geschlossenen Abteilung, wo sie 65 'Schockbehandlungen' erhielt. Danach konnte die stille, einfache Frau unauffällig als Hausmädchen weiterarbeiten. Im Alter von 69 Jahren begann sie über Vergeßlichkeit und Schlaflosigkeit zu klagen, war immer müde und verlor den Antrieb. Dann machte sie resigniert einen Suicidversuch mit Barbituraten (*Schlafmitteln*). Schließlich wurde sie zunehmend mutistisch (*verstummt*), ängstlich, zeitweilig erregt und nahm keine Nahrung mehr zu sich. Die allgemein-reduzierte (*allgemein-geschwächte*) Frau bot intern (*die inneren Organe betreffend*) und neurologisch keinen krankhaften Befund. Diagnose: Depressive Psychose im Senium (*Alter*). Unter kurmäßiger, initial (*als 'zündender' Beginn*) bis 500 mg/d per os (*500 mg/Tag durch den Mund*) dosierter Taxilanbehandlung und gleichzeitigen, intensiven allgemein-roborierenden (*allgemein-stärkenden*) und gefäßaktivierenden Maßnahmen besserte sich der Gesamtzustand deutlich, so daß die Taxilanmedikation auf 200 mg/d sukzessiv (*nach und nach*) reduziert werden konnte. Während die Pat. die hohe Medikation gut vertragen hatte, entwickelte sich bei der im weiteren Verlauf geringeren Dosis eine ausgesprochene Kreislaufhypotonie (*Kreislauf-Blutdrucksenkung*) mit Kollapsneigung, zeitweiliger Übelkeit und Brechreiz. Dieses Bild ging in der 10. Woche, etwa dem 65. Tag (Taxilan Gesamtdosis 24.700 mg) in nächtliche Episoden deliranter Verwirrtheit über, von denen die Kranke tagsüber nichts wußte. Trotz Absetzen des Taxilans hielt der Zustand etwa 8 Tage an. Eine schwere Schlafstörung blieb bestehen. Da die Pat. später wieder negativistisch (*widerstrebend*) wurde und die Nahrungsaufnahme verweigerte (*in Hungerstreik trat*), wurde nochmals Taxilan bis maximal 200 mg/d per os gegeben. Auch hierbei wurde die Pat. nachts wieder zeitweilig delirant. Ihr Zustand blieb auch nach endgültigem Absetzen des Taxilans schlecht, insbesondere bestanden Schlafstörungen, Antriebsverlust und allgemeine Hinfälligkeit, so daß die Pat. hospitalisiert (*lebenslänglich in die Psychiatrische Anstalt gesteckt*) werden mußte.« [441:397]

ein Delir aber auch dann enden, wenn nach Beginn des Delirs die Neuroleptika-Behandlung sofort eingestellt wird, wie dies beispielsweise Helmchen und Hippius ausführen: »Hat erst einmal ein pharmakogenes (*Psychopharmaka-bedingtes*) Delir — gewollt oder ungewollt — begonnen, so ist der weitere Verlauf nicht mehr steuerbar. In seltenen Fällen ist ein letaler (*tödlicher*) Ausgang nicht aufzuhalten.« [467:340] Beeindruckt zeigt sich Helmchen vom Todeskampf einer 60jährigen Frau, den er ausführlich in einer Psychiaterzeitschrift schildert. Am 46. Tag seiner 'medikamentösen' Behandlung gerät die Frau schließlich in ein schweres Delir: »Im Delir war die Kranke vollkommen desorientiert, verkannte die Umgebung, sprach verworren und befand sich in äußerster Erregung. Das Gesicht war stark gerötet, der Blutdruck zeitweilig auf systolische Werte von 220 mm Hg (*Ausstoßkraft des Herzens: 220 mg mittlerer Quecksilberdruck [normal: ca. 120 mm Hg]*) gestiegen; schwere Schweißausbrüche. Nachdem die Pat. unter Decortin (*Herzstärkungsmittel*) etwas aufklarte, verfiel sie am 3. Tag in einen katatonen Stupor (*Zustand verspannter und erstarrter Regungslosigkeit*) mit deutlicher Besserung der Bewußtseinstrübung. Am 5. Tag ging der Stupor allmählich wieder in ein erregt delirantes Bild über, das nicht zu beherrschen war. Besonders eindrucksvoll waren jetzt rhythmisch-automatische, periodisch auftretende Drehbewegungen der Hände. Am 7. Tag kam die Pat. infolge eines zentralen Kreislaufversagens ad exitum (*zu Tode*).« [441:399]

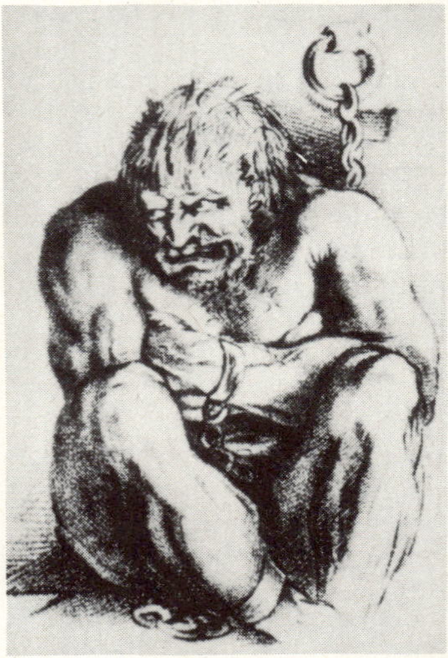

Abb. 103: Traditionelle psychiatrische Behandlung: Ankettung

Wie üblich schwanken die von Psychiatern als den Behandlern selbst genannten Häufigkeitsangaben über das Auftreten von Deliren beträchtlich; Angaben zur Anzahl tödlich verlaufener Delire fehlen sogar gänzlich. Hippius nennt aus der Zeit seiner Tätigkeit an der Berliner Universitätsanstalt eine Delirrate von 1%, schränkt die Begrenztheit dieser Angabe jedoch ein: »Ausgenommen seien allerdings die Fälle, in denen ein Delir im Rahmen besonderer Untersuchungen absichtlich provoziert worden sei.« [Db.464:39] In derselben Diskussion, in der Hippius die eben genannte Bemerkung fallen ließ, gibt Helmchen ebenfalls eine Rate von 1% Delire an, um jedoch ebenfalls diese Zahlenangabe sofort wieder zu relativieren: manchmal, je nach Intensität der Behandlung, liege die Delirhäufigkeit auch bei 5 bis 6% [464:40]. In seinem Artikel »Delirante Abläufe unter psychiatrischer Pharmakotherapie« erwähnt Helmchen, daß über einen bestimmten Zeitraum bei 395 Frauen seiner Anstalt insgesamt 22 Delire ausgelöst werden konnten, wovon es ihm sogar gelang, wie er schreibt, bis auf eine Ausnahme alle mit eigenen Augen zu beobachten; Helmchen sieht dabei eine Delirrate in Höhe von 5,8% [441:395]. Häfner und Kutscher errechnen für die Hamburger Universitätsanstalt unter Vernachlässigung 'harmloser' Verwirrtheitszustände für den Zeitraum von 1958 bis 1961 eine Rate von 1,6% [403:26]. Dem Berliner Psychiater Horst Berzewski und Kollegen gelang es bei 76 Einsätzen von Leponex viermal, ein Delir auszulösen [95:496]. In einem gemeinsam verfaßten Aufsatz gestehen Helmchen und Hippius ein, daß die ihnen vorliegenden Delir-Häufigkeitsangaben zwischen 0 und 10% schwanken [467:338;459:602]. Den größten Erfolg, was die Delirrate betrifft, kann A. Bauer vermelden:

Bei einer Gruppe von insgesamt 40 zwischen 21 und 41 Jahre alten, (organisch) gesunden 'Patienten' werden im Rahmen seiner neuroleptischen Behandlung immerhin 18 Menschen delirant, was einer Rate von 45% entspricht [61:233].

Als direkte Folgeschäden der Neuroleptika-bedingten Ausschaltung der Lebenskraft (Antrieb) und des Lebenswillens sowie der parallel laufenden Körperschädigungen vielfacher Art entsteht vielerlei Unheil, das sich in verschiedenen Lebensbereichen niederschlägt. Zwei Arten solcher Folgeschäden sollen im folgenden kurz dargestellt werden: Zahnschäden und Krebs.

Sobald sich Zahnmediziner ernsthaft um Neuroleptika-Betroffene zu kümmern beginnen, wird deren katastrophaler Zahnbestand offenbar (vgl. S. 166); die Arbeitsergebnisse international, allerdings fachintern veröffentlichter Studien decken sich hierbei weitgehend. Laut Dieter Herrmann, Vorsitzender des Fachbereichs Zahn-, Mund- und Kieferheilkunde an der 'Freien Universität' Berlin, kommt es durch die Neuroleptika-bedingte Verminderung der Mundhygiene zu Zahnfäule (Karies) und Parodontologien (Erkrankungen mit Schwund des Zahnfleisches und Zahnhalteapparates mit Zahnlockerung und Zahnverlust) aller Art [495]. Zu einem Ergebnis, das deutlich den Grad der psychiatrischen 'Qualifikation' erhellt, kommt in der Psychiatrischen Sonderabteilung der 'Mount Sinai School of Medicine' in New York City Gregory M. Asnis' Team. Dieses erforschte eigentlich das Ausmaß der Neuroleptika-bedingten Dauerbewegungsstörung (tardiven Dyskinesie), und dabei fiel ihm besonders die hohe Rate solcher Leiden bei Zahnprothesenträgern auf, so daß prompt 'erkannt' wurde, daß Zahnprothesen einen 'Einfluß' auf das Entstehen einer Dauerbewegungsstörung ausüben [42:1369;819:523]. Der bereits erwähnte Schwede Karl-Olov Rydgren — kein Psychiater, sondern Zahnmediziner — liefert das Material, um das tatsächliche Verhältnis von Ursache und Wirkung wiederherzustellen: Ununterbrochene, zwanghafte Bewegungen der Zunge und der Lippen bewirken, daß Prothesen wundscheuern und schließlich nicht mehr haften. Aber auch bei Menschen mit zuvor gesundem Zahnbestand kommt es aufgrund der Neuroleptika-Behandlung zu schweren Schäden im Zahnbereich, so insbesondere durch Abrasionsschäden, d.h. Abkratz- und Abschabschäden (aufgrund andauernder, zwanghafter Kieferbewegungen). Die Mundtrockenheit vermindert den natürlichen Speichelspülungseffekt, was zu Parodontosebefall, also zum Lösen der Zähne und zur Kariesverbreitung führt. Daneben fördert die in Anstalten übliche Praxis, Psychopharmaka in süßlichen Mixturen aufzulösen, ebenfalls Karies. Schließlich, so Rydgren, wirkt sich das Trinken zuckerhaltiger Limonaden als Folge der Neuroleptika-bedingten krankhaften Durststeigerung katastrophal auf die Kariesverbreitung aus [911]. Rydgren faßt seine Untersuchungsergebnisse wie folgt zusammen: »Das Resultat zeigt eine gute Übereinstimmung zu den üblichen Erfahrungen, die in der medizinischen Literatur über chemische Nebenwirkungen in der Psychiatrie angegeben werden. Es bestätigt auch den Verdacht, daß sich der Zustand des Mundbereichs bei psychopharmakologisch behandelten Patienten verschlechtert, insbesondere ihre Kariesaktivität in Kombination mit Xerostomie (*Mundtrockenheit*) und extrapyramidalen Nebenwirkungen.« [911:85] Ein Jahr nach Rydgren veröffentlichen C. Hugly und C. Vialatel in einer italienischen Zahnarzt-Zeitschrift ihre Untersuchungsergebnisse über die Auswirkungen

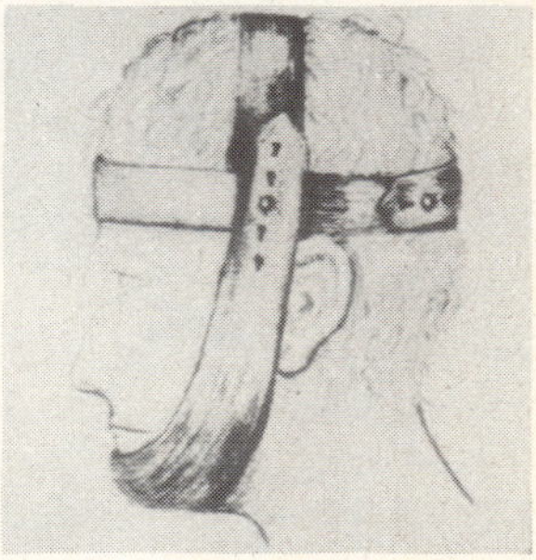

Abb. 104: Traditionelle psychiatrische Behandlung: Kopfriemen

trizyklischer Psychopharmaka auf den Mundbereich. Neben schmerzhaften Schling- und Schluckstörungen (Dysphagien) stoßen sie auf Trockenheit der Lippen, der Schleimhäute und der Zunge, auf vermehrten Zahnbelag, vermehrten Zahnstein und vermehrte kariöse Prozesse, häufig verbunden mit einer starken Vermehrung der sogenannten Candida albicans [540]; hierunter verstehen Mediziner Soorpilz, den Erreger einer Soormykose genannten Pilzkrankheit, die die Gefahr der Endokarditis (Entzündung der Innenhaut des Herzens) und der Blutvergiftung (Sepsis) bei geschwächtem Allgemeinzustand beinhaltet.

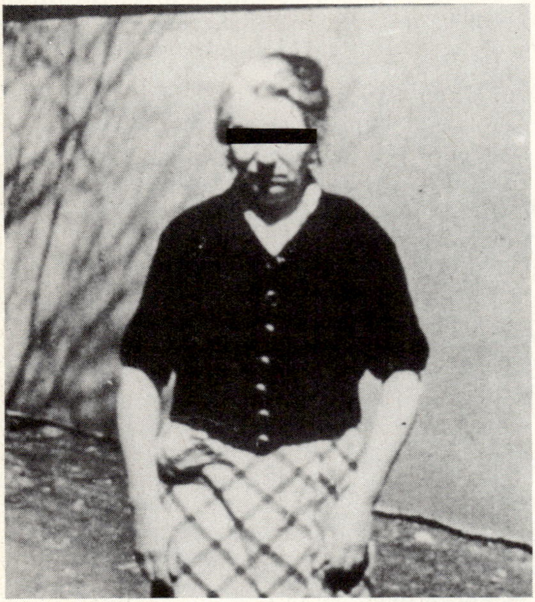

Abb. 105: Moderne psychopharmakologische 'Therapie': Neuroleptika-bedingte Akinesie (Bewegungsunfähigkeit)

Als Ergebnis der Neuroleptika-bedingten Verzweiflungszustände sowie des körperlichen Vergiftungszustandes kann es letztendlich zur Erkrankung der 'Medikamentierten' an Krebs kommen. Allen E. Hussar weist am 3. März 1962 im 'Journal of the American Medical Association' neben einem wesentlichen Anstieg der Sterblichkeit psychiatrischer 'Patientinnen' und 'Patienten' an Herzkrankheiten und 'Selbstmord' auf eine signifikante Todesrate aufgrund von Krebserkrankungen seit Einführung der Neuroleptika in das psychiatrische Behandlungs-'Arsenal' hin [541:682]. Unter Verweis auf einen Bericht von Hershel Jick über die krebsfördernde Wirkung des Neuroleptikums Reserpin [569] stellt der bereits erwähnte Loren R. Mosher im Jahre 1984 einen bezeichnenden Mangel an Untersuchungen über die Krebs-Wirkung von Neuroleptika fest, um allerdings — wenig beruhigend für die Betroffenen — klar und deutlich auszusprechen: »So häufen sich z.B. die Hinweise darauf, daß Neuroleptika die Häufigkeit von Brustkrebs bei Nagetieren erhöhen, so daß in den Vereinigten Staaten die hierfür zuständige Behörde bereits veranlaßt hat, diese Tatsache als Warnung in die Begleitwirkungsbeschreibung der Medikamente aufzunehmen. Obwohl die klinischen Daten über die Häufigkeit von Brustkrebs bei Neuroleptika-behandelten weiblichen Patienten minimal sind, weist zumindest die Untersuchung von Jick (1975) darauf hin, daß das Brustkrebsrisiko der Patienten, welche eine Hochdruckbehandlung mit Reserpin erhalten haben, deutlich erhöht wird.« [757:269] Zuletzt ist an die von der Chemieindustrie nicht gerade mit Begeisterung zur Kenntnis genommenen Untersuchungsergebnisse von David Horrobin und speziell von June Marchant zu erinnern, wonach sich — wie sich am Beispiel des Valium herausstellte — die Erhöhung der Produktion des Hormons Prolaktin krebsfördernd auswirkt (vgl. S. 99). Da — wie wir gesehen haben — eben diese Prolaktin-Erhöhung auch eine durchgängige Auswirkung der Neuroleptika-Behandlung darstellt (vgl. S. 178), ist Moshers Ausführung über fehlende Krebs-Statistiken in Zusammenhang mit Neuroleptika-Behandlung wenig überraschend — für Kenner und Kennerinnen der Psychiatrie. So wird Semap, das wegen seiner krebsfördernden Wirkung bereits vom bundesdeutschen 'Medikamenten-Markt' genommen wurde (vgl. S. 100), sicherlich nicht das letzte 'Medikament' dieser Art gewesen sein, dem solch ein Schicksal widerfuhr. (Psychiatern fällt der Verzicht auf Semap sehr leicht, da sich die Einnahmekontrolle bei diesem Neuroleptikum schwerer gestaltete als bei einspritzbaren Depotmitteln; außerdem konnten Psychiater gemeinsam mit dem Bundesgesundheitsamt nach außen hin 'Verantwortungsbewußtsein für die psychisch Kranken' demonstrieren.)

Bei einer zusammenfassenden Betrachtung der psychischen Auswirkungen der Neuroleptika zeigt sich, daß die psychiatrischen Ausführungen über die Gleichartigkeit der Sauerstoffmangel-Auswirkungen und der Neuroleptika-Auswirkungen tatsächlich berechtigt sind (154). Auch die Vermutung, daß es Berührungspunkte zwischen Parkinsonismus- und Neuroleptika-Auswirkungen geben könnte, hat sich mehr als bestätigt: Es besteht für den psychischen Bereich eine nahezu vollständige Identität.

Müdigkeit, Wach- und Konzentrationsstörungen, Dahindämmern oder benommene und verwirrte Geschäftigkeit sowie Apathie, Interesselosigkeit, Initiativverarmung, letztlich gefühlsmäßige Stumpfheit sind das Ergebnis einer Parkinson-Erkrankung und/oder einer Sauerstoff-Mangelversorgung des Gehirns, verursacht durch chemische Mittel (psychiatrische 'Medikamente') oder durch physikalische Maßnahmen (Höhenlage, Unterdruckkammer). Die auf der Störung der Nervenimpuls-Übertragung beruhende innere Erstarrung (Katalepsie, Hypokinesie, Akinesie) erzeugt bei tierischen und bei menschlichen 'Patienten' und 'Patientinnen' wie auch bei Normalen und besonders bei Psychiatern eine Senkung des psychischen Energieniveaus, die über die (besondere) Panzerung und Einfrierung des Gefühlslebens hinaus zum (völligen) Verlust bzw. zur (besonderen) Verminderung des Antriebes und des Willens führt; dies führen die Tierversuche — wie ablehnend der Leser oder die Leserin ihnen gegenüberstehen mag — wie auch der Einsatz der Neuroleptika gegen psychisch 'Kranke' und die psychiatrischen Selbstversuche greifbar vor Augen. Organische Basis hierfür ist das von der Lobotomie (Gehirnverstümmelung) her bekannte hirnlokale Psychosyndrom. Gefühle der Leistungsunfähigkeit, der Minderwertigkeit und demzufolge der Verzweiflung einschließlich der Tendenz, bei einem noch mobilisierbaren Rest von Energie diesem Leiden ein Ende zu setzen, sowie auf der anderen Seite mitunter (ebenfalls) tödlich verlaufende Delire vervollständigen die psychischen Auswirkungen wirksamer moderner 'medikamentöser Therapie': Die Spaltung und Auflösung der Persönlichkeit der 'Patienten' und 'Patientinnen' wird vollzogen unter Einschluß der Möglichkeit ihrer vollständigen und bleibenden Auslöschung, egal ob die Betroffenen als Psychokrüppel weitervegetieren oder ob sie ihre Augen sofort für immer schließen.

Daß die Herabsetzung der psychischen Spannung, die Ausschaltung störender ('kranker') Gefühle wie Ängste, Euphorie, Liebes- oder Wutgefühle, Phantasien, Selbstwertgefühle usw. das erklärte Ziel psychiatrischer Behandlung sind, braucht an dieser Stelle nicht noch einmal besonders ausgeführt zu werden (155). Jedenfalls darf

(154) Der bereits von den Sauerstoffmangel-Versuchen her bekannte Christian Müller kommt in seiner zusammenfassenden Betrachtung der Neuroleptika- und Sauerstoffmangel-Auswirkungen zum selben Ergebnis, wenn er die psychischen Auswirkungen der Neuroleptika »... in der Mehrzahl durch Depression und Hemmung und in einer Minderzahl durch Aktivierung und Enthemmung charakterisiert. Wir können also festhalten, daß die Reaktion auf den O_2-Mangel (*Sauerstoffmangel*) durchaus mit den Wirkungen neuroleptischer Medikamente in Parallele gesetzt werden kann.« [761:206]

(155) Exemplarisch für seine Kollegenschaft drückt Lange gemeinsam mit seinen Anstaltsmitarbeitern das

es nicht überraschen, daß Psychiater die dargestellten psychischen Auswirkungen der Neuroleptika nahezu ausnahmslos als Affekt-Harmonisierung [1076], als positive Beeinflussung von Denken und Antrieb [945], als soziale Umweltanpassung [667:354] oder als eindrucksvolle Lösung der psychischen Spannungen und als Harmonisierung der Persönlichkeit [740:3f.] begrüßen und feiern.

'Erklärungen' für Auswirkungen, die in der normalen Öffentlichkeit in diesen drastischen Formen ('Selbstmord', Delir, bleibender störender Schaden) nicht mit derselben psychiatrischen Gelassenheit hingenommen werden könnten, sind selbstverständlich in vielfältigster Weise vorhanden. So geraten — nach psychiatrischen Worten — die 'medikamentierten Patientinnen und Patienten' deshalb in einen mitunter lebensbedrohenden Zustand der Verzweiflung , weil

- sie unter der schnellen 'Gewinnung von Krankheitsgefühl' leiden würden [467:341] ;
- sie im herbeigeführten Zustand der Remission (Nachlassen der 'Krankheit') zur Auseinandersetzung mit dem Problem angeregt würden, an einer 'chronischen Geisteskrankheit' zu leiden [515:303];
- sie die 'drohende' Anstaltsentlassung in ein 'verständnisärmeres' Milieu nicht verkraften würden [463:63];
- sie unter Nachwirkungen der 'Krankheit' leiden würden [257:538];
- sie unter Entzugserscheinungen der zuvor 'rauschähnliche Gratifikationen' gewährenden 'Psychose' leiden würden [1101:232];
- die 'die Psychose tragenden Funktionsstörungen' durch die Neuroleptika beeinflußt würden [459:604];
- die 'medikamentöse' Passivierung der psychischen Aktivität zu einer Imitation (Nachahmung) depressiver Bilder führe [400:94];
- auf tieferem Aktivitätsniveau des Gehirns unter Neuroleptika-Behandlung eine homöostasierende, d.h. das Gleichgewicht wiederherstellende Bewegung vollzogen werde, die — so Heinrich — zur Folge habe, »... daß erregte Bilder in tranquile (*ruhige*) umgeändert würden, gedämpfte Zustandsbilder würden aktiviert.« [Db.435:144];
- die 'Sichtpsychose mit ihren gestalteten Inhalten' zwar zerschlagen werde, der 'Krankheitsprozess' auf niedriger Ebene jedoch weiterbestehe und somit ein 'Zeichen inkompletter Behandlung des schizophrenen Schubes' darstelle [812:71];
- sie nur mangelhaft über die 'Harmlosigkeit' von 'Neben'-Wirkungen wie z.B. 'unerwartet' einsetzender Zungen-Schlund-Krämpfe aufgeklärt seien [464:36];
- sie besonders disponiert (gestimmt) seien zu solchen Störungen [467:343], gleichsam anlagebedingt [958:63]; außerdem besäßen die 'Patienten' evtl. bereits eine 'Vorgeschichte' starker Stimmungsschwankungen [13:566];
- sie durch das Erleben der 'Psychose' in ihrem Selbstbewußtsein und in ihrem unbefangenen Lebensgefühl oft tief erschüttert würden, und das ständige Erinnertwerden an die 'Erkrankung' unangenehm sei [819:521];
- sie 'hypochondrisch (wehleidig, eingebildet krank) gefärbt' seien [208:97];
- es das Erlebnis des 'Es-wird-ja-doch-nicht-besser' sei, das als 'Psychoserückfall' die 'Kranken' depressiv mache [462:445];

der modernen psychiatrischen 'Therapie' zugrundeliegende Prinzip aus; irritierendes ('krankhaftes') Sein und Handeln soll schnellstmöglich unproduktiv gemacht, d.h. ausgemerzt werden: »Die medikamtentöse Behandlung akuter Psychosen, vorwiegend schizophrenen und manischen Typs, zielt nach schnellst wirksamem Abbruch des Erregungszustandes mit ebenso schneller Herbeiführung eines die Erregung ausgleichenden Schlafes, der dem natürlichen Schlaf entspricht oder ihm nahekommt. Sie sucht nach schneller und entscheidender Minderung der pathologischen Steigerung des Antriebes, des Willens und der Motorik, damit verbunden nach ebenso intensiver Reduzierung bis Beseitigung der den psychotisch erkrankten Menschen irritierenden psychopathologischen Produktivität ...« [663:360]

Abb. 106: Moderne psychopharmakologische 'Therapie': Zungen-Schlund-Syndrom aufgrund der Behandlung mit Chlorpromazin (Megaphen), mit dazugehörigem 'Nervenarzt'-Text

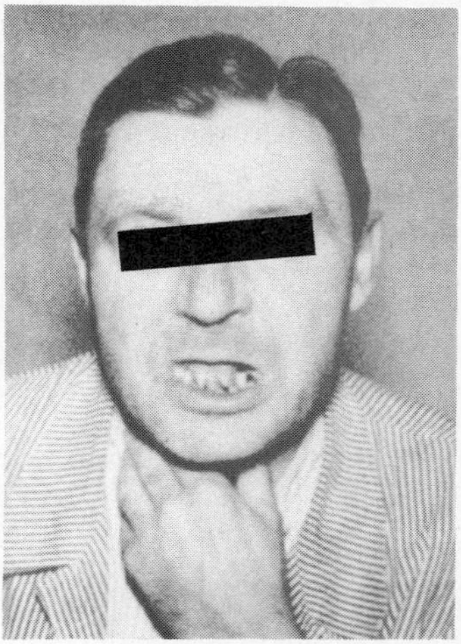

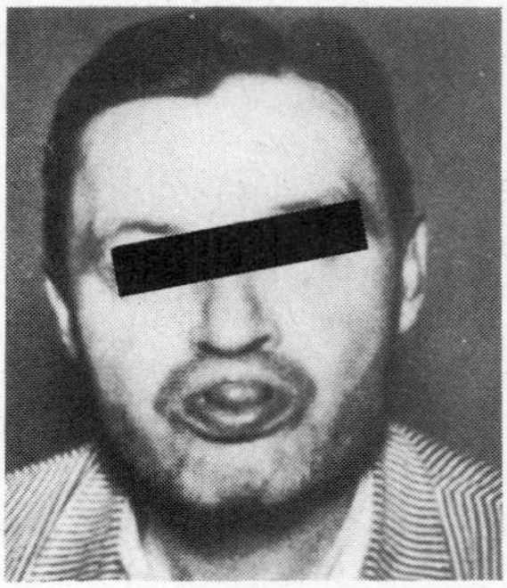

Aufnahme Nr. 2335/55 A. P. Pf., 57jähriger Obersteuersekretär. Kommt mit einer schweren endogenen Depression (Versündigungs-, Verarmungsideen, Nahrungsverweigerung).

Behandlung: 325 mg Megaphen, um 7 und um 10 Uhr je 50 mg intramuskulär, um 13, 16 und 19 Uhr je 3 Dragées je 25 mg. Bereits am 2. Tage nach Beginn der Behandlung zum ersten Male Auftreten des Syndroms, das sich in den folgenden Wochen in unregelmäßigen Abständen stets gegen Abend anfallsartig wiederholte. Dauer des anfallsartigen Zustandes etwa eine halbe Stunde (ohne therapeutische Maßnahmen). Klagte während dieser Zeit über Atembeschwerden, Engigkeitsgefühl im Schlund, Spannungsgefühl in der Zungen- und Mundbodenmuskulatur. Nach 10 Tagen Steigerung der Dosis auf 400 mg Megaphen täglich, wovon um 7 und um 10 Uhr je 50 mg intramuskulär und um 13, 16 und 19 Uhr je 4 Dragées je 25 mg verabreicht wurden. Unter diesem Regime Intensivierung der anfallsartig auftretenden Erscheinungen: sehr heftige Atemnot bei Tachypnoe, Tachykardie (135/min), verspanntes Gefühl im Hals, als ob der Kehlkopf zuschwelle. Leise heisere Sprache. Schnauzkrampfartiges Vorstülpen der Lippen. Die Lippen seien wie Pergament und Leder, alles steif und gespannt. Er müsse die Zunge herausstrecken, es sei wie ein Krampf. Während des Zustandes ist der Patient ängstlich erregt, läuft hilfesuchend auf der Abteilung umher und klammert sich an.

- die 'antipsychotische' Wirkung der 'Medikamente' eben mit einem ängstlich-depressiven, 'postremissives Erschöpfungssyndrom' genannten Erleben einhergehe [673:128];
- zum Entstehen der Depression im Rahmen des sogenannten 'multikonditionalen Konzepts' neben der Neuroleptika-Wirkung auch noch der 'Morbus selbst', d.h. die 'Krankheit' sowie die 'Individualdisposition' ('individuelle Empfänglichkeit') des 'Kranken' zur Geltung komme [463:61;207:499].

Werbeanzeigen wie die Abbildungen 83 und 98, in denen die Neuroleptika-bedingte ausgelöschte Persönlichkeit der Behandelten bzw. deren Trauer und Verzweiflung als 'Symptome psychischer Krankheit' dargestellt werden, die neuroleptisch zu behandeln seien, zeigen anschaulich, daß sich am Wahrheitsgehalt der Aussagen von entsprechenden Herstellerfirmen und von Psychiatern keine wesentlichen Unterschiede feststellen lassen.

Ist die 'Uneinfühlbarkeit' der 'Schizophrenie' bzw. das fehlende Einfühlungsvermögen der Psychiater ein Grundelement dieser 'Krankheit' und somit Grundlage jeglicher 'Schizophrenie'-Behandlung, so gelingt es Psychiatern, sich anläßlich der Begründung von 'Selbstmorden' unter Neuroleptika-Behandlung durchaus gelegentlich in die psychische Problematik der 'Patienten' und 'Patientinnen' einzufühlen — nach außen hin. So führt Labhardt im Rahmen seines Vortrages »Die Largactiltherapie bei Schizophrenen und anderen psychotischen Zuständen« auf dem 'Largactil-Symposion' in Zusammenhang mit der 'Erklärung' zweier 'Selbstmorde' unter Chlorpromazin-Behandlung vor seiner

Kollegenschaft aus: »Diese Suizide wurden aber aus weitgehend einfühlbaren, sozialen Gründen begangen.« [656:315] Mit der Behandlung selbst und der depressivmachenden Wirkung der Neuroleptika hatten auch diese Behandlungs-'Erfolge' offenbar nichts zu tun — in den Augen der Psychiater. Für diejenigen, die die obengenannten psychiatrischen Ausführungen nicht zu überzeugen vermögen, haben Psychiater zuletzt noch einen Geist, nämlich den Zeitgeist parat: In den letzten Jahrzehnten habe — so Helmchen und Hippius — die Tendenz zu verinnerlichten, mehr depressiven Symptomen insgesamt zugenommen, und von daher dürfe es niemanden verwundern, wenn dieser Zeitgeist auch die Ursache der erhöhten Selbsttötungsrate unter neuroleptischer Behandlung sei [463:65]. Eine fast identische Vorgehensweise legten vor nahezu 500 Jahren die beiden Hexenjäger Jakob Sprenger und Heinrich Institoris in ihrem »Hexenhammer« an den Tag, als sie nach Begründungen suchten, um die Schuld an Selbsttötungen, mit denen die der Hexerei angeklagten Menschen den anstehenden Qualen und Folterungen entgehen wollten, weit von sich zu weisen und einem 'endogenen' Teufel anzulasten. Im Jahre 1487 schreiben sie mustergültig über ihre Opfer: »Ebenso, daß sie nach der Ablegung des durch die Folter erpreßten Geständnisses der Verbrechen immer ihre Leben durch einen Strick endigen wollen, das wird als wahr hingestellt durch unsere Praxis. Denn immer werden nach erfolgtem Geständnis der Verbrechen von Stunde zu Stunde Wächter abgeschickt, die darüber wachen. Man fand die Hexen dann bisweilen infolge der Lässigkeit der Wachen an einem Riemen oder am Kleide aufgehängt. Dies bewirkte wie gesagt der Feind, damit sie nicht durch Zerknirschung oder sakramentalische Beichte Verzeihung erlangen möchten, und die er nicht hatte verlocken können, mit dem Herzen (sich ihm zu weihen), so daß sie leicht bei Gott hätten Verzeihung finden können, so sucht er sie endlich durch Verwirrung des Geistes und schrecklichen Tod in die Verzweiflung zu stürzen.« [993,II:36f.]

An speziellen 'Fach'-Ausdrücken, die diese psychiatrischen 'Begründungen' widerspiegeln, existieren: der Syndromwechsel der Psychose, die Skelettierung einer dem Krankheitsprozeß immanenten (innewohnenden) Tendenz, das Kipprezidiv, d.h. der sich in umgekehrten Formen niederschlagende 'Rückfall'; weiterhin die Spätdepression, der Bilanz-Suizid usw. usf. — Begriffe, die allesamt dasselbe aussagen: Probleme sind individuell und liegen einzig auf der Seite der Betroffenen, während Psychiater 'ihre Hände in Unschuld waschen'.

Diese Strategie wenden Psychiater selbstverständlich auch bei ihren 'Begründungen' für das Zustandekommen Neuroleptika-bedingter Delire an: Zum einen seien es 'bislang unproduktive psychotische Zustände' [403:27], die durch die Behandlung wohl quasi wie 'schlafende Hunde' geweckt würden — eine 'Begründung', die auch unter den Begriffen Psychose-Aktivierung, enthüllende Symptomzunahme [459:604] oder pharmakogene Dekouvrierung [464:39] (Psychopharmaka-bedinge Enthüllung) auftaucht. Zum anderen soll es sich eben um 'Kranke' mit besonders vulnerablen (verletzbaren) Einrichtungen [464:35], speziell mit bereits bestehenden Vorschädigungen des Gehirns [460:77] handeln.

Eine psychiatrische Spezialität hinsichtlich psychischer Neuroleptika-Auswirkungen verbirgt sich hinter dem Begriff 'Symptomprovokation'. Nikolaus Petrilowitsch, Psychiater aus der Universitätsanstalt Mainz, begründet in seinem Lehrbuch den Einsatz dieser Methode für den Fall, daß die 'Schizophrenen' ihre 'krankhaften' Ideen nicht schnell genug widerrufen, wie folgt: »Bei ausgesprochen protrahiert (*verzögert*) verlaufenden Psychosen, bei denen eine Alteration (*Veränderung*) des Untergrundes und somit der dynamischen Potenz eingetreten ist, sind Kontrastbehandlungen ('Zackenbehandlungen' und 'Streßbehandlungen' im weitesten Sinne) angezeigt, somit Therapieversuche, die darauf abzielen, den in seiner Modulationsfähigkeit bereits eingeengten, 'erstarrten' Untergrund zu aktivieren und zu dynamisieren.« [812:94] Bei dieser absichtlich und vorsätzlich bewirkten 'Symptomprovokation' oder 'Zackenbehandlung' geht es Psychiatern darum, eine spezielle 'Plus- oder Minus-Symptomatik' hervorzurufen. Haase erläutert, was unter diesen 'Fach'-Begriffen zu verstehen ist. Danach bedeutet 'Minussymptomatik' eine Minderung des psychoenergetischen Potentials, eine dynamische Insuffizienz (Schwäche), eine Minderung des intentionalen (auf etwas gerichteten) Spannungsbogens usw., kurzum: eine passive Resignation, wodurch, so Haase weiter, der Einsatz von Neuroleptika immer bedeutungsloser werde [393:96]. Die 'Plussymptomatik' als entgegengesetzte Erscheinung äußert sich in Erregung und Spannung, 'Halluzinationen', 'Wahn'-Ideen, Verfolgungsängsten usw. [393:97]. Während die 'Plussymptomatik' sicher und rasch durch die neuroleptische Wirkung gemindert werde, so immer noch Haase [393:99], kann die 'Minussymptomatik' nach den Worten von Haases Kollege Petrilowitsch Psychiater zu einer 'aktivierenden Stoßtherapie' mittels 'Antidepressiva' 'zwingen' [812:78]. Dieses Aufbrechen einer 'erstarrten defektuösen Fassade' in Richtung einer 'akuten schizophrenen Symptomatik' ist laut Häfner manchmal 'therapeutisch erwünscht'; dann ist von der vorsätzlichen Provokation einer 'produktiv-psychotischen Symptomatik' ('Plussymptomatik') zu sprechen [400:94f.]. Diesen 'therapeutischen' Weg schlagen Psychiater wiederum deshalb ein, so Heinrich, »... um der Neurolepsie ein adäquates (*angemessenes*) Zielsyndrom zu verschaffen, das gegenüber der Ausgangssituation eine bessere Behandlungsprognose bedingt.« [435:136] Wie Kielholz mitteilt, hat die Technik der 'Symptomprovokation' eine nachteilige Folge: »Die Angehörigen beklagen sich über diesen Symptomwandel und beschuldigen den Arzt, er habe den Patienten krank gemacht. Dabei handelt es sich natürlich um nichts anderes als um eine Symptomprovokation.« [Db.602:49] Eine andere Methode zur Produktion einer 'Plussymptomatik' besteht aus dem plötzlichen Absetzen der Neuroleptika. Selbach, dessen Wortschatz durchaus von einem Kfz-Mechaniker stammen könnte, spricht hierbei von einem 'Rückwärts-Schock' ('Choc en retour') und erklärt dieses 'therapeutische' Verfahren wie folgt: »Allein der 'Absetz-Effekt' nach plötzlichem Abbruch aus hochdosierter neuroleptischer Kur (mit EPS-Aktivierung [*mit Aktivierung des Extrapyramidalen Systems; vgl. S. 86*]) kann unter Hochschnellen des Pulses eine massive Euphorie als Gegensatz zur vorherbestandenen affektiven Indifferenz (*gefühlsmäßigen Gleichgültigkeit*) provozieren ('Choc en retour').« [958:67]

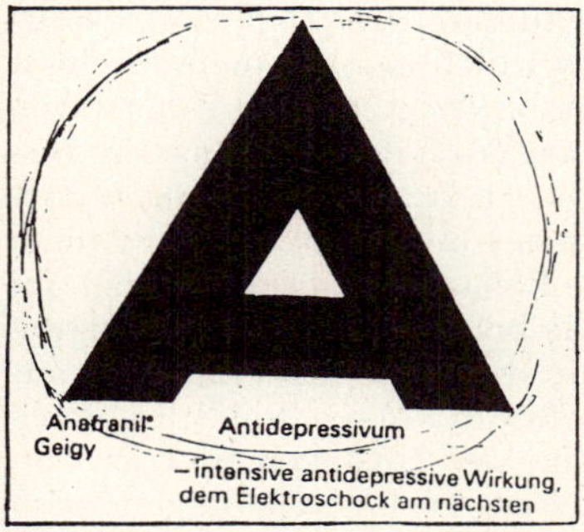
Anafranil
Geigy
Antidepressivum
– intensive antidepressive Wirkung, dem Elektroschock am nächsten

Abb. 107: Moderne psychopharmakologische 'Therapie': Werbeanzeige für das 'Antidepressivum' Clomipramin (Anafranil)

Selbstverständlich kommen bei der Erklärung der psychischen 'Neben'-Wirkungen auch diejenigen 'Begründungen' zum Vorschein, die dem Leser und der Leserin bereits aus dem Kapitel über die körperlichen Auswirkungen der Neuroleptika und deren Erklärungsbemühungen bekannt sind. Werden die — wie wir gesehen haben — von Psychiatern willentlich produzierten psychischen Auswirkungen (von wem auch immer) infrage gestellt, so ist das Argument der 'Einstellstörung' oder der 'Nebenwirkung' schnell bei der Hand, ebenso die 'Überdosierung'. Daß Psychiater in ihren Schriften untereinander darauf verweisen, daß die geschilderten Auswirkungen auch bei kleinen Mengen [83:237], unabhängig von der Gesamtdosis [441:405], zum Teil schon bei einmaligen kleinen Mengen [127:115], bei »oft nur mäßig dosierter neuroleptischer Therapie« [463:64] zustandekommen (156), ist zwar ein weiterer Widerspruch, den zu ertragen Psychiatern jedoch keinerlei Mühe bereitet.

Ihre diesbezügliche Toleranz und ihre Phantasie reicht auch in diesem speziellen Gebiet zu weit, als daß innerhalb des Rahmens dieses Buches die Gesamtheit der offiziellen 'Begründungen' für die positiv bewertete Wirkung der Neuroleptika — auch bei nach außen hin vorgegebenen Einschränkungen — mehr als ansatzweise aufgeführt werden könnte. Drei psychiatrische 'Gründe', weshalb kompliziert zu rechtfertigende Auswirkungen ('Komplikationen') und (von den Betroffenen) unerwünschte 'Nebenwirkungen' hinzunehmen seien, sollen jedoch als Abschluß dieses Kapitels exemplarisch dargestellt werden: 1. Ist — so Psychiater — das psychische und das vegetative System aufgrund des Wirksamwerdens der Neuroleptika in einen Zustand möglicherweise lebensbedrohender innerer Erstarrung geraten, so bietet sich immer noch die Möglichkeit an, mit dem Elektroschock 'dazwischenzufahren' (157). 2. Wird die geistige und die psychische Leistungsfähigkeit der Betroffenen wesentlich eingeschränkt, so könnten diese unter Vollzug der 'Therapie' immerhin, wenn auch unterqualifiziert, für geistlose berufliche Tätigkeiten verwendet werden (158). Und 3. dürften die gerade bei psychiatrischen Selbstversuchen deutlich gewordenen, durchaus unangenehmen psychischen Auswirkungen nicht überbewertet werden: Zwar werde (von den Betroffenen) die 'medikamentöse' Behandlung nach den Worten von Ernst — und der muß es ja aufgrund seiner eigenen, wenn auch kurzen Erfahrung zumindest ahnen — durchaus als Vergewaltigung erlebt, aber ...... schließlich werde diese Vergewaltigung im Laufe der 'Therapie' als heilsame Behandlung begrüßt (159). Im Grunde genommen ist hier das Problem dasselbe wie bei sexuellen Vergewaltigungen: Würden — mit demselben Zynismus gesagt — die vergewaltigten Frauen hinterher endlich erkennen, daß die Vergewaltiger nur ihre Bestes wollten, wieviele glückliche Freundschaften und Ehen könnten aus diesen Kontakten entstehen, und der Vorwurf eines Verbrechens wäre ebenfalls problemlos aus der Welt geschafft, gleichsam als sei dieses eine psychisch kranke Halluzination.

Der Praxis der psychiatrischen Neuroleptika-Behandlung von 'Schizophrenen' und anderen solcherart psychisch 'Kranken' kann durchaus der Vorwurf der Gehirnwä-

---

(156) In ihrem Buch »Psychiatrische Pharmakotherapie« schreiben Benkert und Hippius: »Depressionen, Suicidalität, Erregungszustände und Delirien unter Pharmaka treten im allgemeinen unter Dosierungen auf, die durch den behandelnden Arzt therapeutisch verordnet wurden.« [83:238]

(157) Selbach führt in einer Diskussion mit Kollegen aus, wie er mit Zuständen Neuroleptika-bedingter Erstarrtheit umgeht: »Und bei den letzteren (gemeint: eben diese Erstarrungszustände, P.L.) können wir pharmakologisch gar nichts erreichen, da können wir nur noch mit der Elektroschock-Therapie dazwischenfahren, und damit ist unsere Weisheit am Ende.« [Db.958:73]

(158) Als Leiterin der Karl-Bonhoeffer-Anstalt in Berlin schreibt die Psychiaterin Erika Rintelen: »Zu den neuerdings weit verbreiteten Irrtümern im Bereich der Psychiatrie gehört die Vorstellung, Psychopharmaka seien unnötig und sollten möglichst nicht verwendet werden. (...) Die Hinführung zu kontinuierlicher Tätigkeit ist Teil der Wiedererweckung von Lebenssinn. Dies gilt sogar für einfache Tätigkeiten, die häufig unter dem Niveau der beruflichen Tätigkeit der Patienten vor ihrer Erkrankung liegen.« [885:77] An dieser Stelle wird deutlich, wie der Text zu der Werbeanzeige für Dapotum zu verstehen ist, wenn als Behandlungsergebnis die Wiedereinstufung in den Arbeitsprozeß angepriesen wird: als Wiedereinstufung auf unterster Ebene, als absolute Dequalifizierung (s. Abb. 100).

(159) In Erkenntnis des Unterschiedes zwischen freiwilligem Selbstversuch und Zwangsbehandlung führt Ernst aus: »Es ist ein großer Unterschied, ob ich unter der Kur als kranker Mensch die Milderung einer quälenden Spannung erlebe, oder ob ich mich aus wissenschaftlichen Gründen einem Selbstversuch unterziehe und dabei vom gesunden in einen alterierten (*veränderten*) Zustand überzugehen habe; ob ich aus wahnhaften Gründen die Kur zunächst als Vergewaltigung über mich ergehen lasse, um sie im Lauf der Besserung schließlich als heilsame Behandlung zu begrüßen ...« [265:581]

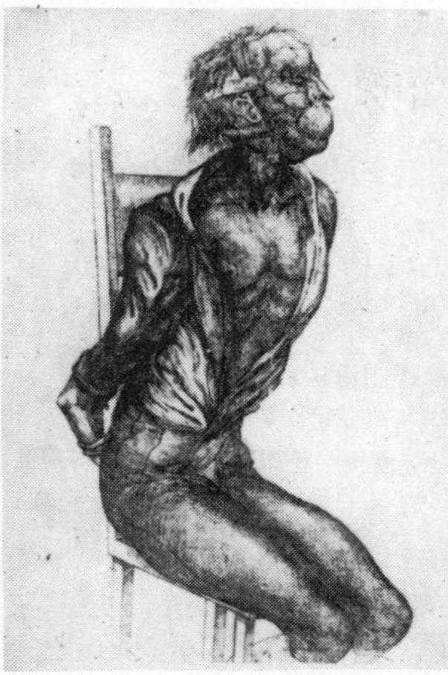

Abb. 108: Traditionelle psychiatrische Behandlung: Zwangsanzug, Fesselung, Gesichtsmaske

sche unterstellt werden, wie sie beispielsweise in »Dorland's Illustrated Medical Dictionary«, einem Medizinerlexikon, wie folgt definiert ist: »Gehirnwäsche: systematische emotionale und geistige Konditionierung eines Individuums oder einer Gruppe von Individuen, darauf abgerichtet, mittels Propaganda, Folter, Drogen, Konditionierungsverfahren oder mittels anderer Maßnahmen gemäß den Wünschen derjenigen, die die Konditionierung vornehmen, Haltungen und Anschauungen einzuprägen. Auch 'Mentizid' genannt.« [228:188] Letztlich sind es Psychiater, die den Verdacht erhärten, daß unter ihrer psychiatrischen 'Therapie' bzw. psychiatrischen 'Psychotherapie' — eine kritische Denkweise vorausgesetzt — schlechterdings Gehirnwäsche verstanden wird:

- die 'körperliche Therapie seelischer Störungen', sprich: die Neuroleptika-Behandlung sei eine 'Dienerin der Psychotherapie'; sie ebne ihr den Weg — schreibt Spoerri in seinem »Kompendium der Psychiatrie« [991:200];
- laut Werbebroschüre der Janssen GmbH werde der 'Patient' für zusätzliche 'rehabilitative' Maßnahmen 'geöffnet' [562:1];
- laut R. Eufe und G. Wegener aus der Psychiatrischen Anstalt Heiligenhafen würden die 'Patienten' während der Neuroleptika-'Therapie' für andere 'therapeutische' Maßnahmen zugänglicher [268:534];
- Dörner und Plog schreiben von Neuroleptika-Auswirkungen wie psychomotorischer und intellektueller Dämpfung, Gleichgültigkeit und 'Wurstigkeit', die 'therapeutisch nutzbar' seien [218:365f.];
- F. Kulhanek sowie der — den Leserinnen und Lesern von seiner Literaturübersicht zur Parkinsonpsyche her bekannte — Ernst Walter Fünfgeld empfehlen bei 'therapieresistenten Schizophrenen' den Vollzug extrem hochdosierter Infusionsbehandlungen mit Neuroleptika, durchzuführen auf sogenannten 'Sonderabteilungen

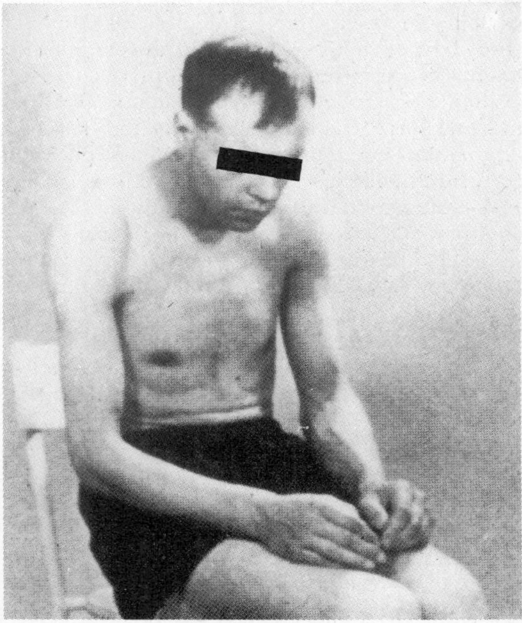

Abb. 109: Moderne psychopharmakologische 'Therapie': Neuroleptika-bedingte Akinesie (Bewegungsunfähigkeit)

für Intensiv-Rehabilitation' bei gleichzeitiger konsequenter Anwendung von 'soziotherapeutischen' Maßnahmen [325:1489];

- Platz und Hinterhuber stellen klar: »Eine konsequent durchgeführte psychopharmakologische Medikation ist Voraussetzung aller Rehabilitationsbemühungen sowie der Sozio- und Psychotherapie schizophrener Patienten.« [827:142]

Besonders deutlich sprechen Schulte und Tölle in ihrem Psychiatrie-Lehrbuch aus, wie sie sich das grundsätzliche Verhältnis zwischen 'Psychotherapeuten' in der Psychiatrie und — gleichzeitig unter körperlicher Behandlung stehender — 'Psychotherapierten' vorstellen; deren Benommenheit und deren körperliche Hinfälligkeit könne nicht groß genug sein, um den 'Therapeuten' eine Möglichkeit zur 'psychotherapeutischen Kontaktaufnahme' zu bieten. Schulte und Tölle versichern: »Nicht nur von historischem Interesse, sondern von grundsätzlicher Bedeutung ist eine Erfahrung aus der Zeit der Insulin-Koma-Behandlung: an ihrer Wirksamkeit sind zweifellos auch psychologische Faktoren beteiligt: die Erfahrung einer intensiven somatischen Behandlung, die sorgfältige Pflege und persönliche Zuwendung, die erlaubte Regression und die Möglichkeiten psychotherapeutischer Kontaktnahme während des Erwachens aus dem Koma.« [946:354]

Während viele Leserinnen oder Leser die Gleichsetzung von Konditionierungsverfahren mit 'Verhaltenstherapie' und von Propaganda mit 'Arzt'-Gesprächen möglicherweise problemlos akzeptieren werden, ohne daß es einer eingehenden Auseinandersetzung mit psychotherapeutischen Verfahren bedarf, die in der psychiatrischen Behandlung von 'Schizophrenen' und anderen solcherart psychisch 'Kranken' ohnehin nicht angewendet werden, so dürfte sich doch die Mehrzahl der Leserschaft an der Anwendung des Folterbegriffes in Zusammenhang mit psychiatrischer 'Therapie' stoßen. Die Frage, ob Neuroleptika als 'Medikamente' oder als Drogen oder gar als etwas Drittes zu bezeichnen und zu verstehen sind, ist bislang — im Buch — ebenso unentschieden wie der Streit, ob psychiatrische Behandlung an sich als Hilfe zu begrüßen oder als Folter zu verurteilen ist. Während wir uns im folgenden Teil mit der Klärung des 'Medikamenten'-Begriffes beschäftigen werden, soll die Frage 'Hilfe oder Folter' und damit die Problematik der Gehirnwäsche allerdings noch etwas länger offen bleiben.

Wie die psychiatrische Vergewaltigung aufzufassen ist, wenn sie auch im nachhinein nicht als heilsame Behandlung begrüßt wird, wird Thema der kommenden Teile sein. Im zunächst folgenden wollen wir noch einmal kurz auf das Wesen der neuroleptischen Wirkungsweise und auf die zentralen Auswirkungen zu sprechen kommen. In ihrer Gesamtheit und vor dem Hintergrund der Geschichte der psychiatrischen Behandlung erhellt sich nun das Wesen Neuroleptika. Welche Aussage läßt sich für die Natur der 'Schizophrenie' ableiten, die mit den psychiatrischen 'Medikamenten' so zielbewußt und wirksam bekämpft werden?

Teil 6: Die vier psychiatrischen Behandlungsepochen im Vergleich

Rekapitulation — Der Inhalt der traditionellen Psychiatrie — Das Ausmaß der Sozialpsychiatrie — Die Form der klassischen Psychiatrie — Worin besteht der Fortschritt? — Arzneimittel oder Gift? — Rückschluß auf die Lebenskraft — Wie der eigene Standpunkt sichtbar wird — Eine alte und tragische psychiatrische Erfahrung — Produktion des Krankheitsbildes — Grabesstille Atmosphäre der Intoxikation — Mit Hirndefekten Heilungen vortäuschen — Fortschritt Befriedung — Am Beispiel Blutaustausch — Die Grenzenlosigkeit der 'schönen neuen Psychiatrie'

Unter dem Blickwinkel der historischen Entwicklung der psychiatrischen Behandlung kommen wir nun dazu, das Wesen der modernen psychiatrischen 'Psychopharmakatherapie' zu begreifen.

Sinn und Zweck der traditionellen Behandlungsmittel ist es, wie wir gesehen haben, durch einen imponierenden Einfluß und ein erschreckendes Gefühl des Zwanges sowohl beruhigend als auch abschreckend auf die 'Kranken' zu wirken. Ekelerregende Mittel mit — in den Augen der Psychiater — 'herrlichen' Folgen machen die 'Patientinnen' und 'Patienten' abhängig und geständig und bereiten den Boden für 'psychotherapeutische' Einwirkungsmöglichkeiten. Die Behandlungsmethoden sind in ihrem Inhalt antagonistisch (widersprüchlich); sie haben einen negativen, d.h. entziehenden als auch einen positiven, d.h. hinzufügenden Effekt. Entzogen werden Lebensnotwendigkeiten wie Luft, Licht, Nahrungsmittel, Freiheit und Bewegungsmöglichkeiten, während dafür schmerzhafte Körperreize doppelter Art hinzugefügt werden: Mittel, die innerlich angewendet zu übermäßigem Speichelfluß, Brechreiz, Durchfall und anderen Krankheiten führen, und Mittel, die äußerlich angewendet werden und auf chemischer, chirurgischer, mechanischer Basis usw. usf. hinsichtlich Körper, Geist und Psyche der Betroffenen gleichfalls schädigend, störend und beeinträchtigend wirken. Auch 'indirekt-psychische Kurmethode' genannt, sollte die antagonistische Methode der traditionellen Psychiatrie — aus der Sicht von Anfang des vorigen Jahrhunderts — die reifste und letzte Frucht, den Gipfel der Psychiatrie darstellen; Neues war einzig als Fortsetzung der Anwendung dieser Methode vorstellbar.

Die Sozialpsychiatrie als vor-beugende (und tendenziell gesellschaftlich umfassende) setzt die 'therapeutische' Tätigkeit der traditionellen Psychiatrie insofern fort, als sie versucht, die psychiatrische 'Hilfe' bereits vor Ausbruch oder Wiederausbruch der psychischen 'Krankheit' 'anzubieten'. Je nach Entwicklung der psychiatrischen Technik und je nach Spannweite des psychiatrischen Rechtsfreiraums dehnt sie den Grad der Anwendung der jeweils modernsten 'Therapie'-Mittel aus. Schwerpunkt der eigentlichen Sozialpsychiatrie sind Maßnahmen zur Sterilisation, um den Betroffenen die Möglichkeit zu nehmen, ihren 'kranken' Einfluß auf ihre Kinder weiterzuvererben; optimale Organisationsform dieser psychiatrischen Behandlung ist die Sektor-, Gemeinde- bzw. Kontaktbereichspsychiatrie. Der Gipfel der Psychiatrie als solcher bleibt — für die einzelnen Betroffenen — gleichsam unangetastet; der Maßstab der Anwendung der Behandlungsmittel dehnt sich jedoch aus, der Zeitpunkt der Behandlung wird vorverlagert.

Abschreckend und befriedend sind auch die 'Therapie'-Mittel der klassischen Psychiatrie. Einhergehend mit dem relativen technischen Fortschritt besteht das Wesen dieser Behandlung aus einem radikalen Umsturz des Organismus, der mit entsprechend radikalen Behandlungsformen herbeigeführt wird, und dem der Wandel der 'kranken' Psyche folgen soll. Der Grundsatz der körperlichen Schädigung — zu 'therapeutischen' Zwecken — bleibt bestehen, wobei allerdings bei den Methoden der klassischen Psychiatrie speziell Hirnschäden, und zwar bleibende erzielt werden. Die Behandlungsmittel der klassischen Psychiatrie treten neben die der traditionellen und der Sozialpsychhiatrie und finden besonders in dem Augenblick ihre Anwendung, wenn jene 'versagen'. Die Wirkung der klassischen 'Therapie'-Mittel läßt sich dann vergleichen mit einer ähnlich klingenden Erscheinung, wie sie beim Boxen bekannt ist: dem klassischen K.o..

Bei diesem Überblick über die der modernen psychopharmakologischen Psychiatrie vorhergehenden Entwicklungsstufen lassen sich drei wesentliche Tendenzen des 'Fortschritts' der Behandlung erkennen:

1. Die körperliche Beeinflussung schreitet fort von einer vorübergehenden Schädigung zu einer bleibenden; dies betrifft insbesondere die beiden Bereiche des Orga-

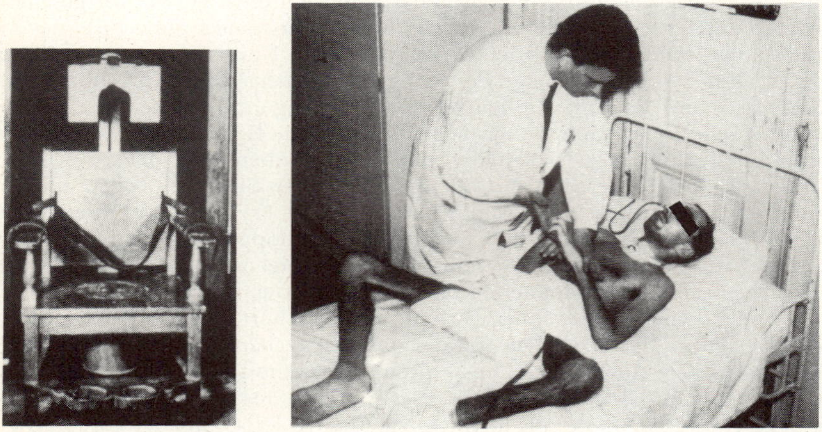

Abb. 110: Von der traditionellen psychiatrischen Behandlung zur modernen psychopharmakologischen 'Therapie': vom Stuhl ins Bett.
Links: Zwangsstuhl; rechts: mögliche Neuroleptika-Auswirkung Apallisches Syndrom ('Enthirnungsstarre')

nismus, auf deren Störung der Mensch am empfindlichsten reagiert: das zentrale Nervensystem und den sexuellen Bereich.

2. Die Formen der oft äußerlichen, wenn auch massiv eingreifenden Behandlung nehmen immer gewaltigere Ausmaße an; althergebrachtes Schlagen, Stechen und Peitschen wird abgelöst durch technisch immer aufwendigere Operationen medizinischer Prägung.

3. Die psychiatrische Behandlung entwickelt sich in ihrem Ausmaß von einer speziellen körperlichen Beeinflussung hin zu einer solchen, die den gesamten Organismus in eine radikale Mitleidenschaft zieht. Die Behandlung wird nicht nur zeitlich vorgelagert, sondern bleibt auch in ihren nachfolgenden Auswirkungen immer ausgedehnter.

Wie läßt sich nun das Wesen der modernen psychopharmakologischen Psychiatrie benennen? Wie die Behandlungsmittel der ihr vorhergehenden psychiatrischen Entwicklungsstufen ist ihr Hauptbestandteil die Herstellung sogenannter 'Zweit-Krankheiten': Hirnstörung, Parkinsonismus, Stoffwechselstörung, Hormonstörung und Herzrhythmusstörung gelten —je nach persönlicher Vorliebe des jeweiligen Psychiaters — als notwendigerweise herzustellende Schädigungen der Betroffenen; emotionale Panzerung, Apathie, Willenlosigkeit, Verzweiflung oder verwirrte Geschäftigkeit bereiten die 'Krankheits'-Einsicht in die 'Erst-Krankheit', d.h. in die 'Schizophrenie' vor.

Neuroleptika-Behandlung und Krankheitsproduktion sind somit als identische Begriffe zu verstehen. Hier stellt sich natürlich die Frage, ob es angesichts dieser regelhaften Auswirkungen der Neuroleptika berechtigt ist, die psychiatrischen Psychopharmaka als Medikamente oder Arzneimittel im Sinne der Worte zu bezeichnen. Bevor jedoch die umgangssprachlichen und die wissenschaftlich-medizinischen Definitionen der Begriffe 'Arzneimittel', 'Medikament' und 'Pharmakon' zur Diskussion gestellt werden, wollen wir zuerst prüfen, ob für Neuroleptika nicht etwa der entgegengesetzte Begriff, nämlich der des 'Giftes' zutreffen könnte. Im »Großen Brockhaus« beispielsweise, in dem sich das herrschende und umgangssprachliche Verständnis von Begriffen widerspiegelt, finden wir unter diesem Stichwort folgenden Eintrag: »Gifte, Toxika, Schadstoffe, anorgan. (*anorganisch*), organ. (*organisch*) oder künstlich hergestellte Stoffe, die bei absichtlicher oder unabsichtlicher Zufuhr zu Gesundheitsschäden oder zum Tode bei Mensch und Tier führen können. (...) Arzneimittel werden zu G. (*Giften*), wenn sie in zu hoher Dosis oder in falscher Weise dem Körper zugeführt werden ...« [375,V:153] Der Pharmakologe Wellhörner, dessen Pharmakologielehrbuch von Medizinern zu Ausbildungszwecken verwendet wird und von dieser Seite somit als allgemein anerkannt betrachtet werden darf, bezeichnet einen Stoff als »... Gift, wenn er ein bestimmtes biologisches System, bei Zufuhr in bestimmten Dosen, auf bestimmten Wegen und in bestimmten Zeitabständen schädigt. (...) Ob ein Stoff als Pharmakon oder als Gift wirkt, ist zwar häufig nur eine Frage der Dosis; dennoch gibt es Stoffe, die auch in sehr kleinen Dosen von vornherein als Gifte wirken, also den Organismus schädigen.« [1085:2] Wie wir nun bei der Betrachtung der Wirkungsweise und der Auswirkungen der Neuroleptika gesehen haben, treffen alle genannten Charakteristika eines Giftstoffes voll auf diese psychiatrischen 'Medikamente' zu: Sie schädigen den Organismus, führen zu Gesundheitsschäden oder zum Tod; diese Auswirkungen treten nicht bei sogenannten 'Überdosierungen' oder 'falscher', un-'therapeutischer', sondern bei ganz normaler, teilweise sogar minimaldosierter 'therapeutischer' Zufuhr auf. Vom wissenschaftlichen sowie an der natürlichen (gesunden) Funktionsweise des körperlichen Organismus und am Leben überhaupt orientierten Standpunkt aus sind Neuroleptika somit eindeutig als gefährliche Giftstoffe zu klassifizieren.

Der normale Denk- und Sprachgebrauch, wonach psychiatrische 'Medikamente' heilsame Arzneimittel seien, steht dem Verständnis dieser Mittel als Gifte scheinbar entgegen. Wollen wir also auch diese Definitionen auf die Probe stellen. Laut Erläuterung des unverdächtigen »Großen Brockhaus« sind Arzneimittel, Medikamente und Pharmaka »Stoffe, die zur Erkennung, Verhütung und Behandlung von Krankheiten und Schmerzen dienen» [375,I:371]; dabei wird in bezug auf die Dosierung unterschieden zwischen der therapeutischen Dosis, die zum erwünschten Erfolg führt, der unterschwelligen Dosis ohne Wirkung und der toxischen Dosis (Überdosierung) mit schädlicher Wirkung [375,I:371]. Wellhörner erläutert sowohl die Definition eines Pharmakons als auch die eines Arzneimittels: als Pharmakon sei ein Stoff zu bezeichnen, »... wenn er in einem bestimmten biologischen System (Mensch, Tier, Organ, Zelle), bei Zufuhr in bestimmten Dosen, auf bestimmten Wegen und in bestimmten Zeitabständen, zur Prophylaxe, Diagnose oder Therapie geeignet ist.« [1085:1] Dabei müßten die erwünschten Wirkungen als biologische Wirkung des Pharmakons erwiesen sein; die unerwünschten Nebenwirkungen dürften seinen Einsatz für die vorbeugenden oder therapeutischen Zwecke nicht ausschließen [1085:1f.]. Bei der Begriffsbestimmung eines Arzneimittels stützt sich Wellhörner auf die Definition der Weltgesundheitsorganisation der Vereinten Nationen, der WHO (World Health Organization), nach der ein Arzneimittel »jede Substanz oder jedes Produkt ist, die bzw. das benutzt wird oder mit deren bzw. dessen Benutzung beabsichtigt ist, physiologische (*Funktionen des natürlichen Organismus betreffende*) Systeme oder krankhafte Zustände zum Besten des Empfängers zu verändern oder zu untersuchen« (160). Dazu Wellhörner erklärend: »Diese Definition eines Arzneimittels hebt im wesentlichen auf die subjektive Absicht ab, mit der ein Stoff eingesetzt wird. Allein die Absicht, einen Stoff zu diagnostischen oder therapeutischen Zwecken einzusetzen, genügt nach dieser Definition zur Qualifizierung des Stoffes als 'Drug' (*Arzneimittel*).« [1085:1] Zweifellos wirken nun die Neuroleptika auf biologische Systeme wirksam ein; keinesfalls schließen Psychiater aus dem Auftreten 'unerwünschter Nebenwirkungen' den Einsatz ihrer 'Medikamente' zu 'therapeutischen' Zwecken aus. Und weshalb sollte am subjektiven Willen der Psychiater gezweifelt werden, mit dem Einsatz ihrer 'Medikamente' genau das Beste der Betroffenen zu wollen? Ein Problem stellt sich nun mit der Frage, worin der krankhafte Zustand besteht, gegen den die biologische Wirkung der Neuroleptika einsetzt. Da diese Frage von Psychiatern einzig mit 'Krankheits'-Erscheinungen beantwortet wird, die sich auf der Ebene einer unerwünschten und störenden Sinnes- und Lebensweise abspielen, die einer tatsächlich krankhaften (organischen) Gewebsveränderung jedoch entbehren, bleibt uns nichts anderes übrig, als von dem Wesen der auf die behauptete psychische 'Krankheit' einwirkenden Neuroleptika zurückzuschließen auf das Wesen eben dieser behandelten 'Krankheit'. Denn daß Neuroleptika wirken und 'schizophrene' und andere psychisch 'kranke' Erscheinungen zu beseitigen vermögen, wird von seiten der Psychiater immer wieder besonders hervorgehoben. Erinnern wir uns an die Wirkungsweise der Neuroleptika; Psychiater nannten u.a.: Reizabschirmung im Zentralnervensystem; Hemmung der Stoffwechselaktivität, der Reflexe, der Atmung, der Hirndurchblutung, der Hormonproduktion, der Nervenimpuls-Übertragung; lähmende, betäubende und ruhigstellende Wirkung; Spaltung von Stimmung und Körpermotorik; Hemmung und Dämpfung der Stimmung, des Gemütes, der Spontaneität, der Emotionalität usw. usf.. Zusammenfassend sprach Lembeck von der Hemmung von Lebensvorgängen. Ist nun die 'therapeutische' Richtung der Psychiater eine solche Behinderung von Lebensäußerungen, so liegt der Kern der behandelten 'Krankheit' unzweifelhaft in einem — in den Augen der Psychiater — Zuviel an Leben verborgen; das Wesen der 'Krankheit Schizophrenie' und anderer sol-

(160) Wellhörner zitiert den englischen Originaltext der WHO: »Die WHO Scientific Group for Preclinical Testing of Drug Safety hat ein Arzneimittel (Drug) wie folgt definiert: (A drug is) 'any substance or product that is used or intended to be used to modify or explore physiological systems or pathological states for the benefit of the recipient'.« [1085:1] Laut Wellhörner erfolgt die Koppelung der Arzneimittel-Definition aus juristischen Gründen an die subjektiven Absichten der Behandler [1085:1]: zur Schaffung eines maximalen Rechts-Freiraums.

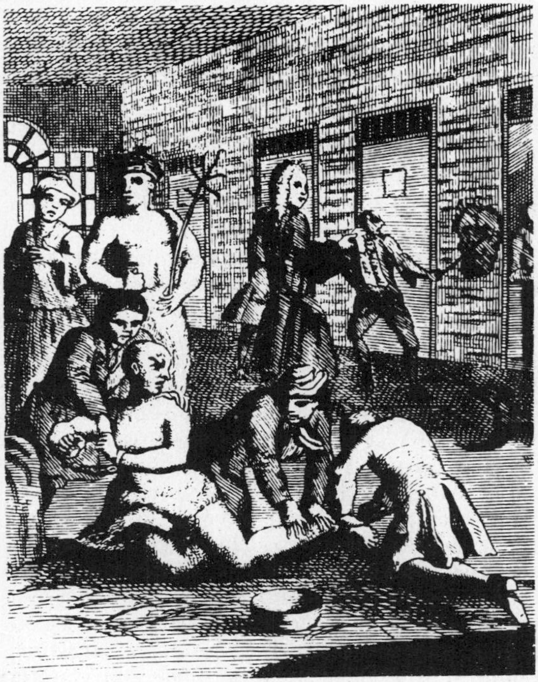

Abb. 111:
Traditionelle psychiatrische Behandlung:
Einsperren und In-Ketten-legen der Unbequemen

cherart 'psychischer Krankheiten' ist demnach in der Kraft des Lebens an sich zu suchen, wobei über die Richtung dieser Kraft an dieser Stelle (noch) nichts ausgesagt werden kann. Auf den ersten Blick scheint diese Aussage banal, also nichtssagend zu sein; bedenken wir jedoch die auch in der Einleitung dieses Buches erwähnte psychiatrische Meinung, sowohl 'Schizophrenie' als auch die Kritik an der Psychiatrie seien durch vom Tode infizierte Zersetzungskräfte bestimmt, so haben wir mit der Kategorie der — von Psychiatern derart bekämpften — Lebenskraft einen fundamentalen Ansatz zur Kritik der Psychiatrie entwickelt. Angewandte Psychiatrie und Leben schließen sich tendenziell gegenseitig aus; die moderne psychopharmakologische Behandlung mittels Neuroleptika verhindert die Äußerung der tiefsten und ursprünglichsten Lebensbedürfnisse und rechtfertigt die Anwendung des Begriffes der chemischen Knebelung.

Widerspricht sich somit die Definition der Neuroleptika als Gifte einerseits und als 'Medikamente' andererseits vollständig? Wie sich herausstellte, ist die Definition von Neuroleptika als 'Gifte' angemessen aus der Sicht der natürlichen Gesundheit und des Lebens. Wird aber in der Lebenskraft selbst — aus welchen Gründen auch immer — das Wesen einer 'Krankheit' erahnt, vermutet oder gesehen, so ist es logisch, in einer Behandlung, die sichtlich zur Organschädigung bis hin zum möglichen Tod führt, eine Behandlung zur 'Gesundheit' zu sehen; entsprechend gewinnen die Behandlungsmittel die 'Qualität' von 'Medikamenten' und 'Arzneimitteln' — hin zum Tod. Der Widerspruch stellt sich also dar in der entscheidenden Frage, ob der wertende Mensch seinen Maßstab an die Bahn des Lebens oder an die entgegengesetzte, d.h. die Bahn des geminderten Lebens, letztlich des Todes anlegt. Gestehen wir eine solche Unterscheidung zu, die sich aus dem Wunsch nach uneingeschränktem und ungemindertem Leben von seiten der Betroffenen einerseits und aus der Analyse der tagtäglichen psychopharmakologischen Praxis der »notwendigen und segensreichen Pharmakotherapie« [459:605] als auch aus der Nachfrage der normalen Gesellschaft nach dieser Praxis förmlich aufdrängt (161), so wird nun verständlich, daß be-

(161) In der in Deutschland nicht unbekannten Art und Weise, die eigene, fragwürdige Tätigkeit als 'bloße' Pflichterfüllung ohne persönliche, weitergehende Interessen abzutun, trägt Finzen am 23. Juli 1982 auf

stimmte Menschen psychiatrische Psychopharmaka als Gifte und andere Menschen dieselben Mittel als Medikamente bezeichnen (müssen).

Mit einer dem Grundsatz der natürlichen Gesundheit und des Lebens verpflichteten Einstellung kommen wir nunmehr bei der Bestimmung des Wesens der modernen psychopharmakologischen Psychiatrie zum Schluß, daß diese darin besteht, die Betroffenen unter dem An-spruch der Hilfe und Heilung der Wirkung von Giften auszusetzen, letztlich sie nach und nach zu vergiften. Die moderne psychopharmakologische Psychiatrie unterscheidet sich in ihrem Wesen also in keiner Weise von der Praxis der Organverstümmelung und -schädigung, wie wir sie von der traditionellen, der Sozial- und der klassischen Psychiatrie her kennen.

Aber selbst dieses vernichtende Urteil für die 'moderne Pharmakotherapie' kann für Psychiater keine Überraschung darstellen, spricht doch Haddenbrock auf einem Psychiater-Treffen im April 1964 in Bad Kreuznach laut veröffentlichten Protokollen eben diesen Tatbestand mit seinem psychiatrischen Wortschatz aus, wenn er mit zynisch klingendem Bedauern sagt: »Die alte tragische Erfahrung, daß die Manifestationen (*Äußerungen*) schizophrener Psychosen somatotherapeutisch (*Körper-'therapeutisch'*) nur mittels zerebral (*das Gehirn*) schädigender Artefakte (*Kunstprodukte*) zurückgedrängt werden können, wird auf dem Wege von der therapeutischen Drehstuhlkinetose (*durch Drehstuhl-'Therapie' verursachten Bewegungsstörung*) des 19. Jahrhunderts über Insulinkoma, Konvulsivtherapie (*Krampf-'Therapie'*) und Leukotomie zur modernen neuroleptischen Therapie auch von dieser prinzipiell nicht durchbrochen.« [398:62] Der Zynismus, der aus dem Widerspruch zwischen dem Vorsatz, mit dem Psychiater die beschriebenen Körperverletzungen schaffen, und dem vorgegebenen Bedauern darüber erwächst, stellt ein wesentliches Kriterium der Normalität dar, mit der wir uns im folgenden Teil 7 ausführlich beschäftigen werden.

Die Form der psychiatrischen Behandlung hat sich allerdings historisch einschneidend gewandelt. Allgemein 'notwendig' sind nicht mehr aufwendige Apparaturen und Operationen; der äußerlich sichtbare Strafcharakter ist verschwunden. Pillen, Spritzen, Tropfen — Requisiten aus dem Bereich der Medizin — beherrschen das Bild und vermitteln Beobachtern nicht nur den Charakter der medizinischen Behandlung einer Krankheit, die, auch wenn sie vorsätzlich durch die Behandlung hergestellt wird, dennoch Außenstehenden die Gewißheit gibt, daß sie es bei psychiatrischen 'Patientinnen' und 'Patienten' tatsächlich mit Kranken zu tun hätten. (Anhand der Abbildungen 42 und 50, zwei Werbeanzeigen einer u.s.amerikanischen Herstellerfirma des Chlorpromazin [Thorazine, Megaphen], wird deutlich, daß die Werbestrategen diesen Sachverhalt sehr wohl kennen, wenn sie ihr modernes chemisches Produkt einschließlich dessen Wirkungsweise zu einem rotierenden Stuhl zwecks Teufelsaustreibung bzw. zu einer Falltür zwecks Einbleuung von Vernunft bildlich in Beziehung setzen.)

Trotz des äußerlich unscheinbaren Eingriffes in den Organismus der Behandelten ist das Ausmaß der Auswirkungen gewaltig: Betroffen ist der gesamte Organismus ohne Ausnahme. Die körperlichen Schädigungen können bereits bei geringer psychopharmakologischer Behandlung jahrelang oder lebenslänglich anhalten oder gar zum Tode führen. Die Verabreichung der psychiatrischen Gifte in Depotform kann die Wirkung einer einzigen Spritze auf Monate ausdehnen. Bei entsprechendem Organisationsgrad der Gemeindepsychiatrie kann der Ersteinsatz der 'Medikamente'

(...) einer Podiumsveranstaltung in München folgende Erklärung für sein psychiatrisches Tätigsein vor, als er verkündet: »Es gibt in unserer Gesellschaft nicht deshalb Heilanstalten, weil Aufseher, Psychiater und Pfleger einen Arbeitsplatz brauchen. Es gibt sie deshalb, weil eine Nachfrage nach ihnen besteht. Wenn heute alle Heilanstalten eines bestimmten Gebietes geleert und geschlossen würden, dann würden morgen Verwandte, Polizisten und Richter den Ruf nach neuen Anstalten anstimmen.« [282:6]

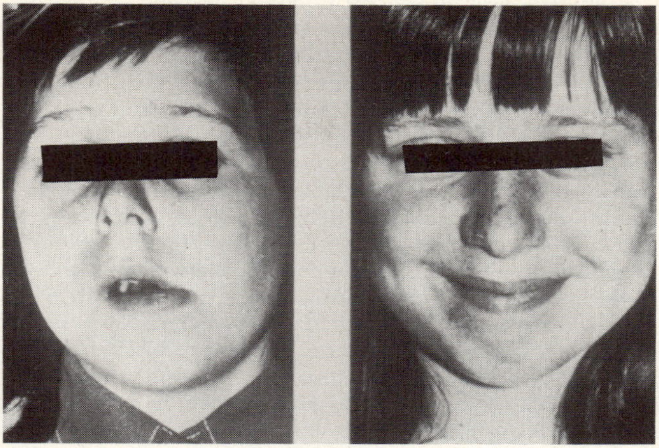

Abb. 112: Moderne psychopharmakologische 'Therapie':
Links:
Innerhalb des Einflußbereichs der Psychiatrie: 11jährige 'Patientin' mit Neuroleptika-bedingtem Krampf des Unterkiefermuskels.
Rechts:
Außerhalb des Einflußbereichs der Psychiatrie: dasselbe Mädchen — keine 'Patientin', keine Neuroleptika, sondern gesund.

wesentlich vorverlagert werden. Die ambulante Einnahme wird — worauf wir noch eingehend zu sprechen kommen werden — total überwachbar. Die technische Einfachheit der Anwendung der psychiatrischen Gifte gestattet es, diese flexibel — je nach 'Bedarf' — überall an Ort und Stelle einzusetzen: vorbeugend, 'akut' oder nach-'sorgend'.

In den Anstalten ist es ruhig geworden — im Vergleich zu früheren Zuständen grabesstill (162). Der Psychiater Jan Hendrik van den Berg schreibt in seinem »Grundriß der Psychiatrie« im Jahre 1978: »Während früher, noch bis vor kurzem, die psychiatrische Anstalt ein Ort sichtbaren Wahnsinns und hörbarer Unruhe war, ist heutzutage von Wahnsinn, geschweige denn von Unruhe, kaum noch etwas zu spüren. An Stelle dieser Erscheinungen ist eine ***Atmosphäre der Intoxikation*** getreten ...« [89:35] Diese 'therapeutische' psychopharmakologische Vergiftung hat nun drei wesentliche Auswirkungen: Zum ersten schafft sie tatsächliche Krankheitssymptome, die es einem Psychiater erleichtern, seine Tätigkeit als medizinische auszugeben. Daß es der Psychiater selbst ist, der mit seinen 'Medikamenten' die dann sichtbaren Krankheiten hervorruft, können nur diejenigen Menschen begreifen, die sich die Mühe machen, die Wirkungsweise der Neuroleptika zu verstehen. Zum zweiten führt die Vergiftung zu denjenigen hirnorganischen Defekten, die in ihren Auswirkungen

(162) Noch im vergangenen Jahrhundert wurden in manchen Anstalten die Wärter von Hunden begleitet; Reil schlug angesichts der Wehrhaftigkeit der Insassinnen und Insassen vor, Wärter mit gut verborgenen Panzeranzügen auszustatten [633:175]. Nach einer Reise zu französischen, englischen und schottischen Anstalten schreibt im Jahre 1804 Joseph Frank, wie schrecklich diese Orte des Unglücks und des Jammers seien: »Wenn man einem aus Jauchzen und Geheule der Verzweiflung zusammengesetzten Gebrülle entgegengeht, und dann bedenket, daß da Menschen beisammen wohnen, die sich ehmals durch Talente und Empfindsamkeit ausgezeichnet haben. Es ist entsetzlich, wenn man sich in den Ort selbsten begibt, und sich von diesen mit Schmutz und Lumpen bedeckten Unglücklichen bestürmen sieht, währenddem andere nur durch Ketten und Bande oder Rippenstöße der Aufwärter abgehalten werden, ein Ähnliches zu tun.« [306;zit.633:163] Um die letzte Jahrhundertwende kennzeichnet Cesare Lombroso die damaligen Anstaltsverhältnisse wie folgt: »Übrigens werden alle, welche auch nur flüchtig ein Irrenhaus besuchen, sogleich auf das häufige Singen und Schreien in allen Tönen und auf das Gepolter aufmerksam werden.« [703:216] Im Zeitalter der modernen psychopharmakologischen 'Therapie'macht sich nun Roger Gentis, ein französischer Psychiater mit langer Berufserfahrung, Gedanken über den historischen Formwechsel der Anstaltszustände, die alles Leben 'so und nicht anders' weiterlaufen ließen, Tag für Tag, bis zum Tode: »Auf einen Schreier kommen heute 20 Stumme, auf einen Unruhigen 100 starre Mumien (und dabei ist diese Unruhe meist nicht viel mehr als Routine, zappelige Monotonie).« [338:79]

auf die Psyche zu solchen Zustandsbildern führen, die in der Auffassung von Normalen offenbar als gesund anerkannt sind. Dasselbe drückt Helma Sommer in ihrer Fachsprache aus, wenn sie schreibt: »Durch den gewebsschädigenden Faktor werden zur Zeit noch in der Psychiatrie therapiebedingte hirnorganische Defekte geschaffen, die Besserungen oder sogenannte Heilungen vortäuschen.« [985:109] (Auf die Frage, was diese Täuschbarkeit von Normalen beinhaltet, werden wir noch zu sprechen kommen.) Zuletzt fördert die einfache Herstellbarkeit der 'medikamentösen' Vergiftung und deren relativ problemlose Kontrolle den Drang der besonders vom Gedankengut der Sozialpsychiater beeinflußten Psychiater, die Behandlung vom individuellen Betroffenen auf den Volkskörper auszudehnen und — worauf wir im 6. Kapitel des folgenden Teils noch genauer eingehen werden — so gemeindenah wie möglich werden zu lassen. Im Vergleich der modernen psychopharmakologischen Psychiatrie mit den ihr vorhergehenden Entwicklungsstufen zeigt sich, daß die moderne Psychiatrie eine konsequente Weiterentwicklung in Richtung Perfektionierung bislang unvollkommener Behandlungsmethoden ist. Zwangsjacke, Reizentzug, Herstellung quälender Krankheiten, Verwirrtheits-, Schockzustände und Hirnverstümmelung werden auf modernem chemischen Weg erzielt, während der wissenschaftlich-medizinische Deckmantel der Behandlung das historisch gewachsene Mißtrauen befrieden soll.

Daß Zwangsjacken, Sterilisation, Schocks und Hirnverstümmelungen auf modernem psychopharmakologischen Weg herbeigeführt werden können, heißt nun nicht, daß die älteren Behandlungsarten nicht mehr angewendet würden, wie auch die Entwicklungsepochen der Psychiatrie nicht als in sich abgeschlossene begriffen werden dürfen (s. Abb. 113). Ein Beispiel für eine Behandlungsmethode, die über Jahrhunderte hinweg von Psychiatern immer wieder als hochmoderne 'erfunden' wird, ist der Blutaustausch, der gegen Formen des 'Wahnsinns' wie 'Melancholie', Liebeskummer oder 'Schizophrenie' seit 300 Jahren immer mal wieder als das allermodernste 'Therapie'-Mittel eingesetzt wird (163).

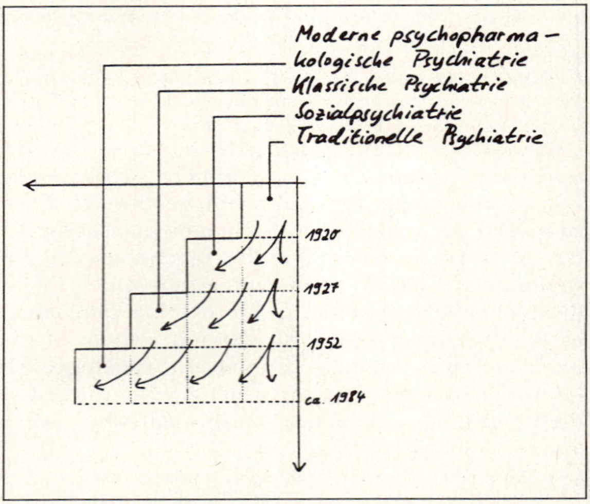

Abb. 113: Entwicklung der psychiatrischen 'Therapie'

(163) Bereits im Jahre 1662 schlägt ein gewisser Moritz Hoffmann die Blutübertragung als 'Heil'-Mittel vor, was dann auch sogleich von dem Franzosen Jean Denis in die Tat umgesetzt wird; über Tage hinweg tauscht er bei seinen Opfern 'wahnsinniges' Blut gegen Lamm- oder Kälberblut aus, und zwar in Mengen bis zu einem Pfund, bis schließlich ein Übermaß an Todesfällen zum Verbot dieser 'Therapie'-Form führt [302:311;3:33;816:37]. Vom in unserer Zeit lebenden Florian Langenegger eine 'merkwürdige Kuriosität' genannt [664:176], führt bereits wieder 1938 der Psychiater Paul Reiter in einer Anstalt in Kopenhagen aufgrund eines 'eleganten methodischen Ansatzes' [816:39] Blutübertragungen gegen 'Schizophrenie' durch, dieses Mal allerdings mit Menschenblut in Mengen bis zu fünf Litern [871]. Inzwischen sind die Blutübertragungen zwecks Zuführung psychisch 'gesunden' Blutes abgelöst von Künstlichen Nieren (Hämodialyse) [277], die, so Rudolf Treichler, mit 'teilweisem Erfolg' gegen 'Schizophrenie' eingesetzt werden[1049:218].

Direkt übernommen in die folgende Behandlungsepoche werden nicht nur der inhaltliche Kern der vorgehenden oder einzelne favorisierte Behandlungsformen; die Methoden als solche werden als Möglichkeiten zur Kombination mit der jeweils zeitgemäßen verwendet. Neuroleptika z.B. können untereinander zu Kombinations-'Therapien' vermischt werden, wie auch Methoden der traditionellen oder klassischen Psychiatrie von Psychiatern hilfsweise zusätzlich angewendet werden, wenn die moderne psychopharmakologische Behandlung nicht 'erfolgreich anschlägt'. Fixieren (Festschnallen an das Bett), Atropin (Tollkirschgift), Pettycoat (kratzendes Jutehemd mit Bleibeschwerung), Isolation, Hitzekammer usw. usf. sind sogenannte additive (hinzuzufügende) Behandlungsmittel aus dem Arsenal der traditionellen Psychiatrie, die bei 'Therapie'-resistenten 'Patientinnen' und 'Patienten', d.h. bei solchen Betroffenen, die weiterhin 'Krankheits'-uneinsichtigen Widerstand leisten und ihre 'schizophrenen' und ihre anderen solcherart psychisch 'kranken' Gefühle, Vorstellungen und Absichten nicht widerrufen, ebenso angewendet werden können wie z.B. die klassische Methode des Elektroschocks. Gerade diese Stromschläge, die in der Kombination mit Neuroleptika besonders gefährlich sind [1042:1078] und teilweise zu zehnminütigen Atemstillständen führen [503:86], sollen — nach der Lehrmeinung der einflußreichen Dörner und Plog — dann eingesetzt werden, wenn in den Augen des Psychiaters die 'Gefahr' besteht, daß der 'Patient' oder die 'Patientin' auf keine andere Art und Weise von seiner bzw. ihrer psychischen 'Krankheit' befreit werden kann: bei »nicht anders zu beeinflussender Chronifizierungsgefahr« [218:114]. Und als Ultima ratio (letztes Mittel) steht dann selbstverständlich immer noch die Original-Lobotomie zur Verfügung: Der Zielstrebigkeit der Psychiater der 'schönen neuen Psychiatrie', 'ihre Patientinnen und Patienten' zur Normalität zu 'therapieren', sind keine Grenzen gesetzt.

Teil 7: Auf dem Weg zu einer Bestimmung von Normalität

Einleitung

Die sechs Fragen

Erinnern wir uns an die in der Einleitung gestellte Ausgangsfrage, ob aus dem Wesen der Neuroleptika-Behandlung auf die Natur der 'Schizophrenie' und auf das Wesen der Normalen geschlossen werden könne, so kamen wir bereits zu dem einen Ergebnis, daß 'Schizophrenie' mit dem Phänomen der Lebenskraft verbunden ist. Aus dem Umgang mit 'Schizophrenen' und anderen solcherart psychisch 'Kranken', der durch die Rechtfertigung und den Gebrauch einer psychiatrischen 'Theorie' und Praxis bestimmt ist, können und sollen nun auch Aussagen zum Wesen dieser Normalen getroffen werden. Schließlich sind ja Psychiater als Sicher- und Wiederhersteller von Normalität zu ihrer Tätigkeit im Prinzip von Normalen beauftragt und von diesen als Experten für Re-Normalisierung anerkannt und toleriert.

Sechs Fragenkomplexe zu dem sich im psychiatrischen Konfliktbereich herauskristallisierenden Charakter der Normalität sollen in den folgenden Kapiteln aufgeworfen und beantwortet werden:

1. Bilden die mündlichen und schriftlichen Ausführungen von Psychiatern, also deren Ansprüche eine Einheit mit der tatsächlichen, realen Praxis?
2. Nehmen Psychiater die Gefühle 'ihrer Patientinnen und Patienten' ernst? Welche Anerkennung, Zuwendung, Zuneigung und Liebe lassen Psychiater diesen widerfahren, und welche Offenheit und Sicherheit und welches Vertrauen können sie ihnen schenken?
3. Welches Verhältnis zu 'ihren Patientinnen und Patienten' benötigen Psychiater, um mit ihnen in Kontakt kommen zu können?
4. Wodurch sind die Mittel charakterisiert, mit denen Psychiater die 'Schizophrenen' und die anderen solcherart psychisch 'Kranken' der Normalität zuführen (wollen)?
5. Wie verhalten sich Psychiater generell gegenüber 'ihren Patientinnen und Patienten', auch bzw. gerade wenn eine akute Behandlung beendet ist?
6. Wodurch ist das psychiatrische Verhältnis zum Leben selbst und zu dessen Vielfalt charakterisiert?

Schauen wir uns also unter diesen sechs Aspekten an, welche Antworten Psychiater selbst durch ihre mittel- und unmittelbare Neuroleptika-Behandlung für die nähere Bestimmung ihres eigenen Charakters und des Wesens der Normalität liefern.

Kapitel 1: Fragen zur Wahrheit und Ganzheit

Anspruch und Wirklichkeit — Körperverletzung — AMÜP-Überwachung — Psychiatrischer Umgang mit Schädigungen — Die 'Schwere der Krankheit' und der 2. Weltkrieg — Widersprüchlichkeit und Zynismus

Wenn wir jetzt ein Wert-Urteil darüber fällen, ob Psychiater, die anerkannten und tolerierten Fachleute für Normalität und Re-Normalisierung, durch ihre 'Therapie mit Medikamenten', so wie es ihr nach außen hin formulierter Anspruch ist, menschliche Hilfe leisten zu Gesundheit und Selbstbestimmung, so müssen wir nun nach allem, was uns über die Wirkungsweise und die Auswirkungen der Neuroleptika bekannt ist, zum Ergebnis kommen, daß der von Psychiatern geäußerte und von Normalen akzeptierte Anspruch in völligem Widerspruch steht zur tatsächlichen, sich in der Neuroleptika-Behandlung niederschlagenden Praxis. Deren Ergebnisse sind nicht Gesundheit und Selbstbestimmung, sondern Krankheit und Abhängigkeit: Hirn-, Geistes-, Bewegungs-, vegetative und speziell Hormonstörungen, psychische Störungen wie Dahindämmern und Benommenheit — allesamt vorsätzlich hergestellte, zum Teil irreversible, zum Teil tödliche Schädigungen. Für einen einigermaßen vernünftig denkenden und sensiblen Menschen ist dieser Tatbestand nicht als Hilfeleistung, sondern — zumindest — als Tatbestand der Körperverletzung zu werten (164).

---

(164) Ein Blick ins Strafgesetzbuch zeigt eine ganze Palette von Paragraphen auf, an denen die normale psychiatrische Praxis gemessen werden müßte:
- § 129: Bildung einer kriminellen Vereinigung (Gründung einer Vereinigung zwecks Begehung von Straftaten);
- § 131: Verherrlichung von Gewalt (Verherrlichende oder verharmlosende Schilderung von Gewalttätigkeiten gegen Menschen);
- § 174a: Sexueller Mißbrauch von Anstaltsverwahrten;
- § 211: Mord (heimtückische und grausame Tötung eines Menschen mit gemeingefährlichen Mitteln);
- § 212: Totschlag (Tötung eines Menschen, ohne unmittelbarer Mörder zu sein);
- § 223: Körperverletzung (Beschädigung der Gesundheit eines anderen);
- § 223b: Mißhandlung von Schutzbefohlenen (Quälen und rohe Mißhandlung von Abhängigen und Wehrlosen);
- § 224: Schwere Körperverletzung (Körperverletzung mit Verlust der Zeugungsfähigkeit, erheblicher, andauernder Entstellung oder Entstehung einer 'Geisteskrankheit');
- § 225: Beabsichtigte schwere Körperverletzung;
- § 226: Körperverletzung mit Todesfolge;
- § 229: Vergiftung (Beibringen von Giften oder anderer die Gesundheit zerstörender Stoffe);
- § 230: Fahrlässige Körperverletzung;
- § 239: Freiheitsberaubung;
- § 240: Nötigung;
- § 241: Bedrohung

usw. usf.. Bei konsequenter Anwendung bürgerlicher Rechtssprechung müßten diese Straftatbestände mit Geldstrafen und Freiheitsentzug bis hin zu lebenslänglicher Gefängnisstrafe geahndet werden [79;1018]. Momentan sähe die normale Rechtslage im Gültigkeitsbereich des bundesdeutschen Strafgesetzes so aus: Wenn der Psychiater die sogenannten 'Nebenwirkungen' (die wir mittlerweile als Hauptwirkungen kennen) in Kauf nimmt und sie auf diese Weise will, dann ist die Verabreichung von Neuroleptika als Körperverletzung zu werten. Wenn der 'Patient' oder die 'Patientin' einwilligt (1.) in Kenntnis aller sicheren Nachteile oder Risiken und (2.) in Kenntnis (möglicherweise?) vorhandener Vorteile

Es muß hier noch festgestellt werden, ob Psychiatern das Ausmaß des von ihnen angerichteten Schadens an der Gesundheit und am Wohl der Betroffenen voll bewußt ist. Seit 1978 existiert beispielsweise in der Bundesrepublik Deutschland und Westberlin eine spezielle 'Arbeitsgruppe für Medikamenten-Überwachung in der Psychiatrie', kurz 'AMÜP' genannt. Mit der Unterstützung des Bundesgesundheitsamtes werden von den AMÜP-Psychiatern, denen zum Zeitpunkt der Veröffentlichung der im folgenden genannten AMÜP-Untersuchung Psychiater aus vier Anstalten (Berlin, München, Göttingen, Schleswig) angehörten, in repräsentativer Weise sogenannte 'unerwünschte Arzneimittel-Wirkungen' (UAW) erfaßt. Damit sollen diese UAW besser erkannt und registriert werden. Innerhalb des Erfassungssystems werden darüberhinaus in ausgewählten Stichproben 'Patientinnen' und 'Patienten' hinsichtlich der UAW intensiv überwacht, was wiederum einen speziellen Namen hat: 'Intensive Drug Monitoring' ('Intensive Arzneimittel-Überwachung'). Dieses Überwachungssystem erfolgt in drei Stufen: »Stufe 1: Die UAW wird zwar registriert, zieht aber keine Änderung der Medikation nach sich. Stufe 2: Die UAW wird registriert und zieht eine Änderung der Medikation — Verordnung einer Zusatzmedikation und/oder eine Änderung der Dosierung — nach sich. Stufe 3 umfaßt a) alle UAW, die ein Absetzen der für die Auslösung der UAW angeschuldigten Medikamente nach sich ziehen oder nach sich ziehen würde, wenn das Medikament nicht vorher schon abgesetzt worden wäre oder aus vitaler Indikation (*im Interesse der Lebenserhaltung*) weiter verabreicht werden müßte; b) alle neuen, bisher nicht bekannten oder ungewöhnlichen Ereignisse unter Medikamentengabe, einschließlich Selbstmord, Selbstmordversuch, Todesfall, Unfall, kriminelle Handlungen.« [908:1182] Als erstes handfestes Ergebnis konnten die AMÜP-Psychiater 1980 bei 32 abgeschlossenen 'Fällen' — weitere sind noch in Bearbeitung — 26mal UAW der Stufe 1, zehnmal der Stufe 2 und sechsmal UAW der Stufe 3 aufspüren und ihren Kollegen mitteilen: »Im Intensive Drug Monitoring scheint man mit 20% UAW der Stufe 3 und in etwa der Hälfte der Fälle der Stufe 1 oder 2 rechnen zu müssen.« [908:1182] Noch aktuellere AMÜP-Veröffentlichungen, die wie alle psychiatrischen statistischen Angaben von der jeweiligen individuellen Auskunftsbereitschaft und -fähigkeit eines Psychiaters abhängig sind und deshalb den (intern) veröffentlichten Zahlen den Charakter von Minimalangaben verleihen, bestätigen die oben genannten Aussagen in etwa [907:370].

Daten solcher Aussagekraft werden von der normalen Öffentlichkeit ohne weiteres hingenommen; den Betroffenen werden sie vorenthalten, obwohl doch — eigentlich, wie es Psychiater selbst aussprechen — »... nach einer Bundesgerichtsentscheidung Komplikationen einer Therapie, die über 1% hinausgingen, eine entsprechende Aufklärung des Patienten durch den Arzt und die ausdrückliche Einwilligung des zu Behandelnden in die Therapie erforderlich ...« [Db.464:40] machen.

Wie gehen nun Psychiater mit diesen Schädigungen, Vergiftungen, Todesfällen usw. um, die sie aufgrund der von ihnen vollzogenen neuroleptischen Behandlung zu verantworten haben, wenn sie diese (von den Betroffenen) unerwünschten Auswirkungen ihrer 'Medikamente' einmal nicht verleugnen, verschweigen, vertuschen, als Zufall, Nebensächlichkeit, Harmlosigkeit, hysterische Einbildung, Unfall durch Überdosierung usw. usf. abtun? Wie wir gesehen haben, werden Hirnstörungen, Parkinsonismus, Kreislauf-, Hormon- und Stoffwechselstörungen, psychisches Dahindämmern und Benommensein als Voraussetzung für eine 'therapeutisch positive' Wirkung der Neuroleptika definiert und entsprechend auch durchweg von allen psycho-

oder Chancen und (3.) dabei als fähig gilt, eine Entscheidung in Abwägung der Vor- und Nachteile zu fällen, (nur) dann ist das psychiatrische Handeln nach bürgerlichem Recht rechtmäßig und nicht strafbar.

pharmakologisch tätigen Psychiatern systematisch produziert. Aber nicht nur dies: Die Psychiater nehmen die Schädigungen 'ihrer Patientinnen und Patienten' gerne in Kauf: der 'therapeutische' Vorteil wiege ohne jegliche Einschränkung die Gefahren wie auch die daraus entstehenden sozialen Beeinträchtigungen auf (165). Und selbst wesentliche Schädigungen einschließlich bleibender Störungen oder gar Todesfälle stellen — in den Augen von Psychiatern — ihre 'segensreiche Psychopharmakatherapie' nicht in Frage, und zwar vornehmlich aus folgenden Gründen:

1. Betroffene, die nach der Anstaltsentlassung und der dort vollzogenen Neuroleptika-Behandlung unter störenden Dauerschädigungen leiden, könnten wieder in die Anstalt zurückgebracht werden (166); vergessen ist hierbei der psychiatrische Anspruch, daß die Neuroleptika-Behandlung den Betroffenen den Weg zurück in ein normales und gesundes Leben außerhalb der Anstalt ebne.
2. Es ergebe sich die Gefahr lebenslänglicher Internierung in die Anstalt, wenn Psychiater, um eine solche Möglichkeit zu verhindern, nicht auf 'radikale therapeutische Ansätze' zurückgriffen, wo eben gewisse Schädigungen der Betroffenen nicht auszuschließen seien (167); daß es Psychiater selbst sind, von denen aufgrund ihrer Einflußmöglichkeiten und ihrer Machtstellung die Gefahr der lebenslänglichen Internierung ausgeht, scheinen Psychiater — hier — aus dem Gedächtnis verloren zu haben.
3. Die Todesrate bei Neuroleptika-Behandlungen sei auch nicht höher als bei Elektroschock- und Insulinschock-Behandlungen (168) oder — was z.B. den Psychiatrischen Blitztod betrifft — als während des 2. Weltkrieges (169); daß der Verweis auf die Todesraten unter Elektroschocks oder unter Weltkriegsbedingungen zwar kühn, dennoch um so bezeichnender für das Ausmaß der Gefährlichkeit der Neuroleptika-Behandlung ist, scheint Psychiater nicht zu stören.
4. Das 'therapeutische Risiko', das Schädigungen einschließlich Todesfolge in sich birgt, sei letztlich durch die 'Schwere der Krankheit' gerechtfertigt (170); daß die ho-

(165) So schreiben Häfner und Kutscher: »Zweifellos kann man heute ohne Einschränkung sagen, daß der therapeutische Vorteil die Unverträglichkeitserscheinungen und Komplikationen aufwiegt.« [403:19] Und ihr Kollege H. Steuber aus der Universitätsanstalt Göttingen pflichtet ihnen in bezug auf die vorbeugende (prophylaktische) Neuroleptika-Behandlung gemeinsam mit seiner Kollegenschar bei: »Die sozial beeinträchtigenden Auswirkungen der Nebenwirkungen sind bei prophylaktischer Dosierung als geringer zu beurteilen als die Folgen einer Wiedererkrankung.« [1009:1492]

(166) Degkwitz zeigt gemeinsam mit Kollegen an einem 'Fall'-Beispiel auf, wie das Problem störender Dauerschädigungen leicht 'gelöst' werden kann: »Dauernde Schmatzbewegungen, dauerndes Herausstrecken der Zunge oder Wackelbewegungen mit dem Unterkiefer sind für die Patienten und oft noch mehr für die Umgebung recht störend. Einer unserer Fälle wurde von den Eltern wieder in die Klinik gebracht, da das ununterbrochene Schmatzen und die Schaukelbewegungen mit dem Oberkörper in der Familie unerträglich waren.« [194:277f.]

(167) Als Führer einer Psychiatrischen Anstalt (Wunstorf) sorgt Finzen zwar eigenhändig für die Möglichkeit einer lebenslänglichen Internierung, was ihn jedoch nicht hindert, die von den Neuroleptika ausgehenden Schädigungen als Alternative zu der von ihm selbst bereitgestellten Möglichkeit langjähriger Freiheitsberaubung anzupreisen, wenn er schreibt: »Die Gefahr der lebenslangen Internierung rechtfertigt radikale therapeutische Ansätze.« [284]

(168) Edelgard Fischer kommt in ihrer Dissertation »Inwieweit können Todesfälle ursächlich auf die Behandlung mit Neuroleptika und Antidepressiva zurückgeführt werden« zum Ergebnis: »Vergegenwärtigt man sich im Vergleich dazu die Komplikationen bei der ES-(*Elektroschock*-)Behandlung und Insulinkur, so sieht man, daß bei der Psychopharmakotherapie die Todesquote keinesfalls höher liegt.« [289:29]

(169) Hollister und Kosek führen aus: »Plötzliche, unerwartete Todesfälle, die nicht leicht erklärt werden können, kommen nicht nur bei Pharmaka-behandelten psychiatrischen Patienten vor. Unter 40.000 Autopsien von Soldaten, die während des Zweiten Weltkrieges starben, wurde 1.000mal der 'plötzliche Tod' gezählt, wobei dieser in 140 Fällen schwer zu erklären war.« [528:1037]

(170) Edelgard Fischer meint: »Das therapeutische Risiko, das die Behandlungsart in sich birgt, wird zudem durch die Schwere und zu oft auch Aussichtslosigkeit der psychischen Krankheiten gerechtfertigt.« [289:29]

hen Schädigungsausmaße und -raten der Neuroleptika-Behandlung ausgerechnet mit der 'Schwere der Krankheit' begründet werden, deren Nachweis als tatsächlich vorhandene und medizinisch behandelbare Krankheit — als Krankheit mit nachweisbaren Körpergewebsveränderungen, wie sie im Jahre 1858 von dem deutschen Mediziner Rudolf Virchow unter Anerkennung der gesamten Medizin der westlichen Länder als ***die*** Voraussetzung für das Vorliegen einer Krankheit als solcher begründet wurde — seit über 100 Jahren lediglich angekündigt, jedoch nicht erbracht ist, somit 'Schizophrenie' als tatsächliche Krankheit eigentlich gar nicht existiert, scheint Psychiater nicht weiter zu kümmern.

So müssen wir nun zum Schluß kommen, daß in den Augen von Psychiatern die Gesundheit und das Leben 'ihrer Patientinnen und Patienten' nicht bestimmend für die psychiatrische Praxis sind. Ihre eigene Tätigkeit, die darin besteht, gesunde Menschen mit 'Medikamenten' genannten Giften krank zu machen, versuchen Psychiater, durch nicht den Tatsachen entsprechende Erklärungen zu verdecken. Wir sehen also als erstes Kriterium der Normalität eine vollendete Widersprüchlichkeit zwischen Anspruch und Wirklichkeit: Sind Psychiater, die anerkannten und tolerierten Fachleute für Normalität und Re-Normalisierung, mit dieser Widersprüchlichkeit konfrontiert, so scheinen sie diese einzig durch blanken Zynismus, d.h. Nichtachtung der Wertgefühle der Betroffenen (Selbstbestimmung, Freiheit, Gesundheit, Leben, Wahrheit) 'aufheben' zu können.

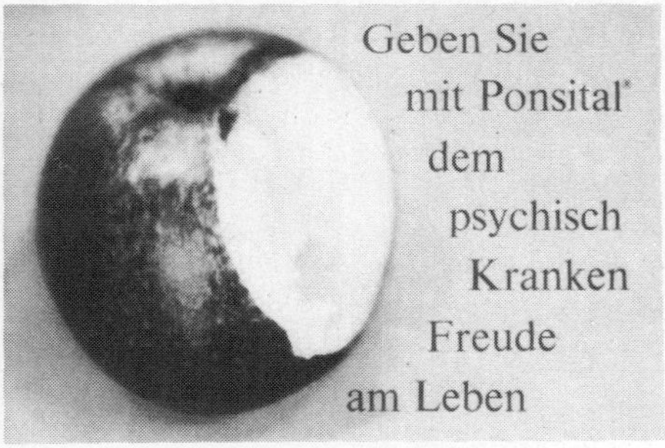
Geben Sie
mit Ponsital®
dem
psychisch
Kranken
Freude
am Leben

Abb. 114: Normalitäts-Kriterium Nr. 1: Zynismus und Widersprüchlichkeit, am Beispiel der Werbeanzeige für Chlorimpiphenin (Ponsital) im 'Nervenarzt'

Halten wir fest: Aus der Analyse von 'Therapie' und Umgang mit psychiatrischen 'Medikamenten' ergibt sich als ein wesentliches Kriterium für die Bestimmung der (der 'Schizophrenie' und anderen solcher 'Krankheiten' — theroretisch — entgegengesetzten) Normalität das Kriterium der Widersprüchlichkeit und des Zynismus.

Kapitel 2: Fragen zum Ernstnehmen, zur Zuwendung und zum Vertrauen

Wir gehen nun der Frage nach, inwieweit Psychiater, die allgemein anerkannten und tolerierten Vertreter der Normalität und die Experten für Re-Normalisierung, die Gefühle 'ihrer Patientinnen und Patienten' ernstnehmen; außerdem fragen wir, welche Anerkennung, Zuwendung, Zuneigung und Liebe Psychiater den Neuroleptika-Behandelten widerfahren lassen, und welche Offenheit und Sicherheit und welches Vertrauen Psychiater ihren 'Klienten' und 'Klientinnen' schenken wollen.

Abschnitt 1: Wenn Psychiater Gefühle ernstnehmen

Lombroso und die Muskelerschütterung — Legewies Faktoren — Das Gesicht auf Millimeterpapier — Lügendetektor — Was feindselige Aussagen aussagen — Psychologin Renate Gebhardt

Wie ernst Psychiater die Gefühle der Neuroleptika-Behandelten zu nehmen in der Lage sind, zeigt sich auf verschiedenen Ebenen: Psychiater legen großen Wert darauf, mit ihren 'Medikamenten' bestimmte Gefühle wie z.B. Verzweiflung oder Verwirrtheit hervorzurufen; Psychiater befassen sich mit den äußeren sozialen Bedingungen, die gewisse Einflüsse auf das Gefühlsleben der Behandelten haben; und zuletzt unterliegen auch die Leiber der Betroffenen genauen Kontrollbeobachtungen, sofern einzelne Organe als Ausdrucksmittel innerer Gefühlsregungen erkannt sind.

Darauf, daß sich schmerzhafte oder freudige Erregungen in einen Impuls für die Muskeln verwandeln, und daß Muskeln und Gefühlserregungen in steter Verbindung stehen, weist bereits im 19. Jahrhundert der italienische Psychiatrie-Professor Cesare Lombroso in seinem Buch »Genie und Irrsinn« hin [703:217f.]: Starke Empfindungen, heftige Bewegungen sind die Ursache unseres Geberdenspiels; sie erregen das Muskelsystem um so lebhafter, je reizbarer dasselbe ist. Ein leichter Schmerz läßt uns seufzen, ein heftiger entreißt uns einen Schrei; und die Kraftanstrengung der Stimme bemißt sich nach der Größe der Erregung: bei gleichgiltigen Dingen wird jene Kraftanstrengung mittelmäßig sein, bei heftigen Erregungen wird sie aber bis zu einem hohen Grade steigen. Bei den höchsten Gemütsbewegungen steigt die Stimme um fünf Töne, ja mitunter um eine ganze Oktave und noch höher; und der Gesang wird unwillkürlich zitternd und von Muskelerschütterungen begleitet.« [703:218] Auf Grundlage dieser Erkenntnisse zerlegen nun Psychiater und ihre Helfer die Gesamtheit menschlicher Lebensäußerungen in einzelne Faktoren, die die auf einer körperlichen Ebene auftretenden psychischen Regungen widerspiegeln. Heiner Legewie, vor seiner sozialpsychiatrischen Tätigkeit in Berlin-Moabit in der Universitätsanstalt Hamburg und im Psychologischen Institut der Medizinischen Akademie Düsseldorf tätig, bringt die Bedeutung solcher einzelner Faktoren auf den Punkt: »Die Zerlegung in Faktoren ergibt die wesentlichen Dimensionen des psychiatrischen Begriffssystems.« [670:283] Diese Faktoren, die z.B. die Pulsfrequenz, die Pupillenerweiterung oder das

Schlaf-Verhalten sein können, müssen jeweils quantitativ erfassbar sein, damit, so Legewie, die Wirkung der Psychopharmaka besser beurteilt werden kann [670].

Angesichts der Bedeutung des Parkinsonismus für den 'Erfolg' der Neuroleptika-Behandlung ist es wenig erstaunlich, daß Psychiater neben dem Haase'schen Handschrifttest auch Verfahren entwickeln, um die durch den Parkinsonismus veränderten Gefühlsäußerungen, die Parkinsonpsyche, messbar zu machen. Auf Millimeterpapier übertragen kann Hans Heimann aus der Tübinger Universitätsanstalt z.B. psychische Regungen, die sich in der Mimik niederschlagen (s. Abb. 115). Nicht ohne Stolz berichtet Heimann in der Zeitschrift 'Arzneimittel-Forschung', »... daß wir mit unserer Methode der quantitativen Analyse subtile Veränderungen des mimischen Feldgeschehens exakt erfassen können, die durch Psychopharmaka oder durch psychischen Stress provoziert werden. Sie eröffnet ein Arbeitsfeld, das bisher nur deskriptiven (*beschreibenden*) Methoden zugänglich war.« [430:296] Weitere Möglichkeiten solcher 'Therapie'-Kontrollen nennen Helmchen und Busch in ihrem Aufsatz »Dokumentation psychiatrischer Therapie«: die beiden weisen insbesondere auf die Analyse der Sprache durch Mikrophone und auf die Erfassung psychophysiologischer Muskelspannungen durch Elektroden hin. Bei der Sprachanalyse berichten sie von Untersuchungsverfahren, bei denen die Sprechhandlung von 'Patienten' und Behandlern hinsichtlich der Gesamtzahl der Sprecheinheiten, Dauer, Pausen und Überschneidungen durch Richtmikrophone auf Lochkarten registriert und schließlich durch Elektronenrechner verarbeitet wird. Schließlich, so Helmchen und Busch, gibt es ein aus Gießen stammendes Sprachanalysegerät, das die Sprechhandlung seismographisch, also im Hinblick auf Stärke, Dauer, Anzahl und Zeitfolge der Erschütterungen messen kann, ebenso Lautstärkeverschiebungen und Sprachmelodie, die vorhandene Ängste ohne jede inhaltliche verbale Äußerung übertragen können. Stellvertretend für die vielen Körper-orientierten Möglichkeiten der 'Therapie'-Kontrolle sprechen Helmchen und Busch das Elektromyogramm an, mit dem die Stromkurven verschiedener Muskelgruppen mit Hilfe von Oberflächen- und Nadelelektroden gemessen werden und somit indirekt auf die psychische Anspannung der 'Patienten' und 'Patientinnen' geschlossen werden kann [151:573] — ein Verfahren, das auch die Grundlage für den sogenannten 'Lügendetektor' bildet. Aus den U.S.A. wird der Einsatz von Digital-Computern zur Erfassung und Kontrolle der Neuroleptika-bedingten Veränderungen der Hirn- und Herzrhythmusströme sowie der Hautreflexe gemeldet [281].

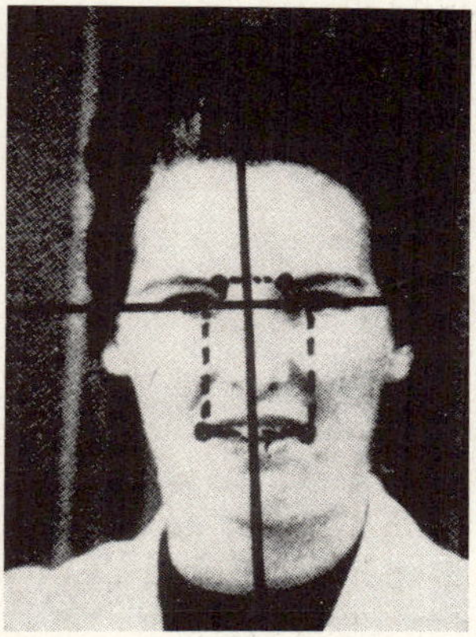

Abb. 115: Filmographische Vermessung der mimischen Gefühlsäußerungen (Gesicht mit Lage des Achsenkreuzes, der vier Orientierungspunkte und der Koordinaten)

Wie wir sehen, nehmen Psychiater im Rahmen ihrer Neuroleptika-Behandlung die Gefühlsäußerungen der Behandelten alles andere als leicht — geht es doch um die Gewährleistung der von Psychiatern 'therapeutisch' erwünschten Neuroleptika-Auswirkungen.

Gefühlsäußerungen der Neuroleptika-Betroffenen können von Psychiatern genauestens beobachtet werden. Der bereits erwähnte Theodore van Putten beispielsweise richtet sein Augenmerk auf das Ausmaß des Stimmungstiefs, das durch Neuroleptika hervorgerufen wird; um einer besonderen Ausprägung dieses mit dem 'therapeutischen' Parkinsonismus einhergehenden Stimmungstiefs vorzubeugen, behandelt er 'seine Patientinnen und Patienten' ungeachtet der besonderen Organschädlichkeit von vornherein gleichzeitig mit Neuroleptika und Anti-Parkinsonmitteln, da er im Stimmungstief einen kräftigen Prädikator, d.h. Voranzeiger für einen späteren Abbruch der Behandlung erkannt hat (171). Ebenfalls eine Prädikatoren-Funktion liefert für den Soziologen George W. Brown sowie die beiden Psychiater J.L.T. Birley und John K. Wing aus London die Anzahl kritisch-feindseliger Bemerkungen der 'schizophrenen Kranken' zu den — in Psychiater-Augen — engsten Bezugspersonen [141:256]. Horst-Eberhard Richter fordert in seiner Schrift »Soziale Aspekte der ambulanten Dauertherapie mit Psychopharmaka« eine eingehende psychiatrische Bestandsaufnahme der psychischen und sozialen Situation der einzelnen 'Patienten', indem er darauf aufmerksam macht, daß die Betroffenen von dem Versuch der Psychiater, ihnen eine unheilbare Krankheit und somit die Notwendigkeit lebenslänglicher Neuroleptika-Behandlung einzureden, möglicherweise nicht gerade mit Begeisterung reagieren: »Die belastenden Umstände veranlassen vor Einleitung einer ambulanten Dauertherapie bei jedem einzelnen Patienten zu einer besonderen Überprüfung der individuellen psychologischen und sozialen Faktoren, um mit Wahrscheinlichkeit vorhersagen zu können, ob er die Behandlung durchhalten wird oder nicht.« [880:533]

Wie tief das Interesse von Psychiatern an diesen Faktoren ist, zeigt eine Untersuchung der Sozialpsychiater Gerhard Irle und Niels Pörksen, die in ihrem Interesse am Zustandekommen der an den Anstaltsaufenthalt anschließenden Dauerbehandlung ihrer 'Prüflinge' (Probanden) deren gesamtes soziales Leben von der Freizeitbeschäftigung über Kontakte zur Nachbarschaft bis hin zur Religionsausübung ausforschen wollen (172). Großen Nachdruck auf unter Neuroleptika-Einfluß auftretende Gefühlsäußerungen und -veränderungen wie z.B. Zustände der Niedergeschlagenheit legen Helmchen und Hippius (exemplarisch für ihre gesamte Kollegenschaft), wenn sie eine exakte psychiatrische Kenntnis der psychischen Neuroleptika-Auswirkungen fordern: »Sie dient damit letztlich dem Ziel, die unbestrittene Wirksamkeit und Not-

(171) Wie die von Psychiatern als willenlos gesehenen 'Patienten' von ihren eigenen Reaktionen auf die Neuroleptika-Behandlung 'beherrscht' werden, je nachdem, ob diese qualvoll oder weniger qualvoll erlebt werden, erkennt Putten nach Experimenten mit Thiothixen (Navane, Orbinamon) und Haloperidol: »Bei Thiothixen reagierten 14 (22%) der 63 Patienten schlechtgestimmt auf die erste Dosis. Von diesen wollten nach 14 Tagen zehn (71%) die Medikation nicht fortsetzen, egal wie nachdrücklich wir argumentierten oder gut zuredeten. Von den 31 Patienten, die syntonisch (*in gefühlsmäßiger Harmonie mit der mitmenschlichen Umwelt*) reagierten, verweigerten nur vier (13%) die Fortsetzung der medikamentösen Behandlung. In einer anderen Probe mit Haloperidol kommen fast identische Prozentzahlen zum Vorschein. Der Punkt ist, daß eine schlechtgestimmte Reaktion auf die erste Tablette der antipsychotischen Medikation die Patienten in einer mächtigen Weise beherrscht.« [856:46]

(172) Irles und Pörkens Bericht im 'Nervenarzt' bezieht sich auf die Ausfragung von 102 'Schizophrenen': »Eine große Zahl von Fragen in unserer Untersuchung zielte darauf, Informationen über das Kontaktverhalten unserer Probanden zu gewinnen. So wollten wir wissen, ob die früheren und heutigen Patienten ihre Freizeit meist allein oder mit anderen verbringen, ob sie von sich meinen, mehr oder weniger leicht Kontakt zu gewinnen, gemessen an ihrer Gesprächsbereitschaft oder auch gemessen an ihren Wünschen nach Kontakt im Kontrast zum Gelingen beim Aufbau einer Beziehung. Wir wollten wissen, ob sie sich möglicherweise für 'Einzelgänger' halten und damit zufrieden sind oder nicht. Wir wollten etwas über ihr Verhältnis zu Freunden und Bekannten hören. Wir wollten wissen, ob sie zu einem Club, Verein oder ähnlichem gehören und welche Rolle sie darin spielen, schließlich auch, was für ein Verhältnis zu einer religiösen Gemeinschaft besteht. (...) Wir wollten im einzelnen wissen, ob man sich grüßt, miteinander schwatzt, sich sogar hilft, einlädt oder auch gar keinen Kontakt zur Nachbarschaft hat. (...) Es ging um Fragen nach der ambulanten Weiterbehandlung im Anschluß an die erste Klinikbehandlung. Wer behandelte weiter, welche Rolle spielte der Arzt für den psychotisch gewesenen Patienten? Nahmen die Probanden psychotrope Medikamente? Unterzogen sie sich der Weiterbehandlung aus freien Stücken oder mußten sie von wem auch immer dazu gedrängt werden?« [547:516/518f.]

wendigkeit neuroleptischer Therapie noch zu steigern.« [463:67] In diesem Sinne ist auch Renate Gebhardt, eine Psychologin im Zuständigkeitsbereich Helmchens, mit ihrer selbstentworfenen, 95 Adjektive umfassenden sogenannten 'Eigenschaftswörterliste' (EWL) aktiv. Um die 'therapeutische' Wirksamkeit der 'Medikamente' zu überprüfen, müssen die Behandelten in Renate Gebhardts Psycho-'Therapie' in der genannten EWL diejenigen der 95 Adjektive ankreuzen, die den eigenen psychischen Zustand charakterisieren; dadurch kann die Psychologin dann für Psychiater Schlüsse auf Erlebnisbereiche wie Kontaktfreude, gehobene Stimmung usw. ziehen: »die Befunde lassen also den Schluß zu, daß die EWL ein Instrument ist, das auch bei psychisch Kranken, bei denen eine neuroleptische Therapie indiziert ist, Veränderungen in der subjektiven Befindlichkeit während dieser medikamentösen Therapie zu objektivieren gestattet. Mit Hilfe der EWL lassen sich Differenzen in den Verlaufsprofilen zwischen Patientengruppen abbilden, die mit unterschiedlichen Pharmaka behandelt wurden. (...) Das subjektive Erleben sollte im therapeutischen Plan des Arztes Berücksichtigung finden, da es in den tatsächlichen Erfolg der Wirkung des Medikamentes eingeht.« [334:298f.]

Wie wir sehen, geben sich Psychiater, deren Helfer und Helferinnen größte Mühe, eine genaue Kenntnis der Psyche der 'Patientinnen' und 'Patienten' zu erlangen, um die Wirksamkeit der Neuroleptika zu steigern. Auf die Notwendigkeit, die Betroffenen im Glauben zu lassen, Psychiater würden angesichts der durch die Neuroleptika geschaffenen Leiden in irgendeiner Weise mitfühlen, weisen Gross und Kaltenbäck hin, die auch gleichzeitig ihr Motiv zu diesem kollegialen Ratschlag für ein psychiatrisch angemessenes Verhalten gegenüber den 'Patienten' offenbaren: »Ihre Beschwerden dürfen nicht leicht genommen werden. Helfen wir ihnen nicht, so verlieren sie entweder ihren Arbeitsplatz oder, was leider häufiger ist, sie greifen zur Selbsthilfe, indem sie die Medikation kurzerhand einstellen.« [373:48]

Abschnitt 2: Psychiatrische Zuwendung

Kontaktclubs —Weiterbildungsziel Arzthaltung — 'Gebärdentherapie' — Der wahre Zweck der 'psychiatrischen Psychotherapie' — Bunte Bilder in der Anstalt — Spiele mit Kaffee und Neuroleptika — Raoul Schindler, Wien, 100%ig intim

Inwieweit Psychiater die Gefühle der neuroleptisch behandelten 'Schizophrenen' und anderer solcherart psychisch 'Kranken' anerkennen, sahen wir bereits deutlich in den Abschnitten über die psychiatrischen Verharmlosungsstrategien: Einerseits verleugnen Psychiater die vorsätzlich geschaffenen und auf ihr tatsächliches Zustandekommen hin kontrollierten Organschädigungen und somit auch die damit zusammenhängenden psychischen Qualen, andererseits tun sie diese, sofern deren Existenz unübersehbar wird, als 'eingebildete Wunschprodukte' ab. Auch im Abschnitt über die psychischen Neuroleptika-Auswirkungen bei psychiatrischen 'Patientinnen' und 'Patienten' zeigte sich der Unwillen der Psychiater, deren Leidensgefühle, die planmäßig und intellektuell 'wohlbegründet' produziert werden, wenigstens als solche anzuerkennen; stattdessen werden die Neuroleptika-Betroffenen als vom 'Zeitgeist' besessene, wehleidige Hirnkranke diffamiert und verhöhnt, die höchstens durch eine Angst vor einer möglicherweise anstehenden Anstaltsentlassung gesteuert seien.

Der Charakter der psychiatrischen Zuwendung und Zuneigung äußert sich besonders gut sichtbar in den Bemühungen der Psychiater, über die konkrete Behandlung mit Neuroleptika hinaus in weiteren Kontakt mit den Betroffenen zu gelangen; auch versuchen Psychiater, den Betroffenen die psychiatrische Zuwendung durch die Einrichtung besonderer 'Clubs', in denen sie sich 'wohlfühlen' sollen, noch nach der Anstaltsentlassung zukommen zu lassen. Nachdem Psychiater mittels ihrer 'Medikamente' zu 'therapeutischen' Zwecken aus den 'Schizophrenen' und den anderen solcherart psychisch 'Kranken' Hirn-, Parkinson- und andererart echte Kranke machen, gilt ein besonderes psychiatrisches Interesse der Aufrechterhaltung dieses 'Therapie-Erfolges', geht es doch um die Sicherstellung der Re-Normalisierung. Wesentlich als Grundlage für die ambulante Weiterbehandlung nach der offiziellen Anstalts-Entlassung ist, so Nuno Goncalves aus der Universitätsanstalt Berlin, die Herstellung eines guten Kontaktes zu den 'Patienten' [357:59].

Dabei ist die Voraussetzung zur Aufnahme einer solchen 'tragfähigen Beziehung zum psychisch Kranken' durch ein spezielles Kriterium bestimmt, das Helmchen und dessen Kollege Hans Lauter näher erläutern: die Fähigkeit des Psychiaters, glaubhaft die Rolle eines Arztes zu spielen, wie die beiden 'Experten' in ihrem Artikel »Zur psychiatrischen Weiterbildung in der Bundesrepublik Deutschland« erklären: »Das Weiterbildungsziel für einen solchen Psychiater wird dadurch präzisiert, daß er als 'Arzt für psychisch Kranke' die Kenntnisse, Fähigkeiten und Haltungen des Arztes besitzen (...) soll. « [480:2] Die Bedeutung eines günstigen, an konventionellen Maßstäben gemessenen Arzt-Bildes wurde u.a. auf dem Kongreß der 'Deutschen Gesellschaft für Psychiatrie und Nervenheilkunde' im November 1976 in Düsseldorf in einem Vortrag über die 'therapeutische' Wirkung von Dapotum an 660 'Schizophrenen' offenbart: »Ohne entsprechende Zuwendung des Therapeuten zum Patienten wird die psychopharmakologische Wirkung der Medikamente verringert.« [818] Welchen Einfluß die von den Behandlern dargestellten Gefühle auf die gewünschten Neuroleptika-Auswirkungen ausüben, prüfte im Jahre 1968 Ursula Plog in der Hamburger Universitätsanstalt. Dabei kam die Psychologin zum Ergebnis, daß die Selbstdarstellung der Behandler in Hinblick auf das Suchen und Gewinnen eines 'spontanen' Kontaktes zu den 'Medikamentierten' einen wichtigen Einfluß auf die Wirkung des Versuchs-Neuroleptikums Fluphenazin (Lyogen, Omca) spielt (173). Den Umgang mit der Technik bewußter Gefühlsäußerungen zu 'therapeutischen' Zwecken beschreiben Helmchen, Michael Linden und Ulrich Rüger in ihrem Aufsatz »Psychiatrische Psychotherapie«, in dem sie auf die sogenannte 'Attitude Therapy' ('Gebärden-Therapie') der U.S.Amerikaner Earl S. Taublee und Wilkes H. Wright [1034] verweisen. Solcherlei aufgesetzte Gebärden sind, so Helmchen, Linden und Rüger, »... aktive Freundlichkeit, passive Freundlichkeit, sachliche Nüchternheit, Ignorierung, freundliche Festigkeit und Realitätsbeistand. Diese Einstellungen und das daraus resultierende Verhalten sind genau beschrieben, sind lehrbar und können in den täglichen Stationskonferenzen im Hinblick auf jeden einzelnen Patienten festgelegt werden. Zurückgezogene und scheue Patienten werden beispielsweise mit aktiver Freundlichkeit behandelt, mißtrauische Patienten mit passiver Freundlichkeit.« [482:346] Ein derart

(173) Fragestellung wie auch Ergebnis der Untersuchung, welche verschiedenen Resultate durch Neuroleptika erzielt werden können, je nachdem die 'Therapeuten' eine extra- oder eine intravertierte Rolle spielen, schildert Ursula Plog in der Zeitschrift 'Arzneimittel-Forschung': »Für diese Untersuchung ist wichtig, daß sich Vlin-1 (*Versuchsleiterin 1*) in ihrer sozialen Kontaktnahme extravertiert darstellt, während Vlin-2 zu einer Selbstdarstellung als introvertiert neigt. Die erstere stellt sich also dar, als suche und gewinne sie mehr spontanen Kontakt, während sich die zweite in ihrer Rolle als Vlin distanzierter und reservierter erlebt. (...) Es wird verständlich, warum psychopharmakologische Untersuchungen oft gänzlich verschiedene Resultate ergeben, selbst wenn alle äußeren Variablen gut kontrolliert sind. Für dergleichen Untersuchungen scheint es fast am besten, ganz auf Untersucher zu verzichten, indem man etwa die Anweisungen über Tonband gibt.« [927:443/447]

'fürsorglicher' Rückhalt und der vermeintlich beruhigende Kontakt zum 'Arzt' soll nach den Worten von Hippius und Selbach »als therapeutischer Faktor im Sinne einer fortlaufenden psychiatrischen Führung« [515:302] berücksichtigt und — wieder Helmchen, Linden und Rüger — »zur Optimierung des therapeutischen Angebotes« [482:350] führen.

Die Darstellung von Gefühlen wie Verantwortlichkeit und Hilfsbereitschaft, Vertrauenswürdigkeit, soziales Interesse, Freundschaft und Beistand auf seiten der Psychiater ist also, wie zu sehen ist, abgerichtet auf den (einzigen) Zweck, die 'Erfolge' der psychiatrischen Behandlung, d.h. den Zustand der Betroffenen, wie er durch die Neuroleptika geschaffen wird, zu zementieren; psychiatrische Gefühle werden als 'Mittel zum Zweck' eingesetzt. Insbesondere trifft dies auf die sogenannte 'psychiatrische Psychotherapie' zu, die in der normalen Öffentlichkeit von Psychiatern gewöhnlich als die eigentliche Aufgabe der Psychiatrie ausgegeben wird (vgl. S. 295f.). 'Fach'-intern stellen Psychiater die Funktion der 'psychiatrischen Psychotherapie' allerdings etwas anders dar. Innerhalb einer Diskussion im Rahmen eines Psychiater-Treffens im Mai 1975 geht der Diskussionsteilnehmer Joachim H. Zeitz mit einer rhetorischen Frage auf die tatsächliche Funktion 'psychiatrischer Psychotherapie' ein; Zeitz gesteht ein: »Die Frage ist natürlich, inwieweit Psychotherapie bei Schizophrenen nicht unter Umständen nur einfach das Milieu auf einer Station erträglich gestaltet.« [Db.107:172] Ungeachtet der von ihm und seiner Kollegenschaft planmäßig geschaffenen Organ-, geistigen und psychischen Schädigungen glaubt Zeitz möglicherweise tatsächlich selbst daran, durch eine zusätzlich verordnete Psycho-'Therapie' das Bild positiver Menschlichkeit schaffen zu können — für die Behandler; es sei nämlich, so seine Worte aus demselben Anlaß wie oben, »... wichtig, auf seiner Station eine irgendwie auch für den Therapeuten und die Pfleger erträgliche Stimmung zu schaffen, wo nicht einfach alles nur mit dem Schlüssel regiert wird, der die Türen zumacht oder die Patienten in die Betten bringt, sondern wo eben auch irgendwie eine menschliche Atmosphäre entsteht.« [Db.107:172] Helmchen, Linden und Rüger machen in ihrer eigenen Schrift deutlich, daß 'psychiatrische Psychotherapie' klar von mitmenschlicher Hilfe abzugrenzen sei (174); wieder dient, nach den eigenen psychiatrischen Aussagen, diese Zuwendungsform als 'Mittel zum Zweck', selbstverständlich zum Zweck 'Herstellung eines Unterwerfungsverhältnisses zwecks Vollzug der Dauerbehandlung mit Neuroleptika': »So kann etwa bei schizophrenen Psychosen die Indikation für eine komplettierende supportive (*unterstützende*) Psychotherapie gegeben sein, die die Compliance (*Unterwerfung; s. S. 327*) für eine rezidivprophylaktische (*'rückfallvorbeugende'*) Langzeitmedikation verbessert ...« [481:8]

Besondere Formen der Zuwendung für 'ihre Patientinnen und Patienten' haben sich Psychiater mit der Ausstattung der Räumlichkeiten ausgedacht, in denen die Herstellung der 'therapeutisch' erwünschten Hirnrhythmusstörungen, der epileptischen Anfälle, des Parkinsonismus, der verschiedenen vegetativen Störungen, der Zustände von Verzweiflung und Verwirrtheit vollzogen wird. In der Psychiatrie-Enquête denken Psychiater innerhalb ihrer sogenannten 'Arbeitsgruppe intramurale Dienste', womit die hinter den Anstaltsmauern vollzogene Behandlung gemeint ist, unter Mitarbeit von Degkwitz und Finzen auch an die nicht unwichtigen psychischen Belange der Behandelten in bezug auf die Ausstattung der 'Kliniken': »Das z.T. deprimierend triste Erscheinungsbild kann mit unbedeutendem materiellen Aufwand

(174) Helmchen, Linden und Rüger stellen klar: »Unter psychiatrischer Psychotherapie ist somit die Anwendung definierter psychischer Mittel zur (Mit-)Behandlung psychiatrischer Krankheiten zu verstehen. Sie ist damit gegen andere Verfahren und Aktivitäten psychischer Einflußnahme wie Pädagogik, Seelsorge, Sozialarbeit, Beratung und mitmenschliche Hilfe abzugrenzen ...« [482:340]

freundlich gestaltet werden (Licht, Farbe, Bilder, Blumen).« [47:24] Wie zeitgemäß die Verhältnisse in ausländischen Psychiatrischen Anstalten wie z.B. Dänemark sind, kann Jörgen Ravn in seinem Aufsatz »The History of the Thioxanthenes« (»Die Geschichte der Thioxanthene«) erzählen: »Wir geben uns alle Mühe, die Umgebung der Patienten im Krankenhaus so attraktiv wie möglich zu gestalten. Wir haben hübsch dekorierte Wände, freundliche Bilder und Gardinen sowie dazu passende Möbel.« [861:6] Wie sich gegenseitige Gefühlsäußerungen von Betroffenen auch noch in psychiatrische Absichten einspannen lassen, erkannte der bereits erwähnte Harald Neumann, wie aus seinen »Bemerkungen eines Krankenhauspsychiaters zur Dauermedikation schizophrener Kranker« hervorgeht: »Ein sehr positives Moment, das sowohl den Pharmaka wie auch den Wärterinnen einen geradezu wohltätigen Anschein verleiht, stellen die entlassenen Patientinnen dar, die regelmäßig in unserer Abteilung erscheinen, um die ihnen für die Nachkur verordneten Arzneien zu holen, sei es, daß es sich um Bedürftige handele, sei es, daß das ihnen verordnete Pharmakum noch nicht überall erhältlich sei oder auch, weil wir uns zu vergewissern wünschen, daß die Behandlung nicht vorzeitig abgebrochen wird. Dieses Kommen und Gehen und die damit verbundenen herzlichen Begrüßungen spielen in individueller und kollektiver Hinsicht eine nicht zu unterschätzende Rolle für unsere psychiatrische Aufgabe im allgemeinen und den Erfolg der Behandlungen innerhalb unserer Abteilung im besonderen. Dieses Faktum gibt dem Hospital einen versorgenden, um nicht zu sagen mütterlichen Aspekt, den es bisher nie besaß.« [779:325] In seinem Lehrbuch »Medikamentenbehandlung bei psychischen Störungen — Leitlinien für den psychiatrischen Alltag« erläutert Finzen sein Rezept, durch welche Tricks gemeinsamen 'therapeutischen' Depotspritzen-Behandlungen der Anschein gemütlicher Clubtreffen verliehen werden kann: »In verschiedenen Depot-Sprechstunden wird diese informelle Clubsituation durch die Verabreichung von Kaffee und Gebäck sowie die Anwesenheit von Therapeuten in der informellen Situation bewußt gefördert.« [285:108] In seinem Bericht über die 'Sozialpsychiatrische Beratungsstelle' (BS) in Hannover-Linden geht der Mitarbeiter Gunther Kruse, ein Schüler Finzens, ebenfalls auf den Vollzug psychiatrischer 'Gefälligkeiten' wie Kaffeerunden ein; konkret schreibt Kruse: »Dienstags und donnerstags werden Kaffeerunden durchgeführt. Persönlich halte ich diese Angebote für die wichtigsten und therapeutisch erfolgreichsten Maßnahmen der BS. Die Gruppenmitglieder sind zumeist sehr gestört, sowohl was ihre sozialen Fertigkeiten betrifft, als auch ihre psychiatrisch relevante (*wichtige*) Symptomatik mitsamt den sehr unangenehmen Langzeitnebenwirkungen der Neuroleptika (Schmatzbewegungen, Schleuderbewegungen der oberen Extremitäten). Nachdem man gemeinsam Kaffee und Kuchen zu sich genommen hat, werden Spiele veranstaltet. (...) Etliche erhalten während der Kaffeerunde Medikamente, hauptsächlich orale (*zu schluckende*) Depotneuroleptika.« [646:198f.]

Daß das psychiatrische Verlangen nach 'vollkommener psychiatrischer Zuwendung' nicht unerfüllt bleiben muß, auch wenn sich die Betroffenen nach der Anstaltsentlassung weiterer neuroleptischer Behandlung eigentlich entziehen wollen, schildert der Wiener Psychiater Raoul Schindler auf dem Kongreß der 'Deutschen Gesellschaft für Psychiatrie und Nervenheilkunde' im Oktober 1974 in München in seinem Bericht über die in seinen Augen vorbildliche Tätigkeit der sozialpsychiatrischen Organisation 'Pro Mente Infirmis', auf deutsch: 'Für die Geisteskranken'. Innerhalb seiner vier über das Wiener Stadtgebiet verteilten 'Sozialpsychiatrischen Beratungsstellen', auf die wir im sechsten Kapitel dieses Teils noch einmal zu sprechen kommen müssen, bietet Schindler den Betroffenen, die er mit Neuroleptika abspritzen will, ein 'intimes' Zusammensein an, das, soweit die Betroffenen dieser psychiatrischen

'Intimität' durch Fernbleiben ein Ende machen wollen, durch die 'aufopferungsvolle' Tätigkeit bezahlter Laienhelfer bis in die Privatwohnungen der 'Schizophrenen' ausgeweitet werden kann, wobei der vollen Entfaltung dieser 'Intimität' durch die derzeitigen Gesetze in Österreich derzeit allerdings noch letzte Grenzen gesetzt sind: »In den Beratungsstellen des Referates Psychohygiene bieten wir regelmäßige Gruppengespräche an, die den oft fehlenden Intim-Gruppenbezug (von entlassenen Schizophrenen haben 36% gar keinen Familienbezug, 14% einen offen ablehnenden) zwar nicht ersetzen, aber doch annähern. Wer aus inneren oder äußeren Motiven daran nicht teilnehmen kann, kann einen Kontakthelfer der Gesellschaft Pro Mente Infirmis bekommen, der ihn 2 × pro Woche aufsucht. Das sind durch einen Kurzlehrgang vorbereitete Laienhelfer (Studenten, Hausfrauen, Pensionisten), deren Tätigkeit entlohnt und durch die Fachkräfte des Referates Psychohygiene supervidiert (*überwacht*) wird. Dadurch können immerhin 83% zu einigermaßen regelmäßiger ärztlicher Kontaktnahme bewogen werden. 56% halten die ihnen vorgeschriebene Medikation auch glaubhaft ein, 17% variieren weiterhin in der Dosis oder lassen einzelnes weg. Mit Depot-Neuroleptika läßt sich die Medikationsverläßlichkeit auf nahezu 100% steigern, sofern der Arzt, für ihn ungewohnt, die Wiederbestellung des Pat. vormerkt und sein Fernbleiben registriert. Er kann in solchem Fall wiederum die zuständige Beratungsstelle anrufen, worauf ein Sozialarbeiter den Patienten einlädt oder auch aufsucht. Er kann natürlich weder die Medikation noch den Arztbesuch erzwingen, versucht aber die Gegenmotivation zu erheben und gegebenenfalls aufzulösen ...« [931:350]

Die Betrachtung der psychiatrischen Zuwendung im Rahmen der Neuroleptika-Behandlung und der sie umgebenden Umstände zeigt ein Ergebnis, das voll an die vorhergehenden Ausführungen anschließt: Psycho-'therapeutisches' Tun, Blumen und Bilder, Herzlichkeit (von seiten anderer 'Patientinnen' und 'Patienten'), Kaffee, Kuchen, 'Intim'-Gespräche und -Besuche stellen keinerlei Selbstzweck dar, sondern sind orientiert an den Wünschen und Einstellungen der Psychiater; bewußt und planmäßig setzen diese Experten für Re-Normalisierung nach außen hin gefühlsbesetzte Techniken und Sachmittel ein, einzig um ein angenehmes und möglichst dauerhaftes Abspritzen und Abfüttern mit Neuroleptika zu gewährleisten.

Ihre 'psychiatrische Zuneigung und Liebe zu ihren Patientinnen und Patienten' drücken Psychiater außer in der Neuroleptika-Behandlung selbst, also außer in der vorsätzlichen Körperverletzung speziell in der 'liebevollen' Begrifflichkeit aus, mit der sie manche zu 'Heil'-Zwecken produzierten Schädigungen und Leiden versehen: Begrifflichkeiten vom 'Himmelsbogen' (für eine bogenförmige Körperverspannung) über das 'Häschen-Syndrom' oder 'Mümmeln' (für die zwanghaften Schmatzbewegungen der Kiefer) bis hin zu dem 'Gefühl der lustigen Beine' (für die Zwangsbewegungen der Beine) zeigen, wie voll von 'Liebe bis ins Detail' Psychiater sein können. Die Lieder »Der Mai ist gekommen« oder »Üb immer Treu und Redlichkeit«, die Haase bei seinen Handschrifttests zur Kontrolle des durch die Neuroleptika hervorgerufenen Parkinsonismus schreiben läßt, legen Zeugnis ab von der vielfältigen inneren Gefühlswelt von Psychiatern. Diese abzuschreibenden Liedertexte klingen wie Hohn angesichts der geschundenen, behandelten Körper der Psychiatrie-Betroffenen und erinnern an schlimme deutsche Traditionen: Schon das KZ-Personal von Auschwitz ließ die jüdische Lagerkapelle hin und wieder ebenfalls ein besinnliches Volkslied spielen, und zwar »Alle Vöglein sind schon da« — wenn die Lagerkapelle die nach Fluchtversuchen gefaßten Häftlinge auf dem Weg zum Galgen musizierend begleiten mußte [1072:96f.].

Abschnitt 3: Offenheit, Vertrauen und Psychiater

Geschmackfrei in den Haferbrei — Was 'Patienten' wissen sollten — Helmchens Aufklärung — Streit um 'Krankenakten' — Anarchist Helmchen? — Heimliche 'Medikamenten'-Versuche — Der deutsche 'Duckmäuser' — Schwester Marianne und der »Hexenhammer« — Unterdrücktheit positiver Gefühle

Der Charakter der psychiatrischen Offenheit offenbart sich darin, inwieweit Psychiater 'ihre Patientinnen und Patienten' über eine beabsichtigte oder vollzogene Behandlung mit Neuroleptika, deren Wirkungsweise sowie die 'Neben'-Wirkungen aufklären, denn das intellektuell bestimmte Gefühlsverhalten schließt, wie wir gesehen haben, spontane und echte Gefühlsäußerungen aus. Auch die Offenheit in Hinsicht auf die eigenen Behandlungsunterlagen sowie die nicht unriskanten Forschungen mit bislang nicht an Menschen erprobten chemischen Substanzen wird weitere Schlüsse auf die entsprechende psychiatrische Gefühlseinstellung ziehen lassen.

Unter der Überschrift »How can you help him if he refuses medication?« (»Wie können Sie ihm helfen, wenn er die Medikation verweigert?«) preist die u.s.amerikanische Herstellerfirma von Haloperidol im Jahre 1968 im 'American Journal of Psy-

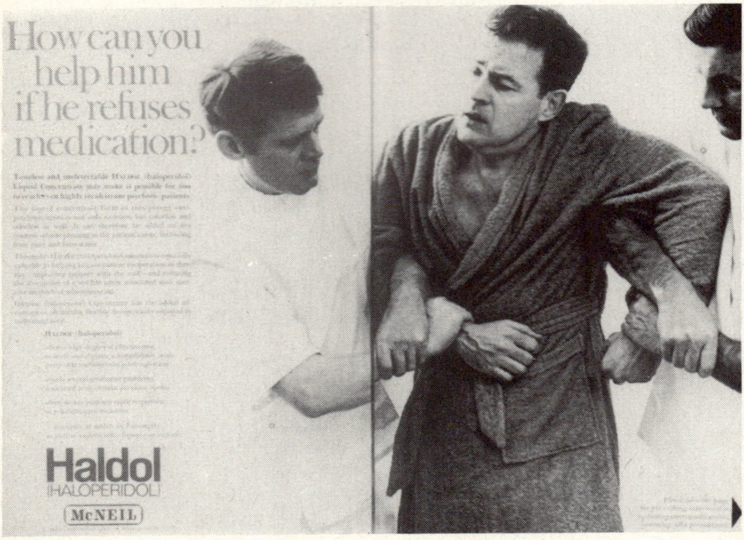

Abb. 116: Moderne psychopharmakologische 'Therapie':
Werbung für geschmack-, geruchfreie sowie farblose 'Medikamente'

chiatry' die besonderen Vorzüge ihres 'Medikamentes' an (s. Abb. 116): »Geschmackfreies und nicht aufspürbares Haldol-(Haloperidol-)Liquid-Konzentrat (*flüssiges Konzentrat*) ermöglicht Ihnen, auch besonders widerspenstige psychotische Patienten zu erreichen. Die flüssige, konzentrierte Form dieses starken antipsychotischen Wirkstoffes ist nicht nur geschmackfrei, sondern auch ebenso farb- und geruchlos. Deshalb kann es jedem gewöhnlichen Mittel beigefügt werden, das dem Patienten schmeckt, einschließlich Fruchtsaft und sogar Wasser.« [724:184] Schon seit Jahren hatten Psychiater wie z.B. Neumann die Forderung an die Chemieindustrie gerichtet, sich um eine Verbesserung der psychiatrischen 'Therapie'-Möglichkeiten in diese Richtung zu kümmern. 'Fach'-intern plauderte Neumann die psychiatrischen Geheimnisse offen aus: »Uneinsichtige schizophrene Kranke erhalten zumindest von den Angehörigen die Dauermedikation heimlich ins Essen gemischt, wobei der Haferbrei eine wichtige Rolle spielt. Für die Zukunft scheinen mir diejenigen Präparate die meiste Chance der Verwendbarkeit zu haben, die weitgehend ohne Geschmack sind. Da das Auflösen der Tabletten oft Schwierigkeiten bereitet, ist eine Umstellung in Tropfenform ebenfalls wünschenswert.« [779:332] Inzwischen scheinen nun die psychiatrischen Wünsche in Erfüllung gegangen zu sein, wie Benkert und Hippius in ihrem Psychopharmaka-Lehrbuch frohlocken: »Bei psychomotorischen Erregungszuständen und bei Patienten, die Tabletteneinnahme und Injektionen verweigern, hat sich die Applikation (*Verabreichung*) von geschmacklosen Tropfen bewährt.« [1126:164]

Psychiatrische 'Offenheit' kann auf eine jahrtausendealte Tradition zurückschauen: Schon der um die Zeitenwende lebende Römer Aurelius Cornelius Celsus gab seinen Kollegen, sollten diese einen 'Wahnsinnigen' nicht zum Einnehmen der Giftpflanze Nieswurz überreden können, folgenden Ratschlag: »Nimmt diese der Kranke in einem Tranke nicht, so gebe man sie in Brot, um ihn desto leichter zu täuschen.« [156:142]

Wenden wir uns nun der Frage zu, wie offen Psychiater zu den von ihren 'Medikamenten' hervorgerufenen Auswirkungen stehen. Wie wir beobachten konnten, versuchen Psychiater, die Schädlichkeit ihrer Handlungen zu verleugnen oder zu bagatellisieren; wenn nicht eine besondere 'Empfänglichkeit' der Betroffenen ('Allergie') für bestimmte Organschädigungen verantwortlich gemacht wird, schieben Psychiater die Schuld sogenannten 'Überdosierungen' zu. Die Tatsache, daß der größte Teil der Neuroleptika-Auswirkungen als ***die*** Hauptwirkungen erwünscht ist und angesichts der Wirkungsweise der Neuroleptika auch gar nicht zu vermeiden wäre, wird durch die entstellende Bezeichnung 'Neben'-Wirkung vertuscht. Wie gestaltet sich nun das Verhalten der Psychiater, speziell ihre Offenheit in Hinsicht auf die direkten Kontakte zu den Betroffenen?

Die Betroffenen selbst verstehen, wie am Tag der jeweiligen Anstaltsentlassung durchgeführte Befragungen an der Berliner Universitätsanstalt ergaben, die durch die Neuroleptika an ihren eigenen Körpern produzierten Schädigungen nur völlig unzureichend (175); nur 6% der Befragten wußten etwas von vegetativen Auswirkungen [694]. Als häufige und ernsthafte 'Nebenwirkungen' konnten sie einzig die Sitzunruhe (Akathisie) und Ruhigstellung (Sedierung) mit sich sozial negativ auswirkenden Folgen nennen, allerdings damit genau diejenigen Auswirkungen, die sich, wie der bereits erwähnte Linden mit Bedauern feststellt, »... bislang auch als negative Faktoren für die therapeutische Compliance (*Unterwerfung; s. S. 327*) herausgestellt« [694]

(175) In seinem Aufsatz »Informationen und Einschätzungen von Patienten über Nebenwirkungen von Neuroleptika« führt Linden aus: »Auf die offene Frage, welche Nebenwirkungen die von ihnen eingenommenen Neuroleptika hatten oder haben können, waren 28% der Befragten nicht in der Lage, eine einzige Nebenwirkung zu benennen. 62% nennen 1 bis 3 Nebenwirkungen. Dabei wurden spontan innere Unruhe von 34% und Müdigkeit von 31% der Patienten am häufigsten genannt. (...) Die am häufigsten

haben. Dieser Psychiater weiter: »Möglicherweise irreversible oder u.U. vital gefährdende Nebenwirkungen wie Blutzellschäden, Parkinson oder allergische Reaktionen wurden sicherlich zu Recht von nahezu keinem Patienten als erlebt angegeben, jedoch sicher zu Unrecht von weniger als 20% der Patienten als möglich und ernsthaft bezeichnet. Die Einschätzung der Wichtigkeit von Nebenwirkungen orientiert sich also weniger an Informationen über die medizinisch-biologische Gefährlichkeit als an der subjektiven Beeinträchtigung, wie sie der Patient erlebt hat.« [694] Ergebnis der Tatsache, daß die übergroße Mehrheit der Betroffenen keine, falsche oder völlig unzureichende Informationen besitzt, soll sein, so Linden, daß diese über die 'Harmlosigkeit' der sie ängstigenden Neuroleptika-Auswirkungen belehrt werden: »Auf jeden Fall sollte ein Arzt mit jedem neuroleptisch behandelten Patienten über die o.g. häufigen und subjektiv ernsthaften Nebenwirkungen sprechen. Der Patient darf damit nicht alleine gelassen werden, es sollten, wo möglich, Gegenmaßnahmen ergriffen werden, und der Patient sollte im Sinne einer Entängstigung über den Unterschied zwischen lästig und gefährlich informiert werden.« [694] Die 'therapeutische' Unterwerfung (Compliance) wäre somit gewährleistet, während die medizinisch-biologisch gefährlichen Auswirkungen von den potentiellen Opfern ohnehin verkannt oder zu spät wahrgenommen werden und somit (noch) keinen ängstigenden und einen Psychiater beim Vollzug seiner Behandlung störenden Umstand darstellen können.

Einen Schritt weiter in Richtung dieser Art von 'Offenheit' gehen Vorschläge, die von Lindens Ausbilder Helmchen genannt werden und u.a. darin bestehen, Betroffene (beispielsweise) »über das Risiko einer Späthyperkinese (*Dauerbewegungsstörung*) spätestens zum Zeitpunkt ihrer beginnenden Manifestation (*Sichtbarwerdung*)« [442:83] zu informieren, oder aber drei Monate oder ein Jahr nach Beginn der Behandlung [442:83], denn »vermutlich wäre die Ablehnungsrate sehr hoch, wenn alle akut schizophrenen Patienten über dieses Nebenwirkungsrisiko vor Beginn einer notwendigen neuroleptischen Behandlung informiert würden.« [442:83] Letztlich gehe es darum, so Helmchen weiter, »... die Vorteile und Nachteile einer neuroleptischen Behandlung in einer zeitlich angemessenen Weise darzustellen, die in Übereinstimmung mit der Patienten-Therapeuten-Beziehung steht und diese verbessert.« [442:83]

Die Unsicherheit über die Art der tatsächlichen Behandlung wird noch verstärkt durch die Unoffenheit von Psychiatern, die ihre Aufzeichnungen über den Behandlungsvollzug ('Kranken'-Akten) als Geheimakten betrachten [926]. Diese Haltung, die, so der für den medizinischen und psychiatrischen Bereich der 'Freien Universität' Berlin zuständige Vizepräsident Friedrich Bschor, der Erhaltung des 'guten Rufs' dienen soll [678:37], wurde inzwischen — nach anfänglichen juristischen Erfolgen [682:600] des Klägers, der auch Autor dieses Buches ist — durch die vom Bundesgerichtshof Karlsruhe vollzogene höchstrichterliche Rechtsprechung abgesegnet [98], wenn auch gegen diese propsychiatrische Entscheidung seit Februar 1983 eine Verfassungsbeschwerde anhängig ist, über deren Zulassung derzeit (Frühjahr 1986) noch nicht entschieden wurde [680:1102] (176). Mit dem Argument der 'Schonung' ('therapeutisches Privileg'; vgl.

als selbst erlebt bezeichneten Nebenwirkungen waren Müdigkeit, innere Unruhe, Mundtrockenheit, Beeinträchtigung der Arbeitsfähigkeit, Durstgefühl, Verstopfung, Gangunsicherheit, Speichelfluß, Zittern, Blutdrucksenkungen, Muskelsteifigkeit, Sehstörungen. Diese Nebenwirkungen wurden von mindestens jedem dritten Patienten genannt. Als ernsthafte Nebenwirkungen wurden von den Patienten genannt: innere Unruhe, Beeinträchtigung der Arbeitsfähigkeit, Sehstörungen, Muskelsteifigkeit, Schlaflosigkeit, Zittern, Verwirrtheitszustände, Müdigkeit, Beeinträchtigung der Fahrtüchtigkeit, Gangunsicherheit, Schwindel.« [694]

(176) Unter der markigen Überschrift »Mehr Einblick in Krankenunterlagen« meldete die 'Frankfurter Allgemeine Zeitung' inzwischen ein 'neues' Urteil des BGH (VI ZR 311/82) vom Oktober 1984 [247], das die auf Mißtrauen beruhende psychiatrische Heimlichtuerei noch härter zementiert; laut diesem 'verbesserten' Urteil haben die Psychiatrie-Überlebenden das 'Recht' (von Psychiaters Gnaden) auf Offenle-

Fn. 5) soll gerade den Betroffenen gegenüber nicht nur verheimlicht werden, was deren Angehörige, Freunde, Freundinnen und Bekannte wirklich über sie denken und Psychiatern weitererzählen, sondern auch die tatsächliche Behandlung sowie die Aufzeichnungen der körperlichen, geistigen und psychischen Veränderungen infolge der Neuroleptika-Behandlung. Mit verschiedenen Argumenten, ein Recht der Betroffenen auf Akteneinsicht könne sich einzig 'antitherapeutisch' auswirken, setzen Psychiater möglicherweise für sie unangenehm entscheidende Richter unter Druck, im psychiatrischen Sinne 'Recht' zu sprechen (177). Daß Psychiater ihre vorgeschobenen Argumente der 'Schonung' selbst nicht ernstnehmen, geht aus 'Fach'-internen Schriften hervor: die Behandlungsakten seien nur eine mittelbare, mehr oder weniger entindividualisierte Dokumentation, von der sich ein 'Patient' leicht distanzieren könne [189:81], so Helmchen, einer der im Prozeß um das Recht auf Akteneinsicht beklagten Psychiater; in der Psychiatrie sei die Ausschaltung subjektiver und persönlichkeitsabhängiger Einflüsse auf das Behandlungserlebnis im Hinblick sowohl auf das Erleben des 'Patienten' als auch auf die Beobachtung und Interpretation der Phänomene durch den Psychiater wesentlich [455:381]; und in den ebenfalls unter Verschluß gehaltenen psychiatrischen Nachbehandlungsakten sei nichts weiteres als Datum und Mengen der vollzogenen Depot-Spritzen vermerkt, so Helmchens Kollege Goncalves (178). Als eigentlichen Grund für die beharrlich verweigerte Offenlegung der Behandlungsakten wurde auf einem Psychiater-Treffen im Oktober 1977 in Berlin die Aufrechterhaltung uneingeschränkter psychiatrischer Willkür genannt; in die 'ärztlichen' Aufzeichnungen der vollzogenen Behandlung könnte, so die Vortragenden Helmchen und Renfordt, den 'Kranken' wohl kaum Einsicht gegeben werden, »... weil der Arzt die Unabhängigkeit seiner Beurteilung verlieren könnte, wenn er seine Auf-

---

gung der Akten, wenn der Psychiater »... den Umständen nach keine therapeutischen Bedenken gegen eine Offenlegung der Krankengeschichte hat, wenn er keine nachteiligen Eingriffe in das einmal begründete Vertrauensverhältnis zwischen Arzt und Patienten, das auch ihn selbst schützt, befürchtet, und wenn auch im Interesse Dritter eine Geheimhaltung nicht oder nicht mehr erforderlich ist. (...) Er braucht diese Entscheidung dem Patienten und dem Gericht gegenüber nicht weiter zu begründen ...«

(177) Helmchen hat verständlicherweise kein Vertrauen, daß die Psychiaterschaft auch nur diesen (wahrhaft zahmen) Richterspruch befolgen wird. Sie würde — befürchtet er und muß es wohl wissen — mogeln und sich drücken. Deshalb bringt er im Jahre 1981 folgende Zeilen zu Papier: »Diese Gefahren für die komplexe und sensible therapeutische Beziehung zwischen psychisch krankem Patienten und Arzt wurden von der Judikatur in den erwähnten Urteilen vermutlich gar nicht gesehen. Es zeichnet sich die Gefahr ab, daß eine weitere Justifizierung des Arzt-Patienten-Verhältnisses zunehmenden bürokratischen Aufwand sowie formalistische Degeneration und doppelte Buchführung von Krankengeschichten zur Folge hätten, die sich nur antitherapeutisch auswirken können.« [142:87] Mit derselben Argumentation übrigens wehren sich auch die in der 'Deutschen Forschungsgemeinschaft' zusammengeschlossenen Mediziner, Pharmakologen und Psychiater gemeinsam mit der 'Max-Planck-Gesellschaft' und der 'Gesellschaft Deutscher Naturforscher und Ärzte' gegen ein neues Tierschutzgesetz, das vorsieht, Vertretern von Tierschutzorganisationen den Zutritt zu beratenden Kommissionen für Tierversuche zu gestatten, weshalb die drei genannten Organisationen im Juli 1984 einen eigenen Gesetzesentwurf ausheckten. Das offizielle Informationsblatt der 'Freien Universität' Berlin berichtet hierzu: »In der Präambel zu ihrem Novellierungsentwurf betonen die drei Wissenschaftsorganisationen, die Idee des Tierschutzes könne nicht durch weitere Bürokratisierung des Genehmigungs- und Kontrollverfahrens mit entsprechender Aufblähung eines entfernten Behördenapparates verwirklicht werden. Diese Idee sei nur im direkten, täglichen Umgang mit Tieren zu realisieren. Der bestmögliche Schutz der Versuchstiere müsse in der Kompetenz der Wissenschaftler wahrgenommen werden.« [75]

(178) Einen kleinen Einblick in die ebenfalls höchstrichterlich vor unangenehmen Einblicken geschützte 'Intimität' psychiatrischer Dauerbehandlungs-'Kranken'-Akten gewährt im Jahre 1978 Goncalves; über die an der Universitätsanstalt Berlin seit dem Jahre 1957 vollzogene 'Nachsorge' Anstaltsentlassener offenbart er: »Der Arzt, der von 1965 — 1972 fast die ganze Behandlung übernahm (mit Ausnahme ab 1969 der Clozapin-Patienten), hatte zum Schluß als Dokumentation nur einen kleinen Karteikasten. Auf den Karteikarten waren nur die Termine und die Medikamente angegeben.« [357:60]

zeichnungen immer eingedenk der Möglichkeit anlegen müßte, daß der Patient sie einmal lesen könnte.« [489:83] Ein weiterer Grund für die psychiatrische Unoffenheit im Umgang mit Neuroleptika und den diesbezüglichen Akten sind die psychiatrischen 'Medikamenten'-Versuche, die ohne Wissen der Betroffenen durchgeführt werden [17]. Wie Helmchen in seinem Aufsatz »Probleme der Therapieforschung in der Psychiatrie« betont, sind die 'ethischen Probleme' der Neuroleptika-Forschung grundsätzlich dieselben wie jene der Behandlungspraxis [455:383]. Wenig überraschend für die Leserinnen und Leser dürfte es sein, daß es diesem 'Therapeuten' prompt unethisch erscheint, bei geplanten Neuroleptika-Experimenten durch ein offenes und ehrliches Vorgehen »... die Angst von Patienten durch detaillierte Information über mögliche Unannehmlichkeiten oder Komplikationen zu vermehren ... « [455:380] Weitere 'Argumente' sind schnell zur Hand, wenn es darum geht, die eigene psychiatrische Willkür 'moralisch-therapeutisch' zu rechtfertigen: ein 'Hypochonder mit Schuldwahn' könnte glauben, er sei es nicht wert, mit einem 'neuen Medikament' behandelt zu werden, wenn er zuvor über dessen Unerprobtheit aufgeklärt würde [488:400]. Die Gesetze gingen von fraglichen Voraussetzungen aus, nämlich »... einem als groß angesehenen Risiko einer klinischen Arzneimittelprüfung und der Idealvorstellung eines mündigen und selbstverantwortlichen Patienten, die sich offensichtlich an nordamerikanische Vorbilder anlehnt, nicht dagegen den durchschnittlichen deutschen Patienten ...« [486:19] berücksichtigt. Und schließlich erhebe sich die Frage, ob 'der psychisch Kranke' jemals gefragt wurde, ob und in welchem Umfang er eine psychiatrische Offenheit überhaupt wünsche: einzig und allein entscheidend sei, daß der Psychiater sich dem 'Kranken' zuwende und seine Leiden ernst nehme, so Helmchen und Müller-Oerlinghausen [486:20].

In Kenntnis der schweren und ernsthaften Neuroleptika-Auswirkungen, die Psychiater mittels ihrer 'Medikamente' produzierten, indem sie die psychische 'Krankheit' der Betroffenen 'sehr ernst' nehmen, werden die Gründe für die psychiatrische Unoffenheit leicht erkennbar. Das Verstecken der eigenen Gefühle hinter 'therapeutisch' einstudierten Haltungen und Gebärden sowie der vorgegebene Altruismus, d.h. das scheinbar am Wohl der Mitmenschen orientierte Handeln dienen dazu, die Durchsetzung der eigenen Interessen zu begünstigen, möglichem Widerstand vorzubeugen bzw. sich selbst vor nicht auszuschließendem oder wahrscheinlichem Widerstand und vor Kritik zu verschonen und einen maximalen Handlungsspielraum zu erhalten.

Daß Psychiatern das Ergebnis ihrer Unoffenheit, die bei den 'Patientinnen' und 'Patienten' das Gefühl tiefster Unsicherheit hinterlassen kann, bewußt ist, zeigen — außer dem hilfsweisen Einsatz gefühlsbesetzter Mittel — die zusätzlichen 'therapeutischen' Waffen, nämlich das Aufgebot vertrauenerweckender Krankenschwestern und Hausärzte, stärkt doch ein gutes 'Vertrauensverhältnis' zwischen Psychiatern und Betroffenen deren 'Behandlungswillen', wie Helmchen, Hippius und deren Kollege Peter Tiling verstanden haben [470:331]. Drei Beispiele mögen genügen, um diese psychiatrische Taktik vertrauensbildender Maßnahmen zu erfassen: In seinem Aufsatz »Intensivierung durch Integrierung — Zur Praxis psychiatrischer Nachsorge« beschreibt der Psychiater Gregor Bosch, wie es psychiatrisch geschulten Krankenschwestern in einer sozialpsychiatrischen Institution in Frankfurt/Main gelingt, widerstrebenden und mißtrauischen 'Patienten' durch den Anschein von Vertraulichkeiten Informationen zu entlocken und dem Vollzug der psychiatrischen Nachbehandlung zugänglich zu machen (179). Pietzcker veröffentlichte im Jahre 1978 gemeinsam mit Kolle-

(179) Im 'Nervenarzt' erklärt Bosch seine Taktik zwecks Zustandekommen der neuroleptischen Nachbehandlung: »Der Ambulanzschwester lag nicht nur die Verwaltung der Kartei, die Besorgung der Ab-

gen 'Fach'-intern eine an 33 'Schizophrenen' durchgeführte Studie, die die Beziehungen zwischen der Wirkung von Taxilan und der Blutkonzentration betrifft. Wie es die Gruppe um Pietzcker erreichte, daß die 'Patienten' über 18 Jahre hinweg ihre Körper für diese Untersuchung zur Verfügung stellten, wird aus der Danksagung am Ende der Studie ersichtlich, wo es heißt: »Unser besonderer Dank gilt Schwester Marianne El Charif, deren einfühlsamer Umgang mit unseren Patienten und deren Mitarbeit diese Untersuchung erst möglich gemacht hat.« [820:8] Und elf Jahre zuvor waren Helmchen, Hippius und Tiling in ihren Überlegungen, wie sie die ambulante Dauerbehandlung der Betroffenen sicherstellen können, auf die Hausärzte mit ihrem bei vielen Menschen noch bestehenden Vertrauenspotential gekommen, das sich für psychiatrische Zwecke wie folgt einspannen ließe: »Gerade der Nichtnervenarzt, der in der Stellung des echten Hausarztes zum Patienten steht, hat hier große und oft noch ungenützte Möglichkeiten therapeutischer Einflußnahme. Ihm wird vom psychotischen Patienten ein hohes Maß Vertrauen entgegengebracht, das der Nervenarzt erst mühsam zu erwerben trachtet ...« [470:330]

Wie viele andere psychiatrische Techniken hat auch der Einsatz vertrauenerweckender Personen eine lange geschichtliche Tradition: Schon in dem bereits erwähnten, im Jahre 1487 in Köln erschienenen »Hexenhammer« schlagen die beiden Hexen-Jäger Sprenger und Institoris, soweit die beschuldigten Frauen ihre 'Teufelsbesessenheit' beharrlich leugnen, dem Inquisitionsrichter gewisse 'vertrauenerweckende' Maßnahmen vor, um die Vorbereitung der 'Hilfe'-bringenden Hexen-Behandlung (Scheiterhaufen) zu beschleunigen: »Aber dafür sorge er zuerst, daß sie menschlich mit Speise und Trank bedacht wird und bisweilen ehrenwerte, nicht verdächtige (Männer zu ihr) hineinkommen, die sich auch häufig über verschiedene Dinge von dem, was sie angeht, mit ihr unterhalten und endlich im Vertrauen raten sollen, sie möchte die Wahrheit gestehen ...« [993,III:100f.] Der Form halber soll ihr dann alles mögliche, sogar Gnade versprochen werden, wobei schließlich noch ein Notar aufgeboten werden soll, um die Betroffene glauben zu machen, sie würde im Falle ihrer Nachgiebigkeit gegenüber den Erwartungen des Behandlungspersonals tatsächlich gnadenvoll behandelt: »Und wenn die Angezeigte auf diese Weise um Gnade gebeten und Tatsachen enthüllt hat, sollen allgemeine Redensarten gemacht werden, (wie z.B.) es werde ihr mehr werden als sie selbst erbeten habe; zu dem Ende, daß sie mit größter Vertrauensseligkeit rede.« [993,III:101]

Überblicken wir an dieser Stelle, wie normale Psychiater, die anerkannten und tolerierten Fachleute für Normalität und Re-Normalisierung, mit Gefühlen umgehen, so könnten wir zu dem Schluß kommen, daß ihre eigenen vorgegebenen Gefühle jeg-

---

rechnungen oder der Empfang der Patienten ob; sie hatte neben solchen traditionellen Aufgaben die Hauptverantwortung für die Signalisierung ausbleibender Patienten zu tragen und außerdem eine Reihe ausgesprochen therapeutischer Funktionen zu erfüllen. So mußte sie recht häufig die Rolle einer Beraterin übernehmen, zu der Patienten auch außerhalb der eigentlichen Sprechstunde und unabhängig von dieser kamen. Im Gegensatz zur üblichen Handhabung solcher Posten war nicht nur toleriert, sondern gewünscht, daß die Schwester mit den Patienten in jedem Falle offen sprach, und ein solches Gespräch hat oft, mag es auch manchmal den Anschein eines unverbindlichen Geplauders gehabt haben, die Arbeit der Ärzte und Fürsorgerinnen erheblich erleichtert. Besonders in bezug auf Ärzte, die neu in der Abteilung waren, die ihren Stil nicht kannten, nicht verstanden oder ungern assimilierten (*sich ungern anpaßten*), hat sich oft erwiesen, daß die Bereitschaft der Patienten zur Darlegung ihrer Nöte und Schwierigkeiten der Schwester gegenüber offener war. (...) Im Falle eines beunruhigenden Ausbleibens von Patienten war es die Aufgabe der Ambulanzschwester, durch telefonische oder schriftliche Nachfragen den Versuch zu machen, den Patienten wieder zu einem Besuch zu veranlassen; diese Schreiben konnten in mehreren Stufen intensiviert werden, wobei es für den Stil der Abteilung typisch war, daß wir zwar Vorformulierungen für solche Schreiben hatten, unsere Ambulanzschwestern aber immer die Patienten persönlich anschrieben oder dem bei solcher Gelegenheit verschickten Plan der Ambulanzstunden einen individuellen und persönlichen ausführlichen Zusatz hinzufügten.« [120:528f.]

lichen Selbstzweckes entbehren, sondern lediglich Schein-Gefühle sind, als solche sie auch bewußt und geplant benutzt werden — angefangen von 'Gefühlen' des Ernstnehmens über 'Gefühle' der Anerkennung, Zuwendung, Zuneigung und Liebe bis hin zu 'Gefühlen' der Offenheit, Sicherheit und des Vertrauens. Alle Äußerungen, die mit dem Schein von Gefühlen behaftet sind, dienen aber einzig dem Zweck fortgesetzter Behandlung mit Neuroleptika. Die Gefühle der Betroffenen sind für Psychiater einzig unter dem Aspekt interessant, inwieweit diese Gefühle der Verwirklichung der eigenen psychiatrischen Interessen dienen oder widersprechen. Es könnte also der Anschein entstehen, als hätten normale Psychiater keinerlei eigene Gefühle, ja, als sei bei ihnen ein inneres psychisches Leben nicht vorhanden oder abgestorben. Andererseits stellte eine solche Anschauungsweise Psychiater als bloße Marionetten und Roboter dar. Könnte dann aber ihr Zynismus und ihre Motivation zu den umfassenden 'therapeutischen' Organzerstörungen erklärt werden? In den nächsten drei Kapiteln werden wir die Antwort auf diese Frage finden; als Ergebnis dieses Kapitels können wir als zweites Kriterium zur Bestimmung der (der 'Schizophrenie' und anderen solcherart psychischen 'Krankheiten' — theroretisch — entgegengesetzten) Normalität die Unterdrücktheit aller positiven Gefühle wie Ernstnehmen, Anerkennung, Zuwendung, Liebe, Offenheit und Vertrauen festhalten.

Kapitel 3: Fragen zur Selbstbestimmung und zur Selbstverantwortung

Compliance/Unterwerfung — Psychiatrische Kühnheit und Zumutung — Paradoxe Rechte — Ärzte mit und ohne Ethik — Zeitraubende Diskussionen — Industrieinteressen — Juristische Fixierungen — Die Leiche gehört dem Volk — Fremdbestimmung und Selbstentfremdung

Der Charakter des Verhältnisses, das Psychiater mit 'ihren Patientinnen und Patienten' eingehen wollen und das die Interessenshaltung der Psychiater kennzeichnet, läßt sich bestimmen, indem wir den Sinn desjenigen Begriffs untersuchen, den Psychiater für das in ihren Augen wünschenswerte 'Arzt-Patienten-Verhältnis' verwenden: die sogenannte Compliance. Aufbauend auf dieser grundlegenden psychiatrischen Forderung gibt die zusätzliche Betrachtung der psychiatrischen Haltung zum Verhältnis zwischen Psychiater und Behandelten im Rahmen von Psychopharmaka-Experimenten ausreichend Material, um das Kriterium zu entwickeln, das die Haltung der Psychiater in Hinsicht auf Selbstbestimmung und Selbstverantwortung kennzeichnet.

Der Begriff 'Compliance' stammt worthistorisch vom lateinischen Wortstamm 'complexus' ab, der 'Umschließung' oder 'Umarmung' bedeutet. Eng verwandt mit 'Compliance' ist somit auch das ebenfalls auf 'complexus' zurückgehende Wort 'Komplice', also der 'Mittäter' oder 'Teilnehmer an einer Straftat', so das Duden-Herkunftswörterbuch. Im »Handlexikon der Medizin« ist die Compliance wie folgt definiert: »das Sichfügen ('Unterwerfung') des Pat. in das diagnost. u. therap. Regime, seine 'Mitarbeit'.« [411,I:420] Ursula Gundert-Remy aus der Abteilung für Klinische Pharmakologie der Universität Heidelberg vertritt in der Zeitschrift 'Arzneimittel-Forschung' die Auffassung der psychiatrischen 'Therapeuten': »Compliance ist das Ausmaß der Übereinstimmung zwischen therapeutischen Empfehlungen und ihrer Ausführung.« [386:1174] Wie die Compliance, also die Mitarbeit der Betroffenen an der Schädigung ihres Körpers, ihrer geistigen Fähigkeit und ihrer psychischen Vergewaltigung zusätzlich erleichtert wird, schildert Ursula Gundert-Remy ebenfalls; nämlich durch stabile Familienbande sowie durch 'angemessene Supervision', auf deutsch: durch Überwachung (180). 'Therapeutisches' Handeln von Psychiatern ist somit identisch mit dem Streben nach Macht über die 'Schizophrenen' und die anderen solcherart psychisch 'Kranken'.

Darüber, wer die Entscheidung trifft, ob, und wenn ja, welchen Gefahren die 'Patienten' und 'Patientinnen' in der normalen psychiatrischen Behandlung ausgesetzt

(180) Folgendes trägt Ursula Gundert-Remy auf dem 'Symposion der Arbeitsgemeinschaft für Neuropharmakologie und Pharmakopsychiatrie' im September 1979 in Nürnberg vor: »Bei psychiatrischen Patienten wurde ein anderer Faktor als positiv im Sinne einer Compliance gefunden: die Arbeiten, die zeigen konnten, daß Compliance und stabile Familie miteinander korrespondieren, gehen auf Untersuchungen an psychiatrischen Patienten sowie Kindern als Patienten zurück. Ebenso konnte in drei von vier Arbeiten, die sich mit dem Einfluß der Supervision des Patienten auf die Compliance beschäftigen, bei psychiatrischen Patienten ein die Compliance fördernder Einfluß einer adäquaten Supervision (*angemessenen Überwachung*) gezeigt werden.« [386:1175]

werden sollen, mit welchen 'medikamentösen' Giften sie behandelt und zu 'Therapie'-Zwecken vergewaltigt werden sollen, lassen Psychiater keinerlei Zweifel offen: Mit »einer gewissen Dosis Kühnheit seitens des Arztes« [778:671], so die beiden Psychiater H. Nakajima und I. Gad, solle zwischen der 'Schwere der Krankheit' und den möglichen, letztlich jedoch nicht eingrenzbaren Gefahren der Neuroleptika-Behandlung abgewogen werden [778:671].

Die Entscheidungsgewalt liegt also in den Händen der Psychiater, während den Betroffenen dafür das Erleiden der Folgen der neuroleptischen Behandlung bleibt — ein (Er-)Leiden, das bereits in der wortgeschichtlichen Bedeutung des Begriffs 'Patient' enthalten ist (181) und ihnen somit die Rolle von Opfern psychiatrischer Vergewaltigung zuschreibt — unabhängig von möglichen eigenen, mit dem Begriff 'Masochismus' äußerlich gekennzeichneten Neigungen.

Wie deutlich Psychiater ihr Streben nach Macht und Unterwerfung ihrer Gegenüber offenbaren, zeigt sich anhand einiger Äußerungen zu ihren psychiatrischen Aufzeichnungen bzw. zur experimentell angestrebten Perfektionierung der Behandlung, die für die Betroffenen Organschädigungen, geistige Deformierung, psychische Vergewaltigung und zusätzlich noch Verhöhnung und Diffamierung von seiten der Psychiater bringt. So pocht beispielsweise Helmchen, für dessen Dissertation 51 Katzen ihr Leben lassen mußten [446:27], auch auf den Erhalt seiner Machtstellung als 'Arzt' gegenüber Menschen, die es ihm erlaubt, uneingeschränkt deren Würde anzutasten. Mit dem inzwischen als reine Selbstschutz-Behauptung durchschauten Argument der 'Schonung' fordert Helmchen die Rechtlosigkeit der Betroffenen und dazu entsprechend die absolute Rechtsstellung des Psychiater: »Er muß dabei auch in Zukunft veranwortungsbewußt selbst entscheiden dürfen, wieviel er einerseits der Würde und Selbstverantwortlichkeit des Kranken schuldig ist und andererseits dessen Belastbarkeit zumuten kann.« [442:93] Bei Experimenten mit Psychopharmaka sollen es selbstverständlich ausgerechnet die betroffenen 'Patienten' sein, die als einzige in der Rolle der Unwissenden bleiben [468:629]. Helmchen pocht auf die angebliche Hilflosigkeit der 'Kranken' und auf deren — womöglich durch Gerichtsbeschluß erzwungenes — Vertrauen darauf, daß der Psychiater seine ganze Kraft einsetze, um ihnen zu helfen (182). Er nennt, worin er von Müller-Oerlinghausen unterstützt wird, jegliche Gewährung von Rechten für die Objekte der Psychopharmaka-Experimente 'paradox'; schließlich habe auch Cerletti bei seinen ersten Elektroschock-Einsätzen niemanden um Erlaubnis gefragt [485] — damals im Jahre 1938 während der faschistischen Diktatur in Italien unter Mussolini. Letztendlich, so die beiden modernen Psychiater, müsse die Entscheidung beim Psychiater verbleiben, an wem er seine Experimente vollziehen und ob bzw. inwieweit er hierüber gegenüber den Betroffenen Aussagen machen wolle [468:19]. Um ihr am 'Wohle des Patienten' ausgerichtetes Vorgehen zu bekräftigen, zitieren Helmchen und Müller-Oerlinghausen ihren Kollegen Clarence Blomquist, der in seiner Vorlage für eine im Juni 1976 in London stattfindende gemeinsame Veranstaltung des 'Weltverbandes für Psychiatrie' und der CIBA-Foundation, einer Stiftung des gleichnamigen Pharma-Multis, zum Thema 'Ethische

---

(181) Der Begriff 'Patient' stammt vom lateinischen 'pati' ab und bedeutet 'erdulden' oder 'erleiden'. Derselbe Wortstamm ist auch in Wortverbindungen wie z.B. der 'Passions'-Geschichte (Leidensgeschichte Christi) enthalten [233:495f.], die heutzutage — unter zeitgemäßer Sprachverwendung — wahrscheinlich mit dem Begriff 'Patienten-' oder 'Kranken'-Geschichte abgedeckt würde ....

(182) Helmchen: »Schließlich erhebt sich die Frage, ob die Besonderheit des Arzt-Patienten-Verhältnisses überhaupt eine freie und unabhängige Entscheidung des Patienten zuläßt. Dieses Verhältnis beruht auf dem Vertrauen des Kranken, daß der Arzt seine Krankheit heilen kann, ausschließlich dieses Ziel verfolgt und dies mit ganzer Kraft tut. Dieses Vertrauen, zusammen mit seiner Hilflosigkeit und Hoffnung, macht den Kranken fraglos abhängig vom Arzt.« [454:1254]

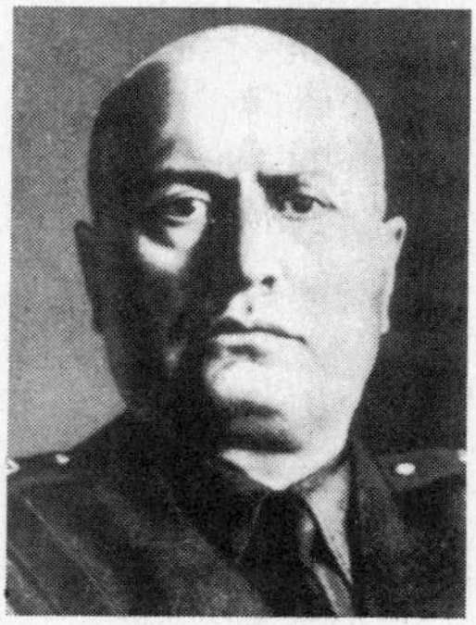

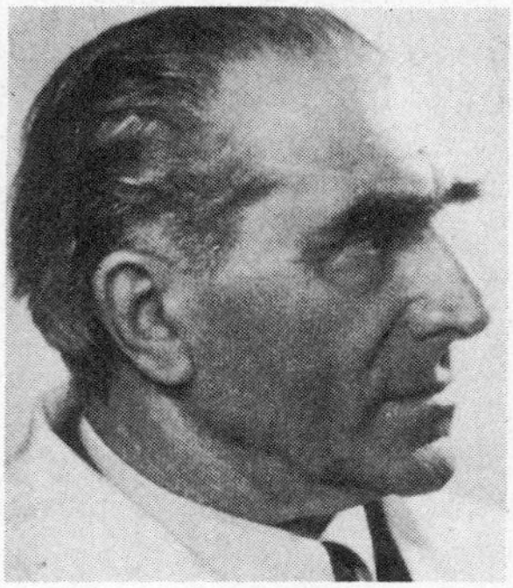

Abb. 117:
Links: Benito Mussolini (1883 — 1945).
Rechts: Ugo Cerletti (1877 — 1963)

Aspekte der Psychiatrie' schrieb: »Ärzte mit hohem Standard brauchen wohl keine ethischen Richtlinien.« [117:zit.486:22]

Aber mit der Unterdrückung des Selbstbestimmungsrechtes der Betroffenen zur Durchsetzung der eigenen psychiatrischen Interessen ist es noch nicht getan. Entgegen der 'gelegentlich modischen Industriefeindschaft' solle, immer noch Helmchen und Müller-Oerlinghausen, Mitarbeitern der privaten Chemieindustrie die Gelegenheit gegeben werden, durch aktive Teilnahme an Anstalts-Experimenten die 'klinische Wirklichkeit' besser kennenzulernen [487:205]; wie die beiden Psychiater im Jahre 1973 für ihre Universitäts-'Klinik' im 'Nervenarzt' melden, besitzt ein von der Privatindustrie angestellter Pharmakologe seinen Arbeitsplatz direkt in der Anstalt: »Seine Aufgabe besteht in der Durchführung und Koordinierung klinisch-pharmakologischer Untersuchungen an psychiatrischen Patienten, wobei diese Tätigkeit einen ausgesprochen didaktischen Aspekt hinsichtlich der psychopharmakologischen Ausbildung der klinischen Kollegen und Studenten besitzt.« [487:205] Sehr wichtig halten es Psychiater mit der Flexibilität der Forschung, die ja schließlich im Interesse der 'Kranken' betrieben werde, so Helmchen und Müller-Oerlinghausen in einem Beitrag für die Zeitschrift 'Pharmakopsychiatrie/Neuro-Psychopharmakologie' [483:180]. Regelmäßige und von den formalen gesetzlichen Bestimmungen her erzwungene Diskussionen, ob die Betroffenen im Zweifelsfall auch wirklich aufgeklärt seien, würden zu »zeitraubenden und teilweise sachfremden Diskussionen« [483:181] führen und die Experimente somit letzten Endes angesichts der organisatorischen Schwierigkeiten »... von der Industrie als ökonomisch nicht mehr vertretbar abgelehnt werden.« [488:401] Das Selbstbestimmungsrecht der Behandelten erleidet nach den Worten Helmchens und Müller-Oerlinghausens jedoch noch weitere 'therapeutisch' gerechtfertigte Einschränkungen: Die 'wissenschaftliche Ethik' verlange einen unaufgeklärten 'Patienten', ebenso erhebe auch 'die Gesellschaft' einen Anspruch auf wissenschaftlichen Fortschritt, wie Helmchen im Hauptvortrag auf dem '8. Symposion der Arbeitsgemeinschaft für Neuropsychopharmakologie und Pharmakopsychiatrie' im Oktober 1977 in Nürnberg erklärt [454]. Zwischen diesem Anspruch und dem Selbstbestimmungsrecht der psychiatrisch behandelten Individuen bestehe ein Konkurrenzverhältnis [488:400]. Waren in Deutschland nach 1945 im Rahmen der 'Nürnberger Prozesse' gewisse, die Psychiatrie- wie auch die Medizin-betroffenen Menschen eigentlich vor einer Wiederholung der verbrecherischen NS-Menschenexperimente schützende Normen festgelegt worden, wie Helmchen und Müller-Oerlinghausen ausführen [486:18], so fühlen sich Psychiater dadurch in ihrem Tätigkeitsdrang eingeschränkt. Im sogenannten 'Interdisziplinären Gespräch über ethische und juristische Probleme in der psychiatrischen Therapie-Forschung', das an die oben erwähnte Londoner Psychiatrie-/Chemieindustrie-Veranstaltung anschloß und dieses Mal von der nach (dem als Kriegsverbrecher verurteilten) Fritz Thyssen benannten Thyssen-Stiftung gesponsort wurde [1040:VII] und im Mai 1977 in Westberlin stattfand, führen Helmchen und Müller-Oerlinghausen innerhalb ihres Vortrages »Klinische Prüfung neuer Psychopharmaka« in bezug auf die oben genannten 'Patienten'-Rechte aus: »Die juristischen Fixierungen scheinen uns aber der Praxis nicht immer adäquat und mit unserem Verständnis ärztlichen Verhaltens nicht immer vereinbar zu sein.« [486:22] Orientiert an 'unserem demokratisch-liberalen Verständnis' und auf Basis der 'gemeinsamen Sorge um die Wiederherstellung und Erhaltung der psychischen Gesundheit', also orientiert an den psychiatrischen, auf Normalität und Re-Normalisierung abgerichteten Glaubenshaltungen soll — weiter Helmchen und Müller-Oerlinghausen — der für Versuchszwecke bestimmte 'Patient' in 'solidarischer' Weise über seine Verwendung 'aufgeklärt' werden; die 'optimale therapeutische Situation' dürfe auch nicht in der Forschung am 'Patienten' verlorengehen, weshalb er zum 'mündigen Patienten' erklärt werden solle, der, so die Strategie der Psychiater, die speziellen Erwartungen, die aus seinem somit aufgebauten 'eigenen' Interesse resultieren, aber auch zu verantworten habe (183): »Partnerschaft und gemeinsame Verantwortung bedeutet auch Selbstverantwortung des Patienten für seine Gesundheit und im weiteren Sinne auch für die seiner leidenden Mitpatienten. Von einem solchen verantwortlichen und informierten Patienten wird auch eine Teilnahme an Untersuchungen, die dem medizinischen Fortschritt dienen, erwartet werden können.« [486:23]

Die psychiatrische Art der Formulierung und insbesondere der Umgang mit Begriffen wie Demokratie, Liberalität, Solidarität, Selbstbestimmung und sogar Selbstverantwortung zeigen, woran eine solche Unterscheidung der modernen psychiatrischen Allmachtstellung und der totalen Rechtlosigkeit der Betroffenen (im Zeitalter der Behandlung und Forschung mit modernen psychiatrischen Psychopharmaka) von den unmittelbar vorhergehenden psychiatrischen Entwicklungsstufen festzumachen ist: Nutzten zuvor die Psychiater ihre Machtfülle offen und relativ unverbrämt, so wird nun, nachdem nach 1945 Kritikansätze an der sozialpsychiatrischen Behandlungspraxis während der Zeit der faschistischen Diktatur aufkamen, die nach wie vor bestehende Macht der Psychiater über die Betroffenen mit Begriffen verschleiert, die nach außen hin Gleichheit und Freiheit ausdrücken sollen. Im Jahre 1935 schrieb Walther Kaldewey — noch ohne taktisches, schmückendes Beiwerk — in bezug auf

(183) Ohne die Kenntnisse über die Wirkungsweise und die Auswirkungen der Neuroleptika und die tatsächlichen Interessen der Psychiater hörten sich folgende Worte Helmchens außerordentlich fortschrittlich an: »Nach unserem demokratisch-liberalen Verständnis ist grundsätzlich eine Entwicklung des paternalistischen Arzt-Patienten-Verhältnisses in das einer echten Partnerschaft, die basiert auf der gemeinsamen Sorge um die Wiederherstellung und Erhaltung der psychischen Gesundheit, im Sinne unserer geschichtlichen Entwicklung positiv zu beurteilen. Eine solche Entwicklung kann aber nur durch gemeinsame Arbeit von Arzt und Patient selber erreicht werden. Von Weizsäcker formte den Begriff der Solidarität zwischen Arzt, Forscher und Patient. Gerade diese Partnerschaft bedeutet, daß die normale oder optimale therapeutische Situation auch in der Forschung am Patienten nicht verlorengehen darf. Sie bedeutet, daß zunächst einmal das Interesse an der Aufklärung seitens des Patienten geweckt werden muß, und zwar durch den Arzt selber in der normalen therapeutischen Situation. Sie bedeutet, daß wir versuchen müssen, von uns aus langsam und ohne falschen ideologischen Eifer die Entwicklung des 'mündigen' Patienten zu fördern, mit dem man sowohl über die Ungewißheit vieler Therapien als auch über die Utopie einer absoluten 'Sicherheit' von Arzneimitteln sprechen kann.« [486:23]

seine Forderung nach absoluter Zwangs-Sezierung sämtlicher toter 'Schizophrener' selbst gegen den erklärten Willen ihren Angehörigen: »Man hält dem immer wieder entgegen, daß doch der Durchführung dieser Forderung wichtige, sowohl individuelle wie auch ethisch-religiös-sektiererische Anschauungen entgegenstünden. Auch heute noch! Wie man aber die Unfruchtbarmachung Erbkranker zur Verhinderung erbkranken Nachwuchses auch, wenn es nicht anders geht, mit Zwang durchführt, so sind auch die Sektionen ohne jede Anhörung Angehöriger durchzuführen. ***Denn die Leiche gehört nicht den Angehörigen, sondern dem Volke.***« [582:300]

Fassen wir zusammen: Wie aus dem Kapitel über die psychischen Neuroleptika-Auswirkungen hervorging, werden die Betroffenen aufgrund der Wirkung der Neuroleptika als chemische Knebel durch eine innere emotionale Abstumpfung und Einmauerung der Entfremdung von dem eigenen, wie auch immer diagnostizierten und bewerteten Selbst wie auch der Einschränkung der körperlichen Integrität ausgesetzt; diese, einem Anschlag auf eine freie Persönlichkeitsentfaltung gleichkommenden Neuroleptika-Auswirkungen sind von den Psychiatern voll beabsichtigt. Das Machtstreben der Psychiater, der Experten für Normalität und Re-Normalisierung, soll erleichtert werden durch eine die Behandlung unterstützende Mittäterschaft der Betroffenen. Zur Ablenkung vom eigenen Herrschaftsanspruch und von den eigenen materiellen und gesellschaftspolitischen Interessen schützen Psychiater außer Sachzwängen in modischer Verbrämung sogenannte 'eigene Interessen der Patienten' an der Unterdrückung des Selbstbestimmungsrechts vor. Während, was nicht anders erwartet wurde, psychiatrische Überlegungen über die Verantwortbarkeit des eigenen, Schaden anrichtenden Handelns nicht anzutreffen sind, so wird von Psychiatern demgegenüber ausgerechnet dann an eine — ansonsten krass in Abrede gestellte — Selbstverantwortung der 'Patienten' und 'Patientinnen' appelliert, wenn es gilt, diese besonderen zusätzlichen Risiken auszusetzen. Die eigene Unterordnung unter Industrie- oder staatspolitische Interessen ist Psychiatern eines weiteren Nachdenkens nicht wert. Aus der Analyse der 'Therapie' mit Neuroleptika ergibt sich somit als drittes wesentliches Kriterium für die Bestimmung der (der 'Schizophrenie' und anderen solcherart psychischen 'Krankheiten' — theoretisch — entgegengesetzten) Normalität das Kriterium der Macht und Herrschaft, der Verletzung des Selbstbestimmungsrechts anderer sowie die Entfremdung vom eigenen Selbst, kurz: das Kriterium der Fremdbestimmung und Selbstentfremdung.

Kapitel 4: Fragen zur Friedfertigkeit

UN-Menschenrechtserklärungen — Der Eid des Hippokrates — Definitionen von Folter und Grausamkeit — Träger höchster geistig-sittlicher Werte oder Fleischmasse? — Gewalt in der Familie — Psychiater in der Selbstmord-Rangliste — Gewalttätigkeit und Haß

Wir wenden uns jetzt der Frage zu, wodurch die Mittel charakterisiert sind, mit denen Psychiater die 'Schizophrenen' und die anderen solcherart psychisch 'Kranken' in die Normalität zurückführen (wollen). Da Psychiater sich derart enthusiastisch über ihre Re-Normalisierungsmittel als 'segensreichen Arzneimittelschatz' usw. äußern oder diese schweigend und somit billigend einsetzen, wird der Charakter dieser Mittel über die Bestimmung des Umgangs mit den 'Patientinnen' und 'Patienten' hinaus tiefe Schlüsse auf die Gefühlswelt von Psychiatern zulassen, deren ungebrochener Ausdruck die 'Medikamente' sind.

Das normale sowie das re-normalisierende zwischenmenschliche Miteinander, unter das auch das psychiatrische Handeln einzuordnen ist, soll in der heutigen Gesellschaft übereinstimmen mit den Grundsätzen, wie sie in den Allgemeinen Menschenrechtserklärungen der Vereinten Nationen (UN) beschlossen wurden und wie sie sinngemäß auch, was die Bundesrepublik Deutschland und Westberlin betrifft, zusätzlich im Grundgesetz verankert sind: Die Anerkennung der allen Mitgliedern der menschlichen Familie innewohnenden Würde bildet die Grundlage von Freiheit, Gerechtigkeit und Frieden in der Welt; so steht es in der 'Allgemeinen Erklärung der Menschenrechte' der Vereinten Nationen (UN) vom 10. Dezember 1948 geschrieben [261:19] und wird auch bei Gelegenheit immer wieder bekräftigt [795:34]. Die Menschen sollen sich im Geiste der Brüderlichkeit begegnen [261:20] — ein Anspruch, der auch durch die christlichen und durch andere religiöse Traditionen gedeckt wird. Laut bundesdeutschem Grundgesetz ist die Würde des Menschen unantastbar [380:5]. UN und Grundgesetz gestehen jedem Menschen das Recht auf Leben und auf Sicherheit der Person zu [261:20;380:5], und außerdem dürfe niemand der Folter oder grausamer, unmenschlicher oder erniedrigender Behandlung oder Strafe unterworfen werden [261:20], schon gar nicht absichtlich, so die UN in einer Erklärung gegen Folter usw. [262:65].

Für Mediziner und Psychiater gelten darüberhinaus weitere Handlungsnormen, so der 'Eid des Hippokrates', außerdem das 'Genfer Gelöbnis', das der Weltärztebund im Jahre 1957 als Grundlage ärztlicher Ethik erneut festlegte, sowie der 'Nürnberger Kodex' aus dem Jahre 1947. Durch diese Erklärungen verpflichten sich Ärzte und Psychiater, ihr Wissen und Können nie zum Schaden der Objekte ihres Handelns anzuwenden und jedes wissentliche Unrecht zu meiden [246], äußerste Achtung vor dem menschlichen Leben zu bewahren und die eigenen Kenntnisse selbst unter Bedrohung nicht in Widerspruch zu den Gesetzen der Menschlichkeit anzuwenden [439:1440]; Experimente seien nur unter den Voraussetzungen durchzuführen, daß eine (jederzeit zurücknehmbare) Zustimmung von über das Risiko voll informierten Betroffenen vorliege, daß die Versuchspersonen selbst gegen die entferntesten Möglichkeiten einer Verletzung und vor unnötigen psychischen Schäden geschützt seien, und daß die Experimente für die Allgemeinheit fruchtbare Resultate erbrächten [789:152f].

Bevor wir jetzt Psychiater und ihre Ansprüche an den Taten, speziell an der Neuroleptika-Behandlung messen, ist es angezeigt, für die notwendige Klarheit der im folgenden wichtig werdenden Begriffe zu sorgen. Lexika erklären den Begriff 'Folter' mit der Zufügung körperlicher und seelischer Schmerzen und Qualen zur Erzwingung von Aussagen und Geständnissen [743,V:181;375,IV:153;233:179]. Folter als schmerzhafte Behandlung zur Erzwingung von Aussagen schließt also die Elemente der vorsätzlichen Grausamkeit, Qual, Unmenschlichkeit und Erniedrigung der Betroffenen ein. Bevor mit diesen Begriffen weitergearbeitet wird, sollen sie wiederum anhand von Lexika noch näher bestimmt werden:

- 'Grausamkeit' wird gleichgesetzt mit Gefühllosigkeit, Roheit, rücksichtslosem Zufügen von Schmerz, mit Härte, Schrecklichkeit und Entsetzlichkeit [135:293;234,III:1078].
- Mit Quälen wird eine Tätigkeit bezeichnet, die darin besteht, einem Lebewesen bewußt körperliche Schmerzen zuzufügen, um es leiden zu sehen, es zu mißhandeln und innerlich anhaltend zu beunruhigen [234,V:2075f].
- 'Unmenschlichkeit' ist ein Begriff, der zumeist sehr verschieden benutzt wird. Eine hohe Stufe der Unmenschlichkeit ist unter dem Begriff des 'Verbrechens gegen die Menschlichkeit' (Mord, Folterung, Vergewaltigung usw. an der Zivilbevölkerung) [344:527;232:370] bekannt, einem Verbrechen, das zum Nürnberger Ärzteprozeß führte: Nach der militärischen Niederschlagung des deutschen Faschismus wurden einige Ärzte verurteilt, weil sie an 'ihren Patientinnen und Patienten' medizinische Versuche angestellt hatten, die, so die Urteilsbegründung, durch die Elemente des Zwangs, der Willkür, der unnötigen Leiden und Verletzungen, der (durchaus vermeidbaren) dauerhaften körperlichen Schäden und des Todes sowie der abstoßenden Bedingungen bestimmt waren, unter denen die jeweilige Behandlung stattfand [726:280].
- 'Erniedrigung' ist der Verstoß gegen die Menschenwürde, d.h. gegen einen — so »Meyers Universallexikon« — für unantastbar erklärten »... Bereich, der dem Menschen als Person zusteht, diesen als Träger höchster geistig-sittl. Werte und wegen seiner Fähigkeit zu eigenverantwortl. Selbstbestimmung respektiert und eine verächtliche Behandlung (...) ausschließt.« [743,IX:278]

Das Verhalten von Psychiatern, den Fachleuten für Normalität und Re-Normalisierung, wäre also als wahrhaft gut zu bezeichnen, wenn es als liebevoll (nicht grausam), hilfreich und unterstützend (nicht quälend), mit-menschlich (nicht unmenschlich) und andere in ihrer Menschenwürde respektierend (nicht erniedrigend) zu charakterisieren wäre. Daß auch und gerade Psychiater diese Attribute, insbesondere diejenigen der menschlichen und partnerschaftlichen Hilfe für ihre Tätigkeit und für sich selbst diejenigen des väterlichen Freundes, des Begleiters und Retters in Anspruch nehmen (wollen), ist wenig verwunderlich. Jedoch ist die Frage entscheidend, wie sich diese Ansprüche mit der Wirklichkeit für die Betroffenen decken: Werden diese als Träger höchster geistig-sittlicher Werte und in ihrer Fähigkeit zu eigenverantwortlicher Selbstbestimmung anerkannt? Sind sie davor geschützt, durch die psychiatrische Behandlung psychische Schmerzen und innerliche Beunruhigung zu erleiden? Sind sie sicher vor dauerhaften und lebensgefährlichen körperlichen Schädigungen? Ist die Weiterentwicklung der Behandlung an fruchtbaren Resultaten für die Allgemeinheit orientiert? Ist es die Unwahrheit, daß Psychiater 'ihren Patientinnen und Patienten' zwangsweise, gefühl- und rücksichtslos und vor allem bewußt und vermeidbar Schmerzen zufügen, vergleichbar gar mit Folter?

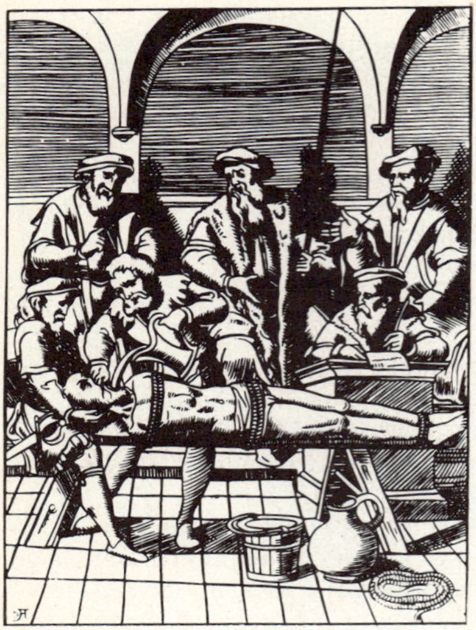

Abb. 118: Traditionelle Feind-Behandlung: Folter durch Einflößung des sogenannten 'Schwedentrunks' (Jauche)

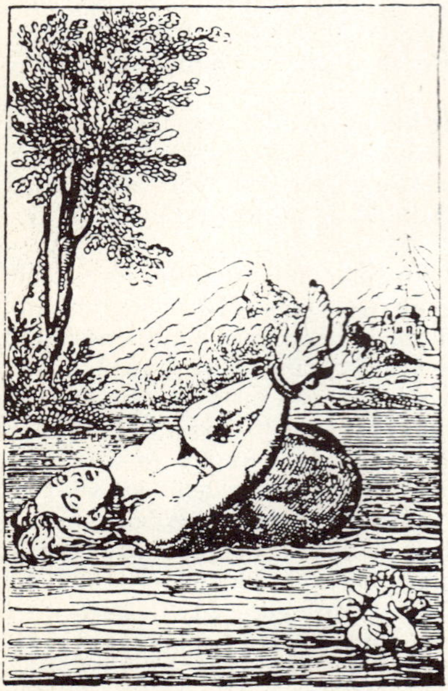

Abb. 119: Traditionelle Hexen-Behandlung: Vollzug sogenannter 'Wassertests' (Prüfung, ob die als Hexen beschuldigten Frauen ordnungsgemäß ertrinken)

Wie wir gesehen haben, nehmen Psychiater die Subjekthaftigkeit ihrer Gegenüber nur insofern wahr, als sie von der Normalität abweicht, weshalb sich Psychiater berechtigt fühlen, mit den Behandelten als Objekten umzugehen. Die von den Neuroleptika betroffenen Menschen sind Manipulationen ausgesetzt: Ob ihnen mittels der direkten biochemischen Wirkungsweise der Neuroleptika künstlich produzierte epileptische Anfälle, Hirnrhythmusstörungen, Parkinsonismus, Kreislauf- oder Hormonstörungen zudiktiert werden, oder ob sie mittels der indirekten biochemischen Wirkungsweise der Neuroleptika in einen Zustand mal der Niedergeschlagenheit und Verzweiflung, mal der geschäftigen Verwirrtheit versetzt werden — sie, die 'Schizophrenen' und die anderen solcherart psychisch 'Kranken' werden von Psychiatern, den Experten für Normalität und Re-Normalisierung, nicht als unantastbare Träger geistig-sittlicher Werte, sondern als bloße, behandelbare Körper, als Träger 'therapierbarer' Fleisch- und Gehirnmassen in Menschengestalt, als Leiber mit Innereien, jedoch ohne ernstzunehmenden Geist und ernstzunehmende Psyche und — ihre Existenz vorausgesetzt — Seele gesehen, denen ein Selbstbestimmungsrecht nicht zuerkannt zu werden braucht. Die Neuroleptika-Behandelten sind nicht geschützt vor psychischen Schmerzen und innerer Beunruhigung oder vor dauerhaften und lebensgefährlichen körperlichen Schädigungen; im Gegenteil: Die unmittelbaren Ziele der Behandlung sind gerade die psychische Beeinträchtigung sowie die körperliche Schädigung, an deren Bewirkung die 'Qualität' der psychiatrischen 'Therapie' gemessen wird. An einen wirksamen Schutz vor bleibenden und gar tödlichen Gefahren der Neuroleptika-Behandlung ist, wie wir sehen konnten, von Psychiatern nicht gedacht; unheilbare körperliche Erkrankungen, bleibende geistige und psychische Deformationen und reihenweise auftretende Todesfälle stellen für Psychiater einzig ein Problem dar, das zu verharmlosen ist und dessen Verantwortung sie von sich zu weisen haben, um ungestört psychiatrisch-neuroleptisch weiterwirken zu können.

Ein Messen an den oben dargestellten Anforderungen, die eigentlich aus den geltenden Menschenrechtserklärungen und anderen ethischen Normen erwachsen, muß zum Schluß führen, daß die moderne psychiatrisch-psychopharmakologische 'Therapie' eine grausame Quälerei wehrloser oder gutgläubiger, vertrauensseliger Menschen ist, die als Verstoß gegen die Menschenwürde, ja sogar als Verbrechen gegen die Menschlichkeit gewertet werden muß. Da die neuroleptische Behandlung der 'Schizophrenen' der Erzwingung einer sogenannten 'Krankheitseinsicht', d.h. einer Aussage über eine vermutete, letztlich emotionale 'Verfehlung' und einer Distanzierung von den eigenen Überzeugungen und Emotionen dient, ist die Anwendung des Begriffes der Folter auf die Neuroleptika-Behandlung voll berechtigt. Ein kurzer Blick auf Behandlungsmaßnahmen vorhergehender psychiatrischer Entwicklungsstufen führt zum selben Schluß. Somit ist die Neuroleptika-Behandlung auch als Mittel der Gehirnwäsche bestimmt.

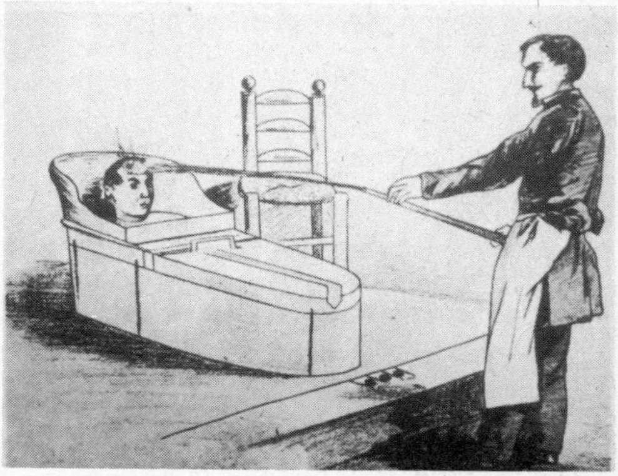

Abb. 120: Traditionelle psychiatrische Behandlung: Handwasserspritze

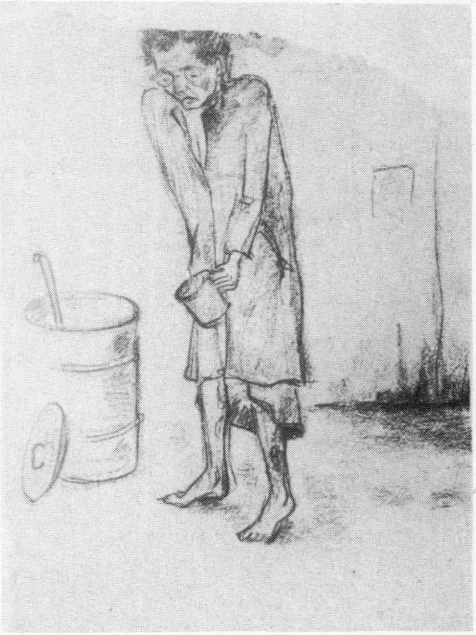

Abb. 121: Sozialpsychiatrische Behandlung: Hunger-'Kur' und schließlich offener Massenmord in Vernichtungslagern unter Trägerschaft der 'Gemeinnützigen Stiftung für Anstaltspflege'

Dieser Tatbestand dürfte zwei Phänomene erklären, auf die an dieser Stelle kurz eingegangen werden soll, nämlich die in bezug auf den gesellschaftlichen Durchschnitt eigentlich eher niedrigere, sich im Laufe der psychiatrischen Behandlung steigernde Gewaltrate von seiten der 'Schizophrenen' und die hohe Selbstmordrate von Psychiatern. Wie eine im Juni veröffentlichte Untersuchung von Heinz Häfner und Wolfgang Böker über den Zeitraum vom 1. Januar 1955 bis zum 31. Dezember 1964 ergibt [401], werden 'Geisteskranke' insgesamt nicht häufiger gewalttätig (Mord, Totschlag, Körperverletzung mit Todesfolge) als Normale. Von

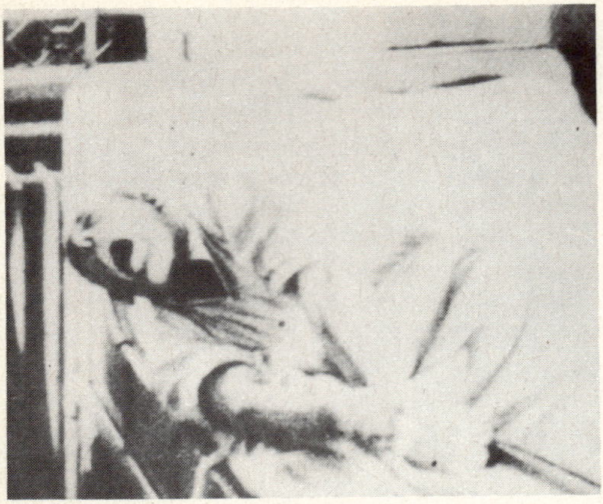

Abb. 122: Klassische psychiatrische Behandlung: Kardiazolschock

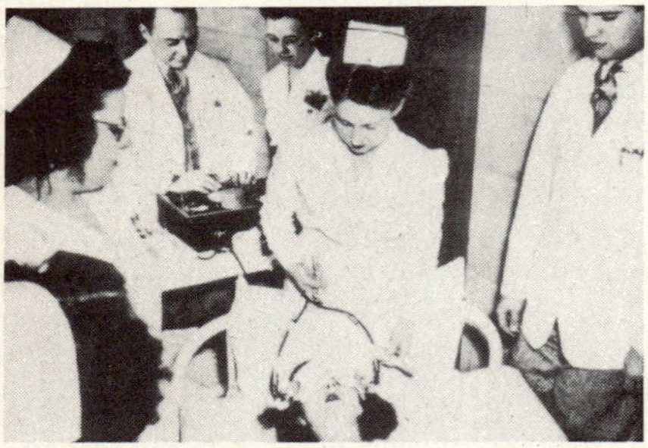

Abb. 123: Klassische psychiatrische Behandlung: Elektroschock

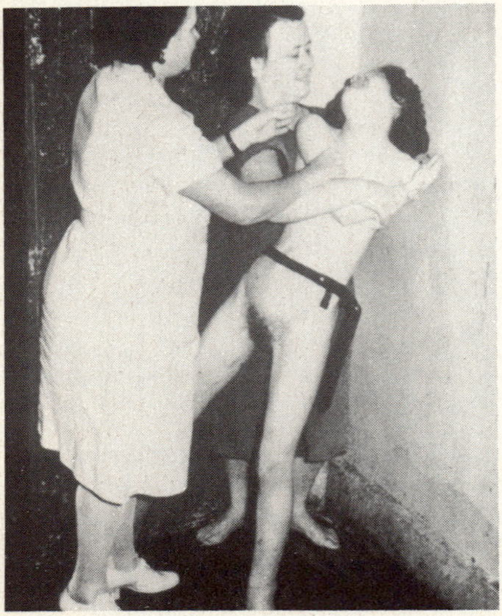

Abb. 124: Normalitäts-Kriterium Nr. 4: Gewalt, am Beispiel zwangsweiser Vorbereitung zur Leukotomie

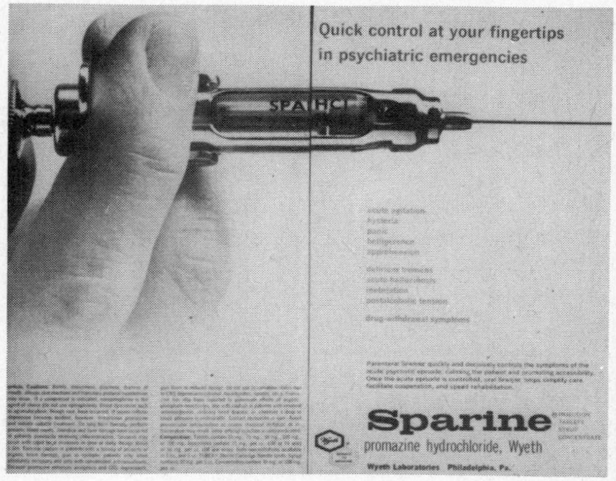

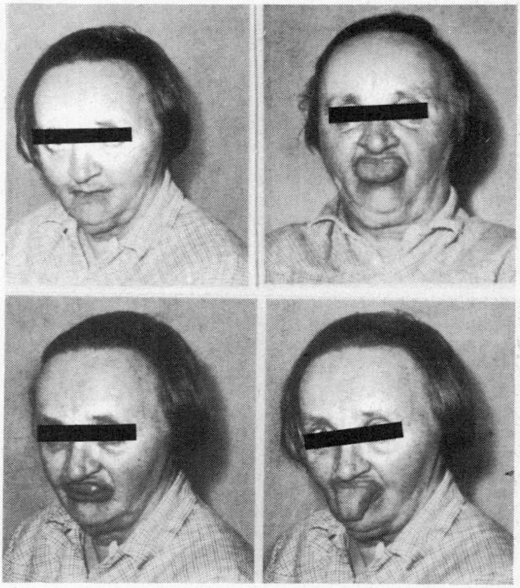

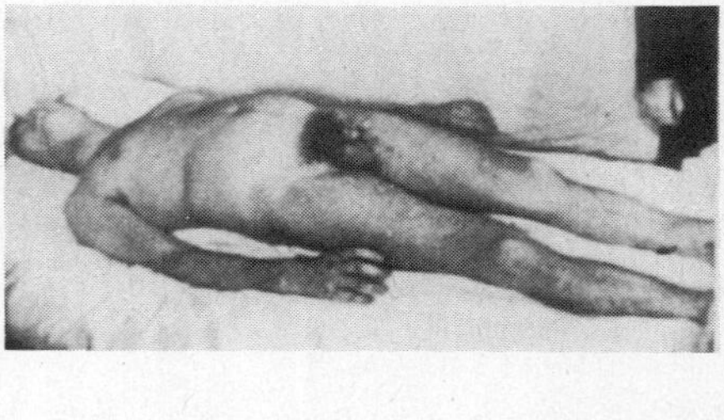

Abb. 125: Moderne psychopharmakologische 'Therapie':
Von oben:

1. Werbeanzeige der Herstellerfirma des Sparine (Protactyl) (Text in deutscher Übersetzung: »Schnelle Kontrolle durch Ihre Fingerspitzen bei psychiatrischen Notfällen ... Sparine.«)
2. Neuroleptika-bedingtes Zungen-Schlund-Syndrom
3. Neuroleptika-bedingte, 'Hysterie'-artige Aufblähung des Unterleibs (Scheinschwangerschaft) als Folge der Behandlung mit Compazine.

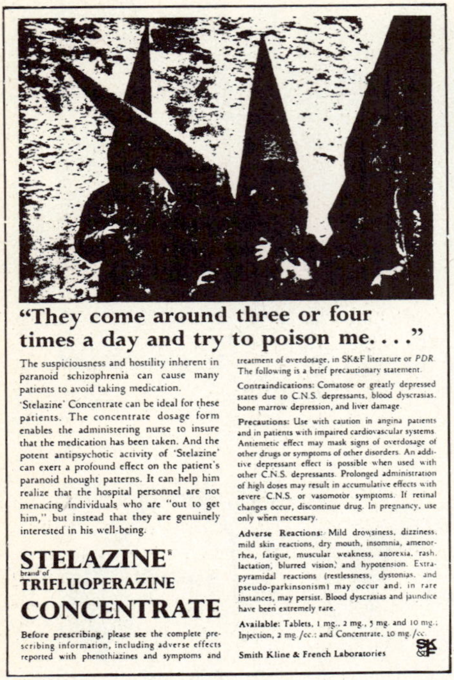

Abb. 126: Normalitäts-Kriterium Nr. 1: Zynismus, am Beispiel der Werbung für Stelazine (Jatroneural) (Übersetzung des dickgedruckten Werbetextes: »Sie suchen mich drei bis vier Mal am Tag auf und versuchen, mich zu vergiften ...«)

533 'geisteskranken' Tätern wurde 252mal, also fast jedes zweite Mal die Tat ***nach*** der Behandlung in einer Psychiatrischen Anstalt verübt, wobei 39% dieser Tätergruppe die Gewalttat im Laufe des ersten Halbjahres nach ihrer Entlassung begingen. Häfner und Böker, die beiden Psychiater, schieben nun diese merklich gestiegene, insbesondere gegen Familienangehörige gerichtete Gewalttätigkeit auf eine Steigerung der 'Krankheit' und werfen kurzerhand die für Psychiater doch recht merkwürdige Frage auf, »... ob Geisteskrankheit nicht in vielen Fällen ein Verzögerungsfaktor ist, der eine Gewalttat mitunter um Jahre hinausschieben kann.« [401:289] Darauf, daß die von Psychiatern mittels ihrer 'Therapie' begangene Menschenrechtsverletzung und Demütigung in Haß gegen die Familienangehörigen umschlägt, die, wie die Dissertation Peter Häberls aus der Universitätsanstalt Erlangen bestätigt, besonders 'Krankheits'-einsichtig sind [399:90] und demzufolge Psychiater zumeist in allem unterstützen, kommen Häfner und Böker selbstverständlich nicht (184).

Auf die Gewalttätigkeit der Psychiater selbst weist der bereits erwähnte österreichische Psychiater Florian Langenegger, der im Jahre 1983 das andere Produkt psychiatrischer Gewalttätigkeit anspricht: »Viele Psychiater gehen freiwillig in den Tod. Die Selbstmordrate unter Psychiatern ist bekanntlich sehr hoch.« [644:173] Schon im Jahre 1967 veröffentlichte der Psychiater Walter Freeman aus Los Altos/Kalifornien eine Studie über die psychiatrische Spitzenstellung unter den verschiedenen Berufsgruppen, die er mit den Worten beginnt: »Mediziner neigen mehr zum Selbstmord als Menschen anderer Gewerbe. Es stellt sich heraus, daß Psychiater die Spitzenstellung einnehmen.« [314:846] Genau ein Jahr später weisen, wie aus einem Bericht der Zeitschrift 'Bulletin for Suicidology' vom Dezember 1968 hervorgeht, der u.s.amerikanische Psychiater Paul H. Blachly von der Oregon Medical School und die beiden Medizinstudenten William Disher und Gregory Roduner für den Zeitraum zwischen Mai 1965 und November 1967 diesen Tatbestand durch eine detaillierte Untersuchung nach (s. Abb. 127) [108]. Zur Er-

(184) Häfners und Bökers Untersuchungsergebnisse sind unter Psychiatern selbstverständlich bekannt, auch wenn diese Berufsgruppe in der Öffentlichkeit nach wie vor das Bild eines gemeingefährlichen Irren wieder und wieder neu entwirft. So schreibt beispielsweise Haase: »Wir wissen auch, daß in den seltenen Fällen, in denen es zu aggressiven Handlungen Schizophrener kommt, diese sich häufiger auf Familienmitglieder bzw. Ehepartner beziehen, seltener auf Fremde. Wenn es nach den Untersuchungen von Häfner und Böker auf 10.000 Schizophrene in 6 Fällen zu gefährlich aggressiven Handlungen kam, so liegt diese Rate kaum über derjenigen der Gesunden, und sie liegt nach unseren klinischen Erfahrungen ***unterhalb*** derjenigen der Gesunden, wenn es um aggressive Handlung gegenüber Fremden geht.« [393:96]

klärung dieser bezeichnenden psychiatrischen Reaktionen verweisen Blachly und die beiden Studenten u.a. und in bezug auf Sigmund Freuds Schrift »Trauer und Melancholie« auf einen möglichen, unter besonderen Umständen eintretenden Umschlag der vorhandenen Feindseligkeit in einen tödlichen Haß auf das eigene Selbst und schreiben: »Die gewaltige narzistische Blockade im eigenen Selbst kann (...) überwunden werden, wenn sich das Subjekt genügend davon lossagen kann, um sich selbst als Objekt seiner Feindseligkeit zu betrachten.« [108:13] Doch statt die eigene psychiatrische Feindseligkeit und den eigenen Haß, die zum Potential für die Selbsttötung werden, zum Thema der eigenen Überlegungen zu machen, wird — wie beim obengenannten Beispiel der unter psychiatrischer Behandlung 'zufällig' angewachsenen Gewaltrate 'Schizophrener' — auch hier die Schuld weit von sich gewiesen. Wieder sind es die anderen, die an allem Unglück schuld sein sollen; Blachly, Roduner und Disher: »Der Psychiater, der häufig in intensiven emotionalen Beziehungen mit suizidalen Patienten steht, lernt besser als die meisten, daß Selbstmord ein Weg zur Lösung von Problemen ist.« [108:9] Besonders anschaulich und zynisch — in derselben Weise — ist die Werbeanzeige für Stelazine (Jatroneural), in der der wirkliche gewalttätige Charakter der Neuroleptika-Behandlung in eine angeblich nur eingebildete, psychisch 'kranke' und somit unberechtigte Angst umgedeutet wird, die wiederum den Einsatz von Neuroleptika erfordere (s. Abb. 126).

Wir sehen nun, wenn wir die bisherigen Ausführungen im Überblick betrachten, daß Psychiater, die Fachleute für Normalität und Re-Normalisierung, mit ihrer Neuroleptika-Behandlung vorsätzlich gegen sämtliche 'menschlich' genannte Normen verstoßen. Friedfertigkeit, Menschlichkeit, Brüderlichkeit, Freiheit, Gerechtigkeit, Menschenrechte, Menschenwürde usw. scheinen ihnen lediglich relative Werte zu sein; d.h. sie, die Psychiater, bestimmen im Rahmen ihrer Machtposition, wie 'ernst' sie diese — eigentlich anerkannten — Normen zwischenmenschlicher Beziehungen nehmen wollen. Irgendeine Selbstverantwortung für die Ergebnisse des eigenen 'therapeutischen' Handelns, das letztlich durch Motive des Fremd- wie auch des Selbsthasses bestimmt sein dürfte, scheinen Psychiater ***nicht*** übernehmen zu ***können***. Daß sie die Verantwortung für ihre Arbeitsergebnisse ***nicht*** übernehmen ***wollen***, zeigt ein Zitat des über Hirnschädigungen infolge Neuroleptika-Behand-

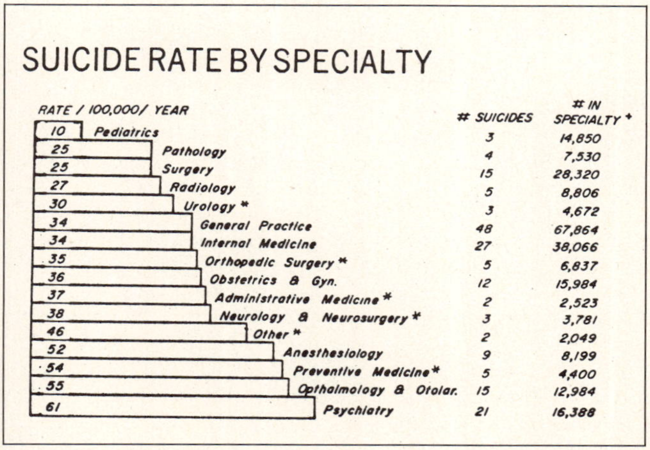

Abb. 127: Normalitäts-Kriterien 2 und 4: Auf Haß begründete Gewalttätigkeit, am Beispiel der Selbstmord-Rangliste u.s.amerikanischer und kanadischer Mediziner und Psychiater. Übersetzung der verschiedenen Berufsbereiche von oben nach unten: Kinderheilkunde, Pathologie, Chirurgie, Strahlenheilkunde, Urologie, Allgemeinmedizin, Innere Medizin, Orthopädische Chirurgie, Geburtshilfe und Frauenheilkunde, Amtsmedizin, Nervenheilkunde und Neurochirurgie, Andere, Anästhesie, Vorbeugende Medizin, Augen- und Hals-Nasen-Ohrenheilkunde, Psychiatrie

lung außerordentlich gut informierten Heinrich Gross und seiner Kollegin Elfriede Kaltenbäck, die, was die Leserinnen und Leser an dieser Stelle inzwischen mit Leichtigkeit durchschauen können, die real existierende Vergiftung durch Neuroleptika als Anzeichen von Verfolgungs-'Wahn' und 'Schizophrenie' ausgeben, wenn sie — ohne jedes Anzeichen von Scham — befinden: »Der paranoid denkende Schizophrene wird — von seinem Standpunkt nicht einmal so sehr zu Unrecht — auf den Gedanken kommen, vergiftet zu werden.« [373:60]

Aus der Analyse der 'Therapie' mit Neuroleptika ergibt sich nunmehr als viertes wesentliches Kriterium für die Bestimmung der (der 'Schizophrenie' und anderen solcherart psychischen 'Krankheiten' — theoretisch — entgegengesetzten) Normalität das Kriterium der Gewalttätigkeit, das eine zusätzliche Bestimmung in der Richtung erfährt, daß die Ausübenden der Gewalt die eigene Verantwortung für den angerichteten Schaden — bewußt oder unbewußt — weit von sich weisen, sofern sie überhaupt bereit sind, den Tatbestand einer Schädigung anzuerkennen. Das bereits entwickelte Kriterium Nr. 2 ist als Ergebnis dieses Kapitels insofern zu ergänzen, als zur Unterdrückung aller positiven Gefühle wie Anerkennung, Zuneigung, Offenheit, Vertrauen usw. das Vorhandensein von Haß und dessen Ausleben hinzukommen, egal wer oder was das Objekt dieses negativen Gefühls ist.

Kapitel 5: Fragen zur psychiatrischen Toleranz

Die 'Dauertherapie' und der 'Zugang zum Kranken' — Unterdrückung von 'Restsymptomen' und das 'Gesetz zur Verhütung erbkranken Nachwuchses' — Formelhaftes Einreden — Im Wiederholungsfall lebenslänglich — Psychiatrische Selektion — Depot-Neuroleptika und Nachbehandlungsdisziplin — Conditio sine qua non — Einspritzbare Mikrokapseln — Die Gebärmutter als Neuroleptika-Depot — 'Patientenausweise' — Wenn Psychiater Hausbesuche machen — Mißtrauen und Intoleranz

Wir sehen uns jetzt an, wie sich Psychiater den 'Schizophrenen' und den anderen solcherart psychisch 'Kranken' gegenüber verhalten, wenn diese nach 'erfolgreichem' Vollzug der Neuroleptika-Behandlung zur Normalität zurück-'gefunden' haben; auch hier vermeiden wir es, die Extremsituation der Anstaltsbehandlung zum alleinigen Maßstab zu machen. Inwieweit wird diesen Menschen, auch wenn sie nicht oder noch nicht wieder 'akut schizophren' werden, d.h. einen 'Rückfall erleiden', wenigstens dann das Führen eines eigenständigen und selbstbestimmten Lebens zugestanden? Sind Psychiater, die anerkannten Vertreter der Normalität und tolerierten Fachleute für Re-Normalisierung, fähig und willig zu einem toleranten Benehmen? Das psychiatrische Stichwort zur Beantwortung dieser Frage lautet 'Langzeitmedikation', womit alles folgende eigentlich schon vorweggenommen ist. Schauen wir uns kurz deren Begründung an, um dann zu prüfen, was konkret unter diesem 'Fach'-Begriff zu verstehen ist.

Die psychiatrische Vorstellung von der erb- und anlagebedingten 'schizophrenen', 'psychotischen' usw. Disposition beinhaltet für Psychiater letztendlich die Notwendigkeit lebenslänglicher Zuständigkeit für 'ihre Patientinnen und Patienten'. Deshalb gibt es für Psychiater keinerlei Grund, die Betroffenen nach neuroleptischer Beendigung eines 'Krankheits'-Ausbruches und nach der Anstalts-Entlassung unbehelligt weiterleben zu lassen, jedoch um so mehr Gründe zur psychiatrischen Dauer-'Therapie'. Kernstück jeder Dauerbehandlung ist, was nicht anders zu erwarten ist, die Psychopharmaka-Behandlung (185), die für Psychiater viele Vorteile hat: Sie ist zeitlich begrenzten 'Kuren' (Elektro-, Kardiazol-, Insulinschocks) gegenüber überlegen, wie Hippius und Selbach in ihrem Aufsatz »Zur medikamentösen Dauertherapie bei Psychosen« erklären: »Der Dauertherapie wird schon jetzt von vielen Untersuchern eine überlegene Wirksamkeit gegenüber zeitlich begrenzten Kuren zuerkannt.« [515:299] Auf die mögliche Erleichterung jederzeitiger Beeinflussung und der neuroleptischen

(185) Für kollaborierende Berufsgruppen wie Beschäftigungs-'Therapeuten', die möglicherweise Illusionen über eine von Psychiatern und deren 'Medikamenten' unabhängige Berufspraxis haben, stellen Enns, Helmchen und Hippius in ihrem Artikel »Beschäftigungstherapie im Rahmen psychiatrischer Rehabilitation« klar: »Kernstück der Therapie schizophrener und manisch-depressiver Kranker ist heutzutage die medikamentöse Behandlung mit Psychopharmaka (Neuroleptika und Antidepressiva). Ein entscheidender Vorteil dieser psychiatrischen Pharmakotherapie liegt in der Möglichkeit, diese Behandlung als Dauertherapie auch nach Abklingen der schweren psychischen Veränderungen der akuten Krankheitsmanifestation fortzuführen.« [255:6]

Dauerbehandlung machen Hildegard Enns und Kollegen aufmerksam: »Eine weitere, sehr wichtige Folge des engen Dauerkontakts mit den Patienten besteht darin, daß sie im Falle von Rezidiven (*'Rückfällen'*) gewöhnlich unschwer zu einem Wiedereintritt in stationäre Therapie zu bewegen sind. (...) Die ambulante Dauertherapie ermöglicht es, beständig einen Zugang zum Kranken offen zu halten.« [256:1917]

Die neuroleptische Dauerbehandlung wird, wie aus dem Psychiatrie-Lehrbuch Finzens hervorgeht, bereits seit Beginn des psychiatrischen Neuroleptika-Einsatzes 'erfolgreich' vollzogen: »Die Erfahrungen mit der Dauermedikation reichen bereits in die Anfänge der Neuroleptika-Therapie zurück. Sie ist geeignet, in der Genesungsphase Restsymptome zu unterdrücken.« [285:103]

Der Gedanke, daß sich Psychiater nicht durch einen scheinbar 'günstigen Verlauf einer Schizophrenie', d.h. einer schnellen Rückkehr zu einer normalen Lebens- und Sinnesweise von einer wirksamen, auf Dauer angelegten Behandlung abhalten lassen dürfen, war bereits zwei Jahrzehnte vor Ersteinsatz der Neuroleptika in die (auch) damals aktuelle Psychiatriepolitik, nämlich in das 'Gesetz zur Verhütung erbkranken Nachwuchses' eingegangen, wo unter den Erläuterungen zum Behandlungsvollzug nachzulesen war: »Auch bei der Schizophrenie ist mit aller Schärfe zu betonen, daß eine leichte Ausprägung eines Falles, oder eine kurze Dauer eines Schubes oder die mehr oder weniger vollkommene Heilung von einem Schube oder eine starke, bis zur völligen sozialen Verwendbarkeit gehende Besserung der Krankheit (sog. Remissionen z.B.) durchaus keine Gegengründe gegen die Unfruchtbarmachung sind. Ganz im Gegenteil! (...) Wir wollen also durch die Unfruchtbarmachung die Ursache dieser Krankheiten aus der Welt schaffen in dem Maße, wie es ein solches Gesetz eben gestattet und unter voller Ausnützung der Möglichkeiten, die es dazu bietet. Günstiger Verlauf oder befriedigende Erfolge in der Krankenbehandlung von Schizophrenie und all ihren Formen dürfen daher nicht Grund zur Unterlassung der Unfruchtbarmachung sein, sondern im Gegenteil in der Regel Grund zu ihrer möglichst baldigen Vornahme.« [263:98] »Die Notwendigkeit einer intensiven Nachsorge bei psychiatrischen Patienten ist unbestritten« [120:523], schreibt der bereits erwähnte Gregor Bosch im Oktober 1971. Darüber, mit welchen Mitteln diese Dauerbehandlung gewährleistet werden soll, gibt es eine Reihe sich ergänzender psychiatrischer Vor-

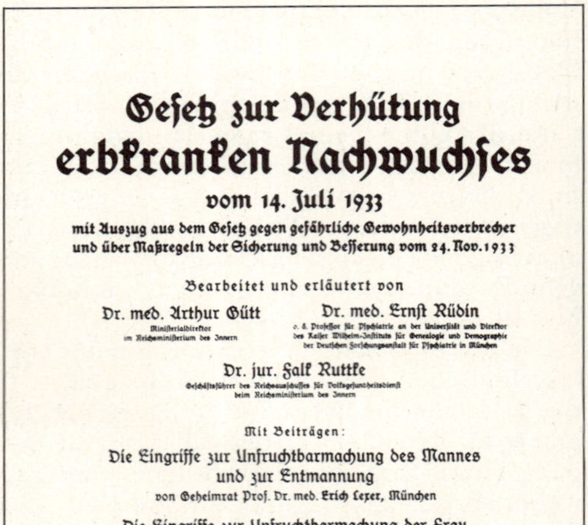

Gesetz zur Verhütung erbkranken Nachwuchses
vom 14. Juli 1933
mit Auszug aus dem Gesetz gegen gefährliche Gewohnheitsverbrecher und über Maßregeln der Sicherung und Besserung vom 24. Nov. 1933

Bearbeitet und erläutert von

Dr. med. Arthur Gütt
Ministerialdirektor im Reichsministerium des Innern

Dr. med. Ernst Rüdin
o. ö. Professor für Psychiatrie an der Universität und Direktor des Kaiser Wilhelm-Instituts für Genealogie und Demographie der Deutschen Forschungsanstalt für Psychiatrie in München

Dr. jur. Falk Ruttke
Geschäftsführer des Reichsausschusses für Volksgesundheitsdienst beim Reichsministerium des Innern

Mit Beiträgen:

Die Eingriffe zur Unfruchtbarmachung des Mannes und zur Entmannung
von Geheimrat Prof. Dr. med. Erich Lexer, München

Die Eingriffe zur Unfruchtbarmachung der Frau
von Geheimrat Prof. Dr. med. Albert Döderlein, München

Mit 15 zum Teil farbigen Abbildungen

J. F. Lehmanns Verlag / München 1934

Abb. 128:
Sozialpsychiatrische Behandlung:
'Gesetz zur Verhütung erbkranken Nachwuchses'

stellungen, die die psychiatrischen Anstrengungen zu einem möglichst umfassenden Neuroleptika-Einsatz widerspiegeln. Drei solcher Möglichkeiten sollen an dieser Stelle kurz genannt sein, um dann etwas eingehender auf die wesentlichste Form der Gewährleistung der psychiatrischen Dauerbehandlung, nämlich die Behandlung mit Depot-Neuroleptika im Rahmen der 'Langzeitmedikation' einzugehen. Wie er die unter Psychiatern weitverbreitete Taktik anwendet, den bereits unter Neuroleptika-Einfluß stehenden Betroffenen Angst vor einem erneuten Aufenthalt im 'Krankenhaus' einzuflößen, um sie zur 'freiwilligen' Dauerbehandlung zu nötigen, schildert Neumann anhand seiner eigenen Praxis, wenn er in der Zeitschrift 'Medicina experimentalis' schreibt: »Eine weitere Frage ist immer, ob die Kranken auch regelmäßig ihre Erhaltungsdosis einnehmen. Man sagt sicher nichts Neues, daß die Belehrung schizophrener Kranker über die Notwendigkeit einer Dauermedikation in den allermeisten Fällen auf keine Gegenliebe stößt. Im Laufe der Zeit habe ich es mir angewöhnt, den Kranken ähnlich einer formelhaften Vorsatzbildung einzuprägen: 'Lieber mit Tabletten zu Hause als ohne Tabletten im Krankenhaus', und glaube, damit in manchen Fällen etwas erreicht zu haben.« [779:328] Helmchen weist auf die Funktion seiner an die Anstalt angeschlossenen Spezial-'Ambulanz' zur Kontrolle der fortgesetzten 'Medikation' hin; das scheinbare Interesse von Psychiatern an den Problemen der 'Patienten' und 'Patientinnen', deren Körper sie mit Neuroleptika dauerhaft 'therapeutisch' vergiften (wollen), wirken sich nach Helmchens Erfahrungen 'günstig' zur Beibehaltung des Vergiftungszustandes und der damit einhergehenden Apathie, Verzweiflung oder Verwirrtheit aus (186). Um die Betroffenen auch von seiten ihrer Familien unter Druck zu setzen, beziehen Psychiater die Angehörigen in ihre Maßnahmen ein, und zwar durch ausführliche 'Informationen', wie Hildegard Enns und Kollegen am Beispiel der Dauerbehandlung mit Perazin (Taxilan) erklären: »Außer den Patienten selbst werden bei der Klinikentlassung auch die Angehörigen ausführlich über Zweck, Form und Begleiteffekte der

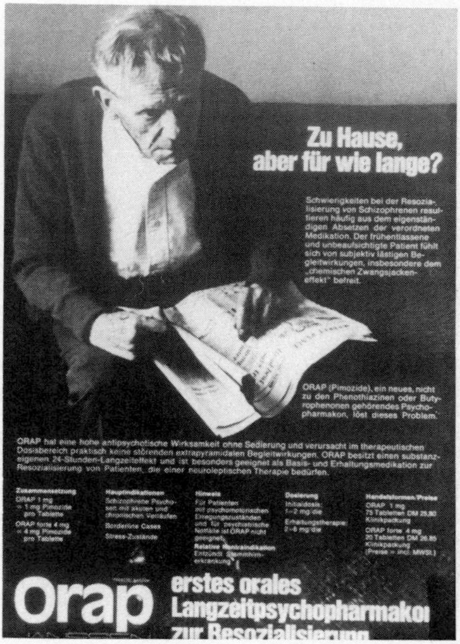
Zu Hause,
aber für wie lange?
Schwierigkeiten bei der Resozialisierung von Schizophrenen resultieren häufig aus dem eigenständigen Absetzen der verordneten Medikation. Der frühentlassene und unbeaufsichtigte Patient fühlt sich von subjektiv lästigen Begleitwirkungen, insbesondere dem „chemischen Zwangsjackeneffekt" befreit.
ORAP (Pimozide), ein neues, nicht zu den Phenothiazinen oder Butyrophenonen gehörendes Psychopharmakon, löst dieses Problem.
ORAP hat eine hohe antipsychotische Wirksamkeit ohne Sedierung und verursacht im therapeutischen Dosisbereich praktisch keine störenden extrapyramidalen Begleitwirkungen. ORAP besitzt einen substanzeigenen 24-Stunden-Langzeiteffekt und ist besonders geeignet als Basis- und Erhaltungsmedikation zur Resozialisierung von Patienten, die einer neuroleptischen Therapie bedürfen.
Orap
erstes orales

Abb. 129:
Moderne psychopharmakologische 'Therapie':
Verunsicherung und Drohung,
am Beispiel der Werbeanzeige für Orap

(186) Helmchen: »Aber nicht nur mit Hilfe der nachgehenden Fürsorge, sondern auch mit einer speziellen Entwicklung, nämlich mit einer sog. katamnestischen Ambulanz werden die Kranken, insbesondere die Psychotiker, weiterbetreut. Dabei handelt es sich um eine Spezialambulanz für entlassene Psychotiker, die in mehr oder weniger regelmäßigen Abständen ambulant zurück in die Klinik kommen zu bestimmten Ärzten, die diese Ambulanz leiten. Dort erhalten sie ihre Tabletten weiter, die Medikation wird kontrolliert; aber keineswegs nur die Verabfolgung des Medikaments selbst, sondern auch die Durchsprache von evtl. aufkommenden Problemen und familiären Schwierigkeiten wirkt sich therapeutisch außerordentlich günstig im Sinne einer Stabilisierung und Beibehaltung des in der Klinik erzielten Therapieeffektes aus.« [445:9]

Perazin-Dauertherapie informiert und gebeten, die pünktliche Einnahme des Präparates und die Beachtung weiterer Verhaltens-Richtlinien zu überwachen.« [256:1912f.]

Bevor wir jetzt zum Sinn und Zweck der Behandlung mit Depot-Neuroleptika kommen, sollen einige Hintergrundinformationen zur sogenannten 'Langzeitmedikation', speziell zur Länge dieser Behandlungszeit genannt sein. Noch — im September 1978 — räumt Helmchen in seinem Aufsatz »Forschungsaufgaben bei psychiatrischer Langzeitmedikation« ein, daß die das Leben der Betroffenen wesentlich beeinflussende 'Langzeitmedikation' bei 'Ersterkrankungen' von 'Psychotikern' in der Regel nicht unbefristet vollzogen werden solle (187). Was mit diesem für die Betroffenen relativ günstig klingenden Wort gemeint ist, erläutert Helmchens möglicher Nachfolger als Anstaltsführer, Adolf Pietzcker, ebenfalls im September 1978 unter Erwähnung der Absichten seines Kollegen Lehmann [676] und unter Bezug auf eine vorgegebene hohe Quote 'schizophrener Rückfälle' (Rezidive) nach Einstellung der Neuroleptika-Behandlung: »Daraus ist der Schluß zu ziehen, daß gerade alle diejenigen Patienten, die unter einer Langzeitmedikation rezidivfrei geblieben sind, mindestens 3 Jahre nach dem letzten Rezidiv (für einen längeren Zeitraum liegen noch keine beweiskräftigen Studien vor), wahrscheinlich aber weit länger mit einer Langzeitmedikation behandelt werden sollten. Aufgrund seiner klinischen Erfahrungen kommt Lehmann zu einer ähnlichen Empfehlung: Eine Langzeitmedikation sollte nach der Ersterkrankung 2 — 3 Jahre, nach dem ersten Rezidiv 5 Jahre und nach drei oder mehr Rückfällen unbegrenzt, möglicherweise lebenslang durchgeführt werden.« [819:29] Mindestens ein Jahr 'Langzeitmedikation' war die Forderung, die Haase im Mai 1979 stellte: »Es ist wesentlich, die Patienten rechtzeitig vor der Entlassung auf Langzeitneuroleptika umzustellen. Es ist ein Gebot der Stunde, daß jeder Patient, der mit einer Plussymptomatik (*unbequemen, aufregenden und störenden Lebens- und Sinnesweise; vgl. S. 293*) in die Klinik eingewiesen wurde, auch u.E. mindestens 1 Jahr mit Langzeitneuroleptika ambulant weiterbehandelt wird.« [393:115] Daß sich Psychiater derzeit noch keine endgültige gleichgeschaltete Meinung gebildet haben, wie die unbefristete Dauerbehandlung zu begründen ist, geht aus den Worten Helmchens und Müller-Oerlinghausens hervor, die (noch) an dem Problem arbeiten, ob und wann betroffene 'Schizophrene' jemals von der Neuroleptika-Dauerbehandlung zu befreien seien: »Eines der wesentlichsten Forschungsziele auf dem Gebiet der langfristigen Pharmakastudien müßte die Entwicklung von Prädiktoren sein, die eine

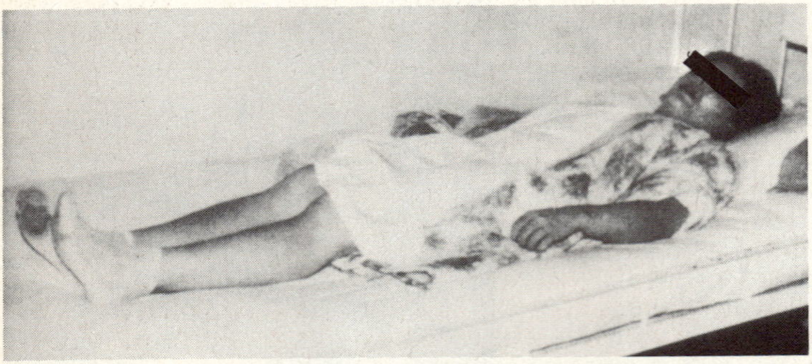

Abb. 130: Moderne psychopharmakologische 'Therapie': Apallisches Syndrom ('Enthirnungsstarre') als Folge der 'kurmäßigen' Behandlung mit Majeptil

(187) Verantwortungsbewußt gibt sich Helmchen, wenn er unter dem Kürzel 'LZM' zur 'Langzeitmedikation' folgendes schreibt: »Die Indikation für eine LZM ist eine schwerwiegende Entscheidung, da sie in jedem Falle das weitere Leben des Patienten erheblich beeinflußt. (...) Danach kommt eine unbefristete LZM in der Regel nicht in Frage bei Ersterkrankungen einer affektiven oder schizophrenen Psychose ...« [449:536]

zuverlässige Selektion derjenigen Patienten erlauben, bei denen eine bestimmte Langzeitmedikation therapeutisch sinnvoll ist.« [488:979] »Schließlich ist auch die Frage noch ungeklärt, wann und wie eine Langzeitmedikation zu beenden ist.« [488:977] Einig sind sich Psychiater allerdings in Hinsicht auf die Tatsache, daß den Betroffenen die Neuroleptika-Auswirkungen gegebenenfalls lebenslänglich zugemutet werden sollen. Unter Einbeziehung weiterer psychiatrischer 'Medikamente' kündigt Bruno Müller-Oerlinghausen an: »Neuroleptika, Antidepressiva und Lithiumsalze verursachen bei der oft lebenslangen Therapie die verschiedensten Nebenwirkungen, von denen viele als mehr oder minder lästige Begleitwirkungen entsprechend den herrschenden, therapeutischen Usancen (*Gewohnheiten*) in Kauf genommen werden und keinesfalls zum Absetzen des Medikamentes, ja oft auch nicht einmal zu einer Dosisreduktion führen müssen.« [769:248] In ihrer mit Anmerkungen für die Praxis versehenen Broschüre mit dem Titel »Neuroleptische Hochdosierung in der Behandlung schizophrener Psychosen« ermutigen Steiner, Eichberger und Dorninger ihre Kollegenschaft, auch nicht davor zurückzuschrecken, den Betroffenen dauerhaft besonders große Neuroleptika-Mengen zuzumuten; die drei Psychiater schreiben, »... daß man sich nicht scheuen darf, eine sehr hohe Erhaltungsdosis (*nach erreichter 'Sättigung' zur Aufrechterhaltung einer wirksamen Blutkonzentration erforderliche Dosis*) wenn es notwendig ist über Jahre beizubehalten.« [1007:19]

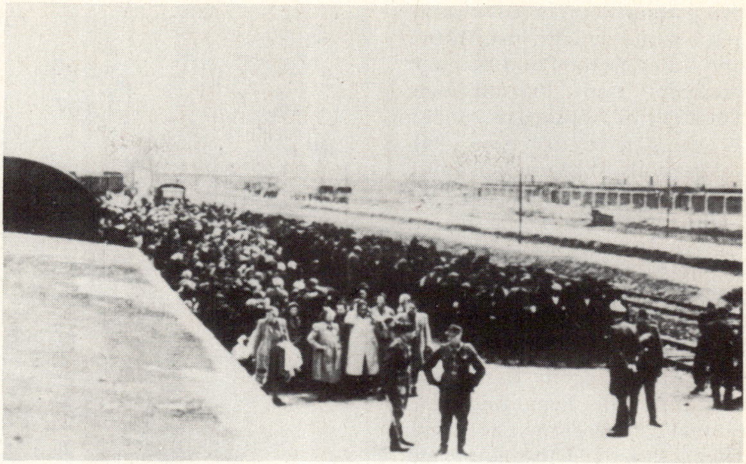

Abb. 131: Von Medizinern und Psychiatern während der faschistischen Diktatur durchgeführte Selektion (Selektionsrampe des Konzentrations- und Vernichtungslagers Auschwitz)

Aufgrund der qualvollen Neuroleptika-Auswirkungen versucht verständlicherweise ein Großteil der Betroffenen, der 'Langzeitmedikation' zu entkommen. Dies haben Psychiater selbstverständlich sofort erkannt und längst 'wissenschaftlich' untersucht. Laut verschiedenen Studien nehmen innerhalb und speziell außerhalb der Anstalt ca. 40 bis 50% der Betroffenen 'ihre Medikamente' unzuverlässig ein [804:1094;874:415:1437;737:8], was mit — so das Untersuchungsergebnis einer von den britischen Janssen Pharmaceutics organisierten Studie — ungenügender Kontrolle zu begründen sei [821:420]. Neuroleptika-Herstellerfirmen gehen in ihren Werbeanzeigen direkt auf den Widerstand der Betroffenen gegen die Neuroleptika-Behandlung ein und preisen die Fähigkeit ihrer Produkte an, leicht und gezielt gegen deren Willen eingesetzt werden zu können (siehe Abb. 132). Darüber hinaus erkennen Psychiater in manchen Angehörigen unsichere Bündnispartner für den Fall, daß diese doch einmal Zweifel am 'Wert' der Neuroleptika-Auswirkungen bekommen, die ihre Mütter und Väter, Frauen und Männer, Freunde und Freundinnen, Töchter und Söhne usw. quälen — ein Aspekt, der unter Psychiatern als 'Wirkungsabstumpfung der Medikamente' gefürchtet ist, wie Neumann erläutert: »Auf der anderen Seite scheint es auch eine Art der Wirkungsabstumpfung bei der Dauermedikation zu geben, die vor allem dann auftritt, wenn die Angehörigen herumpröbeln und die Erhaltungsdosis einmal geben, einmal absetzen. Hier kann die Umstellung auf ein anderes Neurolepticum helfen, doch gelingt dieser Versuch nach meiner Erfahrung nur in den seltensten Fällen.« [779:332]

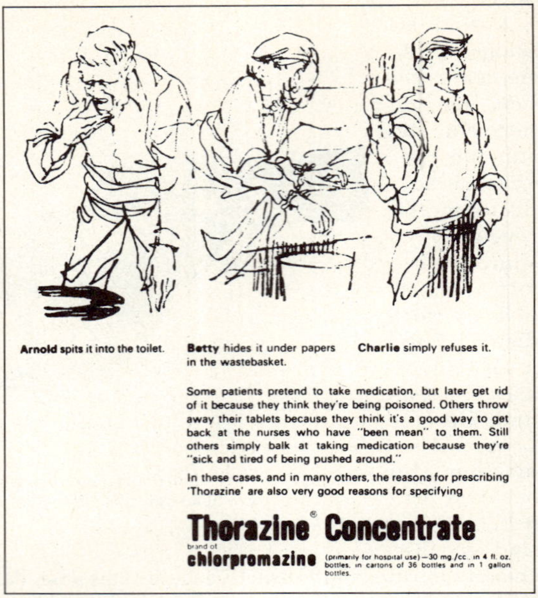

Abb. 132: Normalitäts-Kriterium Nr. 4: Gewalt, am Beispiel der Werbung für Thorazine (Megaphen) (Text in deutscher Übersetzung: »Arnold spuckt es in die Toilette. Betty versteckt es unter Papieren im Papierkorb. Charlie veweigert es einfach. Einige Patienten täuschen die Einnahme der Medikation vor, entledigen sich ihrer jedoch später, da sie denken, vergiftet zu werden. (...) Noch andere weisen die Einnahme der Medikation zurück, weil sie 'überdrüssig und müde sind, herumgestoßen zu werden.' In solchen Fällen und in vielen weiteren sind die Gründe zum Verschreiben von 'Thorazine' auch sehr gute Gründe zur speziellen Festsetzung von Thorazine-Konzentrat.«)

Mit den Depot-Neuroleptika und den entsprechenden Hilfsmitteln, auf die wir noch zu sprechen kommen werden, haben Psychiater die Basis für einen umfassenden und den Ansprüchen der Sozialpsychiatrie gerecht werdenden Neuroleptika-Einsatz geschaffen. Der bereits erwähnte Raoul Schindler kann aufgrund seiner langjährigen Erfahrung, in die auch eine fünfjährige Verlaufsstudie an über 500 'Schizophrenen', die von konventionellen Neuroleptika auf Depot-Präparate 'umgesetzt' wurden, eingeflossen ist, stolz berichten: »Der Vormarsch der Depot-Neuroleptika ermöglicht grundsätzlich eine fast 100%ige Nachbehandlungsdisziplin ...« [931:347] Gerade die einfache Handhabung und die verbesserte Einnahmekontrolle wird als großer 'Fortschritt' auf dem Gebiet der Neuroleptika-Behandlung gefeiert, da nun die psychopharmakologische Weiterbehandlung außerhalb der unmittelbaren Anstaltsmauern, auch gemeindenahe Psychiatrie genannt, gesichert scheint [945:3;760:3f]. Insbesondere die injizierbaren (einspritzbaren) Depot-Neuroleptika erfreuen die Psychiater; sie bedeuten, wie Pietzcker mit Gefallen ausdrückt, 1. »...einen großen Fortschritt, da mit ihnen die Zuverlässigkeit der Medikationseinnahme deutlich verbessert werden konnte und 2. (daß, P.L.) diejenigen Patienten, die trotz der Indikationsstellung für eine Injektionsbehandlung diese abbrechen, leichter identifiziert werden können (...); falls ein Patient zum vereinbarten Injektionstermin nicht erscheint, kann er angemahnt oder aufgesucht werden, wodurch die Zuverlässigkeit der Langzeitmedikation sehr erhöht werden kann.« [819:526/528] Auf den enormen Zeitgewinn der psychiatrisch Tätigen macht die Herstellerfirma von Dapotum D aufmerksam: »Bei 18 klinisch mit Depotneuroleptika statt mit oralen Neuroleptika behandelten Patienten konnte eine Zeitersparnis für das Pflegepersonal von 30 Stunden und 20 Minuten innerhalb von 14 Tagen festgestellt werden.« [995:6] Mit anderen Worten: Die 'Umstellung' alleine von 18 'Schizophrenen' auf Depotmittel ergibt eine zu zusätzlichen 'Therapie'-Zwecken verwendbare Zeitsumme von 30 x 60 x 60 plus 20 x 60 = 109.200 Sekunden, die die 'medikamentöse Versorgung' von zusätzlich 109.200 : 30 = 3.640 'Schizophrenen' und anderen solcherart psychisch 'Kranken' ermöglichen würde (s. Abb. 134)! So ist nach den Worten Otfried Lindes aus der Pfalz-'Klinik' Landeck die depotneuroleptische Behandlung die Conditio sine qua non, d.h. die unerläßliche Voraussetzung gemeindenaher (extramuraler) Psychiatrie (188).

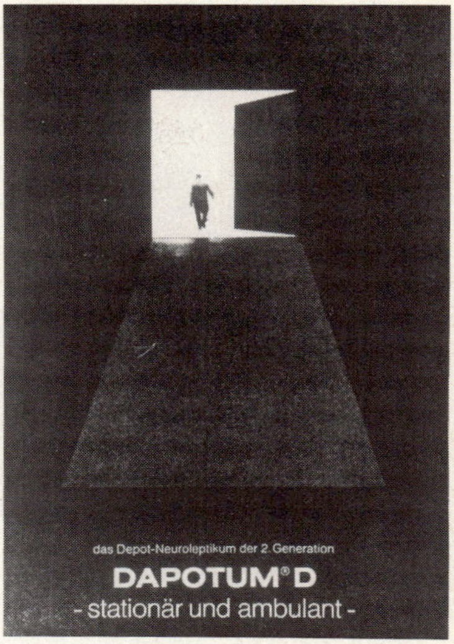

Abb. 133: Moderne sozialpsychiatrisch/psychopharmakologische Behandlung: Werbeanzeige für Dapotum D; Parkinsonkranke, zeugungsunfähige, abgestumpfte, apathische oder verwirrte 'Schizophrene' können in die 'Freiheit' gemeindenaher Psychiatrie entlassen werden

Offen ist für Psychiater einzig die Frage, in welcher Form die Depot-Neuroleptika am wirksamsten einsetzbar sind. Während manche Psychiater die Verwendung von Depot-Mitteln in Tablettenform aufgrund einer auf seiten der Betroffenen eher ablehnenden Haltung gegenüber Spritzen bevorzugen [587:142], verweisen andere Psychiater wiederum auf verbesserte — besonders bei alten und/oder vergeßlichen Menschen 'notwendige' [407:135] — Kontrollmöglichkeiten [819:526] sowie auf die infolge der Umgehung des Magen-Darm-Kanals garantierte (gespritzte) Wirksamkeit der Depot-Neuroleptika [332:31]. In seinem Aufsatz über Forschungsaufgaben hinsichtlich neuroleptischer Langzeitbehandlung fordert Helmchen zur Lösung des dargestellten Problems (Spritzen oder Tabletten) die Entwicklung 'noch besserer' parenteral (unter Umgehung des Magen-Darm-Kanals) verabreichbarer Depot-'Medikamente' [449:538]. Wie solche psychiatrischen 'Medikamente' beschaffen sein könnten, schildern Linde und speziell der bereits erwähnte Frank J. Ayd jun., einer der derzeit weltweit einflußreichsten Psychiater, Mitglied oder Vorsitzender dutzender medizinischer und psychiatrischer Organisationen, Gruppierungen und Redaktionen sowie Dauerreferent im Radio Vatikan innerhalb des Ressorts 'Religion und Wissenschaft' (s. Abb. 135). Als mögliche Verabreichungsformen, die die meß- und steuerbare Reproduzierbarkeit und Veränderung der pharmakologischen Stoffe im Organismus verbessern, nennt Linde einpflanzbare Kristalle sowie durch die Haut aufnehmbare

(188) Linde über sein Spezialmittel Dapotum: »Da aber die Schizophrenie in der Regel chronisch exazerbierend (*verschlimmernd*) oder progressiv verläuft, und die Exazerbationsquote direkt mit abhängig ist von einer anhaltenden neuroleptischen Medikation, ist eine verläßliche depotneuroleptische Behandlung die conditio sine qua non (*unerläßliche Voraussetzung*) für eine extramurale (*außerhalb der Anstaltsmauern vollzogene, gemeindenahe*) Therapie. Schizophrene neigen verständlicherweise dazu — insbesondere bei Beschwerdefreiheit —, die Medikation abzusetzen oder nur unregelmäßig einzusetzen. Das für eine durchschnittliche Wirkungsdauer von 21 Tagen berechnete Depot bietet einen relativ sicheren Schutz vor Rezidiven, insbesondere auch deshalb, weil er eine ärztliche Administration in regelmäßigen Abständen erfordert und der Patient somit eine therapeutische Führung hat.« [693:21]

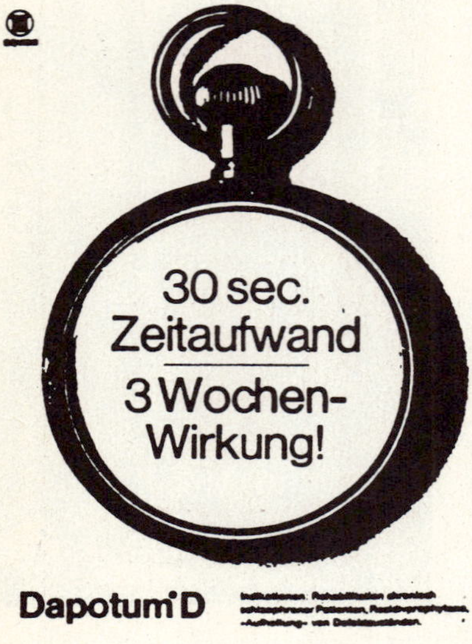

Abb. 134: Moderne sozialpsychiatrisch/psychopharmakologische Behandlung: Werbung für Dapotum D

(transkutane) oder einspritzbare Mikrokapseln als Langzeitdepots [693:28]. Einen nicht uninteressanten Ausblick auf die 'Zukunft der Pharmakotherapie' gibt Ayd im Vorwort zu dem von ihm selbst herausgegebenen gleichnamigen Buch (»The Future of Pharmacotherapy«), das sich eigentlich mit Depot-Neuroleptika befaßt: »Dieses Buch ist einer Form neuer Zuführungssysteme von Medikamenten gewidmet, aber ich möchte Sie gerne für einen Moment in die Zukunft führen, wie ich sie voraussehe. In anderen Bereichen der Medizin werden bei uns Medikamente bereits implantiert (*eingepflanzt*) — außer in der Psychiatrie. In manchen Gebieten der Welt wird eine implantierbare Form von Antabus zur Behandlung von Alkoholismus benutzt. Dies setzt die Medikation allmählich über eine Dauer von sechs bis acht Monaten frei, bevor ein neues Implantat notwendig wird. Ich glaube, daß es in naher Zukunft andere, neue Wege der Medikamenten-Verabreichung geben wird. Vielleicht wird es möglich sein, Silikon (*eine Kunststoffart*) mit einigen Neuroleptika zu imprägnieren (*durchtränken*). Wenn eine intrauterine (*in die Gebärmutter einführbare*) Vorrichtung oder ein Pessar mit einem Neuroleptikum imprägniert werden könnte, wäre eine Minidosis vielleicht wirksam. Von der Erfahrung mit Prostaglandinen wissen wir, daß die Absorption (*Aufsaugung*) von der Vagina und dem Uterus sehr gut ist. Wir beginnen auch, mehr zu würdigen, daß die Verabreichung von Medikamenten durch das Auge, die Wangen- und Nasenschleimhaut und das Rektum (*Mastdarm*) bestimmt eintretende metabolische Wege (*Bahnen im Stoffwechsel, auf denen die Neuroleptika verändert und abgebaut werden*) vermeidet. (...) Somit könnten wir in den nächsten Jahren einspritzbare oder einpflanzbare Psychopharmazeutika mit möglicherweise einer Wirkungsdauer von sechs Monaten bis zu einem Jahr haben sowie die Verabreichung hoher Dosen durch diese Wege für jene Patienten, die diese benötigen könnten.« [Vw.327:8f.]

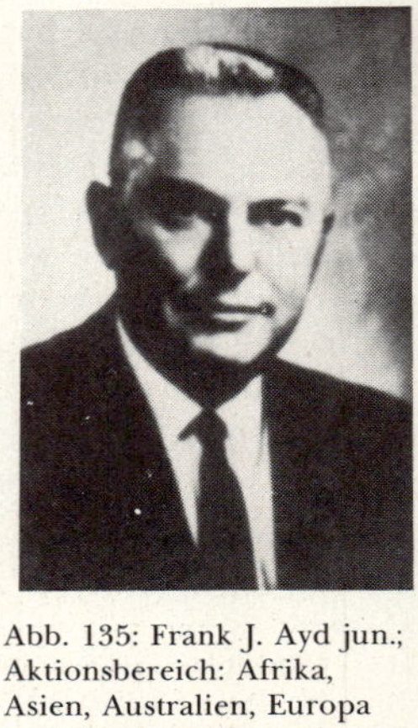

Abb. 135: Frank J. Ayd jun.; Aktionsbereich: Afrika, Asien, Australien, Europa und Nordamerika

Da eine Einpflanzung lebenslänglich wirksamer Depot-Neuroleptika schon bei der Geburt oder gar beim Embryo noch nicht machbar erscheint, sind Psychiater aufgrund des Mißtrauens gegenüber 'ihren Patienten' (189) derzeit

(189) Immer auf der Spur von offener oder verdeckter Nicht-Unterwerfung (Noncompliance) ist Helmchen, auch wenn er das bestehende gegenseitige Mißtrauensverhältnis zwischen Psychiatern und Psychiatrie-Betroffenen einzig als Defizit (Fehlbetrag) auf der Seite seiner Gegenüber, der 'Patientinnen' und 'Patienten', wahrnehmen will. Wesentlich — auch für diesen Mann — sind, was er als zukünftige psychiatrische Forschungsaufgaben formuliert, nämlich wirksame Einnahmekontrollen der Neuroleptika:

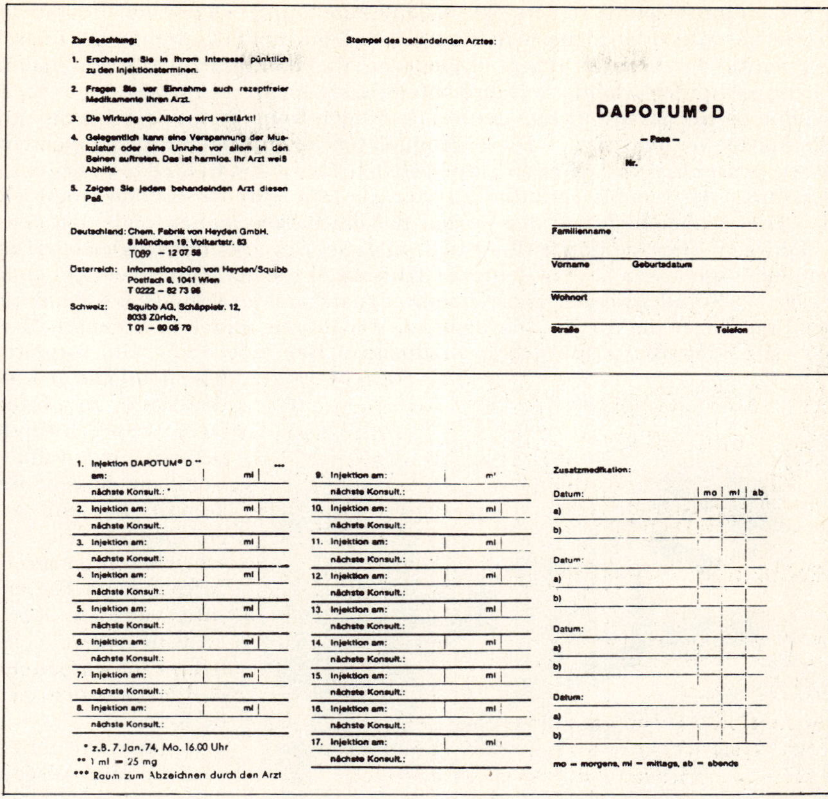

Zur Beachtung:

1. Erscheinen Sie in Ihrem Interesse pünktlich zu den Injektionsterminen.
2. Fragen Sie vor Einnahme auch rezeptfreier Medikamente Ihren Arzt.
3. Die Wirkung von Alkohol wird verstärkt!
4. Gelegentlich kann eine Verspannung der Muskulatur oder eine Unruhe vor allem in den Beinen auftreten. Das ist harmlos. Ihr Arzt weiß Abhilfe.
5. Zeigen Sie jedem behandelnden Arzt diesen Paß.

Deutschland: Chem. Fabrik von Heyden GmbH.
8 München 19, Volkartstr. 83
T089 – 12 07 56

Österreich: Informationsbüro von Heyden/Squibb
Postfach 6, 1041 Wien
T 0222 – 82 73 96

Schweiz: Squibb AG, Schäppistr. 12,
8033 Zürich,
T 01 – 60 06 70

Stempel des behandelnden Arztes:

DAPOTUM® D

– Pass –

Nr.

Familienname

Vorname Geburtsdatum

Wohnort

Straße Telefon

1. Injektion DAPOTUM® D ** am: ml ***
nächste Konsult.: *
2. Injektion am: ml
nächste Konsult.
3. Injektion am: ml
nächste Konsult.:
4. Injektion am: ml
nächste Konsult.:
5. Injektion am: ml
nächste Konsult.:
6. Injektion am: ml
nächste Konsult.:
7. Injektion am: ml
nächste Konsult.:
8. Injektion am: ml
nächste Konsult.:

* z.B. 7. Jan. 74, Mo. 16.00 Uhr
** 1 ml = 25 mg
*** Raum zum Abzeichnen durch den Arzt

9. Injektion am: ml
nächste Konsult.:
10. Injektion am: ml
nächste Konsult.:
11. Injektion am: ml
nächste Konsult.:
12. Injektion am: ml
nächste Konsult.:
13. Injektion am: ml
nächste Konsult.:
14. Injektion am: ml
nächste Konsult.:
15. Injektion am: ml
nächste Konsult.:
16. Injektion am: ml
nächste Konsult.:
17. Injektion am: ml
nächste Konsult.:

Zusatzmedikation:

Datum:	mo	mi	ab
a)			
b)			
Datum:			
a)			
b)			
Datum:			
a)			
b)			
Datum:			
a)			
b)			

mo = morgens, mi = mittags, ab = abends

Abb. 136: Moderne sozialpsychiatrisch/psychopharmakologische Behandlung: Abspritz-Überwachungsmittel 'Medikamenten-Paß'

(noch) auf eine Reihe von Hilfsmitteln für den Vollzug der neuroleptischen Depot-Behandlung angewiesen. Unter dem Stichwort 'Therapiehilfen' macht die Chemiefirma E. Merck Psychiatern folgendes Angebot (s. Abb. 136): »Zur Unterstützung einer optimalen Behandlung mit Decentan-Depot stellen wir folgende Therapiehilfen zur Verfügung: Patientenausweise, Patientenbestellformulare, Äquivalenztabelle, Therapie- und Dosierungsschema. Auf Anforderung senden wir die Unterlagen gerne zu.« 737:61 Falsch nennt es Finzen, die Dauerbehandlung nur als eine Variante psychiatri-

»Verdeckte 'non-compliance' wird im klinischen Alltag wohl meist nur dann erkannt, wenn der Arzt bei Ausbleiben der Wirkung (evtl. auch von Nebenwirkungen) überhaupt daran denkt und dann den Patienten gezielt danach fragt. Wenn aber 'non-compliance' Ausdruck eines Vertrauens-Defizits des Patienten ist, dürfte Fragen allein nicht selten erfolglos bleiben. Deshalb bedarf es sicherer, praktikabler und ökonomischer Verfahren zur objektiven Kontrolle der Behandlungszuverlässigkeit. Zwar bietet sich dazu die Bestimmung der Medikamenten-Konzentration im Serum an. Aber die damit zusammenhängenden Probleme sind noch keineswegs gelöst. Die Bestimmung der Serum-Konzentration wird für Antiepileptika und Lithium zwar bereits routinemäßig, aber — zumindest für erstere — noch nicht einfach und billig genug durchgeführt; und sie ist weiterhin für einige Antidepressiva schon möglich, aber weder einfach noch billig; und sie ist schließlich für andere Antidepressiva und vor allem niedrigdosierte, hochpotente Neuroleptika noch weitgehend unmöglich. Auch erlaubt sie keine Aussage über ein längeres Intervall.« 449:537

scher Behandlungstechnik zu betrachten, denn nun könne sich der behandelnde Psychiater in beruhigender Sicherheit wiegen [285:107]. Und, weiter Finzen, auch dem 'Patienten' würde durch die in einem besonderen 'therapeutischen' Rahmen, nämlich in 'Nachsorge-Sprech'-Stunden verabreichten Depot-Spritzen eine bestimmte 'Sicherheit' geboten: »Sie garantiert ihm den regelmäßigen Kontakt mit dem Therapeuten, der die Spritze verabreicht. (...) Dieser Kontakt hat im günstigen Fall zugleich einen soziotherapeutischen und psychotherapeutischen Charakter. In England und an zahlreichen Orten der Bundesrepublik sind spezielle Depot-Sprechstunden eingerichtet worden. Diese haben nicht nur den Vorteil, daß der Patient immer wieder auf denselben erfahrenen Therapeuten trifft. Er trifft in dieser Sprechstunde zugleich auf zahlreiche Leidensgenossen ...« [285:107] Zentrales Hilfsmittel solcher 'beruhigender', clubartiger Abspritz-Stunden wiederum ist die mit Signalcharakter versehene Kalenderkartei der Empfänger der Depot-Neuroleptika, wie Finzen seiner Kollegenschaft einschärft: »Um Behandlungsabbrüchen vorzubeugen, ist es notwendig, eine sorgfältige, übersichtliche Kalenderkartei zu führen. Dem Sprechstundenpersonal muß auffallen, wenn ein Patient nicht kommt. Er muß noch am gleichen Tag angeschrieben oder am darauffolgenden Tag angerufen werden. Kommt er auch dann nicht, ist bei Problempatienten ein Hausbesuch erforderlich.« [285:109]

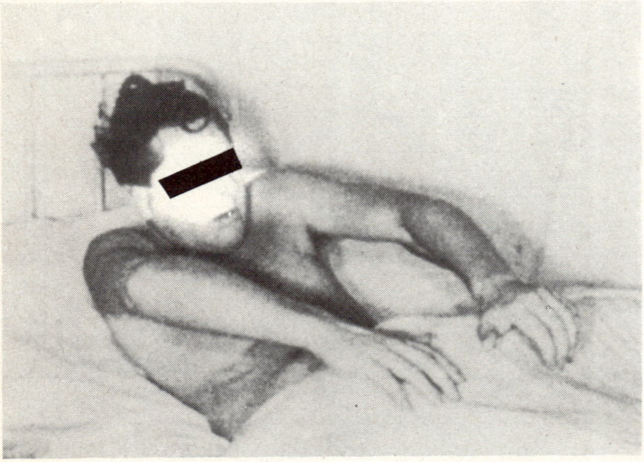

Abb. 137: Moderne psychopharmakologische 'Therapie': Neuroleptika-Opfer mit bauchwärts-konvexer Verspannung (Emprosthotonus) und allgemeiner Bewegungsverlangsamung (Bradykinesie)

Denken wir nun zurück an die Ausgangsfrage nach der Toleranz auf seiten der Psychiater gegenüber den 'Schizophrenen' und den anderen solcherart psychisch 'Kranken', so kommen wir nunmehr zum Schluß, daß sich an die psychiatrische Gewalttätigkeit während der Akutbehandlung in der Anstalt eine auf psychiatrischem Mißtrauen beruhende Dauerbehandlung mit Neuroleptika anschließt oder anschließen soll, deren Vollzug zum großen Teil letztlich lebenslänglich geplant ist. Statt sich damit zufrieden zu geben, einzelne Menschen dann zu behandeln, wenn diese tatsächlich 'schizophren' handeln und fühlen, so brutal für die Betroffenen diese Behandlung auch sein mag, sollen die Betroffenen lebenslangen Hirnrhythmusstörungen, lebenslanger geistiger Deformation, lebenslangem Parkinsonismus, lebenslangen vegetativen Störungen, lebenslangen Kreislaufstörungen, lebenslangen Hormonstörungen, lebenslanger oder zumindest langjähriger Impotenz und Menstruationsstörung, lebenslanger Apathie, lebenslanger emotionaler Vereisung, lebenslanger Verzweiflung und lebenslanger Verwirrtheit ausgesetzt werden. Zur Erreichung dieses Zieles setzen Psychiater, die anerkannten und tolerierten Fachleute für Normalität und Re-Normalisierung, sämtliche technisch und organisatorisch denk- und machbaren Hilfsmittel ein. Dem Körper der Behandelten wird — außer seiner Funktion als unmittelbar quälbares Objekt — eine zusätzliche Funktion als praktischer, unsichtbarer und sicherer Speicher für die 'therapeutischen' Gifte aufgenötigt, die ein Entweichen vor dem psychiatrischen und neuroleptischen Einfluß entscheidend erschwert bzw. nahezu unmöglich macht. Aus der Analyse der psychiatrischen Neuroleptika-'Therapie' stellt sich somit als fünftes wesentliches Kriterium zur Bestimmung der (der 'Schizophrenie' und anderen solcherart psychischen 'Krankheiten' — theoretisch — entgegengesetzten) Normalität das Kriterium der Intoleranz mit totalitärem Charakter dar. Kriterium Nr. 2, das bislang durch Unterdrückung aller positiven Gefühle, (technischen) Umgang mit Gefühlen und Haß bestimmt war, kann nun durch das Vorhandensein eines unoffenen, jedoch totalen Mißtrauens vervollständigt werden.

Kapitel 6: Fragen zur Freiheit der persönlichen Entwicklung

Reintegration zur Norm — Bleulers Kameraden — Einhauchen von Lebensatem? — Einsatz sämtlicher Behandlungsmöglichkeiten — Kraepelinianische Renaissance — Das Fundament der Gemeindepsychiatrie — Psychiatrische Chancenausschöpfung — Sonderstationen und Spezial-'Kliniken' — Das Psychiatrische Überfallkommando — Erfahrungen mit der Sektorpsychiatrie — Abspritz-Unterkünfte — Beschützte Psychiatrie — Beschäftigungstagesstätte für Sozialarbeiter u.a. — Die italienische 'Demokratische Psychiatrie' aus der Nähe gesehen — Laienhelferschulung — Der Psychiater im Club-Hinterzimmer — Selbstbehandlung oder Selbsthilfe — Psychiatrie und normale Politik — Bekämpfung der psychischen 'Volkskrankheit' — Das Psychiatergewehr aus Athen — Zwangsgesetze — Zu Depot-Neuroleptika verurteilt — Psychiatrie und 'alternative' Politik — Die GAL Hamburg und der Skandal — Abgespritzt im Naturkostladen und das Konzept von 'Selbsthilfefirmen' — Trautners Kasperltheater — Dörners Imitation der Normalität — Jeden Tag Verbrechen begehen — Am Beispiel Rudolf Höß — Abtötung lebendiger Vielfalt

Betrachten wir nun — sechstes und letztes Kriterium der Normalität —, welches Verhältnis Psychiater, die anerkannten und tolerierten Experten für Normalität und Re-Normalisierung, innerhalb ihrer 'Therapie' mit Neuroleptika zur Freiheit und Vielfältigkeit des Lebens entwickeln. Ist die neuroleptische 'Therapie' darauf angelegt, Freiräume zur individuellen Entwicklung zu schaffen, zu gewährleisten oder zu eröffnen? Sind die psychiatrischen 'Lebenswelten' — wenigstens außerhalb der Anstaltsmauern — durch den Geist lebendiger Freiheit und Vielfalt charakterisierbar?

Psychiater würden diese Fragen sicherlich bejahen. Nach ihrer Überzeugung ist durch den Neuroleptika-Einsatz das Herstellen einer 'personalen Arzt-Patienten-Beziehung' [481:4] gewährleistet; jetzt gelingt es ihnen, mit 'ihren Patientinnen und Patienten' auf eine solche Stufe zu gelangen, daß sie mit ihnen 'in eine Beziehung treten' können [424:117]. In den Augen der Psychiater bewirken die Neuroleptika ein vorteilhaftes Sozialverhalten [1036:364]; die Betroffenen seien nun ruhig, ausgeglichen, im Verhalten angemessen, emotional harmonisiert und zu zwischenmenschlicher Kommunikation fähig [764], so daß sie jetzt in die Gesellschaft integrierbar seien [945:7] und dort »... von neuem einen Platz finden können.« [89:35] Selbach spricht von der Reintegration des psychischen Zustandsbildes zur Norm [958:58]. Die Abbildungen 138 und 147 geben anschaulich den Charakter des Zustandsbildes dieser Normalität wieder. Begeistert äußert sich auch Manfred Bleuler: Die — ihn — beglückende Behandlung 'Schizophrener', in der er 'dem Kranken wie einem gesunden Kameraden begegnen' könne, bedeute ihm und seiner Kollegenschaft eine wesentliche Lebensaufgabe [114]; im Verlaufe einer jeden Behandlung eines jeden 'Schizophrenen' gelinge es ihm, dem Psychiater, so Bleulers Worte, mit dem jeweiligen 'Schizophrenen' »... wie mit

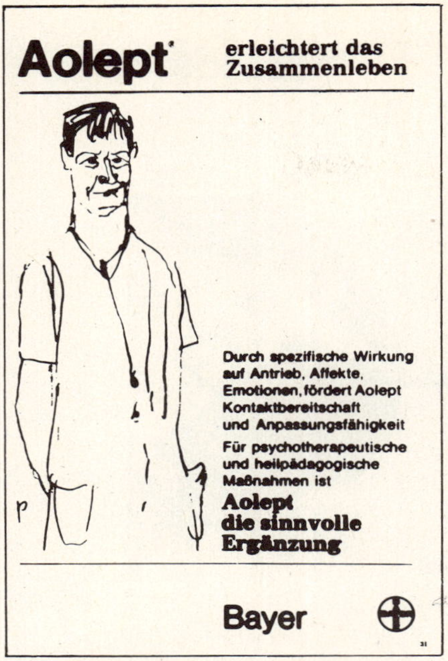

Abb. 138: Moderne psychopharmakologische 'Therapie': Anpassung der 'Schizophrenen' an die Normalität (Werbung für Aolept im 'Nervenarzt')

einem von uns bei ihm zu sein, wie mit einem Gesunden mit ihm zu sprechen und mit ihm zu fühlen.« [114:4]

Um die Überzeugung vom eigenen, vermeintlich warmherzigen Gefühlsleben und von der eigenen, vermeintlichen Kommunikationsfähigkeit angemessen auszudrücken, benennen Psychiater denn auch ihre Anstalten nach dem — angeblich — höchsten Wert dieser Gesellschaft, nämlich dem Leben selbst. Anstaltsnamen wie 'Institute of Living' ('Institut des Lebens') [695:10] legen hiervon ein lebendiges Zeugnis ab, ebenso die Bezeichnung 'Tagesklinik — Psychiatrie als Lebensschule' [287]. Angesichts dieser Fülle psychiatrischen 'Lebens'-Dranges möchte beispielsweise der psychiatrisch tätige Günter Meinert als Vorstandsmitglied der 'Berliner Gesellschaft für Sozialpsychiatrie' sein eigenes psychiatrisches Handeln gegenüber den unter Neuroleptika-Einfluß dahinvegetierenden und leidenden Psychiatrie-Opfern gar in lyrischer Weise als 'Einhauchen von Lebensatem' sehen (s. Abb. 140). Die u.s.amerikanische Herstellerfirma von Navane (Orbinamon) und Lithium sieht sich in ihrem Tun sogar in der Rolle des christlichen, lebenschaffenden Gottes (s. Abb. 139).

Es stellt sich hier natürlich die Frage, wieweit von der Neuroleptika-bedingten Apathie, der emotionalen Vereisung, der Verzweiflung und Verwirrtheit der Betroffenen auf das Wesen von Normalen geschlossen werden kann, wenn die Psychiater als anerkannte und tolerierte Fachleute für Normalität und Re-Normalisierung das Vorhandensein dieser Neuroleptika-Auswirkungen als Basis für eine Beziehung unter Gleichen benötigen. Wir wollen nun diese hier letzte Gelegenheit nutzen zu überprüfen, ob das bislang Dargestellte nicht vielleicht doch einer verzerrten, einseitigen und überspitzten Sichtweise zum Opfer gefallen ist, und schauen uns also an, welchen Lebensraum Psychiater für die 'Schizophrenen' und die anderen solcherart psychisch 'Kranken' bereithalten oder bereitzustellen planen, und wodurch dieser psychiatrische Lebensraum bestimmt ist: Ist die Reduzierung der — gleichgültig in welchen Formen auftretenden — Psychiatrie auf Psychopharmaka eine 'wahnhafte Zwangsvorstellung' des Autors, oder ist die in alle Bereiche der Gesellschaft vordringende moderne Psychiatrie eine einzige große zwanghafte Psychopharmaka-Behandlung des 'schizophrenen' und des anderen solcherart psychisch 'kranken' Bevölkerungsteils?

Die Frage, was Psychiater eigentlich wollen, beantwortet der im Kollegenkreis hochgeschätzte Haase: »Wo liegen unsere Behandlungsziele, wo die Ziele vorbeugender Maßnahmen? Zunächst kommt es darauf an, daß jeder in diesem Sinne psychotisch Erkrankende rasch einer angemessenen Behandlung zugeführt wird. (...) Wurde eine psychotische Erkrankung diagnostiziert, so bedeutet das heutzutage Einsatz

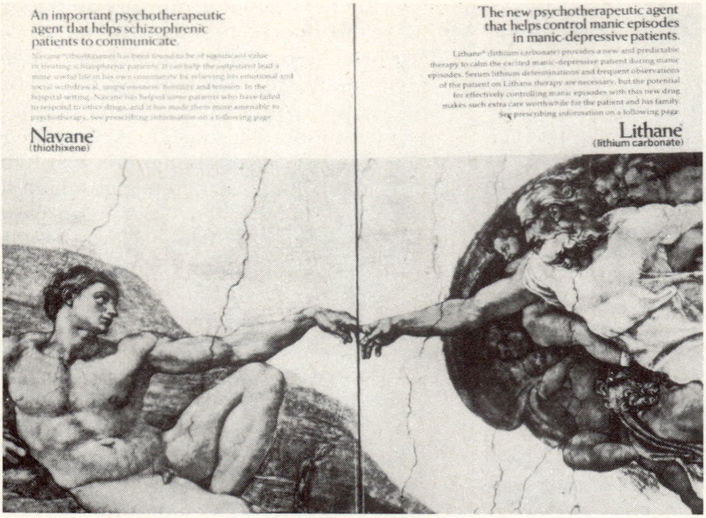

Abb. 139:
Moderne psychopharmakologische 'Therapie':
Werbeanzeige für Navane (Orbinamon) und Lithium
unter Verwendung von Michelangelos 'Erschaffung des Adam'
aus der Sixtinischen Kapelle in Rom

sämtlicher Behandlungsmöglichkeiten« [Sw.74:176] Da den 'Schizophrenen' und den anderen solcherart psychisch 'Kranken' als 'Symptom ihrer Krankheit' notwendigerweise, wie Psychiater wissen, die 'Krankheits'-Einsicht fehle [373:59], die 'Kranken' nach der Anstalts-Entlassung mit der Psychiatrie nichts mehr zu tun haben wollten [256:1916], und der Umfang 'intelligenter' Nicht-Unterwerfung (Noncompliance) bedeutend sei [856:44], so ist es nach den von Bosch und Pietzcker in der Psychiatrie-Enquête niedergeschriebenen Ausführungen unbedingt erforderlich, »... den zu Behandlungen nicht oder nicht mehr von selbst erscheinenden Patienten durch hierzu geeignete Methoden nachzugehen.« [121:360] Schon auf dem berüchtigten 'Largactil-Symposion' im Jahre 1953 weist Staehelin auf die durch die Neuroleptika gegebene Möglichkeit hin, die Anstaltsinsassen und -insassin-

Chronisch. von günter meinert

mumien, einbalsamieren den geist,
zu lebend toten versorgen.
offene münder
und stumpfe augen
starren mich an.
angst,
schlucken,
würgen
und endlose trauer,
furcht,
überwinden
dann wickeln, auswickeln
langsam, behutsam
damit nichts zerfällt
zu staub,
hauchen wir ihnen den atem ein,
den menschen.

August 81

Abb. 140: Normalitäts-Kriterium Nr. 3: Machtbegierde, am Beispiel des Gedichtes eines psychiatrisch Tätigen

nen frühzeitig zu entlassen, um sie außerhalb der Anstaltsmauern weiterzubehandeln, was allerdings nur mit Hilfe der niedergelassenen Psychiater und Nervenärzte zu leisten sei [998:291]. Dörner und Plog, die in ihrem tausendfach verbreiteten Psychiatrie-Lehrbuch ihren Psychiatrie-Lehrlingen die Neuroleptika-Schädigungen recht offen beschreiben, sehen wie Staehelin denselben 'Vorteil' der Neuroleptika: »Sie sind also gezielter einsetzbar. Und ihre Anwendung fördert gemeindenahe (ambulante und rehabilitative) Psychiatrie.« [218:363]

Da der Vollzug gemeindenaher Neuroleptika-Behandlung im Vergleich zur Nicht-Behandlung die Situation der Betroffenen wesentlich verschlechtert, wie Psychiater schon im Jahre 1956 herausgefunden haben [922:1050:127], das Risiko für die Betroffenen erhöht, erneut in die Anstalt eingewiesen [546:312:1050:130f.] sowie in erhöhtem Ausmaß einer 'Langzeitmedikation' unterzogen zu werden [249:1050:130], so ist der Gedanke für Psychiater offenbar logisch, in ihren Anstrengungen für den Aufbau einer umfassenden, 'vollversorgenden' Gemeindepsychiatrie nicht nachzulassen. Durch deren voranschreitenden Auf- und Ausbau, durch die Schaffung von Psychiatrie-Außenstellen aller Schattierungen kann auch der geplante vorbeugend-sozialpsychiatrische Einsatz von Neuroleptika voranschreiten. Am Beispiel seines Erfahrungsbereiches beschreibt der Psychiater Gerald L. Klerman von der u.s.amerikanischen Harvard-Universität Cambridge/Massachusetts die Wirkung der Neuroleptika und ihrer speziellen Besonderheiten auf die weltweite Psychiatrie-Entwicklung: »Die amerikanische, britische und kanadische Psychiatrie befindet sich derzeit inmitten einer kraepelianischen Renaissance, die entscheidenden Einfluß auf die Forschungs- und akademischen Führer ausübt.« [613:7] Noch besser als Klerman kann die derzeitige Richtung der Psychiatrie ein anderer Psychiater einschätzen, und zwar niemand anderes als Eugen Kahn, der bereits erwähnte Kollege Kraepelins aus den gemeinsamen Kampfzeiten gegen die herausragenden Persönlichkeiten der Münchner Räterepublik. So schreibt Kahn, im Oktober 1956 mittlerweile in der Psychiatrischen Spezial-Abteilung der Baylor-Universität in Houston/Texas tätig, in feierlichem Gedenken an Kraepelins 30. Todestag im 'American Journal of Psychiatry': »Emil Kraepelin starb vor 30 Jahren. Der Einfluß seiner Arbeit auf die Psychiatrie hält an; er ist vielleicht größer, als wir es uns bewußt sind ...« [580:289]

Psychiatern reichen die Arbeitsmöglichkeiten innerhalb ihrer Anstalten, die Anzahl der Kollegen, Kolleginnen, Helferinnen und Helfer sowie die verschiedenen Hilfsmittel noch lange nicht aus; die Behandlung soll systematischer, länger und vorbeugend, d.h. in totaler Weise vollzogen werden. Immer wieder geht aus psychiatrischen Stellungnahmen hervor, daß das System geplanter Psychiatrie-Umformungen ('Reformen') den einen wesentlichen Zweck erfüllen soll: Vollzug, Gewährleistung, Überwachung und Ausschöpfung der Neuroleptika-Behandlung. Um alle Zweifel an diesen Absichten auszuräumen, entwickelten im Jahre 1967 in der Mediziner-Zeitschrift 'Internist' Helmchen, Hippius und Tiling in ihrem Artikel »Die Zusammenarbeit von Klinik und Praxis bei der langfristigen medikamentösen Behandlung von Psychose-Kranken« ein in psychiatrischen Augen anzustrebendes 'Versorgungs'-System, wobei die drei Psychiater noch einmal das Wesen dieser 'Versorgung' betonen: »Nachtkliniken geben dem tagsüber außerhalb schon voll arbeitenden Kranken die Möglichkeit, abends oder morgens mit dem Arzt zu sprechen, der wiederum die Medikation gut überwachen kann. Auch können sich die Rekonvaleszenten hier in einer verständnisvollen Umwelt von den Tagesspannungen entlasten. Durch Nachtkliniken lassen sich frühzeitige Entlassungen ermöglichen. Mit Hilfe von Tageskliniken lassen sich hingegen Krankenhauseinweisungen vermeiden. So können Tagespatienten (z.B. geriatrische [*alte*] Patienten) über Nacht in ihrer Familie verbleiben, während sie tagsüber in der Tagesklinik betreut werden. In Spezialambulanzen wird der psychopathologische Befund der Kranken überwacht und die Medikation gesteuert. Vor diesem Hintergrund können Arzt und nachgehende Fürsorge die weiteren Hilfen für den Kranken etwa seitens der öffentlichen Gesundheitsämter oder der Arbeitsämter oder bestimmter Betriebe koordinieren. Vor allem aber können sie in engem Kontakt mit dem weiterbehandelndem Hausarzt den psychosozialen Leistungsbereich des Patienten gut abschätzen und dementsprechend einen wirklichkeitsgerechten Gesamtbehandlungsplan aufstellen. Ein wesentliches Fundament dieses ganzen Systems ist nun die psychiatrische ***Pharmakotherapie***.« [470:329] In derselben Weise äußern sich Psychiater aller Länder immer wieder, so auch im Jahre 1981 der U.S.Amerikaner Milton M. Berger in seinem Buch »Der Patient ist auch ein Mensch«, in dem er 'angemessene' gemeindenahe Psychiatrie-Außenstellen mit den Worten fordert: »Man darf aber nicht zulassen, daß sie durch die Straßen irren und keine Medikamente mehr nehmen können ...« [90:81] Gemeindenahe Außenstellen in Anlehnung an die Psychiatrische 'Außenfürsorge' vor 1945 hatte im Jahre 1961 Neumann herbeigesehnt, um durch Überwachungsmaßnahmen das Halten von 'Schizophrenen' außerhalb der Anstalten 'Pflege'-leichter gestalten zu können: »Die frühere Möglichkeit, im Rahmen der nachgehenden Anstaltsfürsorge verläßliche Unterlagen zu sammeln, ist ja noch nicht wieder möglich, da man gerade eine Außenfürsorge aufzubauen beginnt. Im Vorgriff auf die weiteren Ausführungen sei vermerkt, daß in Zukunft wahrscheinlich die Hauptaufgabe jeder nachgehenden Fürsorge der Psychiatrischen Landeskrankenhäuser sein wird, die Dauermedikation entlassener schizophrener Kranken zu überwachen, um möglichst viele Kranke draußen halten zu können.« [779:328f.] Angesagt für Psychiater ist also die Forderung nach Ausbau einer gemeindenahen Psychiatrie, die sich dort, wo sie bereits praktiziert werde, als zeitgemäße und effektive Organisationsform zur Ausschöpfung der 'Chancen der modernen Psychopharmakotherapie' bewährt habe [872:3] — so Albert Huhn, Psychiater aus der Bonner Universitätsanstalt und Schatzmeister der psychiatrischen 'Aktion Psychisch Kranke e.V.'.

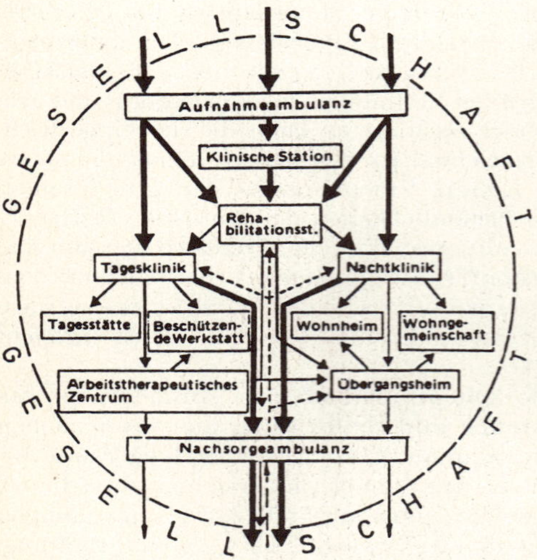

Abb. 141: Sozialpsychiatrisch/psychopharmakologische 'Therapie': Gleichschaltung von Behandlungsformen und -orten

Nachdem in der umfassenden, totalen Psychopharmaka-Behandlung der Kern — auch und insbesondere — der gemeindepsychiatrischen 'Therapie' offen zutage getreten ist, können wir einen raschen Blick auf die einzelnen Formen neuroleptischer Totalbehandlung werfen, wie sie auch in einem von der 'Aktion Psychisch Kranke e.V.' verbreiteten Faltblatt bildlich zueinander in Beziehung gesetzt sind (s. Abb. 141).

Generell ist noch vorauszuschicken, daß mittels sogenannter Psychiatriepläne das Staats- und Wohngebiet allerorts in sozialpsychiatrisch überschaubare Sektoren und

Kontaktbereiche aufgeteilt wird. In diesen 'Standardversorgungsgebieten' soll es dann eine Vielzahl auf die einzelnen 'Bedürfnisse' zugeschnittener 'Dienste' geben, die einer zentralen Planung und Koordination unterliegen sollen [92:310] und die, so beispielsweise der aktuelle Berliner Psychiatrieplan, »in einer gesicherten Form zum Wohle der Patienten zusammenarbeiten.« [747:9]

Neben den Anstalten, die für Psychiater derzeit angesichts noch nicht ausreichend vorhandener ambulanter oder gar in den Privatwohnungen der Betroffenen vornehmbarer Akutbehandlungen zur sogenannten 'Anbehandlung' (s. Abb. 142) und 'medikamentösen Einstellung' (190) als unverzichtbar angesehen werden, werden derzeit verstärkt an Krankenhäuser angeschlossene psychiatrische Sonderstationen aufgebaut [747:9]. Dabei liegt es in sozialpsychiatrischem Interesse, daß diese neuen Klein-'Kliniken' und Sonderstationen mitten in den Wohngebieten angesiedelt werden, wie Finzen begründet: »Wenn Kranke zu weit von dem für sie zuständigen Krankenhaus entfernt zuhause sind, besteht die Gefahr, daß sie nicht rechtzeitig aufgenommen werden, oder daß kein Kontakt zwischen ihren Angehörigen und den behandelnden Ärzten zustandekommt ...« [286:23] Für »... Patienten, die keiner Tätigkeit nachgehen und intensiver, als es im ambulanten Bereich möglich ist, betreut werden müssen« [747:15], gibt es sogenannte 'Tageskliniken'; für Betroffene mit einer geregelten Arbeit, deren systematische Behandlung von Psychiatern als notwendig erachtet wird, entsprechend 'Nachtkliniken' [793:136]. Der 'Schwund', wie Psychiater die Flucht 'Schizophrener' vor anhaltender Neuroleptika-Behandlung nach der Anstalts-Entlassung bezeichnen, soll mit der Einschaltung von Gesundheitsämtern, Polikliniken usw. eingedämmt werden [357:59].

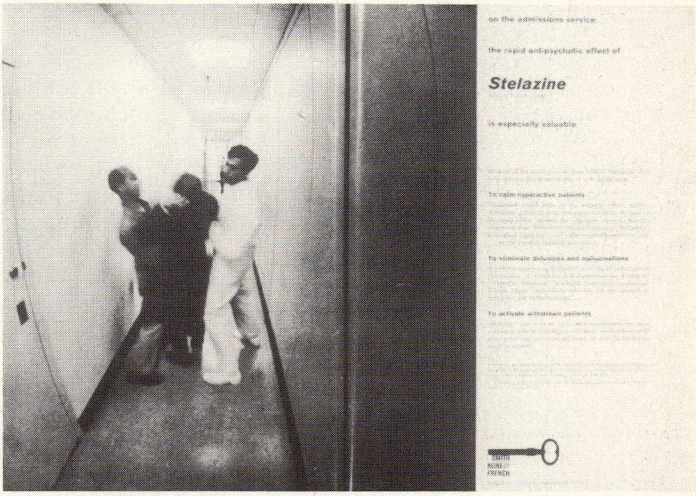

Abb. 142: Moderne psychopharmakologische 'Therapie': Gewaltsame 'Krisen'-Behandlung in psychiatrischer 'Aufnahme'-Abteilung, am Beispiel der Werbung für Stelazine (Jatroneural)

Wie bereits angesprochen, scheuen Psychiater auch keinen Hausbesuch, um das dauerhafte Abspritzen 'ihrer Patientinnen und Patienten' zu gewährleisten. Haase fordert Konsequenz bei der Weiterführung der 'Therapie' mit Depot-Neuro-

(190) Gross und Kaltenbäck können sich nicht vorstellen, daß die gezielte Hervorrufung Parkinsonscher und anderer Schädigungen mittels Neuroleptika (NL) auch außerhalb der Anstaltsmauern ihren Anfang nehmen könnte: »Die Notwendigkeit, in jedem Fall die Dosierung individuell zu gestalten und immer abwägen zu müssen, welche Dosis eines NL zur Behandlung eines bestimmten Symptoms eben noch ausreicht und ob nicht gerade diese Dosis bereits zu unerwünschten Begleiteffekten führt, stellt den behandelnden Arzt vor schwierige Probleme. Letztere sind unter anderem auch ein Grund dafür, die 'Anbehandlung' insbesondere psychotischer Kranker immer stationär durchzuführen.« [373:37]

leptika: »Jeder Therapeut sollte den Patienten beim vereinbarten Termin persönlich sprechen und den Patienten sogleich aufsuchen bzw. für einen Hausbesuch Sorge tragen, falls er zum Termin nicht erscheint.« [393:112] Um Betroffene wirksam zu verfolgen ('nachgehen'), wenn sie 'Krankheits'-bedingt keine Initiative ergreifen, sich neuroleptisch 'helfen' zu lassen, stehen sogenannte 'Sozialpsychiatrische Dienste' als nicht unwesentliche Teile des psychiatrischen 'Versorgungs'-Netzes bereit (191). Psychiatrische 'Krisen'-Interventionsgruppen, Teil der sozialpsychiatrischen Apparate, leisten ihren Beitrag, um auffällige 'Schizophrene' dingfest zu machen. In Städten wie Hamburg, wo solche 'Dienste' bereits seit einiger Zeit arbeiten, erhöhte sich denn auch auf Anhieb die Anzahl der psychiatrischen Zwangseinweisungen in merklicher Weise; nach diesen ersten Hamburger Erfahrungen mit der psychiatrischen 'Krisen'-Interventionsgruppe begann dann aber die Zwangseinweisungsrate drastisch zu sinken: Das Motto der Psychiater, den 'Patienten' für die 'freiwillige Therapie' zu 'motivieren' und die sofortige 'Heil'-Behandlung an Ort und Stelle und mit Einwilligung des 'Patienten' zu vollziehen, setzte sich nach und nach durch [989:18f]. Der Begriff eines Psychiatrischen Überfallkommandos (einschließlich Nötigungsfunktion) würde somit eine angemessenere Bezeichnung für derartige 'Krisendienste' darstellen. Auch und gerade über Menschen, denen beim ersten 'Krisen'-Einsatz noch eine Zwangsunterbringung erspart bleibt, werden Akten angelegt, die es beim erneuten Einsatz der psychiatrischen Kommandotruppe erlauben, die psychiatrischen 'Erfahrungen' wirksamer einzubringen. Einen 'Krisendienst', der von seiten der 'Sozialpsychiatrischen Beratungsstelle' in Hannover-Linden vollzogen wird, schildert der bereits erwähnte Gunther Kruse. Neben den kombinierten Neuroleptika-Kaffee-Spiele-Nachmittagen kann diese 'Beratungs'-Stelle die Funktion eines 'Krisendienstes' annehmen, nämlich dann, wenn die 'Patienten' in eine 'Krise' kommen: Dann werden »... nötigenfalls Hausbesuche durchgeführt, einschließlich Einkaufen, Ernähren, Waschen und Medikamentenverabfolgung.« [646:198] Bezeichnend sind auch die Erfahrungen, die Manfred Bauer in der Zeitschrift 'Psychiatrische Praxis' weitervermittelt und die er nach der Einführung der Sektorpsychiatrie in Hannover sammelte; das Anliegen der Sozialpsychiater, die Betroffenen schon frühzeitig und vorbeugend ohne großes Aufsehen, womöglich mit deren Zustimmung, zur Anbehandlung in die Anstalt zu schaffen, wird in diesem Bericht besonders deutlich. Danach schnellte die Aufnahmeziffer seiner Psychiatrischen Anstalt nach Einrichtung der Sektorpsychiatrie besonders bei 'Schizophrenen' abrupt nach oben — 'trotz' gut ausgebauter ambulanter 'Dienste' [63:263]. Bauer dazu: »Eine stationäre Aufnahme gewinnt in einem gemeindenahen Versorgungssystem jedoch eine ganz andere Bedeutung; sie verläuft — weil Krisen eher erkannt und ihnen sehr bald begegnet werden kann — sehr selten noch dramatisch. Der insgesamt hohen Aufnahmerate entspricht andererseits eine relativ niedrige Verweildauer, die bei etwa 6 Wochen liegt, wobei bereits nach 20 Tagen die Hälfte aller Patienten wieder entlassen ist. Dies bedeutet gerade für chronische Patienten, daß ein Klinikaufenthalt ein unter Umständen häufiges, aber kurzes Ereignis darstellt im Laufe einer in vielen Fällen sicher jahrzehntelangen ambulanten Betreuung.« [63:263]

(191) Wie der Psychiatrieplan des Berliner Senats erläutert, werde die Funktion des 'Sozialpsychiatrischen Dienstes' als 'Krisenintervention' von der Öffentlichkeit vielfach unterschätzt: »Durch seine personelle Zusammensetzung — Ärzte, Sozialarbeiter und Psychologen arbeiten im Team — aber auch durch seine Kenntnis des Bezirks und der bezirklichen Einrichtungen ist er wie keine andere Institution dazu in der Lage, wirkungsvolle Hilfen für seine Patienten vor Ort anzubieten. Die multiprofessionelle Zusammensetzung ermöglicht es darüber hinaus, solche Patienten zu betreuen, die überdurchschnittlich viel Zuwendung und Zeit benötigen und — im Gegensatz zum niedergelassenen Arzt — den Patienten auch 'nachgehen' zu können, wenn sie krankheitsbedingt aus eigener Initiative keine Hilfe suchen können.« [747:11]

Um Anstalten von den jeweils vorhandenen, zu apathischen Krüppeln gespritzten und mit dem Etikett der 'Hospitalismus-Geschädigten' versehenen 'Schizophrenen' und anderen solcherart psychisch 'Kranken' immer wieder für den laufenden Betrieb freizumachen, ergänzen Psychiater nach und nach ihr Behandlungs-'Angebot' durch Heime aller Art wie 'Wohnheime', 'Krankenheime', 'Übergangsheime' usw.. Letztere werden mit ihrer 'gesicherten ärztlichen Kontrolle' von Psychiatern gerne auch als 'Rehabilitationseinrichtungen' bezeichnet; das Ziel der psychiatrischen 'Betreuung' sei das Erreichen von soviel Selbständigkeit, daß die 'Patienten' zumindest in eine 'beschützte' Wohnsituation entlassen werden könnten [747:15] — so der Berliner Psychiatrieplan beispielsweise. Wer oder was in solchen psychiatrischen Wohnungen geschützt werden soll, geht ebenfalls — beispielhaft — aus dem Berliner Psychiatrieplan hervor, wo es zu solchen 'therapeutischen Wohngemeinschaften' oder auch zu 'im Verbund betreuten Einzelwohnungen' heißt: »Im Anschluß an eine Akutbehandlung (...) wird in der Wohngemeinschaft die 'Lebensschule' fortgesetzt« [747:27]; als typische 'Betreuungs'-Aufgabe im 'lebenspraktischen Bereich' ist denn auch die »Überwachung der Medikamenteneinnahme« [747:27] festgesetzt. War bislang zum Leidwesen der Sozialpsychiater die Finanzierung solcher Abspritz-Unterkünfte noch ungesichert oder nur zum Teil sichergestellt [203], vermutlich infolge der progressiv klingenden Bezeichnung 'Wohngemeinschaft', so sind — zumindest in Westberlin — Abspritz-Unterkünfte inzwischen als offizielle psychiatrische Einrichtungen anerkannt. Sie werden von den Krankenkassen finanziert, soweit — Voraussetzung der Kostenübernahme — eine kostengünstige und zugleich ***wirksame*** Behandlung gewährleistet wird [747:36]. Daß die Abspritz-Unterkünfte diese Funktion erfüllen, geht aus nahezu sämtlichen Berichten über diese Einrichtungen hervor. Sehen wir uns zwei solcher Beispiele an: In Berlin-Schöneberg unterhält ein Kreis sozialpsychiatrisch Tätiger unter dem bezeichnenden Gruppennamen 'Pinel-Gesellschaft e.V.' Abspritz-Unterkünfte, deren Bewohner regelmäßig von sich aus einen niedergelassenen Psychiater bzw. Nervenarzt aufsuchen müssen, um sich Depot-Spritzen setzen zu lassen, soweit sie nicht auf Tabletten 'eingestellt' sind, die sie von sich aus zu schlucken gezwungen sind. Bezeichnend ist die Benennung der Gruppe insofern, als es ihrem Namensgeber, dem im 18./19. Jahrhundert aktiven Psychiater Philippe Pinel durch seine speziellen Drohungen und Martern (vgl. Fn. 9) als erstem seiner Zunft gelungen war, die Anstaltsinsassen und -insassinnen soweit zu bringen, daß sie von sich aus, »... wenn sie es für notwendig hielten, in die Zwangsjacke gesteckt werden wollten.« [886:212] Stolz verweist denn auch die moderne, von dem zu allen Berliner Anstaltsführern gute Beziehungen unterhaltenden Psychologen Hans-Otto Böckelher [629] gelenkte Pinel-Fangruppe in ihrer Selbstdarstellung auf ihre vorbeugende und 'nachsorgende' gemeindenahe Arbeit hin: »Dabei arbeiten wir eng mit dem Sozialpsychiatrischen Dienst Schöneberg und der Klinik Havelhöhe zusammen.« [823:479] Joachim Fitschen, der im Jahre 1984 eine Diplomarbeit über 'Therapeutische Wohngemeinschaften mit psychisch Kranken' (TWGs) verfaßte, hatte einzelne Abspritz-Unterkünfte aufgesucht und berichtet, was ihm dabei zu Gehör kam: »Oft muß der Bewohner vor Einzug in die TWG versprechen, regelmäßig den Arzt zu besuchen bzw. pünktlich die Medikamente einzunehmen.« [292:158] Widersetzen sich die Betroffenen trotz Ermahnungen der Neuroleptika-Behandlung, so werden sie als 'rückfällig' in die Anstalt zurückgebracht oder — immer noch besser — kurzerhand auf die Straße gesetzt.

Wenn wir nun darüber nachdenken, wie sich der Begriff des 'geschützten Wohnraums' rechtfertigt, so kommt uns der bereits erwähnte Artikel von Helmchen, Hippius und Tiling zuhilfe, anhand dessen sich das schutzwürdige Objekt identifizieren läßt; das Psychiater-Trio äußert seinen Unwillen, daß die 'Kranken' besonders in Zeiten der 'Symptomfreiheit' immer wieder die 'Medikamenten'-Einnahme 'vergessen' wollen oder verweigern: »Um diesem Widerstand vorzubeugen, werden die Patienten schon während ihres klinischen Aufenthaltes über Nutzen und Notwendigkeit der späteren Dauertherapie informiert. Der Gesichtspunkt der Prophylaxe wird ihnen gegenüber ganz in den Vordergrund gerückt. Vergleiche mit der Dauertherapie bei Diabetikern oder Herzkranken sind geeignet, den Patienten von der Notwendigkeit der Dauertherapie zu überzeugen. In gleichem Sinne werden die Angehörigen beraten und in den Therapieplan einbezogen. Dabei zeigt sich immer wieder, daß ungünstige soziale Verhältnisse und spannungsreiche Umweltbeziehungen die Behandlungsbereitschaft stören, ein gutes Vertrauensverhältnis zum Arzt indessen den Behandlungswillen stärkt.« [470:331]

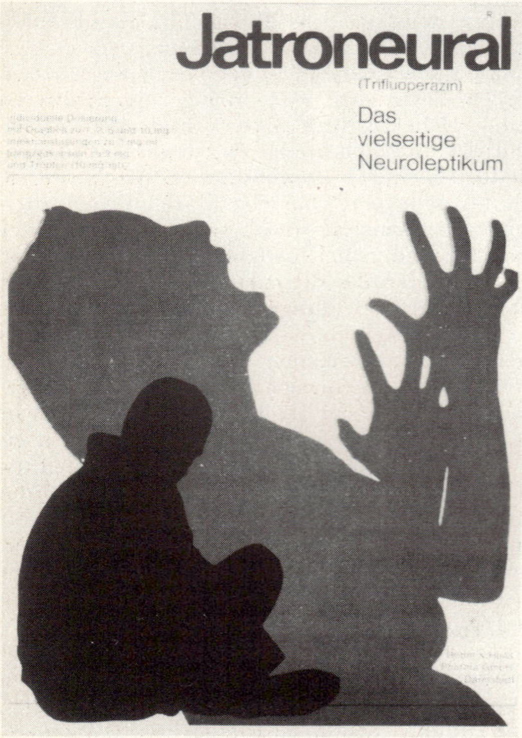

Abb. 143: Moderne psychopharmakologische 'Therapie': Ausschaltung von störenden und unbequemen Gefühlsäußerungen, am Beispiel der Werbung für Jatroneural im 'Nervenarzt'

Und da es in Abspritz-Unterkünften, die von Psychiatern, Psychologen, Sozialarbeitern, 'Krankenschwestern' und 'Pflegern' kontrolliert werden, aufgrund der Neuroleptika-bedingten Apathie und emotionalen Vereisung, der inneren Verzweiflung oder der Benommenheit und Verwirrtheit erschwert zu spannungsreichen Situationen kommen kann, wird weder das 'Vertrauensverhältnis' zu den Psychiatern noch der 'Behandlungswille' der Betroffenen gestört. Das eine kann geschützt vor störenden Einflüssen von außen vonstatten gehen: das tagtägliche, ein-, zwei-, drei- und vierwöchige 'therapeutische', psychiatrische Wiederherstellen und Erneuern von Hirnrhythmusstörungen, geistiger Deformation, Parkinsonismus, vegetativen Störungen wie Kreislauf- und Hormonstörungen, insbesondere der Zeugungsunfähigkeit, außerdem die Produktion von Apathie, Dumpfheit, Verzweiflung und Verwirrtheit.

Wie bereits erwähnt, können die unter Neuroleptika-Einfluß stehenden Betroffenen aufgrund der sie behindernden psychischen und geistigen Auswirkungen kaum einer geregelten und schon gar nicht einer anspruchsvollen Arbeit nachgehen. Nach einem Test mit Anstalts-entlassenen 'Schizophrenen' unter Depot-Neuroleptika kommen im März 1973 Londoner Psychiater zu folgendem Ergebnis: »Als Schlußfolgerung hebt der Nutzen dieser Behandlung den Bedarf für angemessene Gemeindedienste hervor, um mit den zurückbleibenden chronischen Behinderungen umzugehen, die für diese Patienten charakteristisch sind.« [516:633] Klar formuliert auch die bundesdeutsche Psychiatrie-Enquête unter dem Stichwort 'Gemeindepsychiatrie' das wesentliche Problem von sogenannten 'Behinderten'-Einrichtungen: Angehörigen soll abgenommen werden, rund um die Uhr durch die (Qualen erleidenden und dahinvegetierenden) 'Patienten' belastet zu sein, und letztere sollen eine ihren durch die Neuroleptika-Behandlung verbliebenen, behinderten Fähigkeiten angemessene Arbeit verrichten: »Das Problem besteht also nicht so sehr darin, ob der Patient Insasse eines psychiatrischen Krankenhauses ist, als vielmehr darin, ob die Umgebung, in der er lebt, (...) dem Patienten die Möglichkeit gibt, trotz seiner Behinderungen ein Leben von angemessener Qualität zu führen. (...) Daher wird sich der Gedanke einer gemeindenahen psychiatrischen Betreuung nur dort in optimaler Weise verwirklichen lassen, wo eine genügende Anzahl von Vorsorge-, Übergangs- und Nachsorgeeinrichtungen vorhanden ist und wo es durch geeignete Hilfsangebote gelingt, die Belastungen der Angehörigen zu verringern.« [92:63] Für solche Neuroleptika-Opfer, die noch nicht einmal die Primitivstarbeit solcher 'Behinderten'-Werkstätten wie z.B. Wäscheklammern- oder Kugelschreiber-Zusammenbauen ausführen können, werden zur Vervollständigung des beruflichen 'Rehabilitationsangebotes' sogenannte Beschäftigungstagesstätten vorgesehen [747:16], wo dann zumindest einige bis dahin arbeitslose Psychologen, Beschäftigungs-'Therapeuten' und Sozialarbeiter 'anspruchsvoll' beschäftigt werden können.

Es dürfte nun langsam klar geworden sein, was unter der Losung der Psychiatrie-Enquête, die Psychiatrische Anstalt solle in Zukunft »... nur einen Knotenpunkt innerhalb eines weitgespannten Netzes vielfältiger Dienste darstellen ...« [92:63], gemeint ist, und weshalb sich Psychiater mittlerweile so 'großherzig' geben können, über die Verkleinerung ihrer Anstalten und die 'Auflösung der Großkliniken' (in Klein-'Kliniken' und weitgehend dezentrale Psychiatrische Außenstellen) zu diskutieren. Verständlich damit dürfte nun auch die Haltung der in der 'Deutschen Gesellschaft für Sozialpsychiatrie' (DGSP) organisierten Psychiater, Helfer und Helfershelfer werden, keinen einzigen 'Patienten' aus der 'Klinik' zu entlassen, ohne daß dessen 'ambulante Weiterversorgung' gewährleistet sei. Verstärkt sollen, so das Arbeitsergebnis eines Gespräches zwischen dem DGSP-Vorstand unter Niels Pörksen und den in der ÖTV gewerkschaftlich organisierten psychiatrischen 'Arbeitnehmern' im Jahre 1981, psychiatrieerfahrene Wärter im ambulanten 'Pflegebereich' eingesetzt werden: »Die Krankenpfleger von heute sind die Ambulanzen von morgen!« [544:1B] Agostino Pirella aus der 'demokratischen' Psychiatrie Norditaliens, für deren Mitglieder und Anhänger die Neuroleptika-Behandlung grundsätzlich kein erwähnenswertes Thema ist, berichtet am 6. Dezember 1984 in Westberlin auf der Konferenz »Gestalt und Lebensqualität der Metropolen«, welche Maßnahmen seiner Meinung nach zur (Rück-)Gewinnung von Lebensqualität notwendig seien; vorrangig nennt er dabei das Niederreißen von physischen Barrieren (Mauern, Gitterzäunen, architektonischen Barrieren), die das psychiatrische 'Krankenhaus' vom sogenannten Territorium, also dem (noch) psychiatrisch unbehelligten Wohnbereich trennen [824:7]. Daß sich die (vermeintliche) Lebensqualität der Behandler relativ verbessert, wenn diese ihre Arbeit nicht in abgelegenen, ummauerten Verliesen (oder panzerglasgeschützten Neubaueinrichtungen) verrichten müssen, erscheint durchaus logisch. Wie sich für die ehemaligen Anstaltsinsassen und -insassinnen diese 'neue Freiheit' nach dem Abreißen der physischen Anstaltsmauern und nach der 'Freilassung' in die Gemeinde darstellt, machte genau fünf Tage vor Pirellas Vortrag dessen Landsmann, der in Villa Minozza/Reggio Emilia tätige Psychiater Benedetto Valdesalici, auf einer Fachtagung der bundesdeutschen Grünen und der Alternativen Liste Berlin zum Thema »Die Zukunft der psychosozialen Versorgung« öffentlich. Laut Valdesalici, der in seinem Leben bislang drei mal selbst Opfer zwangsweiser Neuroleptika-Behandlung in italienischen Anstalten war, stehen 'befreiten Patientinnen und Patienten draußen' fast durchweg unter dem Einfluß von Depot-Neuroleptika; dadurch seien die Kosten für 'Medikamente' sogar rapide gesunken. Die nur wochenweise Anwendung mache sie sehr kostengünstig, so daß sich für Außenstehende der Eindruck ergeben könnte, als bestünde ein wesentlicher Unterschied zwischen der 'demokratischen' italienischen Psychiatrie und der gewöhnlichen deutschen Gemeindepsychiatrie [1064]. Valdesalicis Schilderung bestätigt gleichzeitig die Ausführungen der Züricher Medizinerin Cécile Ernst, die am 29. Oktober 1981 in der 'Neuen Zürcher Zeitung' über die gemeindenahe Behandlung speziell in der 'demokratischen' Modellregion Triest wie folgt berichtet hatte: »Über die Wirklichkeit der reformierten italienischen Psychiatrie gibt es zahlreiche Berichte und sogar einen Versuch zu einer statistischen Erfassung. (...) In den Stadtquartieren waren ambulante Zentren entstanden. Übereinstimmend melden verschiedene Beobachter in diesen einen hohen Psychopharmaka-Verbrauch (...). Die wenigen psychiatrischen Betten in den Allgemeinspitälern stehen unter extremem Aufnahme- und Entlassungsdruck, wobei letzterer wieder eine höchst intensive psychopharmakologische Medikation notwendig macht ...« [264:24]

Es ist verständlich, daß zur umfassenden Kontrolle und Sicherstellung der gemeindenahen Neuroleptika-Behandlung massenweise Kontrollinstanzen, zentral koordinierende wie 'vor Ort' tätige, notwendig sind. Zu den bereits genannten sind noch die 'Spezialambulanzen' der 'Sozialpsychiatrischen Dienste' und der niedergelassenen Nervenärzte/Psychiater zu nennen, durch die — neben Anstaltseinweisungen — »... direkte Zuführungen zu teilstationären und komplementären Einrichtungen vorgenommen werden« [747:11] können, wie beispielsweise der Berliner Psychiatrieplan betont. Psychiatrische 'Kontakt'- und Anlaufstellen wie der bereits erwähnte Berliner 'Treffpunkt Waldstraße' nehmen schon innerhalb der Anstalten Kontakt zu den Insassen und Insassinnen auf, um diese dann, sollten Schwierigkeiten mit der Dauerbehandlung oder der Wiedereinpassung in die Normalität auftreten, in den Psychiatrischen Außenstellen — immer noch der Berliner Psychiatrieplan — durch 'fachlich' qualifiziertes Personal zu 'beraten' und entsprechend weiterzuvermitteln [747:16]. Relativ ausführlich wurden bereits die sogenannten psychiatrischen Laienhelfer angesprochen, die in den Augen von Psychiatern wichtige Funktionen zur Vervollständigung von Überwachung und Kontrolle einnehmen. Um deren ordnungsgemäßes Funktionieren zu garantieren, nehmen Psychiater gerne zusätzliche Arbeit in Kauf, wie Haase anbietet: »Wir selbst sind bereit, diese Laienhelfer hier in der Klinik zu schulen.« [Sw.74:178]

Schließlich sollen auch noch die Betroffenen selbst dazu beitragen, ihr eigenes Abgespritzt- und Abgefüttert-Werden zu erleichtern, und zwar in zweifacher Weise: 'Betreute Patientenclubs' werden eingerichtet und in enger Zusammenarbeit mit der Anstalt betrieben, um zu beobachten, ob sich die Anstalts-Entlassenen 'zum Vorteil oder zum Nachteil' verändern [747:34]. Wie Bosch für die 'Frankfurter Sozialpsychiatrische Abteilung', die größte und beststrukturierte bundesdeutsche sozialpsychiatrische Modelleinrichtug dieser Art, mitteilt, können innerhalb solcher 'Clubs' der weiteren Abspritzung skeptisch Gegenüberstehende, die eigentlich nur die harmlos erscheinenden 'Clubabende' besuchen wollen, in Gespräche mit 'Krankenschwestern' oder Sozialarbeitern verwickelt und hierüber in bereitgehaltene Nebenzimmer bugsiert werden, in denen dann — die Falle schnappt zu — der Psychiater voller Erwartung sitzt, die 'Regelung des vorbestimmten Medikationsverhältnisses' zu vollziehen. Das zweite Muster der Miteinbeziehung von Betroffenen in die Organisierung der gemeindepsychiatrischen Behandlung besteht in Form von (angeleiteten) Selbst-'Hilfe'-Gruppen [750:216] (192). Innerhalb der sozialpsychiatrischen Gemeindearbeit netzartig zusammengeschlossene Gruppierungen sollen nach den Vorstellungen Michael Lukas Moellers, des von Psychiatern anerkannten bundesdeutschen 'Experten' für die sogenannte 'Selbsthilfebewegung', der mit dem in Zusammenhang mit neuroleptischer Dauerbehandlung bereits mehrfach erwähnten Horst-Eberhard Richter eng zusammenarbeitet, in Verbindung mit der DGSP [1012:167] als 'natürliche Verbündete der psychiatrischen Therapie' fungieren [751:352]. Gruppenweise könnte dann, wie Moeller im Juli 1972 in der 'Fach'-Zeitschrift 'Nervenarzt' hofft, »die generelle arztmeidende Tendenz als Symptom« [749:351] überwunden und — mit der Zeit sogar ohne besondere Anführung — '***Selbstbehandlung*** als therapeutische Chance' vollzogen werden, sofern es gelinge, bei den 'Kranken' eine Umwertung der 'heilenden' Anteile gegenüber den 'gestörten' durchzusetzen [749:358].

Fassen wir an dieser Stelle vorläufig zusammen: 'Patienten'-Gruppen, 'therapeutische Wohngemeinschaften', 'Behinderten'-Werkstätten, 'Krisen'-Interventionsgruppen, 'Sozialpsychiatrische Dienste', Heime, Sonderstationen an Krankenhäusern, Spezial-Anstalten, Tages-, Nacht-, Groß- oder Klein-'Kliniken' dienen vorrangig einem Ziel: der Sicherstellung und Kontrolle einer umfassenden psychopharmakologischen Behandlung, im Falle der 'Schizophrenen' und der anderen solcherart psychisch 'Kranken' dem vorbeugenden, akuten und dauerhaften — eventuell lebenslänglichen — Kaltstellen mit Neuroleptika in allen technisch nur machbaren Verabreichungsformen. In diesen ihren Bemühungen finden Psychiater, die anerkannten und tolerierten Experten für Normalität und Re-Normalisierung, logischerweise die breite Unterstützung von Normalen und deren politischen Interessenvertetern. Wie wesentlich deren Einschaltung für die Belange der Psychiater sind, die ja auf immer umfangreichere Zuwendungen aus den entsprechend immer mehr steigenden Krankenversicherungsbeiträgen der Bevölkerung angewiesen sind, äußern Psychiater immer wieder, wie auch Haase im Jahre 1975, als er seine Kollegenschaft dazu aufruft, nicht nur einfach auf neue 'Medikamente' und mehr Planstellen für 'Fachleute' hin-

(192) Im 'Nervenarzt' kann der interessierte Leser bzw. die Leserin nachlesen, wie eine geplante Dauerbehandlung in die Tat umgesetzt wird; genauestens sind die einzelnen Mitarbeiter instruiert, um dem Psychiater zur Verwirklichung seiner 'therapeutischen' Wünsche zu verhelfen; so steht geschrieben: »Unser Patientenklub hatte ferner in vielen Fällen eine wesentliche Funktion als Vehikel eines persistierenden (*anhaltenden*) Dauerkontaktes zur Abteilung. Der Klub war ursprünglich aus einer Idee der Patienten heraus entstanden und ging auch in den Einzelheiten seiner Gestaltung auf Anregungen und Beschlüsse der Kranken in unseren Versammlungen zurück. Er hat durch Jahre hindurch trotz allen Wechsels im einzelnen bezüglich einiger wesentlicher Aspekte eine erstaunliche Konstanz bewahrt. Zunächst stellte er ein ausgezeichnetes Mittel zur Ergänzung oder zum Ersatz formalisierter Ambulanzbesuche dar. Es haben sich unter unseren Kranken immer eine Reihe von Fällen gefunden, die aus verschiedenen Gründen — von mangelnder Krankheitseinsicht und Widerstand gegen eine Medikation bis zur objektivierbaren Unmöglichkeit, die Zeiten der ambulanten Sprechstunden einzuhalten — in den eigentlichen Ambulanzbetrieb zumindest nicht regelmäßig hineingenommen werden konnten oder einfach nicht mehr in der Sprechstunde erschienen. Manche dieser Patienten kamen aber gleichwohl in den Klub. Die eingespielte Zusammenarbeit der Teammitglieder, die bei den Klubabenden regelmäßig vertreten waren, ermöglichte es — oft über Zwischenstufen eines Gesprächs mit einer Schwester oder gleich mit der Sozialarbeiterin —, auch zu einem ärztlichen Gespräch zu kommen, welches dann sehr oft in einem dafür bereitgehaltenen Nebenzimmer fortgeführt werden konnte und sich von einem normalen Ambulanzbesuch einschließlich der Regelung von Medikationsverhältnissen nicht mehr unterschied. (...) Mit der Kennzeichnung solcher Bindungen als Identifikation mit der Institution selbst scheint uns jenes Moment umrissen zu werden, das wir für das entscheidendste halten. (...) Die bei jedem Patienten angelegte Ambulanzkarte ließ sämtliche stationären Aufenthalte mit einem Blick erfassen und enthielt als Einsteckblatt eine nach einem bestimmten Schema teilformatisierte Epikrise (*Schlußurteil über die 'Krankheit'*) bezüglich jeden Aufenthaltes. Zu deren wesentlichem Bestandteil gehörte die schriftliche Fixierung und Begründung aller vor der Entlassung des Patienten getroffenen Entscheidungen über sein weiteres soziales Schicksal wie über Medikationsfragen.« [120:526-528]

zuarbeiten, »... sondern auch ganz einfach darauf, daß die Gesunden sachlich gut informiert und hilfsbereit dem psychotisch Erkrankten begegnen. Es kommt aber auch darauf an, daß alle diejenigen, die unmittelbar in die Behandlung der psychotisch Erkrankten eingeschaltet sind, sämtliche Behandlungsmöglichkeiten ausschöpfen können und daß ihnen die Politiker, die berufen sind, die entsprechenden Voraussetzungen zu genehmigen, diese Möglichkeiten schaffen.« [Sw.74:178] Die Psychiater-konformen Politiker der Normalen greifen, wie zu sehen ist, diese Forderungen immer wieder und sogar verstärkt auf und tun alles, was in ihren Kräften steht, um zur Erfüllung der 'therapeutischen' Wünsche der Psychiater beizutragen. So unterstreicht beispielsweise der (inzwischen zum Bundespräsidenten beförderte) Westberliner Regierende Bürgermeister Richard von Weizsäcker in seiner Regierungserklärung vom 2. Juli 1981 den festen Willen des Senats, die »... psychiatrische Versorgung in Berlin so ambulant und gemeindenah wie möglich zu gestalten.« [660:1]

Zum Thema Leitlinien der Berliner Psychiatrieplanung erklärt der Senat drei Jahre später seinen von Psychiatern übernommenen Vorsatz, »... die großen Fortschritte, die die Therapie in den letzten Jahrzehnten gemacht, möglichst allen psychisch Kranken und geistig Behinderten in Berlin zugute kommen« [747:8] zu lassen. Selbstverständlich will auch die Bonner Bundesregierung in ihren Bemühungen nicht abseits stehen; durch ihren Forschungsminister Riesenhuber läßt sie am 11. Februar 1983 ankündigen, sich in Zukunft noch stärker auf die Bekämpfung der schweren 'Volkskrankheiten' wie z.B. der psychischen 'Krankheiten' zu konzentrieren [1069]. Für den Ausbruch größerer 'Epidemien', sogenannter 'Katastrophenfälle', lagerte des Bonner Innenministerium schon zuvor, wie der 'Spiegel' im August 1982 meldet, neben Valium-Tabletten in Millionenzahl auch 171.000 Ampullen Haloperidol und Droperidol ein — selbstverständlich gemeindenah, nämlich in Schulgebäuden und anderen 'Lazarettartigen Hilfskrankenhäusern' [598]. Damit auch 'Krankheits'-uneinsichtig Flüchtenden oder Widerstand Leistenden 'geholfen' werden kann, entwickelte der Psychiater William C. Conner aus Atlanta/Georgia 1967, im Jahre des faschistischen griechischen Militärputsches, ein Gewehr weiter, das — im ursprünglichen Zustand — fünf Jahre zuvor in Athen gegen flüchtende Gefangene eingesetzt worden war; das Projektil dieses modernen psychiatrischen Gewehres ist mit einer Spritze versehen, das den Wirkstoff Ketamine unter die Haut schießt, der die widerstrebenden 'Patientinnen' und 'Patienten' kataleptisch, d.h. bewegungsunfähig macht, so daß sie ungestört psychiatrisch 'therapierbar' sind [855]. Daß dies kein antipsychiatrisches Greuelmärchen ist, belegt die Abbildung 145.

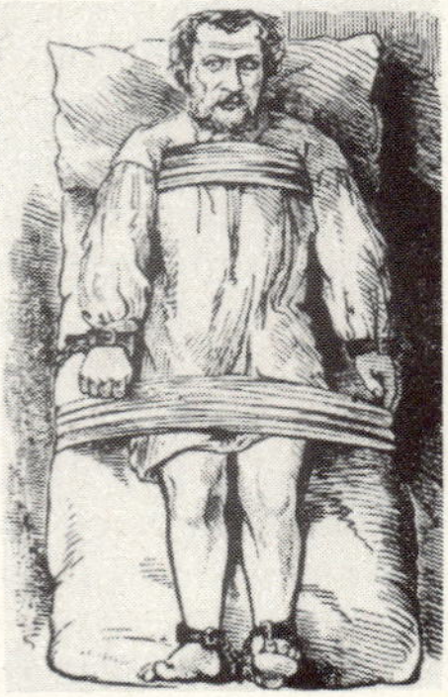

Abb. 144: Traditionelle psychiatrische Behandlung: Mechanische Zwangsmittel im viktorianischen Zeitalter

Um die gezielte, umfassende und gemeindenahe Bekämpfung der 'Schizophrenie' und anderer solcherart psychischer 'Krankheiten' auch rechtlich abgesichert vollziehen zu können, wurden und werden mittlerweile die Psychiatrie-Sondergesetze reformiert [865]. Grundsatz dieser Sondergesetz-Verschärfung ist die Legalisierung der psychiatrischen Zwangsbehandlung, die, so Pietzcker an die sich bereitwillig zum psychiatrischen Sprachrohr machende Presse, bei 'Wahnkranken' angezeigt sei, da jene »... durch ein gestörtes Realitätsempfinden krankheitsuneinsichtig sind und sich nicht freiwillig einer Behandlung unterziehen« [zit.1099]; durch psychiatrische Freiheitsberaubung und Zwangsbehandlung solle dem psychisch 'Kranken', wie Thomas S. Szasz in ironischer Weise bemerkt, zu 'wahrer Freiheit' verholfen werden [1029]. Gerichtlich angeordnete und unanfechtbare behördliche psychiatrische Untersuchung ist eine vom 'Gesetz zur Verhütung erbkranken Nachwuchses' übernommene Spezialität und bietet allen möglichen derzeitigen und zukünftigen 'Schizophrenen' und anderen solcherart psychisch 'Kranken' die Gewähr, daß Psychiater und ihre Helfer der öffentlichen Gewalt nichts unversucht lassen werden, im Verdachtsfall niemanden 'enttäuschen zu müssen' (193).

Eine Besonderheit der neuen Psychiatrie-Gesetze ist die Einbeziehung der durch die Neuroleptika möglich gewordenen ambulanten Dauerbehandlung für die Zeit nach der Anstalts-Entlassung, der durch die Aufnahme sogenannter 'Hilfen' in die Gesetze Rechnung getragen wird. Der Bremer Jurist Wolfgang Reichel, der sich ausgiebig mit den von Bundesland zu Bundesland verschiedenen psychiatrischen Sondergesetzen und den darin enthaltenen 'Hilfs'-Möglichkeiten befaßte, bemerkt hierzu: »In Fällen der vorläufigen Entlassung, die in der Regel mit Auflagen verbunden sein dürfte, kommt der nachgehenden Hilfe die Überwachung der Auflagenerfüllung zu. In dieses Überwachungssystem wird gegebenenfalls der behandelnde Arzt einbezogen. Die Gesetze enthalten zwar keine Vorschrift, wie die Sozialpsychiatrischen Dienste auf etwaige Nichterfüllung oder nicht vollständige Erfüllung zu reagieren haben (...), aus den Verwaltungsvorschriften zur Durchführung des Gesetzes über Hilfen und Schutzmaßnahmen bei psychischen Krankheiten von Nordrhein-Westfalen vom 24.3.1970 geht jedoch hervor, daß die Träger der nachgehenden Hilfen (hier: Gesundheitsamt) jede ihnen bekanntgewordene Tatsache mit einer Stellungnahme dem Gericht mitteilen müssen.« [865:300f.] Aus den U.S.A. ist seit längerer Zeit bekannt, welcher Art diejenigen Nötigungen ('Hilfen') sind, die den Betroffenen von Richtern auf Vorgabe durch Psychiater auferlegt werden; David Oaks berichtet: »Es kommt heutzutage vor, daß Richter in der Gemeinde lebenden Individuen befehlen, sich regelmäßig bei ihren Sozialpsychiatrischen Diensten zu melden, um dort gespritzt zu werden, und zwar speziell mit Prolixin (*Dapotum D*), dessen Wirkung länger als einen Monat anhalten kann.« [790:12]

Wie sich auch sogenannte Alternative und Grüne, d.h. Mitglieder grüner Parteien und alternativer Listen in alternativen Formen an den gemeindenahen Psychiatriebestrebungen beteiligen, mögen zwei Beispiele aus Hamburg und Berlin veranschaulichen. Im Jahre 1984 gibt die Fraktion der Grün-Alternativen Liste (GAL) Hamburg eine Broschüre mit dem Titel »Verrückt in Hamburg — lieber nicht!« heraus, in der

---

(193) Das 'neue' Berliner 'Gesetz für psychisch Kranke', das am 31. Januar 1985, fast auf den Tag genau am 41. Jahrestag der Machtübergabe an die deutschen Faschisten unter Hitler, vom Berliner Abgeordnetenhaus unter einhelliger und gleichgeschalteter Billigung von CDU, FDP und SPD (gegen die Stimmen der Alternativen Liste Berlin) verabschiedet wurde und — wie die neuen bundesdeutschen Psychiatriegesetze auch — eine in den Auswirkungen weitgehende Übereinstimmung mit dem 'Gesetz zur Verhütung erbkranken Nachwuchses' beinhaltet [550;1124], sieht weiterhin die Durchführung psychiatrischer Geheimprozesse vor; der Ausschluß der Öffentlichkeit bei solchen 'peinlichen' Prozessen ist gesetzlich vorgeschrieben (§ 18, Abs. 2). Damit die 'Sozialpsychiatrischen Dienste' der Bezirksämter 'ganze Arbeit' leisten können, werden Unterbringungskandidaten und -kandidatinnen bei Vorliegen von Verdachtsgründen (und Denunziationen) aller Art, denen die Mitarbeiter und Mitarbeiterinnen dieser Apparate schon vom Gesetz her nachzugehen gezwungen sind, per unanfechtbarer Anordnung von seiten der Amtsgerichte verpflichtet, jederzeit zur psychiatrischen Untersuchung anzutreten (§ 12, Abs. 2 u. 3). Die wahren Gründe, die dann zur Einsperrung in die Anstalt geführt haben, brauchen den Betroffenen nicht mitgeteilt zu werden (§ 23, Abs. 2). Behandlung gegen deren Willen ist legal, sofern der 'Arzt' seine Behandlungsmaßnahmen für unaufschiebbar hält (§ 30, Abs. 2). Auch offen als lebensgefährlich eingestandene Behandlungsmaßnahmen können gegen den Willen der Betroffenen vollzogen werden; dafür benötigen Psychiater einzig die Zustimmung bürokratischer und routinemäßig mit allen 'therapeutischen' Wünschen der Psychiater einverstandener Amts-'Pfleger' (§ 30, Abs. 3) [96].

sich die sich alternativ nennende Gruppierung über die nur zögernde Befriedigung der in der Psychiatrie-Enquête aufgelisteten psychiatrischen Wünsche beklagt: Die psychiatrischen Sektoren seien zu groß [409:4], die Anzahl akutpsychiatrischer 'Betten' in den Bezirken zu gering [409:6]; zur angestrebten 'Vollversorung' fehlten den Psychiatern die notwendigen 'Kontakt'-Stellen, 'Patienten'-Clubs, Angehörigengruppen, Wohnheime, Spezial-Ambulanzen, Tages-'Kliniken' und Tagesstätten [409:19f]; die psychiatrischen Tätigkeitsgruppen litten unter einem Durcheinander der Kompetenzen [409:5], institutionellem Wirrwarr, mangelnder Zusammenarbeit und ungenügendem Informationsaustausch [409:23], fehlender Einbeziehung kirchlicher und freier Verbände [409:26] sowie generellem Personalmangel [409:22]. Personal- und Kompetenzmangel würden es beispielsweise Kinder- und Jugendpsychiatern derzeit noch unmöglich machen, in Schulen und Heimen 'die notwendige Beratung', Supervision (Überwachung) und sogenannte 'mobile Krisennotdienste' zu unterhalten [409:5.26]. Überhaupt sei die Psychiatriepolitik der etablierten Parteien durch einen allgemeinen Strukturfehler belastet, der z.B. auch die traditionelle Nervenarztpraxis nicht ihre Möglichkeiten ausschöpfen lasse, da diese kaum sogenannte 'Unterschichts- und Randgruppenpatienten' erreiche [409:24]. Und weiter — immer noch die 'grün-alternativen' Psychiatrie-Politiker der GAL Hamburg: »Der Strukturfehler, der in der rigiden Trennung von ambulanter und stationärer Psychiatrie liegt, setzt sich darin fort, daß ambulant tätige Gesundheitsarbeiter nicht stationär und stationär Tätige nicht ambulant behandeln dürfen.« [409:21] Führen diese 'Alternativen' ansonsten gerne Begriffe wie Menschenrechte, Selbstbestimmung, Gleichberechtigung oder Umweltschutz und Ökologie im Munde, so besteht für die der 'Skandal der herrschenden Psychiatrie' nicht in deren Praxis, der Zwangsbehandlung, der Schockbehandlung, der neuroleptischen Verursachung von Hirnkrankheit mit allen ihren Folgekrankheiten; der 'Skandal' liege stattdessen, so die GAL-Psychiater, im gemeindefernen Ort des Geschehens: die Hamburger Bürger seien weit außerhalb von Hamburg, dazu noch in Großanstalten untergebracht [409:7]. Zwei konkrete Wunschvorstellungen als 'Alternative zu den herrschenden Mißständen' nennt denn auch die GAL, die die 'alternativ'-psychiatrischen Ziele vollends bloßlegen. Die eine bezieht sich auf den bereits erwähnten Psychiater Raoul Schindler und sein 'Wiener Modell' [409:20], das — wie wir gesehen haben — eine fast 100%ige Langzeitbehandlung mit Depot-Neuroleptika garantiert (vgl. S. 318f. u. S. 346). Die GAL nun pocht auf die Erfüllung der psychiatrischen Wünsche auch in Hamburg, nämlich »... daß das Pflegepersonal die Patienten noch ein Stück weit nach draußen 'begleiten' kann. Das Modell der 'Übergangspflege', wie es in Wien erprobt ist, überwindet hier die starren Grenzen zwischen stationärer und ambulanter Arbeit.« [409:20] Die zweite Wunschvorstellung bezieht sich auf die notwendig gewordenen Aufenthaltsorte für die Parkinson-krank gemachten, apathisch gewordenen und von der GAL als 'leistungsschwach und leistungsschwankend' erkannten 'Schizophrenen' und anderen

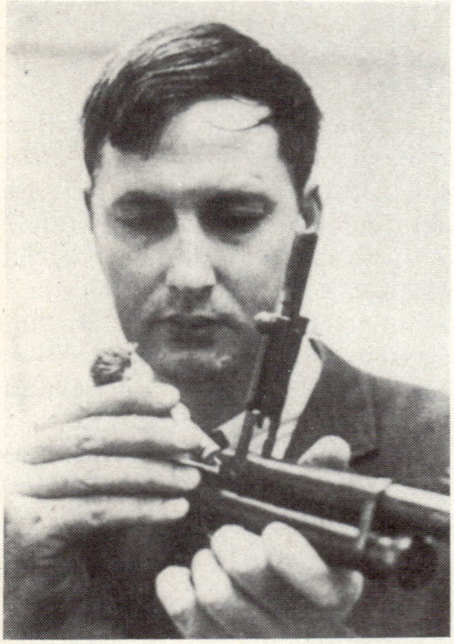

Abb. 145: Moderne psychopharmakologische 'Therapie': William C. Conner und sein psychiatrisches Spritzengewehr

solcherart psychisch 'Kranken'. Als eine Möglichkeit für die Neubeschaffung von Dauerarbeitsplätzen denkt die GAL hierbei an deren Einsatz in der Bauwirtschaft [409:41], wo sie vermutlich durch die Rückführung der 'Gast'-Arbeiter freiwerdende Lücken auffüllen könnten. Als andere Möglichkeit nennen die GAL-Psychiatrie-Strategen die Schaffung und finanzielle Unterstützung sogenannter 'Selbsthilfefirmen'; hier »... arbeiten in einer kleinen, überschaubaren Einheit psychisch Kranke und Behinderte zusammen mit Nicht-Behinderten, die meist Betreuungs- und Geschäftsführungsfunktion haben.« [409:42] Wie solche 'Selbsthilfefirmen' konkret funktionieren, wird nun das bereits angekündigte Berliner Beispiel 'alternativer' Psychiatrie-Politik veranschaulichen. In Berlin-Tiergarten übernahm, wie aus dem Rundbrief der 'Deutschen Gesellschaft für Sozialpsychiatrie' (DGSP) hervorgeht, der sozialpsychiatrische 'Verein Lebenswelten' den Naturkostladen 'Koriander', um dort fünf bis sechs Arbeitsplätze zu schaffen, wovon zwei der Stellen als Dauerarbeitsplätze für arbeitslose, Anstalts-entlassene 'psychisch Behinderte' gedacht sind [496]. Mit welchem Heer von Aufpassern nun das Abspritzen der zwei Anstalts-Entlassenen mit Depot-Neuroleptika gewährleistet wird, das ein Mitarbeiter der Irren-Offensive e.V. auf einem Kontrollgang nachweisen konnte [Db.1116], wird im DGSP-Rundbrief so schamlos wie unverblümt offenbart: »Mit den Behinderten werden eine Arbeitstherapeutin und ein Psychologe vollzeitlich, sowie eine weitere Arbeitstherapeutin und eine Psychologin auf Teilzeit-/Honorarbasis zusammenarbeiten. Die psychologische Betreuung wird darüberhinaus die bereits angesprochene Planung arbeitsspsychologischer Maßnahmen, die therapeutische Betreuung sowie Kontakte zu Behörden, Ärzten und sonstigen Betreuern (z.B. aus therapeutischen WG's) umfassen.« [496] Die alternative propagandistische Aufwertung erhält dieser 'neue' Koriander, dessen Name eigentlich für Giftfreiheit und Gesundheit stehen soll, vom bereits erwähnten, sozialpsychiatrisch aktiven 'alternativen' Mediziner Christoph Trautner: Im Mitgliederrundbrief der Alternativen Liste (AL) Berlin vom Januar 1985 verweist dieser (jüngst zur FDP übergewechselte) Mann in einem mit dem bezeichnenden Titel »Bezirkliches Kasperltheater aus der Krokodilsperspektive« versehenen Artikel stolz auf seine Unterstützung und diejenige der Tiergartener AL-Fraktion, die so Trautners Worte, »... für mehrere Leute einen Ausweg aus der Psychiatrie in ein selbstverwaltetes Alternativprojekt ...« [1048:24] ergäbe. An anderer Stelle lobt sich dieser Mann sogar, weil er als Gesundheitsstadtrat dem 'Sozialpsychiatrischen Dienst' zu einem Stellenzuwachs verhelfen konnte [221:199]; daß Trautner die gemeindenahe Fortsetzung bzw. Überwachung des Behandlungsvollzuges mit Depot-Neuroleptika zu erwähnen vergißt, ist sicherlich Zufall.

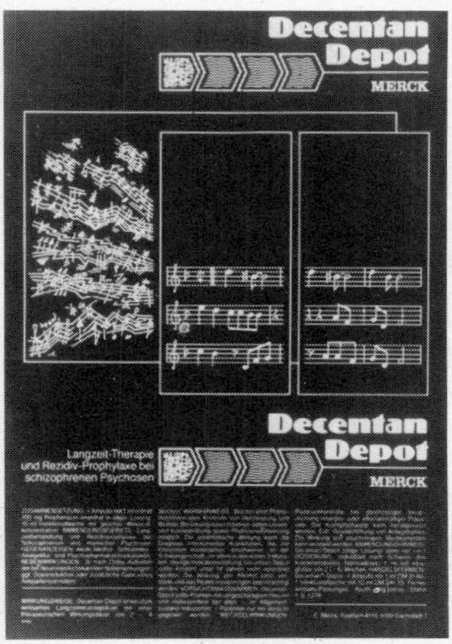

Abb. 146: Normalitäts-Kriterium Nr. 6: Gleichschaltung und Befriedung, am Beispiel der Werbung für Decentan-Depot

Was Psychiater und ihre Mitläufer — gleichgültig, welcher parteipolitischen Orientierung — wollen und beabsichtigen, dürfte mittlerweile klargeworden sein. Anstelle einer Zusammenfassung dieses Kapitels, die lediglich die verschiedenen, aufgezeigten Formen der psychopharmakologischen Behandlung wiederholen würde, sollen zwei psychiatrische Statements (Feststellungen) die Antwort auf die eingangs aufgeworfene Frage nach dem Verhältnis der Psychiater zu Lebensvielfalt und Freiheit 'auf den Punkt' bringen. Was das Ziel psychiatrischer Behandlung an und für sich ist, spricht Dörner in einem Interview mit der 'Patienten'-Zeitung 'Signale' im Jahre 1980 aus: den psychisch 'Kranken' sei das normierte (normale) Leben unerträglich geworden, sie seien — so Dörners Worte — aus dem 'halbwegs erträglichen Lebenszusammenhang herausgefallen': »Und deswegen muß einmal versucht werden, in den betreffenden Einrichtungen irgendwelche normalen Lebensvollzüge, normale Zeit- und Raumstrukturen sowie Beziehungsstrukturen zu imitieren. So daß der Betroffene wieder einen normalen Lebensrhythmus und ein normales Lebensgefühl finden kann.» zit.545:17 Ingrid Broberger, ebenfalls in der DGSP organisierte Kampfgefährtin Dörners, sagt in derselben Schlichtheit, wie diese psychiatrische Re-Normalisierung vonstatten geht. Laut eigenen Worten beschäftigt sie sich schon ihr ganzes Leben mit dem Problem, was an ihr falsch und weshalb sie so schlecht sei; nach der Fernsehserie 'Holocaust' über den faschistischen Massenmord an Juden frage sie sich nun: »'Wer bin ich in der Psychiatrie? Vor wem muß ich mich verantworten?' Und ich erlebe es so, daß ich praktisch jeden Tag Verbrechen begehe (...). Es wird, jedenfalls in der nächsten Zukunft, nicht viel anders sein.« 134:37

Dieselbe traditionsbewußte Arbeit, nämlich die zwanghaft/zwangsweise Einordnung und Gleichschaltung als bedrohlich erlebter Lebensvielfalt beschreibt der Psychologe Klaus Theweleit in seinem Buch »Männerphantasien« am Beispiel von Rudolf Höß, des Führers des von der 'Gemeinnützigen Stiftung für Anstaltspflege' getragenen KZs Auschwitz; diesem Mann sei es persönlich weniger um die Vernichtung des Andersartigen als vielmehr um dessen Funktionieren und um dessen sichere Eindämmung gegangen, und die bedrohlichste Vorstellung für diesen Mann sei die Flucht von KZ-Häftlingen gewesen. Klaus Theweleit bemerkt zu Höß, was wir nunmehr auch für jeden normalen Psychiater — ob Mann oder Frau — und überhaupt für jeden psychiatrisch tätigen Menschen, speziell für den gemeindepsychiatrisch aktiven feststellen können: »Seine Arbeit bestand darin, sich inspizierend, eingreifend, beobachtend, befehlend durchs Lager zu bewegen in der Gewißheit, alles sei unter Kontrolle und er ein geachteter Mann.« 1041:270 Mit diesen den psychiatrischen Lebensraum bestimmenden Elementen haben wir nun die beiden Grundkomponenten des sechsten Kriteriums der Normalität, die Einstellung zur Vielfalt des Lebens und zur Freiheit deutlich vor Augen. Wie Psychiater, die anerkannten und tolerierten Experten für Normalität und Re-Normalisierung, klar und offen aussprechen, und wie wir anhand der Analyse der Neuroleptika-Behandlung in den verschiedensten Formen gesehen haben, geht es Psychiatern um die Anpassung der störenden und unbequemen 'Schizophrenen' und der anderen solcherart psychisch 'Kranken' an die Norm und um die Erhaltung des Status quo — und koste es das Leben der Betroffenen. Das Normalitäts-Kriterium Nr. 6 können wir somit als zwanghafte Gleichschaltung der an sich vielfältigen Äußerungen des Lebens identifizieren: als Abtötung lebendiger Vielfalt.

Kapitel 7: Psychiatrie und Normalität

Die sechs Kriterien der Normalität — Die Beliebtheit von Zynikern — Psychiatrie: die Parodie der Ideale — Bestimmungsmerkmale der Normalität

Wiederholen wir an dieser Stelle die sechs gefundenen Kriterien der Normalität, so kommen wir zu dem Ergebnis, daß diese Kriterien allen gesellschaftlich als erstrebens- und wünschenswert anerkannten ethischen Werten völlig entgegengesetzt sind. In der Reihenfolge, wie wir die einzelnen Normalitäts-Kriterien entwickelten, stellen sie sich wie folgt dar:

1. Widersprüchlichkeit;
2. Kaltherzigkeit (gestörte Emotionalität), Haß und Mißtrauen;
3. Herrschaftsansprüche und Machtbegierde bei gleichzeitiger Unterordnung unter bestehende Machtstrukturen;
4. Gewalttätigkeit, einhergehend mit Ablehnung jeglicher Verantwortung für die Folgen des eigenen Handelns;
5. Umfassende Intoleranz;
6. Abtötung von Lebensvielfalt.

Die Wahrnehmungsfähigkeit ist gespalten. Auf der einen Seite befindet sich die emotionale Ebene, die jedoch vom eigenen Haß und Mißtrauen geprägt ist und somit der Offenheit entbehrt, die notwendig ist, um die Lebensäußerungen von Mitmenschen nachempfinden zu können. Auf der anderen Seite liegt die intellektuelle Ebene; sie ist bestimmt von dem Wunsch, die eigene Machtbegierde mit willkürlich ausgewählten Versatzstücken aus dem gesellschaftlichen Überbau, also den verbal anerkannten Idealen, Werten und Verhaltensnormen abzusichern. Die Überwindung dieser doppelten Spaltung — der inneren wie der Abspaltung von den Mitmenschen — scheint einzig im Abgleiten in Zynismus möglich zu sein. Dies dürfte der Grund sein, weshalb sich gerade diejenigen Psychiater wie z.B. Helmchen oder Dörner, die sich massiv dieser Möglichkeit bedienen, einer so breiten Zustimmung von seiten ihrer Kollegenschaft, ihrer Helfer und der normalen Politiker, die allesamt unter großen Legitimierungszwängen stehen, erfreuen können. Erkannt und offen ausgesprochen hat diese Tatsache bereits vor ca. 100 Jahren Cesare Lombroso, der sein Buch »Genie und Irrsinn« mit diesen nach wie vor aktuellen Worten einleitet: »Es ist eine gar traurige Aufgabe, die uns zu teil geworden ist. Wir haben mit dem Secirmesser der Analyse eines nach dem andern, die zarten und verschiedenfarbigen Gewebe und Hüllen zu zerlegen und zu zerstören, auf die der Mensch in seiner eiteln Nichtigkeit und hartnäckigen Selbsttäuschung so stolz ist; und zum Ersatze unserer Zerstörungsarbeit sind wir nicht einmal imstande, neue und höhere Ideale, schönere und sanftere Träume zu bieten; dem Jammerrufe des Beraubten und Entblößten können wir nur antworten mit dem eisigen Lächeln des Cynikers!« [730:3] Darauf, daß Zynismus keine echte Lösung des normalen inneren Spannungsverhältnisses ist, weist der psychiatrische Spitzenplatz auf der Selbstmord-Rangliste.

Da sich die gesamten Ausführungen dieses Buches nahezu ausschließlich aus psychiatrischen Selbstaussagen und Selbstzeugnissen zusammensetzen — ein Verfahren, das gewählt wurde, um nicht zu einer Verzerrung infolge Interpretation zu gelangen —, soll auch der erste Teil dieses Schlußwortes einem Psychiater gebühren, auch wenn dessen Standpunkt von seiner normalen Kollegenschaft nicht gerade mit Begeisterung aufgenommen wird. In seinem Buch »Die Fabrikation des Wahnsinns«, in dem er in hervorragender Weise die Entwicklung der Psychiatrie bis zum gegenwärtigen Zeitpunkt nachvollzieht, gelingt Thomas S. Szasz der Nachweis, daß die psychiatrische Praxis innerhalb gesellschaftlicher Institutionen — von Szasz 'Institutionale Psychiatrie' genannt — nicht nur eine Fortsetzung der Hexen- und Judenverfolgung darstellt, sondern auch, was unsere Erkenntnisse über das Wesen der Normalität bestätigt, eine einzige Parodie, d.h. bösartige Verspottung der als existent angesehenen Ideale; Szasz kommt zu folgendem Schluß: »In Wirklichkeit setzt die Institutionale Psychiatrie die Inquisition fort. Geändert haben sich lediglich der Wortschatz und der soziale Stil. Das Vokabular entspricht den intellektuellen Erwartungen unserer Zeit; es ist ein pseudomedizinischer Jargon, der die Konzeptionen der Wissenschaft parodiert. Der soziale Stil entspricht den politischen Erwartungen unserer Tage: Er ist eine pseudoliberale soziale Bewegung, die die Ideale der Freiheit und der Vernunft parodiert.« [1028:63]

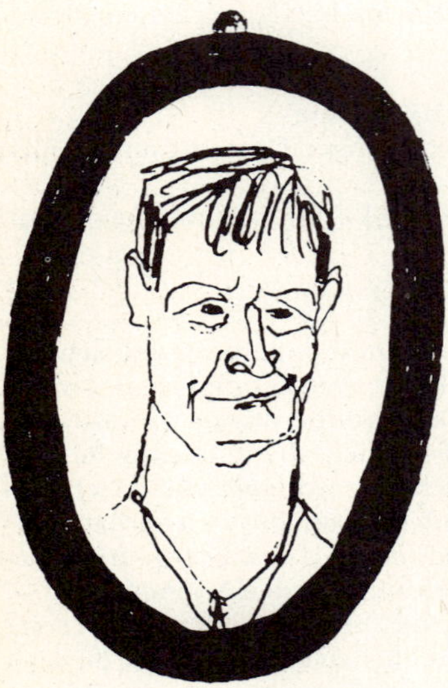

Abb. 147: Normaler im Spiegel der Neuroleptika-Behandlung (vgl. Abb. 138)

Lassen sich also mit der psychiatrischen Neuroleptika-Behandlung 'Schizophrene' zur Normalität zurückführen, so können wir in den von Psychiatern selbst beschriebenen Zuständen der Re-Normalisiertheit eine qualifizierte Beschreibung des Wesens der mit psychiatrischen Normen einhergehenden Normalität sehen; qualifiziert insofern, als Psychiater, die anerkannten und tolerierten Fachleute für Normalität und Re-Normalisierung, wissen dürften, wovon sie schreiben, wenn sie den vergifteten, ruhiggestellten und gepanzerten Körper, den lahmen Geist, die oberflächliche, abgestumpfte, vereiste, willenlose, verzweifelte, läppische, geschäftige und verwirrte Psyche als grundlegende Bestimmungsmerkmale des eigenen normalen Seins wiedererkennen. Treffend ist in Abbildung 147, Teil einer Werbeanzeige der Neuroleptika-Herstellerfirma Bayer AG, das Spiegelbild dieses beschriebenen, Psychiatrie-hörigen normalen Menschen dargestellt. Jetzt wissen wir, warum Psychiater Neuroleptika verabreichen.

Nachwort zur 2. Auflage

Erkenntniswert für den Autor — Neuroleptisierung der Gesellschaft — Desinteresse für Neuroleptika-Schäden — Einbau künstlich psychotisch machender Stoffe — Das Psychiatrische Testament: Schutz vor Zwangsbehandlung — Forum Anti-Psychiatrischer Initiativen

Was bedeutet nun dieses Arbeitsergebnis für mein Bemühen, aus der psychiatrischen Behandlung, wie auch ich sie erlebt habe, der Natur meiner 'Schizophrenie' näherzukommen und zu erkennen, was diese für mich und mein Leben aussagt? Auf den ersten Blick könnte der Eindruck entstehen, daß die recht ausgiebige Beschäftigung mit der psychiatrischen Behandlung vollkommen nutzlos gewesen sei und nicht zu einer einzigen, mich weiterführenden Erkenntnis verhelfe, wie auch die Behandlung selbst nur aus einer Blockierung, einer Reduzierung der Lebenskraft mittels chemischer Knebel besteht. Aber eben diese aus der Neuroleptika-Analyse auf die Lebenskraft als Grundlage der 'Schizophrenie' zielenden Hinweise sollten schon die gemachte Mühe belohnen: Die Frage, ob es sich bei der 'Schizophrenie' um eine medizinisch-psychiatrisch zu behandelnde Krankheit handelt oder um ein Überschießen an Lebenskraft, mag diese Erscheinung ohne den Einsatz psychiatrischer Gewalt auch mit realen Gefahren verbunden sein, stellt sich nicht nur theoretisch, sondern letztlich, angesichts der Auswirkungen der Neuroleptika-Behandlung, als Frage auf Leben und Tod. Die Abgrenzung der Psychiatrie-Betroffenen von der Psychiatrie (Erfassung, Registrierung, Stigmatisierung und krankmachende Behandlung) sowie die Bekämpfung ihrer Ausweitung lassen sich als logische Handlungsanweisung erkennen, sofern Grundlage des eigenen Handelns das Erreichen oder Bewahren einer relativen individuellen Freiheit und Entwicklungsfähigkeit ist.

Die bürgerlichen Freiheiten sind einer wachsenden psychiatrischen Bedrohung ausgesetzt: Psychiater arbeiten weltweit an der Gleichschaltung der eigenen 'diagnostischen', klassifikatorischen, methodologischen und Behandlungs-Prozesse; die Kontinuität dieser Entwicklung gewährleistet ein harter Kern, »eine immer gleiche, international zusammengesetzte Gruppe ('Kerngruppe') führender Psychiater« [453] unter dem Schutz der Weltgesundheitsorganisation WHO. Die Entwicklung der Psychopharmaka-Behandlung geht dahin, wie wir gesehen haben, daß Menschen, die mit der 'Diagnose' der psychischen 'Krankheit' belegt werden, tendenziell lebenslänglich psychiatrisch überwacht und zum großen Teil lebenslänglich unter Psychodrogen gesetzt werden sollen.

Immer wieder stellt sich für Psychiater vorrangig die Frage, wie sie die Fülle der psychopharmakologischen Forschungsergebnisse anwenden können (194). Da die ver-

(194) Als Zeichen ihres überwältigenden 'ärztlichen Verantwortungsbewußtseins' stellen sich die Psychiater auf dem 1973 in San Francisco stattfindenden Kongreß 'Pharmakologie und die Zukunft des Menschen' — so der Bericht von Helmchen und Müller-Oerlinghausen — »... die dringende Frage, wie die Fülle psychopharmakologischer Forschungsergebnisse für den klinischen oder niedergelassenen Psychiater nutzbar gemacht bzw. wie sie ihm in ihren wichtigsten Aspekten vermittelt werden kann.« [487:204]

schiedenen Chemieunternehmen in ihrem Konkurrenzkampf immer neue Substanzen entwickeln (müssen), stehen Mediziner, Medizinerinnen und Psychiater noch vor einem zusätzlichen Problem, wie Helmchen und Müller-Oerlinghausen mitteilen: »Werden im allgemeinen für bekannte Krankheitsbilder Medikamente gesucht, so werden hier für interessante Substanzen Indikationen gesucht. Solche 'Indikationen' mögen durchaus außerhalb konventioneller psychiatrischer Nosologien (*'Krankheits'-Lehren*) liegen: Z.B. Erschöpfungszustände bei überarbeiteten Managern oder berufstätigen Müttern, 'Schulmüdigkeit', Konzentrationsstörungen, aggressive Zustände bei Strafgefangenen, schizoide (*zurückhaltende, kontaktarme, ungesellige*) oder zyklothyme (*durch Stimmungswechsel von 'übertriebener' Heiterkeit bis zu 'tiefer' Traurigkeit charakterisierte*) Persönlichkeitsstrukturen, Empfindlichkeit gegen Geräusche, leichter Schlaf, relative Alkoholintoleranz, etc.. (...) Wenn wir davon ausgehen, daß unsere Welt immer künstlicher, 'menschengemachter' werden wird, gleichzeitig die Anforderungen der Leistungs- und Massengesellschaft an unsere psychische Stabilität immer größer werden, muß dann nicht jede mögliche chemische Beeinflussung psychischer Funktionen auf ihre eventuelle soziale Brauchbarkeit hin untersucht werden?« [486:16f.]

Schon jetzt ist das Ausmaß des Psychopharmaka-Einsatzgebietes unübersehbar. In den U.S.A. beispielsweise, in denen die Gemeindepsychiatrie wesentlich weiter vorangeschritten ist als in Deutschland, steht, wie der u.s.amerikanische Psychologe Thomas Kiernan berichtet, bereits im Jahre 1973 fast annähernd die Hälfte der Erwachsenen unter psychopharmakologischem einschließlich neuroleptischem Einfluß: »Neuere Untersuchungen (...) ergaben, daß heute 43 Prozent aller Erwachsenen in den Vereinigten Staaten Tranquilizer und andere vom Arzt verschriebene stimmungsändernde Mittel nehmen (davon 29 Prozent Frauen und 14 Prozent Männer). Das bedeutet, daß knapp über hundert Millionen erwachsene Amerikaner diese Mittel nehmen. In den Untersuchungsergebnissen sind Konsumenten illegal bezogener Drogen, die vor allem unter den jüngeren Generationen beliebt sind, nicht enthalten ...« [603:330f.]

Auch die sogenannten Entwicklungsländer sollen von Psychiatern und deren 'Medikamenten' nicht verschont werden; im Jahre 1978 reiht die Weltgesundheitsorganisation WHO Chlorpromazin, Fluphenazin (Lyogen, Dapotum) und Haloperidol in die Liste der 'unentbehrlichen Medikamente' ein [700].

In der Bundesrepublik Deutschland und in Westberlin erhalten Kinder, um ein beliebiges Neuroleptikum herauszugreifen, nach einem Bericht von Alexander Homes in 'Psychologie heute' vom November 1984 derzeit jährlich bereits 170.000mal Atosil verordnet, davon 100.000mal Ein- bis Fünfjährige und 30.000mal Säuglinge bis zu einem Jahr — zur Beruhigung [530]. Angesichts der hohen Zahl der von Kinderpsychologen als als 'leicht bis schwer verhaltensgestört' eingesetzten Kinder, nämlich vier Millionen in der BRD [258], deuten sich zwar ein großes Absatzgebiet für die Pharmaindustrie an, neue Arbeitsplätze für die vielen Medizinstudium-Absolventen und -Absolventinnen, allerdings auch die erhöhte Gefahr der Pharmakolisierung der Kindererziehung. Gewarnt sein soll hier nicht alleine vor Psychiatern: Bereits heute verschreiben die an sich unverdächtigen bundesdeutschen Hausärzte ungefähr 65 % aller verabreichen Psychopharmaka [180:3]; in den U.S.A. bedrängen bereits Psychologen den Gesetzgeber, auch ihnen die Verabreichung von Psychopharmaka zu erlauben [1150].

Ähnlich wehrlos wie Kinder sind oft alte Menschen, was sich in einer drastischen Zunahme der Neuroleptika-Verabreichung in Altenheimen und Geriatrien (Krankenhausstationen oder Spezialeinrichtungen für Alterserkrankungen) niederschlägt. Wie bedenkenlos mit den alten Menschen umgegangen wird, zeigt eine Studie von Pamela J. Stephen und J. Williamson von der Universitäts-Geriatrieabteilung des City-Hospitals von Edinburgh / Schottland (195).

Angesichts der Masse vorliegender 'Fach'-interner Untersuchungsberichte stellt sich zwangsläufig auch die Frage, weshalb in der normalen Tagespresse fast ausnahmslos keinerlei Hinweise auf den großen neurologischen, äußerlich 'sanften Mord' zu finden sind, ausgerechnet in einer Zeit, in der verstärkt über Nutzen und Schäden von Medikamenten diskutiert wird. Empfindungslosigkeit, Unverständnis und Abwehr mögen durchaus ein Grund sein, Interessenidentität mit Psychiatern bei 'Fach'-Journalisten, die — entsprechend ausgebildet — selbst schon in Psychiatrischen Anstalten tätig waren oder die sich speziellen 'Informations'-Programmen unterzogen, ein anderer. Ein Beispiel mag den derzeitigen Bewußtseinsstand der normalen Presse veranschaulichen: Den Versuch zweier in einer französischen Anstalt internierter Männer, einem (dritten) Leidensgenossen dadurch ärztliche Hilfe zukommen zu lassen, indem sie ihn in einem gestohlenen Krankenwagen aus der Anstalt herausschmuggelten und in ein Krankenhaus überführen wollten, konnte der Berliner 'Tagesspiegel' einzig als 'Symptom einer schweren Geistesstörung' verstehen, so als sei es ein Witz, wenn sich Anstaltsinsassen Sorgen um ihre Gesundheit machen (s. Abb. 148).

Was Journalisten theoretisch als mangelndes Fachwissen noch nachgesehen werden könnte, ist für Menschen mit einem Medizinstudium unentschuldbar. Neben den bereits erwähnten kritischen Studien von Martensson [1121] und Breggin [129] sind an empfehlenswerten Veröffentlichungen von Ärzten und Psychiatern zu nennen gerade noch ein Artikel des Schotten Joshua Bierer mit dem Titel »Medicine or 'Manslaughter'« (»Medizin

Geistesgestörte am Steuer

Toulon (dpa). Zwei Geistesgestörte aus Südfrankreich haben nach einem wilden Krankentransport mit Blaulicht und Sirene versucht, einen ebenfalls geistesgestörten Mitpatienten in ein Krankenhaus für „Normale" einzuliefern. Die drei Patienten einer Klinik in Carqueiranne bei Toulon rissen in einem Ambulanzwagen aus. Mit Blaulicht und Sirene rammten die nach Angaben des Direktors schwer geistesgestörten Männer auf dem Weg nach Toulon ein anderes Auto. Zwei der „Krankenpfleger" klärten den Fahrer des beschädigten Fahrzeuges auf, daß sie ihren „Patienten" dringend ins Krankenhaus in Toulon bringen müßten und ließen ihn ohne weitere Angaben stehen. Als die zwei in Toulon versuchten, ihren Leidensgenossen auch wirklich „einzuliefern", wurde dem Krankenhauspersonal klar, daß keiner der drei im Vollbesitz der geistigen Kräfte war. Man brachte das Trio in einem anderen Krankenwagen in die Nervenheilanstalt zurück.

Abb. 148: Normale, propsychiatrische Berichterstattung, am Beispiel eines Berichts im Berliner 'Tagesspiegel' vom 6. April 1979

(195) Stephen und Williamson fassen ihr Untersuchungsergebnis wie folgt zusammen: »Von 95 neuen Fällen von Parkinson-Erkrankung, die in eine Geriatrie-Abteilung überwiesen wurden, hingen 48 (51 %) mit der Verschreibung von Medikamenten zusammen. Die klinischen Merkmale der Medikamenten-verursachten und der idiopathischen (*von sich aus entstandenen*) Fälle waren sehr ähnlich, einschließlich des Anteils von typischem Tremor (*Muskelzittern*). 25 % der Patienten mit Medikamenten-verursachtem Parkinsonismus (MVP) waren bei der Aufnahme nicht gehfähig, und 45 % mußten im Krankenhaus aufgenommen werden (für einen durchschnittlichen Aufenthalt von 23 Tagen; Schwankungsbereich: 5 — 101 Tage). Die klinischen Merkmale der MVP verschwanden auf Dauer bei zwei Drittel der Fälle durchschnittlich nach 7 Wochen, jedoch mit einem Schwankungsbereich von 1 — 36 Wochen. 5 Fälle von MVP verschwanden anfänglich, allerdings entwickelte sich ein idiopathischer (*von sich aus entstandener*) Parkinsonismus nach einer Zwischenzeit von 3 bis 18 Monaten. Möglicherweise haben alte Menschen niedere striäre Dopamin-Spiegel (*vgl. Seite 86/88*), und eine geringe neuroleptische Wirkung versetzt ihnen den Stoß in eine offene Parkinson-Erkrankung oder deckt eine latente (*verborgene*) idiopathische Erkrankung auf. Das am häufigsten beschuldigte Medikament war Prochlorperazin (21 Fälle). In keinem einzigen Fall schien dieses Medikament indiziert (*angezeigt*).« [1154:1082]

oder 'Körperverletzung'«) aus dem Jahre 1983 [1128], das 1986 erschienene Buch von Josef Zehentbauer und Wolfgang Steck »Chemie für die Seele« [1157] sowie insbesondere das Buch »Irrsinn und Psychiatrie. Psychisches Leiden ist keine Krankheit. Die Medizinalisierung abweichenden Verhaltens — ein Irrweg« von dem Züricher Arzt und Psychotherapeuten Marc Rufer aus dem Jahre 1988 [1152].

Natürlich sind Ärzte, Ärztinnen und Psychiater in aller Regel ebenfalls nur Menschen wie andere Normale auch, und diese wiederum stehen bekanntlich im Ruf, sich schon untereinander schlecht, unnachgiebig und uneinsichtig zu benehmen [297:236]. So ist es kein Wunder, daß — zusätzlich zu allem, was bisher schon gesagt wurde — auch nachstehende besonders aussagekräftigen Tatbestände, die Menschen mit psychiatrischen 'Diagnosen' betreffen, folgenlos zu bleiben scheinen:

- Es gibt keine ungefährlichen Minidosen von Neuroleptika. Helmchen warnt in einer internen Diskussion unter Psychiatern vor der gefährlichen Illusion, es gebe einen prinzipiellen Unterschied zwischen gefährlichen und ungefährlichen Verabreichungsmengen, wenn er folgenden lebensbedrohlichen Erstickungsanfall beschreibt: »In der Berliner Klinik trat bei einem Staatsexamenskandidaten in der Prüfungssituation ein Zungenschlundsyndrom auf. Nach genauem Befragen war herauszufinden, daß der Betreffende eine Tablette Tonoquil (*Misch-Psychopharmakon, das u.a. das Neuroleptikum Thiopropazat enthält*) eingenommen hatte; hier scheint die These, daß Minidosen völlig unschädlich seien, doch widerlegt.« [1141]
- Neuroleptika können bei Nagetieren Neoplasmen (*Geschwulstbildungen, die in eine Krebs-Erkrankung übergehen können*) der Brustdrüsen hervorrufen, wenn sie langzeitig in Dosen verabreicht werden, die heute in der chronischen Behandlung üblich sind [1155:490]. (In den U.S.A. müssen Neuroleptika seit dem 13. September 1978 einen entsprechenden Warnhinweis tragen; im deutschen Sprachraum wird diese nicht uninteressante Information den Betroffenen und ihren Angehörigen vorenthalten.)
- Nach Berechnungen des englischen Psychologen David Hill leiden 1985 weltweit bereits 38,5 Millionen Menschen irreversibel an Neuroleptika-bedingter tardiver Dyskinesie, der beschriebenen veitstanzförmigen, nicht behandelbaren Dauerbewegungsstörung [1145]. (Von wenig Verantwortungsbewußtsein scheint von daher der Ratschlag geprägt zu sein, den der Psychiater G. Laux aus der Würzburger Universitätsanstalt in einem Psychopharmaka-Handbuch beim ersten Anzeichen einer tardiven Dyskinesie geben will: »Therapeutisch kann versucht werden, auf ein anderes Neuroleptikum umzusetzen, vorübergehend hilft manchmal eine Erhöhung der Neuroleptika-Dosis (!).« [1143:115])
- Neuroleptika-'Nebenwirkungen' führen laut R. Bertling aus der Universitätsanstalt Düsseldorf häufig zu Wiederaufnahmen in die Psychiatrie sowie zu 'Selbstmord'-Versuchen [1127]. Bertlings Kollege C. Haring aus derselben Anstalt spricht sogar vom 'schizophrenen Defekt' als Folge der Neuroleptika-Behandlung, wobei er allerdings den Begriff der 'chronischen Überdosierung' bemüht, um eine grundsätzliche Kritik der Neuroleptika zu vermeiden; ein wiederholtes Auftreten von 'Wahn', 'Halluzinationen' und 'illusionärer Verkennung' könnten auch Symptome eines Neuroleptika-bedingten Delirs sein — Symptome, die durch Neuroleptika angestoßen und unterhalten würden. [1138:253;1139:191/196] In den meisten Fällen, so K. Hantke in seinem Aufsatz »Pharmakeule aus der Sicht des Pflegepersonals«, seien die als psychotisch eingelieferten Menschen durch Hausärzte mit Neuroleptika vorbehandelt, 'falsch' dosiert und an extrapyramidalen Symptomen (Bewegungsstörungen) erkrankt [1137:59]. Die Psychiater Hans-Joachim Haa-

se, J. Bitter und A. Dreher sehen ebenfalls einen erheblichen Prozentsatz der Ursache wiederholter Anstaltseinweisungen behandlungsbedingt: »wegen unzweckmäßiger Dosierung der Langzeitneuroleptika« [1136:64].

- Eine Forschergruppe um Angus V.P. Mackay vom Argyll and Bute Hospital in Lochgilphead (Argyll / Schottland) findet 1982 im Laborversuch heraus, daß Neuroleptika zu einer spezifischen Veränderung des Nervensystems führen können, nämlich zu einer unnatürlichen Erhöhung der Zahl der Rezeptoren, d.h. der Empfangsstellen für die Nervenimpuls-Überträgerstoffe an den Nervenspalten [1146]. Der bereits erwähnte schwedische Mediziner Martensson setzt deshalb die Neuroleptika-Behandlung mit dem Einbau künstlich psychotisch machender Substanzen gleich (vgl. S. 5 Fn.). Mackay und Kollegen bestätigen somit die Vermutungen, die H.L. Klawans, C.G. Goetz und S. Perlik zwei Jahre zuvor veröffentlichte [1142]. G. Chouinard und B.D. Jones schreiben im selben Jahr, daß die anhaltende Behandlung mit Neuroleptika zu einer Überempfindlichkeit von Dopamin-Rezeptoren (-Nervenimpuls-Empfangsstellen) führen können, und daß die nach dem Absetzen der Neuroleptika beschriebenen psychopathologischen (eine 'Geisteskrankheit' darstellenden) Veränderungen als 'Supersensitivitäts-Psychosen' zu interpretieren seien [1131;1132]. Alle diese Untersuchungsergebnisse werden wiederum bestätigt durch eine Reihe neuerer Studien: Waldemar Greil und Stephan Schmidt aus der Münchner Universitätsanstalt berichten von 'Absetzpsychosen', die nach dem Absetzen von Neuroleptika vermehrt auftreten [1135]. J.K. Witschy, G.L. Malone und L.D. Holden bemessen Berichten über 'Patienten' besondere Bedeutung bei, die nicht wegen 'Schizophrenie' mit Neuroleptika behandelt worden waren, nach dem Absetzen der 'Medikamente' jedoch eine 'Schizophrenie'-förmige Symptomatik entwickelten [1156]. (Aus all diesen Ausführungen wird noch einmal die besondere Problematik deutlich, die das Absetzen gerade längerfristig angewendeter Neuroleptika mit sich bringen kann. Nötig ist — bei längerfristiger Anwendung — kein überstürztes, sondern ein stufenweises, planmäßiges Absetzen mit Unterstützung verantwortungsbewußter und einfühlsamer Menschen; siehe auch Anhang A).

So ist es schließlich wenig überraschend für Nicht-'Fachleute', daß sich in eher psychotherapeutisch geprägten Untersuchungen hinsichtlich der Vermeidung von Repsychiatrisierung, der sogenannten Rezidivprophylaxe, Placebos gegenüber Neuroleptika als überlegen erweisen; dies gilt, sofern die Placebos eingesetzt werden in einer Institution, die bestimmt ist durch Ausschluß von Gewaltanwendung, durch menschliche Zuwendung und durch Begreifen der 'Schizophrenie' als zwar unzivilisierte und mitunter recht gefahrbringende, jedoch den Umständen durchaus angemessene Bewältigung von Lebensproblemen und als möglichen Entwicklungsprozeß [1148]. Zu einem ähnlichen Ergebnis kommen die Mitarbeiter/innen des kalifornischen Projekts 'Soteria', das weitgehend ohne Neuroleptika und unter Hauptverantwortung, Entscheidungsbefugnis und Autorität sogenannter 'Laien' geführt wird: »Der Versuch, die Erfahrungen eines Psychotikers zu verstehen und sie zu teilen, ohne sie gleich zu beurteilen, zu etikettieren, in Frage zu stellen oder abzuwerten«, führte allerdings zu derart guten Langzeit-Erfolgen, daß der sozialpsychiatrische Geldgeber, das 'National Institute for Mental Health', das Projekt nicht weiterfinanzierte und somit liquidierte [1147].

Der Einsatz von Neuroleptika mag begründet sein mit der Angst vor einer unzivilisiert verlaufenden Reaktions- oder Entwicklungsphase ver-rückt werdender Menschen, mit Kapitalverwertungs-Interessen, akademischer Borniertheit, Verantwortungslosigkeit, fehlender Sachkenntnis, Bösartigkeit oder gar übersteigertem Helfen-

Wollen: Für die Betroffenen bedeutet der Neuroleptika-Einsatz, daß die Bilder, Stimmen, Phantasien usw., die ihre Lebenskraft hervorbringen könnte, sofort wieder in tiefere Bereiche der Psyche hinein unerdrückt werden. Die Neuroleptisierten verlieren die Fähigkeit zur Selbstbeobachtung und werden zum Opfer der Psychopharmaka-Industrie. Es besteht wenig Hoffnung, daß diese Menschen zur Ganzheit ihres eigenen Selbst finden. Schaffen sie es nicht, zu den Grundgesetzen der Natur und der Gesundheit zurückzukehren, so bleiben sie dazu verdammt, ihre Neuroleptika-Einnahme und ihre mehr oder weniger freiwilligen Pilgerfahrten von einem Psychiater zum nächsten, von der Anstalt über die 'Tagesklinik' bis hin zum Behindertenarbeitsplatz fortzusetzen und zu erleben, wie ihre Gesundheit und ihre Lebenskraft dabei mehr und mehr verfällt. Dabei sind die Zukunftsaussichten düsterer denn je: Mit gentechnologischen Methoden versuchen Psychiater bereits, bestimmte meßbare Komponenten, sogenannte Marker, zu finden, die es ihnen erlauben, Bürger mit »hohem Krankheitsrisiko zu identifizieren« und zu behandeln, sogar bevor die 'psychische Krankheit' zum Vorschein kommen kann [1129:565]. Der derzeitige Ausbau der Gemeindepsychiatrie führt direkt oder indirekt zur verstärkten Vergabe von Neuroleptika: Eine neuere Untersuchung über den Einfluß zahlenmäßig ansteigender sozialpsychiatrischer Einrichtungen legt 1986 der Bremer Psychiater und Soziologe G. Bruns vor, der für die drei Musterbezirke Stadt Bremen, Land Hamburg und Landkreis Osterholz-Scharmbeck folgenden alarmierenden Zusammenhang nachweist: »Das unterschiedliche Niveau und der Anstieg der ZE-(*Zwangseinweisungs-*)raten in den drei Regionen korrelieren (*stehen in Wechselbeziehung*) gleichsinnig mit der ambulanten psychiatrischen Versorgungsdichte.« [1130:1217] Psychiatrische Hausbesuche, Krisendienste und vieles Sozialpsychiatrische mehr führen zu ähnlichen Ergebnissen, somit zur steigenden und fortgesetzten Verabreichung von Neuroleptika [1144].

Zu allem Überfluß fordern Psychiater für ihre Einrichtungen noch mehr Personal. Daß es oft genug dieselben Psychiater in Person sind wie z.B. Fritz Reimer aus der Psychiatrischen Anstalt Weinsberg / Baden-Württemberg, die einerseits mit scheinbarer Selbstkritik an 'zu großem' Psychopharmaka-Einsatz mehr Geld- und Personalmittel haben wollen [1153], andererseits 'Fach'-intern sogar einen verstärkten Vollzug des Insulin-Schocks fordern [1140], stört kaum jemanden. Der Sozialpsychiater Dörner, unangefochtener ideologischer Führer der Deutschen Gesellschaft für Sozialpsychiatrie (DGSP) und nach eigenen Worten 'Vertreter des Konzerns Psychiatrie' [1133], versucht, die möglicherweise in den eigenen Reihen aufkommende Kritik an den unübersehbaren Neuroleptika-Schäden in die Schranken zu verweisen: So drohte er am 5. Mai 1989 auf einer Tagung des psychiatrischen Interessenverbandes 'Mannheimer Kreis' in München die verstärkte Anwendung von Elektroschocks an für den Fall, daß politische Instanzen seine Kollegenschaft beim Einsatz von Neuroleptika behindern würden [1133].

Gegenüber dieser psychiatrischen Front scheint sich die Anzahl der Psychiatrie-Kritiker und -Kritikerinnen quantitativ recht bescheiden auszunehmen; ihre formulierten Anregungen zu Alternativen zur Psychiatrie [1013;16:223-234;259;377], die sich auch im Sprechervertrags-Entwurf wiederfinden, konnten politisch bisher nicht durchgesetzt werden. Notwendig ist die Verbreitung Psychiatrie-kritischer Literatur, insbesondere solcher, die von den wenigen aktiven — körperlich, geistig und psychisch — Überlebenden der psychiatrischen Behandlung verfaßt wird: Hier sind vor allem die Zeitschriften 'Die Irren-Offensive — Zeitschrift von Ver-rückten gegen Psychiatrie' aus Berlin (Bestelladresse: Irren-Offensive e.V., Pallasstr. 12, 1000 Berlin 30) und der 'Türspalt' aus München (Bestelladresse: Joseph Doll, Astallerstr. 24, 8000 München 2) zu nennen, wie auch das Buch von Tina Stöckle [1012] (siehe Abb. 149).

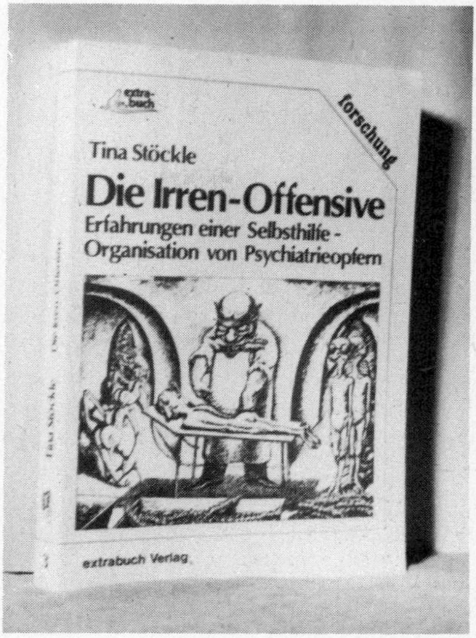

Abb. 149: Lesenswerte antipsychiatrische Literatur von seiten der Psychiatrie-Betroffenen selbst (vergriffen; nur über Bibliotheken, evtl. über Fernleihe erhältlich)

Die angsteinflößende Literatur über die psychiatrische Bedrohung führt zwangsläufig zu der Frage, wie wir uns vor psychiatrischer Zwangsbehandlung schützen können. Hierzu entwickelte der u.s.amerikanische Psychiatrie-Kritiker Thomas S. Szasz, selbst Psychiater, das Modell des 'Psychiatrischen Testaments' [1029]. Diesem liegt die Idee zugrunde, bereits heute, im Zustand der nicht-angezweifelten Normalität, eine schriftliche Erklärung zu verfassen, wie wir — sollten uns Dritte für behandlungsbedürftig erklären — behandelt oder aber nicht-behandelt werden wollen. Der Berliner Rechtsanwalt Hubertus Rolshoven ergänzte den Text von Szasz mit einer (gemeinsam mit den in der Irren-Offensive e.V. organisierten Psychiatrie-Überlebenden ausgearbeiteten) leichtverständlichen Mustererklärung und mit Hinweisen, wie eine solche Vorausverfügung entsprechend der geltenden Rechtslage rechtswirksam einzusetzen ist. Zumindest in Berlin führte das juristisch abgesicherte Psychiatrische Testament (Bestellung durch Vorabüberweisung von DM 5,80 auf das Postgiro-Konto 457065-103 Berlin-West, BLZ: 100 100 10 der Irren-Offensive e.V.) 1. bei den zurückliegenden zehn Anwendungen der letzten zwei Jahre zu einer ebenso häufigen Abwendung der neuroleptischen Zwangsbehandlung, 2. zu einer Absichtserklärung der Berliner Regierungskoalition im März 1989, das Psychiatrische Testament im Berliner 'Psychisch-Kranken-Gesetz' formal abzusichern, und 3. im November 1989 zu der weltweit ersten öffentlichen Erklärung eines Anstaltsführers, daß in seiner Psychiatrischen Anstalt (Berlin-Havelhöhe) ab sofort Psychiatrische Testamente ohne Wenn und Aber berücksichtigt werden.

Wer möchte, kann sich dem im Oktober 1989 in Nürnberg neugegründeten Forum Anti-Psychiatrischer Initiativen (FAPI) anschließen. Dessen erklärte Ziele sind vor allem 1. das Verbot von Elektro- und anderer Schockverfahren sowie der hochpotenten und der Depot-Neuroleptika, 2. die Ablehnung der psychiatrisch-gentechnologischen Forschungen sowie der sich geschwulstartig ausbreitenden Gemeindepsychiatrie, 3. der verbesserte Rechtsschutz für Psychiatrie-Betroffene, insbesondere das Verbot der Zwangsbehandlung und die Anerkennung Psychiatrischer Testamente und 4. die Durchsetzung von Psychiatrie-unabhängigen Einrichtungen echter menschlicher Hilfeleistung basierend auf einem Recht auf Psychopharmaka-freier Hilfe. Regionale und überregionale Veranstaltungen sind ebenso geplant wie die Vermittlung von Kontaktadressen zum Aufbau lokaler Psychiatrie-kritischer Initiativen; die Aktivitäten des FAPI (Postadresse: Pallasstr. 12, 1000 Berlin-West 30) sollen den gesamten deutschsprachigen Raum umfassen (BRD, DDR, Schweiz, Österreich).

Anhang

Anhang A: Tips zum Absetzen der 'Medikamente'

Neuroleptika und LSD — Neuroleptika, Kaffee, Tee und Nikotin — Suchtgefahr und Abhängigkeit? — Entzugserscheinungen — Die Absetzempfehlungen des Mediziners David L. Richman — Die äußeren Bedingungen beim Absetzen — Zeitplan und stufenweiser Entzug — Praktische Vorschläge — Absetzen von Depot-Neuroleptika — Weiterleben ohne Psychopharmaka

Bevor wir zu den international bekanntgewordenen, leicht nachvollziehbaren und einfach zu verstehenden Absetz-Anweisungen des kalifornischen Mediziners David L. Richman kommen, sollen noch einige allgemeine Hinweise zum Problem von Substanzen, die die Auswirkungen der Neuroleptika beeinflussen, und zu vorübergehenden Entzugserscheinungen erfolgen.
Die Vorstellung, mit bestimmten pharmakologischen Wirkstoffen die Auswirkungen der Neuroleptika aufheben zu können, ist so verführerisch wie irreführend; der Einsatz von Anti-Parkinsonmitteln ist hierfür nur ein Beispiel. Psychiater selbst waren es, die auch andere Mittel ausprobierten. Fritz Flügel und Dieter Bente beispielsweise setzten nach einem Bericht der 'Deutschen Medizinischen Wochenschrift' vom Dezember 1956 bei unter dem Einfluß von Neuroleptika stehenden Betroffenen probeweise LSD ein, womit sie deren gestörten Hirnrhythmus weitgehend normalisieren konnten; auch die Motorik der Betroffenen wurde lebhafter [299:2072f.]. Der Mensch und sein Organismus dürfen jedoch nicht als eindimensionale Mechanik verstanden werden, auf die jeweils entgegengesetzt eingewirkt werden könnte, ohne daß der Organismus Schaden erleiden würde. Kaninchen in der Gewalt der Schweizer Sandoz AG mußten schlechte Erfahrungen machen, als sie mit LSD behandelt wurden; dies schlug sich in vegetativen Störungen in Form von Temperaturanstieg, Erhöhung des Blutzuckerspiegels, Pulsbeschleunigung, abnormer Vermehrung der weißen Blutkörperchen (Leukozytose) und 'Gänsehaut' (Piloerektion) nieder [900]. Ein gleichzeitiger Einsatz von LSD und Neuroleptika würde also eine Vielzahl gefährlicher Neuroleptika-Auswirkungen noch verstärken; somit ist von einer solchen Praxis strikt abzuraten. F. Kulhanek und Kollegen von der Squibb/von Heyden GmbH München untersuchten (bei Ratten) den Einfluß von Kaffee- und Teekonsum auf die Aufnahme und Veränderung der neuroleptischen Wirkstoffe im Organismus und auf den zeitlichen Ablauf dieser Veränderung; dabei kamen sie zu dem Ergebnis, daß Kaffee den Höhepunkt des Neuroleptika-bedingten Parkinsonismus zeitlich hinausschiebt und diese Wirkung auch rascher sinken läßt; in Tee verabreichte Neuroleptika konnten einen nur noch stark verringerten Parkinsonismus auslösen, der dafür jedoch die doppelte Zeit anhielt. Je nach Neuroleptika-Menge betrug die gesamte Wirkungsminderung bis zu 38% [652]. Von der Veränderung der normalen Neuroleptika-Auswirkungen unter Nikotin-Einfluß berichtet Chester Swett jun., der die Häufigkeitsrate Chlorproma-

zin-bedingter Schläfrigkeit unter 130 Nichtrauchern, 201 leichten und 72 starken Zigaretten-Rauchern verglichen hatte, um zu folgendem Ergebnis zu kommen: »Schläfrigkeit trat in jeweils 16%, 11% bzw. 3% auf. Ein schnellerer Chlorpromazin-Stoffwechsel bei Zigaretten-Rauchern könnte diese Befunde erklären.« [1023:211]

Den Versuch, zur Linderung der Parkinson- und Veitstanz-Symptome anstelle von Anti-Parkinsonmitteln das Vitamin-B6-Mangelpräparat Pyridoxin (Benadon) einzusetzen, unternimmt derzeit ein Psychiater der Berliner Karl-Bonhoeffer-Anstalt; nach seiner Erfahrung sei der Wert der zusätzlichen Benadon-Behandlung zwar zweifelhaft, was angesichts der fortgesetzten Neuroleptika-Behandlung logisch ist; dafür sei jedoch Benadon ein harmloses Mittel, das garantiert keine Schäden verursache — gleichgültig, in welcher Menge es verordnet und eingenommen werde.

Selbst wenn sich bestimmte Neuroleptika-Schädigungen äußerlich nicht mehr vollausgebildet feststellen lassen, bleibt die Gefahr der körperinneren Schädigung und Organzerstörung erhalten. Der einzige Weg, solchen Gefahren vorzubeugen, besteht im Absetzen der Neuroleptika. Bei aller Verrücktheit, die beim Nachlassen der Neuroleptika-Wirkung möglicherweise wieder an die Oberfläche dringen kann, besteht doch — im Durchschnitt — für die Betroffenen ein geringeres Risiko, wieder in die Anstalt zu gelangen, als wenn sie sich beispielsweise nach der Anstaltsentlassung weiterhin mit Neuroleptika behandeln lassen. Wie Alf Trojan berichtet, zeigten mehrere Studien seiner Kollegen [546;941:986;320:308], »... daß mit Plazebos (*unwirksamen Scheinmedikamenten*) behandelte Patienten seltener rehospitalisiert wurden als Patienten, die wirksame Medikamente erhalten hatten.« [1050:184Fn.]

An sich tragen Neuroleptika, wie Psychiater allgemein schreiben, keinerlei Suchtmechanismus in sich [648:5]. Als Grund dafür nennen sie die von den Betroffenen als 'unangenehm' empfundene Wirkung [218:363], die nicht zur Euphorie führe [373:64]. Helmchen und Hippius meinen hierzu: »Eine Suchtgefahr besteht weder bei den Antidepressiva noch bei den Neuroleptica. Wenn Neuroleptica nach langfristiger Anwendung abrupt abgesetzt werden, kommt es zwar zu vegetativen Irritationsphänomenen, die als Abstinenzsymptome ein Indicator dafür sind, daß sich im Verlauf langfristiger neuroleptischer Therapie im somatischen Berich eine Adaption (*Anpassung*) des Organismus an das Pharmakon vollzieht. Eine psychische Abhängigkeit im Sinne einer Sucht tritt jedoch niemals ein.« [467:342]Als Absetzerscheinungen beobachten Psychiater insbesondere Schlafstörungen, Herzjagen, Pulsbeschleunigung, Erbrechen, Übelkeit, Durchfall, Schweißausbrüche und innere Unruhe [188:161;77:1640;503:86]. David L. Richman berichtet zusätzlich von Kopf- und allerlei anderen Schmerzen, laufender Nase und speziell der sogenannten 'Entzugspsychose', die zu vorübergehenden 'Halluzinationen' und anderen Verrücktheitszuständen führe (siehe S. 374f.). Sehr präzise beschreibt Degkwitz, wie Normale nach Selbstversuchen bei zehntägiger Melleril-Behandlung bzw. dreiwöchiger Truxal-Behandlung noch einige Zeit nach dem Absetzen unter Folgeerscheinungen litten: »Nach dem plötzlichen Absetzen der Psycholeptica trat innerhalb der ersten beiden Tage keine wesentliche Veränderung ein. Alle fühlten sich etwas erleichtert. Dies war wohl im wesentlichen darauf zurückzuführen, daß der Selbstversuch jetzt endlich beendet war und sie meinten, daß sie ihr normales Leben unbehindert fortsetzen könnten. Zu unserer Überraschung trat aber am 3. Tage bei allen Versuchspersonen eine mehr oder weniger starke Reaktion auf. Alle fühlten sich jetzt angeregt. Das Ausmaß und die Form waren allerdings individuell recht verschieden. Eine Versuchsperson bot ein 3 — 4 Tage anhaltendes manisches Zustandsbild. Die Stimmungslage war deutlich gehoben, und es bestand ein ausgesprochener Betätigungs- und Rededrang. Das Schlafbedürfnis war erheblich herabgesetzt. Die Versuchsperson traute sich vieles zu, begann Briefe mit roter Tinte zu schreiben und

Heiratspläne zu schmieden. Bei anderen glich die anregende Wirkung eher der nach einem überstarken Genuß von Kaffee. Die Versuchspersonen waren angeregt, aber zu keiner konzentrierten Arbeit fähig. Sie hatten ständig das Bedürfnis, etwas Neues zu beginnen und konnten bei nichts aushalten. Die Stimmungslage war mehr oder weniger dysphorisch (*niedergedrückt*). Nur bei einer Versuchsperson trat lediglich eine gewisse Unruhe und Nervosität auf. Ihre Leistungsfähigkeit war dadurch aber nicht wesentlich beeinträchtigt. Die starken Reaktionen dauerten 3 — 4 Tage an und klangen dann im Verlaufe von weiteren 8 — 14 Tagen allmählich ab. Der Schlaf war in dieser Zeit stark gestört. Die Schlafzeit war verkürzt, die Schlaftiefe verringert. Die Versuchspersonen wachten in der Nacht häufig auf und wälzten sich ruhelos umher. Erst nach 2 — 3 Wochen nach Absetzen der Psycholeptica klang die Mittelwirkung vollständig ab. In den ersten Tagen nach dem Absetzen der Psycholeptica traten bei einigen Versuchspersonen Durchfälle auf, während sich bei den anderen der Stuhlgang normalisierte.« [190:494] Solche Absetzerscheinungen sind bei den behandelten 'Schizophrenen', so Degkwitz, häufig »... für einen Rückfall in die Psychose gehalten worden, vor allem da sie mit erheblicher Angst einhergehen.« [188:162] Manche Betroffene, die von Psychiatern völlig verunsichert werden, befürchten verständlicherweise, beim Auftreten dieser Absetzerscheinungen erneut in die Anstalt gebracht zu wer-

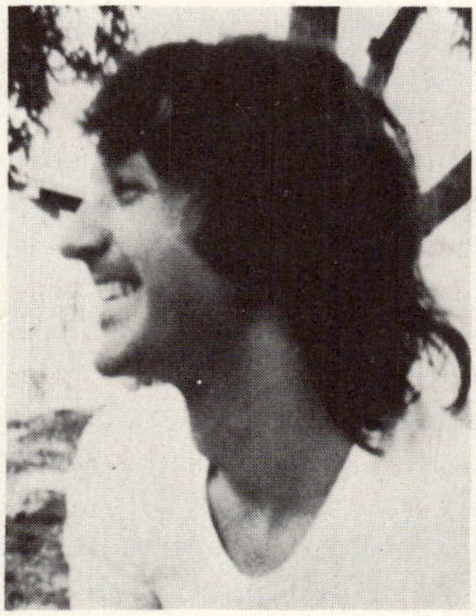
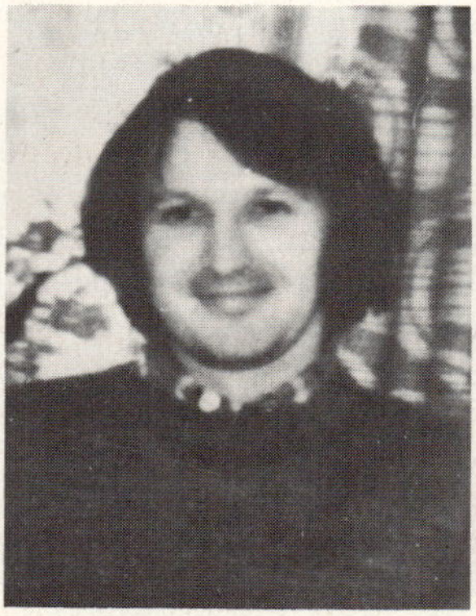
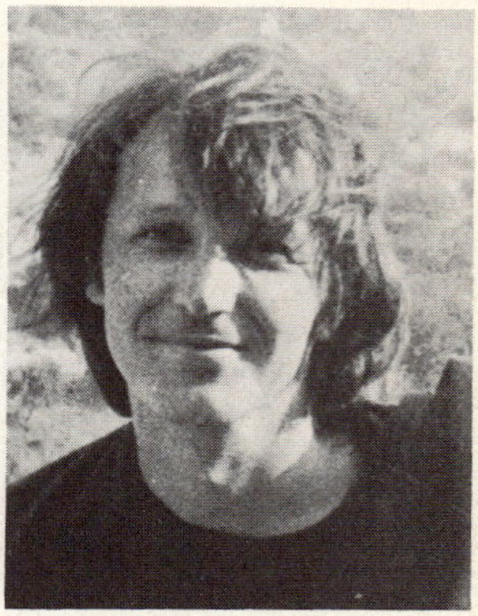

Abb. 150: Der Autor.
Von links:
1.: 1976, unbehandelt;
2.: 1977, als 'Schizophrener' (nach Behandlung mit Imap, Haloperidol, Orap, Semap, Taxilan, Triperidol, Truxal und Akineton);
3.: 1979, 16 Monate nach dem Absetzen.

den, so daß sie 'freiwillig' die Neuroleptika weiternehmen wollen. Degkwitz bemerkt zu einer solchen vermeintlichen Abhängigkeit: »Solche Patienten steigern die Dosis nicht, glauben aber, ohne die 'Krücke' des Psycholeptikums nicht mehr existieren zu können. Es handelt sich hierbei offenbar nicht um eine Sucht, sondern um eine aus der eigenen Unsicherheit resultierende Abhängigkeit vom Medikament.« [188:162]

Die verantwortungslose und gezielte offizielle Fehl- und Falschinformation von seiten der Psychiater nahm nun der in Berkeley/Kalifornien lebende Mediziner David

L. Richman zum Anlaß, den Betroffenen exakt diejenigen Informationen zu liefern, die diese zu einem furcht- und gefahrlosen Absetzen der Neuroleptika benötigen. Unter dem Pseudonym 'Dr. Caligari' gibt er folgende ausführliche und detaillierte Ratschläge: »Ebenso wie die Psychiater den Behandelten gewöhnlich wenig Information geben über die Auswirkungen von psychiatrischen 'Medikamenten', werden sie wahrscheinlich noch weniger Informationen geben über die Wirkungen des 'Medikamenten'-Entzugs, und wie man diese Auswirkungen auf ein Minimum beschränken kann. Oft werden Probleme, die während des 'Medikamenten'-Entzugs oder danach auftreten, als Zeichen von Rückfall und als Wiederaufkommen von 'Symptomen' gesehen, die vorher durch die 'Medikamente' unter Kontrolle gehalten wurden. Diese Erklärungen rechtfertigen die Wiederaufnahme der Behandlung mit 'Medikamenten', normalerweise in Langzeitform.

Wegen der unangenehmen 'Nebenwirkungen' von 'Medikamenten' hören die Betroffenen oft plötzlich mit der Einnahme bei der ersten sich bietenden Gelegenheit auf. Dies kann noch ernsthaftere Entzugsprobleme verursachen. Ein plötzlicher Stop der Einnahme von psychiatrischen 'Medikamenten' ist nicht der beste Weg, um von ihnen loszukommen. (...)

Wenn mit der Einnahme aufgehört wird, kann die Zeitspanne, bevor Entzugserscheinungen auftreten, verschieden sein. Manche Leute haben diese Erscheinungen innerhalb acht bis 24 Stunden nach dem Beginn des Entzugs, während für andere die Entzugssymptome erst nach einigen Tagen oder ein oder zwei Wochen anfangen. Teilweise hängt dies davon ab, wie lange die 'Medikamente' eingenommen wurden und in welchen Mengen, denn die meisten dieser Drogen sammeln sich im Körpergewebe in Form von Drogenreservoirs an. Wenn die 'Medikamente' nicht mehr eingenommen werden, oder die Einnahme verringert wurde, und der 'Medikamenten'-Spiegel im Blut fällt, werden diese gespeicherten 'Medikamente' allmählich in die Blutbahn abgegeben. Tests haben gezeigt, daß Neuroleptika im Körper bzw. im Urin noch Monate nach Beendigung der Einnahme nachgewiesen werden können.

Ein anderer Faktor, der berücksichtigt werden muß, ist, daß 'Medikamenten'-Auswirkungen am intensivsten spürbar sind, wenn der 'Medikamenten'-Spiegel des Blutes ansteigt oder fällt: Je drastischer diese Veränderungen, desto intensiver die Wirkungen. Wenn also ein starker und plötzlicher Anstieg im Blutspiegel passiert, ist es wahrscheinlicher, daß man bedrückende 'Medikamenten'-Wirkungen zu spüren bekommt. Andererseits, wenn der 'Medikamenten'-Spiegel im Blut rapide fällt, ist es wahrscheinlicher, daß man bedrückende Entzugserscheinungen zu spüren bekommt.

'Medikamente' werden vom Körper verschieden schnell aufgespalten, neutralisiert und vernichtet. Dieser Faktor, den man die Halbwertzeit des 'Medikaments' nennt, ist sehr wichtig. 'Medikamente' mit kurzen Halbwertzeiten, die schnell vernichtet werden, führen zu schnellerem Abfall des 'Medikamenten'-Spiegels im Blut und intensivieren Entzugserscheinungen, die eher beginnen und enden. 'Medikamente' mit längerer Halbwertzeit werden vom Körper langsamer abgebaut und verursachen Entzugserscheinungen, die später beginnen, aber länger anhalten. (...) Es gibt eine Anzahl Faktoren, die sich auf die Schwierigkeit des 'Medikamenten'-Entzugs auswirken:

- Art des genommenen 'Medikaments'
- Dosierungshöhe und Einnahmedauer des 'Medikaments'
- Die allgemeine Gesundheit der Person und ihre Einstellung zum Entzug
- Die Qualität der Unterstützung, die man während des Entzugs erhält
- Die Kenntnis der Person über den Entzugsprozeß, Kenntnis über mögliche Symptome und Probleme, die er mit sich bringt, und die konkreten Maßnahmen, die getroffen werden, um solche Probleme zu lindern.

Zeitplan
Der beste Weg, Entzugsprobleme auf ein Minimum zu schrauben, ist, die 'Medikamenten'-Einnahme allmählich zu verringern. Dies ist besonders wichtig, wenn das 'Medikament' länger als ein oder zwei Monate eingenommen wurde. Wenn Sie geringe Dosen psychiatrischer 'Medikamente' nur für kurze Zeit genommen haben (d.h. ein paar Tage oder Wochen), werden Sie vielleicht am liebsten mit einem sogenannten 'cold turkey' aufhören, d. h. einfach mit der Einnahme der 'Medikamente' stoppen. (...)

Allmählicher und stufenweiser Entzug: die 10%-Formel
Wenn man diese Formel benutzt, wird der 'Medikamenten'-Entzug erreicht, indem man die Dosierung allmählich in aufeinanderfolgenden und entsprechend langen Schritten verringert. Wenn Sie über Jahre psychiatrische 'Medikamente' genommen haben, kann es viele Wochen oder sogar länger dauern, von ihnen vollständig loszukommen. Wenn man diesem Schema folgt, wird die Dosierung um jeweils 10% der augenblicklichen Dosierung in zehn aufeinanderfolgenden Stufen vermindert.

So würde dies aussehen, wenn Sie bei Beginn des Entzugs 500 mg Megaphen pro Tag nehmen würden: Auf jeder Stufe würde die 'Medikamenten'-Einnahme um 50 mg (10% von 500 mg = 50 mg) verringert werden.

Stufe 1: Gehen Sie von 500 mg pro Tag auf 450 mg. Warten Sie mehrere Tage oder eine Woche, bis Sie frei von bedrückenden Entzugserscheinungen sind.
Stufe 2: Dann gehen Sie von 450 mg auf 400 mg und warten Sie wieder mehrere Tage oder eine Woche, bis Sie sich gut fühlen.
Stufe 3: Gehen Sie dann von 400 mg auf 350 mg usw., bis Sie das 'Medikament' vollständig abgesetzt haben.

Wenn Sie verteilte Dosen nehmen, d.h. einige morgens, einige nachmittags und einige abends (das wird häufig getan), so gibt es mehrere Möglichkeiten, diesen Plan zu verwirklichen. Sie könnten als erstes die Morgendosis verringern und absetzen, dann die Nachmittags- und dann als letzte die Abenddosis. Eine andere Möglichkeit wäre, die Morgendosis als erste Stufe um 50 mg zu verringern (wenn wir bei dem obigen Megaphen-Beispiel bleiben), dann als zweite Stufe die Nachmittagsdosis um 50 mg, dann die Abenddosis um 50 mg als dritte Stufe, dann die Morgendosis um weitere 50 mg als vierte Stufe usw., bis zum vollständigen Entzug.

Wenn Sie, nachdem Sie die Dosierung verringert haben, so etwas wie Entzugserscheinungen haben, bleiben Sie bei der gleichen Dosierung, bis die Symptome abklingen oder verschwinden, bevor Sie zum nächsten Schritt übergehen. Als Alternative können Sie zu dem vorangehenden Schritt zurückgehen (mit der höheren Dosierung), wo Sie sich wohler fühlten und dort länger bleiben, bis Sie zur nächsten Stufe weitergehen.

Manchmal wird der erste Teil dieser Verringerung keinerlei Probleme mit sich bringen. Aber dann, wenn viel niedrigere Dosierungen erreicht werden, tauchen Probleme auf. Zum Beispiel kann es Probleme schaffen, von 50 mg (wieder das Megaphen-Beispiel) auf Null 'Medikamente' zu gehen. In diesem Fall könnten Sie die Verringerung so gestalten, daß Sie von 50 mg auf 40 mg und dann auf 30 mg usw. gehen.

Wenn Sie diese stufenweise Methode anwenden, kann es notwendig sein, unterschiedliche Tablettenstärken zu erreichen oder Tabletten oder Kapseln zu zerschneiden. Tabletten, die eine harte Hülle haben, sind schwer gleichmäßig zu teilen. Tabletten sind normalerweise markiert, d.h. sie haben eine Kerbe in der Mitte, die es erleichtert, sie mit den Fingern zu halbieren oder zu vierteilen. Kapseln sind schwieriger zu zerschneiden. Wenn sie mit Messer oder Rasierklinge halbiert werden, kommt der Inhalt heraus, und man muß den nichtbenutzten Inhalt der Kapsel in einem Döschen aufbewahren.

PRAKTISCHE VORSCHLÄGE

1. Diät

Ein Ziel beim Entzug von psychiatrischen 'Medikamenten' ist es, den Körper zu reinigen und die angesammelten Gifte loszuwerden. Bauchschmerzen, Erbrechen und andere Magenprobleme kann man voraussehen. Was Sie während dieser Zeit essen, wird Ihre Erfahrung mit diesem Entzug und sein Ergebnis beeinflussen. Deshalb ist es notwendig, gut zu essen — regelmäßig, aber nicht übermäßig. Einige Leute berichten von guten Ergebnissen, indem sie sich auf Getreideprodukte, Bohnen und frisches Gemüse, frisches oder getrocknetes Obst und rohe, ungesalzene Nüsse konzentrieren und vorgefertigte Gerichte, Zucker (Bonbons, Eis, Limonaden), verarbeitete Lebensmittel (in Dosen oder gefroren), Gebratenes, tierische Produkte (Fleisch und Milch), Koffein (Kaffee, die meisten im Handel befindlichen Tees), Alkohol und Drogen wie Marihuana, Kokain und Speed vermeiden.

2. Schlaf und Erholung

Schlaflosigkeit ist ein häufiges Entzugsproblem. Ausreichend Schlaf und Erholung während der Entzugszeit sind höchst wichtig. Wenn der Schlaf nicht so schnell kommt, ist es besser, im Bett zu bleiben, als irgendeiner Aktivität nachzugehen. Einige Leute haben es hilfreich empfunden, Kräutertee zur Entspannung zu trinken (Baldrian oder Kamille). Andere haben von Yoga und Atemübungen, warmen Bädern und Massage vor dem Einschlafen profitiert.

3. Gymnastik

Während Ihr Körper allmählich frei von 'Medikamenten' wird, werden Sie ganz bestimmt allmählich mehr Energie bekommen, als Sie während der Einnahmezeit hatten. Diese Energie kann benutzt werden, um den Entzugsprozeß zu fördern, wenn Sie für ein Gymnastikprogramm verwendet wird. Jegliche Art regelmäßiger Aktivität wird Ihrem Körper helfen, die 'Medikamente' loszuwerden. Sie könnten schwimmen, wandern, tanzen oder Yoga oder Aerobic betreiben. Mäßigkeit ist ein Hauptprinzip: Steigern Sie Ihre Aktivitäten schrittweise.

4. 'Geistige Gymnastik'

Auch Ihr Gehirn wird während der Zeit des Entzugs aktiviert werden. Für einige Leute hat sich dies als gute Zeit erwiesen, neue Überlebens- und soziale Techniken zu erlernen, ebenso wie für Lernen, Nachdenken und Meditation.

5. Geistige Haltung

Entzug von psychiatrischen 'Medikamenten' kann eine schwierige und anspruchsvolle Erfahrung sein. Sie sollten wissen, daß der Entzug manchmal mittleres oder schweres Unbehagen und totales Gefühl von Elend mit sich bringen kann. Wenn man geistig auf diese Situation vorbereitet ist, verringert sich die Wahrscheinlichkeit, daß Sie ängstlich oder entmutigt werden. Geduld und Entschlossenheit sind notwendig.

6. Umweltfaktoren
Es ist sehr wichtig, während des 'Medikamenten'-Entzugs eine stabile Lebenssituation zu haben. Sie können sich glücklich schätzen, wenn Sie unter Menschen sind, die das Wesen des 'Medikamenten'-Entzugs verstehen und Ihre Anstrengungen unterstützen. Wenn Sie unter Menschen sein müssen, die Ihre Entscheidung, von den 'Medikamenten' loszukommen, mißbilligen, sollten Sie darauf bestehen, daß diese Ihr Recht dazu respektieren. Natürlich ist es besser, wenn Sie während des Entzugs für sich alleine als mit nicht-mitfühlenden oder feindlich eingestellten Menschen zusammen sind. Viele Leute sind alleine von 'Medikamenten' losgekommen. Wenn Sie von den 'Medikamenten' loskommen, werden Sie sich voraussichtlich körperlich wohler fühlen und mehr Energie besitzen, um Ihre Beziehungen zu verbessern und neue zu entwickeln, sich in Ihrer Umgebung zu engagieren und sich einer Unterstützergruppe anzuschließen oder selbst eine zu gründen.« [853:50-52]

Psychopharmaka-Kombinationen und **Depot-Neuroleptika** sollen wie folgt abgesetzt werden:
»Kombinationen: Wenn Sie ein Neuroleptikum und ein Anti-Parkinson-Medikament gleichzeitig genommen haben, kommen Sie als erstes von dem Neuroleptikum herunter, wie oben erläutert, während Sie mit derselben Dosis des Anti-Parkinson-Medikaments fortfahren. Wenn Sie von dem Neuroleptikum vollkommen frei sind, gehen Sie während der nächsten zwei bis vier Wochen allmählich von dem Anti-Parkinson-Medikament herunter. Dies kann der schwierigste und unangenehmste Teil des ganzen Entzugs sein.

Depot-Spritzen:
Depot-Spritzen wie z.B. Dapotum D stellen einzig ein Problem dar: Diese Spritzen wirken zwei bis sechs Wochen (oder gar noch länger, P.L.). Wenn Sie sich zu einem Entzug entschließen, hören Sie einfach mit den Spritzen auf. Allmählich werden Sie herunterkommen, indem die letzte Spritze in ihrer Wirkung nachläßt. Wenn gleichzeitig ein Anti-Parkinson-Medikament genommen wird, machen Sie damit noch sechs Wochen nach der letzten Dapotum-Spritze weiter. (Bei anderen Depot-Neuroleptika verändert sich dieser an deren jeweils bekannter Wirkdauer orientierte Zeitabschnitt entsprechend, P.L.) Danach setzen Sie das Anti-Parkinson-Medikament innerhalb von zwei Wochen langsam ab. Dies ist die sicherste Methode. Sie können auch mit der Einnahme des Anti-Parkinson-Medikaments schon eher aufhören und abwarten, was passiert, dann mit der Einnahme wieder beginnen, wenn sich Probleme einstellen.« [853:52]

Wenn Ihnen der Psychiater Depot-Neuroleptika über einen längeren Zeitraum verabreicht hat, kann es sich empfehlen, die Dosis der Depot-Spritzen stufenweise (ml für ml) zu reduzieren. Ich kenne Menschen, die über viele Jahre Depot-Neuroleptika gespritzt bekamen und es über mehrmonatigen Entzug geschafft haben, davon wegzukommen.

UND WIE GEHT DAS LEBEN WEITER OHNE PSYCHOPHARMAKA ?

Wenn Ihr Körper die psychiatrischen Chemikalien schließlich abgebaut hat, und Ihr Organismus entgiftet ist, wird nach Lage der Dinge Ihre frühere Lebenskraft wieder zum Vorschein kommen. Allerdings hat der Glaube, daß ein Aufenthalt in der Anstalt ('Klinik'), Tages- oder Nacht-'Klinik', 'therapeutischen Wohngemeinschaft' usw. oder der Gang zum Psychiater/Nervenarzt, 'Sozialpsychiatrischen Dienst', 'Krisen'-Station usw. ein Zufall oder Mißgeschick gewesen sein könnte, schon (zu) viele Leute dazu verlockt, alle in Zusammenhang mit der Psychiatrie gemachten unangenehmen Gedanken und Gefühle rasch wieder zu verdrängen. Dies ist nicht ungefährlich. Wenn Ihnen die psychiatrische Behandlung aufgezwungen oder -genötigt wurde, so sollten Sie sich dringend fragen, wie Sie Ihr Leben einschließlich sich selbst in der Weise verändern können, daß der jetzt mit Sicherheit schwer auf Ihnen lastende Angstdruck abgebaut werden kann. Wenn Sie 'freiwillig' die Behandlung angestrebt haben, so sollten Sie sich fragen, ob Sie das, was Sie ursprünglich wollten — vielleicht Anerkennung, Aufmerksamkeit, Zuwendung, Verständnis usw. — von Psychiatern und deren Helfern tatsächlich bekommen haben. Sollte das Erleben dieser an und für sich wertvollen Erfahrungen der Zweck Ihrer psychiatrischen Behandlung gewesen sein, so könnten Sie sich selbst die Frage stellen, ob es nicht Wege gibt, diese Ziele tatsächlich zu erreichen, ohne daß der eigene Körper unnatürlichen und schädlichen Chemikalien ausgesetzt wird.

Anhang B: Ausstieg aus der Psychiatrie
Ein Programm

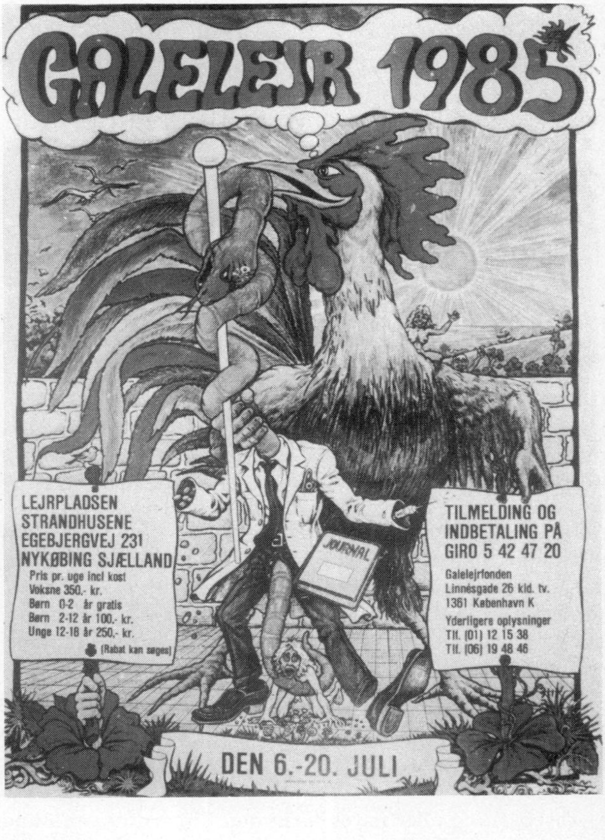

Abb. 151: Plakat anläßlich eines in Dänemark stattfindenden autonomen Galelejr (Ver-rückten-Lagers)

In der 1. Auflage des »Chemischen Knebels« von 1986 kündigte ich diesen Anhang B noch an als »Entwurf zum Sprechervertrag mit den Grünen«. Grundlage der Idee war ein Vorschlag von Trude Unruh gewesen, der Gründerin und 1. Vorsitzenden des Seniorenschutzbundes Graue Panther e.V.. Mit einem Vertragswerk öffentlich-moralischer Natur sollte es den in der Partei der Grünen tätigen Sozialpsychiatern, speziell dem Elektroschocklehrer Klaus Dörner und dem Zwangsbehandlungsbefürworter Erich Wulff sowie deren Mitläufern und Mitläuferinnen, schwerer gemacht werden, auch diese Partei für ihre Zwecke zu instrumentalisieren. Daß sich die subjektiv bislang nach wie vor den Grünen zugehörig fühlenden psychiatrisch Tätigen, speziell die sozialpsychiatrisch geprägten, gegen die im (ehemaligen) Sprechervertragsentwurf enthaltenen Forderungen heftig zur Wehr setzten und sie als spinnige Ideen vereinzelter, nicht-repräsentativer Irregeleiteter abzutun versuchten, auch wenn es eine durchaus ernstzunehmende nationale und internationale Bewegung kritischer Psychiatrie-Betroffener und -Beteiligter mit zum Teil sehr fortschrittlichem Bewußtsein gibt, wie das abgebildete Plakat des Norwegers Torgeir Brastein in hervorragender Weise zeigt (s. Abb. 151), ist wenig überraschend. Die ausgesprochen starke gemeindepsychiatrische Orientierung der Mehrheit der bei den Grünen im psychosozailen Bereich engagierten Mitglieder hat die Hoffnungen auf das Zustandekommen des Vertrags nahezu auf Null gebracht. Trude Unruh, vormals Ansprechpartnerin, ist nicht mehr in der Grünen-Fraktion. Auch wenn der Entwurf insgesamt wenig weiter diskutiert wurde, auch wenn einige Fragen nach wie vor ungeklärt sind (196): Wenigstens als Zeitdokument darüber, wie sich einige Gruppen 1986 den Ausstieg aus der Psychiatrie vorstellten, drucke ich den (ehemaligen) Sprechervertragsentwurf hier erneut vollständig ab.

ENTWURF
ZUR VORLAGE BEI DEN GRÜNEN

Sprechervertrag

zwischen den Grünen und dem Verband folgender Initiativen: Irrenoffensive, Türspalt, Graue Panther, Indianerkommune, KommRum (Berlin) und Beschwerdezentren Psychiatrie (München und Nürnberg)

Die Grünen werden in allen relevanten politischen Gremien die nachfolgend genannten Forderungen der oben genannten Gruppen vertreten, für deren Verbreitung in ihren Publikationen sorgen und den Gruppen alle geplanten und durchgeführten Verhandlungen zu diesen Forderungen berichten und für weitgehende Mitsprache sorgen. In allen Fragen der Verwirklichung dieser Forderungen bleiben sie im Kontakt mit den Gruppen und werden deren Einwände und Erläuterungen weitertragen. Sollten ihnen so schwerwiegende Zweifel an deren Richtigkeit kommen, daß sie hiervon abtreten wollen, so werden sie dies den genannten Gruppen unverzüglich mitteilen. Wenn sich Betroffene an Abgeordnete der Grünen wenden, so erhalten sie von dort alle Möglichkeiten zur Kontaktnahme und Diskussion (Kontaktadressen, Informationen).

FORDERUNGEN ZUR ABSCHAFFUNG DER PSYCHIATRISCHEN ANSTALTEN

1. Abschaffung aller psychiatrischen Einrichtungen ohne Wenn und Aber und ab sofort

a) Jährliche Reduzierung der Finanzierung der Psychiatrie um 20 % und ihre zweckgebundene Umleitung auf alternative Hilfeformen (wie 3.) oder Übergabe dieser Einrichtungen zur vollständigen Selbstverwaltung (wie 4.).

(196) Ungeklärt bleibt in diesem Entwurf die Frage der Strafverfolgung normaler psychiatrisch Tätiger und ihrer (theoretisch denkbaren) Wiedereingliederung im Anschluß an entsprechend notwendige Resozialisierungsmaßnahmen.

Um den gegenwärtigen oder durch die Einweisung in die Psychiatrie erzeugten Existenzproblemen der Insassen und Insassinnen gerecht zu werden, muß beim Abbau der Psychiatrie die Zeit berücksichtigt werden, wo diese unterkommen können. Außerdem sind viele Einrichtungen und Häuser von ihrer Bauweise oder Lage her nicht unmittelbar in Selbstverwaltung zu übernehmen. Zugleich soll auf keinen Fall durch die Abschaffung der Irrenhäuser auf private Strukturen wie Familie, Gemeinde oder nationale Wohlfahrtsverbände zurückgegriffen werden. Es müssen also viele neue Existenzmöglichkeiten (Wohnungen und Häuser) geschaffen oder anderem Gebrauch entzogen werden. Eine Etatkürzung um 20% pro Jahr mit gleichzeitiger Umwidmung der Finanzmittel (siehe 3.) erscheint unter diesen Bedingungen dem Übergang gewachsen und auch gegenüber den Möglichkeiten der Insassen und Insassinnen realistisch. Ein spezieller Teil der Erfahrungen der (ansonsten infolge der jetzt gemeindenahen Neuroleptika-Behandlung fürchterliche Folgen für die Betroffenen nach sich ziehenden) italienischen Psychiatrie kann das belegen. Spätestens 1995 darf es keine öffentlich oder privat finanzierte stationäre Psychiatrie mehr geben!

b) Keine Scheinalternativen! Keine Verlängerung des »psychiatrischen Modellprogramms«!

Die sozial- und gemeindepsychiatrischen Modelle und Einrichtungen sind ohne das Selbstbestimmungs- und Hausrecht der Betroffenen (siehe 4.) und ohne Abschaffung der »therapeutischen« Gewalt (siehe 2.) nur Verdopplung der Psychiatrie von der »intramuralen Psychiatrie« zur »extramuralen Psychiatrie«, d.h. von der Mißhandlung hinter den Anstaltsmauern zur Mißhandlung außerhalb der Mauern — gemeindenah. Das Modellprogramm der DGSP, das diese Interessen eindeutig verfolgt, soll mit dem Jahr 1985 auslaufen; die Finanzmittel sollen an das Alternativprogramm (siehe 3.) überschrieben werden. Sollten einzelne sogenannte Modelleinrichtungen eine Entsprechung zu den hier dargestellten Forderungen behaupten, so können sie fortbestehen, wenn sie je einzeln den Beweis hierfür erbringen.

c) Keine Neufinanzierung, sondern tendenzieller Abbau der sogenannten Rehabilitationseinrichtungen in dem Maße ihres »Unnötigwerdens« durch Alternativprojekte. Selbstbestimmung der Betroffenen darin und Übernahme dieser Einrichtungen in Selbstverwaltung der Betroffenen (wie 3.).

»Rehabilitation« oder »Wiedereingliederung« soll den Betroffenen an die untersten Ebenen der abstrakten »Arbeitswelt«, d.h. an Hilfs- und Handlangerarbeiten der Industrie, an leere Funktionstüchtigkeit bei endlos stupiden Tätigkeiten gewöhnen. Obwohl diese Reha-Einrichtungen absolute Chancengleichheit behaupten, ist es nur ein sehr kleiner und mit unwürdigen Methoden ausgewählter Teil der Betroffenen, die hierdurch eine Chance haben, mit den bürgerlichen Berufen gleichzuziehen. Aber auch dann werden die Betroffenen allein schon über die Form der »Förderung« (Kontrolle und unterbezahlte Tätigkeit) nur in ihrer Abhängigkeit und dem Gefühl ihrer Unwertigkeit bestärkt und zugleich durch weitgehende Bedingungen (Psychiatrisches »Gutachten«, Psychiatrische »Therapie«, kontrollierte Psychopharmaka-Einnahme, arbeitsabhängiges Wohnrecht) zur Ohnmacht und Unterwerfung an ein ungewolltes Leben gezwungen. Diesen Verhältnissen waren sie ja auch schon vor ihrer Internierung unterlegen! An die Stelle solcher diskriminierenden und totalisierenden Einrichtungen müssen möglichst schnell selbstverwaltete Arbeitskooperativen von Betroffenen durch Umwidmung der hier verwendeten Gelder treten (siehe 3.).

2. Sofortige Unterbindung unmittelbarer oder mittelbarer »therapeutischer« Gewalt!

a) Verbot und Unterbindung jedweder Zwangsbehandlung innerhalb und außerhalb der Psychiatrischen Anstalten.

Glück, ein erfülltes Leben usw. kann man nicht verschreiben; was erzwungen wird, ist lediglich Normalität. Die Behauptung der Überwindung einer Not ohne Willen oder gegen den Willen der Betroffenen (»zum Zwecke ihrer Gesundheit« — so die Unterbringungsgesetze) soll kaschieren, daß man mit ihrer Ohnmacht operiert: Zwangsbehandlung ist immer Staatsgewalt, auch wenn sie mit der vielzitierten Lebensgefahr begründet wird (die man z.B. bei den »Zeugen Jehovas« ohne Zwangsbehandlung bestehen läßt). In allen Unterbringungsgesetzen müssen die Paragraphen zur Zwangsbehandlung ersatzlos gestrichen werden. Jede Anwendung von Gewalt bei der »Therapeutischen Behandlung« wird damit als Körperverletzung verfolgt. Persönlichkeitsverändernde bzw. -zerstörende Maßnahmen wie Zwangssterilisation, Lobotomie, Elektroschock, Insulinschock, Cardiazol-Schock und Verabreichung von Neuroleptika (chemischer Knebel) gegen den Willen der Betroffenen sind als Verbrechen im Sinne der Menschenrechte und der Grundrechte der BRD einzustufen und weltweit zu ächten. Jede Ermunterung hierzu (z.B. in der Psychiatrie-Enquête) unterliegt daher dem Verbot der Aufforderung zur Gewalt (§ 128, § 128a).

b) Generelles Verbot von persönlichkeitsverändernden bzw. -zerstörenden »Therapeutische Maßnahmen« wie z.B. Sterilisation, Lobotomie, Elektroschock, Insulinschock, Cardiazolschock, Neuroleptika, chemische Kastration durch Androcur und Verbot der produktiven Forschung für solche »Therapien«.

Das wichtigste Werkzeug der Psychiatrie zur Menschenbeherrschung und zur Kontrolle und Sanktionierung der Normalität, das wichtigste Mittel, Menschen unter für sie unsinnig gewordene Lebensverhältnisse zu unterwerfen, sind die genannten »Therapeutischen Maßnahmen«. Diese können von den Betroffenen durchaus »gewollt« sein — etwa wie ein Suchtmittel oder die Selbsttötung in unerträglichen Lebenssituationen »gewollt« sein kann. Hieraus ihre Anwendung aber zu begründen, ist höchster Zynismus gegen jedes Leben und eindeutig politisches Machtinteresse. Wenn zur »Lösung« von Problemen die Ausrottung der Fähigkeit zur Problemerkennung oder die Vernichtung lebendiger Organe oder die Erzeugung von »Zweitkrankheiten« (z.B. durch die systematische »Symptomprovokation« nach Haase oder den Parkinsonismus durch Neuroleptika) betrieben wird, so kann dies nur einem unbeschränkten Machtinteresse über alles Leben und über jedwede menschliche Identität hinweg entspringen.
Zu alledem zeigt unhaltbare Begründung zur Anwendung von Schockbehandlung und Sterilisation die Gewalttätigkeit des Anwendungsinteresses: Weder die »Schocktherapien« noch die »freiwillige Kastration von Triebtätern« haben erwiesen, daß sich eindeutig faßbare »Besserungen« ergeben, was immer dies heißen mag. Die Forschung ist auch inhaltlich auf keinerlei »Problemerkennung« — weder im genauesten noch im weitesten Sinn des Wortes — ausgerichtet, sondern praktisch nur auf die Niedermachung von »Störverhalten« und ideologischer Absicherung brutaler chemischer, elektrischer und chirurgischer Kastration und zum Teil auch Folter. In den Versuchslabors, den Tierquälanstalten der Chemie-/Pharmaindustrie wird anschaulich vorexerziert, was hierbei herauskommen soll: Beherrschung von Menschen durch Schädigung ihrer Organe — Fixierung und Lähmung des Problempotentials.

c) Gleichstellung der Neuroleptika mit »harten Drogen«

Auch wo die persönlichkeitsverändernde Wirkung von Neuroleptika nicht gegeben ist, haben diese keinerlei »heilende Wirkung«. Sie enthalten nur Stör- und Hemmsubstanzen, welche die ursprüng-

liche »Krankheit«, d.h. die störende und unbequeme Lebens- und Sinnesweise überlagern, irritieren und unkenntlich machen sollen, die Nervenübertragung blockieren bzw. irritieren (Übertragungsstörungen der Synapsen) oder die Drüsentätigkeit und den Zellstoffwechsel bis hin zur vollständigen Lähmung und Organstörung bringen. Sie bewirken Sinnesstörungen, die als Heilung ausgegeben werden, für die Betroffenen aber oft fatale Folgen haben: schwere Funktionsstörungen der Muskulatur, der Wahrnehmungsorgane, der Drüsenabsonderungen, der Geschlechtsorgane, der Verdauung; Erkrankung von Leber, Milz und Blutkörperchen und häufig Selbsttötungen wegen nachfolgender Depressionen oder weil die Organlähmung, die im Gegensatz zur inneren Erregtheit steht, nicht auszuhalten ist. Um ihre Anwendung zu verhindern und um den »therapeutischen« Mythos der Psychiatrie zu entschleiern, sind sie als harte, gesundheitsschädliche und zum Teil besonders lebensbedrohende Drogen einzustufen und dem Betäubungsmittelgesetz in diesem Sinne zu unterstellen. Damit wird ihre Verteilung bzw. Verschreibung, ihre Empfehlung oder die Verführung zur Einnahme untersagt und ihre Vergabe höchstens zum Zwecke der Entwöhnung ermöglicht. Den Neuroleptika-Abhängigen sind die bekannten Möglichkeiten zum Entzug zu gewähren und alternative Absetzkuren zu finanzieren. Das Betäubungsmittelgesetz ist dahingehend zu entschärfen, daß nur die Herstellung und Verbreitung von Drogen, nicht aber ihre Einnahme bestraft werden kann.

d) Ersatzlose Abschaffung von Fixierung und Isolierung (Käfigbetten, Gurten, Aussonderung, Isolierzellen)

Fixierung und Isolierung existieren auch aus dem Grund, den stationären Tagesablauf zu sichern und die Pflegeschlüssel bei »unruhigen Patienten und Patientinnen« oder Jugendlichen in Heimen billig zu halten. Oft werden Menschen auf Station tage- oder wochenlang in Isolierzellen eingeschlossen oder ans Bett gefesselt, oder Alte und Kinder in Käfige eingesperrt, angeschnallt und an der Leine zusammengebunden, um sie durch Freiheitsentzug zum willenlosen Ergehenlassen des Anstaltslebens zu bringen. Fixierung und Isolation sind reine Zuchtmittel, und wenn dabei — was eben fast immer so ist — die Insassen und Insassinnen mit Neuroleptika niedergespritzt werden, sind sie nichts anderes als Folterkammern der Technokratie von Recht und Ordnung. Schon die Fensterlosigkeit und Kunstlichtbeleuchtung der Isolierzellen (sensorische Deprivation) zeigt, wes Geistes Kind die Ruhigstellungsmaßnahmen sind: Keimzellenbeherrschung.
Sie sollen ab sofort nicht mehr benutzt werden dürfen. Unruhe soll dorthin können, wo sie herkommt — und wo Auseinandersetzungen (scheinbar) absurd verlaufen, da sind die Bedingungen hiervon zu hinterfragen und zu ändern!
Ein oft angewendetes Druckmittel zur Entkräftung der Insassen und Insassinnen von Anstalten und Heimen ist die Drohung und Durchführung einer Trennnung von Menschen, die sich angefreundet oder zur gemeinsamen Beschäftigung gefunden haben. Durch Zwangsverlegung auf andere Stationen, Zimmerabschließen zu bestimmten Tageszeiten oder Besuchssperren soll erreicht werden, daß in Anstalten keinerlei Fähigkeit zur Kritik und Artikulation von Widerstand möglich ist. Solche Maßnahmen müssen gesetzlich untersagt werden!

e) Aufhebung der rechtlichen und ideellen Entmündigung (Pflegschaft)

Politisch faßt sich die »therapeutische Gewalt« als Entmündigung der Betroffenen zusammen: Dadurch, daß Menschen, die der Norm nicht gehorchen können oder wollen und deshalb für die herrschenden Strukturen und Verhältnisse unbrauchbar werden, als »krank«, »wahnsinnig«, »psychotisch« oder »senil« bezeichnet werden, macht man diese Strukturen zum Maßstab gegen Menschen: zur Normalität schlechthin. Es gibt keine Normalität an und für sich, und es ist auch nicht vernünftig, daß wer nicht normal ist, krank sein soll: Wo Menschen ver-rückt werden oder nicht mehr leben und arbeiten wollen oder können, da können sie eben nicht leben und arbeiten wollen, d.h. da sind die Bedingungen ihres Lebens die Gewalten gegen ihr Leben.

Wenn man Menschen, die diese Normalität nicht mehr teilen, zu Wahnsinnigen im übl(ich)en Sinn dieses Begriffs erklärt, will man sie behandeln, beherrschen und sich somit (makro- oder mikro-)politischer Gegner und Gegnerinnen entledigen; sie sollen Sache der »therapeutschen« Gewalt, Insassen und Insassinnen von hierfür errichteten Anstalten und Gefängnissen sein. Die Aussonderung bringt dann eben auch die Vorteile für die Nutznießer dieser Verhältnisse: für den Staat, den Arbeitgeber, den Lehrherrn, die Familie, die Anverwandten, die Eltern oder die Erben. Alte Menschen werden in Heime gezwungen, weil in einem privatwirtschaftlichen Wohlfahrts- und Rentenstaat keine Aufgabe für sie mehr da ist, Jugendliche und Kinder werden in Heimen abgeschoben, wenn die Kleinfamilie als einzig annerkannter, als normaler Ort ihrer Geburt ihnen keine Lebensmöglichkeit bietet, und Ver-rückte kommen in die Psychiatrie, weil ihre Gefühle keinen Platz in den gewohnten Institutionen der Ehe und der Arbeit haben dürfen. Kinder und Jugendliche werden im Alltag immer durch Minderjährigkeit entmündigt. Sie werden bereits bei der geringsten Auflehnung (Schuleschwänzen, Ausreißen oder Klauen) als verhaltensgestört oder mit sogennannten Pubertätsstörungen in spezielle kinder- und jugendpsychiatrische Abteilungen von Bezirks- und Landeskrankenhäusern eingesperrt. Oftmals werden sie zwangsweise mit Psychopharmaka behandelt und im Interesse der Normalität (normales Handeln, normales Denken, normales Fühlen, normale Sexualität) »therapiert«. Alte Menschen werden bei den geringsten Sonderbarkeiten (Stimmen hören, Bettnässen, Widerspenstigkeit gegen Nachbarn) gefürchtet und deshalb entweder in die Psychiatrie oder in »therapeutisch ausgerichtete Altenheime« abgeschoben. Überall ist es Gang und Gebe, sie mit Neuroleptika, »Antidepressiva«, Tranquilizern und anderen als chemische Knebel verwendbaren Chemikalien ruhigzustellen und sie so letztlich zu Tode zu »pflegen«.

Alten- oder Jugendheime, Institutionen, Ämter und Familien sollen zu keinerlei »therapeutischen« Disziplinierungen mehr fähig sein. Ihren Überwachungsfunktionen soll der rechtliche Boden entzogen werden (Aufhebung des Aufenthaltsbestimmungsrechts der Eltern, des Vormunds oder des Pflegepersonals). Vormundschaft soll vollständig abgeschafft werden. Für den Fall, daß Menschen von sich aus einen Beistand zur Erledigung ihrer Amtsgeschäfte und Existenzsicherung verlangen, ist ihnen dieser ohne Verfügungsrecht zu gewähren.

f) Rechtliche Absicherung des Psychiatrischen Testaments

Um den Willen von Betroffenen für den Fall festzuhalten, wo sie zu einer Willensäußerung nicht in der Lage sind, soll die zuvor schriftlich niedergelegte Willensäußerung für jede Handlung Dritter, speziell in Hinsicht auf die Ablehnung psychiatrischer Behandlung, bindend sein und rechtlich wie das Testament im Falle des Todes geschützt werden.

3. Beschaffung und Finanzierung von Lebens- und Arbeitsmöglichkeiten für Betroffene

a) Verfügbarmachen oder Errichten und Legalisierung von Weglaufhäusern; diese sind mit einer Kapazität von mindestens 10% der gegenwärtigen Bettenzahl der Anstalten zur Verfügung zu stellen.

Damit Versorgungs- oder Hilfeeinrichtungen keine existentielle Gewalt über Betroffene behalten, sind Häuser zur Verfügung zu stellen oder zu erbauen, welche ihnen für Übergangszeiten bis zu (ca.) einem Jahr Lebensmöglichkeiten und Möglichkeiten zur Auseinandersetung über die eigene Lage und das eigene Fortkommen — ähnlich den bereits teilweise vorhandenen Frauenhäusern — bieten.

Schon bestehende Häuser ähnlicher Art, wohin Betroffene flüchten können, werden zur Zeit immer noch vom Staat oder anderen Interessensgruppen (Familien und deren Organisationen und

Interessensvertretungen) verfolgt und kriminalisiert (vgl. die »Recht«-Sprechung gegen die Indianerkommune), sobald sie sich den Wohlfahrtsverbänden oder dem Samariterdienst entziehen und politische Befreiung suchen. Solche Kriminalisierung, die durch einschlägige Paragraphen des Arbeits- und Familienrechts möglich ist, soll durch Änderung dieser Gesetzestexte verunmöglicht werden.

b) Wohnräume und Wohngemeinschaften für ehemalige Psychiatrieinsassen und -Insassinnen

Entsprechend der Bettenzahl der gegenwärtigen Psychiatrie sollen Wohnplätze und Wohngemeinschaften mittels eines hierfür aus den Psychiatrie-Einsparungen gebildeten Fonds errichtet werden. Diese sollen frei von jeglichen therapeutischen oder verwaltungspolitischen Bedingungen bleiben (siehe 4.) und Wohnrecht auf bestimmte Zeit garantieren. Sie sollen außerdem Selbstverwaltungsorgane (Sprecher bzw. Sprecherinnen oder ähnliche politische Strukturen) bilden und hierfür alle nötigen Rechte und Mittel erhalten.
Die Betroffenen sollen ferner das im Grundgesetz zugesicherte Recht (»Eigentum verpflichtet«) zugesprochen bekommen, alle Häuser, die länger als ein halbes Jahr leerstehen, zum Wohnen und Arbeiten frei benutzen zu können.

c) Aufbau und Förderung von Arbeits- und Handwerkskooperativen

Um das eigene Arbeitsvermögen nach längerer Arbeitslosigkeit (wieder) zu erproben, sind die bekannten sogenannten Rehabilitationseinrichtungen nicht nur ungeeignet, sondern vor allem zur Erziehung zur Arbeitsdisziplin ausgestattet (vgl. 1.). Nur unter der Bedingung, daß Arbeit in der Auseinandersetzung mit anderen arbeitenden Menschen und mit eigener Sinnstiftung entwickelt wird, kann ein Mensch den bodenlosen Verfremdungen des Arbeitsmarkts entgegentreten. Für eine Startzeit sind Bedingungen zu schaffen, durch welche gegründete Arbeits- und Handwerkskooperativen ohne frühzeitigen Konkurrenzdruck ihre Arbeitsweise und -zusammenhänge entwickeln können. Notwendig sind kostenlose Räume, Startfinanzierung und Betriebsgründungsdarlehen sowie eine dreijährige Begleitfinanzierung.

4. Volles Selbstbestimmungsrecht der Betroffenen

a) Selbstbestimmtes Wohnen

In den Wohn- oder Unterhaltseinrichtungen, die zur Hilfe oder Stütze von Betroffenen gemeint sind, müssen diese selbst über die Gestaltung ihres Wohnens und Lebens bestimmen können. Über alle Verhältnisse und Beziehungen sollen sie selbst verfügen; alle selbstgewählten Formen von Sexualität müssen möglich sein (viele Betroffene werden wegen verbotener Liebesbeziehungen psychiatrisiert).
Die Bewohner und Bewohnerinnen müssen deshalb volles Hausrecht haben, ihre Hausordnung selbst entwerfen und ihre Verwaltung selbst bestimmen können. Es darf keinerlei Therapie oder Supervision zur Bedingung des Wohnens gemacht werden. Bewohnerversammlungen sollen die notwendigen Entscheidungen herbeiführen.

b) Autonomie in allen Fragen der Hilfeleistungen

Wer und was hilft, das können nur die erkennen und bestimmen, die Hilfe benötigen. Sie sind bei allen professionellen Dienstleistungen die eigentlichen Auftraggeber und sollen daher unmittelbar und mittelbar (durch eigene Selbstbestimmungsorgane) Notwendigkeit, Durchführung und

Erfolg solcher Hilfestellungen beurteilen und kontrollieren. Alle sogenannten therapeutischen Maßnahmen müssen von den Betroffenen und ihren Selbstbestimmungsorganen verlangt worden sein. Jede therapeutische Maßnahme ist somit eine auf ein bestimmtes Problem beschränkte Hilfeleistung und keine Einrichtung.

c) Schutz und Garantie für alle politischen Strukturen der Selbstbestimmung von Betroffenen

Die Lähmung der Insassen und Insassinnen der Psychiatrie ist systematisch und durch viele ineinandergreifende Einwirkungen erzeugt worden: durch die formale und inhaltliche Entmündigung, durch die Entwertung der Äußerungen und Tätigkeiten der Betroffenen, durch die Entstellung ihrer Körper mittels chirurgischer, chemischer oder elektrischer Manipulationen, durch die Ausbeutung ihrer Arbeit mit für sie sinnlosen und so gut wie unbezahlten Beschäftigungen für die Industrie und durch die existentielle und rechtliche Beherrschung ihres Wohnens. Dieses System psychiatrischer Unterdrückung hinterläßt schwere Verletzungen im Selbstbewußtsein und Selbstgefühl der einzelnen. Deshalb muß in jedem Bereich dieser psychiatrischen Unterdrückung und Menschenführung Selbstbestimmung schon ermöglicht werden, bevor *andere Änderungen vollzogen sind. Die Betroffenen können sich von ihren Unterdrückern nur befreien, wenn sie sich befreien* können. *Es müssen außer den materiellen Änderungen vor allem politische Strukturen geschaffen und geschützt werden, welche diesen Prozeß erlauben. Die Betroffenen müssen in ihrer Auseinandersetzung mit ihrer Geschichte, bei ihrer Arbeit und beim Wohnen Strukturen entwickeln können, die es jedem bzw. jeder einzelnen garantieren, daß die Einwände und Äußerungen gehört und berücksichtigt werden, daß ihre Tätigkeiten und Meinungen die anteilige Wirkung haben, und daß seine bzw. ihre Welt über die momentane Lage und Räumlichkeit hinausgeht. Deshalb sind überall, wo Betroffene auf Stütze und Hilfe angewiesen sind, nicht nur Selbstvertretungen »gestattet«, es müssen vielmehr zusammenhängende Rechtsformen (ähnlich den politischen Körperschaften) gebildet werden, welche die Selbstbestimmung von der stationären, der lokalen, der regionalen und der nationalen Auseinandersetzung bis zur Bestimmung der Betroffenen über die Psychiatrie überhaupt treiben können. Insbesondere bei den politischen und medizinisch-psychiatrischen Gremien, wo es um Rechte der Psychiatrieinsassen und -insassinnen geht, müssen sie durch Sprecher und Sprecherinnen und in der Kommune mindestens durch einen Ombudsmann oder eine Ombudsfrau vertreten sein.*
Insassen und Insassinnen noch nicht abgeschaffter Psychiatrischer Anstalten oder ähnlicher Einrichtungen müssen wöchentlich eine Stationsversammlung und monatlich eine Gesamtversammlung abhalten können, auch wenn sie zu deren Organisation nicht in der Lage sind. Sie müssen ihre Sprecher und Sprecherinnen wählen können, die ihnen Kontakt zu anderen politischen Initiativen verschaffen. Vom Sprecher bzw. von der Sprecherin einer Wohngemeinschaft, über den Sprecher / die Sprecherin eines Arbeitskollektivs bis hin zum Ombudsmann / zur Ombudsfrau in den politischen Gremien muß eine klare, durchsichtige und durchlässige Auseinandersetzung möglich sein und deren Darstellung und Wirkung garantiert werden. Wir schlagen hierfür die Unterstützung einer örtlich autonomen, aber überregional verbundenen Vereinigung der Psychiatrieinsassen und -insassinnen vor.

d) Unterstützung von Aufklärung und Öffentlichkeitsarbeit gegen die Psychiatrie

Damit die Öffentlichkeit und andere Betroffene von seiten der aktiven Betroffenen über Einrichtungen und Mittel, über Vorgehensweise und Funktion der Psychiatrie und gegen deren »medizinisch-wissenschaftlichen« Verbrämungen informiert und über Alternativen zur Psychiatrie aufgeklärt werden können, ist auch ein spezieller Etat hierfür zur Verfügung zu stellen. Aus ihm sind alle Arbeitskreise und Publikationen zu finanzieren, die in diesem Sinne arbeiten.
Die Verwaltung und Verteilung dieses Fonds soll ebenfalls von dem Verband der Initiativen über-

regional übernommen werden.

Anhang C: Neuroleptika-Aufstellung (197)

Phenothiazine — Thioxanthene — Andere trizyklische Neuroleptika — Butyrophenone — Rauwolfia-Alkaloide — Nicht klassifizierbare Neuroleptika — Kombinationspräparate

A. Trizyklische Neuroleptika

A.1. Phenothiazine

Acefenazin *s. Acetoperphenazin*	
Acepromethazin	
Aceto(per)phenazin, Acetylperphenazin	CB 8089, Sch 6673, Tindal(a)
Ace(tyl)promazin	Acepromazina, Acetazin, Atsetozin, Notensil, Plegicil, R 4584, Soprontin, **Vetranquil 1 % (T)**, **Vetranquil-Granulat (T)**, **Vetranquil-Tabletten (T)**
Aethylisobutrazin, Äthyl-Trimeprazin	Diquel, Nuital, Sergetyl
Alimemazin	Alimezine, Amisal, Apamezin, Benalgen, Coplexens, Crasin, Meparil, Nedeltran, Normaln A, Palpex, Panectyl, Pramin, Repeltin, Temaltin, Temaridin, Temaril, Theralen, **Theralene (BRD)**, **Théralène (CH)**, Trixin, Turysin, Vallergan, Variagil
Aminazin *s. Chlorpromazin*	
Aminopromazin	Lispamol, Lorusil
Butaperazin, Butyrylperazin	Bayer 1362, Butaperazina, Megalectil, Neuronal Retard, Randolectil, Repoise, Riker 595, **Tyrylen (DDR)**
Carphenazin	Carphenazine, Proketazin(e), Wy 2445
Cepromazin *s. Acetylpromazin*	
Chlorfenethazin	**Elroquil (DDR)**, **Marophen (DDR)**
Chlorimpiphenin	Ponsital
Chlormeperazin	6710 R.P.
Chlorperazin	Anti-Naus, Aprian, Capazine, Chloropernazinum, Compazine, Depafen, Dicopal, Greentap, Klometil, Meterazin(e), Mitil, Nibroman-A, Nipodal, Novamin, Pasotomin, Prochlorperazin(e), Scripto-Metic, Stemetil, Stémétil, Tementil, Vertigon
Chlorperphenazin	**Decentan (A, BRD)**, Etaperazin, Etapirazin, Ethaperazin(e), Ethazeracin, Fentazin, F-Mon, Leptopsique, Metid, Pelphenazine, Peratsin, Perfenazin(a), Perfenil, Perpena, Perphenan, Phenazine, PZC, T 57, Thilatazin, Tranquisan,

(197) Die Auflistung erhebt keinen Anspruch auf Vollzähligkeit. Zu berücksichtigen ist auch, daß verschiedene Präparate von einzelnen Psychiatern gelegentlich unterschiedlichen Neuroleptika-Untergruppen zugeordnet werden.
In der Liste steht auf der linken Seite jeweils die chemische Kurzbezeichnung (internationaler Freiname) des Neuroleptikums; rechts sind — soweit bekannt — die auch im Ausland gebräuchlichen Marken- bzw. die Versuchsnamen aufgezählt, unter denen das jeweilige Präparat vertrieben bzw. getestet wird. Die laut »Rote Liste 1989« in der Bundesrepublik Deutschland und in Westberlin gebräuchlichen Markennamen sind fettgedruckt, wie auch die 1989 in der Schweiz, in Österreich und in der DDR gebräuchlichen Markennamen; erstere sind mit einem 'BRD' in der beigefügten Klammer versehen, letztere mit einem 'CH', 'A' bzw. 'DDR'. Neuroleptika, die laut »Lexikon der Tierarzneimittel« Tieren verabreicht werden (z.B. zur Ruhigstellung aggressiver Schweine und Ziegen oder widersetzlicher und unleidlicher Zootiere, etwa beim Beschlagen, Scheren oder bei Ausstellungen sowie zur Ausschaltung natürlicher Abwehrbewegungen bei diagnostischen und therapeutischen Eingriffen an Pferden, Rindern und Hunden [1149:206ff.,234f.,283f.,445,948ff.]), sind ebenfalls fettgedruckt und mit einem 'T' in der Klammer kenntlich gemacht.

	Trifon, **Trilafon (CH)**, Trilifan, Trilifon, Tri(o)min, Triphenot
Chlorproethazin	Neuriplège, RP 4909
Chlorpromazin	Acemin, Amazine, Aminazin(e), Ampli(a)ctil, Anadep, Ancholactil, Antistress, Aspersinal, Bacnin, Belazine, Biscasil, Calmazine, Chlemazin, Chlomazin, Chloractil, Chloramead, Chlor(a)zine, Chlorbromasin, Chlorderazin, Chlorpromados, Chlorpromanyl, **Chlorpromazin HCL (T)**, Chlorpromazinhydrochlorid (T), Chlorprom-Ez-Ets, Chlor-PZ, Chlorzine, Cloracin, **Clorazin (CH)**, Chlorazine, Clordelazin, Chloropromazcin, Chlorpromazina, Contomin, Copormin, Cormotin, Co-T-Zine, Cromedazine, Doimazin, Elmarine, Epokuhl, Esmind, Fenactil, Hebanil, Hibanil, Hibernal(etta), Hibernol, Ishitomin, Keyquil, Kloranzin(e), Klorazin(e), Klorproman, Klorpromazin, Klorpromex, Klotsin, Komazine, Korazine, **Largactil (A, CH)**, Largactyl, Largaktyl, Largapromactil, Largazin, Lenison, Maitran, Mazintil, **Megaphen (BRD)**, Neo-Mazine, Neurazine, Neuroplex, Neuroprom, Neurotiazina, Nevropromazine, Norcozine, Novapromazine, Novomazina, Onazine, Opelomin, Opromazin, Ormazine, Pansedil, Phenactyl, Phenathyl, Plegomazin, Prazil, Procalm, Promachel, Promachlor, Promacid, Promactil, Promapar, Promaz(il), Promazina, Promazine, Promexin, Promochlor, Promorgan, Promosol, Propaphen, **Propaphenin (DDR)**, Protran, Prozil, Prozin, Psicarmon, Psychial, Psychozine, Psylactil, Saicostin, Sanopron, Scieractil, Sedatil, Sepamin, Serazone, Solidon, Sonazine, Taroctyl, Terpium, Thera-Zine, Thor(adex), Thoralen, Thoramed, Thorarex, Thorazene, Thorazine, Thoromil, Torazina, Tranquil, Tranquazine, Umelargil, Wintermin, Winternal, Zuledin
Chlor(r)idazin *s. Pipamazin*	
Ciamemazin *s. Cyamépromazin*	
Clospirazin *s. Spiclomazin*	
Cyamépromazin, Cyano-Trimeprazin, Cyanpromazin	Cianatil, R.P. 7204, Tercian
Diethazin	Antipar, Aparkazin, Casantin, Deparkin, Dinezin, Diparcol, Ethylemin, Labiton, Parkazine, 2987 RP, Thiantan, Thiantetten, Thionthan
Dimethylsulfamidoperazin *s. Thioproperazin*	
Dimetotiazin	Migristene
Diprazinum *s. Promethazin*	
Dixyrazin	Esocalm, **Esucos (A, BRD)**, Roscal, UCB 3412
Eazamin(um) *s. Diethazin*	
Ethopropazin	Dibutil, Lysivane, Pardisol, Parfezin, Parkin, Parsidol, Parsitan, Parsotil, Preparten, Rodipal
Etimemazin, Ethotrimeprazin, Ethyl-iso-butrazin *s. Äthyl-Trimeprazin*	
Fluopromazin *s. Trifluopromazin*	
Fluphenazin	Anatenazine, Anatensol, Anatensil, Antasol, Calmansial, Cardilac, Cenilene, **Dapotum (A, BRD, CH)**, Eldoral, Esprivex, Eutimox inj., Flenaken, Flufenazin, Flumazine, Flumezine, Flunazine, Fluphenazin, Horizone, **Lyogen (BRD, CH)**, **Lyorodin (DDR)**, McN-Jr-6218, Mirenil, Modecate, Moditen, **Omca (BRD)**, Omea, Pacinol, Pacinone, Permitil, Prolixin(e), R 6218, Redeptin, Sediten, Selecten, Sevinal, Sevinol, Sevinon, Siqualine, Siqualone, Tensofin, Teviral, Trancin, Valamina, Vespazin
Homofenazin	D 775, Oldagen, Pasaden
Imiclopazin *s. Chlorimpiphenin*	
Isobutrazine *s. Alimemazin*	
Isoth(i)azin *s. Ethopropazin*	
L(a)evomepromazin	Hirnamin, Lepurin, Lerium, Levamin, Levomazine, Levomepromazina, Levomezine, Levonormal, Levopromazin, Levotomin, Levoprome, Levozan, Levozin, Milezin, **Minozinan (CH)**, Neozine, Neuractil, **Neurocil (BRD)**, Neurozil, **Nozinan (A, CH)**, Procrazine, Ronexine, RP 7044, Sinogán, SKF 5116, Sofmin, **Tisercin (DDR)**, Tisercine, Tisercinetta, Tisercinettes, Veractil
Laevopromazin *s. Alimemazin*	
Mepazin	Lacumin, Mepasin, Pac(a)tal, Paxital, Ravenil, Seral

Mesoridazin, Mesuridazine	Calodal, Imatogan, Lidanar, **Lidanil (A)**, Lidanor, Mesoridazine, NC 123, Serentil, TPS 23
Methiomeprazin	
Methofenazat, Methofenazin	**Frenolon (DDR)**, Frenolona, Frenolone, Lentia, Methophenazin, Sylador
Metho(xy)promazin	Mopazin(e), Neoproma, Quiétal, Tentone
Methoxyphenothiazin, Metho(xy)trimeprazin *s. Laevomepromazin*	
Methylpromazin *s. Alimemazin*	
Metopimazin	Vogalen(e)
Oxaflumazin	Oxaflumine
Pecazin *s. Mepazin*	
Perazin	Pernazinum, Psytomin, **Taxilan (BRD)**, Tensilan
Periciazin	**Aolept (BRD, CH)**, Apamin, Iriyakin, Nemactil, Neulactil, **Neuleptil (A, CH)**, Neuperil, RP 8909, SKF 20716
Perimetazin	Leptryl
Perphenazin *s. Chlorperphenazin*	
Pericyazine *s. Periciazin*	
Pipamazin, Pipemazin	Mornidine, Nausidol, Nométine, NP 207, SC 9387
Piperacetazin, Piperazetazin	Actazine, PC 1421, Piperacetazine, Psymod, Quide
Piperazin	Piperazin
Piperidylchlorophenothazin *s. Chlorridazin*	
Pipot(h)iazin	IL 19552, Mi-Lonseren, Lonseren, Piportil, Piportyl, RP 19366, RP 19551, RP 19552
Proazamin *s. Promethazin*	
Prochlorpemazine, Prochlorperazin *s. Chlorperazin*	
Profenamin *s. Ethopropazin*	
Proketazin *s. Carphenazin*	
Promazin	Alofen, Ampazine, Ataractil, Atarzine, Bayer A 145, Calmazin, Calmotal, Centractil, Centractyl, Eliranol, Esparin, Frenil, Hyzine, Intrazine, Lete, Liranol, Nectil, Neo-Hibernex, Neuroplegil, **Prazine (CH)**, Proactyl, Proma(bec), Promanyl, Promazettes, Promazin(e), Promezerine, Promilene, Promwill, Pr(op)azine, **Protactyl (BRD)**, Pro-Tan, Prozine, Prozyl, Savamine, Sediston, Serenex, **Sinophenin (DDR)**, Starazine, Sparine, Talofen, Tomil, Tranquazine, Verophen
Promethazin	**Atosil (BRD)**, Avomine, Diphergan, Diprazin, Diprozin(e), Dorme, Fargan, Fellozine, Fenazil, Fenergan, Ganphen, Hiberna, Histanil, Infa-stress, K-Phen, Lemprometh, Lenazine, Lergigan, Lergobit, Mepergan, Methazine, Meth-Zine, Nausedin, Pelpica, Pentazine, Perduretas Antihistaminicas, Phencen, **Phenergan (A)**, Phenerhist, Phenerject, Pipolphen(e), Progan, Prohist, Promegan, Prometazina, Promethapar, Promethazin(e), Promine, **Promkiddi (BRD)**, Prorex, **Prothazin (DDR)**, Prothazine, Prothia, Prothiazine, Provigan, Pyrethia, Quadnite, Remsed, Rolamethazine, Romergan, 3.277 R.P., Sayomol, Sigazine, Synalgos, Thiergan, V-Gan, Zipan
Propazin *s. Promazin*	
Propericiazin *s. Periciazin*	
Propiomazin *s. Propionylpromethazin*	
Propionylperphenazin *s. Carphenazin*	
Propionylpromazin	Combelen
Propionylpromethazin	Dorevan, Dorévane, Indorm, Largon, Propavan, Serentin
Proquamezin *s. Aminopromazin*	
Spiclomazine	APY-606, Diceplon, Disepron
Sulfoperazin *s. Thioproperazin*	
Sulforidazin	Imagotan, **Inofal (BRD)**, Inosulon

Thiazinamon	Padisal
Tetrameprozin *s. Aminopromazin*	
Thiethylperazin, Thi(o)äthylperazin	GS 95, **Torecan (CH)**, Toresten
Thiopropazat	Artalan, BS 14, Dartal(an), Dartan
Thio(pro)perazin	Cephalmin, **Majeptil (A, CH)**, Mayeptil, RP 7843, Vontil
Thioridazin	Elperil, Flaracantyl, Mallorol, Meleril, Mellaril, Melerette(n), Melerettes, **Melleretten (A, BRD, CH), Melleril (A, BRD, CH)**, Melozine, Meripia, Merorium, Novoridazine, Orsanil, Ridazin, **Sonapax (DDR)**, Stalleril, Thioridazin, Thioril, Thiorium, Thiorizine, Tioriander, Tioridil, Thopam
Triflumethazin *s. Fluphenazin*	
Triflu(o)perazin	Amylozine, Anchostam, Calmazine, Chemflurazine, Clinazine, Deca-Perazine, Discimer, Dymoperazine, Eskabid, Eskazine, Eskazinyl, Fluazine, Flupazine, Flurazine, Foille, Iatroneural, Iremo Pierol, **Jatroneural (A, BRD)**, Jetirison, Lufacintyl, Modalina, Neloret, Novoflurazine, Normaln P, Novoflurazine, Oxperazine, Pentazine, Promax, Riboring, Sedizine, Sedofren, Solazine, Sporalon, Stelazine, Stelium, Sterazin, Telazin, Terflurazine, Terfluzin(e), Therfluzine, Tranquis, Triazin, Trifluoperazin(a), Trifluoper-Ez-Ets, Trifluoropyrazin, Triflurin, Triftazin, Trip(er)azine, Triphtazin(e), Triphthazinum, Trivan, Yatroneural
Triflu(o)promazin	Adazine, Antasil, Aristofen, Flumazin, Fluomazina, Fluopromazine, Fluopromil, Fluorofen, Neoprin, Neuro-Padil, Nivoman, Plegal, **Psyquil (A, BRD, CH)**, SKF 5019, Siquil, Tranquil, Ultrased, Vesp(a)ral, Vesprin, Vetame
Trifluoromethylperazin *s. Trifluoperazin*	
Trifluoromethylperphenazin *s. Fluphenazin*	
Trifluor(o)methylpromazin *s. Trifluopromazin*	
Trimeprazin *s. Alimemazin*	
Triphenthizine *s. Trifluopromazin*	

A.2. Thioxanthene

Chlorperphenthixen *s. Clopenthixol*	
Chlorprothixen	**Chlorprothixen (DDR)**, Chlothixen, Cloxan, Minithixen, N 714, Paxyl, Quilibrex, Ro 4-0403, **Taractan (BRD, CH)**, Tarasan, Tra Quilan, Tractylon, **Truxal (A, BRD, CH)**, Truxaleta, **Truxaletten (BRD, CH)**, Truxaletter, Truxil
Clopenthixen, Clopent(h)ixol	**Ciatyl (BRD)**, Cisordinol, **Clopixol (CH)**, **Sedanxol (BRD)**, Sordenac, **Sordinol (A)**, Thiapax
Flupent(h)ixol	Depixol, Emergil, **Fluanxol (BRD, CH)**, Metamin, N 7009, Phrenixol, Siplaril, Siplarol
Methixen	Tremaril
Thiothixen, Tiotixen	Navan(e), Navang, Navaron, **Orbinamon (BRD)**, P 4657 B
Zuclopenthixol *s. Clopenthixol*	

A.3. Andere trizyklische Neuroleptika

Clorotepin	Clopiben, Clotepin
Clozapin (198)	**Alemoxan (DDR)**, HF 1854, Lapenax, **Leponex (A, BRD, CH)**,Lepotex
Clothiapin	Deliton, **Entumin (CH)**, Entumine, Etomine, Etumina, Etumine, HF 2159, Psychoson
Fluperlapin (199)	Fluperlapina, NB 106-689
Loxapin	Daxolin, Loxapac, Loxapax, Loxitane
Metiapin	
Molindone	Lidone, Moban

(198) Die Verwendung von Clozapin ist nur eingeschränkt erlaubt (vgl. S. 182f.).

(199) Fluperlapin wird 1985/86 unter dem Kürzel NB 106-689 als Nachfolgepräparat für Leponex an

Oxilapin *s. Loxapin*	
Oxypertin	Equipertina, Equipertine, **Forit (BRD)**, Integrin, Lanturil, Lotawin, Opertil, **Oxypertin (A)**, Win 18501
Prothipendyl	Azacon, **Dominal (A, BRD, T)**, Dominil, Prosyl, Timovan, Tolnate
Zotepin	Lodopin

B. Butyrophenone (einschließlich Diphenylbutylamine)

Amiperon	
Azaperon	Eucalmyl, Porcador, R 1929, Stresnil, Suicalm
Ben(z)peridol	Anquil, Concilium, Frenactil, Frenactyl(x), **Glianimon (BRD)**, R 4584
Bromperidol	Agostine, Azuren(e), C-C 2849, Consilium, **Impromen (BRD)**, R 11333, R 46541, **Tesoprel (BRD)**
Droperidol	Dehidrobenzperidol, **Dehydrobenzperidol (A, BRD, CH, DDR)**, Dridol, **Droleptan (DDR)**, Drolepton, Droperidol, Inapsin(e), **Halkan (T)**, Inapsin(e), Neurolidol, R 4749, Sintodian
Fluanison	Fluanisone, Haloanisone, MD 2028, R 2028, **Sedalande (BRD, CH)**, Sedalende
Flumoperon *s. Trifluoperidol*	
Fluorobutyrophenon *s. Haloperidol*	
Fl(u)oropipamid *s. Pipamperon*	
Fluropiperidinobutyrophenol *s. Haloperidol*	
Fluspirilen	**Imap (A, BRD, CH, DDR)**, R 6218, Redeptin
Haloanison *s. Fluanison*	
Haloperidol	Alased, Aldol, Aloperidin, Apo-Haloperidol, Bioperidilo, Brotopon, **Duraperidol (BRD)**, Einalon S, **Eulabat (BRD)**, Eukystol, Galoperidol, **Haldol (A, BRD, CH)**, Halidol, Halipia, Halojust, Halopal, **Haloperidol (BRD)**, Haloperin, Halopidol, Halosten, Halree, Haridol, Keselan, Klofluperol, Kloprimerwa, Medilorin, Mixidol, Linton, Pacedol, Peluces, Peridor, R 1625, Selezyme, Seponsque, Serenace, Serenase, Serenelfi, Sevium, **Sigaperidol (BRD, CH)**, Zavrionil
Lenperon	AHR-2277, Elanone-V, Lenperol, Lenperone
Methylperidid	R 2963
Methylperidol	**Luvatren (A, CH)**, Luvatrena, Luvatrene, Mepirol, R 1658, Sedalium
Me(thy)lperon	**Buronil (A)**, **Eunerpan (BRD)**, FG 5111
Moperon *s. Methylperidol*	
Penfluridol (200)	Flupidol, Longoperidol, Longoran, Micefal, R 16341, **Semap (A, CH)**
Pimozid	**Antalon (DDR)**, Norofren, Opiram, Opiran, Oralep, **Orap (A, BRD, CH)**, Pimotid, Pirium, Propitan, R 6238
Pipamperon	Dipiperal, **Dipiperon (A, BRD, CH)**, Piperonil, Piperonyl, Propitan, R 3345
Spiroperidol, Spiperon	R 5147, Spiroperidol, Spiropitan
Tri(fluo)peridol	McN-Jr 2498, Psicoperidol, Psychoperidol, R 2498, R 3000, Trifluperidol, **Triperidol (A, BRD)**, **Trisedyl (DDR)**

verschiedenen Universitätsanstalten — gesponsort von der Herstellerfirma des Leponex, der Sandoz Aktiengesellschaft — an Insassen und Insassinnen getestet, so z.B. in Düsseldorf, Frankfurt/Main, München, Bonn, Berlin, Tübingen, Wien, Zürich, Wil/Schweiz; außerdem wird mit Fluperlapin im 'Zentralinstitut für Seelische Gesundheit' in Mannheim experimentiert.

(200) Die Verwendung von Semap ist in der Bundesrepublik Deutschland und Westberlin seit dem 1. Januar 1981 offiziell verboten (vgl. S. 100); dafür wird dieses 'Medikament' in manchen Ländern wie z.B. Dänemark, wie eine Nachfrage 1986 ergab, oder etwa in der Schweiz im Jahre 1989 nach wie vor verabreicht. In der BRD versucht die Herstellerfirma Janssen GmbH im Jahre 1989, die Wiederzulassung von Semap zu erreichen.

C. Rauwolfia-Alkaloide

Deserpidine, Desmethoxy-reserpine	Harmonyl, Raunormine
Raupin	
Recanescin *s. Deserpidine*	
Rescinnamin	Moderil, Raupyrol
Reserpin (201)	**Reserpin (BRD)**, **Serpasil (A, CH)**

D. Nicht klassifizierbare Neuroleptika

Clepobrid	Cleboril, Viadil
Mesulprid *s. Tiaprid*	
Sulmeprid	Sociam
Sulpirid	Abilit, Alimoral, **Arminol (BRD)**, Champi(o)nyl, Coolspan, Co-Sulpir, Danatiryl, Darleton, Darmátil, Desmenat, Digton, Dixibon, Dobren, Dogmalid, **Dogmatil (A, BRD, CH)**, Dresent, Drominetas, Eclorion, Eglonyl, Ekilid, Empidill, Enimon, Equilid, Eusulpid, Fardalan, Fidelan, Gelpid, Guastil, Isnamide, Kapiride, Kylistro, Lavodina, Lebopride, Lisopiride, Lusedan, Mactyl, Mariastel, **Meresa (BRD)**, Metexal, Miradol, Mirbanil, Misulvan, Mixotanil, Modal, Modulan, **Neogama (BRD)**, Neoride, Neuromyfar, Nivelan, Noneston, Norestran, Normun, Nufarol, Omaha, Omitryl, Omperan, Ozoderpin, Paradil, Pontiride, Psicocén, Pyrikappl, Quridil, Restful, Sato, Sernevin, Sicofrenol, Silavidon, Splotin, Stamonevrol, Storin, Sulpirid, Sulpiril, Sulpisedan, Sulpisil, Suprium, Sursumid, Tepavil, Tonofit, Trilan, Ulceridol, Ulpir, Valirem, Vipral, Zemorcon
Sultoprid	Barnetil, LIN-1418, Topral
Tetrabenazin	Nitoman, Regulin, Rubigen
Tiaprid	Italprid, Neuropri, Sereprile, Tiapridal, Tiapridex, Tiaprizal

E. Einige Kombinationspräparate mit Neuroleptika (202)

Markenname	Verwendungszweck	enthält
Adelphan (CH)	Blutdruckmittel	Reserpin
Adelphin-Esidrex K	Blutdruck-, Herzgefäßmittel	Reserpin
Axinto		Butyrylperazin
Bedorma		Promethazin
Bellergal (BRD)	Psychopharmakon	Rauwolfia-Alkaloide
Benpon (BRD)	Psychopharmakon	Flupenthixol
Brinerdin (CH)	Blutdruckmittel	Reserpin
Cetiproman	Schlaf-, Beruhigungsmittel	Promethazin
Clindorm (BRD)	Psychopharmakon	Acepromethazin
Combelen (T)		1-[10-3-Dimethylamino-propyl)-2-phenothiazininyl]-1-propanon-phosphat
Combid	Magen-Darm-Mittel	Chlorperazin
Deanxit (A, CH)	Psychopharmakon	Flupenthixol
Diudorm (A)	Schlafmittel	Chlorprothixen
Doroma (BRD)	Schlafmittel	Promethazin
Eldoral		Chlorprothixen
Eskapar *s. Jatrosom*		
Eskatrol Spansule	Psychopharmakon	Chlorperazin
Etrafon *s. Longopax*		
Euvegal (BRD)	Psychopharmakon	Promethazin, Rauwolfia-Alkaloide
Hygroton-Reserpin (CH)	Blutdruckmittel	Reserpin
Hypnital	Beruhigungsmittel	Promethazin

(201) Weitere 141 Handelsnamen des Reserpin (von 'Alkarau' bis 'Vio Serpine') sind in dem Buch »The Future of Pharmacotherapy« aufgelistet [327:122f].

(202) Eine Reihe vorwiegend älterer Kombinations-Präparate mit Reserpin nennt Cornu [177:592].

Markenname	Verwendungszweck	enthält
Hypnorm	Schmerz-, Betäubungsmittel	Fluanison
Innovar	Narkosemittel	Droperidol
Itridal (BRD)	Schlafmittel	Prothipendyl
Jalonac (BRD)	Psychopharmakon	Trifluoperazin
Jatrosom (A, BRD)	Psychopharmakon	Trifluoperazin
Komazine	Psychopharmakon, Magen-Darm-, Schmerzmittel	Chlorpromazin
Largopress	Psychopharmakon	Chlorpromazin, Reserpin
Lasix-Reserpin (CH)	Blutdruckmittel	Reserpin
Leptanal comp.	Schmerzmittel	Droperidol
Longopax (BRD)	Psychopharmakon	Chlorperphenazin
Lysedil (CH)	Hustenmittel, Psychopharmakon	Promethazin
Mediton	Spasmolytikum (krampflösendes Mittel)	Reserpin
Meferpan	Psychopharmakon	Chlorpromazin, Reserpin
Megaphen comp.	Psychopharmakon	Chlorpromazin, Promethazin, Reserpin
Modenol (CH)	Blutdruckmittel	Rescinnamin, Reserpin
Moltipress	Psychopharmakon	Fluphenazin
Motival	Psychopharmakon	Fluphenazin
Narkotral (BRD)	Schlafmittel	Promazin
Neo-Gestakliman (203)	Gynäkologikum	Butyrylperazin
Neuronal	Psychopharmakon	Butyrylperazin
Neuroserpina	Psychopharmakon	Chlorpromazin, Reserpin
Norkotral (BRD)	Schlafmittel	Promazin
Östrogynal	Gynäkologikum	Butyrylperazin
Ondasil (A)		Reserpin
Parstelin	Psychopharmakon	Trifluoperazin
Perten *s. Largopress*		
Phasein forte (A, BRD)	Psychopharmakon	Reserpin
Phenestimin (CH)	Hustenmittel	Promethazin
Ponderil *s. Largopress*		
Pressimed (CH)	Blutdruckmittel	Reserpin
Promazol Reserpina, Psiconal *s. Largopress*		
Psychosed	Spasmolytikum (krampflösendes Mittel)	Reserpin
Rau-Clor, Rauctil, Rauproma *s. Largopress*		
Rectoquintyl-Promethazin (CH)	Hustenmittel	Promethazin
Renese-Reserpin (CH)	Blutdruckmittel	Reserpin
Resactil *s. Largopress*		
Rhinathiol-Promethazin (CH)	Hustenmittel	Promethazin
Ricrat	Blutdruckmittel	Reserpin
Rivadorm	Schlafmittel	Reserpin
Seda-Ildamen (BRD)	Herzmittel	Homofenazin
Sedapon (BRD)	Psychopharmakon	Rauwolfia-Alkaloide
Seda-Repicin (BRD)	Blutdruckmittel	Methiomeprazin, Reserpin
Sedo-Sermalin *s. Largopress*		
Somvit	Schlafmittel	Promethazin
Soprontil, Soprontin	Psychopharmakon	Acepromazin
Stelabid (A, BRD)	Magen-Darm-Mittel	Trifluoperazin

(203) Die Herstellerfirma von Neo-Gestakliman formuliert 1975 noch unverhüllt den Anwendungsbereich dieses Kombinationspräparates (Butaperazin + Östrogen [weibliches Sexualhormon] + Gestagen [Schwangerschaftshormon] wie folgt: »Prämenopausesyndrom (*Syndrom, das während der Wechseljahre vor dem Zeitpunkt der letzten Regelblutung diagnostiziert wird*) mit Zyklusstörungen und schweren psychovegetativen Beschwerden, wenn gleichzeitig eine zuverlässige Konzeptionsverhütung (*Empfängnisverhütung*) erwünscht ist.« [1120:50052B]

Markenname	Verwendungszweck	enthält
Stembamat	Beruhigungsmittel	Chlorperazin
Stembid	Magenmittel	Chlorperazin
Tenebral		Promethazin
Thalamonal (A, BRD, CH)	Narkosemittel	Droperidol
Tonamyl (BRD)	Psychopharmakon	Reserpin
Tonoquil	Psychopharmakon	Thiopropazat
Transannon (BRD, CH) (204)	Gynäkologikum	Fluphenazin
Triavil *s. Longopax*		
Tropax	Schmerzmittel	Flupenthixol
Ulcolind (BRD)	Magen-Darm-Mittel	Haloperidol
Vesalium (A, CH)	Psychopharmakon	Haloperidol
Vesitan *s. Tonoquil*		
Visergil		Thioridazin
Wolfiazina *s. Largopress*		
Lasix-Reserpin (CH)	Blutdruckmittel	Reserpin

(204) 1989 wird in der BRD darüber diskutiert, ob dieses Kombinationspräparat verboten werden soll.

Anhang D: Abkürzungen

Abb.	Abbildung
Abs.	Absatz
a.D.	außer Dienst
AG	Aktiengesellschaft
Aufl.	Auflage
B.C.	British Columbia (Bundesstaat in Kanada)
BGH	Bundesgerichtshof
BRD	Bundesrepublik Deutschland
BS	Beratungsstelle
bzw.	beziehungsweise
C	Celsius
ca.	circa
CDU	Christlich Demokratische Union
Corp.	Corporation (Aktiengesellschaft)
CSU	Christlich Soziale Union
d	dies (Tag)
Db.	Diskussionsbemerkung zu
DDR	Deutsche Demokratische Republik
ders.	derselbe
DGPN	Deutsche Gesellschaft für Psychiatrie und Nervenheilkunde
DGSP	Deutsche Gesellschaft für Sozialpsychiatrie
d.h.	das heißt
Dr.	Doktor
Dr.med.	Doktor der Medizin
dt.	deutsch
EEG	Elektroenzephalogramm
EKG	Elektrokardiogramm
erw.	erweiterte
ES	Elektroschock
etc.	et cetera (usw.)
e.V.	eingetragener Verein
evtl.	eventuell
f.	und folgende (Seite)
F	Fahrenheit
Faks.	Faksimile (genauer Nachdruck)
ff.	und folgende (Seiten)
Fn.	Fußnote
Fnn.	Fußnoten
FU	Freie Universität
g	Gramm
geb.	geboren
GmbH	Gesellschaft mit beschränkter Haftung
Gw.	Geleitwort zu
Herv.	Hervorhebung
Hg	Hydrogyrum (Quecksilber; Maßstab für die Ausstoßkraft des Herzens)
Hrsg.	Herausgeber
i.	in
Inc.	Incorporated ([amtlich] eingetragen)
insbes.	insbesondere
i.O.	im Original
i.R.	im Ruhestand

Jg.	Jahrgang
jun.	junior
Kap.	Kapitel
Kfz	Kraftfahrzeug
kg	Kilogramm
km	Kilometer
korr.	korrigierte
KZ	Konzentrationslager
LSD	Lysergsäurediäthylamid
Ltd.	Limited (mit beschränkter Haftung)
m	Meter
mg	Milligramm
min.	Minute
mm	Millimeter
n.	nach
Nds.	Niedersachsen
ÖTV	Gewerkschaft Öffentliche Dienste, Transport und Verkehr
o.g.	oben genannt
o.J.	ohne Jahresangabe
Pat.	Patient/in
Prof.	Professor
rd.	rund (ungefähr)
s.	siehe!
S.	Seite
sec.	Sekunde
s.o.	siehe oben!
sog.	sogenannt
Sp.	Spalte
SS	Schutzstaffel (Naziorganisation)
s.u.	siehe unten!
Sw.	Schlußwort zu
t	tome (Band)
tgl.	täglich
TU	Technische Universität
u.	und
u.a.	und andere; unter anderem
u.ä.	und ähnliches
u.a.m.	und anderes mehr
UdSSR	Union der Sozialistischen Sowjetrepubliken
u.E.	unseres Erachtens
US	United States (Vereinigte Staaten)
U.S.A.	United States of America
usf.	und so fort
usw.	und so weiter
u.U.	unter Umständen
u.v.m.	und vieles mehr
verb.	verbesserte
vgl.	vergleiche!
Vol.	Volume (Band; Jahrgang)
Vw.	Vorwort zu
z.B.	zum Beispiel
zit.	zitiert nach
z.T.	zum Teil

Anhang E: Abbildungsnachweis

Abb.

1 Privatbesitz Tina Stöckle, Berlin
2 1105:XVII-XX
3 887:193 (Ausschnitt)
4 533:Tf.1
5 Verlagsarchiv
6 Verlagsarchiv
7 Verlagsarchiv
8 Aat Breur-Hibma, »De grote tent, Ravensbrück, 1944«, Zeichnung in 133:90
9 745:108,117,122
10 144:n.192
11 P.L.
12 914:11
13 84:Tf.15,16
14 Altarbild der Kirche in St.Leonhard (Kärnten/Österreich); Verlagsarchiv
15 George Bjorgen, Minneapolis Star; in 518:108
16 985:17
17 522
18 518:3
19 Hoffmann-La Roche AG, Grenzach-Wyhlen
20 169
21 P.L.
22 P.L.
23 P.L.; modifiziert nach 966:213
24 742,I:520
25 689:Sp.711
26 633:202
27 633:205
28 Zeitgenössische Darstellung; Verlagsarchiv
29 634:581
30 Ludger Bruckmann, Irren-Offensive
31 7:35
32 426:497
33 616:21
34 7:35
35 633:218
36 142:461
37 225:127
38 Links: 633:221
Rechts: 848:19
39 197:252
40 621
41 618
42 982:VIf.
43 620
44 Copyright: Dr. Pujol, Barcelona; in 1122:90
45 Copyright: Edistudio, Barcelona; in 1122:110
46 Zeitgenössische Darstellung; Verlagsarchiv
47 533:Tf.2
48 P.L.
49 7:38
50 980:230f.
51 161:n.444
52 533:Tf.6
53 304:225
54 518:3
55 633:219
56 633:220
57 633:219
58 887:196
59 633:220
60 Linke Bildhälfte: 518:3; rechte Bildhälfte: P.L.
61 533:Tf.2
62 267:104
63 633:165
64 688:Abb.3
65 518:3
66 212:Abb.3
67 938:Tf.VI
68 518:3
69 923:265
70 633:217
71 P.L.
72 John De Pol, Holzschnitt; in 981:XXf.
73 633:171
74 138:377
75 7:117
76 197:253
77 7:119
78 7:36
79 7:37
80 440:108
81 22:12f. (Ausschnitte)
82 633:166
83 917
84 686:169
85 810:915
86 1096:126
87 633:169
88 533:Tf.5
89 Copyright: Bildarchiv für Medizin München GmbH

90 633:167
91 929:20f.
92 P.L.
93 633:168
94 951:794
95 316:248
96 554
97 Zeitgenössische Darstellung; Verlagsarchiv
98 843
99 7:42
100 499
101 532:Tf.3
102 267:41
103 887:192
104 7:36
105 197:251
106 651:179 (Text: Faks.)
107 681:16; i.O. 1118
108 342: hintere Umschlagseite innen
109 197:250
110 Links: Verlagsarchiv
Rechts: 142:461
111 Zeitgenössische Darstellung; Verlagsarchiv
112 226:1086
113 P.L.
114 43
115 430:294
116 724:194f.
117 Verlagsarchiv
118 Holzschnitt aus dem Jahre 1556; Verlagsarchiv
119 Zeitgenössische Darstellung; Verlagsarchiv
120 633:204
121 Aat Breur-Hibma, »Vrouw met leeg kroesje staat te wachten naast lege ketel koolraapsoep«, Zeichnung in 133:133
122 591:229
123 Verlagsarchiv
124 316:114
125 Oben: 1104:12Af.
Mitte: 1058:409
Unten: 197:252
126 Smith Kline & French Laboratories, Werbeanzeige, ca. 1960; in 790:13
127 108:5
128 346:3 (Titelseite)
129 558
130 341:257
131 Verlagsarchiv
132 979
133 994
134 1125
135 327:3
136 995:22
137 197:252
138 68
139 893:14f.
140 732 (Nachdruck)
141 11
142 977:XIVf.
143 890
144 138:377
145 855
146 738
147 modifiziert nach Abb. 138
148 336 (Faks.)
149 Verlagsarchiv
150 Fotos:
Links: R. Zimmer
Mitte: Karl Lehmann
Rechts: Gabriele St.
151 1119:176

Ich danke Dunya Breur für die Abdruckerlaubnis der zwei Zeichnungen (Abb. 8, 121), die ihre Mutter als Insassin des KZs Ravensbrück anfertigte. Weitere 79 hervorragende Zeichnungen sind in dem unter Quellenverzeichnis Nr. 133 genannten Buch enthalten, das beim Meulenhoff Verlag Amsterdam, Herengracht 507 zu beziehen ist. Außerdem bedanke ich mich für Abdruckgenehmigungen bei A. Kruse (Abb. 1), VEB Fischer Verlag Jena (Abb. 16), Georg Thieme Verlag Stuttgart und Stefan Silbernagl (Abb. 23), Klinikum der Universität Freiburg (Abb. 25), Ludger Bruckmann (Abb. 30), Editions Grammont, Lausanne (Abb. 44, 45), Springer Verlag Heidelberg und Hansjörg Heller (Abb. 80), Bildarchiv für Medizin München GmbH (Abb. 89), Carl Hanser Verlag München und Helmut von Domarus (Abb. 112), Verlag Der Tagesspiegel GmbH Berlin (Abb. 148) und Amalie, Kopenhagen (Abb. 151).

Anhang F: Quellenverzeichnis

Die Auflösung für die Abkürzungen der Zeitschriften- und Zeitungstitel befindet sich am Ende des Quellenverzeichnisses.

1. Abdullah, Syed / Miller, O.J.: »Effects of Drugs on Nucleid Acid Synthesis and Cell Division in Vitro«, in: DiNS, Vol. 29 (1968), Nr. 12, S. 829 — 833

2. Ackenheil, Manfred u.a.: »Hormonelle Untersuchungen nach langjähriger Neuroleptikabehandlung«, in: AF, 30. Jg. (1980), Nr. 8, S. 1205 — 1206

3. Ackerknecht, Erwin Heinz: »Kurze Geschichte der Psychiatrie«, 2., verb. Aufl., Stuttgart 1967

4. Acosta, José de: »Historia natural y moral de las Indias: en que se trata de cosas notables del Cielo, de los elementos, metales, plantas y animales ...«, Sevilla 1590, Neudruck Madrid 1894

5. »Acta betr. den Reisebericht des Professors Mandt und des praktischen Arztes Dr. Rust in specie über die Irrenanstalten in Italien, Frankreich und England«, Akte in der Geheimen Medizinalregistratur im Preußischen Geheimen Staatsarchiv, Krankenhäuser und Anstalten, Generalia Nr. 18 (1833); auszugsweise abgedruckt in: Hans Hoffmann: »Ein Beitrag zur Geschichte der Psychiatrie«, in: AZPMz, Band 103 (1935), Nr. 1-4, S. 78 — 116

6. Adam, Christiane u.a.: »Richtigstellung einiger unzutreffender Behauptungen Herrn Prof. Legewies in der Auseinandersetzung zwischen ihm und fünf studentischen Hilfskräften des Instituts für Psychologie«, unveröffentlichtes Manuskript, Berlin ca. 1980/81

7. Adam, H.A.: »Über Geisteskrankheit in alter und neuer Zeit. Ein Stück Kulturgeschichte in Wort und Bild«, Regensburg 1928

8. Aeppli, Lislott: »Teratologische Studien mit Imipramin an Ratte und Kaninchen. Ein Beitrag zur Planung und Interpretation teratologischer Untersuchungen unter besonderer Berücksichtigung von Biochemie und Toxikologie der Prüfsubstanz«, in: AF, 19. Jg. (1969), Nr. 10, S. 1617 — 1640

9. »Auch Ärzte rätseln über Charvas Motiv — Obduktion des Mordschützen ergab nur Trunkenheit«, in BM vom 9. Juni 1983, S. 24

10. »Die Ärzte müssen ganz verschwinden, das Kapital wirds nicht verwinden, dann wird sich alles weitre finden!«, in: »Patientenfront«, 2., erw. Aufl. 1981, Hrsg.: Karlsruher Stadtzeitung, S. 2 — 3

11. Aktion Psychisch Kranke e.V.: »Psychisch Kranken besser helfen«, Faltblatt, Bonn o.J.

12. 'Aktion Psychisch Kranke' (Heppenheim/Bergstraße), Selbstdarstellung, in: **805**, S. 71

13. Alarcon, R. de / Carney, M.W.P.: »Severe Depressive Mood Changes Following Slow-release Intramuscular Fluphenazine Injection«, in: BMJ, 1969, Nr. 5670, S. 564 — 567

14. Alexander, Carl S.: »Cardiotoxic Effects of Phenothiazine and Related Drugs«, in: Circulation, Vol. 38 (1968), Nr. 6, S. 1014 — 1015

15. Alpers, Bernard J. / Hughes, Joseph: »Changes in Electrically Induced Convulsions in the Human«, in: Journal of Neuropathology and Experimental Neurology, Vol. 1 (1942), Nr. 2, S. 173 — 180

16. Alternative Liste Berlin: »Wahlprogramm der Alternativen Liste 1985«, Berlin 1985

17. Aly, Götz: »Herr Professor Hanfried Helmchen und das Menschenexperiment. Forschungsalltag und Patientenrechte in der Psychiatrie«, in: Tageszeitung vom 1. Juli 1982, S. 9

18. Aly, Monika / Aly, Götz / Tumler, Morlind: »Kopfkorrektur oder der Zwang gesund zu sein. Ein behindertes Kind zwischen Therapie und Alltag«, Berlin 1982

19. Amdisen, Amdi: »Diabetes mellitus as a Side Effect of Treatment with Tricyclic Neuroleptics«, in: APS, Vol. 40 (1964), Supplementum 180, S. 411 — 414

20. American College of Neuropsychopharmacology — Food and Drug Administration Task Force: »Neurological Syndromes Associated with Antipsychotic Drug Use. Editorial. A Special Report«, in: AGP, Vol. 28 (1973), Nr. 4, S. 463 — 466

21. Amnesty international: »Politische Gefangene in der UdSSR. Ihre Behandlung und ihre Haftbedingungen«, Frankfurt am Main 1980

22. »Das AMP-System. Manual zur Dokumentation psychiatrischer Befunde«, 2., korr. u. erw. Aufl., Hrsg.: Arbeitsgemeinschaft für Methodik und Dokumentation in der Psychiatrie, Berlin/Heidelberg/New York 1972

23. Amsler, Hans A. u.a.: »Agranulocytosis in Patients Treated with Clozapine. A Study of the Finnish Epidemic«, in: APS, Vol. 56 (1977), Nr. 4, S. 241 — 248

24. Ananth, J.: »Side Effects on Fetus and Infant of Psychotropic Drug Use During Pregnancy«, in: International Pharmacopsychiatry, Vol. 11 (1976), S. 246 — 260

25. Anderman, B. / Griffith, Richard W.: »Clozapine-Induced Agranulocytosis: A Situation Report up to August 1976«, in: European Journal of Clinical Pharmacology, Vol. 11 (1977), S. 199 — 201

26. Anders, Janet M. u.a.: »Chromosome Findings in Chronic Psychotic Patients«, in: BJP, Vol. 114 (1968), Nr. 514, S. 1167 — 1174

27. Anderson, Carol M. / Hogarty, Gerard E. / Reiss, Douglas J.: »Family Treatment of Adult Schizophrenic Patients: A Psycho-Educational Approach«, in: SB, 1980, Nr. 3, S. 490 — 505

28. Angst, Jules: »Begleiterscheinungen und Nebenwirkungen moderner Psychopharmaka«, in: Praxis (Bern), 49. Jg. (1960), S. 506 — 511

29. Angst, Jules / Dinkelkamp, Thilde: »Die somatische Therapie der Schizophrenie (Literatur der Jahre 1966 — 72)«, Stuttgart 1974

30. Angst, Jules u.a.: »Das Dokumentations-System der Arbeitsgemeinschaft für Methodik und Dokumentation in der Psychiatrie (AMP)«, in: AF, 19. Jg. (1969), Nr. 3a, S. 399 — 403

31. Angst, Jules u.a.: »Ergebnisse eines Doppelblindversuches von HF 1854 (8-Chlor-11-(4-methyl-1-piperazinyl)-5H-dibenzo (b,e)(1,4)diazepin) im Vergleich zu Levomepromazin«, in: PNP, 4. Jg. (1971), Nr. 4, S. 192 — 200

32. »Anhang zum Bericht über die Lage der Psychiatrie in der Bundesrepublik Deutschland — Zur psychiatrischen und psychotherapeutisch/psychosomatischen Versorgung der Bevölkerung —«, Unterrichtung durch die Bundesregierung, Deutscher Bundestag, 7. Wahlperiode, Drucksache 7/4201, Bonn 1975

33. »Antrag der Abgeordneten Picard, Dr. Martin, Dr. Jungmann, Dr. Götz, Burger, Prinz zu Sayn-Wittgenstein-Hohenstein, von Thadden, Köster und der Fraktion der CDU/CSU betr. Situation der Psychiatrie in der Bundesrepublik«, Deutscher Bundestag, 6. Wahlperiode, Drucksache VI/474, Bonn 1970

34. »Antrag auf Einsetzung eines Untersuchungsausschusses«, unveröffentlichtes Manuskript, Heidelberg 1982

35. Appleton, William S.: »The Snow Phenomenon: Tranquilizing the Assaultive«, in: Psychiatry, Vol. 28 (1965), Nr. 1, S. 88 — 93

36. »Approbation wird nicht entzogen«, Gemeinsame Erklärung der Hamburger Gesundheitsbehörde und der Ärztekammer Hamburg, in: ÄM, 58. Jg. (1961), 4. Februar, S. 234 — 235

37. »Gesund — Arbeitsmarktbeobachtungen der Fachvermittlung für besonders qualifizierte Fach- und Führungskräfte im 2. Halbjahr 1980«, in: Uni Berufswahl-Magazin, 5. Jg. (1981), Nr. 10, S. 33 — 34

38. Arndt, Rudolf: »Zur galvanischen Behandlung der Psychosen«, in: AZPMc, Band 28 (1872), Nr. 4/5, S. 425 — 465

39. Arndt, Rudolf: »Zur Elektrotherapie der psychischen Krankheiten«, in: AZPMc, Band 34 (1878), Nr. 5, S. 483 — 574

40. Aron, Emile / Chambon, Yves / Voisin, A.: »Action d'un vegetativolytique sur la reaction hypophyso-surenalienne du rat blanc. Application au dosage pratique des substances corticotropes«, in: Bulletin de L'Académic Nationale de Medicine, t 117 (1953), 3. Serie, Nr. 137, S. 417 — 420

41. »Arzneimittelneben- und -wechselwirkungen. Ein Handbuch zur umfassenden und raschen Information für Ärzte und Apotheker«, Hrsg.: Hermann P.T. Ammon, Stuttgart 1981

42. Asnis, Gregory M. u.a.: »A Survey of Tardive Dyskinesia in Psychiatric Outpatients«, in: AJP, Vol. 134 (1977), Nr. 12, S. 1367 — 1370

43. Asta-Werke AG: »Ponsital erschließt dem psychisch Kranken die Umwelt«, Werbeanzeige der Herstellerfirma, in: Nervenarzt, 38. Jg. (1967), Nr. 9, S. A24

44. Augustin, Ernst: »Raumlicht: Der Fall Evelyne B.«, Frankfurt am Main 1976

45. »Legale Ausbeutung. Kranke werden mit 4 Pfennig Stundenlohn abgespeist«, in: Westfälische Rundschau (Dortmund) vom 8. November 1973

46. »Ausführungen der Arbeitsgruppe 'Extramurale Dienste'. Zur extramuralen Versorgung psychisch Kranker und Behinderter«, in: **32**, S. 9 — 19

47. »Ausführungen der Arbeitsgruppe 'Intramurale Dienste'. Erfordernisse einer zeitgemäßen stationären Versorgung psychisch Kranker und Behinderter«, in: **32**, S. 20 — 27

48. Austin, Martin G. / Berry, John W.: »Observations on One Hundred Cases of Heatstroke«, in: JAMA, Vol. 161 (1956), Nr. 16, S. 1525 — 1529

49. Authenried, Johann Heinrich Ferdinand von: »Über die im Clinicum Tübingen getroffenen Einrichtungen für Wahnsinnige«, in: ders., »Versuche für die praktische Heilkunde aus den clinischen Anstalten von Tübingen«, Band 1, Tübingen 1807/08, S. 199 — 228

50. Ayd, Frank J. jun.: »Fatal Hyperpyrexia During Chlorpromazine Therapy«, in: JCEP, Vol. 17 (1956), Nr. 2, S. 189 — 192

51. Ayd, Frank J. jun.: »Neuroleptic-Induced Extrapyramidal Reactions: Incidence, Manifestations and Management«, in: **327**, S. 77 — 88

52. Ayd, Frank J. jun.: »Phenothiazine Therapy During Pregnancy«, in: International Drug Therapy Newsletter, Vol. 3 (1968), S. 39

53. Ayd, Frank J. jun.: »A Survey of Drug-Induced Extrapyramidal Reactions«, in: JAMA, Vol. 175 (1961), Nr. 12, S. 1054 — 1060

54. Baader, Gerhard: »Die 'Euthanasie' im Dritten Reich«, in: **725**, S. 95 — 101

55. Ban, Thomas Arthur / St.Jean, Andre: »The Effect of Phenothiazines on the Electrocardiogram«, in: CMAJ, Vol. 91 (1964), Nr. 10, S. 537 — 540

56. Bannsberc-Freiheit, Jörg von: »Wahrhaftige Anatomie eines normalen Wahnsinnigen«, Weinheim/Basel 1978

57. Barsa, Joseph A. / Newton, James C. / Saunders, John C.: »Lenticular and Corneal Opacities During Phenothiazine Therapy«, in: JAMA, Vol. 193 (1965), Nr. 1, S. 10 — 12

58. Baruk, Henri: »Menschen wie wir. Ein Leben im Dienste humaner Psychiatrie«, Düsseldorf/Wien 1979

59. Bastian, Till: »Von der Eugenik zur Euthanasie. Ein verdrängtes Kapitel aus der Geschichte der Deutschen Psychiatrie«, Bad Wörishofen 1981

60. Bauer, A.: »Symptomwandel und Symptomprovokation bei Behandlung affektiver Psychosen mit delirogenen Substanzen unter dem Schutz von methansulfonsaurem Dihydroergotamin«, in: AF, 14. Jg. (1964), Nr. 6a, S. 518 — 520

61. Bauer, A.: »Verlaufsanalyse der durch zentral anticholinergisch wirkende Substanzen erzeugten Psychosen an Hand von 70 Fällen«, in: AF, 16. Jg. (1966), Nr. 2a, S. 233 — 234

62. Bauer, Manfred: »Sektorisierte Psychiatrie im Rahmen einer Universitätsklinik. Anspruch, Wirklichkeit und praktische Erfahrungen«, Stuttgart 1977

63. Bauer, Manfred: »Gemeindenahe Versorgung oder Es geht auch anders, aber so geht es auch«, in: PP, 7. Jg. (1980), S. 255 — 265

64. Baumann, Franz Ludwig: »Geschichte des Allgäus«, Band 1, Kempten 1883

65. Baur, Erwin / Fischer, Eugen / Lenz, Fritz: »Menschliche Erblehre und Rassenhygiene«, Band 1 (»Menschliche Erblehre«), 4., neubearbeitete Aufl., München 1936

66. Baur, Erwin / Fischer, Eugen / Lenz, Fritz: »Menschliche Erblichkeitslehre und Rassenhygiene«, Band II (Fritz Lenz: »Menschliche Auslese und Rassenhygiene [Eugenik]«), 4. Aufl. (unveränderter Nachdruck der 3., vermehrten u. verb. Aufl.), München 1932

67. Bausch, Rolf: »Arzneispezialitätenkunde«, 12., überarbeitete und ergänzte Aufl., Wolfenbüttel 1982

68. Bayer: »Aolept erleichtert des Zusammenleben«, Werbeanzeige der Herstellerfirma, in: Nervenarzt, 40. Jg. (1969), Nr. 7, S. A31

69. Bayer: »Atosil. Bei peripheren und zentralen Regulationsstörungen — Dragees zu 25 mg«, Beipackzettel 226330d — 778/hg der Herstellerfirma, Leverkusen 1978

70. Bayer: »Neurocil verhindert die Eskalation«, Werbeanzeige der Herstellerfirma, in: Nervenarzt, 43. Jg. (1972), Nr. 8, S. A17

71. Bayer: »Neurocil. Tabletten zu 25 mg und 100 mg — Neuroleptikum mit beruhigender Wirkung«, Beipackzettel 215967D-7118/ek der Herstellerfirma, Leverkusen o.J.

72. Beck, Theodric Romeyn: »An Inaugural Dissertation on Insanity«, New York 1811

73. »Begleitwirkungen und Mißerfolge der psychiatrischen Pharmakotherapie. Symposion veranstaltet von der Universitäts-Nervenklinik Mainz am 3. und 4. April 1964 in Bad Kreuznach«, Hrsg.: Heinrich Kranz / Kurt Heinrich, Stuttgart 1964

74. »Die Behandlung der Psychosen des schizophrenen und manisch-depressiven Formenkreises (Die Behandlung der sogenannten endogenen Psychosen). 2. Psychiatrie-Symposion in Landeck am 30. Mai 1975«, Hrsg.: Hans-Joachim Haase, Stuttgart/New York 1976

75. »Kein aufgeblähter Behördenapparat. Gegenentwurf zur Tierschutzgesetzesnovelle«, in: FU-Info. Das Magazin der Freien Universität Berlin, 1985, Nr. 1, S. 9

76. »Beilsteins Handbuch der Organischen Chemie«, Band 27, 2. Ergänzungswerk, 4. Aufl., Hrsg.: Friedrich Richter, Berlin/Göttingen/Heidelberg 1955

77. Beinhauer, Arthur: »Begleitwirkungen und Dauerschäden unter Behandlung mit Psychopharmaka«, in: ÄP, 17. Jg. (1965), Nr. 32, S. 1623 u. 1639 — 1640

78. Beisser Arnold R. / Blanchette, James E.: »A Study of Suicides in a Mental Hospital«, in: DiNS, Vol. 22 (1961), Nr. 7, S. 365 — 369

79. »Bekanntmachung der Neufassung des Strafgesetzbuches (StGB). Vom 2. Januar 1975«, in: Bundesgesetzblatt, 1975, Teil I, Nr. 1, S. 1 — 79

80. Bellabarba, Ursula / Hippius, Hanns / Kanowski, Siegfried: »Zur Differentialdiagnose hyperkinetisch-dystoner Begleitwirkungen von Psychopharmaka«, in: MW, 1967, Nr. 10, S. 559 — 563

81. Belmaker, Robert H. / Wald, David: »Haloperidol in Normals«, Brief an den Herausgeber, in: BJP, Vol. 131 (1977), August, S. 222 — 223

82. Benkert, Otto: »Sexuelle Impotenz. Neuroendokrinologische und pharmakotherapeutische Untersuchungen«, Berlin/Heidelberg/New York 1977

83. Benkert, Otto / Hippius, Hanns: »Psychiatrische Pharmakotherapie. Ein Grundriß für Ärzte und Studenten«, 3., völlig neubearbeitete Aufl., Berlin/Heidelberg/New York 1980

84. Bennett, A. E.: »Curare: A Preventive of Traumatic Complications in Convulsive Shock Therapy«, in: AJP, Vol. 97 (1941), Nr. 5, S. 1040 — 1060

85. Bente, Dieter u.a.: »Methodische Gesichtspunkte zur klinischen Prüfung psychotroper Medikamente«, in: Me, Band 2 (1960), S. 68 — 76

86. Bente, Dieter u.a.: »Klinische Untersuchungen über eine neue Gruppe tricyklischer Neuroleptika (Substanzen mit 7-gliedrigen heterocyklischen Zentralringen)«, in: **781**, S. 977 — 983

87. Bente, Dieter u.a.: »Multidimensionale pharmakopsychiatrische Untersuchungen mit dem Neuroleptikum Perazin. 2. Mitteilung: Verlaufsprofile psychopathologischer und somatischer Merkmale (Untersuchungen mit dem AMP-System)«, in: PNP, 7. Jg. (1974), Nr. 1, S. 8 — 17

88. Berchtold, P. / Hinssen, M. / Irmscher, K.: »Tardive Dyskinesie, ein wenig bekanntes extrapyramidales Syndrom als Folge der Therapie mit Neuroleptika«, in: DMW, 99. Jg. (1974), Nr. 9, S. 420 — 421

89. Berg, Jan Hendrik van den: »Grundriß der Psychiatrie«, 3., erw. Aufl., Stuttgart 1978

90. Berger, Milton M.: »Der Patient ist auch ein Mensch. Menschengerechte Behandlung und Pflege Kranker mit psychischen Problemen«, Stuttgart 1981

91. »Bericht über die Jahresversammlung des Deutschen Vereins für Psychiatrie am 20. und 21. April 1933 in Würzburg«, in: AZPMz, Band 101 (1934), Nr. 1-6, S. 1 — 58

92. »Bericht über die Lage der Psychiatrie in der Bundesrepublik Deutschland — Zur psychiatrischen und psychotherapeutischen Versorgung der Bevölkerung —«, Unterrichtung durch die Bundesregierung, Deutscher Bundestag, 7. Wahlperiode, Drucksache 7/4200, Bonn 1975

93. Bertha, Hans: »Zur Theorie der Psychopharmaka und ihrer Anwendung in Klinik und Praxis«, in: WMW, 110. Jg. (1960), Nr. 11, S. 235 — 238

94. Bertaux, Pierre: »Friedrich Hölderlin«, Frankfurt am Main 1978

95. Berzewski, Horst u.a.: »Das klinische Wirkungsspektrum eines neuen Dibenzodiazepin-Derivates«, in: AF, 19. Jg. (1969), Nr. 3a, S. 495 — 496

96. »Beschlußempfehlung und Bericht des Ausschusses für Gesundheit, Soziales und Familie vom 14. Januar 1985«, Abgeordnetenhaus von Berlin, 9. Wahlperiode, Drucksache 9/2409 vom 25. Januar 1985

97. Bettelheim, Bruno »Der Weg aus dem Labyrinth. Leben lernen als Therapie«, Stuttgart 1975

98. »BGH-Urteil vom 23.11.1982 VI ZR 177/81 (KG)«, in: NJW, 36. Jg. (1983), Nr. 7, S. 330 — 332

99. Bierbaumer, Niels: »Angst«, in: »Handbuch psychologischer Grundbegriffe«, Hrsg.: Theo Herrmann u.a., München 1977, S. 27 — 38

100. Billenkamp, Kurt »Experimenteller Beitrag zur Frage des Antriebsverhaltens bei Parkinsonkranken«, in: APN, Band 203 (1962), S. 270 — 279

101. Billenkamp, Kurt »Untersuchungen zur Psychologie des Parkinsonismus«, in: APN, Band 198 (1959), S. 673 — 686

102. Binding, Karl / Hoche, Alfred Erich: »Die Freigabe der Vernichtung lebensunwerten Lebens«, 2. Aufl., Leipzig 1922

103. Birkmayer, Walther / Hornykiewicz, Oleh: »Der L-3,4-Dioxyphenylalanin (= DOPA)-Effekt bei der Parkinson-Akinese«, in: WKW, 73. Jg. (1961), Nr. 45, S. 787 — 788

104. Birkmayer, Walther / Riederer, Peter: »Die Behandlung der Dopa-Psychosen mit Leponex«, in: »Clozapin; 2. Symposion, Wien, 7.6.1975«, Hrsg.: P. Berner / B. Saletu / Pharmazeutik Wander & Biochemie GmbH, Wien 1976 S. 93 — 101

105. Bishop, Emmett R. jun.: »Further Thoughts on Self-Induced Water Intoxication«, Brief an den Herausgeber, in: AJP, Vol. 138 (1981), Nr. 3, S. 393 — 394

106. Bister, Wolfgang: »Klinische Beobachtungen bei der Psychosenbehandlung mit Haloperidol«, in: Me, Band 5 (1961), S. 255 — 259

107. Bister, Wolfgang: »Psychotherapie bei den 'sogenannten' endogenen Psychosen«, in: **74**, S. 143 — 174

108. Blachly, Paul H. / Disher, William / Roduner, Gregory: »Suicide by Physicians«, in: Bulletin of Suicidology, 1968, Nr. 4, Dezember, S. 2 — 18

109. Blair, Donald / Brady, Desmond M.: »Recent Advances in the Treatment of Schizophrenia: Group Training and the Tranquilizers«, in: JMS, Vol. 104 (1958), Nr. 436, S. 625 — 664

110. Blair, John H. / Simpson, George M.: »Effect of Antipsychotic Drugs on Reproductive Functions«, in: DiNS, Vol. 27 (1966), Nr. 10, S. 645 — 647

111. Blasius, Dirk: »Der verwaltete Wahnsinn. Eine Sozialgeschichte des Irrenhauses«, Frankfurt am Main 1980

112. Bleuler, Eugen: »Lehrbuch der Psychiatrie«, 11., von Manfred Bleuler umgearbeitete Aufl., Berlin/Heidelberg/New York 1969

113. Bleuler, Eugen: »Lehrbuch der Psychiatrie«, 13., von Manfred Bleuler neubearbeitete Aufl., Berlin/Heidelberg/New York 1975

114. Bleuler, Manfred: »Zur Behandlung von Schizophrenen«, in: **74**, S. 1 — 8

115. Bleuler, Manfred / Waser, Peter: »Neue Beruhigungsmittel«, in: »Schweizerisches Medizinisches Jahrbuch«, Basel 1959, S. XXXIII — XLI

116. Blösch, M. / Chen, S.-Ch.: »Die Beeinflussung der Stimmungsübertragung bei Hühnerküken durch neurotrope Substanzen«, in: AF, 28. Jg. (1978), Nr. 9, S. 1511 — 1512

117. Blomquist, Clarence: »From the Oath of Hippocrates to the Declaration of Hawaii«, Papier für die 'World Psychiatric Association' und das 'Ciba Foundation Meeting' über 'Ethical Aspects of Psychiatry', London, 28. und 29. Juni 1976

118. Borelli, Giovanni Alfonso: »De motu animalium«, Rom 1680/81

119. Born, W.: »Wohnungsnot und Psychopathie (ein Beitrag zur sozialen Psychiatrie)«, in APN, Band 71 (1924), S. 581 — 609

120. Bosch, Gregor: »Intensivierung durch Integrierung. Zur Praxis psychiatrischer Nachsorge«, in: Nervenarzt, 42. Jg. (1971), Nr. 10, S. 523 — 531

121. Bosch, Gregor / Pietzcker, Adolf: »Nachbehandlung krankenhausentlassener Patienten — Ergebnisse einer empirischen Untersuchung«, in: **32**, S. 344 — 360

122. Bosse, G. / Rocholl, B. / Zinke, A.: »Beschäftigungstherapie im Rahmen der psychiatrischen Rehabilitation (II)«, in: BR, 2. Jg. (1963), Nr. 4, S. 7 — 9

123. Boyd, Doug: »Rolling Thunder. Erfahrungen mit einem Schamanen der neuen Indianerbewegung«, München 1981

124. Bräu, H. u.a.: »Beziehungen zwischen Wirkungen und Plasmaspiegeln von Clozapin«, in: AF, 28. Jg. (1978), Nr. 8, S. 1300

125. Brauchitsch, Hans von: »Endokrinologische Aspekte des Wirkungsmechanismus neuroplegischer Medikamente«, in: Psychopharmacologia, Vol. 2 (1961), Nr. 1, S. 1 — 21

126. Brauchitsch, Hans von: »Die Beziehungen zwischen Schilddrüsenfunktion, Verlaufsform und Therapieprognose bei der Schizophrenie«, in: APZN, Band 202 (1961), S. 331 — 345

127. Brauchitsch, Hans von / Bukowczyk, Adam: »Zur Frage der Verwendung des Chlorprothixen ('Taractan') im psychiatrischen Hospital«, in: SANNP, Band 90 (1962), Nr. 1, S. 104 — 117

128. Braune, Paul Gerhard: »Denkschrift für Adolf Hitler vom 9. Juli 1940«, in: **222**, S. 14 — 22

129. Breggin, Peter Roger: »Psychiatric Drugs: Hazards to the Brain«, New York 1984

130. Breggin, Peter Roger: »Elektroschock ist keine Therapie«, München 1980

131. Breggin, Peter Roger: »Psychiatrie im Faschismus. Die Ermordung der geistig Behinderten im Dritten Reich«, in: **643**, S. 184 — 190

132. Brehmer, Georg / Ruckdeschel, Karl-Theodor: »Zur Technik der Winterschlafbehandlung«, in: DMW, 78. Jg. (1953), Nr. 50, S. 1724 — 1725

133. Breur, Dunya: »Een verborgen Herinnering. Tekeningen van Aat Breur-Hibma uit het vrouwenconcentratiekamp Ravensbrück en de gevangenis in Utrecht 1942 — 1945«, Amsterdam 1983

134. Broberger, Ingrid: »Ich begehe jeden Tag Verbrechen«, in: **643**, S. 36 — 38

135. »Brockhaus Wahrig: Deutsches Wörterbuch in sechs Bänden«, Hrsg.: Gerhard Wahrig / Hildegard Krämer / Harald Zimmermann, Band 3, Wiesbaden/Stuttgart 1981

136. Brodtzeit, Alwin C.: »Psychiater wehren sich gegen 'Folter-Vorwürfe'. Angebliche Unwissenschaftlichkeit der Methode strikt dementiert — 'Für manche Fälle die Ultima ratio'«, in: Münchner Merkur vom 12. Dezember 1984, S. 3

137. Broglie, Maximilian: »Zur Frage der Schlaftherapie«, in: ÄM, 59. Jg. (1962), Nr. 43, S. 2228 — 2229

138. Brothers, C.R.D.: »Archives of Victorian Psychiatry«, in: MJA, Vol. 44 (1957), Teil I, Nr. 12, S. 373 — 379

139. Broussolle, Paul / Thiébaut, E. / Paul, E.: »Betrachtungen zur Dauerbehandlung. Der Standpunkt der Patienten und des Pflegepersonals«, in: Me, Band 5 (1961), S. 320 — 327

140. Broussolle, Paul / Rosier, Y.: »Neue Übersicht über neurologische Zeichen, die durch Phenothiazin-Abkömmlinge ausgelöst werden«, in: »Therapeutische Gespräche der deutschen und französischen Psychiater. Lyon, Hopital du Vinatier, 21-22 November 1959«, in: RLM, 1960, September, Sondernummer, S. 140 — 143

141. Brown, George William / Birley, J.L.T. / Wing, John Kenneth: »Influence of Family Life on the Course of Schizophrenic Disorders: A Replication«, in: BJP, Vol. 121 (1972), Nr. 562, S. 241 — 258

142. Bruck, Johann / Gerstenbrand, Franz: »Funktionelle Decerebration unter dem Bild eines apallischen Syndroms bei hochdosierter Majeptil-Behandlung. Ein Beitrag zur Frage von Wirkungsweise und Angriffspunkten bestimmter Neuroleptica«, in: Nervenarzt, 38. Jg. (1967), Nr. 10, S. 459 — 464

143. Bürger-Prinz, Hans: »Der Beginn der Erbpsychosen«, Referatsbericht von der 1. Jahresversammlung der Gesellschaft Deutscher Neurologen und Psychiater in Dresden vom 1. bis 4.9.1935, in: »Verhandlungen psychiatrischer Vereine. Gesellschaft Deutscher Neurologen und Psychiater«, in: AZPG, Band 104 (1936), Nr. 1-6, S. 75 — 83

144. Bürger-Prinz, Hans: »Ein Psychiater berichtet«, Hamburg 1971

145. Bürki, H.R.: »Metabolismus von Dopamin und Noradrenalin im Hirn der Ratte nach akuter und chronischer Verabreichung von Haloperidol, Loxapin und Clozapin«, in: AF, 24. Jg. (1974), Nr. 7, S. 983 — 984

146. Büssow, Hans: »Atropin als Additivum bei neuroleptischer Therapie«, in: Nervenarzt, 30. Jg. (1959), Nr. 1, S. 36 — 37

147. Bundesministerium für Jugend, Familie und Gesundheit: »Stellungsnahme der Bundesregierung zum Bericht der Sachverständigen-Kommission über die Lage der Psychiatrie in der Bundesrepublik Deutschland — Zur psychiatrischen und psychotherapeutisch/psychosomatischen Versorgung der Bevölkerung — unter Berücksichtigung der inzwischen eingetretenen Veränderungen«, Deutscher Bundestag, 8. Wahlperiode, Drucksache 8/2565, Bonn 1979

148. Burckhardt, Gottlieb: »Über Rindenexcisionen, als Beitrag zur operativen Therapie der Psychosen«, in: AZPMc, Band 47 (1891), Nr. 5, S. 463 — 548

149. Burgdörfer, H. / Stöhrer, M. / Elsässer, E.: »Verschwiegene Nebenwirkung Ejakulationsstörung«, in: Euromed, 19. Jg. (1979), Nr. 3, S. 196 — 198

150. Busch, Helmut: »Der psychiatrische Notfall durch akute Intoxikations- und Entzugssyndrome«, in: TG, 114.Jg. (1975), Nr. 10, S. 1604 — 1630

151. Busch, Helmut / Helmchen, Hanfried: »Dokumentation psychiatrischer Therapie«, in: Nervenarzt, 44. Jg. (1973), Nr. 11, S. 569 — 575

152. Casey, Jesse F. u.a.: »Combined Drug Therapy of Chronic Schizophrenics. Controlled Evaluation of Placebo, Dextro-Amphetamine, Imipramine, Isocarboxazid and Trifluoperazine Added to Maintenance Doses of Chlorpromazine«, in: AJP, Vol. 117 (1961), Nr. 11, S. 997 — 1003

153. Castel, Francoise / Castel, Robert / Lovell, Anne: »Psychiatrisierung des Alltags. Produktion und Vermarktung der Psychowaren in den USA«, Frankfurt am Main 1982

154. Castel, Robert: »Die psychiatrische Ordnung. Das goldene Zeitalter des Irrenwesens«, Frankfurt am Main 1979

155. Célice, Jean: »Action de la chlorpromazine sur la vesicule biliaire et le colon druit«, in: Thérapie (Paris), t 10 (1955), Nr. 1, S. 30 — 38

156. Celsus, Aulus Cornelius: »Über die Arzneiwissenschaft. In acht Büchern«, übersetzt und erklärt von Eduard Scheller, 2. Aufl., nach der Textausgabe von Daremberg, neu durchgesehen von Walther Frieboes, Braunschweig 1906

157. Cerletti, Aurelio / Meier-Ruge, William: »Toxicological Studies on Phenothiazine Induced Retinopathy«, in: PES, Vol. 9 (1968), S. 170 — 188

158. Chambon, Yves: »Action de la chlorpromazine sur l'evolution et l'avenir de la gestation chez la rate«, in: Annales d'Endocrinologie, t 16 (1955), Nr. 6, S. 912 — 922

159. Chance, M.R.A. / Silverman, A.P.: »The Structure of Social Behaviour and Drug Action«, in: »Animal Behaviour and Drug Action«, Ciba Foundation Symposium, Hrsg.: Hannah Steinberg, London 1964, S. 65 — 79

160. Chaplin, Charles: »Die Geschichte meines Lebens«, Frankfurt am Main 1977

161. Chiarugi, Vincenzo: »Abhandlung über den Wahnsinn überhaupt und insbesondere, nebst einer Centurie von Beobachtungen«, 2. Teil, Leipzig 1795

162. Childers, Robie T. jun.: »Hyperpyrexia, Coma and Death During Chlorpromazine Therapy«, in: JCEP, Vol. 22 (1961), Nr. 3, S. 163 — 164

163. Christensen, Erna / Möller, Jörn E. / Faurbye, Arild: »Neuropathological Investigation of 28 Brains from Patients with Dyskinesia«, in: APS, Vol. 46 (1970), Nr. 1, S. 14 — 23

164. Christian, C.D. / Paulson, George: »Severe Motility Disturbance After Small Doses of Prochlorperazine«, in: NEJM, Vol. 259 (1958), Nr. 16, S. 828 — 830

165. Christou, Susanne: »Some of us Called it Murder«, in: MNN, Vol. 7 (1983), Nr. 2, S. 10

166. Ciompi, Luc: »Primärprävention psychischer Störungen«, in: **32**, S. 760 — 786

167. Clayer, J.R. / Dumbrill, Maxine N.: »Diabetes mellitus and Mental Illness«, in: MJA, Vol. 54 (1967), Teil I, Nr. 18, S. 901 — 904

168. Club Treffpunkt — Patientenclub für ehemalige Patienten der Pfalzklinik Landeck und Menschen, die sich in einer psychischen Notsituation befinden (Zweibrücken/Saarland), Selbstdarstellung, in: **805**, S. 78

169. Coalition to Stop Electroshock: »Stop Electroshock in Berkeley«, Flugblatt der 'Coalition to Stop Electroshock', Box 3301, S. Berkeley Sta., Berkeley, CA 94703, U.S.A. 1982

170. Coalition to Stop Electroshock: »Electroshock Information Sheet«, Informationsblatt, Berkeley (Kalifornien), ca. 1982

171. Cole, Jonathan O.: »Behavioral Toxicity«, in: »Drugs and Behavior«, Hrsg.: L. Uhr / J.G. Miller, New York 1960, S. 166 — 183

172. Comfort, Alex: »The Anxiety Makers: Some Curious Preoccupations of the Medical Profession«, London 1967

173. Conrad, K. / Domanowsky, K. / Wieser, St.: »Über extrapyramidale Anfallszustände bei Behandlung mit Phenothiazinen«, in: FNP, 24. Jg. (1956), Nr. 9, S. 505 — 512

174. »Electric Convulsion Therapy in Britain«, in: BMJ, 1981, Nr. 6303, S. 1412 — 1413

175. Cooper, David G.: »Wer ist Dissident«, Berlin 1978

176. Coper, Helmut / Lison, H.: »Eine einfache Methode zur Feststellung von Nebenwirkungen zentralwirksamer Pharmaka auf motorische Funktionen bei Ratten«, in: PNP, 1. Jg. (1968), Nr. 2, S. 135 — 139

177. Cornu, Frédéric: »Psychopharmakotherapie«, in: **849**, S. 495 — 659

178. Courvoisier, Simone u.a.: »Proprietes pharmacodynamiques du chlorhydrate de chloro-3 (dimethylamino-3'propyl)-10 phenothiazine (4.560 R.P.). Etude experimentale d'un nouveau corps utilise dans l'anesthesie potentialisee et dans l'hibernation artificielle«, in: Archives Internationales de Pharmacodynamie et de Thérapie, t 92 (1953), Nr. III-IV, S. 305 — 361

179. Craig, Thomas D.: »Medication Use and Deaths Attributes to Asphyxia Among Psychiatric Patients« , in: AJP, Vol. 137 (1980), November, Nr. 11, S. 1366 — 1373

180. Cramer, Manfred: »Probleme und Tendenzen in der Organisation der psychosozialen/psychiatrischen Primärversorung in Westdeutschland«, Manuskript zum Vortrag, gehalten auf: **1116**

181. Crow, Timothy J.: »Symposium: Postmortal Neurochemical Studies in Schizophrenia«, unveröffentlichtes Referat, gehalten auf dem 11. CINP-Kongreß in Wien 1978

182. Curry, Stephen H.: »Fluphenazin- und Fluphenazindecanoat-Plasmaspiegel beim Menschen«, in: »Klinik und Pharmakologie der Langzeitneuroleptika«, Hrsg.: Kornelius Kryspin-Exner / Hans-Joachim Haase / H. Hinterhuber, Stuttgart/New York 1977, S. 75 — 89

183. Czarnecki, E.: »Vermehrte Gallensekretion nach intravenöser Methylenblauinjektion«, in: CZ, 98. Jg. (1927), Band I, S. 3207

184. Czarnecki, E.: »Secretion biliaire plus abondante apres intraveineuse de bleu de methylene«, in: Comptes Rendus Hebdomadaires des Séances et Mémoires de la Société de Biologie et de ses Filiales, t 79 (1927), Nr. 1, S. 442 — 444

185. Darling, Harry, F.: »Fluphenazine: A Preliminary Study«, in: DiNS, Vol. 20 (1959), Nr. 4, S. 167 — 170

186. Davis, John M.: »Recent Developments in the Drug Treatment of Schizophrenia«, in: AJP, Vol. 133 (1976), Nr. 2, S. 208 — 214

187. Degkwitz, Rudolf: »Zur Bilanz der modernen Psychopharmakologie«, in: »Perspektiven der heutigen Psychiatrie«, Hrsg.: Helmut E. Ehrhardt, Frankfurt am Main 1972, S. 364 — 371

188. Degkwitz, Rudolf: »Leitfaden der Psychopharmakologie. Für Klinik und Praxis«, Stuttgart 1967

189. Degkwitz, Rudolf: »Pharmakotherapie«, in: Diagnostische und therapeutische Methoden in der Psychiatrie«, Hrsg.: Theo Vogel / Josef Vliegen, Stuttgart 1977, S. 241 — 253

190. Degkwitz, Rudolf: »Zur Wirkungsweise von Psycholeptica anhand langfristiger Selbstversuche«, in: Nervenarzt, 35. Jg. (1964), Nr. 11, S. 491 — 496

191. Degkwitz, Rudolf / Luxenburger, Otto: »Das terminale extrapyramidale Insuffizienz- bzw. Defektsyndrom infolge chronischer Anwendung von Neurolepticis«, in: Nervenarzt, 36. Jg. (1965), Nr. 4, S. 173 — 175

192. Degkwitz, Rudolf u.a.: »Über die Bedeutung der neuroleptischen Schwelle für das Auftreten von persistierenden extrapyramidalen Hyperkinesen«, in: **1002**, S. 472 — 473

193. Degkwitz, Rudolf u.a.: »Zum Problem der persistierenden extrapyramidalen Hyperkinesen nach langfristiger Anwendung von Neuroleptika«, in: Nervenarzt, 38. Jg. (1967), Nr. 4, S. 170 — 174

194. Degkwitz, Rudolf u.a.: »Zum Problem der terminalen extrapyramidalen Hyperkinesen an Hand von 1600 langfristig mit Neuroleptica Behandelten«, in: AF, 16. Jg. (1966), Nr. 2a, S. 276 — 279

195. Degkwitz, Rudolf u.a.: »Therapeutische Risiken bei der Langzeitbehandlung mit Neuroleptika und Lithium. Klinische, histologische und biochemische Befunde«, in: Nervenarzt, 47. Jg. (1976), Nr. 2, S. 81 — 87

196. Degkwitz, Rudolf u.a.: »Toxicity and Side Effects in Man and in the Laboratory Animal«, in: »The Neuroleptics. Proceedings of the Interdisciplinary Week on Neuroleptics, Liège, May 1969«, Hrsg.: D.P. Bobon / Paul A.J. Janssen / Jean Bobon, Basel/München/Paris/New York 1970, S. 71 — 85

197. Delay, Jean / Deniker, Pierre: »Drug-Induced Extrapyramidal Symptoms«, in: »Handbook of Clinical Neurology«, Band 6 (Diseases of the Basal Ganglia), Hrsg.: P.J. Vinken / G.W. Bruyn, North-Holland Publishing

Company/Wiley Interscience Division — John Wiley & Sons, Inc., Amsterdam/New York 1968, S. 248 — 266

198. Delay, Jean / Deniker, Pierre / Harl, J.-M.: »Traitement des etats d'excitation et d'agitation par une methode medicamenteuse derivee de l'hibernotherapie«, in: Annales Médico-Psychologiques, t 110 (1952), Nr. 2, S. 267 — 273

199. Delay, Jean u.a.: »Haloperidol et chimiotherapie des psychoses«, in: Presse médicale, t 68 (1960), S. 1353 — 1355

200. Denber, Hermann C.B. / Bente, Dieter / Rajotte, P.: »Wirkungsunterschiede von Butyrylperazin bei einer amerikanischen und deutschen Patientengruppe«, in: Me, Band 5 (1961), S. 271 — 279

201. »Depression. Lieber manchmal depressiv als dauernd Tabletten«. Die 'Welt am Sonntag' in einem Gespräch mit Paul Matussek, in: Welt vom 20. Februar 1977, S. 30

202. Desautels, Sylvio / Filteau, Charles / St.Jean, Andre: »Ventricular Tachycardia Associated with Administration of Thioridazine Hydrochloride (Mellaril)«, in: CMAJ, Vol. 90 (1964), Nr. 17, S. 1030 — 1031

203. DGSP Bonn: »Trübe Aussichten?«, in: De Schnüss, Bonner Stattzeitung, 1984, Nr. 7, S. 24

204. Dieckhöfer, Klemens: »Spanien — Wiege der Psychiatrie? Ein Beitrag zur Geschichte des Ursprungs einer rudimentären Sozialpsychiatrie und Psychohygiene«, in: Nervenarzt, 46. Jg. (1975), Nr. 12, S. 665 — 668

205. Diehl, Lothar W.: »Die Gefahren der Behandlung mit Psychopharmaka«, in: TG, 121. Jg. (1982), Nr. 3, S. 188 — 202

206. DiMascio, Alberto / Havens, Leston L. / Klerman, Gerald L.: »The Psychopharmacology of Phenothiazine Compounds: A Comparative Study of the Effects of Chlorpromazine, Promethazine, Trifluoperazine, and Perphenazine in Normal Males. II: Results and Discussion«, in: JNMD, Vol. 136 (1963), Nr. 2, S. 168 — 185

207. »Diskussion: 'Psychopathologie' und Klinik der depressiven Syndrome, IV. Teil«, in: **1025**, S. 499 — 501

208. »Diskussion II«, in: »Psychiatrische Verlaufsforschung. Methoden und Ergebnisse«, Hrsg.: Gustav W. Schimmelpenning, Bern/Stuttgart/Wien 1980, S. 94 — 98

209. Ditfurth, Hoimar von: »Anwendungsmöglichkeiten des Megaphens in der psychiatrischen Klinik und Forschung«, in: Nervenarzt, 26. Jg. (1955), Nr. 2, S. 54 — 59

210. Ditfurth, Hoimar von: »Extrapyramidale Symptome bei der Anwendung von Neuroleptica«, in: Nervenarzt, 38. Jg. (1967), Nr. 4, S. 151 — 155

211. Dobkin, Allen B. u.a.: »Some Studies with Largactil«, in: CMAJ, Vol. 70 (1954), Nr. 6, S. 626 — 628

212. Döderlein, Albert: »Die Eingriffe zur Unfruchtbarmachung der Frau«, in: **346**, S. 224 — 227

213. Doepfmer, Rudolf: »Über eine neuartige Behandlung der ejaculatio praecox«, in: MMW, 106. Jg. (1964), S. 1103 — 1107

214. Dörner, Klaus: Ansprache als Vorsitzender der DGSP bei der Kundgebung in Bonn am 19. Oktober 1980, in: **1000**, S. 25 — 36

215. Dörner, Klaus: »Aufbau des Neuen, Abbau des Alten — Hand in Hand«, (auszugsweise) Rede vom 19. Oktober 1980 auf dem Bonner Münsterplatz, in: Ph, 8. Jg. (1981), Nr. 1, S. 17 — 18

216. Dörner, Klaus: »Bürger und Irre. Zur Sozialgeschichte und Wissenschaftssoziologie der Psychiatrie«, Frankfurt am Main 1975

217. Dörner, Klaus: »Psychiatriegeschichte und aktuelle Entwicklungsfragen der psychiatrischen Praxis in der Bundesrepublik Deutschland«, in: **342**, S. 112 — 119

218. Dörner, Klaus / Plog, Ursula: »Irren ist menschlich — oder Lehrbuch der Psychiatrie/Psychotherapie«, Rehburg-Loccum 1980

219. Dörner, Klaus u.a.: »Gemeindepsychiatrie. Gemeindegesundheit zwischen Psychiatrie und Umweltschutz«, Stuttgart/Berlin/Köln/Mainz 1979

220. Dogliani, P. / Senini, G. / Bertuzzi, F.: »Clinical Observations on the Therapeutic Activity of Flupentixol in the Treatment of Chronic Schizophrenia«, in: AF, 20. Jg. (1970), Nr. 8, S. 1126 — 1140

221. »Dokument 34: Dem grünen Teufel eins auswischen. Die Arbeit der Berliner Gesundheitsstadträte der AL«, in: »Die Alternative Liste Berlin. Entstehung, Entwicklung, Positionen«, Hrsg.: Michael Bühnemann / Michael Wendt / Jürgen Wituschek, Berlin 1984, S. 197 — 202

222. »Evangelische Dokumente zur Ermordung der 'unheilbar Kranken' unter der nationalsozialistischen Herrschaft in den Jahren 1939 — 1945«, Hrsg.: Hans Christoph von Hase, Stuttgart 1964

223. »Dokumente zu den Geisteskranken-Morden«, in: Wandlung, 2. Jg. (1947), Nr. 2, S. 160 — 174

224. »Weitere Dokumente zu den Geisteskranken-Morden«, in: Wandlung, 2.Jg. (1947), Nr. 3, S. 251 — 267

225. Dolce, G. / Fromm, H.: »Experimental Studies with Cats to Produce a State Similar to the Apallic Syndrome«, in: **1026**, S. 125 — 128

226. Domarus, Helmut von: »Extrapyramidal-motorische Störungen bei Behandlung mit Neuroleptika (scheinbar rezidivierende Luxation der Kiefergelenke)«, in: Deutsche Zahnärztliche Zeitschrift (Carl Hanser Verlag München), 28. Jg. (1973), Nr. 11, S. 1085 — 1088

227. Donlon, Patrick T. / Stenson, Randall L.: »Neuroleptic Induced Extrapyramidal Symptoms«, in: DiNS, Vol. 37 (1976), Nr. 11, S. 629 — 635

228. »Dorland's Illustrated Medical Dictionary«, Hrsg.: W.B. Saunders Company, 26. Aufl., Philadelphia/London/Toronto/Mexico City/Sydney/Tokyo, 1981

229. »Dr. Caligari's Psychiatric Drugs«, Hrsg.: Network Against Psychiatric Assault, Berkeley/Kalifornien 1984

230. Dräger, Klaus: »Bericht über meine Erfahrungen im Projekt 'Beratungsstelle Tiergarten', unveröffentlichtes Manuskript, Berlin 1981

231. Dräger, Klaus: »Richtigstellung einiger unzutreffender Behauptungen, die sich in dem Brief Prof. Legewies an den Kanzler der TU, Herrn Höbig, mit der Bitte um fristlose Kündigung meines Studentischen Hilfskraftvertrages finden«, unveröffentlichtes Schreiben, Berlin 1981

232. »Das große Duden-Lexikon in acht Bänden«, Hrsg.: Lexikonredaktion des Bibliographischen Instituts, Band 8, Mannheim 1968

233. »Der Duden in 10 Bänden. Das Standardwerk zur deutschen Sprache«, Hrsg.: Wissenschaftlicher Rat der Dudenredaktion, Band 7: »Etymologie — Herkunftswörterbuch der deutschen Sprache«, Mannheim/Wien/Zürich 1963

234. »Duden. Das große Wörterbuch der deutschen Sprache in sechs Bänden«, Hrsg.: Wissenschaftlicher Rat und Mitarbeiter der Dudenredaktion unter Leitung von Günther Drosdowski, Band 3 und 5, Mannheim/Wien/Zürich 1977 und 1980

235. Eberlein, Hans-Joachim: »Anweisung für die Narkose zur Elektro-Krampf-Therapie (EKT)«, unveröffentlichtes internes Schreiben der Psychiatrischen Anstalt der FU Berlin vom 18. November 1983

236. Eckmann, Friedrich: »Zur Behandlung neuroleptisch bedingter grobmotorisch-extrapyramidaler Syndrome«, in: TG, 102. Jg. (1963), S. 349 — 355

237. Eckmann, Friedrich / Schwalb, Hans / Hanika, Rainer: »Psychopharmaka und Veränderungen im Elektrokardiogramm«, in: PNP, 8. Jg. (1975), Nr. 2, S. 57 — 68

238. Eggermont, E. u.a.: »The Adverse Influence of Imipramine on the Adaptation of the New-Born Infant to Extrauterine Life«, in: Acta Paediatrica Belgica, Vol. 26 (1972), Nr. 4, S. 197 — 204

239. »Glücklicherweise ist meine Ehe gut«, in: **952**, S. 50 — 52

240. Ehrhardt, Helmut E.: »Euthanasie und Vernichtung 'lebensunwerten' Lebens«, Stuttgart 1965

241. Ehrhardt, Helmut E.: »130 Jahre Deutsche Gesellschaft für Psychiatrie und Nervenheilkunde«, Wiesbaden 1972

242. Ehrhardt, J.-P.: »Retentissement sexuel de l'usage prolonge de la Thioridazine«, in: Journal de Médecine de Bordeaux et du Sud-Ouest, t 144 (1967), Nr. 12, S. 1827 — 1836

243. Ehrlich, Robert M.: »A Neurological Complication in Children on Phenothiazine Tranquilizers«, in: CMAJ, Vol. 81 (1959), Nr. 4, S. 241 — 243

244. Eicke, Werner-Joachim: »Beitrag zu der Mitteilung von Kulenkampff und Tarnow 'Ein eigentümliches Syndrom im oralen Bereich bei Megaphenapplikation'«, in: Nervenarzt, 27. Jg. (1956), Nr. 9, S. 418 — 419

245. »Eickelborn. Demonstration gegen Zwangssterilisation im WLK Eickelborn«, in: UNa (Ausgabe Westfalen-Lippe), Oktober 1980, S. 1 — 2

246. »Der Eid des Hippokrates«, in: **1040**, Anhang, S. 151

247. »Mehr Einblick in Krankenunterlagen bei psychiatrischer Behandlung / Verantwortung des Arztes«, in: FAZ vom 17. November 1984, S. 10

248. »Einunddreißig — und noch im Spiel«, in: **952**, S. 30 — 49

249. Eisler, Richard M. / Williams, W. Vail: »A Comparison of Preadmission Characteristics of Patients Selected for Long- or Short-Term Psychiatric Treatment«, in: Journal of Clinical Psychology, Vol. 28 (1972), Nr. 2, S. 209 — 213

250. »Elektroschock — eine Übersicht«, in: DmM, 7. Jg. (1982), Nr. 25, S. 33 — 38

251. »Elektroschock per Volksabstimmung verboten«, in: IO, Heft 2 (1983), S. 58

252. Elsaesser, Axel: »Wirkung von Psychopharmaka auf das Sexualverhalten des Menschen. Eine Literaturübersicht«, Dissertation an der Medizinischen Fakultät der Universität München 1974

253. Encinas, Enrique / Palacios, O.: »Cambios organicos en el curso de un tratami to por Clorpromacina«, in: Revista de Neuro-Psiquiatria, Vol. 20 (1957), Nr. 3, S. 243 — 279

254. Engelmeier, Max-P.: »Die Methodik der psychiatrischen Behandlung mit lytischen Substanzen«, in: Nervenarzt, 27. Jg. (1956), Nr. 2, S. 64 — 69

255. Enss, Hildegard / Helmchen, Hanfried / Hippius, Hanns: »Beschäftigungstherapie im Rahmen der psychiatrischen Rehabilitation (I)«, in: BR, 2. Jg. (1963), Nr. 4, S. 6 — 7

256. Enss, Hildegard u.a.: »Zur ambulanten medikamentösen Dauertherapie remittierter Schizophrener. I. Mitteilung: Zielsetzung und methodische Grundlagen«, in: MW, 1960, Nr. 37, S. 1911 — 1918

257. Enss, Hildegard u.a.: »Klinische Erfahrungen mit einem neuen Piperazin-Derivat des Phenothiazins in der Neuro-Psychiatrie«, in: APN, Band 197 (1958), S. 534 — 550

258. »Was heißt ‚gesunde Entwicklung'? Expertentagung über Gesundheitsgefährdungen von Kindern und Jugend«, in: Tagesspiegel vom 21. Juni 1980, S. 9

259. »Entwurf zur Vorlage bei den Grünen: Sprechervertrag zwischen den Grünen und dem Verband folgender Initiativen: Irrenoffensive, Türspalt, Graue Panther (Altenpsychiatrie), Indianerkommune (Jugendpsychiatrie)«, in: Türspalt, 7. Jg. (1986), Nr. 11, S. 18 — 20

260. »Der deutsche Erbstrom. Die Aufgaben der Beratungsstellen für Erb- und Rassenpflege«, in: WW, 8. Jg. (1935), Nr. 5/6, S. 37 — 38

261. »Allgemeine Erklärung der Menschenrechte vom 10.12.1948«, Dokument der Vereinten Nationen, in: **735**, S. 19 — 25

262. »Erklärung über den Schutz aller Personen vor Folter und anderer grausamer, unmenschlicher oder erniedrigender Behandlung oder Strafe vom 9.12.1975«, Dokument der Vereinten Nationen, in: **735**, S. 64 — 67

263. »Erläuterungen. Gesetz zur Verhütung erbkranken Nachwuchses. Vom 14. Juli 1933 (RGBL. 86, S. 529)«, in: **346**, S. 81 — 172

264. Ernst, Cécile: »Psychiatriereform — Hintergrund, Ideologie und Wirklichkeit. Blick auf die Bestrebungen in Italien und anderen Ländern«, in: Neue Zürcher Zeitung vom 29. Oktober 1981, S. 23 — 24

265. Ernst, Klaus: »Psychopathologische Wirkungen des Phenothiazinderivates 'Largactil' (='Megaphen') im Selbstversuch und bei Kranken«, in: APN, Band 192 (1954), S. 573 — 590

266. ESPB: »30 Sekunden Zeitaufwand — für immer Ruhe. Erfassungsstelle für (Selbst-)Morde durch psychiatrische Behandlung (ESPB) gegründet«, mit zwei konkreten Berichten, in: IO, Heft 2 (1983), S. 16 — 19

267. Esquirol, Jean Etienne Dominique: »Von den Geisteskrankheiten«, Hrsg.: Erwin Heinz Ackerknecht, Bern/Stuttgart 1968

268. Eufe, R. / Wegener, G.: »Doppelblindvergleich von 2 Depotneuroleptika (Perphenazin-Önanthat und Flupentixol-Decanoat) bei chronischer Schizophrenie«, in: Nervenarzt, 50. Jg. (1979), Nr. 8, S. 534 — 539

269. »Euthanasie-Arzt Schumann: Die Leute schliefen einfach ein«, in: Welt vom 24. September 1970, S. 22

270. Ewald, Gottfried: »Zur Theorie der Schizophrenie und der Insulinschockbehandlung«, in: AZPG, Band 110 (1939), Nr. 1/3, S. 153 — 170

271. Eyer, A.: »Clitoridectomy for the Cure of Masturbation in Girls«, in: International Medical Magazine, Vol. 3 (1894), S. 259

272. Fähndrich, Erdmann: »Pharmakologische Wirkungen unter chronologischer Zufuhr von Perazin bei alten und jungen Ratten«, Dissertation an der Medizinischen Fakultät der FU Berlin 1969

273. Faller, Adolf: »Der Körper des Menschen. Einführung in Bau und Funktion«, 9., überarbeitete Aufl., Stuttgart/New York 1980

274. Farber, Irving J.: »Drug Fatalities«, in: AJP, Vol. 114 (1957), Nr. 4, S. 371 — 372

275. Faurbye, Arild u.a.: »Neurological Symptoms in Pharmacotherapy of Psychoses«, in: APS, Vol. 40 (1964), Nr. 1, S. 10 — 27

276. Favre-Tissot, M. u.a.: »Psychopharmakologie und Teratogenese«, in: **73**, S. 40 — 49

277. Feer, H. u.a.: »Hemodialysis in Schizophrenia«, in: Comprehensive Psychiatry, Vol. 1, (1960), S. 338 — 344

278. Feldmann, Paul E.: »Unusual Death Associated with Tranquilizer Therapy«, in: AJP, Vol. 113 (1957), Nr. 11, S. 1032 — 1033

279. »Fenstersturz. Anzeige gegen Ärzte«, in: Tageszeitung (Ausgabe Berlin) vom 10. Dezember 1982, S. 22

280. »We're Fighting for Our Lives: The Death of John Aleksiuk«, in: MNN, Vol. 6 (1980), Nr. 1, S. 11

281. Fink, M. / Itil, T. / Shapiro, D.: »Die Anwendung von Digital-Computer-Methoden in der Psychopharmakologie«, in: AF, 16. Jg. (1966), Nr. 2a, S. 297 — 299

282. Finzen, Asmus: »Freiwilligkeit — Zwangsunterbringung«, in: MISUN, 1982, Nr. 2, S. 6 — 13

283. Finzen, Asmus: »Gutachten zum Abbau von Vorurteilen gegenüber psychisch Kranken und Behinderten«, in: **32**, S. 1130 — 1139

284. Finzen, Asmus: Leserbrief, in: Spiegel, 34. Jg. (1980), Nr. 14, S. 10

285. Finzen, Asmus: »Medikamentenbehandlung bei psychischen Störungen. Leitlinien für den psychiatrischen Alltag«, Rehburg-Loccum 1979

286. Finzen, Asmus: »Planungsgrundlagen für eine Reform der psychiatrischen Krankenversorgung in Baden-Württemberg«, in: Sozialpsychiatrische Informationen, 1. Jg. (1971), Nr. 4

287. Finzen, Asmus: »Die Tagesklinik. Psychiatrie als Lebensschule«, München 1977

288. Fischbach, R. / Harrer, Gerhart / Harrer, H.: »Veränderungen der Sauerstoffmangeltoleranz durch Psychopharmaka beim Menschen«, in: AF, 16. Jg. (1966), Nr. 2a, S. 272 — 275

289. Fischer, Edelgard: »Inwieweit können Todesfälle ursächlich auf die Behandlung mit Neuroleptika und Antidepressiva zurückgeführt werden«, Dissertation an der Medizinischen Fakultät der Universität München 1968

290. Fischer, Jochen: »Von der Utopie bis zur Vernichtung 'lebensunwerten Lebens'«, in: **222**, S. 35 — 65

291. Fischer, Margit: »Umweltfaktoren bei der Schizophrenie. Intrapaarvergleiche bei eineiigen Zwillingen«, in: Nervenarzt, 43. Jg. (1972), Nr. 5, S. 230 — 231

292. Fitschen, Joachim: »Therapeutische Wohngemeinschaften mit psychisch Kranken«, unveröffentlichte Diplomarbeit an der Fachschule für Sozialarbeit und Sozialpädagogik Berlin 1984

293. Flaherty, Joseph A. / Lahmeyer, Henry W.: »Laryngeal-Pharyngeal Dystonia as a Possible Cause of Asphyxia with Haloperidol Treatment«, in: AJP, 135. Jg. (1978), Nr. 11, S. 1414 — 1415

294. Flaherty, Joseph A. / Lahmeyer, Henry W.: »Drs. Flaherty and Lahmeyer Reply«, Brief an den Herausgeber, in: AJP, Vol. 136 (1979), Nr. 10, S. 1345

295. Flatten, O.: »Fatal Complications of Psychopharmacological Treatment. Evaluation of Variations in Mortality in Psychiatric Hospital from 1945 to 1959«, in: Tidsskrift for den Norske Laegeforen, Vol. 80 (1960), S. 857 — 861

296. Flechsig, Paul: »Zur gynaekologischen Behandlung der Hysterie«, in: NC, 3. Jg. (1884), Nr. 20, S. 457 — 468

297. Fleischmann, Lea: »Dies ist nicht mein Land. Eine Jüdin verläßt die Bundesrepublik«, Hamburg 1980

298. Flemming, Carl Friedrich: »Einladung an die Irrenanstalts-Directoren zur Benutzung gemeinschaftlicher Schemata zu den tabellarischen Übersichten«, in: AZPMc, Band 1 (1844), Nr. 3, S. 430 — 440

299. Flügel, Fritz / Bente, Dieter: »Das akinetisch-abulische Syndrom und seine Bedeutung für die pharmakologisch-psychiatrische Forschung«, in: DMW, 81. Jg. (1956), Nr. 51, S. 2071 — 2074

300. »Folter in Eickelborn«, in: UNa (Ausgabe Westfalen-Lippe), 1981, Juli, Nr. 7, S. 1 — 2

301. Foucault, Michel: »Psychologie und Geisteskrankheit«, Frankfurt am Main 1968

302. Foucault, Michel: »Wahnsinn und Gesellschaft. Eine Geschichte des Wahns im Zeitalter der Vernunft«, Frankfurt am Main 1969

303. Forrest, F.M. / Forrest, I.S. / Roizin, L.: »Clinical, Biochemical and Postmortem Studies on a Patient Treated with Chlorpromazine«, in: Agressologie, t 4 (1963), Mai-Juni, S. 259 — 265

304. Fowler, Noble O. u.a.: »Electrocardiographic Changes and Cardiac Arrhythmias in Patients Receiving Psychotropic Drugs«, in: American Journal of Cardiology, Vol. 37 (1976), Nr. 2, S. 223 — 230

305. Frank, Johann Peter: »System einer vollständigen medicinischen Polizey«, Band 4, 3., verb. Aufl., Mannheim 1790

306. Frank, Joseph: »Reise nach Paris, London und einem grossen Theile des übrigen Englands und Schottlands in Beziehung auf Spitäler, Versorgungshäuser, übrige Armen-Institute, Medizinische Lehranstalten und Gefängnisse«, 2 Teile in einem Band, Wien 1804/05

307. Frank, Leonard Roy: »Electroconvulsive Brainwashing«, gekürztes

Manuskript zum Vortrag, gehalten auf der Konferenz 'Recent Developments in Mental Health Law', 12. Oktober 1984 in Los Angeles/Kalifornien, in: MNN, Vol. 7 (1985), Nr. 5, S. 7

308. Frank, Leonard Roy: »The Crime of Forced Treatment«, in: MNN, Vol. 6 (1982), Nr. 5, S. 7 — 10

309. Frank, Leonard Roy: »Electroshock: Psychiatry's Cruel and Inhuman Punishment«, in: Tribune (Oakland/Kalifornien) vom 1. Oktober 1984

310. Frank, Leonard Roy: »Against Electroconvulsive Therapy«, in: Hope (Boise/Idaho), 1980, Herbst, S. 6 — 13

311. Frank, Leonard Roy: »Electroconvulsive Therapy in Psychiatry«, in: Medical Tribune (New York), Vol. 21 (1980), 28. April, S. 20

312. Freedman, Norbert u.a.: »Prediction of Psychiatric Hospitalization: I. The Measurement of Hospitalization Proneness«, in: Journal of Abnormal Psychology, Vol 72 (1967), Nr. 6, S. 468 — 477

313. Freeman, Walter: »Egas Moniz (1874 — 1955). His Life and His Work«, in: AJP, Vol. 112 (1956), Nr. 10, S. 769 — 772

314. Freeman, Walter: »Psychiatrists Who Kill Themselves: A Study in Suicide«, in: AJP, Vol. 124 (1967), Nr. 6, S. 846 — 847

315. Freeman, Walter Jackson / Watts, James W.: »Psychochirurgie. Intelligenz, Gefühlsleben und soziales Verhalten nach praefontaler Lobotomie bei Geistesstörungen«, Stuttgart 1949

316. Freeman, Walter Jackson / Watts, James W.: »Psychosurgery in the Treatment of Mental Disorders and Intractable Pain«, 2. Aufl., Oxford 1950

317. Freud, Sigmund: »Abriß der Psychoanalyse«, in: ders.: »Abriß der Psychoanalyse. Das Unbehagen in der Kultur«, Frankfurt am Main 1976, S. 7 — 61

318. Freund, Rudolf B.: »Observations During the Treatment of 175 Psychotic Patients with Reserpine«, in: ZbNP, Band 135 (1956), Nr. 5/7, S. 321

319. Freyhan, Fritz A.: »Psychomotilität, extra-pyramidale Syndrome und Wirkungsweisen neuroleptischer Therapien (Chlorpromazine, Reserpine, Proclorperazine)«, in: Nervenarzt, 28. Jg. (1957), Nr. 11, S. 504 — 509

320. Freyhan, Fritz A. / Merkel, J.: »Clinical and Social Aspects of Compensatory Drug Treatment«, in: »Mental Patients in Transition«, Hrsg.: M. Greenblatt u.a., Springfield (Illinois) 1961, S. 302 — 312

321. Friedberg, John: »Wie man das Gehirn zerstört. Elektroschocks«, in: Ph, 4. Jg. (1977), Nr. 6, S. 29 — 37

322. Friedel, Robert O.: »Pharmacokinetics of Neuroleptic Drugs«, in: **715**, S. 13 — 19

323. Friedrich, Ursula / Nielsen, Johannes: »Lithium and Chromosome Abnormalities«, in: Lancet, 1969, II, Nr. 7617, S. 435 — 436

324. Fünfgeld, Ernst Walter: »Psychopathologie und Klinik des Parkinsonismus vor und nach stereotaktischen Operationen. Ein Beitrag zur Frage psychophysischer Korrelationen und zur Abgrenzung der operativen Indikation«, Berlin/Heidelberg/New York 1967

325. Fünfgeld, Ernst Walter / Kulhanek, F.: »Hochdosierte neuroleptische Infusionsbehandlung mit Fluphenazin«, in: AF, 28. Jg. (1978), Nr. 9, S. 1489 — 1491

326. Fürst, Th.: »Über Steigerung der Antikörperproduktion durch unspezifische Reizwirkung intravenöser Methylenblauinjektionen«, in: CZ, 91. Jg. (1920), Band III, S. 111

327. »The Future of Pharmacotherapy. New Drug Delivery Systems«, Hrsg.: Frank J. Ayd jun., Baltimore 1973

328. Gadelius, Bror: »Human Mentality in the Light of Psychiatric Experience«, Kopenhagen 1933

329. Gäde, E.B. / Heinrich, Kurt: »Klinische Behandlungsdauer und Behandlungserfolg bei schizophrenen Psychosen. Ein Vergleich der neuroleptischen Therapie mit den älteren Behandlungsverfahren«, in: Nervenarzt, 29. Jg. (1958), Nr. 8, S. 363 — 364

330. Gaedt, Christian / Helmchen, Hanfried: »Zur Problematik der psychischen Nebenwirkungen von Arzneimitteln«, in: Hippokrates, 41. Jg. (1970), Nr. 4, S. 431 — 452

331. Gänshirt, Heinz: »Die Sauerstoffversorgung des Gehirns und ihre Störung bei der Liquorsteigerung und beim Hirnödem«, Berlin/Göttingen/Heidelberg 1957

332. Gallant, Donald M.: »The Acute Schizophrenic Episode: Acute Management and Outpatient Follow-up«, in: **715**, S. 29 — 33

333. Gauron, Eugene F. / Rowley, Vinton N.: »Effects on Offspring Behaviour of Mother's Early Chronic Drug Experience«, in: Psychopharmacologia, Vol. 16 (1969), Nr. 1, S. 5 — 15

334. Gebhardt, Renate: »Veränderungen der subjektiven Befindlichkeit psychotischer Patienten unter neuroleptischer Therapie«, in: PNP, 5. Jg. (1972), Nr. 6, S. 295 — 300

335. Geigges, Anita / Wette, Bernhard W.: »Die freundlichen Männer in den weißen Kitteln«, in: Warum!, 1980, November, S. 19

336. »Geistesgestörte am Steuer«, in: Tagesspiegel vom 6. April 1979, S. 30

337. Geller, Barbara / Greydanus, Donald E.: »Haloperidol-Induced Comatose State with Hyperthermia and Rigidity in Adolescense: Two Case Reports with a Literature Review«, in: JCP, Vol. 40 (1979), Nr. 2, S. 102 — 103

338. Gentis, Roger: »Das Phantasma der Mauern: Insassen als Anstaltsbenutzer«, in: **771**, S. 79 — 94

339. Gerlach, Jes: »Long-Term Effect of Perphenazine on the Substantia nigra in Rats«, in: Psychopharmacologia, Vol. 45 (1975), Nr. 1, S. 51 — 54

340. Gerstenbrand, Franz: »The Symptomatology of the Apallic Syndrome«, in: **1026**, S. 14 — 21

341. Gerstenbrand, Franz: »Das traumatische apallische Syndrom. Klinik, Morphologie und Behandlung«, Wien 1967

342. »Zur Geschichte der Psychiatrie im 19. Jahrhundert«, Hrsg.: Achim Thom, Berlin (DDR) 1984

343. »Gesetz Nr. 1 der Alliierten Kontrollratsbehörde (Kontrollrat) vom 20. September 1945. Aufhebung von Nazi-Gesetzen«, in: **863**, S. 486 — 491

344. »Gesetz Nr. 10 der Alliierten Kontrollratsbehörde (Kontrollrat) vom 20. Dezember 1945. Bestrafung von Personen, die sich Kriegsverbrechen, Verbrechen gegen Frieden oder gegen die Menschlichkeit schuldig gemacht haben«, in: **863**, S. 525 — 535

345. »Gesetz zur Verhütung erbkranken Nachwuchses. Vom 14. Juli 1933 (Reichsgesetzblatt I S. 529)«, in: **346**, S. 56 — 59

346. »Gesetz zur Verhütung erbkranken Nachwuchses vom 14. Juli 1933 mit Auszug aus dem Gesetz gegen gefährliche Gewohnheitsverbrecher und über Maßregeln der Sicherung und Besserung vom 24. Nov. 1933«, bearbeitet und erläutert von Arthur Gütt / Ernst Rüdin / Falk Ruttke, München 1934

347. »Gesundheit. Kleine Enzyklopädie«, 4. Aufl., Leipzig 1958

348. »Geistig-psychische Gesundheit und Primäre Gesundheitsversorgung«, Tagungsbericht, in: 2000. Nachrichtenbulletin über Primäre Gesundheitsversorgung, Weltgesundheitsorganisation, Regionalbüro für Europa, Nr. 3 (Januar 1984), S. 9

349. »Der Gesundheitsbrockhaus. Volksbuch vom Menschen und der praktischen Heilkunde«, Hrsg.: H. Mommsen / Lexikonredaktion des Brockhaus-Verlags, 2., völlig neubearbeitete Aufl., Wiesbaden 1974

350. Gey, K.F. / Rutishauser, M. / Pletscher, A.: »Suppression of Glycolysis in Rat Brain in Vivo by Chlorpromazine, Reserpine, and Phenobarbital«, in: Biochemical Pharmacology, Vol. 14 (1965), Nr. 4, S. 507 — 514

351. Giacobini, Ezio / Lassenius, Börje: »Clorpromazinbehandling«, in: Nordisk Medicin, Vol. 52 (1954), Nr. 49, S. 1693 — 1699

352. Giles, Thomas D. / Modlin, Robert K.: »Death Associated with Ventricular Arrhythmia and Thioridazine Hydrochloride«, in: JAMA, Vol. 205 (1968), Nr. 2, S. 108 — 110

353. Glaisher, James: »Voyages aeriens«, Paris 1870

354. Götte, Jürgen H.A.: »Wenn wir in den Wolken wohnen. Arzt, Pflegepersonal und Patient als therapeutische Gemeinschaft auf einer psychiatrischen Station«, München 1979

355. Goffman, Erving: »Asyle. Über die soziale Situation psychiatrischer Patienten und anderer Insassen«, Frankfurt am Main 1972

356. Goldberg, Solomon C. u.a.: »Prediction of Relapse in Schizophrenic Outpatients Treated by Drug and Sociotherapy«, in: AGP, Vol. 34 (1977), Nr. 2, S. 171 — 184

357. Goncalves, Nuno de Melo: »'Schwund' bei ambulant behandelten Schizophrenen«, in: Nervenarzt, 49. Jg. (1978), Nr. 1, S. 58 — 64

358. Goncalves, Nuno de Melo / Grüneberg, Frank: »Einzeitige orale Glukosebelastung bei langfristig neuroleptisch behandelten Schizophrenen«, in: PNP, 8. Jg. (1975), Nr. 5, S. 289 — 295

359. Goralewski, Godehard: »Anoxämie und Zentralnervensystem«, in: ZsNP, Band 158 (1937) (Sonderdruck: Verhandlungen der Gesellschaft Deutscher Neurologen und Psychiater. Zweite Jahresversammlung gehalten in Frankfurt a.M. vom 22. bis 25. August 1936), S. 83 — 88

360. Graessner, Sepp: »Neue soziale Kontrolltechniken durch Arbeits- und Leistungsmedizin«, in: **725**, S. 145 — 151

361. Grahmann, Hans / Peters, Uwe H.: »Durch Psychopharmaka induzierte und provozierte Psychosen, ihre Psychopathologie und ihre therapeutische Bedeutung«, in: Nervenarzt, 33. Jg. (1962), Nr. 9, S. 398 — 403

362. Grahmann, Hans / Suchenwirth, Richard: »Die Thrombosegefahr bei der Chlorpromazin- und Reserpinbehandlung endogener Psychosen«, in: Nervenarzt, 30. Jg. (1959), Nr. 5, S. 224 — 225

363. Grahmann, M. / Reimer, Fritz: »Psychopharmakotoxische Encephalopathie«, in: ZbNP, Band 191 (1968), S. 10

364. Green, Michael: »Inhibition of Ejaculation as a Side-Effect of Mellaril«, in: AJP, Vol. 118 (1961), Nr. 2, S. 172 — 173

365. Greenblatt, David J. u.a.: »Fatal Hyperthermia Following Haloperidol Therapy of Sedative-Hypnotic Withdrawal«, in: JCP, Vol. 39 (1978), Nr. 8, S. 673 — 675

366. Greiner, Anthony C. / Berry, Kenneth: »Skin Pigmentation and Corneal and Lens Opacities with Prolonged Chlorpromazine Therapy«, in: CMAJ, Vol. 90 (1964), Nr. 11, S. 663 — 665

367. Greiner, Anthony C./ Nicolson, George A.: »Pigment Deposition in Viscera Associated with Prolonged Chlorpromazine Therapy«, in: CMAJ, Vol. 91 (1964), Nr. 12, S. 627 — 635

368. Greve, Werner: »Zu den Nebenwirkungen der Psychopharmaka«, in: **73**, S. 105 — 109

369. Groddeck, Carl Theodor: »Die demokratische Krankheit, eine neue Wahnsinnsform«, Naumburg 1850

370. Grohmann, R. u.a.: »Assessment of Adverse Drug Reactions in Psychiatric Hospitals«, unveröffentlichtes Manuskript von Psychiatern der Universitätsanstalten München und Berlin, März 1984

371. Gross, Heinrich / Kaltenbäck, Elfriede: »Neuropathological Findings in Persistent Hyperkinesia After Neuroleptic Long-Term Therapy«, in: **1002**, S. 474 — 476

372. Gross, Heinrich / Kaltenbäck, Elfriede: »Hirnbefunde nach neuroleptischer Langzeittherapie«, in: ZbNP, Band 188 (1966), S. 400

373. Gross, Heinrich / Kaltenbäck, Elfriede: »Psychopharmaka. Die modernen Psychopharmaka (Neuroleptika, Antidepressiva, Tranquilizer und Psychoenergizer) und die Psychopharmakotherapie abnormer seelischer Zustände — eine zusammenfassende Überschau und kritische Stellungnahme«, Wien 1964

374. Gross, Jan: »Erfahrungen mit Clozapin«, in **74**, S. 121 — 124

375. »Der Große Brockhaus in zwölf Bänden«, 18., völlig neubearbeitete Aufl., Band 1, 4 u. 5, Wiesbaden 1977 u. 1978

376. Grozier, Michael L.: »The Third Revolution in Psychiatry — A Summary«, in: **327**, S. 97 — 108

377. Die Grünen im Bundestag: »Thesen zur Abschaffung und Überwindung der Psychiatrie — 'Gegen das Atomkraftwerk im Innern!' — «, Presseerklärung vom 4. Dezember 1984, Bonn

378. Grünthal, Ernst: »Untersuchungen über die besondere psychologische Wirkung des Thymolepticums Tofranil«, in: PN, Band 136 (1958), Nr. 6, S. 402 — 408

379. Grünthal, Ernst / Walther-Büel, Hans: »Über Schädigung der Olivia inferior durch Chlorperphenazin (Trilafon)«, in: PN, Band 140 (1960), Nr. 2, S. 249 — 257

380. »Grundgesetz für die Bundesrepublik Deutschland — verkündet am 23. Mai 1949«, Stand vom 1. Januar 1960, Stuttgart o.J.

381. »Grundsätze für die Errichtung und Tätigkeit der Beratungsstellen für Erb- und Rassenpflege«, Hrsg.: Reichs- und Preußisches Ministerium des Innern, Berlin 1935

382. Grunhaus, L. / Sancovici, S. / Rimon, R.: »Neuroleptic Malignant Syndrome Due to Depot Fluphenazine«, in: JCP, Vol. 40 (1979), Nr. 2, S. 99 — 100

383. Güse, Hans-Georg / Schmacke, Norbert: »Psychiatrie zwischen bürgerlicher Revolution und Faschismus«, Band 2 , Kronberg 1976

384. Güßfeldt, Paul: »Reise in den Andes von Chile und Argentinien«, Berlin 1888

385. Gueyniseman, Y.Y.: »Les modifications morphologiques du cerveaux chez les animaux par l'action de l'aminazine et de l'imizine«, in: Jurnal Newropatologii i Psichiatrii, Vol. 62 (1962), Ausgabe 1, S. 190 — 196

386. Gundert-Remy, Ursula: »Compliance«, in: AF, 30. Jg. (1980), Nr. 8, S. 1174 — 1175

387. Gupte, Pranay: »Tranquilizers Held an Agent in Deaths of Mental Patients. Autopsy Finding Disclosed — Rockland County Medical Examiner Cites Dispensing Policies at 2 Large Hospitals«, in: NYT vom 17. Juli 1978, S. 1 u. D8

388. Haag, Friedr. Ehr.: »Die geistige Gesundheit des Volkes und ihre Pflege«, München 1931

389. Haas, Steffen u.a.: »Hochdosiertes Diazepam bei Schizophrenie. Offene Studie«, in: AF, 30. Jg. (1980), Nr. 8, S. 1214 — 1215

390. Haase, Hans-Joachim: »Anwendung und klinische Prüfung von Langzeit-Neuroleptika«, in: AF, 30. Jg. (1980), Nr. 8, S. 1192 — 1193

391. Haase, Hans-Joachim: »Psychiatrische Erfahrungen mit Megaphen (Largactil) und dem Rauwolfia alkaloid Serpasil unter dem Gesichtspunkt des psychomotorischen Parkinsonsyndroms«, in: Nervenarzt, 26. Jg. (1955), Nr. 12, S. 507 — 510

392. Haase, Hans-Joachim: »Neuroleptika und extrapyramidales System«, in: AF, 28. Jg. (1978), Nr. 9, S. 1536 — 1537

393. Haase, Hans-Joachim: »Pharmakotherapie bei Schizophrenien«, in **74**, S. 93 — 120

394. Haase, Hans-Joachim: »Therapie mit Psychopharmaka und anderen seelisches Befinden beeinflussenden Medikamten«, 4., erw. u. neubearbeitete Aufl., Stuttgart/New York 1977

395. Haase, Hans-Joachim: »Über Vorkommen und Deutung des psychomotorischen Parkinsonsyndroms bei Megaphen- bzw. Largactil-Dauerbehandlung«, in: Nervenarzt, 25. Jg. (1954), Nr. 12, S. 486 — 492

396. Haberlandt, Walter F.: »Zur Behandlung mit Haloperidol (Fluoro-Piperidino-Butyrophenon) in der Kinderpsychiatrie«, Sonderdruck nach: MW, 1963, Nr. 4, S. 210 — 212

397. Hadass, H. u.a.: »Multidimensionale pharmakopsychiatrische Untersuchungen mit dem Neuroleptikum Perazin. 3. Mitteilung: Perazin-Konzentration im Blut und klinisches Wirkungsbild«, in: PNP, 7. Jg. (1974), Nr. 1, S. 17 — 30

398. Haddenbrock, Siegfried: »Hyperkinetische Dauersyndrome nach hochdosierter und Langstreckenbehandlung mit Neuroleptika«, in: **73**, S. 54 — 63

399. Häberl, Peter: »Schizophrene und ihre Angehörigen im gegenseitigen Urteil«, Dissertation am Fachbereich Medizin der Universität Erlangen-Nürnberg 1975

400. Häfner, Heinz: »Komplikationen der Behandlung mit Neuroleptika in der Klinik«, in: **73**, S. 83 — 105

401. Häfner, Heinz / Böker, Wolfgang: »Geistesgestörte Gewalttäter in der Bundesrepublik. Eine epidemiologische Untersuchung«, in: Nervenarzt, 43. Jg. (1972), Nr. 6, S. 285 — 291

402. Häfner, Heinz / Brehm, I.: »Thrombosen und Embolien als Komplikationen der Behandlung mit Psychopharmaka«, in: FM, 81. Jg. (1963), Nr. 12, S. 491 — 496

403. Häfner, Heinz / Kutscher, Ingrid: »Komplikationen der klinischen Behandlung mit Psychopharmaka«, in: Ärztliche Forschung, 18. Jg. (1964), S. 18 — 36

404. Häfner, Heinz u.a.: »Inzidenz seelischer Erkrankungen in Mannheim 1965 (Vorläufige Mitteilung der bisher angefallenen Ergebnisse)«, in: Sozialpsychiatrie, 4. Jg. (1969), Nr. 3, S. 126 — 135

405. Haenel, Hans: »Darf der Arzt töten?«, Vortrag einschließlich Aussprache auf der 13. Sitzung der forensisch-psychiatrischen Vereinigung zu Dresden vom 22. Juni 1922, in: AZPMz, Band 79 (1923), Nr. 5/6, S. 438 — 442

406. Haidvogel, M. / Wendler, Hermann: »Das dyston-hyperkinetische Syndrom. Ein kasuistischer Beitrag zur Kenntnis der Arzneimittelnebenwirkungen bei Kindern«, in: WMW, 124. Jg. (1974), Nr. 17/18, S. 271 — 274

407. Hall, Peter: »Differential Diagnosis and Treatment of Depression in the Elderly«, in: Gerontologia Clinica, Vol. 16 (1974), S. 126 — 136

408. Hall, Robert A. / Jackson, Robert B. / Swain, Jean M.: »Neurotoxic Reactions Resulting from Chlorpromazine Administration«, in: JAMA, Vol. 161 (1956), Nr. 3, S. 214 — 218

409. »Verrückt in Hamburg — lieber nicht! Positionen der GAL Fachgruppe: Gesundheit zur Psychiatriepolitik in Hamburg«, Hrsg.: GAL-Fraktion Rathaus, Hamburg 1984

410. Hammond, J.D. / Toseland, P.A.: »Placental Transfer of Chlorpromazine«, in: Archives of Disease in Childhood, Vol. 45 (1970), Nr. 239, S. 139 — 140

411. »Handlexikon der Medizin«, 2 Bände, Hrsg.: Günter Thiele, München/Wien/Baltimore 1980

412. Haney, C. Allen / Miller, Kent S.: »Definitional Factors in Mental Incompetency«, in: Sociology and Social Research, Vol. 54 (1970), Nr. 4, S. 520 — 532

413. Hankoff, Leon D. / Mendelsohn, Frederick S. / Paley, Herbert M.: »Fluphenazine Treatment in a Receiving Hospital Setting«, in: DiNS, Vol. 21 (1960), Nr. 8, S. 467 — 472

414. Hare, E.H.: »Masturbatory Insanity: The History of an Idea«, in: JMS, Vol. 108 (1962), Nr. 452, S. 1 — 25

415. Hare, E.H. / Willcox, D.R.C: »Do Psychiatric In-Patients Take Their Pills?«, in: BJP, Vol. 113 (1967), Nr. 505, S. 1435 — 1439

416. Harms, Ernest: »The Origin and Early History of Electrotherapy and Electroshock«, in: AJP, Vol. 111 (1955), Nr. 12, S. 933 — 934

417. Harnett, B.S.: »Liver Damage and Eosinophilia Following Chlorpromazine Therapy. Report of a Case«, in: BMJ, 1955, Nr. 4928, S. 1458 — 1459

418. Harrer, Gerhart: »Sauerstoffmangel, Kreislauf- und Hirnfunktion«, in: »Der Hirnkreislauf in Forschung und Klinik«, Kongreßband des I. Internationalen Salzburger Symposions, Hrsg.: Hans Bertha / Otto Eichhorn / Helmut Lechner, Graz 1962, S. 41 — 52

419. Hartitzsch, B. von u.a.: »Permanent Neurological Sequelae Despite Haemodialysis for Lithium Intoxication«, in: BMJ, 1972, Nr. 5843, S. 757 — 759

420. Hartmann, Klaus: »Ambulante medikamentöse Dauertherapie bei Psychosen«, in: DMJ, 12. Jg. (1961), Nr. 16, S. 529 — 532

421. Hartmann, Klaus / Hiob, Joachim / Hippius, Hanns: »Zur vergleichenden Psychopathologie der Schock- und Phenothiazinwirkungen«, in: FNP, 23. Jg. (1955), Nr. 8, S. 354 — 366

422. Hartmann, Wolfgang u.a.: »Die Neuroleptika in der Rückfallverhütung bei schizophrenen Psychosen. Ergebnisse einer Tagung«, Sonderdruck nach: Nervenarzt, 50. Jg. (1979), Nr. 11, S. 734 — 737

423. Hartmann-Von Monakow, Kurt: »Das Parkinson-Syndrom. Klinik und Therapie«, Basel/New York 1960

424. Hartung, Klaus: »Die neuen Kleider der Psychiatrie. Vom antiinstitutionellen Kampf zum Kleinkrieg gegen die Misere. Berichte aus Triest«, Berlin 1980

425. Hartung, Klaus: »Die unsichtbare Rampe. Sozialpsychiatrie nach der Wende / Konferenz der Rückbesinnung / Konkrete Utopie«, in: Tageszeitung vom 5. November 1984, S. 3

426. Hassler, R. / Bak, I.J.: »Submikroskopische Catecholaminspeicher als Angriffspunkte der Psychopharmaka Reserpin und Mono-Amino-Oxydase-Hemmer«, in: Nervenarzt, 37. Jg. (1966), Nr. 11, S. 493 — 498

427. Hassler, R. / Bak, I.J.: »Experimente über den ultrastrukturellen Angriffspunkt einiger Psychopharmaka«, in: ZbNP, Band 191 (1968), S. 8

428. Hayner, Christian August Fürchtegott: »Über einige mechanische Vorrichtungen, welche in Irrenanstalten mit Nutzen gebraucht werden können«, in: ZÄ, Band 1 (1818), Nr. 3, S. 339 — 366

429. Heim, F. / Frodl, E.: »Der Einfluß des Megaphen auf die Spontan- und Hypermotilität der weißen Maus«, in: AF, 4. Jg. (1954), Nr. 8, S. 514 — 515

430. Heimann, Hans: »Die quantitative Analyse mimischer Bewegungen und ihre Anwendung in der Pharmako-Psychologie«, in: AF, 16. Jg. (1966), Nr. 2a, S. 294 — 297

431. Heimann, Hans: »Psychochirurgie«, in: **849**, S. 660 — 719

432. Heimann, Hans / Witt, Peter Nikolaus: »Die Wirkung einer einmaligen Largactilgabe bei Gesunden«, in: MPN, 129. Jg. (1955), Nr. 1-3, S. 104 — 123

433. Heinrich, Kurt: »Zur Bedeutung des postremissiven Erschöpfungs-Syndroms für die Rehabilitation Schizophrener«, in: Nervenarzt, 38. Jg. (1967), Nr. 11, S. 487 — 491

434. Heinrich, Kurt: »Psychopharmaka in Klinik und Praxis«, Stuttgart 1976

435. Heinrich, Kurt: »Die Therapieresistenz schizophrener Defektzustände unter phylogenetischen Gesichtspunkten«, in: **73**, S. 135 — 144

436. Heinrich, Kurt / Wegener, I. / Bender, Hans Jürgen: »Späte extrapyramidale Hyperkinesen bei neuroleptischer Langzeittherapie«, in: PNP, 1. Jg. (1968), Nr. 3, S. 169 — 195

437. Heinroth, Johann Christian Friedrich August: »Lehrbuch der Störungen des Seelenlebens oder der Seelenstörungen und ihrer Behandlung«, 2 Bände, Leipzig 1818

438. Heising, G. / Hubach, H.: »Blickkrämpfe bei Chlorperphenazin«, in: Nervenarzt, 30. Jg. (1959), Nr. 1, S. 37 — 38

439. Hellbrügge, Theodor: »Ärztliche Gesichtspunkte zu einer 'begrenzten' Euthanasie«, in: ÄM, 60. Jg. (1963), Nr. 25, S. 1428 — 1440

440. Heller, Hansjörg: »Filmanalyse neurogener Bewegungsstörungen«, in: Nervenarzt, 43. Jg. (1972), S. 107 — 108

441. Helmchen, Hanfried: »Delirante Abläufe unter psychiatrischer Pharmakotherapie«, in: APZN, Band 202 (1961), Nr. 4, S. 395 — 411

442. Helmchen, Hanfried: »Aufklärung und Einwilligung bei psychisch Kranken«, in: »Psychiatrie und Rechtsstaat«, Hrsg.: Manfred Bergener, Neuwied/Darmstadt 1981, S. 79 — 96

443. Helmchen, Hanfried: Mündliche Ausführung innerhalb seines Seminars 'Psychiatrie' an der FU Berlin, Sommersemester 1982

444. Helmchen, Hanfried: »Bedingungskonstellationen paranoid-halluzinatorischer Syndrome«, Berlin/Heidelberg/New York 1968

445. Helmchen, Hanfried: »Die Beschäftigungstherapie im Gesamtplan der psychiatrischen Rehabilitation«, in: BR, 5. Jg. (1966), Nr. 3, S. 6 — 9

446. Helmchen, Hanfried: »Commotio und sogenannte 'Blut-Hirn-Schranke'«, Dissertation an der Universität Heidelberg 1956

447. Helmchen, Hanfried: »Über zentralnervöse Dekompensation bei psychiatrischer Pharmakotherapie als Beitrag zur experimentellen Psychiatrie«, in: FNP, 31. Jg. (1963), Nr. 3, S. 160 — 175

448. Helmchen, Hanfried: »Elektroschock«, in: **690**, S. 157 — 159

449. Helmchen, Hanfried: »Forschungsaufgaben bei psychiatrischer Langzeitmedikation«, in: Nervenarzt, 49. Jg. (1978), Nr. 9, S. 534 — 538

450. Helmchen, Hanfried: »Insulinbehandlung«, in: **690**, S. 267 — 268

451. Helmchen, Hanfried: »Psychiatrische Komplikationen der Psychopharmakotherpie«, in: MW, 1967, Nr. 10, S. 564 — 566

452. Helmchen, Hanfried: »Das psychiatrische Krankenblatt«, in: Forschung Praxis Fortbildung, 18. Jg. (1967), Nr. 7, S. 175 — 180

453. Helmchen, Hanfried: »Mitteilung der Kommission für Klassifikation und Diagnosenschema«, in: Nervenarzt, 42. Jg. (1971), Nr. 7, S. 392

454. Helmchen, Hanfried: »Ethische und juristische Probleme der ersten klinischen Prüfung von Psychopharmaka«, in: AF, 28. Jg. (1978), Nr. 8, S. 1253 — 1256

455. Helmchen, Hanfried: »Probleme der Therapieforschung in der Psychiatrie«, in: Nervenarzt, 53. Jg. (1982), Nr. 7, S. 377 — 384

456. Helmchen, Hanfried: »Psychochirurgie«, in: **690**, S. 396 — 398

457. Helmchen, Hanfried: »Schlafbehandlung«, in: **690**, S. 460 — 461

458. Helmchen, Hanfried: »Psychische Störungen durch Arzneimittel«, in: DÄ, 66. Jg. (1969), Nr. 50, S. 3537 — 3541

459. Helmchen, Hanfried: »Syndromgenese psychischer Nebenwirkungen der psychiatrischen Pharmakotherapie«, in: **781**, S. 600 — 607

460. Helmchen, Hanfried / Hippius, Hanns: »Unerwartete neurologische Begleiterscheinungen der Pharmakotherapie von Psychosen (Prinzipielle Bemerkungen anhand kasuistischer Beispiele)«, in: Heinrich Kranz / Kurt Heinrich: »Neurolepsie und Schizophrenie«, Stuttgart 1962, S. 77 — 87

461. Helmchen, Hanfried / Hippius, Hanns: »Bemerkungen zur psychiatrischen Nosologie an Hand unerwarteter psychischer Wirkungen bei antidepressiver Pharmakotherapie«, in: AF, 14. Jg. (1964), Nr. 6a, S. 520 — 523

462. Helmchen, Hanfried / Hippius, Hanns: »Pharmakogene Depressionen«, in: **1025**, S. 443 — 448

463. Helmchen, Hanfried / Hippius, Hanns: »Erscheinungsweise depressiver Syndrome unter der Therapie mit Neuroleptika«, in: »Pharmako-psychiatrische Probleme in Klinik und Praxis. Symposium in Bad Dürkheim am 9. März 1968«, Hrsg.: Kurt Heinrich, Stuttgart/New York 1969, S. 61 — 67

464. Helmchen, Hanfried / Hippius, Hanns: »Psychische Nebenwirkungen der psychiatrischen Pharmakotherapie«, in: **73**, S. 29 — 40

465. Helmchen, Hanfried / Hippius, Hanns: »Passagere neurologisch-psychiatrische Störsyndrome bei der Durchführung von Wurmkuren mit Piperazin während der psychiatrischen Pharmakotherapie«, in: AF, 16. Jg. (1966), Nr. 2a, S. 244 — 246

466. Helmchen, Hanfried / Hippius, Hanns: »Depressive Syndrome im Verlauf neuroleptischer Therapie«, in: Nervenarzt, 38. Jg. (1967), Nr. 10, S. 455 — 458

467. Helmchen, Hanfried / Hippius, Hanns: »Die unerwünschten psychischen Wirkungen der Psychopharmaka«, in: Internist, 8. Jg. (1967), Nr. 9, S. 336 — 344

468. Helmchen, Hanfried / Hippius, Hanns / Rosenberg, Lutz: »Doppelblindprüfung von drei Antidepressiva. 1. Mitteilung: Allgemeine Anmerkungen zur Methodik und zu den Auswertungsprinzipien (unter besonderer Berücksichtigung des Problems der Drop-outs)«, in: AF, 21. Jg. (1971), Nr. 5, S. 629 — 635

469. Helmchen, Hanfried / Hippius, Hanns / Stürzbecher, M.: »Zur psychiatrischen WHO-Diagnosenstatistik an vier Berliner Nervenkliniken«, in: Nervenarzt, 43. Jg. (1972), Nr. 7, S. 427 — 432

470. Helmchen, Hanfried / Hippius, Hanns / Tiling, Peter: »Die Zusammenarbeit von Klinik und Praxis bei der langfristigen medikamentösen

Behandlung von Psychose-Kranken«, in: Internist, 8. Jg. (1967), Nr. 9, S. 328 — 331

471. Helmchen, Hanfried / Hoffmann, Ingrid / Kanowski, Siegfried: »Paroxysmale Muskelschwäche bei Lithiumtherapie«, in: PNP, 2. Jg. (1969), Nr. 4, S. 269 — 273

472. Helmchen, Hanfried / Kanowski, Siegfried: »EEG-Veränderungen unter Lithium-Therapie«, in: Nervenarzt, 42. Jg. (1971), Nr. 3, S. 144 — 148

473. Helmchen, Hanfried / Kanowski, Siegfried / Rosenberg, Lutz: »Multidimensionale pharmakopsychiatrische Untersuchungen mit dem Neuroleptikum Perazin: 4. Mitteilung: Beziehungen zwischen EEG-Veränderungen, Perazin-Konzentration im Blut und anderen klinischen Variablen«, in: PNP, 7. Jg. (1974), Nr. 1, S. 31 — 41

474. Helmchen, Hanfried / Künkel, Helmut: »Die prognostische Bedeutung elektroencephalographischer Veränderungen unter psychiatrischer Pharmakotherapie«, in: AF, 14. Jg. (1964), S. 595 — 596

475. Helmchen, Hanfried / Künkel, Helmut: »Befunde zur rhythmischen Nachschwankung bei optisch ausgelösten Reizantworten (evoked responses) im EEG des Menschen«, in: APN, Band 205 (1964), Nr. 4, S. 397 — 408

476. Helmchen, Hanfried / Künkel, Helmut: »Der Einfluß von EEG-Verlaufsuntersuchungen unter psychiatrischer Pharmakotherapie auf die Prognostik von Psychosen«, in: APN, Band 205 (1964), S. 1 — 18

477. Helmchen, Hanfried / Künkel, Helmut: »Möglichkeiten quantitativer Auswertung elektroencephalographischer Verlaufsuntersuchungen bei neuroleptischer Behandlung«, in: Me, Band 2 (1960), S. 95 — 102

478. Helmchen, Hanfried / Künkel, Helmut: »Pneumenzephalographische und elektroenzephalographische Untersuchungen bei Phenothiazin-Behandelten. I. Mitteilung: Herdbefunde«, in: Me, Band 5 (1961), S. 406 — 411

479. Helmchen, Hanfried / Künkel, Helmut: »Pneumencephalographische und elektroencephalographische Untersuchungen bei Phenothiazin-Behandelten. II. Mitteilung: Paroxysmale Dysrhythmie«, in: Me, Band 5 (1961), S. 412 — 418

480. Helmchen, Hanfried / Lauter, Hans: »Zur psychiatrischen Weiterbildung in der Bundesrepublik Deutschland«, in: Nervenarzt, 49. Jg. (1978), Nr. 1, S. 2 — 8

481. Helmchen, Hanfried / Linden, Michael / Rüger, Ulrich: »Psychotherapie — Bedürfnis, Angebot und Bedarf«, in: **854**, S. 1 — 10

482. Helmchen, Hanfried / Linden, Michael / Rüger, Ulrich: »Psychiatrische Psychotherapie«, in: **854**, S. 338 — 355

483. Helmchen, Hanfried / Müller-Oerlinghausen, Bruno: »Entwicklung von Richtlinien für die klinische Prüfung von Psychopharmaka«, in: PNP, 8. Jg. (1975), Nr. 4, S. 179 — 182

484. Helmchen, Hanfried / Müller-Oerlinghausen, Bruno: »Längsschnittprofile der Wirkungen von Psychopharmaka aus klinisch-methodologischer Sicht«, in: AF, 24. Jg. (1974), Nr. 7, S. 976 — 980

485. Helmchen, Hanfried / Müller-Oerlinghausen, Bruno: »The Inherent Paradox of Clinical Trials in Psychiatry«, in: Journal of Medical Ethics, Vol. 1 (1975), S. 168 — 173

486. Helmchen, Hanfried / Müller-Oerlinghausen, Bruno: »Klinische Prüfung neuer Psychopharmaka«, in: **1040**, S. 7 — 26

487. Helmchen, Hanfried / Müller-Oerlinghausen, Bruno: »Psychopharmakologie und psychiatrische Facharztweiterbildung«, in: Nervenarzt, 44. Jg. (1973), Nr. 4, S. 204 — 206

488. Helmchen, Hanfried / Müller-Oerlinghausen, Bruno: »Ethische und juristische Schwierigkeiten bei der Effizienzprüfung psychiatrischer Therapieverfahren«, in: Nervenarzt, 46. Jg. (1975), Nr. 7, S. 397 — 403

489. Helmchen, Hanfried / Renfordt, Ernst: »Einwilligung des Patienten, ärztliche Schweigepflicht und Datenschutz bei Anwendung audiovisueller Methoden in der Psychiatrie. Ergebnisse einer Podiumsdiskussion mit D. Baumeister, H. Helmchen, G. Köhler, E. Renfordt, U. Rüger«, in: »Fernsehen in der Psychiatrie. Symposion Berlin, Oktober 1977«, Hrsg.: Hanfried Helmchen / Ernst Renfordt, Stuttgart 1978, S. 81 — 85

490. Helmchen, Hanfried / Schlobies, Martin: »Dokumentation in der psychiatrischen Klinik und im psychiatrischen Krankenhaus«, in: »Handbuch der Sozialmedizin«, Band 1 (»Grundlagen und Methoden der Sozialmedizin«), Hrsg.: Maria Blohmke u.a., Stuttgart 1975, S. 595 — 616

491. Helmchen, Hanfried u.a.: »Über Blutzellschädigungen durch trizyklische Psychopharmaka«, in: DÄ, 72. Jg. (1975), Nr. 43, S. 2961 — 2964

492. Helmchen, Hanfried u.a.: »D-Penicillamin in der Schizophrenie-Behandlung«, in: Nervenarzt, 38. Jg. (1967), Nr. 5, S. 218 — 220

493. Heninger, George / DiMascio, Alberto / Klerman, Gerald L.: »Personality Factors in Variability of Response to Phenothiazines«, in: AJP, Vol. 121 (1965), Nr. 11, S. 1091 — 1094

494. Henne, M.M. / Tonnel, M. / Henne, S.: »Traitements neuroleptiques chez les femmes enceintes. Action sur leur psychose; effets sur leur enfant«, in: Comptes Rendus du Congres de Psychiatrie et de Neurologie de Langue Francaise, t 59 (1961), S. 375 — 383

495. Herrmann, Dieter: Persönliche Mitteilung

496. Hertrampf, Klaus / Schneider, Ingrid: »Neues Lebenswelten-Projekt: Naturkostladen«, in: RDGSP, Nr. 26 (August 1984), S. 40

497. Heyck, Hartwig: »Der Einfluß hochdosierter Dauerbehandlung mit Phenothiazinen auf den Hirnstoffwechsel bei verschiedenen Altersgruppen. Quantitative Messungen mit der Stickoxydmethode«, in: Nervenarzt, 33. Jg. (1962), Nr. 2, S. 66 — 70

498. Heyck, Hartwig: »Über einen Hirnbefund ohne Ganglienzellausfälle nach 355 Elektrokrampfbehandlungen«, in: MPN, 129. Jg. (1955), Nr. 1-3, S. 128 — 137

499. Von Heyden GmbH: »Dapotum D — 3 Wochen Wirkung«, Werbeanzeige der Herstellerfirma, in: Nervenarzt, 43. Jg. (1972), Nr. 1, S. A27

500. Heye, Dirck / Schmidt, Georg-Winfried / Peiffer, Jürgen: »Heftige dyston-hyperkinetische Krampfzustände als unerwünschte Nebenwirkungen von Fluphenazin-Medikation bei Kindern«, in: DÄ, 61. Jg. (1964), Nr. 20, S. 1159 — 1161

501. Heymans, C. / Maigre, Et.: »Methylenblau als Fieber erzeugendes Mittel«, in: CZ, 92. Jg. (1921), Band III, S. 1482

502. Hiebel, G. / Bonvallet, M. / Dell, P.: »Action de la chlorpromazine (»Largactil«, 4560 RP) au niveau du systeme nerveux central«, in: ZbNP, Band 132 (1955), S. 177

503. Hift, Stefan: »Largactil/Megaphen in der Psychiatrie«, in: **1004**, S. 82 — 95

504. Hilbert, Gerard H.: »False-Positive Pregnancy Tests Caused by Sparine and Thorazine«, Brief an den Herausgeber, in: American Journal of Clinical Pathology, Vol. 31 (1959), Nr. 5, S. 466

505. Hiles, Bettie W.: »Hyperglycemia and Glycosuria Following Chlorpromazine Therapy«, Brief an den Herausgeber, in: Therapy Journal of American Medical Association, Vol. 162 (1956), Nr. 18, S. 1651

506. Hill, Reba M. / Desmond, Murdina M. / Kay, Jacob L.: »Extrapyramidal Dysfunction in an Infant of a Schizophrenic Mother«, in: Journal of Pediatrics, Vol. 69 (1966), Nr. 4, S. 589 — 595

507. Hiob, Joachim / Hippius, Hanns: »Agranulocytose nach Behandlung mit Phenothiazin-Derivaten«, in: ÄW, 10. Jg. (1955), S. 924 — 925

508. Hiob, Joachim / Hippius, Hanns: »Überempfindlichkeitserscheinungen der Haut durch Megaphen«, in: ÄW, 10. Jg. (1955), Nr. 22, S. 501 — 504

509. Hiob, Joachim / Hippius, Hanns / Kanig, Karl: »Über die Bedeutung 'körperlicher Nebenwirkungen' bei der Pharmako-Therapie der Psychosen«, in: Wiener Zeitschrift für Nervenheilkunde, Band 15 (1958), Nr. 1-4, S. 135 — 147

510. Hippius, Hanns: »Klinische Indikationen der modernen psychiatrischen Pharmakotherapie«, in: DMJ, 12. Jg. (1961), Nr. 16, S. 524 — 529

511. Hippius, Hanns: »Therapeutisch unerwünschte Wirkungen der modernen Psychopharmaka. I. Mitteilung: Phenothiazin-Derivate und verwandte Verbindungen«, in: Internist, 1. Jg. (1960), Nr. 9, S. 453 — 460

512. Hippius, Hanns / Kanig, Karl: »Die Agranulozytose unter neuropsychiatrischer Phenothiazin-Therapie«, in: ÄW, 13. Jg. (1958), S. 501 — 507

513. Hippius, Hanns / Malin, Jean-Pierre: »Veränderungen des Elektrokardiogramms während der Behandlung mit trizyklischen Psychopharmaka«, in: PNP, 1. Jg. (1968), Nr. 2, S. 140 —144

514. Hippius, Hanns / Renfordt, Ernst: »Pigment-Veränderungen an Haut und Augen nach Phenothiazin-Therapie«, in: PNP, 1. Jg. (1968), Nr. 1, S. 65 — 68

515. Hippius, Hanns / Selbach, Helmut: »Zur medikamentösen Dauertherapie bei Psychosen«, in: Me, Band 5 (1961), S. 298 — 305

516. Hirsch, S.R. u.a.: »Outpatient Maintenance of Chronic Schizophrenic Patients with Long-acting Fluphenazine: Double-blind Placebo Trial. Report to the Medical Research Council Committee on Clinical Trials in Psychiatry«, in: BMJ, 1973, Nr. 5854, S. 633 — 637

517. Hirschberg, Eberhard: »Zur Frage psychischer Wirkungsqualitäten des Akinetons im Rahmen neuroleptischer Pharmakotherapie«, in: Nervenarzt, 35. Jg. (1964), Nr. 9, S. 419 — 420

518. »The History of Shock Treatment«, Hrsg.: Leonard Roy Frank, 2300 Webster Street, San Francisco, California 94115 (U.S.A.) (=Bestelladresse), San Francisco 1978

519. Hitler, Adolf: »Mein Kampf«, 2 Bände in einem Band, ungekürzte Ausgabe, 14. Aufl., München 1932

520. Hof, Gérard: »Hunde, wollt ihr ewig sterben?«, München 1976

521. Hoffeld, D.R. / Webster, Ronald L.: »Effect on Injection of Tranquilizing Drugs During Pregnancy and Offspring«, in: Nature (London), Vol. 205 (1965), Nr. 4976, S. 1070 — 1072

522. Hoffmann-La Roche AG: »Valium Roche«, Werbeanzeige der Herstellerfirma, in: Nervenarzt, 43. Jg. (1972), Nr. 6, S. A31

523. Hofmann, H.-P. / KLeinsorge, Hellmuth: »Kleine Pharmakologie«, Stuttgart 1973

524. Hogarty, Gerard E.: »Die Bedeutung der Soziotherapie während der Langzeitbehandlung mit Fluphenazindecanoat«, Manuskript zum Vortrag auf dem Alpenländischen Psychiatrie-Symposium, Seefeld/Tirol vom 1. — 2. Oktober 1982, aus dem Englischen übertragen von S. Gomahr und F. Kulhanek

525. Hollister, Leo E.: »Current Concepts in Therapy. Complications from Psychotherapeutic Drugs«, Teil 1, in: NEJM, Vol. 264 (1961), Nr. 6, S. 291 — 293

526. Hollister, Leo E.: »Current Concepts in Therapy. Complications from Psychotherapeutic Drugs«, Teil 2, in: NEJM, Vol. 264 (1961), Nr. 7, S. 345 — 347

527. Hollister, Leo E.: »Current Concepts in Therapy. Complications from Psychotherapeutic Drugs«, Teil 3, in: NEJM, Vol. 264 (1961), Nr. 8, S. 399 — 400

528. Hollister, Leo E. / Kosek, Jon C.: »Sudden Death During Treatment with Phenothiazine Derivatives«, in: JAMA, Vol. 192 (1965), Nr. 12, S. 1035 — 1038

529. Holt, John P. / Wright, Eleanore R.: »Clinical Evaluation of Fluphenazine in the Treatment of Psychotic Patients«, in: DiNS, Vol. 22 (1961), Nr. 9, S. 513 — 519

530. Homes, Alexander M.: »Psychopharmaka für Kinder. Eine Eins auf Rezept«, in: Ph, 11. Jg. (1984), Nr. 11, S. 16

531. Honegger, Heinrich: »Linsentrübung nach langfristiger Behandlung mit Neuroleptica«, in: ZbNP, Band 191 (1968), S. 8

532. Horn, Ernst: »Beschreibung der in der Irrenanstalt des Königlichen Charitékrankenhauses zu Berlin gebräuchlichen Drehmaschinen, ihre Wirkung und Anwendung bei Geisteskranken«, in: ZÄ, Band 1 (1818), Nr. 2, S. 219 — 230

533. Horn, Ernst: »Öffentliche Rechenschaft über meine zwölfjährige Dienstführung als zweiter Arzt des Königl. Charité-Krankenhauses zu Berlin, nebst Erfahrungen über Krankenhäuser und Irrenanstalten«, Berlin 1818

534. Hornykiewicz, Oleh: »Extrapyramidale Nebenwirkungen der Neuro-(Psycho-)Pharmaka«, in: PES, Vol. 8 (1967), S. 107 — 121

535. Huber, Gerd: »Neuroradiologie und Psychiatrie«, in: »Psychiatrie der Gegenwart. Forschung und Praxis«, BandI/1 B (Grundlagenforschung zur Psychiatrie), Hrsg.: H.W. Gruhle u.a., Berlin/Göttingen/Heidelberg 1964, S. 253 — 290

536. Huber, Gerd: »Chronische Schizophrenie. Synopsis klinischer und neuroradiologischer Untersuchungen an defektschizophrenen Anstaltspatienten«, Einzeldarstellungen aus der theoretischen und klinischen Medizin, Band 13, Heidelberg 1961

537. Hürten, Ferdinand: »Tätigkeitsbericht des Außendienstes der Provinzialheilanstalt Eickelborn i.Westf. für das Jahr 1934«, in: AZPMz, Band 103 (1935), Nr. 7/8, S. 314 — 329

538. Huffmann, G.: »Akineton-Delir und andere Notfälle durch Psychopharmakotherapie«, in: DMW, 103. Jg. (1978), Nr. 21, S. 905 — 906

539. Hughes, Richard / Brewin, Robert: »The Tranquilizing of America: Pill Popping and the American Way of Life«, New York 1979

540. Hugly, C. / Vialatel, C.: »Modificazioni oro-dentarie dovute alle terapie usate in psichiatria«, in: Rivista Italiana di Stomatologia, Vol. 46 (1977), Dezember, S. 33 — 42

541. Hussar, Allen E.: »Effect of Tranquilizers on Medical Morbidity and Mortality in a Mental Hospital«, in: JAMA, Vol. 179 (1962), Nr. 9, S. 682 — 686

542. 'Initiativkreis für psychisch Erkrankte in Solingen e.V.', Selbstdarstellung, in: **805**, S. 76

543. »Die negierte Institution oder die Gemeinschaft der Ausgeschlossenen«, Hrsg.: Franco Basaglia, Frankfurt am Main 1973

544. »Im Interesse von Arbeitnehmern und Patienten ... — Einschätzung zum Verhältnis von Gewerkschaften und DGSP anläßlich der Auflösungsdiskussion mit der ÖTV«, in: RDGSP, Nr. 15 (Juni 1981), S. 1A — 1B

545. »Interview mit Klaus Dörner. Teil 2«, in: Signale (Hamburg), Heft 2, 1980, S. 17 — 24

546. Irle, Gerhard / Pörksen, Niels: »Soziale Integration bei wieder und nicht wieder erkrankten Schizophrenen aus eigener Sicht«, Teil I, in: Nervenarzt, 42. Jg. (1971), Nr. 9, S. 466 — 475

547. Irle, Gerhard / Pörksen, Niels: »Soziale Integration bei wieder und nicht wieder erkrankten Schizophrenen aus eigener Sicht«, Teil II, in: Nervenarzt, 42. Jg. (1971), Nr. 10, S. 516 — 523

548. Irren-Offensive: »Zu Lebzeiten nie hingenommen. Betr.: 'Selbstmord durch Psychopharmaka' v. 22.2.84«, Leserbrief, in: Tageszeitung (Ausgabe Berlin) vom 1. März 1984, S. 15

549. Itoh, Hitoshi u.a.: »Malignant Neuroleptic Syndrome — Its Present Status in Japan and Clinical Problems«, in: Folia Psychiatrica et Neurologica Japonica, Vol. 31 (1977), Nr. 4, S. 565 — 576

550. »50 Jahre 'Gesetz zur Verhütung erbkranken Nachwuchses' — Heutzutage genannt: Psychisch-Kranken-Gesetz«, in: IO, Heft 2 (1983), S. 20 — 25

551. Janssen, Paul A.J. / Niemegeers, Carlos J.E. / Schellekens, Karel H.L.: »Is it Possible to Predict the Clinical Effects of Neuroleptic Drugs (Major Tranquilizers) from Animal Data? Part I: 'Neuroleptic Activity Spectra' for Rats«, in: AF, 15. Jg. (1965), Nr. 2, S. 104 — 117

552. Janssen, Paul A.J. / Niemegeers, Carlos J.E. / Schellekens, Karel H.L.: »Is it Possible to Predict the Clinical Effects of Neuroleptic Drugs (Major Tranquilizers) from Animal Data? Part II: 'Neuroleptic Activity Spectra' for Dogs«, in: AF, 15. Jg. (1965), Nr. 10, S. 1196 — 1206

553. Janssen, Paul A.J. / Niemegeers, Carlos J.E. / Schellekens, Karel H.L.: »Is it Possible to Predict the Clinical Effects of Neuroleptic Drugs (Major Tranquilizers) from Animal Data? Part III: The Subcutaneous and Oral Activity in Rats and Dogs of 56 Neuroleptic Drugs in the Jumping Box Test«, in: AF, 16. Jg. (1966), Nr. 3, S. 339 — 346

554. Janssen GmbH: »Die Gewißheit, auch morgen noch vor dem Rezidiv geschützt zu sein: Imap Janssen«, Werbeanzeige der Herstellerfirma, in: PNP, 7. Jg. (1974), Nr. 5, S. XIX

555. Janssen GmbH: »Haldol-Janssen forte. Trade Mark. Das weltweit bewährte Neuroleptikum mit der großen Indikationsbreite«, Werbefaltblatt der Herstellerfirma, Neuss 1980

556. Janssen GmbH: »Haldol-Janssen 2 mg. Trade Mark. Das weltweit bewährte Neuroleptikum mit der großen Indikationsbreite«, Werbefaltblatt der Herstellerfirma, Düsseldorf 1980

557. Janssen GmbH: »Haldol-Janssen . Trade Mark. Das weltweit bewährte Neuroleptikum mit der großen Indikationsbreite«, Werbefaltblatt der Herstellerfirma, Düsseldorf 1980

558. Janssen GmbH: »Zu Hause, aber für wie lange? Orap — erstes orales Langzeitpsychopharmakon zur Resozialisierung«, Werbeanzeige der Herstellerfirma, in: Nervenarzt, 43. Jg. (1972), Nr. 7, S. A19

559. Janssen GmbH: »Imap Janssen. Trade Mark. Injizierbares Langzeitneuroleptikum — Injizierbarer Wochentranquilizer«, Werbefaltblatt der Herstellerfirma, Neuss 1980

560. Janssen GmbH: »Imap. Trade Mark. Hochwirksames Langzeitneuroleptikum zur Injektion«, Beipackzettel der Herstellerfirma, Düsseldorf 1976

561. Janssen GmbH: »Das weltweit bewährte Neuroleptikum mit der großen Indikationsbreite — Haloperidol-Janssen«, Werbeanzeige der Herstellerfirma, in: Nervenarzt: 43. Jg. (1972), Nr. 10, S. A19

562. Janssen GmbH: »Orap forte 4 mg. Orap 1 mg. Orales, aktivierendes Psychopharmakon«, Werbebroschüre der Herstellerfirma, Düsseldorf 1980

563. Janssen GmbH: »Triperidol. Trade Mark. Hochwirksames Antipsychotikum«, Werbefaltblatt Tri./10.77 der Herstellerfirma, Düsseldorf 1977

564. Janz, Hans-Werner: »Psyche und Pharmakon«, Göttingen 1963

565. Jendritza: »Über Sicherungsstühle«, in: AZPMc, Band 15 (1858), Nr. 2, S. 272 — 276

566. Jenkins, Edmund C.: »Phenothiazines and Chromosome Damage«, in: Cytologia, Vol. 35 (1970), Nr. 4, S. 552 — 560

567. Jentsch, Peter: »Medizin soziologisch«, in: Welt vom 12. November 1980, S. 6

568. Jervis, Giovanni: »Kritisches Handbuch der Psychiatrie«, Frankfurt am Main 1978

569. Jick, Hershel: »Reserpine and Breast Cancer«, in: »Central Action of Drugs in Blood Pressure Regulation«, Hrsg.: Donald S. Davis / John L. Reid, New York 1975, S. 300 — 306

570. Johnson, D.A.W.: »A Double-blind Comparison of Flupenthixol, Nortriptyline and Diazepam in Neurotic Depression«, in: APS, Vol. 59

(1979), Nr. 1, S. 1 — 8

571. Johnson, W.: »Toxic Amblyopia from Perphenazine (Fentazin)«, in: JMS, Vol. 106 (1960), Nr. 442, S. 352 — 354

572. Johnstone, Eve C. u.a.: »Cerebral Ventricular Size and Cognitive Impairment in Chronic Schizophrenia«, in: Lancet, 1976, II, 30. Oktober, S. 924 — 926

573. Jung, Carl Gustav: »Zur Psychogenese der Geisteskrankheiten«, Olten 1973

574. Jus, Andrzjei u.a.: »Epidemiology of Tardive Dyskinesia. Part I«, in: DiNS, Vol. 37 (1976), Nr. 4, S. 210 — 214

575. Jus, Andrzjei u.a.: »Epidemiology of Tardive Dyskinesia. Part II«, in: DiNS, Vol. 37 (1976), Nr. 5, S. 257 — 261

576. Juul-Jensen, Palle / Schou, Mogens: »Permanent Brain Damage After Lithium Intoxication«, in: BMJ, 1973, Nr. 5893, S. 673

577. K., P.: »Für die Zeit nach der Entlassung«, nachgedruckt in: Türspalt, 2. Jg. (1981), Nr. 3, S. 61

578. Kähler, Hans-Joachim: »Medizinisches Wörterbuch für Jedermann. Erklärung von Fachbegriffen aus der ärztlichen Praxis«, Wiesbaden 1982

579. Kaemmerer, E. / Maxion, H. / Wagensommer, Josef: »Nil nocere!: Akute medikamentös bedingte Krämpfe der Hals- , Zungen- und Schlundmuskulatur«, in: MMW, 107. Jg. (1965), Nr. 24, S. 1201 — 1203

580. Kahn, Eugen: »Emil Kraepelin. February 15, 1856 — October 7, 1926 — February 15, 1956«, in: AJP, Vol. 113 (1956), Nr. 4, S. 289 — 294

581. Kahn, Eugen: »Psychopathie und Revolution«, in: MMW, 66. Jg. (1919), Nr. 34, S. 968 — 969

582. Kaldewey, Walther: »Über die Aufgaben und die Bedeutung der deutschen Psychiatrie im allgemeinen und der psychiatrischen Außenfürsorge im besonderen«, in: AZPMz, Band 103 (1935), Nr. 7/8, S. 289 — 314

583. Kaldewey, Walther: »Psychiatrische Kurse für Kreisfürsorgerinnen«, in: WW, 8. Jg. (1935), Nr. 1/2, S. 1 — 4

584. Kaltenbach, Martin u.a.: »Psychopharmaka: Auf Dauer kardiotoxisch«, in: Selecta, 13. Jg. (1971), Nr. 12, S. 995

585. Kampf, D. / Albrecht, J. / Müller-Oerlinghausen, Bruno: »Klinischnephrologische Befunde bei Patienten mit Lithium-Langzeittherapie«, in: AF, 30. Jg. (1980), Nr. 8, S. 1225 — 1226

586. Kanig, Karl / Oesterle, Werner: »Der Einfluß von Psychopharmaka auf den Gehirnstoffwechsel«, in: PNP, 4. Jg. (1971), Nr. 3, S. 105 — 122

587. Kanowski, Siegfried / Paur, R.: »Erfahrungen mit Fluspirilene in der Gerontopsychiatrie«, in: PNP, 13. Jg. (1980), Nr. 3, S. 137 — 143

588. Kapp, Wolfgang / Leickert, Karl Heinz: »Das Parkinson-Syndrom. Neurochemie — Klinik — Therapie«, Stuttgart/New York 1971

589. Katz, Sidney: »Shock Therapy: Does it Blow Your Mind?«, in: Toronto Star vom 17. April 1976, S. B1

590. Kaul, Friedrich Karl: »Nazimordaktion T 4. Ein Bericht über die erste industriemäßig durchgeführte Mordaktion des Naziregimes«, Berlin (DDR) 1973

591. Kelstrup, Anders: »Galskab, Psykiatri, Galebevegelse — en skitse af galskabens og psykiatriens historie«, Kopenhagen 1983

592. Kemali, D. / Scarlato, G.: »Histological and Histochemical Studies on the Nervous System of Rabbits Treated with Chlorpromazine, Reserpine and Total Rauwolfia«, in: »Psychotropic Drugs«, Hrsg.: S. Garattini / V. Ghetti, Amsterdam 1957, S. 470 — 471

593. Kemali, D. / Scarlato, G. / Pariante, F.: »Aspetti istologici ed istochemici del sistema nervoso dopo somministrazione di chlorpromazina, reserpina e rauwolfia serpentina«, in: AN, Vol. 13 (1958), S. 414 — 422

594. Kendler, Kenneth S.: »A Medical Student's Experience with Akathisia«, Brief an den Herausgeber, in: AJP, Vol. 133 (1976), Nr. 4, S. 454 — 455

595. Kennedy, Cyril J.C. / Anchel, David: »Regressive Electric-Shock in Schizophrenics Refractory to Other Shock Therapies«, in: PQ, Vol. 22 (1948), S. 317 — 320

596. Ketai, Richard / Matthews, John / Mozdzen, John F. jun.: »Sudden Death in a Patient Taking Haloperidol«, in: AJP, Vol. 136 (1979), Nr. 1, S. 112 — 113

597. Kety, Seymour S. / Schmidt, Carl F.: »The Nitrous Oxide Method for the Quantitative Determination of Cerebral Blood Flow in Man: Theory, Procedure and Normal Values«, in: Journal of Clinical Investigation, Vol. 27 (1948), Nr. 4, S. 476 — 483

598. »Chemische Keulen für Zivilschutz«, in: Spiegel, 36. Jg. (1982), Nr. 32, S. 156

599. Keupp, Heinrich: »Modellvorstellungen von Verhaltensstörungen: 'Medizinisches Modell' und mögliche Alternativen«, in: »Handbuch der Verhaltenstherapie«, Hrsg.: Christoph Kraiker, 2. Aufl., München 1974, S. 117 — 148

600. »KG-Urteil vom 1.6.1981 — 20 U 98/81 (nicht rechtskräftig)«, in: NJW, 34. Jg. (1981), Nr. 46, S. 2521 — 2524

601. Kielholz, Paul: »Klassifizierung der depressiven Verstimmungszustände«, in: **1025**, S. 341 — 346

602. Kielholz, Paul: »Bestätigt die klinische Pharmakopsychiatrie die Kraepelinsche Dichotomie?«, in: »Zur Kritik der psychiatrischen Nosologie. Konferenz auf Schloß Hugenpoet am 25. Oktober 1974«, Hrsg.: Kurt Heinrich, Stuttgart/New York 1975, S. 43 — 49

603. Kiernan, Thomas: »Psychotherapie. Kritischer Führer durch Theorien und Praktiken«, Frankfurt am Main 1978

604. Kirchhoff, Theodor: »Deutsche Irrenärzte. Einzelbilder ihres Lebens und Wirkens«, Band 1, Berlin 1921

605. Kishore, Baldev / Dhillon, A.K.: »Clinical Efficacy of Pimozide in Hospitalized Chronic Schizophrenics«, in: Indian Journal of Psychiatry, Vol. 15 (1973), S. 311 — 318

606. Klee, Ernst: »'Bis ins letzte Bett geprügelt'. Hadamar, eine Anstalt mit schlimmer Vergangenheit, wurde zum Fall für den Staatsanwalt«, in: Zeit, 35. Jg. (1980), Nr. 2, S. 12

607. Klee, Ernst: »'Nicht noch einen! Es ist tödlich!' Für die Elektroschock-Therapie gibt es keine wissenschaftlich fundierten Argumente«, in: Zeit, 37. Jg. (1982), Nr. 12, S. 64

608. Klee, Ernst: »'Euthanasie' im NS-Staat. Die 'Vernichtung lebensunwerten Lebens'«, Frankfurt am Main 1983

609. Klee, Ernst: »Wenn Patienten den Mund aufmachen«, in: Ph, 4. Jg. (1977), Nr. 4, S. 36 — 44

610. Klee, Ernst: »Psychiatrie-Report«, Frankfurt am Main 1978

611. Kleinsorge, Hellmuth / Rösner, Klaus: »Die Phenothiazinderivate in der Inneren Medizin — Zur Anwendung der sogenannten 'Winterschlafmittel' —«, Jena 1956

612. Kleinsorge, Hellmuth / Rösner, Klaus: »Die Phenothiazinderivate in der Medizin. Klinik und Experiment«, Jena 1958

613. Klerman, Gerald L.: »Defining Schizophrenia«, in: **715**, S. 3 — 12

614. Klinksiek, Fritz: »Klinische und soziale Merkmale von psychiatrischen Patienten mit extrem kurzer Hospitalisierungsdauer. Untersuchungen über 161 Patienten der UNK Tübingen und 115 Patienten des PLK Zwiefalten«, Dissertation an der Universität Tübingen 1973

615. Knoll, Josef / Knoll, Berta: »Methode zur Untersuchung der spezifisch depressiven Wirkung von 'Tranquilizern' auf das Zentralnervensystem«, in: AF, 8. Jg. (1958), Nr. 6, S. 330 — 333

616. Knoll AG: »Akineton. Akineton retard. Parkinsonsyndrom — Medikamentös bedingte extrapyramidale Symptome«, Werbebroschüre der Herstellerfirma, Ludwigshafen, März 1980

617. Knoll AG: »Akineton retard. Dragées«, Werbezettel 13.12.76/51U der Herstellerfirma, Ludwigshafen 1976

618. Knoll AG: »Akineton Knoll«, Werbeanzeige der Herstellerfirma, in: Nervenarzt, 43. Jg. (1972), Nr. 7, S. A32

619. Knoll AG: »Akineton — Sormodren — Akineton retard. Dosierungshinweise«, Werbefaltblatt der Herstellerfirma, Ludwigshafen, Mai 1980

620. Knoll Pharmaceutical Company: »Akineton (Biperiden). When a Tranquilized Patient ...«, Werbeanzeige der Herstellerfirma, in: AJP, Vol. 125 (1968), Nr. 4, S. 5

621. Knoll Pharmaceutical Company: »The Face of Drug-Induced Parkinsonism Can be Changed with ... Akineton (Biperiden)«, Werbeanzeige der Herstellerfirma, in: AJP, Vol. 130 (1973), Nr. 10, S. A35

622. Koch, Egmont R.: »Verdacht gegen Valium. Geht die Ära der Beruhigungsmittel à la Valium abrupt zu Ende?«, in: Zeit, 37. Jg. (1981), Nr. 12, S. 62

623. Koelbing, Huldrych M.: »Arzt und Patient in der antiken Welt«, Zürich/München 1977

624. Kollias, James / Bullard, Robert W.: »The Influence of Chlorpromazine on the Physical and Chemical Mechanisms of Temperature Regulation in the Rat«, in: Journal of Pharmacology and Experimental Therapeutics, Vol. 145 (1964), Nr. 3, S. 373 — 381

625. Kommission für Verstösse der Psychiatrie gegen Menschenrechte e.V.: Pressemitteilungen (Faksimile-Abdruck), in: Siegfried Kurtschinski u.a.: »Alptraumfabrik«, Karlsruhe 1978, S. 115 — 158

626. Korenyi, Charles / Lowenstein, Bert: »Chlorpromazine Induced Diabetes«, in: DiNS, Vol. 29 (1968), Nr. 12, S. 827 — 828

627. Kotin, Joel u.a.: »Thioridazine and Sexual Dysfunction«, in: AJP, Vol. 133 (1976), Nr. 1, S. 82 — 85

628. Koukkou, Martha / Angst, Jules / Zimmer, D.: »Paroxysmal EEG Activitiy and Psychopathology During the Treatment with Clozapine«, in: PNP, 12. Jg. (1979), Nr. 2, S. 173 — 183

629. Krämer, Dietrich: Persönliche Mitteilung

630. Kraepelin, Emil: »Die psychiatrischen Aufgaben des Staates«, Jena 1900

631. Kraepelin, Emil: »Über Entwurzelung«, in: ZsNP, Band 63 (1921), S. 1 — 8

632. Kraepelin, Emil: »Die Erforschung psychischer Krankheitsformen«, in: ZsNP, Band 51 (1919), S. 224 — 246

633. Kraepelin, Emil: »Hundert Jahre Psychiatrie«, in: ZsNP, Band 38 (1918), S. 161 — 275

634. Kraepelin, Emil: »Psychiatrie. Ein Lehrbuch für Studierende und Ärzte«, Band 1, 8., vollständig umgearbeitete Aufl., Leipzig 1909

635. Kraepelin, Emil: »Psychiatrische Randbemerkungen zur Zeitgeschichte«, in: Süddeutsche Monatshefte, 16. Jg. (1919), Nr. 9, S. 171 — 183

636. Kranz, Heinrich: »Schlußwort«, in: **73**, S. 201 — 202

637. Kranz, Heinrich Wilhelm: »'Die Gemeinschaftsunfähigen' (Ein Beitrag zur wissenschaftlichen und praktischen Lösung des sog. 'Asozialenproblems'). 1. Teil: Materialübersicht und Problemstellung«, (Heft 2 der Schriftenreihe des Giessener Instituts für Erb- und Rassenpflege) Gießen 1939

638. Kranz, Heinrich Wilhelm: »Das Problem des 'Gemeinschaftsunfähigen' im Aufartungsprozeß unseres Volkes«, in: Nationalsozialistischer Volksdienst, 7. Jg. (1940), Nr. 4, S. 61 — 66

639. Kreppel, E.: »Tierexperimenteller Beitrag zum Wirkungsspektrum einiger Butyrophenon-Derivate«, in: AF, 16. Jg. (1966), Nr. 2a, S. 257 — 258

640. Kretschmer, Bärbel: »Erfassung konkreter Arbeits- und Lebensbedingungen in ihrer Bedeutung für psychische Störungen. Teil II: Hausarbeit, Soziale Kontakte, Partnerschaft«, unveröffentlichte Diplomarbeit am Psychologischen Institut der TU Berlin 1980

641. Kretschmer, Ernst: »Das apallische Syndrom«, in: ZbNP, Band 169 (1940), S. 576 — 579

642. Krey, W.-D.: »Erfahrungen mit einem Psychopharmakon in der Kinderklinik«, Sonderdruck nach: MW, 1971, Nr. 31/32, S. 1243 — 1245

643. »Der Krieg gegen die psychisch Kranken. Nach 'Holocaust': Erkennen — Trauern — Begegnen«, verfaßt und zusammengestellt von Klaus Dörner u.a., Rehburg-Loccum 1980

644. Kristjansen, P.: »Social Behaviour in Schizophrenia. The Influence of Pimozide (Orap)«, in: Clinical Trials Journal, Vol. 8 (1971), Supplement II, S. 61 — 66

645. Kruckenberg, Peter: »Keine Zeit für Utopien?« Referat, Abschlußplenum Mannheimer Kreis 84 in Bremen, in: RDGSP, Nr. 25 (Juni 1984), S. 13 — 16

646. Kruse, Gunther: »Situation und Aufgaben sozialpsychiatrischer Beratungsstellen am Beispiel der Beratungsstelle Linden (Hannover)«, in: Jahrbuch für kritische Medizin 1980 (Argument Sonderband 53), S. 188 — 203

647. Kruse, Walter: »Beobachtungen an 140 mit Fluphenazin behandelten Schizophrenen. Unter besonderer Berücksichtigung der medikamentös bedingten extrapyramidalen Symptome«, in: Nervenarzt, 34. Jg. (1963), Nr. 6, S. 276 — 280

648. Kryspin-Exner, Kornelius / Masarik, J.: »Psychopharmakotherapie der chronischen Abstinenzsyndrome«, Erfahrungsbericht aus dem Jahre 1971, Broschüre der Troponwerke, Köln o.J.

649. Kuhn, Roland: »Über die psychischen Auswirkungen leichten chronischen Sauerstoffmangels«, in: Aktuelle Fragen der Psychiatrie und Neurologie, 2.Jg. (1965), S. 122 — 143

650. Kuhn, Roland: »Roland Kuhn«, in: »Psychiatrie in Selbstdarstellungen«, Hrsg.: Ludwig Pongratz, Bern/Stuttgart/Wien 1977, S. 219 — 257

651. Kulenkampff, Caspar / Tarnow, Gerd: »Ein eigentümliches Syndrom im oralen Bereich der Megaphenapplikation«, in: Nervenarzt, 27. Jg. (1956), Nr. 4, S. 178 — 180

652. Kulhanek, F. u.a.: »Zur Interaktion von Kaffee- und Teeinfusen mit Neuroleptika«, in: Deutsche Apotheker Zeitung, 120. Jg. (1980), Nr. 38, S. 1771 — 1777

653. Kullander, Stig / Källén, Bengt: »A Prospective Study of Drugs and Pregnancy. I. Psychopharmaca«, in: Acta Obstetricia et Gynecologica Scandinavica, Vol. 55 (1976), S. 25 — 33

654. »Kurzbericht über die 4. Jahreshauptversammlung in Köln vom 25. bis 27.9.1938. Verhandlungen der Gesellschaft Deutscher Neurologen und Psychiater«, in: AZPG, Band 111 (1939), Nr. 1/2, S. 178 — 227

655. Kuschinsky, Klaus: »Zum zellulären Wirkungsmechanismus von Neuroleptika«, in: DMW, 100. Jg. (1975), Nr. 25, S. 1405 — 1408

656. Labhardt, Felix: »Die Largactiltherapie bei Schizophrenien und anderen psychotischen Zuständen«, in: **667**, S. 309 — 338

657. Labhardt, Felix: »Technik, Nebenerscheinungen und Komplikationen der Largactiltherapie«, in: **667**, S. 338 — 345

658. Laborit, Henri: »Potenzierte Narkose und künstlicher Winterschlaf«, in: **1079**, S. 41 — 58

659. Laehr, Heinrich: »Über Irrsein und Irrenanstalten«, Halle 1852

660. Landespressedienst Berlin: »Weitere Verbesserung der psychiatrischen Versorgung«, Bildschirmtext des Presseamtes 660, Nr. 12 (KR-KB), Presse- und Informationsamt des Landes Berlin, 17. Januar 1984

661. Langbein, Kurt u.a.: »Gesunde Geschäfte. Die Praktiken der Pharma-Industrie«, Köln 1981

662. Langbein, Kurt u.a.: »Bittere Pillen. Nutzen und Risiken der Arzneimittel — Ein kritischer Ratgeber«, Köln 1983

663. Lange, Ehrig u.a.: »Klinische Erfahrungen mit Leponex«, in: Psychiatrie, Neurologie und medizinische Psychologie, 27. Jg. (1975), Nr. 6, S. 360 — 365

664. Langenegger, Florian: »Doktor, Tod und Teufel. Vom Wahnsinn und von der Psychiatrie in einer vernünftigen Welt«, Frankfurt am Main 1983

665. »Dem Langzeitgedächtnis auf der Spur«, in: Deutsche Universitäts-Zeitung, 37. Jg. (1982), Nr. 14, S. 23

666. Lapon, Lenny: »Psychiatry: Tool of Fascism«, in: MNN, Vol. 6 (1982), Nr. 5, S. 1 u. 3 — 4

667. »Largactil-Symposion in der psychiatrischen Universitätsklinik Basel am 28. November 1953«, in: SANNP, Band 73 (1954), Nr. 1/2, S. 288 — 369

668. Lauter, Hans / Middelhoff, Hans Dieter: »Cerebrale Anfälle bei der Lithiumtherapie«, in: Nervenarzt, 40. Jg. (1969), Nr. 11, S. 549 — 551

669. Leestma, Jan E. / Koenig, Kenneth L.: »Sudden Death and Phenothiazines. A Current Controversy«, in: AGP, Vol. 18 (1968), Nr. 2, S. 137 — 148

670. Legewie, Heiner: »Die Anwendung faktorenanalytischer Methoden in der Neuropsychopharmakologie«, in: AF, 16. Jg. (1966), Nr. 2a, S. 281 — 284

671. Legewie, Heiner: »Gemeindepsychologische Lebensweltanalyse — Feldforschung im Berliner Stephanviertel«, in dieser Form unveröffentlichtes Manuskript zum Vortrag, gehalten auf dem 2. Kongreß für Klinische Psychologie und Psychotherapie, Berlin 1982

672. Legewie, Heiner: »Gemeindepsychologische Lebensweltanalysen. Plädoyer für einen Perspektivenwechsel in der epidemiologischen Feldforschung«, Bericht vom 2. Kongreß für Klinische Psychologie und Psychotherapie in Berlin 1982, in: »Gemeindepsychologische Perspektiven«, Hrsg.: Detlev Kommer / Bernd Röhrle, Band 3 (»Ökologie und Lebenslagen«) , Köln/Tübingen 1983, S. 222 — 230

673. Lehmann, E. u.a.: »Wirkungsdifferenzen bei Hoch- und Standarddosierung von Fluphenazin-Decanoat in Abhängigkeit von Patienten-Merkmalen«, in: PNP, 13. Jg. (1980), Nr. 3, S. 117 — 129

674. Lehmann, Heinz E.: »Ein hemmendes Mittel zur Kontrolle und Behandlung psychomotorischer Erregungszustände (Chlorpromazine, Largactil, Thorazine, Megaphen)«, in: Nervenarzt, 25. Jg. (1954), Nr. 8, S. 322 — 330

675. Lehmann, Heinz E.: »Therapeutic Results with Chlorpromazine (Largactil) in Psychiatric Conditions«, in: CMAJ, Vol. 72 (1955), Nr. 2, S. 91 — 99

676. Lehmann, Heinz E.: »Psychopharmcological Treatment of Schizophrenia«, in: SB, 1975, Nr. 13, S. 27 — 45

677. Lehmann, Peter: »Ermittlung in Sachen 'Leponex' (Chemischer Name für Leponex: Clozapin)«, in: IO, Heft 2 (1983), S. 44 — 47

678. Lehmann, Peter: »Der Kampf um den Einblick in meine 'Kranken'-Akte«, in: IO, Heft 1 (1981), S. 36 — 37

679. Lehmann, Peter / Fexer, Helmut: »Lithium — der große Beschützer?«, in: IO, Heft 3 (1987), S. 47 — 49

680. Lehmann, Peter: »Psychiatrieakten zu Geheimakten erklärt. Richter bekommen in letzter Minute Panik vor der Wahrheit über die Psychiatrie«, in: IO, Heft 2 (1983), S. 50 — 54

681. Lehmann, Peter: »Was Sie schon immer über Psychopharmaka wissen wollten — aber Ihnen kein Psychiater zu sagen wagte. Wirkungen und 'Neben'-Wirkungen der Psychopharmaka«, in: IO, Heft 1 (1981), S. 16 — 21

682. Lehmann, Peter: »Das Seelenheil des Patienten gebietet Schweigen«, in: »Selbstbestimmung in der Offensive. Frauenbewegung — Selbsthilfe — Patientenrechte« (Dokumentation des Gesundheitstages Berlin 1980, Band 5), Hrsg.: Birgit Kerstan / Helga Wilde, Berlin 1981, S. 237 — 247

683. J.F. Lehmanns Verlag (München), Werbezettel zu: **66**

684. Lembeck, Fred: »Pathophysiologische und pharmakologische Probleme«, in: **1004**, S. 1 — 34

685. Lenz, Fritz: »Zur Frage eines Sterilisierungsgesetzes«, in: Eugenik, Band 3 (1933), Nr. 4, S. 73 — 76

686. Lerch, Otto: »Rational Therapy«, New York 1919

687. Leuenberger, Adolf / Labhardt, Felix: »Psychopharmaka und Glaukom«, in: Therapeutische Umschau, 22. Jg. (1965), Nr. 4, S. 184 — 185

688. Lexer, Erich: »Die Eingriffe zur Unfruchtbarmachung beim Manne und zur Entmannung«, in: **346**, S. 219 — 223

689. »Lexikon der Medizin und Gesundheit«, Hrsg.: Lexikon-Institut Bertelsmann, ungekürzte Sonderausgabe, Gütersloh/Berlin/München/Wien 1972

690. »Lexikon der Psychiatrie. Gesammelte Abhandlungen der gebräuchlichsten psychopathologischen Begriffe«, Hrsg.: Christian Müller, Berlin/Heidelberg/New York 1973

691. L'Hirondel, J. u.a.: »Ictere neonatal a la chlorpromazine«, in: Archives Francaises de Pédiatrie, t 25 (1968), Nr. 10, S. 1171 — 1177

692. Lieser, Heinz: »Über die synergistische Megaphen-Krampfbehandlung«, in: Nervenarzt, 27. Jg. (1956), Nr. 2, S. 69 — 72

693. Linde, Otfried K.: »Zum Stand der Psychopharmakologie — Portrait eines Neuroleptikums«, Sonderdruck nach: Pharmazeutische Zeitung, 121. Jg. (1976), Nr. 43, S. 1695 — 1704

694. Linden, Michael: »Informationen und Einschätzungen von Patienten über Nebenwirkungen von Neuroleptika«, in: AF, 30. Jg. (1980), Nr. 8, S. 1195

695. Lindsay, Jeanne: »My Own Experience«, in: MNN, Vol. 7 (1983/1984), Nr. 3, S. 10 — 12

696. Linn, Margaret W. / Klett, C. James / Caffey, Eugene M. jun.: »Foster Home Characteristics and Psychiatric Patient Outcome. The Wisdom of Gheel Confirmed«, in: AGP, Vol. 37 (1980), Nr. 2, S. 129 — 132

697. Linn, Margaret W. u.a.: »Day Treatment and Psychotropic Drugs in the Aftercare of Schizophrenic Patients«, in: AGP, Vol. 36 (1979), Nr. 10, S. 1055 — 1066

698. »Rote Liste 1979«, Hrsg.: Bundesverband der Pharmazeutischen Industrie e.V., Aulendorf (Württemberg) 1979

699. »Rote Liste 1984«, Hrsg.: Bundesverband der Pharmazeutischen Industrie e.V., Aulendorf (Württemberg) 1984

700. »Liste der Essential Drugs. Modell-Liste der Weltgesundheitsorganisation (WHO) der unentbehrlichen Medikamente für die Arzneimittelversorgung in Entwicklungsländern«, in: Demokratisches Gesundheitswesen, 1981, Nr. 6, S. VII

701. »Lithium-Salze bergen Gefahren für die Niere«, in: Selecta, 23. Jg. (1980), Nr. 41, S. 3573

702. Liungman, Carl G.: »Sozialprodukt Geisteskrankheit. Ursachen psychischer Störungen und Methoden der Psychiatrie«, Reinbek bei Hamburg 1977

703. Lombroso, Cesare: »Genie und Irrsinn in ihren Beziehungen zum Gesetz, zur Kritik und zur Geschichte«, nach der 4. Aufl. des italienischen Originaltextes, Leipzig (vermutlich) 1887

704. »Another Look at Lithium«, in: Medical Letter on Drugs and Therapeutics, Vol. 22 (1980), Nr. 4, S. 17 — 19

705. Loos, Rudolf G.: »Über die Beeinflussung der Nebenerscheinungen im Verlaufe einer Medikation mit Neuroleptika durch Dihydergot (DHE 45)«, in: Praxis (Bern), 48. Jg. (1959), Nr. 14, S. 344 — 345

706. Lücking, C.H.: »Medikamentöse Therapie des Parkinson-Syndroms«, in: Pharmakotherapie, 1. Jg. (1978), Nr. 4, S. 182 — 189

707. Lundberg, Harald: »Untersuchung über die pharmakologischen Eigenschaften des Methylenblaus«, in: CZ, 95. Jg. (1924), Band II, S. 497

708. Lydecken, Kivi / Leppo, Kimmo / Linkola, Antti: »Trial of Thioxanthene Derivates in Deep Oligophrenia«, ins Englische übersetzter Sonderdruck der Troponwerke Köln nach: NPT, Vol. 20 (1966), S. 314 — 322

709. M.M.: »'Bewußtsein der Todesnähe'«, in: Ph, 4. Jg. (1977), Nr. 6, S. 36

710. MacDonald, Carlos F.: »President's Address«, in: American Journal of Insanity, Vol. 71 (1914), Nr. 1, S. 9

711. Mackiewicz, J. / Gershon, S.: »An Experimental Study of the Neuropathological and Toxicological Effects of Chlorpromazine and Reserpine«, in: JN, Vol. 5 (1963/1964), S. 159 — 169

712. Maddox, Paul F.: »Treatment of Emotional Disorders with Chlorprothixene«, in: JN, Vol. 5 (1963), September/Oktober, S. 92 — 95

713. Madness Network News, Vol. 7 (1983), Nr. 1 (Schwerpunktthema: Elektroschock)

714. Malin, Jean-Pierre / Rosenberg, L.: »Multidimensionale pharmakopsychiatrische Untersuchungen mit dem Neuroleptikum Perazin. 5. Mitteilung: Beeinflussung der ventrikulären Erregungsrückbildung im Elektrokardiogramm«, in: PNP, 7. Jg. (1974), Nr. 1, S. 42 — 49

715. »Management of Schizophrenia — A Symposium. Toronto, Canada / May 1982«, Hrsg.: TransMedica, Inc., New York 1982

716. Mann, Stephen C. / Cohen, Michael M. / Boger, William P.: »The Danger of Laryngeal Dystonia«, Brief an den Herausgeber, in: AJP, Vol. 136 (1979), Nr. 10, S. 1344 — 1345

717. Markman, Allen: »The Origin of Lobotomy«, in: MNN, Vol. 6 (1982/1983), Nr. 6, S. 9

718. Martin, J.B. u.a.: »Intoxication neonatale par certaines therapeutiques psychotropes maternelles«, in: Pédiatrie, t 29 (1974), S. 147 — 157

719. Mathalone, M.B.R.: »Eye and Skin Changes in Psychiatric Patients Treated with Chlorpromazine«, in: British Journal of Ophthalmology, Vol. 51 (1967), Nr. 2, S. 86 — 93

720. Matiar-Vahar, H.: »Über eine durch Akineton ausgelöste Psychose schizophrener Prägung«, in: Nervenarzt, 32. Jg. (1961), Nr. 10, S. 473 — 475

721. Matussek, N. / Greil, W.: »Biochemische Wirkungsmechanismen und Pharmakokinetik von Psychopharmaka«, in: AF, 25. Jg. (1975), Nr. 7a, S. 1178 — 1184

722. Mauthe, J. / Rether, E. / Winter, E.: »Die erzwungene Neuroleptikaumstellung. Zur Problematik der Therapie mit Clozapin«, in: AF, 30. Jg. (1980), Nr. 8, S. 1209

723. Mayr, F. / Lechner, K.: »Zur Frage der Provokation bei Temporallappen-Epilepsie im EEG«, in: WKW, 47. Jg. (1954), Nr. 47, S. 903 — 906

724. McNeil Laboratories, Inc.: »How Can You Help Him if he Refuses Medication? Haldol (Haloperidol)«, Werbeanzeige der Herstellerfirma, in: AJP, Vol. 125 (1968), Nr. 6, S. 194 — 196

725. »Medizin und Nationalsozialismus. Tabuisierte Vergangenheit — Ungebrochene Tradition?«, Dokumentation des Gesundheitstages Berlin 1980, Band 1, Hrsg.: Gerhard Baader / Ulrich Schultz, Berlin 1980

726. »Medizin ohne Menschlichkeit. Dokumente des Nürnberger Ärzteprozesses«, Hrsg.: Alexander Mitscherlich / Fred Mielke, Frankfurt am Main 1978

727. Meduna, Ladislas Joseph von: »Carbon Dioxide Therapy«, Springfield (Illinois) 1950

728. Meduna, Ladislas Joseph von: »Shock Treatment in Psychiatry«, unveröffentlichte Ansprache an die R.M.P.A., London, Juni 1958

729. Meduna, Ladislas Joseph von: »Versuche über die biologische Beeinflussung des Ablaufs der Schizophrenie. I. Campher- und Cardiazolkrampf«, in: ZsNP, Band 152 (1935), S. 235 — 262

730. Mehta, Dinesh u.a.: »Cardiac Arrhythmia and Haloperidol«, in: AJP, Vol. 136 (1979), Nr. 11, S. 1468 — 1469

731. Meier-Ruge, W. / Kalberer, F. / Cerletti, Aurelio: »Mikrohistoautoradiographische Untersuchungen über die Verteilung von tritiummarkierten Phenothiazinen im Auge«, in: Experimentia, 22. Jg. (1966), Nr. 3, S. 153 — 155

732. Meinert, Günter: »Chronisch«, Gedicht, in: Eibenhof-Kurier (Berlin), Nr. 5 (August 1981)

733. Mende, Werner: »Forensisch-psychiatrische Fragen bei Sterilisation und Kastration«, in: Nervenarzt, 40. Jg. (1969), Nr. 10, S. 463 — 466

734. »Wo der Mensch zum Wegwerf-Produkt wird«, BZ (Berliner Zeitung) vom 16. November 1984, S. 68

735. »Menschenrechte in der Welt — Konventionen, Erklärungen, Perspektiven. Dokumentation«, Hrsg.: Auswärtiges Amt der Bundesregierung, Referat Öffentlichkeitsarbeit, 5., überarbeitete Aufl., Bonn, September 1983

736. Menuck, M.: »Laryngeal-Pharyngeal Dystonia and Haloperidol«, Brief an den Herausgeber, in: AJP, Vol. 138 (1981), Nr. 3, S. 394 — 395

737. Merck, E.: »Decentan-Depot. Decentan«, Werbebroschüre der Herstellerfirma, Darmstadt, Dezember 1981

738. Merck, E.: »Langzeit-Therapie und Rezidiv-Prophylaxe bei schizophrenen Psychosen: Decentan Depot«, Werbeanzeige der Herstellerfirma, in: FNP, 47. Jg. (1979), Nr. 1, S. IV

739. Merlis, Sidney: »Chlorpromazine and Mental Health. Proceedings of the Symposium Held Under the Auspices of Smith, Kline & French Laboratories, June 6, 1955, Warwick Hotel Philadelphia, Pennsylvania«, Philadelphia 1955

740. Meyer, Hans-Hermann: »Die Winterschlafbehandlung in der Psychiatrie und Neurologie«, Sonderdruck nach: DMW, 78. Jg. (1953), Nr. 33/34, S. 1097 — 1100

741. Meyer-Ahrens, Conrad: »Die Bergkrankheit, oder der Einfluß des Ersteigens großer Höhen auf den thierischen Organismus«, Leipzig 1854

742. »Meyers kleines Konversationslexikon«, 3 Bände, 6., gänzlich umgearbeitete u. vermehrte Aufl., Leipzig/Wien 1899

743. »Meyers großes Universallexikon in 15 Bänden mit Atlasband, 4 Ergänzungsbänden und Jahrbüchern«, Hrsg.: Lexikonredaktion des Bibliographischen Instituts, Band 5 und 9, Mannheim/Wien/Zürich 1982 und 1983

744. Michaux, L. u.a.: »Etude sur l'utilisation et l'activite therapeutique de l'oenanthate de fluphenazine, neuroleptique d'action prolongee, dans les psychoses de l'enfant«, in: Revue de Neuropsychiatrie Infant et d'Hygiene Mentale de l'Enfance, t 19 (1971), S. 351 — 359

745. Mikulicz-Radecki, Felix von: »Die Sterilisierung bei der Frau«, in: K.H. Bauer / Felix von Mikulicz-Radecki, »Die Praxis der Sterilisierungs-Operationen«, Leipzig 1936, S. 61 — 149

746. Miller, Jenny: »Lynette Miller: Killed by Psychiatry«, in: MNN, Vol. 6 (1982/1983), Nr. 6, S. 8 — 9

747. »Mitteilung zur Kenntnisnahme Nr. 655 des Senats von Berlin über Psychiatrieplanung in Berlin«, in: Abgeordnetenhaus von Berlin, 9. Wahlperiode, Drucksache 9/2052, Mitteilungen des Präsidenten — Nr. 219 — vom 7. September 1984, S. 7 — 38

748. Möckel: »Die Aufgaben der Heil- und Pflegeanstalten im Vierjahresplan und in der Kriegswirtschaft«, in: AZPG, Band 113 (1939), Nr. 3/4, S. 373 — 386

749. Moeller, Michael Lukas: »Krankheitsverhalten bei psychischen Störungen und die Organisation psychotherapeutischer Versorgung«, in: Nervenarzt, 43. Jg. (1972), Nr. 7, S. 351 — 360

750. Moeller, Michael Lukas: »Anders helfen — Selbsthilfegruppen und Fachleute arbeiten zusammen«, Stuttgart 1981

751. Moeller, Michael Lukas: »Selbsthilfegruppen. Selbstbehandlung und Selbsterkenntnis in eigenverantwortlichen Kleingruppen«, Reinbek bei Hamburg 1978

752. Moll, Jochen: »Erste Erfahrung mit dem therapeutischen Reiten in einem Psychiatrischen Krankenhaus«, in: Nervenarzt, 43. Jg. (1972), Nr. 11, S. 599

753. Monro, Thomas: »Chapters in the History of the Insane in British Isles«, London 1882

754. Moore, Matthew T. / Book, Harold M.: »Sudden Death in Phenothiazine Therapy (A Clinicopathologic Study of 12 Cases)«, in: PQ, Vol. 44 (1970), Nr. 3, S. 389 — 402

755. »Der sanfte Mord. Psycho-Drogen: 'Ins Nichts gerissen'«, in: Spiegel, 34. Jg. (1980), Nr. 12, S. 98 — 124

756, Morrison, S. Bergen: »Transient Visual Symptoms Associated with Melleril Medication«, in: AJP, Vol. 116 (1960), Nr. 11, S. 1032 — 1033

757. Mosher, Loren M.: »Schizophrenie: Aktuelle Forschungsrichtungen«, in: »Psychiatrie in Praxis und Klinik«, Band 1, Hrsg.: Alfred M. Freedman u.a., Stuttgart 1984, S. 259 — 278

758. Mowbray, Robert Murdoch: »Historical Aspects of Electric Convulsant Therapy«, in: Scottish Medical Journal, Vol. 4 (1959), Nr. 7/8, S. 373 — 378

759. Moyer, John H. / Kinross-Wright, Vernon / Finney, Milton: »Chlorpromazine as a Therapeutic Agent in Clinical Medicine«, in: Archives of Internal Medicine, Vol. 95 (1955), Nr. 2, S. 202 — 218

760. Müldner, H. / Weber, J. / Wiemann, H.: »Ergebnisse einer offenen multizentrischen Studie mit dem Langzeitneuroleptikum Decentan-Depot«, Sonderdruck nach: Therapiewoche, 30. Jg. (1980), Nr. 47, S. 7992 — 7997

761. Müller, Christian: »Über psychische Stimulation oder Dämpfung bei Sauerstoffmangel und ihre Beziehung zu psychopharmakologischen Problemen«, in: APZN, Band 204 (1963), S. 199 — 208

762. Müller, Jörg: »Körperliche Krankheiten und ihre seelischen Ursachen«, München 1981

763. Müller, Martin / Gebhard, J.: »Zur Testung depressiv auf das Zentralnervensystem wirkender Pharmaka«, in: Psychopharmacologia, Vol. 1 (1960), Nr. 5, S. 419 — 428

764. Müller, Peter / Heipertz, Rainald: »Zur Behandlung manischer Psychosen mit Clozapin«, in: FNP, 45. Jg. (1977), Nr. 7, S. 420 — 424

765. Müller, Peter u.a.: »Die neuroleptische Rezidivprophylaxe schizophrener Psychosen. Vorläufige Mitteilung«, in: Nervenarzt, 48. Jg. (1977), Nr. 10, S. 560 — 561

766. Müller, W.: »Ganglienzellveränderungen nach Megaphengabe und Unterkühlung bei der Katze«, in: Zentralblatt für Neurochirurgie, 14. Jg. (1954), S. 348

767. Müller-Oerlinghausen, Bruno u.a.: »Zum Einfluß langfristiger Behandlung mit Neuroleptika oder Lithiumsalzen auf den Kohlehydratstoffwechsel«, in: AF, 28. Jg. (1978), Nr. 9, S. 1522 — 1524

768. Müller-Oerlinghausen, Bruno: »Labormedizinische Methoden für ein Drug Monitoring in der Psychiatrie«, in: AF, 30. Jg. (1980), Nr. 8, S. 1176 — 1177

769. Müller-Oerlinghausen, Bruno: »Schäden nach langfristiger Behandlung mit Psychopharmaka«, in: AMI-Berichte, 1980, Nr. 1, S. 248 — 251

770. Mumenthaler, Marco: »Die Erscheinungen des Sauerstoffmangels, ein geschichtlicher Beitrag«, in: Gesnerus, 16. Jg. (1959), Nr. 1/2, S. 47 — 65

771. »Die Museen des Wahnsinns und die Zukunft der Psychiatrie«, Hrsg.: Manfred Max Wambach / Gert Hellerich / Wolfgang Reichel, Frankfurt am Main 1980

772. Myrianthopoulos, Ntinos C. / Kurland, Albert A. / Kurland, Leonard T.: »Hereditary Predisposition in Drug-Induced Parkinsonism«, in: Archives of Neurology, Vol. 6 (1962), Nr. 1, S. 5 — 9

773. Nachtsheim, Hans: »Warum Eugenik«, in: FM, 81. Jg. (1963), Nr. 18, S. 711 — 713

774. Nachtsheim, Hans: »Das Gesetz zur Verhütung erbkranken Nachwuchses aus dem Jahre 1933 in heutiger Sicht«, in: ÄM, 59. Jg. (1962), Nr. 33, S. 1640 — 1644

775. Nachtsheim, Hans: »Schlußwort«, in: ÄM, 60. Jg. (1963), Nr. 24, S. 1375 — 1378

776. Nachtsheim, Hans: »Sterilisation aus eugenischer Indikation«, Sonderdruck nach: Rheinisches Ärzteblatt, 10. Jg. (1956), Nr. 10, S. 215 — 219

777. Nachtsheim, Hans: »Für und wider die Sterilisierung aus eugenischer Indikation«, Stuttgart 1952

778. Nakajima, H. / Gad, I.: »Die pharmakologische Therapie des schizophrenen Formenkreises«, in: TG, 102. Jg. (1963), S. 665 — 672

779. Neumann, Harald: »Bemerkungen eines Krankenhauspsychiaters zur Dauermedikation schizophrener Kranker«, in: Me, Band 5 (1961), S. 328 — 334

780. Neumann, Karl Georg: »Die Krankheiten des Vorstellungsvermögens, systematisch bearbeitet«, Leipzig 1822

781. »Neuro-Psycho-Pharmacology. Proceedings of the Fifth International Congress of the Collegium Internationale Neuro-Psycho-Pharmacologicum, Washington D.C., 28.-31.März 1966«, International Congress Series Nr. 129, Amsterdam 1967

782. Nielsen, Johannes / Friedrich, Ursula / Tsuboi, Takayuki: »Chromosome Abnormalities and Psychotropic Drugs«, in: Nature (London), Vol. 218 (1968), Nr. 5140, S. 488 — 489

783. Nielsen, Johannes / Friedrich, Ursula / Tsuboi, Takayuki: »Chromosome Abnormalities in Patients Treated with Chlorpromazine, Perphenazine, and Lysergide«, in: BMJ, 1969, Nr. 5671, S. 634 — 636

784. Niemegeers, Carlos J.E. / Janssen, Paul A.J.: »Influence of Haloperidol (R 1625) and of Haloperidide (R 3201) on Avoidance and Escape Behaviour of Trained Dogs in a 'Jumping Box'«, in: Journal of Pharmacy and Pharmacology, Vol. 12 (1960), Nr. 12, S. 744 — 753

785. »Nieren-Insuffizienz: Gefahren durch Psychopharmaka«, in: Selecta, 9. Jg. (1967), Nr. 15, S. 1082

786. Nistico, G. / Marano, V. / Scapagnini, U.: »Flupentixol in Depression«, in: AN, Vol. 30 (1975), S. 102 — 108

787. Nitzschke, Bernd: »Die Zerstörung der Sinnlichkeit«, München 1981

788. »'Schade um sie — weg mit ihr' — NS-Euthanasie-Programm: Massenmord an Kranken und Behinderten«, in: Spiegel, 38. Jg. (1984), Nr. 8, S. 62 — 71

789. »Nürnberger Kodex«, in: **1040**, Anhang, S. 152 — 153

790. Oaks, David: »Thorazine, Mellaril, Haldol, Prolixin: Bizarre Facts About Neuroleptics«, in: MNN, Vol. 6 (1982/1983), Nr. 6, S. 11 — 13

791. Organon GmbH: »Tesoprel — Gebrauchsinformation«, Beipackzettel 84.075/028301 der Herstellerfirma, Oberschleißheim bei München 1983

792. Orzechowski, Gerhard: »Therapeutische Beobachtungen mit den Phenothiazinderivaten«, in: TG, 93. Jg. (1954), Nr. 4, S. 145 — 152

793. Otto, Klaus-Stephan / Rosenberg, Hans-Jürgen: »Geschichte der Sozialpsychiatrie«, unveröffentlichte Diplomarbeit am Psychologischen Institut der TU Berlin, Oktober 1974

794. P., Joachim: »Erfahrungsbericht«, Auszüge, in: MISUN, 1984, Oktober, S. 2 — 14

795. »Internationaler Pakt über bürgerliche und politische Rechte vom 19.12.1966«, Dokument der Vereinten Nationen, in: **735**, S. 34 — 48

796. Pándy, K.: »Die Irrenfürsorge in Europa«, Berlin 1908

797. »Panikpersonen sofort eliminieren! Über die Pläne der Militärpsychiatrie, die Ordnung des Staates zu sichern und die Ruhe an der Heimatfront aufrechtzuerhalten«, Hrsg.: Deutsche Gesellschaft für Sozialpsychiatrie (DGSP), Arbeitsgruppe 'Militärpsychiatrie', Wunstorf 1983

798. Papaspiropoulos, Spiridon: »Clinical Trial of Flupenthixol (Fluanxol) in the Treatment of Senile Dementia«, Übersetzung ins Englische nach: NPT, Vol. 28 (1974), S. 597 — 603

799. Pape, Erwin: »'Elektroschock ist keine Therapie (Breggin)'«, Sierksdorf an der Ostsee (Selbstverlag), April 1981

800. Pape, Erwin: »Es war psychiatrischer Massenmord«, in: **643**, S. 45 — 46

801. Pape, Erwin: »Militärpsychiatrie«, in: Türspalt, 3. Jg. (1982), Nr. 8, S. 26 — 28

802. Pape, Erwin: »Die westdeutsche Psychiatrische Anstalt als totale Institution«, Westerstede bei Oldenburg (Selbstverlag) 1972

803. Pape, Erwin: »Schock-Krampfbehandlungen und andere Hirnverstümmelungen — vom kath. Faschismus zu CIA und NATO«, Travemünde (Selbstverlag) 1985

804. Parkes, C. Murray / Brown, G.W. / Monck, E.M.: »The General Practitioner and the Schizophrenic Patient«, in: BMJ, 1962, Nr. 5283, S. 972 — 976

805. »Partner sein. Ein Leitfaden für Laienhelfer in der Psychiatrie«, Hrsg.: Dachverband Psychosozialer Hilfsvereinigungen e.V., Bonn 1980

806. »100.000 Patienten in Psychoregister erfaßt — Medizinische Forschung verletzt Datenschutz«, in: DmM, 7. Jg. (1982), Nr. 25, S. 39 — 41

807. Peck, Robert E.: »The Miracle of Shock Treatment«, Jericho (New York) 1975

808. Pellerat, J. / Rives, H.: »Frequence des accidents cutanes induits par les neuroleptiques chez les malades mentaux«, in: RLM, t 10 (1961), April, S. 598

809. Pelman, Carl: »Psychische Grenzzustände«, 4., durchgesehene Aufl., Bonn 1920

810. Perez-Cruet, J.: »Cardio-Respiratory Components of Conditional Catalepsy to Bulbocapnine«, in: **781**, S. 912 — 917

811. Perret, George E. / Selbach, Helmut: »Chemische Untersuchungen bei experimentellen Massenverschiebungen und Formveränderungen des Gehirns«, in: APN, Band 112 (1941), Nr. 3, S. 441 — 468

812. Petrilowitsch, Nikolaus: »Psychiatrische Krankheitslehre und psychiatrische Pharmakotherapie«, 2., erw. Aufl., Basel/New York 1968

813. Peust, Ernst: »Erblehre und Rassenhygiene in ihren Beziehungen zur Sozialhygiene und Philosophie«, in: AZPG, Band 112 (1939), S. 75 — 88

814. Pfeiffer, Werner: »Zur Psychotherapie der Schizophrenie«, in: Refero-med. Sofort-Kongreß-Dienst/Bayer Leverkusen, 618. deutschsprachige Ausgabe, 1981, Nr. 4, S. 1 — 5

815. Pfreundschuh, Wolfram: »Psychopharmaka — Unkrautvertilgung«, in: Türspalt, 2. Jg. (1981), Nr. 4, S. 9 — 24

816. Philipp, Michael: »Hämodialyse und die Idee der Blutentgiftung in der Schizophreniebehandlung«, in: FNP, 47. Jg. (1979), Nr. 1, S. 36 — 46

817. Pickens, Roy: »Behavioral Pharmacology: A Brief History«, in: Advances in Behavioral Pharmaology, Vol. 1 (1977), S. 230 — 257

818. Pieschl, D. / Kulhanek, F. / Piergies, A.: »Verbundstudie Dapotum Acutum: Erfahrungen bei 660 Schizophrenen«, Manuskript zu einem Vortrag, gehalten auf dem DGPN-Kongreß Düsseldorf am 27. November 1976

819. Pietzcker, Adolf: »Langzeitmedikation bei schizophrenen Kranken«, in: Nervenarzt, 49. Jg. (1978), Nr. 9, S. 518 — 533

820. Pietzcker, Adolf u.a.: »Beziehungen zwischen Serumkonzentration und klinischen Befunden bei langfristig mit Perazin behandelten schizophrenen Patienten«, Sonderdruck nach: AF, 28. Jg. (1978), Nr. 8, S. 1302 — 1303

821. »Pimozide as Maintenance Treatment in Chronic Schizophrenia. A Multicentre Study Conducted by British Psychiatrists«, von H.C. Masheter (Janssen Pharmaceuticals) organisierte Untersuchung, in: British Journal of Clinical Practise, Vol. 25 (1971), Nr. 9, S. 417 — 420

822. Pinel, Philippe: »Philosophisch-medicinische Abhandlung über Geistesverirrungen oder Manie«, Wien 1801

823. Pinel-Gesellschaft e.V. — Initiative für psychisch Kranke, Selbstdarstellung, in: »Stattbuch 2 — Ein alternativer Wegweiser durch Berlin«, Hrsg.: Arbeitsgruppe WestBerliner Stattbuch, Berlin 1980, S. 478 — 479

824. Pirella, Agostino: »Soziale und innovative Maßnahmen in großstädtischen Quartieren«, von Karin Gavin-Kramer übersetztes Manuskript zum Vortrag, gehalten auf der Konferenz »Gestalt und Lebensqualität der Metropolen« (innerhalb des Zyklus »Zukunft der Metropolen — Paris/London/New York/Berlin«), Technische Universität Berlin, 5. bis 7. Dezember 1984

825. Plachta, Aaron: »Asphyxia Relatively Inherent to Tranquilization: Review of the Literature and Report of Seven Cases«, in: AGP, Vol. 12 (1965), Nr. 2, S. 152 — 158

826. Platen-Hallermund, Alice: »Die Tötung Geisteskranker in Deutschland«, Frankfurt am Main 1948

827. Platz, Th. / Hinterhuber, Hartmann: »Die hochdosierte Neuroleptikatherapie«, in: Pharmacopsychiatria, 14. Jg. (1981), Nr. 4, S. 141 — 147

828. Plaum, Franz: »Unter dem Pfleger-Kitteln waren die schwarzen SS-Stiefel zu sehen. Im PKH Giessen erinnert sich das Personal an die Nazi-Zeit«, in: RDGSP, Nr. 20 (Dezember 1982), S. 9 — 10

829. Ploog, Detlev: Leserbrief, in: Zeit, 32. Jg. (1977), Nr. 12, S. 15

830. Poeldinger, W.: »Vergleichende klinisch-psychiatrische Erfahrungen mit Thioxanthen-Derivaten unter besonderer Berücksichtigung von Flupentixol«, Sonderdruck nach: AF, 17. Jg. (1967), S. 1133 — 1135

831. Pörksen, Niels: »Kommunale Psychiatrie. Das Mannheimer Modell. Auf dem Wege zur Überwindung des Institutionalismus sozialer und psychiatrischer Einrichtungen«, Reinbek bei Hamburg 1974

832. Pörksen, Niels: »Standort und Perspektive der DGSP«, Vortrag bei der Jahrestagung der Deutschen Gesellschaft für Sozialpsychiatrie, Regensburg, in: RDGSP, Nr. 17 (Januar 1982), S. 18 — 21

833. Pohlisch, K.: »Sippenpsychiatrie«, in: AZPG, Band 112 (1939), S. 96 — 105

834. Popova, Elida N.: »On the Effect of Some Neuropharmacological Agents on the Structure of Neurons of Various Cyto-architectonic Formations«, in: Journal für Hirnforschung, Band 9 (1967), Nr. 1, S. 71 — 89

835. Poursines, Y. / Alliez, J. / Toga, M.: »Syndrome parkinsonien consecutif a la prise prolongee de chlorpromazine avec ictus mortel intercurrent. Aspect des lesions pallidales«, in: Revue neurologique, t 100 (1959), S. 745 — 751

836. Praag, Herman Meir van / Korf, J. / Dols, L.C.W.: »Clozapin gegen Perphenazin. Die Aussagekraft der biochemischen Wirkungsweise von Neuroleptika in bezug auf ihre therapeutische Wirksamkeit«, Sonderdruck und Übersetzung des Informationsdienstes der Chemischen Firma Merck (Darmstadt) nach: BJP, Vol. 129 (1976), Dezember, S. 547 — 555

837. Predescu, V. u.a.: »Symptomatic Relief with Flupentixol (Fluanxol) of the Anxious-Algetic-Depressive Syndrome Complex in Neurotic States. A Double-Blind, Placebo-Controlled Study«, in: APS, Vol. 49 (1973), Nr. 1, S. 15 — 27

838. Preston, J.: »Central Nervous System Reactions to Small Doses of Tranquilizers. Report of One Death«, in: AP, Vol. 10 (1959), S. 627 — 630

839. Prognos AG: »Modellprogramm Psychiatrie — Bericht Nr. 1. Empfehlungen der Beraterkommission des BMJFG für eine angemessene Ausstattung«, Koordination u. Redaktion: Wilhelmine Stürmer, Basel/Köln, 10. Juli 1980

840. Prognos AG: »Modellprogramm Psychiatrie — Bericht Nr. 2. Grundlagen für die Koordination der wissenschaftlichen Begleitung unter Einbeziehung der Empfehlungen der Beraterkommission des

BMJFG«, Bearbeitung u. Redaktion: Rita Baur u.a., Basel/Köln, 10. Juli 1980

841. Promonta AG: »Das Amsterdamer Klinische Profil von Psychotropen Medikamenten«, Werbebogen der Chemischen Firma Promonta, Hamburg o.J.

842. Promonta AG: »Lyogen. Lyogen retard. Lyogen Depot. Fluphenazin — Neuroleptikum«, Werbebroschüre Nr. 90566/0282/21 der Herstellerfirma, Hamburg 1982

843. Promonta AG: »Perazin. Taxilan — erfolgreich in der Kombinationstherapie psychotischer depressiver Syndrome«, Werbeanzeige der Herstellerfirma, in: FNP, 38. Jg. (1970), Nr. 8, S. V

844. Promonta AG: »Taxilan. Dragees zu 25 mg Perazin — Tropfen zu 2 mg Perazin/Tropfen«, Beipackzettel 3.75131.8/100/0479/17 der Herstellerfirma, Hamburg 1979

845. Promonta AG: »Taxilan. Perazin. Tranquilizer — Neuroleptikum, für die Behandlung affektiv-emotionaler Störungen, zur neuroleptischen Therapie«, Werbezettel 90443/3/1181/19 der Herstellerfirma, Hamburg 1981

846. Promonta AG: »Taxilan. Psychoregulans. Dragees zu 25 mg Perazin — Tropfen zu 2 mg Perazin/Tropfen«, Beipackzettel 3.75131.8/75/0778/15 der Herstellerfirma, Hamburg 1978

847. »'Nehmt den Psychiatern endlich die Macht weg!' 1. Internationale Konferenz 'Psychiatrie versus Menschenrechte' in Zürich«, in: TagesAnzeiger (Schweiz) vom 29. Januar 1981, S. 1

848. »Psychiatrie zur Zeit Hölderlins. Ausstellung anläßlich der 63. Jahrestagung der Deutschen Gesellschaft für Geschichte der Medizin, der Naturwissenschaften und Technik in Tübingen«, bearbeitet von Gerhard Fichtner, Universitätsbibliothek Tübingen, Bonatzbau, 27. September bis 30. Oktober 1980, Ausstellungskatalog Nr. 13, Tübingen 1980

849. »Psychiatrie der Gegenwart. Forschung und Praxis«, Band I/2 (Grundlagen und Methoden der Klinischen Psychiatrie), Hrsg.: H.W. Gruhle u.a., Berlin/Göttingen/Heidelberg 1963

850. »Rheinische Psychiatrie. Zu Tode 'beruhigt'«, in: Tageszeitung vom 22. September 1981, S. 4

851. »Psychochirurgen auf der Anklagebank«, in: Ph, 6. Jg. (1979), Nr. 5, S. 8 — 9

852. »Psychopharmaka — der todsichere Weg. Erfassungsstelle für Selbstmorde in der Psychiatrie«, in: Tageszeitung (Ausgabe Berlin) vom 31. Januar 1983, S. 15

853. »Psychopharmaka-Entzug (Wie Du herunterkommst)«, Übersetzung aus: »Dr. Caligari's Psychiatric Drugs«, in: Türspalt, 7. Jg.(1986), Nr. 11, S. 50 — 53

854. »Psychotherapie in der Psychiatrie«, Hrsg.: Hanfried Helmchen / Michael Linden / Ulrich Rüger, Berlin/Heidelberg/New York 1982

855. »Bringing Violent Psychotics Back Alive. Gun That Fires Drug-Filled Syringe is Aimed at Subduing Patients Safely«, in: Medical World News, Vol. 36 (1967), 8. September, S. 71

856. Putten, Theodore van: »Noncompliance: Problems and Solutions«, in: **715**, S. 43 — 50

857. Putten, Theodore van / May, Philip R.A.: »Milieutherapy of the Schizophrenias«, in: »Treatment of Schizophrenia«, Hrsg.: Louis Jolyon West / Don E. Flinn, New York 1976, S. 217 — 243

858. Rafaelsen, Ole J. / Helmchen, Hanfried: »Depression, Melancholie, Manie. Ein Buch für Kranke und Angehörige«, Stuttgart/New York 1982

859. Ratschow, M.: »Der Heilschlaf mit Phenothiazin-Derivaten (Atosil und Megaphen)«, in: MW, 1953, Nr. 42, S. 1351 — 1354

860. Raulin, Joseph: »Traite des affections l'expovaporeuses du sexe; avec l'exposition de leurs symptomes ... et la methode de les guerir«, Paris 1758

861. Ravn, Jörgen: »The History of the Thioxanthenes«, in: »Discoveries in Biological Psychiatry«, Hrsg.: Frank J. Ayd jun. / Barry Blackwell, Philadelphia/Toronto 1970, S. 3 — 13

862. Ravn, Jörgen / Scharff, A. / Aaskoven, O.: »20 Jahre Erfahrungen mit Chlorprothixen«, in: PNP, 13. Jg. (1980), Nr. 1, S. 34 — 40

863. »Das Recht der Besatzungsmacht. Proklamationen, Deklarationen, Verordnungen, Gesetze und Bekanntmachungen der Militärregierung Deutschland (Kontrollgebiet des Obersten Befehlshabers bzw. Amerikanische Zone) und des Kontrollrates«, Sonderdruck aus dem 'Handbuch für die deutsche Polizei', Hrsg.: Felix Brandl, neubearbeitete Ausgabe, Heidelberg 1947

864. Redlich, Frederick C. / Freedman, Daniel X.: »Theorie und Praxis der Psychiatrie«, 2 Bände, Frankfurt am Main 1976

865. Reichel, Wolfgang: »Zwischen Polizeigriff und Hilfeleistung: Das Recht im Transformationsprozeß«, in: **771**, S. 271 — 309

866. Reil, Johann Christian: »Rhapsodien über die Anwendung der psychischen Curmethode auf Geisteszerrüttungen«, Halle 1803

867. Reile, Holger: »Vom Umgang mit Euthanasie-Opfern. 'Wer den Geringeren bedrückt ...'«, in: Tageszeitung vom 29. August 1984, S. 7

868. Reimer, Fritz: »Die Öffnung der Türen im psychiatrischen Krankenhaus und die Suicidgefahr«, in: Nervenarzt, 49. Jg. (1978), Nr. 11, S. 678 — 679

869. Reimer, Fritz / Lorenzen, D.: »Die Elektrokonvulsionsbehandlung in psychiatrischen Kliniken der Bundesrepublik Deutschland und West-Berlin«, in: Nervenarzt, 52. Jg. (1981), Nr. 9, S. 554 — 556

870. Reinert, R.E. / Hermann, C.G.: »Unexplained Deaths During Chlorpromazine Therapy«, in: JNMD, Vol. 131 (1960), Nr. 5, S. 435 — 442

871. Reiter, Paul J.: »Untersuchungen zur Bedeutung der Intoxikationstheorie bei der Dementia praecox mit besonderer Berücksichtigung der Versuche mit Totaltransfusionen«, in: ZsNP, Band 160 (1938), S. 598 — 614

872. Rempp, Brigitte: »Zur stationären psychiatrischen Versorgung des Kreises Tübingen«, Dissertation an der Universität Tübingen 1973

873. Renfordt, Ernst / Rosenberg, Lutz: »Multidimensionale pharmakopsychiatrische Untersuchungen mit dem Neuroleptikum Perazin. 6. Mitteilung: Beziehungen zwischen neuroleptischer Hypokinese und antipsychotischem Therapieerfolg«, in: PNP, 7. Jg. (1974), Nr. 1, S. 50 — 58

874. Renton, C.A. u.a.: »A Follow-Up of Schizophrenic Patients in Edinburgh«, in: APS, Vol. 39 (1963), Nr. 4, S. 548 — 581

875. Rentrop, Ekkehard / Straschill, Max: »Zur Differentialdiagnose des Schiefhalses«, in: Nervenarzt, 52. Jg. (1981), Nr. 4, S. 187 — 196

876. Reznikoff, Leon: »The Use of Fluphenazine (Prolixin) in Rehabilitation of Chronic Schizophrenic Patients«, in: AJP, Vol. 117 (1960), Nr. 5, S. 457 — 458

877. Richardson, Howart L. / Graupner, Kathryn I. / Richardson, Mary E.: »Intramyocardial Lesions in Patients Dying Suddenly and Unexpectedly«, in: JAMA, Vol. 195 (1966), Nr. 4, S. 254 — 260

878. Richter: »Über Cannabinom«, in: NC, 4. Jg. (1885), Nr. 1, S. 20 — 23

879. Richter: »Die therapeutische Wirkung verschiedener Cannabis-Präparate (Vorläufige Mitteilung)«, in: NC, 3. Jg. (1884), Nr. 21, S. 486 — 487

880. Richter, Horst-Eberhard: »Soziale Aspekte der ambulanten Dauertherapie mit Psychopharmaka« in: DMJ, 12. Jg. (1961), Nr. 19, S. 532 — 533

881. Richter, Horst-Eberhard: »Eltern, Kind und Neurose. Psychoanalyse der kindlichen Rolle«, Reinbek bei Hamburg 1969

882. Riedel, Heinz: »Wesen, Bedeutung, Ergebnisse und Aufgaben der erbbiologischen Forschung an abnormen Persönlichkeiten«, in: AZPG, Band 112 (1939), S. 200 — 223

883. Rifkin, Arthur u.a.: »Fluphenazine Decanoate, Fluphenazine Hydrochloride Given Orally, and Placebo in Remitted Schizophrenics. I. Relapse Rates After One Year«, in: AGP, Vol. 34 (1977), Nr. 1, S. 43 — 47

884. Rimestad, Sören: »Long-term Treatment with Flupenthixol. Three Years' Experience«, übersetzter Sonderdruck der Herstellerfirma nach: Nordisk Medicin, Vol. 78 (1967), Nr. 46, S. 1514 — 1518

885. Rintelen, Erika: »Rehabilitation in der Karl-Bonhoeffer-Nervenklinik«, in: »100 Jahre Karl-Bonhoeffer-Nervenklinik. 1880 — 1980. Festschrift«, Hrsg.: Karl-Bonhoeffer-Nervenklinik, Berlin 1980, S. 77 — 79

886. Roback, Abraham Aaron: »Weltgeschichte der Psychologie und Psychiatrie«, Olten/Freiburg im Breisgau 1970

887. Roback, Abraham Aaron / Kiernan, Thomas: »Pictoral History of Psychology and Psychiatry«, London 1969

888. Robinson, Bruce: »Breast Changes in the Male and Female with Chlorpromazine or Reserpine Therapy«, in: MJA, Vol. 44 (1957), Teil II, Nr. 14, S. 239 — 241

889. Rodenberg, Carl-Heinz: »Gedanken zur praktischen Erb- und Rassenpflege«, in: AZPG, Band 112 (1939), S. 349 — 359

890. Röhm & Haas Pharma GmbH: »Jatroneural. Das vielseitige Neuroleptikum«, Werbeanzeige der Herstellerfirma, in: Nervenarzt, 39. Jg. (1968), Nr. 6, S. A26

891. Roemer, Hans: »Die erbbiologische Bestandsaufnahme in den Krankenanstalten«, in: AZPG, Band 104 (1936), Nr. 1-6, S. 111 — 113

892. Rönne, Wolfgang: Leserbrief, in: Spiegel, 34. Jg. (1980), Nr. 14, S. 7

893. J.B. Roerig Division, Pfizer Inc.: »Roerig: Helping Psychiatry Help Mankind«, Werbeanzeige der Herstellerfirma, in: AJP, Vol. 127 (1970), Nr.

3, S. 12 — 17

894. Roizin, L. / True, C. / Knight, M.: »Structural Effects of Tranquilizers«, in: American Research of Nervous and Mental Diseases Proceedings, Vol. 37 (1959), S. 285 — 324

895. Rome, Howard P.: »Psychiatry and Foreign Affairs: The Expanding Competence of Psychiatry«, in: AJP, Vol. 125 (1968), Nr. 6, S. 725 — 730

896. Rosen, Bernhard / Klein, Donald F. / Gittleman-Klein, Rachel: »The Prediction of Rehospitalization: The Relationship Between Age of First Psychiatric Treatment Contact, Marital Status and Premorbid Asocial Adjustment«, in: JNMD, Vol. 152 (1971), Nr. 1, S. 17 — 22

897. Roth, Gottfried: »Psychopharmakon hoc est: medicina animae (1548)«, in: Confinia Psychiatrica, Vol. 7 (1964), Nr. 3, S. 179 — 182

898. Roth, Karl-Heinz: »'Auslese' und 'Ausmerze'. Familien- und Bevölkerungspolitik unter der Gewalt der nationalsozialistischen 'Gesundheitsfürsorge'«, in: **725**, S. 152 — 164

899. Roth, Karl-Heinz: »NS-Psychiater als Katastrophenschutzplaner«, in: DmM, 9. Jg. (1984), Nr. 33, S. 36 — 42

900. Rothlin, E. u.a.: »Zentrale vegetative LSD-Effekte«, in: Experimentia, Vol. 12 (1956), Nr. 4, S. 154 — 155

901. Roueché, Berton: »Annals of Medicine. As Empty as Eve«, in: New Yorker, Vol. 50 (1974), Nr. 29, S. 84 — 100

902. Roy, Alec / Mazonson, Anne / Pickar, David: »Attempted Suicid in Chronic Schizophrenia«, in: BJP, Vol. 144 (1984), S. 303 — 306

903. Rüdin, Ernst: Eröffnungsansprache zur V. Jahresversammlung in Wiesbaden vom 26. bis 28. März 1939. Verhandlungen der Gesellschaft Deutscher Neurologen und Psychiater, in: AZPG, Band 114 (1940), Nr. 1/2, S. 164 — 167

904. Rühle, Otto: »Illustrierte Kultur- und Sittengeschichte des Proletariats«, Band 1, Frankfurt am Main 1971

905. Rümmele, W.: »Kontrolle der Kreislaufregulation bei mit Largactil behandelten Patienten anhand eines modifizierten Orthostaseversuches nach Schellong«, in: **667**, S. 346 — 352

906. Ruer, Wilhelm: »Nachrichten über die Irrenanstalt zu Marsberg im Herzogthum Westfalen, nebst Bemerkungen über die Behandlung der Irren«, in: ZÄ, Band 2 (1819), Nr. 1, S. 72 — 104

907. Rüther, Eckart: »Arzneimittel-Überwachung in der Psychiatrie«, in: MMW, 126. Jg. (1984), Nr. 12, S. 330 — 333

908. Rüther, Eckart u.a.: »Drug Monitoring in psychiatrischen Kliniken. Bericht der Arbeitsgruppe für Medikamenten-Überwachung in der Psychiatrie«, in: AF, 30. Jg. (1980), Nr. 8, S. 1181 — 1183

909. Ruffin, Hanns: »Die somatische Behandlung der Psychosen«, in: Nervenarzt, 11. Jg. (1938), Nr. 10, S. 513 — 521

910. Rumeau-Rouquette, C. / Goujard, J. / Huel, G.: »Possible Teratogenetic Effect of Phenothiazines in Human Beings«, in: Teratology, Vol. 15 (1977), S. 57 — 64

911. Rydgren, Karl-Olov: »Psykofarmakas biverkningar av odontologisk klinisk betydelse«, in: Svensk Tandläkare-Tidsskrift, Vol.69 (1976), S. 85 — 92

912. »Sacharow wird mit Drogen zwangsbehandelt«, in: BM vom 12. Juli 1984, S. 1

913. Safra, Mark J. / Oakley, Godfrey P. jun.: »Association Between Cleft Lip with or Without Cleft Palate and Prenatal Exposure of Diazepam«, in: Lancet, 1975, II, Nr. 7933, S. 478 — 540

914. Sakel, Manfred J.: »The Pharmacological Shock Treatment of Schizophrenia«, New York/Washington 1938

915. Sandison, R.A. / Whitelaw, Eileen / Currie, J.D.C.: »Clinical Trials with Melleril (TP 21) in the Treatment of Schizophrenia. A Two-Year Study«, in: JMS, Vol. 106 (1960), Nr. 443, S. 732 — 741

916. Sandoz AG: »Melleril 25. Melleril 100. Melleril retard 200«, Beipackzettel der Herstellerfirma, Nürnberg 1979

917. Sandoz Products Limited: »Melleril«, Werbeanzeige der Herstellerfirma, in: BJP, Vol. 114 (1968), Nr. 514, nach Seite 1132

918. Sarbin, Theodore R. / Mancuso, James C.: »Failure of a Moral Enterprise: Attitudes of the Public Toward Mental Illness«, in: JCCP, Vol. 35 (1970), Nr. 2, S. 159 — 173

919. Sarbin, Theodore R. / Mancuso, James C.: »Paradigms and Moral Indegments: Inproper Conduct is not Disease«, in: JCCP, Vol. 39 (1972), Nr. 1, S. 6 — 8

920. Sarnquist, Frank / Larson, C. Philip jun.: »Drug-Induced Heat Stroke«, in: Anesthesiology, Vol. 39 (1973), Nr. 3, S. 348 — 350

921. Sarwer-Foner, G.J.: »Recognition and Management of Drug-Induced Extrapyramidal Reactions and 'Paradoxical' Behavioural Reactions in Psychiatry«, in: CMAJ, Vol. 83 (1960), Nr. 7, S. 312 — 318

922. Saslow, G. / Peters, A.D.: »A Follow-Up Study of 'Untreated' Patients with Various Behavior Disorders«, in: PQ, Vol. 30 (1956), S. 238 — 302

923. Satanove, Abraham: »Pigmentation Due to Phenothiazines in High and Prolonged Dosage«, in: JAMA, Vol. 191 (1965), Nr. 4, S. 263 — 268

924. Sayers, A.C. / Amsler, Hans A.: »Clozapine«, in: »Pharmacological and Biochemical Properties of Drug Substances«, Vol. 1 (1977), S. 1 — 31

925. Sayers, A.C. / Kleinlogel, H.: »Neuropharmakologische Befunde unter chronischer Verabreichung von Haloperidol, Loxapin und Clozapin«, in: AF, 24. Jg. (1974), Nr. 7, S. 981 — 983

926. Schäfer, Peter: »Gesundes Recht in heiler Welt. Der Krieg der Psychiater gegen das Einsichtsrecht«, in: Türspalt, 4. Jg. (1983), Nr. 9, S. 27 — 40

927. Schäfer-Plog, Ursula »Die Wirkung von Fluphenazin auf das Testverhalten von Versuchspersonen unter Berücksichtigung der vegetativen Labilität und des Einflusses des Versuchsleiters«, in: AF, 18. Jg. (1968), Nr. 4, S. 443 — 447

928. Scheid, Werner / Gibbels, Ellen: »Therapie in der Neurologie und Psychiatrie — einschließlich Rehabilitation«, Stuttgart 1969

929. Schering Corporation: »Etrafon«, Werbeanzeige der Herstellerfirma, in: AJP, Vol. 125 (1968), Nr. 6, S. 20 — 21

930. Schilffarth, Hans: »Psychopharmaka sind keine Arzneien«, in: Psychologie & Gesellschaftskritik, 6. Jg. (1982), Heft 2/3, Nr. 22/23, S. 77 — 100

931. Schindler, Raoul: »Rezidivverhütung im Zeitalter von Depotneuroleptika und sozialer Psychiatrie«, in: Nervenarzt, 47. Jg. (1976), Nr. 5, S. 347 — 350

932. »Schizophrenie und Psychoanalyse. Neue Behandlungsformen auf dem Berliner Psychiatrie-Kongreß diskutiert«, in: Tagesspiegel vom 29. November 1980, S. 13

933. Schlaich, Ludwig: »Zur Frage der 'Euthanasie'«, in: Zeitschrift für Evangelische Ethik, 6. Jg. (1962), S. 48 — 51

934. Schmidt, L.G. / Niemeyer, R. / Müller-Oerlinghausen, Bruno: »Drug Prescribing Pattern of a Psychiatric University Hospital in Germany«, in: Pharmacopsychiatria, Vol. 16 (1983), Nr. 2, S. 35 — 42

935. Schmidt, L.G. u.a.: »Vergleich einer höher dosierten Haloperidol-Therapie mit einer Perazin-Standard-Therapie bei akut-schizophrenen Patienten«, Sonderdruck der Promonta AG Hamburg nach: Nervenarzt, 53. Jg. (1982), Nr. 9, S. 530 — 536

936. Schmidt, Paul-Otto: »Peter Adler tot — umsonst? Erfahrungsbericht über den plötzlichen Tod eines psychiatrischen Patienten«, in: FMG, 1982, Nr. 18, S. 83 — 89

937. Schmutz, J. / Eichenberger, E.: »Clozapine«, in: Chronicles of Drug Discovery, Vol. 1 (1982), S.39 — 59

938. Schneider, Peter Joseph: »Entwurf zu einer Heilmittellehre gegen psychische Krankheiten, oder Heilmittel in Beziehung auf psychische Krankheitsformen«, Tübingen 1824

939. Schönecker, M.: »Paroxysmale Dyskinesien als Megaphenwirkung«, in: Nervenarzt, 28. Jg. (1957), Nr. 12, S. 550 — 553

940. Scholz, Vera: »Über thrombembolische Komplikationen unter neuroleptischer Medikation«, in: Nervenarzt, 38. Jg. (1967), Nr. 4, S. 174 — 177

941. Schooler, Nina R. u.a.: »One Year After Discharge: Community Adjustment of Schizophrenic Patients«, in: AJP, Vol. 123 (1967), Nr. 8, S. 986 — 995

942. Schoonmaker, Fred W. / Osteen, Robert T. / Greenfield, Joseph C. jun.: »Thioridazine (Mellaril)-Induced Ventricular Tachycardia Controlled with an Artificial Pacemaker«, in: Annals of Internal Medicine, Vol. 65 (1966), Nr. 5, S. 1076 — 1078

943. Schou, Mogens: »Lithium-Behandlung der manisch-depressiven Krankheit«, Stuttgart/New York 1980

944. Schou, Mogens: »Lithium-Behandlung in Psychiatrie und Medizin«, in: **74**, S. 63 — 92

945. Schröder, H.G. / Wegener, G.: »Depot-Neuroleptika schon in der Klinik geben! Organismus wird durch die Depotwirkung geringer belastet«, Sonderdruck des Werk-Verlags E. Banaschewski nach: ÄP, 32. Jg. (1980), Nr. 89, S. 2976

946. Schulte, Walter / Tölle, Rainer: »Psychiatrie«, 5., überarbeitete u. ergänzte Aufl., Berlin/Heidelberg/New York 1979

947. Schultz, Johannes H.: »Das autogene Training. Konzentrative Selbstentspannung. Versuch einer klinisch-praktischen Darstellung«, 11., überarbeitete u. ergänzte Aufl., Stuttgart 1964

948. Schulze, Bernhard: »Zur Frage medikamentös induzierter cerebraler Reaktionen: Ein Fall von myoklonischem Status unter Behandlung mit tricyklischen Antidepressiva«, in: Nervenarzt, 43. Jg. (1972), Nr. 6, S. 332 — 336

949. Schwalb, Hans / Hanika, Rainer: »Kardiologische Risikofaktoren bei Patienten eines Psychiatrischen Krankenhauses«, in: Nervenarzt, 45. Jg. (1974), Nr. 10, S. 544 — 547

950. Schwendter, Rolf: »35 Thesen«, in: Informationsdienst Gesundheitswesen, Nr. 18/19 (Info Sozialarbeit, Nr. 26) (November 1980), S. 53 — 60

951. Scoville, William Beecher: »Orbital Undercutting in the Treatment of Psychoneuroses, Depressions and Senile Emotional States«, in: Clinical Medicine, Vol. 2 (1955), Nr. 8, S. 793 — 795

952. »Die andere Seite der Schizophrenie. Patienten zu Hause«, Hrsg.: Heinz Katschnig, München/Wien/Baltimore 1977

953. »Die andere Seite der Schizophrenie«, in: **952**, S. 53 — 72

954. »30 Sekunden Zeitaufwand — für immer Ruhe«, in: UNa (Hrsg.: SSK e.V., Beschwerdezentrum [Köln]), 1982, Nr. 18

955. Selbach, Constanze / Selbach, Helmut: »Phenothiazinwirkung und somato-psychische Dynamik«, in: Nervenarzt, 27. Jg. (1956), Nr. 4, S. 145 — 149

956. Selbach, Helmut: »Der epileptische Anfall im Krankheitsbild der genuinen Epilepsie. (Ein Versuch.)«, in: KIW, 17. Jg. (1938), Nr. 17, S. 585 — 588

957. Selbach, Helmut: »Über die vegetative Dynamik in der psychiatrischen Pharmakotherapie«, in: DMJ, 12. Jg. (1961), Nr. 16, S. 511 — 517

958. Selbach, Helmut: »Über regulations-dynamische Wirkgrundlagen der Psychopharmaka«, in: »Anthropologische und naturwissenschaftliche Grundlagen der Pharmako-Psychiatrie. 'Starnberger Gespräche'«, Hrsg.: J.D. Achelis / Hoimar von Ditfurth, Stuttgart 1963, S. 53 — 74

959. »Selbstmord durch Psychopharmaka — 'Irren-Offensive' zeigt Arzt an«, in: Tageszeitung (Ausgabe Berlin) vom 22. Februar 1984, S. 15

960. Shader, Richard I.: »Sexual Dysfunction Associated with Thioridazine Hydrochloride«, in: JAMA, Vol. 188 (1964), Nr. 11, S. 1007 — 1009

961. Shanon, Jay u.a.: »An Interesting Reaction to a Tranquilizer: Tonic Seizures with Perphenazine (Trilafon)«, in: AJP, Vol. 114 (1957), Nr. 6, S. 556

962. Shatin, Leo / Kymissis, Pavlos / Brown, William: »Clinical Laboratory Abnormalities and Their Follow-up in a Mental Hygiene Clinic«, in: BJP, Vol. 133 (1978), August, S. 150 — 155

963. Shattuck, Alfred: »The Greener Pastures Relocation Guide. Finding the Best State in the United States for You«, Englewood Cliffs (New Jersey) 1984

964. Shopsin, Baron / Klein, Helmfried / Aronson, Michele: »Clozapine: Double-Blind Control Trial in the Treatment of Acute Schizophrenia«, in: Psychopharmacology Bulletin, Vol. 14 (1978), Nr. 2, S. 12 — 15

965. Siegfried, Jean: »Die Parkinsonsche Krankheit und ihre Behandlung«, Wien/New York 1968

966. Silbernagl, Stefan / Despopoulos, Agamemnon: »Taschenatlas der Physiologie. In Anlehnung an den Gegenstandskatalog«, Stuttgart/München 1979

967. Silberstein, P.: »Melleril and Thrombocytopenia«, in: Australian Paediatric Journal, Vol. 8 (1972), S. 219

968. Simonson, M.: »Phenothiazine Depressive Reaction«, in: JN, Vol. 5 (1964), S. 259 — 265

969. Simpson, George M.: »Tardive Dyskinesia«, in: BJP, Vol. 122 (1973), Nr. 570, S. 618

970. Simpson, George M.: »Managing Side Effects of Neuroleptic Drugs«, in: **715**, S. 35 — 41

971. Simpson, George M.: »Neurotoxicity of Major Tranquilizers«, in: Neurotoxicology, Vol. 1 (1977), S. 1 — 7

972. Sirnes, Tollak B.: »Drug Induced Extrapyramidal Reactions«, in: APS, Vol. 39 (1963), Supplementum 4, S. 209 — 217

973. Sirnes, Tollak B.: »Thioxanthene Derivatives and Related Drugs. Chemistry and Pharmacology«, in: NPT, Vol. 17 (1963), S. 52 — 68

974. Slone, Dennis u.a.: »Antenatal Exposure to the Phenothiazines in Relation to Congenital Malformations, Perinatal Mortality Rate, Birth Weight, and Intelligence Quotient Score«, in: American Journal of Obstetrics and Gynaecology, Vol. 128 (1977), Nr. 5, S. 486 — 488

975. Smith, Robert E. / Low, Nancy N. / Nasrallah, Henry A.: »Haloperidol and an Unrelated Sudden Death«, in: AJP, Vol. 137 (1980), Nr. 7, S. 843 — 844

976. Smith Kline Dauelsberg: »Quilonum — Quilonum retard. Normothymikum«, Beipackzettel 78/1/201/G der Herstellerfirma, Göttingen 1978

977. Smith Kline & French: »On the Admission Service — The Rapid Antipsychotic Effect of Stelazine«, Werbeanzeige der Herstellerfirma, in: AJP, Vol. 117 (1960), Nr. 3, S. XIV — XV

978. »Smith, Kline & French Foundation Awards«, in: AJP, Vol. 114 (1958), Nr. 12, S. 1125

979. Smith Kline & French Laboratories: »Arnold Spits it into the Toilet ... Thorazine Concentrate«, Werbeanzeige der Herstellerfirma, in: AJP, Vol. 124 (1967), Nr. 6, S. 7

980. Smith Kline & French Laboratories: »To Restore Them to Their Senses: Thorazine«, Werbeanzeige der Herstellerfirma, in: DiNS, Vol. 20 (1959), Nr. 6, S. 230 — 231

981. Smith Kline & French Laboratories: »Thorazine — Brand of Chlorpromazine. To Free the Mind from Madness«, Werbeanzeige der Herstellerfirma, in: AJP, Vol. 116 (1960), Nr. 1, S. XX — XXI

982. Smith Kline & French Laboratories: »Thorazine — Chlorpromazine. The Fundamental Drug in Psychiatry«, Werbeanzeige der Herstellerfirma, in: AJP, Vol. 114 (1958), Nr. 10, S. VI — VII

983. Sobel, David E.: »Fetal Damage Due to ECT, Insulin Coma, Chlorpromazine, or Reserpine«, in: AGP, Vol. 2 (1960), Nr. 6, S. 606 — 611

984. Solomon, Kenneth: »Phenothiazine-Induced Bulbar Palsy-Like Syndrome and Sudden Death«, in: AJP, Vol. 134 (1977), Nr. 3, S. 308 — 311

985. Sommer, Helma: »Die aktive psychiatrische Therapie unter Berücksichtigung tierexperimenteller Untersuchungen«, (Sammlung zwangloser Abhandlungen aus dem Gebiet der Psychiatrie und Neurologie, Band 40) VEB Gustav Fischer Verlag, Jena 1971

986. Sommer, Helma / Quandt, Jochen: »Langzeitbehandlung mit Chlorpromazin im Tierexperiment«, in: FNP, 38. Jg. (1970), Nr. 9, S. 466 — 491

987. Sommer, H.R.: »Klinische Erfahrungen mit Fluphenazin (Omca) in der psychiatrischen Klinik«, in: MMW, 104. Jg. (1962), Nr. 35, S. 1639 — 1641

988. Sommer, Robert: »Die nationale und internationale Organisation der psychischen Hygiene«, Bericht zum Vortrag, gehalten auf der Jahresversammlung des Deutschen Vereins für Psychiatrie am 1. und 2. September in Cassel, in: AZPMz, Band 83 (1926), Nr. 5/6, S. 391 — 394

989. Spengler, A. u.a.: »Erste Erfahrungen in einem psychiatrischen Notdienst. Zur Prävention oder Indikation von Zwangseinweisungen nach dem Hamburgischen Gesetz über Hilfen und Schutzmaßnahmen bei psychischen Krankheiten (HmbPsychKG)«, in: PP, 8. Jg. (1981), S. 18 — 24

990. Spoerri, Theodor: »Besitzt die historische Betrachtung über das Wesen der Schizophrenie aktuellen Erkenntniswert?«, in: MPN, 129. Jg. (1955), Nr. 1-3, S. 243 — 260

991. Spoerri, Theodor: »Kompendium der Psychiatrie«, 8., erw. Aufl., Basel/München/Paris/New York/Sydney 1975

992. Spratling, Edgar J.: »Masturbation in the Adult«, in: Medical Record, Vol. 48 (1895), Nr. 13, S. 442 — 443

993. Sprenger, Jakob / Institoris, Heinrich: »Der Hexenhammer. Malleus Maleficarum«, unveränderter, reprografischer Nachdruck der 1. Aufl. (Berlin 1906) in drei Teilen, Darmstadt 1980

994. Squibb AG: »Dapotum D — stationär und ambulant«, Werbeanzeige der Herstellerfirma, in: Nervenarzt, 43. Jg. (1972), Nr. 7, S. 2

995. Squibb AG — Abt. Psychiatrie und Psychopharmaka / von Heyden GmbH: »Dapotum D + Dapotum — zur stationären und ambulanten Therapie«, Werbebroschüre der Herstellerfirma, München 1981

996. Squire, Larry R.: »Memory and Electroconvulsive Therapy«, Brief an den Herausgeber, in: AJP, Vol. 139 (1982), Nr. 9, S. 1221

997. SSK (Sozialistische Selbsthilfe Köln e.V.): »Peter Adler totgespritzt. Neues Landschaftsverband-Opfer«, Flugblatt, in: FMG, 1982, Nr. 18, S. 82

998. Staehelin, John Eugen: »Einige allgemeine Bemerkungen über die Largactiltherapie in der psychiatrischen Universitätsklinik Basel«, in: **667**, S. 288 — 291

999. Staehelin, John Eugen / Kielholz, Paul: »Largactil, ein neues vegetatives Dämpfungsmittel bei psychischen Störungen«, in: Schweizerische Medizinische Wochenschrift, 83. Jg. (1953), Nr. 25, S. 581 — 586

1000. »Standorte der Psychiatrie«, Hrsg.: Helmut Siedow, Band 3 (»Auflösung der Psychiatrischen Großkrankenhäuser«), München/Wien/Baltimore 1983

1001. »Statistik betreffend Durchführung des Gesetzes zur Verhütung erbkranken Nachwuchses im Jahre 1934«, Aktenzeichen IV f 3506 II/1607, in: **360**, S. 151

1002. »The Present Status of Psychotropic Drugs«, Hrsg.: Aurelio Cerletti / F.J. Bové, Amsterdam 1968

1003. Steinbereithner, K.: »Die klinische Anwendung des 'künstlichen Winterschlafes'. Grundlagen der Methodik«, in: **1004**, S. 48 — 59

1004. Steinbereithner, K. / Lembeck, Fred / Hift, Stefan: »Künstlicher Winterschlaf«, Wien 1955

1005. Steinbrecher, Wolfgang: »Akinetonpsychosen«, in: DMW, 83. Jg. (1958), Nr. 33, S. 1399 — 1400

1006. Steiner, S.: »Zweijährige kontrollierte Studie einer depotneuroleptischen Hochdosierung«, in: AF, 30. Jg. (1980), Nr. 8, S. 1214

1007. Steiner, S. / Eichberger, G. / Dorninger, F.: »Neuroleptische Hochdosierung in der Behandlung schizophrener Psychosen. Eine offene Studie mit praktischen Anmerkungen zur Hochdosierung«, München 1978

1008. Stern, Felix: »Epidemische Encephalitis (ECONOMOsche Krankheit)«, in: »Handbuch der Neurologie«, Hrsg.: Oswald Bumke / O. Foerster, Band 13 (Infektionen und Intoxikationen, Teil 2), Berlin 1936, S. 307 — 500

1009. Steuber, H. u.a.: »Nachbehandlung schizophrener Psychosen: Vor- und Nachteile der Langzeitmedikation«, in: AF, 28. Jg. (1978), Nr. 9, S. 1492 — 1493

1010. Stille, Günther / Sayers, A.C.: »Die Immobilisationsreaktion der Ratte als tierexperimentelles Modell für die Katatonie«, in: PNP, 8. Jg. (1975), Nr. 3, S. 105 — 114

1011. Stirling, G.S.: »Pimozide as a Replacement for Maintenance Therapy in Chronic Schizophrenia«, in: Current Medical Research and Opinion, Vol. 6 (1979), Nr. 5, S. 331 — 337

1012. Stöckle, Tina: »Die Irren-Offensive. Erfahrungen einer Selbsthilfe-Organisation von Psychiatrieopfern«, Extrabuch-Verlag, Frankfurt am Main 1983

1013. Stöckle, Tina / Lehmann, Peter: »Psychiatrie-Enquête: Die Psychiatrie ist tot — Es lebe die Psychiatrie! Kritik an 'Reform'-Psychiatrie wächst«, in: Umbruch, 4. Jg. (1985), Nr. 1, S. 33 — 40

1014. Stöffler, Friedrich: »Die 'Euthanasie'und die Haltung der Bischöfe im hessischen Raum 1940 — 1945«, in: Archiv für mittelrheinische Kirchengeschichte, 13. Jg. (1961), S. 301 — 325

1015. Stössel, K.: »Die Behandlung der Katatonie mit großen Wassergaben, zugleich ein Beitrag zur Theorie der Hirnschwellung«, in: APN, Band 114 (1942), S. 699 — 759

1016. Stone, Irving: »Vincent van Gogh. Ein Leben in Leidenschaft«, Reinbek 1968

1017. Story, Norman L.: »Sexual Dysfunction Resulting from Drug Side Effects«, in: Journal of Sex Research, Vol. 10 (1974), Nr. 2, S. 132 — 149

1018. »Zwanzigstes Strafrechtsänderungsgesetz (20. StrÄndG). Vom 8. Dezember 1981«, in: Bundesgesetzblatt, 1981, Teil I, Nr. 53, S. 1329 — 1331

1019. Stransky, Erwin: »Der seelische Wiederaufbau des deutschen Volkes und die Aufgaben der Psychiatrie«, erweiterter Vortrag, gehalten auf der Deutschen Psychiaterversammlung zu Hamburg, am 27./28. Mai 1920, in: ZsNP, Band 60 (1920), S. 271 — 280

1020. Strotzka, Hans: »Einführung in die Sozialpsychiatrie«, Reinbek 1965

1021. Suchenwirth, Richard: »Thrombosen bei Neuroleptikabehandlung«, in: **73**, S. 109 — 111

1022. Sullivan, Ronald: »Deaths of Mental Patients Linked to Heat Wave«, in: NYT vom 16. Juli 1981, S. B1 u. B5

1023. Swett, Chester jun.: »Drowsiness Due to Chlorpromazine in Relation to Cigarette Smoking. A Report from the Boston Collaborative Drug Surveillance Program«, in: AGP, Vol. 31 (1974), Nr. 2, S. 211 — 213

1024. Swett, Chester jun.: »Adverse Reactions to Chlorpromazine in Psychiatric Patients«, in: DiNS, Vol. 35 (1974), Nr. 11, S. 509 — 511

1025. »Das depressive Syndrom. Internationales Symposion Berlin am 16. und 17. Februar 1968«, Hrsg.: Hanns Hippius / Helmut Selbach, München/Berlin/Wien 1969

1026. »The Apallic Syndrome«, Hrsg.: G. Dalle Ore u.a., Berlin/Heidelberg/New York 1977

1027. Szasz, Thomas Stephen: »Die Dame in der Schachtel«, in: IO, Heft 2 (1983), S. 3

1028. Szasz, Thomas Stephen: »Die Fabrikation des Wahnsinns«, Olten/Freiburg im Breisgau 1974

1029. Szasz, Thomas Stephen: »Das Psychiatrische Testament«, mit einer Gebrauchsanweisung von Rechtsanwalt Hubertus Rolshoven, Peter Lehmann Antipsychiatrieverlag Berlin 1987

1030. Szasz, Thomas Stephen: »Wem dient die Psychiatrie? Vom Schlachthaus zum Irrenhaus. Sprache, Gesetz und Irrsinn«, in: Franco Basaglia u.a.: »Befriedungsverbrechen. Über die Dienstbarkeit der Intellektuellen«, Frankfurt am Main 1980, S. 237 — 250

1031. »Es ging Tag und Nacht, liebes Kind«, Dokumentation über die Sterilisation und Ermordung von Sintis im KZ Birkenau, Zweites Deutsches Fernsehen, 10. Juni 1982

1032. Tagliamonte, A. u.a.: »Possible Stimulatory Role of Brain Dopamine in the Copulatory of Male Rats«, in: Pharmacology, Biochemistry and Behavior, Vol. 2 (1974), S. 257 — 260

1033. Tamer, Akram u.a.: »Phenothiazine-Induced Extrapyramidal Dysfunction in the Neonate«, in: Journal of Pediatrics, Vol. 75 (1969), Nr. 3, S. 479 — 480

1034. Taublee, Earl S. / Wright, H. Wilkes: »Attitude Therapy. A Behavior Modification Program in a Psychiatric Hospital«, in: »Behavioral Intervention in Human Problems«, Hrsg.: H.C. Richard, New York 1971, S. 335 — 361

1035. Taylor, Irving J.: »Clinical Evaluation of a New Fluorinated Phenothiazine Neuroleptic, Fluphenazine«, in: DiNS, Vol. 21 (1960), Nr. 3, S. 169 — 172

1036. Tegeler, J. / Floru, L.: »Eine vergleichende Untersuchung der Depot-Neuroleptika Perphenazin Önanthat und Fluspirilen«, in: PNP, 12. Jg. (1979), Nr. 5, S. 357 — 365

1037. Temkov, I. / Daskalov, Z.: »Flupenthixol (Fluanxol) in der klinischen und ambulanten Behandlung von Schizophrenie- und Neurosepatienten«, übersetzter Sonderdruck der Herstellerfirma nach: Savremenna medicina, Vol. 21 (1970), Nr. 11, S. 11 — 13

1038. »Dem grünen Teufel eins auswischen. Die Arbeit der Berliner Gesundheitsstadträte der AL«, in: DmM, 9. Jg. (1984), Nr. 33, S. 24 — 27

1039. Thebrath, Jürgen / Grubba, Bernd: »Gegen die Einsamkeit, für mehr Kontakte. Eine Bestandsaufnahme bundesdeutscher Hilfsvereine«, in: **805**, S. 62 — 63

1040. »Psychiatrische Therapie-Forschung — Ethische und juristische Probleme«, Hrsg.: Hanfried Helmchen / Bruno Müller-Oerlinghausen, Berlin/Heidelberg/New York 1978

1041. Theweleit, Klaus: »Männerphantasien«, Band 2, Frankfurt am Main 1978

1042. Thiele, Wolfgang: »Über die Anwendung von Psychopharmaka außerhalb der Psychiatrie«, in: Therapiewoche, 19. Jg. (1969), Nr. 23, S. 1076 — 1082

1043. Thiele, Wolfgang: »Neue psychopathologische Erkenntnisse unter der Psychopharmakotherapie«, in: AF, 19. Jg. (1969), Nr. 3a, S. 448 — 449

1044. Thiels, Cornelia: »Psychopharmaka und Schwangerschaft: Eine Übersicht«, in: PNP, 13. Jg. (1980), Nr. 6, S. 301 — 317

1045. Thonnard-Neumann, Ernst: »Phenothiazines and Diabetes in Hospitalized Women«, in: AJP, Vol. 124 (1968), Nr. 7, S. 978 — 982

1046. Thornton, William E. / Thornton, Bonnie Pray: »Tardive Dyskinesia and Low Dosage«, Brief an den Herausgeber, in: AJP, Vol. 130 (1973), Nr. 12, S. 1401

1047. Thornton, William E. / Thornton, Bonnie Pray: »Tardive Dyskinesia from the Major Tranquilizers«, in: Journal of the Florida Medical Association, Vol. 60 (1973), S. 24 — 26

1048. Trautner, Christoph: »Bezirkliches Kasperltheater aus der Krokodilsperspektive, Bericht über 3 Jahre Stadtratsarbeit«, in: Stachlige Argumente — Rundbrief der Alternativen Liste Berlin, Nr. 30 (Januar 1985), S. 23 — 25

1049. Treichler, Rudolf: »Die Entwicklung der Seele im Lebenslauf. Stufen, Störungen und Erkrankungen des Seelenlebens«, 2., durchgesehene Aufl., Stuttgart 1982

1050. Trojan, Alf: »Psychisch krank durch Etikettierung? Die Bedeutung des Labeling-Ansatzes für die Sozialpsychiatrie«, München/Wien/Baltimore 1978

1051. Tropon Arzneimittel: »Erfahrungen mit Fluanxol — 0,5 mg in der täglichen Praxis bei depressiven und ängstlichen Verstimmungszuständen«, Werbebroschüre Nr. 281-3 der Herstellerfirma, Köln o.J.

1052. Tropon Arzneimittel: »Fluanxol Dragees 0,5 mg — Fluanxol Depot Ampulle. Neuroleptikum«, Werbebroschüre 038-533 der Herstellerfirma, Köln 1978

1053. Tropon Arzneimittel: »Fluanxol — Neuroleptikum. Bericht über therapeutische Ergebnisse an insgesamt 1562 Patienten«, Broschüre der Herstellerfirma, Köln, o.J.

1054. Troponwerke: »Fluanxol Depot«, Beipackzettel 179-014478-Code B 215 der Herstellerfirma, Köln o.J.

1055. Tschan, M. / Neuhaus, K.: »Knochenmarksschädigung durch Medikamente: Abklärung, therapeutische und prophylaktische Massnahmen«, in: Praxis (Bern), 67. Jg. (1978), S. 1124 — 1128

1056. Tschudi, Johann Jakob von: »Peru. Reiseskizzen aus den Jahren 1838 — 1842«, Band 2, St.Gallen (Schweiz) 1846

1057. Tuchmann-Duplessis, H. / Mercier-Parot, L.: »Endocrine Effects of Some Neurotropic Drugs«, in: PES, Vol. 9 (1968), S. 128 — 133

1058. Uhrbrand, Lisbet / Faurbye, Arild: »Reversible and Irreversible Dyskinesia After Treatment with Perphenazine, Chlorpromazine, Reserpine and Electroconvulsive Therapy«, in: Psychopharmacologia, Vol. 1 (1960), Nr. 5, S. 408 — 418

1059. Ule, Günter / Struwe, Otto: »Hirnveränderungen bei Dyskinesie nach Neuroleptica-Medikation«, in: Nervenarzt, 49. Jg. (1978), Nr. 5, S. 268 — 270

1060. Ulett, George Andrew / Goodrich, Donald Wells: »A Synopsis of Contemporary Psychiatry«, 5. Aufl., St.Louis (Missouri) 1972

1061. Ulloa, Antonio de: »Memoires philosophiques, historiques, physiques, concernant la decouverte de l'Amerique ...«, Paris 1787

1062. Ungvári, G.: »Neuroleptic-related Sudden Death (Proven or a Mere Hypothesis?)«, in: PNP, 13. Jg. (1980), Nr. 1, S. 29 — 33

1063. U.S.Bureau of the Census: »Statistical Abstract of the United States: 1982-83«, 103. Ausgabe, Washington, D.C. 1982

1064. Valdesalici, Benedetto: Ansprache vom 1. Dezember 1984, gehalten auf: **1116**

1065. »Verkaufsstop für zwei Arzneistoffe geplant«, in: Tagesspiegel vom 5. Dezember 1980, S. 10

1066. »Verordnung zur Ausführung des Gesetzes zur Verhütung erbkranken Nachwuchses. Vom 5. Dezember 1933 (Reichsgesetzblatt I S. 1021)«, in: **346**, S. 63 — 80

1067. Vichaiya, Vicharn / Cheunsiri, Krich: »A Clinical Trial of Combined Therapy with Chlorprothixene and Nortriptyline in Psychotic Patients with Depressive Symptoms. A Pilot Study«, Bangkok (Thailand) 1973

1068. Villeneuve, André: »The Rabbit Syndrome. A Peculiar Extrapyramidal Reaction«, in: Canadian Psychiatric Association Journal, Vol. 17 (1972), Supplement S. SS-69 — SS-72

1069. »Die 'Volkskrankheiten' sollen künftig gezielter bekämpft werden. Das neue Gesundheitsprogramm der Bundesregierung / Verstärkte Maßnahmen der Forschung«, in: FAZ vom 12. Februar 1983, S. 1

1070. »Vorsicht! Psychiater!«, Gespräch mit Thomas S. Szasz, in: Warum!, 1980, November, S. 17 — 20

1071. Wachsmuth, R.: »Fluphenazin — mehr als ein neues Psychopharmakon«, in: Nervenarzt, 33. Jg. (1962), Nr. 10, S. 466 — 469

1072. »Die Wahrheit war schlimmer als 'Holocaust'. Bild-Dokumente: So war es wirklich«, in: Stern, 32. Jg. (1979), Nr. 6, S. 8 — 9W

1073. Waitzkin, Leo: »A Survey for Unknown Diabetics in a Mental Hospital: I. Men Under Age Fifty«, in: Diabetes, Vol. 15 (1966), Nr. 2, S. 97 — 104

1074. Walther-Büel, Hans: »Das neuroplegische Prinzip in pharmakopsychiatrischer Betrachtung«, in: MPN, 129. Jg. (1955), Nr. 1-3, S. 286 — 296

1075. Wander GmbH: »Die neue neuroleptische Dimension. Leponex«, Werbeanzeige der Herstellerfirma, in: Nervenarzt, 45. Jg. (1974), Nr. 11, S. A8 — A9

1076. Wander Pharma GmbH: »Leponex. Neuroleptikum — Antipsychotikum«, Werbebroschüre Nr. 41636 der Herstellerfirma, Nürnberg 1980

1077. Wardell, David W.: »Untoward Reactions to Tranquilizing Drugs«, in: AJP, Vol. 113 (1957), Nr. 8, S. 745

1078. Weese, H.: »'Potenzierte Narkose' und 'Hibernation durch Phenothiazine'. Einführung ins Hauptthema«, in: **1079**, S. 15 — 20

1079. »Neue Wege zur Dämpfung von Stoffwechsel und Nervensystem«, Thema der 20. Tagung der Deutschen Pharmakologischen Gesellschaft, 4. bis 7. Oktober 1953 in Bonn, in: Archiv für experimentelle Pathologie und Pharmakologie, Band 222 (1954), Nr. 1/2, S. 15 — 88

1080. Weigand, Günter: »Der Rechtsstaat wird uns nicht geschenkt! Lehren aus der Münsterschen Mordaffäre um den Gewalttod des RAs Blomert vom 25. August 1961«, Troisdorf (Selbstverlag) 1979

1081. Weinberger, Daniel R. u.a.: »Lateral Cerebral Ventricular Enlargement in Chronic Schizophrenia«, in: AGP, Vol. 36 (1979), Nr. 7, S. 735 — 739

1082. Weingärtner, L.: »Unerwünschte Arzneimittelwirkungen«, in: Monatsschrift für Kinderheilkunde, 109. Jg. (1961), Nr. 12, S. 517 — 526

1083. Weinmann, Hans-Martin: »Chlorprothixen-Prämedikation bei EEG-Ableitungen im Kindesalter«, Sonderdruck des Pallas Verlags (Lochham bei München) nach: Medizin und Ernährung, 8. Jg. (1967), Nr. 1, S. 5 — 7

1084. »Weiß man überhaupt was man bekommt???«, in: UNa (Hrsg.: SSK e.V., Beschwerdezentrum [Köln]), 1980, Nr. 11

1085. Wellhörner, Hans-Herbert: »Allgemeine und systematische Pharmakologie und Toxikologie. Begleittext zum Gegenstandskatalog«, 2., überarbeitete Aufl., Berlin/Heidelberg/New York 1976

1086. »Weltkongress über Schizophrenieforschung in München. Die Deutsche Akademie für Psychoanalyse diskutiert neue Wege einer Schizophreniepsychotherapie«, in: Kongressbulletin der Deutschen Akademie für Psychoanalyse Nr. 20 vom 8. Dezember 1980

1087. Wendt, G. Gerhard: »Heutiger Kenntnisstand der genetischen Prävention«, in: **32**, S. 787 — 796

1088. Werboff, J. / Havlena, J.: »Postnatal Behavioral Effects of Tranquilizers Administered to the Gravid Rat«, in: Experimental Neurology, Vol. 6 (1962), S. 263 — 269

1089. Wespi, Hans: »Über das psychische Verhalten bei kurzem Aufenthalt auf 5000 m Höhe«, in: KlW, 15. Jg. (1936), Nr. 20, S. 701 — 702

1090. Weyel, Gabriele: »Der richtige Umgang mit Arzneimitteln«, München 1980

1091. Whyman, Andrew: »Phenothiazine Death: An Unusual Case Report«, in: JNMD, Vol. 163 (1976), Nr. 3, S. 214 — 217

1092. Whytt, Robert: »Traite des maladies nerveuses«, Band 1, Paris 1777

1093. Wieck, H.H.: »Veränderungen des Untergrundes und Durchgangs-Syndrome infolge psychotroper Pharmaka«, in: Me, Band 2 (1960), S. 106 — 110

1094. Willcox, D.R.C. / Gillian, R. / Hare, E.H.: »Do Psychiatric Outpatients Take Their Drugs?«, in: BMJ, 1965, Nr. 5465, S. 790 — 792

1095. Winfield, D.L. / Aivazian, H.C.: »EEG Changes Associated with Intensive Promazine Therapy«, in: AP, Vol. 10 (1959), S. 1182 — 1188

1096. Witt, Peter Nikolaus: »Die Wirkung einer einmaligen Gabe von Largactil auf den Netzbau der Spinne Zilla-x-notata«, in: MPN (S. Karger Verlag Basel), 129. Jg. (1955), Nr. 1-3, S. 123 — 128

1097. Witton, Kurt: »Sexual Dysfunction Secondary to Mellaril«, in: DiNS, Vol. 23 (1962), Nr. 3, S. 175

1098. Wohlfarth-Ribbentrop, Annemarie / Schaumann, W.: »Tierexperimenteller Vergleich der tranquilisierenden Wirkung von Doxepin mit bekannten Psychopharmaka«, in: AF, 19. Jg. (1969), Nr. 12, S. 2012 — 2015

1099. Woll, Stefan: »'Psychiatrisches Krankenhaus keine Schockerklinik'. FU-Mediziner weisen Vorwürfe gegen Behandlungsmethoden zurück«, in: Volksblatt (Berlin) vom 28. Dezember 1984

1100. Wortis, Joseph: »On the Response of Schizophrenic Subjects to Hypoglycemic Insulin Shock«, in: JNMD, Vol. 84 (1936), Nr. 5, S. 497 — 506

1101. Wulff, Erich: »Psychiatrie und Klassengesellschaft. Zu Begriffs- und Sozialkritik der Psychiatrie und Medizin«, Frankfurt am Main 1972

1102. Wullweber, Helga: »BGH-Urteil verletzt Verfassung. Kollision zwischen den Grundrechten von Arzt und Patient«, in: Recht und Psychiatrie, 1. Jg. (1983), Nr. 1, S. 5 — 9

1103. Wyatt, Hugh: »Drugs and Heat Probed in 11 Hosp Deaths«, in: Daily News (New York) vom 16. Juli 1981

1104. Wyeth Laboratories Philadelphia, Pa.: »Quick Control at Your Fingertips in Psychiatric Emergencies — Sparine«, Werbeanzeige der Herstellerfirma, in: AGP, Vol. 12 (1965), Nr. 4, S. 12A — 13A

1105. Wyeth Laboratories: »Sparine Hydrochloride«, Werbeanzeige der Herstellerfirma, in: AJP, Vol. 115 (1958), Nr. 2, S. XVII — XX

1106. Yamamoto, H. / Suzuki, J. / Yamauchi, Y.: »Psychophysiological Study on Fasting Therapy«, in: Psychotherapy and Psychosomatics, Vol.

32 (1979), S. 229 — 240

1107. Young, J.P.R. / Hughes, W.C. / Lader, M.H.: »A Controlled Comparison of Flupenthixol and Amitriptyline in Depressed Outpatients«, Sonderdruck nach: BMJ, 1976, Nr. 6018, S. 1116 — 1118

1108. Zander, K.J. / Rüther, Eckart: »Die Beeinflussung neuroleptogener extrapyramidalmotorischer Störungen durch Clozapin«, in: AF, 28. Jg. (1978), Nr. 9, S. 1495 — 1496

1109. »Zeitlich angepaßt«, in: Spiegel, 38. Jg. (1984), Nr. 6, S. 81

1110. Zelickson, Alvin S. / Zeller, Hector C.: »A New and Unusual Reaction to Chlorpromazine«, in: JAMA, Vol. 188 (1964), Nr. 4, S. 394 — 396

1111. Zelman, Samuel / Guillan, Ramon: »Heat Stroke in Phenothiazine-Treated Patients. A Report of Three Fatalities«, in: AJP, Vol. 126 (1970), Nr. 12, S. 1787 — 1790

1112. »Zeugen unter Druck gesetzt«, in: UNa (Hrsg.: SSK e.V., Beschwerdezentrum [Köln]), 1983, Nr. 20

1113. Zick, Susanne: »Die Parkinson-Krankheit. Rückhalt in der Gruppe«, in: Bild der Wissenschaft, 19. Jg. (1982), Nr. 4, S. 100 — 113

1114. Zugibe, Frederick T.: »Sudden Death Related to the Use of Psychotropic Drugs«, in: »Legal Medicine 1980«, Hrsg.: Cyril H. Wecht, Philadelphia/London/Toronto/Sydney, S. 75 — 80

1115. Zukauskas, E. / Machne, Xenia: »Effect of Chlorpromazine on the Response Patterns of Hypothalamic Units«, in: International Journal of Neuropharmacology, Vol. 3 (1964), S. 341 — 352

1116. »Die Zukunft der psychosozialen Versorgung«, von der Bundes-Arbeitsgemeinschaft 'Soziales und Gesundheit' der Grünen und der Alternativen Liste Berlin veranstaltete Fachtagung, Berlin, 1. und 2. Dezember 1984

1117. Zuntz, Nathan u.a.: »Höhenklima und Bergwanderungen in ihrer Wirkung auf den Menschen. Ergebnisse experimenteller Forschungen im Hochgebirge und Laboratorium«, Berlin/Leipzig/Wien/Stuttgart 1905

Nachtrag:

1118. Dr. Karl Thomae GmbH: »Anafranil Geigy. Antidepressivum«, Werbeanzeige der Herstellerfirma, in: Nervenarzt, 40. Jg. (1969), Nr. 11, S. A16

1119. Hagens, Erik u.a.: »Gale mod magt mod gale. En bog om magt og modmagt i psykiatrien«, Kopenhagen 1986

1120. »Rote Liste 1975«, Hrsg.: Bundesverband der Pharmazeutischen Industrie e.V., Aulendorf (Württemberg) 1975

1121. Martensson, Lars: »Sollen Neuroleptika verboten werden?«, in: IO, Heft 3 (1987), S. 31 — 43

1122. Obiols, Juan: »Antipsychiatrie«, Reinbek 1978

1123. »Sacharow berichtet von Folterungen. 'Spiegel' veröffentlicht Briefe des sowjetischen Regimekritikers«, in: Volksblatt (Berlin) vom 16. Februar 1986, S. 2

1124. Schacht, Kade: »In Zukunft Zwang?«, in: Tip (Berlin), 1983, Nr. 15, S. 8 — 9

1125. Squibb / von Heyden: »30 sec. Zeitaufwand — 3 Wochen-Wirkung! Dapotum D«, Werbeanzeige der Herstellerfirma, in: Nervenarzt, 40. Jg. (1969), Nr. 10, S. A7

Nachtrag zur 2. Auflage:

1126. Benkert, Otto / Hippius, Hanns: »Psychiatrische Pharmakotherapie. Ein Grundriß für Ärzte und Studenten«, 2., neu bearbeitete Auflage, Berlin/Heidelberg/New York 1976

1127. Bertling, R.: »Neuroleptika-induzierte Akathisie«, in: MMW, 130. Jg. (1988), Nr. 41, S. 715 — 716

1128. Bierer, Joshua: »Medicine or 'Manslaughter'«, in: International Journal of Social Psychiatry, Vol. 29 (1983), Nr. 4, S. 247 — 248

1129. Bondy, Brigitta u.a.: »Biologische Marker endogener Psychosen«, in: Nervenarzt, 59. Jg. (1988), Nr. 10, S. 565 — 572

1130. Bruns, G.: »Zwangseinweisung und ambulante Dienste«, in: Nervenarzt, 57. Jg. (1986), Nr. 2, S. 119 — 122

1131. Chouinard, G. / Jones, B.D.: »Neuroleptic-Induced Supersensitivity Psychosis: Clinical and Pharmacologic Characteristics«, in: AJP, Vol. 137 (1980), S. 16 — 21

1132. Chouinard, G. / Jones, B.D.: »Neuroleptic-Induced Supersensitivity Psychosis, the 'Hump Course', and Tardive Dyskinesia«, in: Journal of Clinical Psychopharmacology, Vol. 3 (1982), S. 143 — 144

1133. Dörner, Klaus: Diskussionsbeitrag in der AG »Psychopharmaka und Alternativen«, Jahrestagung 'Mannheimer Kreis', München 4. bis 7. Mai 1989

1134. Dörner, Klaus: »Merkwürdiger Ehrlichkeitswahn«, in: RDGSP, Nr. 38 (September 1987), S. 29 — 30

1135. Greil, Waldemar / Schmidt, Stephan: »Absetzsyndrome bei Antidepressiva, Neuroleptika und Lithium«, in: MMW, 130. Jg. (1988), Nr. 41, S. 704 — 707

1136. Haase, Hans-Joachim / Bitter, J. / Dreher, A.: »Zur Dosierung der Neuroleptika mit Hilfe eines elektronischen Neuroleptika-Schwellenindikators«, in: 1151, S. 61 — 86

1137. Hantke, K.: »Pharmakeule aus der Sicht des Pflegepersonals«, in: 1151, S. 58 — 60

1138. Haring, C.: Diskussionsbemerkung, in: 1151, S. 253

1139. Haring, C.: »Differenzierte Dosierung der Neuroleptika«, in: 1151, S. 190 — 199

1140. Heckel, L. / Reimer, Fritz: »Gibt es noch Indikationen für die Insulin-Behandlung?«, in: Nervenarzt, 57. Jg. (1986), Nr. 4, S. 255

1141. Helmchen, Hanfried: Diskussionsbemerkung, in: »Therapie mit Neuroleptika«, Hrsg.: Hanns Hippius / H.E. Klein, Erlangen 1983, S. 187

1142. Klawans, H.L. / Goetz, C.G. / Perlik, S.: »Tardive Dyskinesia: Review and Update«, in: AJP, Vol. 137 (1980), S. 900 — 908

1143. Laux, G.: »Psychopharmaka. Ein Leitfaden«, 2., überarbeitete Aufl., Stuttgart / New York 1988

1144. Lehmann, Peter: »Demokratische Psychiatrie oder Antipsychiatrie?«, in: Widerspruch (Zürich), 9. Jg. (1989), Heft 18, S. 81 — 99

1145. Lehmann, Peter / Hill, David: »Neue Seuche: Tardive Dyskinesie. Am Wendepunkt der psychiatrischen Psychopharmakologie?«, in: DmM, 14. Jg. (1989), Heft 58, S. 18 — 21

1146. Mackay, Angus V.P. u.a.: Increased Brain Dopamine and Dopamine Receptors in Schizophrenia«, in: AGP, Vol. 39 (1982), Nr. 9, S. 991 — 997

1147. Mosher, Loren R. / Menn, Alma Z.: »Wissenschaftliche Erkenntnisse im Soteria-Projekt«, in: »Psychotherapie und Sozialtherapie der Schizophrenie. Ein internationaler Überblick«, Hrsg.: Helm Stierlin / Lyman C. Wynne / Michael Wirsching, Berlin / Heidelberg / New York / Tokyo 1985, S. 105 — 122

1148. Perry, John Weir: »Psychosis as Visionary State«, in: »Methods of Treatment in Analytical Psychology«, Hrsg.: Ian F. Baker, VII. Congress of the International Association for Analytical Psychology, Fellbach 1980, S. 193 — 198

1149. Petrausch, Rudolf: »Lexikon der Tierarzneimittel«, 9. Jg., 6. Aufl., Berlin 1987

1150. » Psychopharmaka vom Psychologen?«, in: Ph, 15. Jg. (1988), Nr. 12, S. 18

1151. »Psychopharmakotherapie. Optimale Dosierung der Neuroleptika«, Hrsg.: Hans-Joachim Haase, Erlangen 1982

1152. Rufer, Marc: »Irrsinn Psychiatrie. Psychisches Leiden ist keine Krankheit. Die Medizinalisierung abweichenden Verhaltens — ein Irrweg«, Bern / Bonn 1988

1153. Schwendy, Arnd: »Chefärzte protestieren gegen Mißstände«, in: RDGSP, Nr. 38 (September 1987), S. 7 — 8

1154. Stephen, Pamela J. / Williamson, J.: »Drug-Induced Parkinsonism in the Elderly«, in: Lancet, 1984, II, Nr. 8411, S. 1082 — 1083

1155. »Transparenz-Telegramm. Fakten und Vergleiche für die rationale Therapie«, Berlin 1983

1156. Witschy, J.K. / Malone, G.L. / Holden, L.D.: »Psychosis After Neuroleptic Withdrawal in a Manic-Depressive Patient«, in: AJP, Vol. 141 (1984), S. 105 — 106

1157. Zehentbauer, Josef / Steck, Wolfgang: »Chemie für die Seele. Gefahren und Alternativen«, Königstein im Taunus 1986

Abkürzungen für Zeitschriften- und Zeitungstitel

ÄM	Ärztliche Mitteilungen
ÄP	Ärztliche Praxis
ÄW	Ärztliche Wochenschrift
AF	Arzneimittel-Forschung
AGP	Archives of General Psychiatry
AJP	American Journal of Psychiatry
AN	Acta Neurologica
AP	American Practitioner
APN	Archiv für Psychiatrie und Nervenkrankheiten
APS	Acta Psychiatrica Scandinavica
APZN	Archiv für Psychiatrie und Zeitschrift für die gesamte Neurologie
AZPG	Allgemeine Zeitschrift für Psychiatrie und ihre Grenzgebiete
AZPMc	Allgemeine Zeitschrift für Psychiatrie und psychisch-gerichtliche Medicin
AZPMz	Allgemeine Zeitschrift für Psychiatrie und psychisch-gerichtliche Medizin
BJP	British Journal of Psychiatry
BM	Berliner Morgenpost
BMJ	British Medical Journal
BR	Beschäftigungstherapie und Rehabilitation
CMAJ	Canadian Medical Association Journal
CZ	Chemisches Zentralblatt
DÄ	Deutsches Ärzteblatt
DiNS	Diseases of the Nervous System
DMJ	Deutsches Medizinisches Journal
DmM	Dr.med. Mabuse
DMW	Deutsche Medizinische Wochenschrift
FAZ	Frankfurter Allgemeine Zeitung
FM	Fortschritte der Medizin
FMG	Forum der Medizin und Gesundheitspolitik
FNP	Fortschritte der Neurologie — Psychiatrie und ihrer Grenzgebiete
IO	Irren-Offensive
JAMA	Journal of the American Medical Association
JCCP	Journal of Consulting and Clinical Psychology
JCEP	Journal of Clinical Experimental Psychopathology and Quarterly Review of Psychiatry and Neurology
JCP	Journal of Clinical Psychiatry
JMS	Journal of Mental Science
JN	Journal of Neuropsychiatry
JNMD	Journal of Nervous and Mental Diseases
KlW	Klinische Wochenschrift
Me	Medicina experimentalis
MISUN	Mitglieder-Info des SUN (Schutzbund für Untergebrachte in Nervenkliniken e.V., München)
MJA	Medical Journal of Australia
MMW	Münchener Medizinische Wochenschrift
MNN	Madness Network News
MPN	Monatsschrift für Psychiatrie und Neurologie
MW	Medizinische Welt
NC	Neurologisches Centralblatt
NEJM	New England Journal of Medicine
NJW	Neue Juristische Wochenschrift
NYT	New York Times
NPT	Nordisk Psykiatrisk Tidsskrift
PES	Proceedings of the European Society for the Study of Drug Toxicity
Ph	Psychologie heute
PN	Psychiatria et Neurologia
PNP	Pharmakopsychiatrie Neuro-Psychopharmakologie
PP	Psychiatrische Praxis
PQ	Psychiatry Quarterly
RDGSP	Rundbrief der DGSP (Deutsche Gesellschaft für Sozialpsychiatrie e.V.)
RLM	Revue Lyonnaise de Médecine
SANNP	Schweizer Archiv für Neurologie, Neurochirurgie und Psychiatrie
SB	Schizophrenia Bulletin
TG	Therapie der Gegenwart
UNa	Unbequeme Nachrichten
WKW	Wiener Klinische Wochenschrift
WMW	Wiener Medizinische Wochenschrift
WW	Westfälische Wohlfahrtspflege
ZÄ	Zeitschrift für psychische Ärzte
ZbNP	Zentralblatt für die gesamte Neurologie und Psychiatrie
ZsNP	Zeitschrift für die gesamte Neurologie und Psychiatrie

Danksagung

Trotz allen Unglücks, in das ich durch die erlittene psychiatrische Mißhandlung gelangt war, sehe ich jetzt die eine positive Seite meiner üblen psychiatrischen Erfahrungen. Jetzt erst, mit dem in diesem Buch niedergeschriebenen Wissen vom Unglück und Leid, das die Psychiatrie insgesamt hervorruft, verstärkt oder gar zementiert, weiß ich, welche Hilfe und besonders woher ich diese in meiner psychiatrischen Leidenszeit tatsächlich erhalten habe. Deshalb spreche ich an dieser Stelle denjenigen Menschen — an vorderster Stelle meiner Mutter, meinem Vater, meinem Bruder, meiner Schwägerin und ganz besonders meinem Freund Ricci — meinen Dank aus, die mir in dieser schweren Zeit vorbehaltlos jeglichen von mir geäußerten Wunsch erfüllten. Ich danke auch allen anderen, die mir geholfen, mich ermutigt und unterstützt haben: meiner Oma, Tante Klara, Rolf, Ellen, Gunthart, Ute, Brigitte, Cornelia, Manfred. Ohne deren zusammenwirkende Unterstützung wäre ich wahrscheinlich zu schwach gewesen, die Qualen und die Folter der Neuroleptika-Behandlung zu überleben; das 'Therapie'-Ergebnis hätte sich wohl nur der Form nach von dem der eingangs erwähnten Vera unterschieden. Ich wünschte, es wäre einfacher gewesen, die Liebe dieser Menschen zu erkennen.

Lang ist die Liste derjenigen, die mich bei diesem Buch unterstützten: Für die Besorgung von Literatur danke ich Anders, Anne, Annette, Arno, Benny, Bruno, Dietrich, Erwin, Eva, Günter, Hannelore, Hans, Hans-Hagen, Hellmut, Jürgen, Karin, Kordula, Kurt, Leonard, Norbert, Ute, außerdem den Menschen, die mir unbekannterweise Literatur zuschickten sowie den freundlichen Damen und Herren der Berliner Staatsbibliothek wie auch der Schöneberger Bezirksbibliothek. Für die Hilfe bei Übersetzungen aus dem Lateinischen, Schwedischen, Französischen, Italienischen, Russischen und Englischen danke ich Herrn Rektor i.R. Leonhard Stöckle, Ines, Hartmut, Karin, Erwin und Ulrike. Für das mühevolle Erklären chemischer, biologischer und medizinischer Zusammenhänge und Fachbegriffe danke ich Angelika, Bettina, Bernd, Bruno, Eva, Hans, Ines und Jürgen. Hus sei für seine speziellen Ratschläge, Ellen und Piero für die Hilfe beim Überlesen, Arno für Foto- und Hannelore und Ludger für graphische Arbeiten gedankt. Außerordentliche Verdienste um die Gestaltung des Buches erwarben sich die lieben Leute von der Satzwerkstatt München, die mit nicht überbietbarer Gelassenheit und Anteilnahme die schwierigen Satz- und Layout-Probleme aus dem Weg räumten. Auch das große Engagement der Drucker und Druckerfrauen von Ulenspiegel war von großem Wert. Dank auch an alle Ungenannten, die mich mit Rat und Tat unterstützten. Bei der Irren-Offensive bedanke ich mich für die moralische Unterstützung. Außerdem bedanke ich mich bei all den vielen Helfern und Helferinnen bei der Herausgabe des Buches, speziell meinen Eltern, Hartmut, Monika, Sepp, Stewart, Ulf, Wolfram und Frau Stark. Ganz besonders danke ich Tina, die geduldig jeden Satz durchkaute, und war er noch so lang und umständlich, und ohne die das Werk vielleicht entstanden, aber nur schwer versteh- und lesbar geworden wäre.

Die Herren Broussolle, Crow, Deniker, Dörner, Fähndrich, Finzen, Helmchen, Heimann, Legewie, Meyer, Müller-Oerlinghausen, Pietzcker, Reimer und Rüther, die mir oder meinen Mittelsmännern und -frauen brav ihre Sonderdrucke zusandten oder anderweitig bei der Literaturbeschaffung behilflich waren, werden auf eine Danksagung sicherlich ebenso gerne verzichten wie die Chemiefirmen Bayer, Janssen, Knoll, Merck, Sandoz, Squibb/von Heyden und Tropon, die Bibliotheken von Schering und der Berliner Universitätsanstalt sowie die DGPN und die DGSP.